全国中医药高等教育中医儿科学专业规划教材

儿科学

主　编

翟文生（河南中医药大学）

徐　虹（复旦大学附属儿科医院）

全国百佳图书出版单位

中国中医药出版社

·北 京·

图书在版编目（CIP）数据

儿科学 / 翟文生，徐虹主编 .—北京：中国中医药出版社，2021.12（2025.6重印）

全国中医药高等教育中医儿科学专业规划教材

ISBN 978 - 7 - 5132 - 7331 - 2

Ⅰ.①儿…　Ⅱ.①翟…②徐…　Ⅲ.①儿科学—中医学院—教材　Ⅳ.① R72

中国版本图书馆 CIP 数据核字（2021）第 242836 号

中国中医药出版社出版

北京经济技术开发区科创十三街 31 号院二区 8 号楼

邮政编码　100176

传真　010-64405721

唐山市润丰印务有限公司印刷

各地新华书店经销

开本 889×1194　1/16　印张 29.75　字数 736 千字

2021 年 12 月第 1 版　2025 年 6 月第 2 次印刷

书号　ISBN 978 - 7 - 5132 - 7331 - 2

定价　89.00 元

网址　www.cptcm.com

服 务 热 线　010-64405510

购 书 热 线　010-89535836

维 权 打 假　010-64405753

微信服务号　zgzyycbs

微商城网址　https://kdt.im/LIdUGr

官 方 微 博　http://e.weibo.com/cptcm

天猫旗舰店网址　https://zgzyycbs.tmall.com

如有印装质量问题请与本社出版部联系（010-64405510）

全国中医药高等教育中医儿科学专业规划教材

编审委员会

主　任
汪受传（南京中医药大学）

副主任
丁　樱（河南中医药大学）
熊　磊（云南中医药大学）
马　融（天津中医药大学）

委　员（以姓氏笔画为序）
王　茹（河北中医学院）
王孟清（湖南中医药大学）
王俊宏（北京中医药大学）
王雪峰（辽宁中医药大学）
艾　军（广西中医药大学）
任献青（河南中医药大学）
许　华（广州中医药大学）
孙丽平（长春中医药大学）
李新民（天津中医药大学）
杨　昆（成都中医药大学）
张　伟（黑龙江中医药大学）
张葆青（山东中医药大学）
赵　霞（南京中医药大学）
尚莉丽（安徽中医药大学）
姜之炎（上海中医药大学）
唐　彦（云南中医药大学）
彭　玉（贵州中医药大学）
翟文生（河南中医药大学）

全国中医药高等教育中医儿科学专业规划教材

《儿科学》编委会

主　编

翟文生（河南中医药大学）　　　　　　　徐　虹（复旦大学附属儿科医院）

副主编

陈　静（上海交通大学医学院附属上海儿童医学中心）

吴力群（北京中医药大学）　　　　　　　李彩凤（首都医科大学附属北京儿童医院）

杨艳玲（北京大学第一医院）　　　　　　李伟伟（广西中医药大学）

编　　委（以姓氏笔画为序）

王　海（黑龙江中医药大学）　　　　　　王　瑾（复旦大学附属儿科医院）

王立波（复旦大学附属儿科医院）　　　　朱永琴（浙江中医药大学）

向　红（成都中医药大学）　　　　　　　杜洪喆（天津中医药大学）

李　卉（湖北中医药大学）　　　　　　　李　静（长春中医药大学）

何　平（云南中医药大学）　　　　　　　汪俊兰（安徽中医药大学）

张　建（河南中医药大学）　　　　　　　陈　竹（贵州中医药大学）

陈　径（复旦大学附属儿科医院）　　　　陈晓刚（广州中医药大学）

罗优优（浙江大学医学院附属儿童医院）　罗银河（湖南中医药大学）

周　朋（山东中医药大学）　　　　　　　郑　宏（河南中医药大学）

洪思琦（重庆医科大学）　　　　　　　　桑　勉（北京中医药大学）

梅玉霞（上海中医药大学）　　　　　　　戴启刚（南京中医药大学）

学术秘书（兼）

张　建（河南中医药大学）

前　言

新中国中医药普通高等教育中医学专业自1956年以来，已经为中医药行业培养了大批人才。为了适应社会对儿科医生的迫切需求，教育部2017年起又陆续批准了一批中医药院校新设中医儿科学本科专业，同时有一些中医药院校自主设置了中医学专业中医儿科学方向。为了新设立中医儿科学专业本科人才培养的需要，2018年7月在南京召开了全国相关中医药院校与中国中医药出版社联席会议，初步统一了中医儿科学专业培养方案。2019年3月在郑州召开了第二次联席会议，就中医儿科学专业的专业课课程设置达成一致意见，确定开设《中医儿科学》《儿童保健学》《小儿推拿学》《儿科学》《儿科急症医学》五门课程，研究决定了教材编写分工，启动了教材编写工作。

中医儿科学专业的培养目标是：培养思想进步，品德优良，事业心强的中医儿科专门人才。系统掌握中西医基础理论、基本知识和基本技能，能应用中医学思维和手段熟练处理儿科临床问题，具有一定的科研、教学工作能力。具备熟练阅读本专业古文、外文资料的能力。具备现代信息技术应用技能。身心健康。

中医儿科学专业的专业课教材具有以下特色：

1. 切合本专业培养目标

教材以中医儿科学专业本科人才培养目标为导向，按照"政府指导，院校联办，出版社协办"的运作机制，结合以往培养中医儿科学各层次人才的经验，要求这一套全新的教材必须面向社会需求、切合中医儿科学本科人才的培养要求。本套教材要区别于中医学专业《中医儿科学》教材，在涵盖其基本学术内容的基础上，设置为五门专业课，扩大与中医儿科学专业相关知识的深度和广度，增强儿科临床动手能力的培养；同时区别于中医儿科学研究生教材，以中医儿科住院医师为要求，侧重打好比较扎实的临床基础。

2. 提高学生的专业素养

中医儿科医师作为一个服务于儿童特殊群体的专业工作者，有着较高的职业素养要求。本专业学生必须具备从事儿科医疗工作需要的中西医基础理论、基本知识和基本技能，还要接受人文、科学、职业素养教育，掌握开展儿科临床工作的基本能力。关注儿童健康成长是全社会的共识，儿科医师要以"幼吾幼，以及人之幼"的仁爱之心，体贴家长、关怀患病儿童。要学习和践行孙思邈"大医精诚"的医师道德、钱乙倾心服务基层儿童的榜样，热心、耐心、细心地做好患病儿童的诊治工作。

3. 打好扎实基础，提高专业技能

为了使中医儿科学专业的学生具有更扎实的专业基础和工作能力，开设了五门专业课程。《中医儿科学》培养学生以中医学思维和方法认识和处理儿科临床问题的能力，《儿童保健学》弘扬"治未病"思想要求学生系统掌握中医、西医儿童保健防病知识，《小儿推拿学》让学生学习应用具有中医特色的推拿疗法防治儿科疾病,《儿科学》教授现代中医儿科临床医师必须掌握的西医儿科学知识,《儿科急症医学》培养学生初步具备处理儿科急症的能力。

4. 开阔学术视野,培养自学能力

在围绕本专业培养要求开设多门课程的基础上,拓宽学生的儿科知识范围,要求学生熟悉历代中医古籍对于儿科疾病防治的相关论述、了解现代中医儿科学术进展、掌握采用中西医两套手段处理儿科临床问题的能力,开阔学生的学术视野,成为一名适应时代发展需要的儿科临床医师。同时,提出儿科临床问题,培养学生获取和更新知识的意识、自主学习和终身学习的能力,为将来的事业发展打下良好的基础。

中医儿科学专业教材编写以国内中医药院校长期从事中医儿科学教学经验丰富的专家组成团队,得到中西医结合、西医儿科专家的大力协同,历经一年多的砥砺研讨,教材的编写思路日渐成熟、方法不断完善,教材陆续出版,适应了本专业教学的迫切需要。但是,因新专业、新教材编写提出的新问题还需要时间来求得更完满的解决,所以,迫切希望各院校在教材使用过程中继续探索、提出意见,以便使本套教材在修订时质量得到进一步的提升。

全国中医药高等教育中医儿科学专业规划教材编审委员会

2021 年 1 月

编写说明

我国中医药高等教育体系自 20 世纪 50 年代建立以来，得到了不断完善和发展，已经培养了大批适应现代临床和学科发展需要的人才。但尚无中医儿科学本科专业培养模式。中医儿科学专业人才大多从完成中医学、中西医临床医学等其他专业培养以后，经过再培养产生。随着我国社会、经济的不断发展和人口生育政策的改革，人民群众对于儿童卫生保健、疾病防治的要求越来越高，对中医儿科的服务能力和服务水平要求也越来越高。为此，教育部批准设立了中医儿科学本科专业，以期培养更多的中医儿科学专业人才。

现有的中医药院校尚没有讲授《儿科学》，一些相关的西医知识主要从《中医儿科学》教材及课堂授课中体现，但所获取的西医学的知识量及深度远不能满足中医儿科学专业临床工作的需要。中医儿科学本科专业不同于儿科学专业，也不同于中医学专业，新增中医儿科学专业不仅需要掌握系统的中医儿科学专业知识，也需要系统全面地学习西医儿科学知识，增强发现及应对临床急、危、重儿科疾病的能力，这是对中医儿科医师的基本要求，也是其能应用传统的中医方法防治儿童疾病的必要补充。所以，中医院校需要结合自身课程结构特点，编写适合中医院校中医儿科学本科学生使用的《儿科学》教材。

在中医儿科学本科专业的课程设置中，《儿科学》为主干课程之一，是中医学高等教育体系的一次创新。临床医学本科专业规划教材《儿科学》已经出版九版，但供中医高等教育使用的《儿科学》规划教材这是首次出版。作为一部用于新专业的新教材，如何把握中医儿科学本科专业课程设置中《儿科学》所占的分量是本书编写的关键。为此，我们进行了广泛的调研，并多次组织国内知名中、西医教育专家进行论证，结合儿科临床工作的特点，确定了本教材的定位要达到教育部中医儿科学本科专业人才培养的目标要求，满足中医儿科医生临床工作中对西医知识的需要。总体把握要低于西医儿科系（方向）的要求，高于中医学、中西医结合专业对西医儿科知识的要求，与临床医学专业《儿科学》教材相当或略低。

为了编好本教材，中国中医药出版社组织了全国已设中医儿科学本科专业或专业方向、长学制中医儿科学专业的 17 所中医药院校，以及具有临床医学儿科专业的 6 所知名西医院校 29 位专家组成了编委会，2019 年 3 月在郑州召开了《儿科学》教材编写工作会，讨论了编写计划，启动了编写工作，历时 2 年多，完成了本教材的编写工作。

《儿科学》教材内容涵盖了教育部对五年制本科中医儿科学专业的培养要求及国家医师资格考试大纲的相关要求。本教材共分 15 章内容，前 3 章属于儿科学基础部分，主要介绍儿科学的任务、特点、生长发育规律、儿科疾病的诊治原则及液体疗法等内容。后 12 章分别介绍各系统疾病，每个疾病主要介绍病因与发病机制、病理生理、病理、临床表现、并发症、辅助检查、诊断与鉴别诊断、治疗、预后和预防等内容，其中临床表现、并发症、辅助检查、诊断、治疗为重点内容。目的是以临床技能培养为重点，使学生以西医的逻辑思维掌握儿科疾病的发生发展、诊断、治疗等相关知识。另外，在各系统疾病介绍中对于中医优势突出的病种增加了中医内容，概括介绍了该病的关键病因病机、治疗原则、辨证方法及常用方剂等。与本教材同时出版的还有《儿童保健学》《儿科急症医学》，为避免重复，《儿科学》教材未写儿童保健内容；在生长发育章中未写影响生长发育的因素、神经心理发育及评价、发育行为与心理异常等内容，其他内容也做了简化；营养和营养障碍疾病中只写入了儿童营养评价、蛋白质 – 能量营养不良、维生素营养障碍、微量元素缺乏，略去了营养基础及各个年龄段的营养等内容。急救方面未写入呼吸衰竭、心力衰竭、肾功能衰竭、急性中毒、惊厥、弥散性血管内凝血。在教学活动中要相互参照。

本教材的编写分工如下：绪论、生长发育、附录由翟文生编写；儿科病史采集和体格检查、儿科疾病治疗原则、溶血尿毒综合征、血尿由徐虹编写；遗传学概述、临床细胞遗传学 – 染色体疾病由杨艳玲编写；新生儿溶血病、新生儿感染性疾病由李伟伟编写；风湿性疾病概述、风湿热、幼年特发性关节炎、过敏性紫癜由李彩凤编写；性早熟、先天性甲状腺功能减退症、先天性肾上腺皮质增生症、儿童糖尿病由吴力群编写；急性白血病、朗格汉斯细胞组织细胞增生症、噬血细胞性淋巴组织细胞增生症由陈静编写；肺炎的分类、支气管肺炎、几种不同病原体所致肺炎的特点由王立波编写；儿童液体平衡的特点和液体疗法由王海编写；儿童营养状况评价、蛋白质 – 能量营养不良、维生素营养障碍、营养性维生素 D 缺乏由汪俊兰编写；微量元素缺乏、结核病由向红编写；新生儿与新生儿疾病概述、正常足月儿和早产儿的特点与护理、胎儿宫内生长异常、新生儿窒息由罗银河编写；新生儿缺氧缺血性脑病、新生儿颅内出血、新生儿胎粪吸入综合征、新生儿呼吸窘迫综合征由王瑾编写；新生儿坏死性小肠结肠炎、新生儿出血症、新生儿低血糖和高血糖、新生儿低钙血症、新生儿脐部疾病、新生儿产伤性疾病由梅玉霞编写；小儿免疫系统发育特点、原发性免疫缺陷病、继发性免疫缺陷病由陈晓刚编写；病毒感染之麻疹、脊髓灰质炎、水痘、传染性单核细胞增多症由朱永琴编写；手足口病、细菌感染之猩红热、细菌性痢疾、深部真菌病由李卉编写；儿童消化系统解剖生理特点、口炎、胃食管反流及反流性食管炎、胃炎和消化性溃疡、炎症性肠病、先天性肥厚性幽门狭窄由罗优优编写；肠套叠、先天性巨结肠、腹泻病、婴儿胆汁淤积症由陈竹编写；小儿呼吸系统解剖、生理、免疫特点和检查方法、急性上呼吸道感染、急性感染性喉炎、急性支气管炎、毛细支气管炎、支气管哮喘由周朋编写；正常心血管解剖生理、儿童心血管系统疾病诊断方法、先天性心脏病由戴启刚编写；川崎病、病毒性心肌炎、心内膜弹力纤维增生症、感染性心内膜炎、小儿心律失常由何平编写；儿童泌尿系统解剖生理特点、儿童泌尿系统疾病的临床分类、急性肾小球肾炎、泌尿道感染、肾小管酸中毒由陈径编写；小儿造血和血象特点、儿童贫血概述、营养性贫血、溶血性贫血由李静编写；儿童单纯性肥胖、再生障碍性贫血、出血性疾病由桑勉编写；神经系统疾病检查方法、癫痫、惊厥、细菌性脑膜炎由洪思琦编写；病毒性脑炎、脑性瘫痪、吉兰 – 巴雷综合征、重症肌无力、进行性肌营养不良由杜洪喆编写；生长激素缺乏症、单基因遗传代疾病由郑宏编写；新生儿黄疸、肾病综合征、儿童内分泌系统概述、中枢性尿崩症由张建编写。此外，在本书的编写过程中，李冰、杨濛、李广等协助做了一些整理工作，在此表示感谢。

　　全国中医药高等教育中医儿科学专业规划教材《儿科学》的编写，将对本专业的学生学习西医儿科学基础知识起到关键作用。编委会全体同仁高度重视教材编写工作，在编写过程中征求了不少行业专家的意见，力争最大限度地满足各院校中医儿科学专业对《儿科学》的需求。但本教材的编写是一项全新的工作，难免存在缺点和不当之处，请大家在使用过程中提出批评指正，以利于再版时进一步修改完善。

《儿科学》编委会

2021 年 9 月

目 录

第一章 绪 论

第一节 儿科学的范围和任务

儿科学（pediatrics）属临床医学的二级学科，是一门研究自胎儿至青少年时期的生长发育、疾病防治与保健的医学科学。儿童处在不断的生长发育过程中，各系统的功能处在初建和逐渐完善中，疾病的发生、发展与成人有很大不同。儿科学的任务是研究儿科医学基础理论，提高对疾病的防治水平，降低儿童发病率和死亡率，增强儿童体质，保障儿童身心健康。儿科学虽然在疾病分类上与内科学相似，但是其研究内容及内在规律与成人差别颇大，不能混淆或替代。儿科医学的研究任务可分为以下三个方面。

第一，研究儿童生长发育的规律及其影响因素，不断提高儿童体格、心智发育水平和社会适应能力，也称发育与行为儿科学（developmental and behavioral pediatrics）。

第二，研究儿童各种疾病的发生、发展规律，以及临床诊断、治疗、康复的基础理论和技术，不断提高疾病的治愈率，降低致残率和死亡率，提高儿童的生活质量，也称临床儿科学（clinical pediatrics）。

第三，研究各种疾病的预防措施，包括免疫接种、日常护理、增强体质、维护儿童心理健康、先天性疾病及出生缺陷的预防和筛查、卫生知识教育等，也称为预防儿科学（preventive pediatrics）。随着人们生活水平的不断提高，对卫生保健的要求将越来越高，预防儿科学研究的内容将越来越多，将是现代儿科学最具发展潜力的方向。中医药"治未病"的理念也将在这方面发挥更加重要的作用。

随着现代科学及医学研究的进展，儿科学也不断向三级学科分化，同时也不断派生出新的专业。儿科学的三级学科分化与内科学相似，主要以解剖系统划分。近些年来，由于某些年龄阶段生理病理的特殊性和对儿童保健的重视，派生出了新生儿学、围生期医学、青春期医学及儿童保健学等新的学科。随着科技进步和医学发展，儿科学必将向各个分支深入发展，新的学科及边缘学科将不断出现。

保障儿童健康，除了需要上述儿科学本身的研究内容之外，尚需要社会学、教育学、心理学、护理学、流行病学和医学统计学等诸多学科的密切配合。因此，多学科的协作是当今儿科发展的必然趋势。分子生物学、遗传学、胚胎学、营养学、免疫学、心理学、行为学等学科的发展，将有力地促进儿科学的进步，尤其是基因组学、蛋白质组学、代谢组学和大数据时代的来临，更会给儿科学带来革命性的变革。

第二节　儿科学的特点

与内科学相比，儿科学有其突出的特点，这些特点产生的根本原因，在于儿科学研究的对象是儿童，儿童时期机体处于不断的生长发育过程中，组织器官的形态和功能都处于不断的发育完善中。表现出的基本特点有三方面：其一，儿童时期的个体差异、性别差异和年龄差异都非常大，无论是对健康状态的评价，还是对疾病的临床诊断，都不宜用单一标准衡量。其二，儿童组织器官发育尚不完善，自身防护能力较弱，易受各种不良因素影响，导致疾病发生。其三，儿童组织器官再生和修复能力较强，对疾病造成损伤的恢复比较快，即使比较严重的损伤，只要度过危重期，常可满意恢复，适宜的康复和治疗常有事半功倍的效果。儿科学的具体特点有以下几个方面。

一、基础医学方面

1. 解剖　儿童的体重、身高、头围、胸围等是不断增长的，骨骼、肌肉、淋巴、神经、生殖等系统随着年龄的增加而发生变化，各种器官的大小、位置等解剖特点均与成人有所不同，熟悉小儿正常解剖特点和发育规律，才能准确诊断是否存在异常。如肝脏右下缘位置在2岁前可在右肋缘下2cm内触及，2岁后逐渐升高，6～7岁后在正常情况下不应触及。所以，儿科医务工作者在体格检查时，必须熟悉各年龄儿童的体格生长发育规律，才能正确判断和处理临床问题。

2. 生理生化　各系统器官的功能也随年龄增长逐渐发育成熟，不同年龄儿童的生理、生化正常值各自不同，如心率、呼吸频率、血压、血清及其他体液的生化检验值等。如婴儿肾脏调节水电平衡的功能不成熟，容易发生水、电解质代谢紊乱；婴儿期机体代谢旺盛，营养要求相对较高，但胃肠消化功能不成熟，容易发生腹泻或消化不良。因此，掌握不同年龄的生理生化特点，才能做出正确诊断与处理，这也是儿科工作者的基本功之一。

3. 免疫　小年龄儿童的非特异性免疫、体液免疫和细胞免疫功能都不成熟，抗感染的能力比成人和年长儿低下，如婴幼儿时期SIgA和IgG水平均较低，容易发生呼吸道和消化道感染，一般要到6～7岁时小儿自行合成IgG的能力才能达到成人水平，机体抵抗力逐渐提高。

4. 病理　对同一致病因素，儿童与成人的病理反应和疾病过程会有相当大的差异，即使不同年龄的儿童之间也会出现这种差异，如由肺炎球菌所致的肺炎，婴儿常表现为支气管肺炎，而成人和年长儿则引起大叶性肺炎病变；如维生素D缺乏在婴儿可引起佝偻病，在成人则表现为骨软化病、骨质疏松。

5. 心理行为　儿童时期是心理、行为形成的基础阶段，可塑性非常强。及时发现小儿的天赋气质特点，通过训练，因势利导，促进其更好地发育，是儿童保健的重要内容；感知、情感、性格、语言的发育不同，使不同年龄阶段的儿童具有不同的心理行为特征，根据不同年龄儿童的心理特点，提供合适的环境和条件，给予耐心的引导和正确的教养，可以培养儿童良好的个性和行为习惯。成人后的心理问题，也常与儿童时期的环境条件和心理卫生有关。

二、临床医学方面

1. 疾病谱 儿童疾病发生的种类与成人有非常大的差别,如感染性疾病儿童要明显高于成人;心血管疾病,儿童主要以先天性心脏病为主,而成人则以冠心病为多;疱疹性咽峡炎和咽结合膜热是儿童时期特殊类型急性上呼吸道感染,成年人则很少见到。此外,不同年龄儿童的疾病种类也有很大差异,如新生儿疾病常与先天遗传和围生期因素有关,婴幼儿疾病中感染性疾病占多数等。

2. 临床表现 儿科患者在临床表现方面的特殊性,主要集中在小年龄儿童,新生儿对疾病的反应差,往往表现为体温不升、不哭、纳呆、表情淡漠,多无明显定位症状和体征。婴幼儿由于免疫功能不完善,感染后容易扩散甚至发展成败血症,病情发展快,来势凶险。发病急、变化快、易反复、易波动,是儿童各种疾病的共同特点。因此,儿科医护人员必须密切观察病情,随时注意细微变化,不轻易放过任何可疑表现。

3. 诊断 儿童对病情的表述常有困难且不准确,必须详细倾听家长陈述,并认真分析,才能获得准确信息。全面准确的体格检查对于儿科的临床诊断非常重要,有时甚至是关键性的。发病的年龄和季节,以及流行病史,往往非常有助于某些疾病的诊断。不同年龄儿童的检验正常值常不相同,应该特别注意。同一症状对不同年龄的患儿所考虑的诊断往往有很大区别,以惊厥为例,发生在早期新生儿时,首先要考虑低血糖、产伤、缺氧缺血性脑病和颅内出血等;发生在婴幼儿时,首先要考虑热性惊厥;发生在年长儿时,则要考虑癫痫。

4. 治疗 儿科的治疗应该强调综合治疗,不仅要重视对主要疾病的治疗,也不可忽视对各类并发症的治疗,有时并发症可能是致死的原因;小儿的药物剂量必须按体重或体表面积计算,并且要重视不同年龄、不同疾病适当的输液量和液体疗法;不仅要进行药物治疗,还要重视对患儿及其家长的心理支持。

5. 护理 儿科护理与成人不同,小儿缺少独立生活能力,患病时更加需要精心的护理,生活起居、喂养、游戏等为儿科护理所特有的项目,对于一些学龄期住院的慢性病患儿,辅导功课也是需要的。

6. 预后 小儿处于不断的生长发育时期,组织的修复能力强,患病时虽然起病急、来势凶、变化快,但只要诊断及时,处理得当,疾病好转也快,后遗症少。哮喘、肾病等慢性病预后也明显好于成人。但是新生儿、体弱患儿病情恶化迅速,如果估计不足,易造成死亡。

7. 预防 已有不少严重威胁人类健康的急性传染病,可以通过免疫接种预防,此项工作基本上是在儿童时期进行的,是儿科工作的重要方面。遗传性疾病通过遗传咨询和新生儿筛查可防止其发生和发展,苯丙酮尿症、先天性甲状腺功能低下等遗传性疾病的筛查已成为我国的法规。许多成人疾病或老年性疾病的儿童期预防已经受到重视,如冠心病、高血压和糖尿病等,都与儿童时期的饮食和生活习惯有关。

第三节 儿科学的发展与展望

在远古时期的漫长历史中,就有了儿科医学的原始积累。早在春秋战国时期,名医扁鹊已被誉为"小儿医";1973 年长沙马王堆三号汉墓出土的《五十二病方》中已有"婴儿病痫""婴儿瘛"等记载;我国现存最早的中医经典著作《黄帝内经》中已有小儿疾病的描述;唐代已在太医署正规培养 5 年制少小科专科医生。经过长期积累,中医儿科学逐渐孕育、萌芽、发展起来。自宋代钱乙建立中医儿科学体系以来,已有 900 余年,16 世纪中叶发明的接种人痘预防天花的方法比欧洲的牛痘接种法早 100 多年。数千年来,中医儿科学为中华民族的繁衍昌盛作出了伟大贡献。进入 19 世纪以后,西方医学发展迅速并随着商品和教会进入我国。20 世纪 30 年代西医儿科学在我国开始受到重视。1937 年我国成立了中华医学会儿科分会。至 20 世纪 40 年代,儿科临床医疗初具规模,当时的工作重点在于诊治各种传染病和防治营养不良。由于儿科人才日趋紧缺,儿科学教育应运而生,1943 年著名儿科专家诸福棠教授编写了《实用儿科学》,从此我国有了自己完整的儿科医师参考书。

中华人民共和国成立之初,我国政府就在宪法中明确规定"母亲与儿童应受到保护"。在"预防为主"的卫生方针指引下,我国逐步建立各级儿童保健机构,健全儿童保健网络,推广新法接生,提倡科学育儿,实行计划免疫,使传染病的发病率大幅下降,天花、脊髓灰质炎已基本绝迹。70 多年来,在小儿常见病、多发病的防治方面也取得了显著成效。如新生儿医学已逐渐形成独立学科;对危重新生儿和早产儿建立起新生儿重症监护室(NICU)和转运系统,使新生儿死亡率大大降低;对缺氧缺血性脑病有了进一步认识,进行早期诊断、早期干预治疗,使脑瘫伤残儿大大减少;婴幼儿肺炎和腹泻的早期诊治和改进补液方法,使其病死率明显下降;在感染性休克、暴发性流行性脑脊髓膜炎、流行性乙型脑炎、中毒性菌痢等儿科重症的诊疗方面都取得了令人瞩目的成绩。儿科专题研究也有长足的进步,如白血病的综合治疗、小儿先天性心脏病的介入治疗和外科手术、高热惊厥与癫痫及智能发育的研究、微量元素与儿童生长发育等。

随着社会发展和科学知识的普及,工业化、城市化、现代化带来了新的健康问题,儿科疾病谱也在发生变化,感染性疾病、营养性疾病等以往的儿童常见病和多发病的发生率及严重性显著降低,而儿童出生缺陷、免疫性疾病、内分泌、遗传代谢性疾病、意外伤害、营养过剩、睡眠障碍、心理行为问题及肿瘤性疾病等日益增多,环境因素、社会因素、行为和生活方式等对儿童健康的影响日趋明显。疾病谱的变化,昭示着我国儿科工作者的注意力应开始向新的领域发展延伸。2016 年 10 月,中共中央、国务院印发了《"健康中国 2030"规划纲要》。2019 年 7 月 15 日,国务院印发《国务院关于实施健康中国行动的意见》,实施健康中国战略,完善国民健康政策,为人民群众提供全方位全周期健康服务。强调医疗卫生工作的重点要向提高全民健康水平转变,儿科学的任务已经从单纯降低发病率和死亡率的治疗为中心向着保障儿童健康、提高生命质量的以健康为中心的目标迈进。

21 世纪是生命科学的时代,是人类医学发展的重要时期。知识呈现爆炸性增加,在理念创新、知识创新、技术创新的驱动下,信息技术、分子生物学技术、新材料技术、人工智能技术等发展突飞猛进,随着这些技术的发展,人类的健康观念在改变,人类对疾病的认识在深入。21 世纪人类的医学发展将由生物医学模式进入生物 – 心理 – 社会医学模式的时代,健康不再是形容身体状态良好的简单词汇,健康的概念已经被刷新,人们在关注躯体健康的同时,开始更多地注重人格、性格、精神状态和社会适应能力。这在一定程度上与中医学有趋于一致之处,为西医学发展提供了新的指导思想。

生物－心理－社会医学模式符合人类不断朝着更高医学模式迈进的趋势，医学模式转变将对疾病的预防和治疗起到积极的推动作用，为西医学开拓了广阔的空间，赋予了更为丰富的内涵，拓展了医学的境界。医生的思维方式、工作方法和教科书的表述将会发生质的飞跃，必将给人类的健康、长寿带来根本的变化，同时也为儿科医疗事业提供了更加广阔的发展前景。儿童是人类的未来与希望，为了提高儿科医疗水平，儿科工作者们任重而道远，需要继续发扬无私、拼搏、奉献的精神。党和政府对儿科学的发展寄予厚望，中国儿科学面临着一个难得的发展机遇，将会迎来新的更大的发展。

第二章　生长发育

第一节　小儿年龄分期

儿童的生长发育是一个连续渐进的动态过程，具有连续性、阶段性、各系统不平衡性及个体差异性的一般规律，不应被人为地割裂认识。但是在这个过程中，随着年龄的增长，在不同的年龄阶段，儿童的解剖、生理和心理等发育存在着由量变到质变的飞跃，在不同阶段表现出与年龄相关的规律性。因此，在实际工作中将其分为若干期，以便保健和疾病防治。

一、胎儿期（fetal period）

从受精卵形成到胎儿娩出为止，共40周。胎儿的周龄即为胎龄或孕龄。受精后前8周称为胚胎期，此期各系统的器官发育非常迅速，各重要器官的发育已见雏形。以心脏发育为例，受精后两周心脏即开始形成，4周时开始有血液循环，8周时心脏四腔结构就已经形成，此时胚胎平均重9g，长5cm。如果此阶段受到外界任何干扰，容易引发严重畸形甚至死胎并流产，至第8周末胎儿已经基本成形。

整个胎儿期又分为妊娠早期（12周）、妊娠中期（13～28周）和妊娠后期（29～40周）三个阶段。母亲在妊娠期间，尤其妊娠早期如受外界不利因素影响，包括感染、创伤、滥用药物、接触放射性物质、毒品等，以及营养缺乏、严重疾病和心理创伤，都可能影响胎儿的正常发育，导致流产、畸形或宫内发育不良等。

二、新生儿期（neonatal period）

新生儿期是指自胎儿娩出脐带结扎时至生后28天。由于此期在生长发育和疾病方面具有非常明显的特殊性，且发病率高，死亡率也高。因此，将婴儿期中的这一个特殊时期单独列为新生儿期。在此期间，小儿脱离母体转而独立生存，要适应宫外的新环境，经历解剖生理学的巨大变化，但其适应能力尚不完善，容易发生疾病和死亡。此外，分娩过程中的损伤、感染、先天性畸形也常在此期出现。胎龄满28周至出生后7天为围生期，这一时期小儿死亡率最高，因而应特别强调围生期保健。围生期保健包括胎儿及新生儿的生长发育观察和疾病防治，孕母产妇的生理卫生和适当护理，胎儿、高危新生儿的监测，先天性疾病的筛查和及早治疗等，由此形成了"围生期医学"。

三、婴儿期（infant period）

自出生到1周岁为婴儿期。婴儿期已初步适应了外界环境，生长发育迅速。因此，对营养的需求量相对较高。此时，各系统器官仍处在生长发育的过程中，尚不成熟完善，尤其是消化系统功能相对较弱，容易发生营养不良和消化功能紊乱。同时，6月龄时婴儿体内来自母体的抗体逐渐消失，自身的免疫功能尚未成熟，抗感染能力较弱，易发生各种感染和传染性疾病。

四、幼儿期（toddler period）

自1周岁至满3周岁为幼儿期。体格生长发育速度较前稍减慢，智力发育迅速，同时活动范围渐广，接触社会事物渐多，语言、思维和社交能力的发育日渐增速。此阶段消化系统功能仍不完善，营养的需求量仍然相对较高，而断乳和辅食添加须在幼儿早期完成。因此，合理喂养仍然是此期的重要保健内容。此期小儿对危险的识别和自我保护能力弱，意外伤害发生率高，应注意防护。

五、学龄前期（preschool age）

自3周岁至入小学前（6～7周岁）为学龄前期。此时体格生长发育速度较前缓慢，而智能发育更加迅速，这一时期已确立了不少抽象的概念，如数字、时间等，开始认字并用较复杂的语言表达自己的思维和感情，好奇、多问，是小儿性格特点形成的关键时期。自理能力和初步社交能力不断提升。

六、学龄期（school age）

自入小学始（6～7岁）至青春期前为学龄期。此期儿童的体格生长速度相对缓慢，除生殖系统外，各系统器官外形均已接近成人。智能发育更加成熟，自控、理解、分析、综合等能力均进一步增强，已能适应学校、社会环境，可以接受系统的科学文化教育，此期阅读时间明显增多，近视发生率增高。

七、青春期（adolescence）

青春期受性别、地区、气候、种族、文化等影响，有一定差异，可相差2～4岁。一般女孩自11～12岁到17～18岁，男孩自13～14岁到18～20岁。女孩的青春期开始年龄和结束年龄都比男孩早2年左右。近几十年来，小儿进入青春期的平均年龄有提早的趋势。此期儿童的体格生长发育再次加速，出现第二次发育高峰，同时生殖系统的发育也加速并渐趋成熟。在这一时期情绪多变且不稳定，精神、行为和心理的问题开始增加。

第二节　生长发育规律

人的生长发育是指从受精卵到成人的成熟过程，是一个连续渐进的动态过程，生长和发育是儿童不同于成人的重要特点。生长是指儿童身体各器官的长大和形态的变化，可有相应的测

NOTE

量值来表示其量的变化；发育是指细胞、组织、器官的分化与功能成熟，是机体功能的演进，是质的变化。生长和发育两者紧密相关，生长是发育的物质基础，生长量的变化可在一定程度上反映身体器官、系统的成熟状况。通过对儿童生长发育规律及其影响因素的研究，有助于对儿童的生长发育状况做出正确的评价与指导，保证儿童的健康成长。

一、生长发育的规律

（一）生长发育的连续性、非匀速性和阶段性

在儿童时期，生长发育是一个连续的过程，而且在各年龄阶段，生长发育的速度是不同的。如体重和身长在出生后第 1 年增长很快，1 周岁时体重大约是出生时的 3 倍，身高是出生时的 1.5 倍，称为小儿生长发育的第 1 个高峰期；第 2 年以后生长速度逐渐减慢；至青春期生长速度又加快，成为第 2 个生长高峰；整个儿童期的体重、身高曲线呈"双峰"形。

（二）各系统器官发育的不平衡性

人体各系统器官的生长发育是不平衡的，儿童的神经系统发育较早，神经系统在出生后 2 年内发育较快，6～7 岁形态上基本达到成人水平；淋巴系统在儿童期生长迅速，于青春期前达到高峰，约为成人的 2 倍，以后逐渐降至成年人水平；生殖系统发育较晚，其他系统如心、肝、肾、肌肉、脂肪的增长与体格生长平行（图 2-1）。

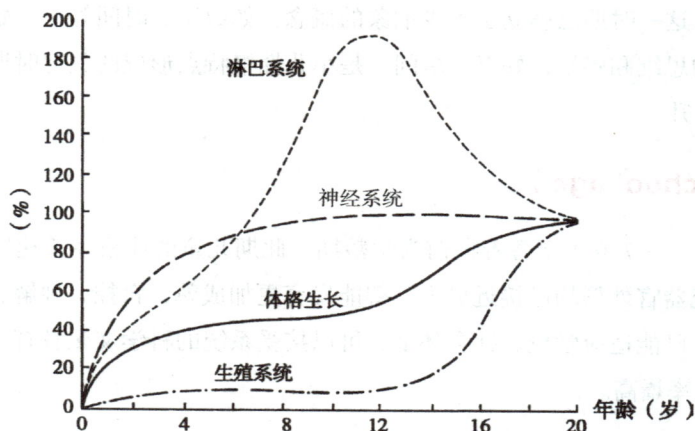

图 2-1　各系统器官发育不平衡

（三）生长发育的一般规律

生长发育的一般规律为：由上至下、由近至远、由粗至细、由简单到复杂、由低级至高级的规律。如出生后运动发育的规律是：先抬头，后抬胸，再会坐、立、行（从上到下）；从臂到手，从腿到脚的活动（由近到远）；从全掌抓握到手指捏取（由粗到细）；先画直线后画圈、图形（由简单到复杂）；认识事物的过程：先会看、听、感觉事物，逐渐发展到有记忆、思维、分析、判断（由低级到高级）。

（四）生长发育的个体差异性

儿童生长发育虽然有一定规律，但在一定的范围内受遗传、种族和环境的影响，因而存在着个体差异，每个儿童的生长"轨迹"不会完全相同。因此，在界定儿童生长发育的正常值时，是一个范围内，而不是绝对值。

NOTE

二、影响生长发育的因素

儿童的生长发育，从受精卵开始到出生后，会受到多种因素的影响，其中主要是遗传因素和环境因素。

（一）遗传因素

父母的遗传因素决定儿童生长发育的"轨迹"、特征和潜力。种族和家族的遗传信息影响儿童的肤色、面型特征、身材高矮、性成熟的时间，以及对疾病的易感性。如一般父母身高会遗传给子女，如果儿童在良好生活环境下成长至成年，最终身高 75% 取决于遗传，25% 取决于营养和锻炼等。而严重影响儿童生长发育的遗传代谢性疾病、内分泌障碍疾病、染色体畸形等，更与遗传因素直接相关。

（二）环境因素

1.营养　营养素是生长发育的物质基础，儿童的生长发育需充足的营养供给。营养素供给充足且比例恰当，加上环境适宜，可使生长潜力得到充分的发挥。宫内营养不良，不仅使胎儿体格生长落后，严重时还影响脑发育；生后营养不良，特别是第 1～2 年的严重营养不良，可影响体重、身高的发育，甚至影响智力发育。

2.疾病　疾病对生长发育的影响十分明显，任何引起生理功能紊乱的疾病均可影响生长发育。急性感染性疾病常使体重减轻；长期慢性疾病则影响体重和身高的增长；内分泌疾病常引起骨骼生长和神经系统发育迟缓；先天性疾病，如先天性心脏病，可造成生长迟缓。

3.母亲身体状况　胎儿在宫内的发育受孕母生活环境、营养、疾病、生活习惯、情绪、受教育的程度等各种因素的影响。母亲妊娠早期的病毒感染可导致胎儿先天性畸形，某些药物、X 线照射、环境污染和精神创伤均可影响胎儿的发育；妊娠期严重营养不良可引起流产、早产和发育迟缓。

4.家庭环境　家庭环境对儿童健康的影响不容忽视。和睦的家庭气氛、父母稳定的婚姻关系，对儿童生长发育和完善的人格形成起着重要的作用。良好的居住环境，如阳光充足、空气清新、水源清洁、无声、光污染，是儿童生长发育所必需的。充足的物质生活条件、科学护理、良好教养、体育锻炼和愉悦的精神状态，是儿童生长发育达到最佳状态的重要因素。

5.社会环境　近年来，社会环境对儿童健康的影响受到高度关注，完善的医疗保健服务、良好的教育体制、良好的社会服务等，对于促进儿童的生长发育有积极的作用。一般经济发达地区的儿童生长发育水平明显优于经济落后地区。

综上所述，儿童生长发育水平是遗传与环境共同作用的结果，遗传决定了生长发育的潜力，环境影响着这种潜力发挥的程度。这种潜力从受精卵开始就受到环境因素的作用与调节，表现出个体特有的生长发育趋势。

第三节　体格生长及相关的其他系统发育

一、出生至青春前期的体格生长规律

（一）体重

体重为各器官、系统、体液的总重量。其中骨骼、肌肉、内脏、脂肪、体液为主要成分。因体脂与体液变化较大，体重在体格生长指标中最易波动。体重是最易获得的反映儿童生长与营养状况的指标。儿科临床中多用体重计算药量和输液量。体重测量要注意排空大、小便，脱去衣、帽、鞋，矫正体重计指针为零，婴儿用精确读数到10g磅秤，儿童用精确读数到50g拉杆秤，也可使用电子秤直接称出。

新生儿出生体重与胎次、胎龄、性别及母亲妊娠期营养状况有关。一般早产儿体重较足月儿轻，女婴体重较男婴轻。我国2015年9市城区调查结果显示，平均男婴出生体重为（3.38±0.4）kg，女婴为（3.26±0.4）kg，与世界卫生组织（WHO）的参考值（男3.3kg，女3.2kg）相近。出生后体重增长应为胎儿宫内体重生长曲线的延续。出生后1周内因摄入不足、水分丢失、胎粪排出等原因，可出现暂时性体重下降（生理性体重下降），在出生后第3～4日达最低点，下降范围为3%～9%，以后逐渐回升，至出生后第7～10日应恢复到出生时的体重。如果体重下降的幅度超过10%，或至第10天体重还未恢复，则为病理状态，应分析原因。若生后及时合理足量喂哺，可减轻或避免生理性体重下降的发生。出生时体重受宫内因素影响大，出生后体重与喂养、营养和疾病等因素密切相关。

正常足月儿生后第1个月体重增加可达1～1.7kg，生后3～4个月体重约6kg，是出生时的2倍；12月龄时体重约为10kg，是出生时的3倍。出生后12个月是体重增长最快的时期，系第1个生长发育高峰。随年龄的增加，儿童体重的增长逐渐减慢。2岁至青春前期体重年增长约2kg。

儿童体重增长是非匀速的，进行评价时应以个体体重变化为依据，不可简单地用"公式"来评价。为便于日常应用，当无条件测量体重时才按以下公式粗略计算。

小于6个月婴儿体重（kg）＝出生体重（kg）+月龄×0.7

7～12个月婴儿体重（kg）＝7（kg）+0.5×（月龄 –6）

1～青春期前体重（kg）＝8+ 年龄（岁）×2

（二）身材的增长

1. 身高（长）　指头部、脊柱与下肢长度的总和。3岁以下儿童应仰卧位测量，称为身长。3岁以上儿童立位测量称为身高。立位测量值比仰卧位少1～2cm。3岁以下采用卧式量床，面部自然向上，两腿伸直，头顶及足底密切接触测板的两端，以"四点一线"（枕后结节、肩胛下角、臀部、足后跟）测量所得的长度为身长；3岁以上的儿童采用身高计测量，精确读数到0.1cm。

身高的增长规律与体重相似，年龄越小，增长越快，并出现婴儿期和青春期两个生长高峰。正常新生儿出生时身长平均为50cm，第1年增长约为25cm，1岁时身长约为75cm；第2年增长 10 ~ 12cm；2 岁时身长为 85 ~ 87cm；2 ~ 12 岁每年平均增长 6 ~ 7cm；2 岁~青春期前身高推算公式：身高（cm）=年龄（岁）×7+75。女童略低于男童。2 岁以后每年身高增长低于 5cm 为生长速度下降。身高（长）的增长受遗传、内分泌的影响较明显，短期的疾病与营养波动不易影响身高的生长。

2. 坐高　是头顶到坐骨结节的长度。代表头颅与脊柱的生长情况。3 岁以下儿童仰卧位测量为顶臀长，3 岁以后坐位测量。

（三）身体比例与匀称性

在生长过程中，身体的比例与匀称性生长有一定规律。

1. 头与身长比例　在宫内与婴幼儿期，头颅先生长，而躯干、下肢生长则较晚，生长时间也较长。因此，头、躯干、下肢长度的比例在生长进程中发生变化。头长占身长（高）的比例逐渐下降，新生儿为 1/4，成人后为 1/8（图 2-2），身体的比例逐渐匀称。

2. 体型匀称度　表示身体生长的比例关系，常用的指标有身高的体重（weight-for height，[体重（kg）/身高（cm）]；身高胸围指数，胸围/身高；Quetelet 指数，[体重（kg）/身高（cm）×1000]；Kaup 指数，幼儿用，体重（kg）/[身高（cm）]^2×10^4；年龄的体质指数（BMI/age）等。

3. 身材匀称度　以坐高（顶臀长）与身高（长）的比例表示，反映下肢的生长情况。其比例由出生时的 0.67 下降到 14 岁时的 0.53。任何影响下肢生长的疾病，可使坐高与身高（长）的比例停留在幼年状态，如甲状腺功能减退、软骨营养不良等。

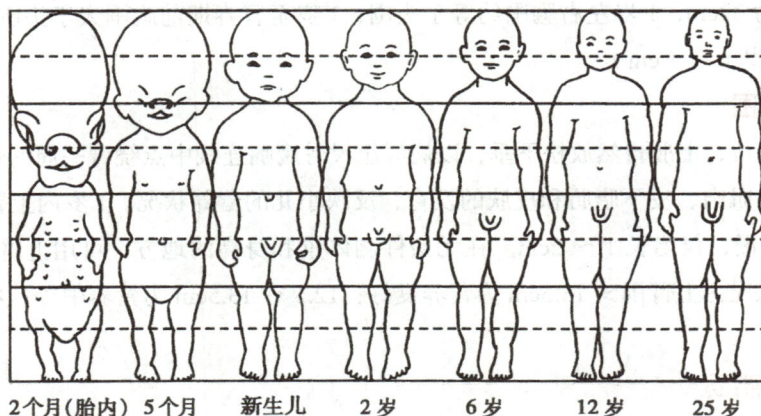

2 个月（胎内）　5 个月　新生儿　2 岁　6 岁　12 岁　25 岁

图 2-2　头与身长的比例

4. 指距与身高　指距是两上肢水平伸展时两中指尖的距离，代表上肢长骨的生长。正常指距略小于身高（长）。如指距大于身高 1 ~ 2cm，对诊断长骨的异常有参考价值。如蜘蛛样指（趾），提示患有马方综合征的可能。

（四）头围和囟门

头围和囟门与脑和颅骨的发育有关。

1. 头围　经眉弓上缘和枕骨结节环绕 1 周的长度为头围（图 2-3）。胎儿时期脑发育最快，出生时头围相对较大，平均为 33 ~ 34cm，前 6 个月增长 8cm，6 个月时达 42cm，1 岁时为 46cm，2 岁时为 48cm，5 岁时为 50cm，15 岁时为 54 ~ 58cm。2 岁以内头围测量最有价值，连续追踪测量比单次测量更重要。头围低于均值减去 2 个标准差常，提示有脑发育不良的可能，而头围增长过快往往提示脑积水。

2. 囟门　顶骨与额骨相邻组成的菱形间隙为前囟，顶骨与枕骨相邻组成的三角形间隙为后囟。前囟大小以两个对边中点连线的长度表示。出生时后囟很小或已闭合，最迟 6 ～ 8 周龄闭合。前囟出生时 1 ～ 2cm，以后随颅骨生长而增大，6 月龄左右逐渐骨化而变小，最迟于 2 岁闭合（图 2-4）。前囟大小及闭合时间是评价颅骨和脑发育的重要指标。如脑发育不良时头围小、前囟小或关闭早，甲状腺功能减退时前囟闭合延迟，颅内压增高时前囟饱满，脱水时前囟凹陷。

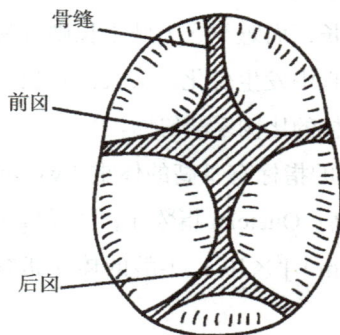

图 2-3　颅骨、前囟与后囟的发育图　　　　图 2-4　测量头围

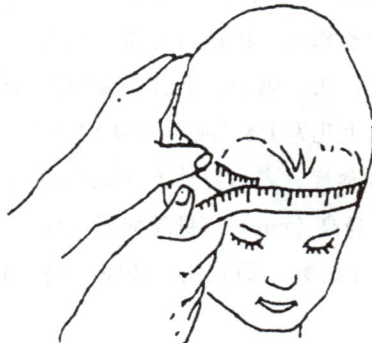

（五）胸围

平乳头下缘经肩胛骨角下缘绕胸一周为胸围。胸围大小与肺、胸廓的发育密切相关。出生时胸围平均为 32cm，1 岁左右胸围约等于头围，1 岁至青春期前胸围大于头围，约等于头围（cm）＋ 年龄（岁）－1（cm）。

（六）上臂围

取立位或坐位，上肢自然放松下垂，以肩峰至尺骨鹰嘴连线中点绕臂一周的长度为上臂围，代表上臂骨骼、肌肉、皮下脂肪和皮肤的发育，反映小儿的营养状况。1 岁内上臂围增长迅速，1 ～ 5 岁增长缓慢，仅增长 1 ～ 2cm。在无条件测体重和身高的地方，可用上臂围值评价 5 岁以下小儿营养状况：上臂围 ＞ 13.5cm 为营养良好；12.5 ～ 13.5cm 为营养中等；＜ 12.5cm 为营养不良。

（七）皮下脂肪

皮下脂肪是评价儿童营养状况的指标，通过测量皮脂厚度来反映。常用的测量部位有：①腹壁皮下脂肪。②背部皮下脂肪。要用皮下脂肪测量工具（测褶卡钳）测量才能得出正确的数据。Ⅰ度营养不良：腹部皮下脂肪厚度为 0.4 ～ 0.8cm；Ⅱ度营养不良：腹部皮下脂肪层几乎消失。

（八）骨骼

1. 脊柱　脊柱的增长反映脊椎骨的生长。生后第 1 年脊柱生长快于四肢，以后四肢生长快于脊柱。早在胎儿时期脊柱就形成了最初的"C"型弯曲，3 个月左右头动作的出现使颈椎前凸，形成颈曲；6 个月后能坐，出现胸椎后凸，形成胸曲；1 岁左右开始行走，出现腰椎前凸，形成腰曲。这样的脊椎自然弯曲至 6 ～ 7 岁才为韧带所固定。小儿不正确的坐、立、行姿势和骨骼疾病会影响脊柱的正常形态。

2.长骨　长骨的生长主要是由于干骺端的软骨骨化、骨膜下成骨，使长骨增长、增粗。骨化的过程较长，自胎儿期开始，直至成年期才告完成。

在这个过程中，骨膜下成骨作用使长骨增粗，软骨内成骨使长骨增长。胎儿时期最开始是软骨雏形，胚胎2～3个月时在软骨雏形中段形成初级骨化中心，由于初级骨化中心两端的软骨组织不断生长、骨化，在干骺端遗留的软骨层，就称为干骺端生长板，是出生后长骨增长的重要部位。在生长板中央的软骨组织不断增殖分化、骨化，形成次级骨化中心。到17～20岁时，生长板软骨组织消失，完全骨化，干骺端骨性融合，长骨的生长也就停止了。

3.骨龄　指人群中出现某特定X线骨骼图像的平均年龄，可以反映骨的钙化成熟度。通常采用X线检查测定不同年龄儿童长骨干骺端骨化中心出现的时间、数目、形态的变化，将其标准化即为骨龄。最常检查部位是左手腕部。腕部于出生时无骨化中心，其生后出现的次序为：头状骨、钩骨（3个月左右）、下桡骨骺（约1岁）、三角骨（2～2.5岁）、月骨（3岁左右）、大小多角骨（3.5～5岁）、舟骨（5～6岁）、下尺骨骺（6～7岁）、豆状骨（9～10岁），10岁出全，共10个。3个月内的小儿要检查股骨远端，因为股骨远端的骨化中心在出生时已经形成，而婴儿腕部骨化中心尚未出现。

骨龄在临床上有重要的诊断价值，如生长激素缺乏症、甲状腺功能减退症骨龄明显落后；真性性早熟、先天性肾上腺皮质增生症骨龄提前。正常骨化中心出现的年龄有差异，判断时应慎重。

（九）牙齿发育

牙齿来源于外、中胚层，发育与骨骼有一定关系，因胚胎来源不完全相同，牙齿与骨骼的生长不完全平行。牙齿分乳牙和恒牙两种，多数婴儿4～10个月乳牙萌出，13月龄仍未萌出者为乳牙萌出延迟，可能是特发性的，也可能与遗传、疾病、食物性状有关。约3岁内乳牙出齐，共20枚。乳牙萌出时间及顺序（图2-5）个体差异较大，与遗传、内分泌、食物性状有关。

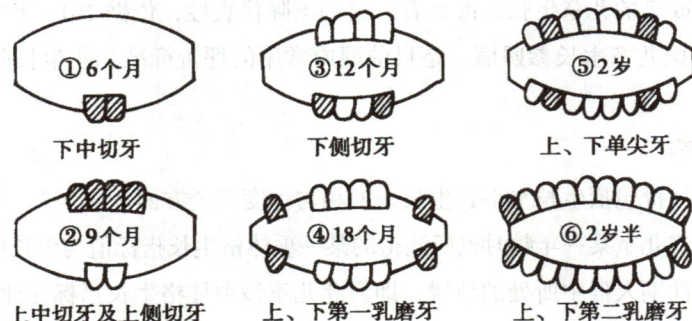

图2-5　乳牙萌出顺序

6岁左右萌出第1颗恒牙即第1磨牙，位于第2乳磨牙后，6～12岁乳牙按萌出顺序先后逐个脱落，代之以恒牙，此期为混合牙列期。12岁左右萌出第2恒磨牙；18岁以后萌出第3恒磨牙，也有终生不萌出者，恒牙共28～32枚。

出牙为一种生理现象，个别小儿可有暂时性流涎、睡眠不安及低热等症状出现。牙齿的健康生长与蛋白质、钙、磷、氟、维生素A、维生素C、维生素D等营养素和甲状腺激素有关，食物的咀嚼有利于牙齿生长。牙齿的发育异常包括萌牙延迟、排列紊乱、缺牙和牙釉质异常等，佝偻病、先天性甲状腺功能减退症等可致出牙延迟或牙质差。

NOTE

二、青春期的体格生长规律

青春期是儿童到成人的过渡期，女孩 9～11 岁在乳房发育后，男孩在 11～13 岁睾丸增大后标志着青春期开始，受性激素等因素的影响，体格生长出现生后的第二个生长高峰（peak height velocity，PHV），男女有明显的差异。男孩的身高增长高峰约晚于女孩 2 年，且每年身高的增长值大于女孩。因此，最终的身高一般来说男孩比女孩高。一般男孩骨龄 15 岁、女孩骨龄 13 岁时，身高达最终身高的 95%。

青春期身高开始加速生长，经 1～2 年生长达 PHV，此时女孩身高平均年增加 8～9cm，男孩 9～10cm。在第二生长高峰期，身高增加值约为最终身高的 15%。PHV 提前者身高停止增长较早。

青春期体重也迅速增长，体重增长值 25～30kg，约为成人的 25%。男、女儿童体形发生了显著改变，男性有肩部增宽、下肢较长、肌肉增强更显体格壮实，女性耻骨与髂骨下部的生长与脂肪堆积使臀围加大。

三、体格生长的评价

儿童处于快速生长发育阶段，身体形态及各部分比例变化较大，由于遗传和环境的影响，体格生长存在个体差异。充分了解儿童各阶段生长发育的规律、特点，正确评价儿童生长发育状况，及早发现问题，给予适当的指导与干预，对促进儿童的健康十分重要。

（一）评价方法

正确评价儿童的体格生长状况必须注意：①选择适宜的评价指标：最重要和常用的形态指标为身高（长）和体重，＜3 岁儿童应常规测量头围，其他常用的形态指标有坐高（顶臀长）、胸围、上臂围、皮褶厚度等。②采用准确的测量工具及规范的测量方法。③选择恰当的标准或参照值：WHO 2006 年的儿童生长标准具有广泛的国际代表性，依据 2015 年中国 9 市儿童体格发育数据制订的中国儿童生长参照值，是目前国内常用的评价标准。④生长监测：即定期评估儿童生长状况。

（二）评价内容

儿童体格生长评价包括生长水平、生长速度和匀称度三个方面。

1. 生长水平   将儿童某一年龄时点所测得的某一项体格生长指标值与生长标准比较，得到该儿童在同年龄、同性别人群中所处的位置，即为此儿童该项体格生长指标在此年龄的生长水平。所有单项体格生长指标，如体重、身高（长）、头围、胸围、上臂围等均可进行生长水平评价。

早产儿体格生长有一允许的"落后"年龄范围，此年龄后应"追上"正常足月儿的生长。进行早产儿生长水平评价时，应矫正胎龄至 40 周胎龄（足月）后再评价，当早产儿身长至 40 月龄、头围至 18 月龄、体重至 24 月龄后就不再矫正。

2. 生长速度   是对某一单项体格生长指标定期连续测量，所获得的该项指标在某年龄阶段的增长值，即为该儿童该项体格生长指标的生长速度。以生长曲线表示生长速度最简单、直观（图 2-6），定期体格检查是评价生长速度的关键。这种动态纵向观察个体儿童的生长状态，可发现每个儿童有自己稳定的生长曲线，体现个体差异。因此，生长速度的评价较生长水平更能真实反映儿童的生长状况。

3. 匀称度　是对体格生长指标之间关系的评价，包括体型匀称度和身材匀称度。

（三）体格生长的数据统计学表示方法

体格生长数据常用的统计学表示方法如下：

1. 均值离差法　对于体重、身高、头围等连续性变量，多呈正态分布，常用均值离差法，以平均值加减标准差（SD）来表示，如68.3%的儿童生长水平在均值±1SD范围内，95.4%的儿童在均值±2SD范围内，99.7%的儿童在均值±3SD范围内。通常以均值±2SD（覆盖总体的95%）为正常范围。

2. 百分位数法　当测量值呈偏正态分布时，百分位数法能更准确地反映所测数值的分布情况。当变量呈正态分布时，百分位数法与均值离差法两者相应数值相当接近，第3百分位数接近均值减去2个标准差，第97百分位数接近均值加2个标准差。由于样本常呈偏正态分布，两者的相应数值略有差别，通常$P_3 \sim P_{97}$（包括总体的94%）为正常范围。

体格生长评价广泛应用以上两种表示方法，但目前一般都用百分位数法。均值离差法计算较简单，百分位数法计算相对较复杂，但精确。

3. 中位数法　当样本变量为正态分布时，中位数等于均数或第50百分位数。当样本变量分布不是完全正态时，选用中位数而不是算术平均数作为中间值。因此，样本中少数变量分布在一端时，用算术平均数则对个别变量值影响大，故用中位数表示变量的平均水平较妥。

4. 等级划分　方法简单，利用均值加减标准差或直接用百分位数进行分级，据细分要求的不同可分为三等级、五等级等。五等级划分最常用，方法见表2-1。等级划分法用于横断面的测量值分析，如发育水平、体型匀称度的评价。

表2-1　五等级划分法

等级	离差法	百分位数法
上	>均值+2SD	> P_{97}
中上	均值+（1SD～2SD）	$P_{75} \sim P_9$
中	均值±1SD	$P_{25} \sim P_7$
中下	均值-（1SD～2SD）	$P_3 \sim P_{25}$
下	<均值-2SD	P_3

　　无论使用以上何种方法进行体格生长的评价，都应该注意，儿童的体格生长存在个体差异，评价的标准比较宽泛，不应该将中间值（如均值、P_{50}或者中位数等）作为评价个体或者托幼机构中群体的体格生长是否正常的标准值。

（四）生长曲线的应用

生长曲线图（图2-6）是将不同年龄、不同体格指标测量数值按离差法或百分位数法的等级绘成的曲线图，较之表格更为方便、直观，不仅可以评价生长水平，还可看出生长趋势，并能算出生长速度。

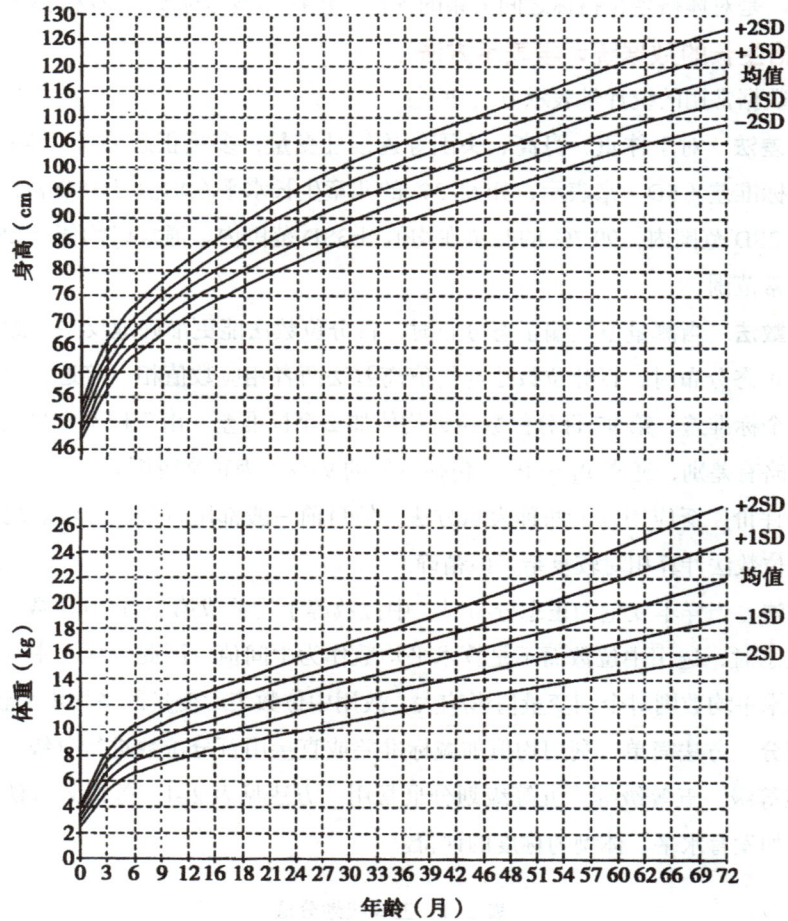

图 2-6   生长曲线图

生长曲线图是儿科临床中使用最为广泛的体格生长评价工具。定期、连续测量，也称生长监测比一次数据更重要，可以获得个体生长趋势。持续生长监测中出现生长曲线偏离原稳定的生长轨道超过 1 条主百分位线者为生长波动（P_{97}、P_{75}、P_{50}、P_{25}、P_3 为主百分位线，2 条邻近主百分位线相当于 1 个标准差），需要适当增加生长监测频率，并查明原因，必要时给予营养喂养指导；当儿童生长水平或体型匀称度 < P_3 或 > P_{97}，或系列测量过程中，出现生长曲线偏离原稳定的生长轨道超过 2 条主百分位线者，称为生长异常，可能是疾病表现，需及时寻找可能的原因。

使用生长曲线评价生长发育应注意：①生长的个体差异：受遗传及环境条件影响，体格生长存在个体差异，多数儿童体重和身长（高）测量值应稳定地沿着自己的"轨道"进行，在 P_3 和 P_{97} 之间（或 2 个标准差）均属正常。②喂养方式：母乳喂养婴儿在初期生长可能会略低于配方奶喂养婴儿，评价时应注意，避免不必要的检查。

第三章　儿科疾病诊治原则

第一节　儿科病史采集和体格检查

儿科的病史采集、体格检查和记录在内容、程序、方法，以及分析判断等方面具有自身的特点，与成人有一定差别。熟练掌握与此有关的方法和技巧，是开展儿科临床诊疗工作的基础。熟练、规范地采集病史和进行体格检查并正规书写病历，对培养临床综合能力和确立疾病的诊断十分重要。诊断设备及实验技术的更新，为疾病的诊断提供了更多、更精确的手段，但准确的病史资料采集和体格检查永远是正确诊断疾病的重要基础，病历记录则是重要的医疗证据。

一、病史采集和记录

病史采集要准确。其要点是认真听、重点问，关键是从家长或监护人提供的信息中发现对病情诊断有用的线索。在病史询问过程中态度要和蔼亲切，语言要通俗易懂，同时要尊重家长和孩子的隐私，并为其保密。切不可先入为主，尤其不能用暗示的语言或语气诱导家长，这样会给诊断造成困难。病史采集内容包括：

1. 一般内容　正确记录患儿的姓名、性别、年龄（采用实际年龄：新生儿记录天数，婴儿记录月数，1岁以上记录几岁几个月）、种族、父母或抚养人的姓名、职业、年龄、文化程度、家庭住址、联系方式、病史叙述者与患儿的关系，以及病史的可靠程度。

2. 主诉　用病史提供者的语言概括主要症状或体征及其发生的时间。例如："间歇腹痛3天。""持续发热5天。"

3. 现病史　为病历的主要部分。详细描述此次患病的情况，包括主要症状、病情发展和诊治经过。要特别注意：①主要症状要仔细询问，要注意问出症状的特征。②有鉴别意义的有关症状包括阴性症状，也要询问并记录在病史中。③病后小儿的一般情况，如精神状态、吃奶或食欲情况等。④已经做过的检查和结果。⑤已经进行治疗的患者要询问用药情况、效果及有无不良反应等。

4. 个人史　包括出生史、喂养史、生长发育史，根据不同的年龄和不同的疾病在询问时各有侧重。

（1）出生史　母孕期的情况；第几胎第几产；出生体重；分娩时是否足月、早产或过期产；生产方式；出生时有无窒息或产伤；Apgar评分情况等。新生儿和小婴儿疑有中枢神经系统发育不全或智能发育迟缓等患儿，更应详细了解围生期的有关情况。

（2）喂养史　母乳喂养、人工喂养或混合喂养，以何种乳品为主，配制方法，喂哺次数及量，断奶时间，添加辅食的时间、品种及数量，进食及大、小便情况。

（3）生长发育史 体重和身高，以及增长情况，前囟关闭及乳牙萌出的时间等；发育过程中何时能抬头、会笑、独坐、站立和行走；何时会有意识地叫爸爸、妈妈。学龄儿童还应询问在校学习情况和行为表现等。

5. 既往史

（1）既往患病史 需详细询问既往患过的疾病、患病时间和治疗结果。应着重了解传染病史、过敏史，并详细记录。年长儿或病程较长的疑难病例，应对各系统进行系统回顾。

（2）预防接种史 何时接受过何种预防接种，具体次数，有无反应。接种非计划免疫范围的疫苗也应记录。

6. 家族史 家族中有无遗传性、过敏性或急、慢性传染病患者，详细了解与患儿接触的情况。父母是否近亲结婚、母亲分娩情况、同胞的健康情况（死亡者应了解原因和死亡年龄）。必要时要询问家庭成员及亲属的健康状况、家庭经济情况、居住环境、父母对患儿的关爱程度和对患儿所患疾病的认识等。

7. 传染病接触史 疑为传染性疾病者，应详细了解可疑的接触史，包括疑诊或确诊传染病者与患儿的关系、治疗经过、转归、与患儿的接触方式和时间等。

二、体格检查

为了获得准确无误的体格检查资料，要创造一种自然轻松的氛围，以尽可能取得患儿的合作，而医生的表现是决定父母和（或）孩子合作程度的主要因素。

（一）体格检查的注意事项

1. 与患儿建立良好的关系 微笑、呼患儿的名字，用表扬语言鼓励患儿或用手轻轻抚摸他，也可用听诊器或其他玩具逗患儿玩耍，可以使患儿消除紧张心理。并同时观察患儿的精神状态、反应及智能情况。

2. 增加患儿的安全感 检查时应尽量让患儿与亲人在一起，婴幼儿可坐或躺在家长的怀里检查，检查者顺应患儿的体位。

3. 检查顺序 可根据患儿当时的情况灵活掌握。由于婴幼儿注意力集中时间短，因此，在体格检查时应注意：安静时先进行心肺听诊检查，心率、呼吸及腹部触诊等易受哭闹影响的项目，应最先进行；对患儿有刺激而患儿不易接受的部位最后检查，如口腔、咽部等，有疼痛的部位也应放在最后检查。对急症或危重抢救病例，应先重点检查生命体征或与疾病有关的部位，全面的体格检查最好在病情稍稳定后进行，也可边抢救边检查。

4. 为防止交叉感染 应先清洗双手，使用一次性或消毒后的压舌板；检查者的工作衣和听诊器要勤消毒。

（二）检查方法

1. 一般状况 小儿的营养发育情况、神志、表情、对周围事物的反应、皮肤颜色、体位、行走姿势和孩子的语言能力等，可供判断一般情况。

2. 一般测量 包括体温、呼吸、脉搏、血压、身高（长）、体重、头围、胸围等。

（1）体温 可根据小儿的年龄和病情选用测温方法：①腋下测温法：最常用，也最安全、方便，但测量的时间偏长，36～37℃为正常。②口腔测温法：准确、方便，保持3分钟，37℃

为正常，用于神志清楚而且配合的6岁以上小儿。③肛门内测温法：测温时间短，准确。小儿取侧卧位，下肢屈曲，将已涂满润滑油的肛表水银头轻轻插入肛门内3～4cm，测温3～5分钟，36.5～37.5℃为正常，1岁以内小儿、不合作的儿童，以及昏迷、休克患儿可采用此方法。④红外线测温法：使用耳温枪、额温枪进行检测，准确、快速，不会造成交叉感染，也不会激惹患儿，该方法目前在临床或家庭使用已较为普遍。

（2）呼吸、脉搏　应在小儿安静时进行。小儿呼吸频率可通过听诊或观察腹部起伏而得，也可将棉花少许置于小儿鼻孔边缘，观察棉花纤维的摆动而得。要同时观察呼吸的节律和深浅。对年长儿一般选择较浅的动脉，如桡动脉来检查脉搏；婴幼儿亦可检查股动脉，或通过心脏听诊来对比检测。要注意脉搏的速率、节律、强弱及紧张度。各年龄组小儿呼吸、脉搏正常值见表3-1。

表3-1　各年龄组小儿呼吸、脉搏（次数/分）

年龄	呼吸	脉搏	呼吸：脉搏
新生儿	40～45	120～140	1：3
＜1岁	30～40	110～130	1：3～1：4
1～3岁	25～30	100～120	1：3～1：4
4～7岁	20～25	80～100	1：4
8～14岁	18～20	70～90	1：4

（3）血压　测量血压时应根据不同的年龄选择不同宽度的袖带，袖带的宽度通常应为上臂长度的1/2～2/3。袖带过宽时测得的血压值较实际值偏低，过窄时则较实际值偏高。新生儿多采用振荡法电子血压计测量血压。年龄越小，血压越低。不同年龄小儿血压的正常值可用公式推算：收缩压（mmHg）=80+（年龄×2）；舒张压为收缩压的2/3。

3. 皮肤和皮下组织　应在自然光线下观察。有无苍白、黄染、发绀、潮红、皮疹、瘀点（斑）、脱屑、色素沉着，毛发有无异常，检查皮肤的弹性、皮下组织及脂肪的厚度，有无水肿及水肿的性质。

4. 淋巴结　包括淋巴结的大小、数目、活动度、质地、有无粘连和（或）压痛等。颈部、耳后、枕部、腹股沟等部位尤其要认真检查，正常情况下在这些部位可触及单个质软的黄豆大小的淋巴结，活动、无压痛。

5. 头部

（1）头颅　观察大小、形状，必要时测量头围；前囟大小及紧张度、有无凹陷或隆起；颅缝是否分离；小婴儿要观察有无枕秃和颅骨软化、血肿或颅骨缺损等。

（2）面部　有无特殊面容，眼距宽窄，鼻梁高低，注意双耳位置和形状等。

（3）眼、耳、鼻　有无眼睑水肿、下垂、眼球突出、斜视、结膜充血、眼分泌物、角膜混浊、瞳孔大小、形状、对光反射。检查双外耳道有无分泌物、局部红肿及外耳牵拉痛；若怀疑有中耳炎时应用耳镜检查鼓膜情况。观察鼻形，注意有无鼻翼扇动、鼻腔分泌物及通气情况。

（4）口腔　口唇有无苍白、发绀、干燥、口角糜烂、疱疹。口腔内颊黏膜、牙龈、硬腭有无充血、溃疡、黏膜斑、鹅口疮，腮腺开口处有无红肿及分泌物，牙齿数目及龋齿数，舌质、舌苔颜色、是否有"草莓舌"等。咽部检查放在体格检查最后进行，医生一手固定小儿头部使其面对光源，一手持压舌板，在小儿张口时进入口腔，压住舌后根部，利用小儿反射性将口张大暴露咽部的短暂时间，迅速观察双侧扁桃体是否肿大，有无充血、分泌物、脓点、假膜及咽部有无溃疡或充血、滤泡增生、咽后壁脓肿等情况。

6. 颈部　颈部是否抵抗，有无斜颈、包块、短颈或颈蹼等畸形，颈椎活动情况；甲状腺有无肿大，气管位置；颈静脉充盈及搏动情况，有无颈肌张力增高或弛缓等。

7. 胸部

（1）胸廓　注意有无鸡胸、漏斗胸、肋骨串珠、肋膈沟、肋缘外翻等佝偻病的体征；胸廓两侧是否对称，心前区有无隆起，有无桶状胸，肋间隙饱满、凹陷、增宽或变窄等。

（2）肺　视诊应注意呼吸频率和节律有无异常，有无呼吸困难和呼吸深浅改变；吸气性呼吸困难时可出现吸气性凹陷，即锁骨上窝、胸骨上窝、肋间隙和剑突下在吸气时向内凹陷；呼气性呼吸困难时可出现呼气延长。触诊在年幼儿可利用啼哭或说话时进行。因小儿胸壁薄，叩诊时用力要轻，或用直接叩诊法，用两个手指直接叩击胸壁。听诊时正常小儿呼吸音较成人响，呈支气管肺泡呼吸音，应注意听腋下、肩胛间区及肩胛下区有无异常，因肺炎时这些部位较易听到湿性啰音。听诊时尽量保持小儿安静，如小儿啼哭，在啼哭后深吸气时常容易闻及啰音。

（3）心　视诊时观察心前区是否隆起，心尖冲动强弱和搏动范围，正常小儿心尖冲动范围在 2 ～ 3cm²，肥胖者不易看到心尖冲动。触诊主要检查心尖冲动的位置及有无震颤，并应注意出现的部位和性质（收缩期、舒张期或连续性）。通过叩心界可估计心脏大小、形状及其在胸腔的位置，叩诊心界时用力要轻才易分辨清、浊音界线，3 岁以内婴幼儿一般只叩心脏左右界；叩左界时从心尖冲动点左侧起向右叩，听到浊音改变即为左界，记录为第几肋间左乳线外或内几厘米；叩右界时先叩出肝浊音界，然后在其上一肋间自右向左叩，有浊音改变时即为右界，以右胸骨线（胸骨右缘）外几厘米记录。各年龄小儿心界参考表 3-2。小儿心脏听诊应在安静环境中进行，听诊器的胸件要小。小婴儿第一心音与第二心音响度几乎相等；随年龄的增长，心尖部第一心音较第二音响，而心底部第二心音超过第一心音。小儿时期肺动脉瓣区第二心音比主动脉瓣区第二心音响（P2 ＞ A2），有时可出现吸气性第二心音分裂。学龄前期及学龄儿童常于肺动脉瓣区或心尖部听到生理性收缩期杂音或窦性心律不齐。

表 3-2　各年龄小儿心界

年龄	左界	右界
＜ 1 岁	左乳线外 1 ～ 2cm	沿右胸骨线
1 ～ 4 岁	左乳线外 1cm	右胸骨旁线与右胸骨线之间
5 ～ 12 岁	左乳线上或乳线内 0.5 ～ 1cm	接近右胸骨线
＞ 12 岁	左乳线内 0.5 ～ 1cm	右胸骨线

8. 腹部　视诊在新生儿或消瘦小儿常可见到肠型或肠蠕动波，新生儿应注意脐部有无分泌物、出血、炎症、脐疝大小。触诊应尽量争取小儿的合作，可让其躺在母亲怀里或在哺乳时进行，检查者的手应温暖、动作轻柔。如小儿哭闹不止，可利用其吸气时作快速扪诊，检查有无压痛时主要观察小儿表情反应，不能完全依靠小儿回答。正常婴幼儿肝脏可在肋缘下 1 ～ 2cm

处扪及，柔软无压痛；6～7岁后肋下触及提示异常。小婴儿偶可触及脾脏边缘。叩诊可采用直接叩诊或间接叩诊法，其检查内容与成人相同。小儿腹部听诊有时可闻及肠鸣音亢进，如有血管杂音时应注意杂音的性质、强弱及部位。

9. 脊柱和四肢　注意有无畸形、躯干与四肢的比例和佝偻病体征（如 O 形腿、X 形腿、手镯、脚镯样变）、脊柱侧弯等；观察手、足指（趾）有无杵状指、多指（趾）畸形等。

10. 会阴、肛门和外生殖器　观察有无畸形（如先天性无肛、尿道下裂、两性畸形）、肛裂；女孩有无阴道分泌物、畸形；男孩有无隐睾、包皮过长、过紧、鞘膜积液和腹股沟疝等。

11. 神经系统　根据病种、病情、年龄等选择必要的检查。

（1）一般检查　观察小儿的神志、精神状态、面部表情、反应灵敏度、动作语言能力、有无异常行为等。

（2）神经反射　新生儿期特有的反射如吸吮反射、拥抱反射、握持反射是否存在。有些神经反射有其年龄特点，如新生儿和小婴儿期提睾反射、腹壁反射较弱或不能引出，但跟腱反射亢进，并可出现踝阵挛；2 岁以下的小儿 Babinski 征可呈阳性，但一侧阳性，另一侧阴性则有临床意义。

（3）脑膜刺激征　如颈部有无抵抗、Kernig 征和 Brudzinski 征是否阳性，检查方法同成人，由于小儿不配合，要反复检查才能正确判定。正常小婴儿由于在胎内时屈肌占优势，故生后头几个月 Kernig 征和 Brudzinski 征也可阳性。因此，在解释检查结果的意义时，一定要根据病情、结合年龄特点全面考虑。

（三）体格检查记录方法

体格检查项目虽然在检查时无一定顺序，但结果记录应按上述顺序；不仅记录阳性体征，重要的阴性体征也要记录。值得注意的是，如遇急诊或危重患者，应在简要评估病情的前提下先抢救，待患者病情稳定后再进行完整的病史采集和全面体格检查。

第二节　儿科疾病治疗原则

儿童在发病原因、疾病过程和转归等方面与成年人不同，在治疗和处理上须充分考虑年龄因素。由于小儿疾病起病急，变化快，容易出现并发症，故治疗措施既要适时、全面，又要仔细、突出重点；任何一个不恰当的处理方法或方式，都可能对小儿生理和心理等方面产生较长久甚至终身的不良影响，要求儿科临床工作者必须熟练掌握护理、饮食、用药和心理等各方面的治疗技术，使患儿身心顺利康复。

一、护理原则

在疾病治疗过程中，儿科护理是非常重要的一个环节，许多治疗操作需通过护理工作实施。良好的护理在促进患儿康复中起着很大的作用。护理工作不仅是护士的工作，儿科医师应关心和熟悉护理工作，医护密切协作，以提高治疗效果。

1. 细致的临床观察　临床所观察到的患儿不典型的或细微的表现，都应考虑其可能存在的病理基础。如婴儿哭闹可以是正常的生理要求，也可能是疾病的表现，细致的观察是鉴别两者

NOTE

的关键。

2. 合理的病室安排 病室要整齐、清洁、安静、舒适，空气新鲜、流通，温度适宜。为提高治疗和护理的质量，可按年龄、病种、病情轻重和护理要求，合理安排病房及病区：①按年龄分病区：如新生儿和早产儿病室、年长儿病室、小婴儿病室等。②按病种分区：将同类患儿集中管理，传染病则按病种隔离。③按病情分区：重危者收住抢救监护病室，恢复期患儿可集中于一室。

3. 规律的病房生活 保证充足的睡眠和休息，观察病情应尽量不影响患儿睡眠，尽可能集中时间进行治疗和诊断操作。

4. 预防医源性疾病 ①防止交叉感染：医护人员在接触患儿前、后均应洗手，病室要定时清扫、消毒。②防止医源性感染：正确、规范地应用导尿、穿刺等各种治疗方法，定时检查消毒设备，防止感染的发生。③防止意外发生：医护人员检查、处理完毕后要及时拉好床栏，所用物品如体温表、药杯等用毕即拿走，以免小儿玩耍误伤；喂药、喂奶要将婴儿抱起，避免呛咳、呕吐引起窒息。

二、饮食治疗原则

根据病情选择合适的饮食有助于治疗和康复；不当的饮食可使病情加重，甚至危及生命。母乳是婴儿最佳食品，母乳以外的食品有：

1. 乳品 ①各种婴儿或早产儿配方奶：供新生儿、早产儿、婴儿食用。②脱脂奶：半脱脂或全脱脂奶，脂肪含量低，只供腹泻或消化功能差者短期食用。③酸奶：蛋白凝块小、易消化，供腹泻及消化力弱者食用。④豆奶：适用于乳糖不耐受和牛乳过敏者。⑤无乳糖奶粉（不含乳糖，含蔗糖、葡萄糖聚合体、麦芽糖糊精、玉米糖浆）：适用于长期腹泻、有乳糖不耐受的婴儿。⑥低苯丙氨酸奶粉：用于苯丙酮尿症的婴幼儿。⑦氨基酸配方奶或深度水解奶：用于牛奶蛋白过敏者。

2. 一般膳食 ①普通饮食：采用易消化、营养丰富、热能充足的食物。②软食：将食物烹调得细、软、烂，介于普通饮食和半流质饮食之间，使之易于消化，适用于消化功能尚未完全恢复或咀嚼能力差者。③半流质饮食：呈半流体状或羹状，介于软食和流质饮食之间，由牛乳、豆浆、稀粥、烂面、蒸蛋羹等组成，可另加少量饼干、面包，适用于消化功能尚弱，不能咀嚼吞咽大块固体食物者。④流质饮食：全部为液体，如牛乳、豆浆、米汤、蛋花汤、牛肉汤等，适用于高热、消化系统疾病、急性感染、胃肠道手术后的患儿短期应用，亦用于鼻饲。

3. 特殊膳食 ①少渣饮食：纤维素含量少，对胃肠刺激性小，易消化，适用于胃肠感染、肠炎患儿。②无盐及少盐饮食：无盐饮食每日食物中含盐量在 3g 以下，少盐饮食则每天额外供给 1g 氯化钠，供心力衰竭和肝、肾疾病导致的水肿患儿食用。③贫血饮食：每日增加含铁食物，如动物血、动物肝、各种肉类等。④代谢病专用饮食：如不含乳糖食物用于半乳糖血症患儿，低苯丙氨酸奶用于苯丙酮尿症患儿。其他还有高蛋白膳食、低蛋白饮食、低脂肪饮食、低热能饮食等。

4. 检查前饮食 在进行某些化验检查前对饮食有特别的要求。①潜血膳食：连续 3 天食用不含肉类、动物肝脏、血和绿叶蔬菜等的饮食，用于消化道出血的检查。②胆囊造影膳食：用高蛋白、高脂肪膳食使胆囊排空，以检查胆囊和胆管功能。③干膳食：食用米饭、馒头、鱼、肉等含水分少的食物，以利于尿浓缩功能试验和 12 小时尿细胞计数等检查。

5. 禁食　因消化道出血或术后等原因不能进食的小儿，应注意静脉供给热量，并注意水、电解质平衡。

6. 肠内营养支持（enteral nutrition，EN）　指经口或以管饲的方法将特殊的配方直接注入胃、十二指肠或空肠。肠内营养主要用于经口进食不能满足能量和营养需求，而又保留胃肠道功能的患儿。与肠外营养相比较，肠内营养有许多优点，能保持胃肠道功能、费用低、容易管理及安全性高等。肠内营养应保证能量和营养的均衡摄入，以适应儿童的正常生长发育。所需营养素应该与同年龄组健康人群摄入量一致，常用标准儿童营养液。对于特殊患者，如食物过敏或代谢缺陷者，可采用特殊的肠内营养配方。选择肠内营养配方时，还应考虑胃肠道功能、肠内配方给予的部位和途径。使用期间还需进行相关并发症的监测。

7. 肠外营养支持　肠外营养支持用于经口进食或肠内营养不能提供足够营养的患儿，其目的是预防和纠正营养不良、维持正常的生长发育，是维持生命的重要措施。全部采用肠道外营养时，称全肠道外营养（total parenteral nutrition，TPN）。肠道外营养有一定副作用，如导管相关的感染、胆汁淤积等；如肠内营养和人工喂养能够达到提供营养的目的，就不需要进行肠外营养；只要临床有可能，肠外营养应与一定量的肠内营养相结合，即部分肠道外营养（partial parenteral nutrition，PPN），即使只是少量的肠道喂养（微量肠道营养），其效果也显著优于单纯全肠道外营养。

三、药物治疗原则

儿童体格及器官功能都处在不断发育过程中，具有独特的生理特点，对药物有特殊的反应性。因此，对小儿不同年龄的药代动力学和药效学的深入了解、慎重选择药物和合适的剂量十分重要；掌握药物的性能、作用机制、毒副作用、适应证和禁忌证，以及精确的剂量计算和适当的用药途径，是儿科用药的重要环节。

（一）小儿药物治疗的特点

由于药物在体内的分布受体液的 pH 值、细胞膜的通透性、药物与蛋白质的结合程度、药物在肝脏内的代谢和肾脏排泄等因素的影响，小儿的药物治疗具有下述特点。

1. 药物在组织内的分布因年龄而异　如巴比妥类、吗啡、四环素在幼儿脑浓度明显高于年长儿。

2. 对药物的反应因年龄而异　吗啡对新生儿呼吸中枢的抑制作用明显高于年长儿，麻黄碱使血压升高的作用在未成熟儿却低得多。

3. 肝脏解毒功能不足　特别是新生儿和早产儿，肝脏酶系统发育不成熟，对某些药物的代谢延长，药物的半衰期延长，增加了药物的血浓度和毒性作用。

4. 肾脏排泄功能不足　新生儿特别是未成熟儿的肾功能尚不成熟，药物及其分解产物在体内滞留的时间延长，增加了药物的毒、副作用。

5. 先天遗传因素　家族中有遗传病史的患儿可能对某些药物的反应异常：如有耳聋基因异常者，氨基苷类药物应用易导致耳聋；对家族中有药物过敏史者要慎用相关药物。

（二）药物选择

选择用药的主要依据是小儿年龄、病种和病情，同时要考虑小儿对药物的特殊反应和药物

NOTE

的远期影响。

1. 抗生素 小儿易患感染性疾病，故常用抗生素。儿科工作者既要掌握抗生素的药理作用和用药指征，更要重视其毒、副作用。对个体而言，过量使用抗生素还容易引起肠道菌群失衡，使体内微生态紊乱，引起真菌或耐药菌感染；对群体和社会来讲，广泛、长时间地滥用广谱抗生素，容易产生耐药性，进而产生非常有害的影响。在抗生素应用时间较长时，提倡使用序贯疗法，以提高疗效和减少抗生素的副作用。

2. 肾上腺皮质激素 短疗程常用于过敏性疾病、重症感染性疾病等；长疗程则用于治疗肾病综合征、血液病、自身免疫性疾病等。哮喘、某些皮肤病则提倡局部用药。在使用中必须重视其副作用：①短期大量使用可掩盖病情，故诊断未明确时一般不用。②长期使用可抑制骨骼生长，影响水、电解质、蛋白质、脂肪代谢，也可引起血压增高和库欣综合征。③可导致肾上腺皮质萎缩，降低免疫力使病灶扩散。④水痘患儿可加重病情。

3. 退热药 一般使用对乙酰氨基酚和布洛芬，剂量不宜过大，可反复使用。婴儿不宜使用阿司匹林，以免发生 Reye 综合征。

4. 镇静止惊药 在患儿高热、烦躁不安等情况下，可考虑给予镇静药。发生惊厥时可用苯巴比妥、水合氯醛、地西泮等镇静止惊药。

5. 镇咳止喘药 婴幼儿一般不用镇咳药，多用祛痰药口服或雾化吸入，使分泌物稀释、易于咳出。哮喘患儿可局部吸入 β_2 受体激动剂。

6. 止泻药与泻药 对腹泻患儿慎用止泻药，可适当使用保护肠黏膜的药物，或辅以微生态制剂。小儿便秘一般不用泻药，多采用调整饮食方法。

7. 乳母用药 阿托品、苯巴比妥、水杨酸盐、抗心律失常药、抗癫痫药、抗凝血药等可经母乳影响哺乳婴儿，应慎用。

8. 新生儿、早产儿用药 幼小婴儿的肝、肾等代谢功能不成熟，不少药物易引起毒、副作用，如磺胺类药可竞争白蛋白，使高胆红素血症中枢损害的风险增加，维生素 K_3 可引起溶血和黄疸，氯霉素可引起"灰婴综合征"等，应慎用。

（三）给药方法

根据年龄、疾病及病情选择给药途径、药物剂型和用药次数，以保证药效和尽量减少不良影响。

1. 口服法 是最常用的给药方法。小婴儿喂药时最好将小儿抱起或头略抬高，以免呛咳时将药吐出。病情需要时可采用鼻饲给药。

2. 注射法 比口服法奏效快，但对小儿刺激大，肌内注射次数过多还可造成臀肌挛缩。静脉滴注可使药物迅速达到有效血浓度，使用时应根据年龄大小、药物半衰期、病情严重程度控制滴速和给药间隔。

3. 外用药 以软膏为多，也可用水剂、混悬剂、粉剂等。要注意小儿误入眼、口引起意外。

4. 其他方法 肺泡表面活性物质通过气道给药，主要用于新生儿呼吸窘迫综合征；雾化吸入常用于支气管哮喘患者；灌肠法小儿采用不多，可用缓释栓剂；含剂、漱剂很少用于小龄儿。

（四）药物剂量计算

小儿用药剂量较成人更须准确。可按以下方法计算：

1. 按体重计算 是最常用、最基本的计算方法，每日（次）剂量＝患儿体重（kg）× 每日

（次）每千克体重所需药量，每日剂量再根据药物半衰期分次服用；临时对症治疗用药如退热、催眠药等，常按每次剂量计算。患儿体重应以实际测得值为准。年长儿按体重计算如已超过成人量，则以成人量为上限。

2. 按体表面积　较按年龄、体重计算更为准确，因其与基础代谢、肾小球滤过率等生理活动的关系更为密切。小儿体表面积计算公式为：

如体重 ≤ 30kg，体表面积（m²）= 体重（kg）×0.035+0.1；

如体重 > 30kg，表面积（m²）=[体重（kg）–30]×0.02+1.05。

3. 按年龄计算　用量不需十分精确的药物，可按年龄计算。

4. 从成人剂量折算　小儿剂量 = 成人剂量 × 小儿体重（kg）/50，此法仅用于无小儿剂量的药物，所得剂量一般偏小，不常用。

采用上述任何方法计算的剂量，还必须与患儿具体情况相结合，才能得出比较确切的药物用量，如：新生儿或小婴儿肾功能较差，一般药物剂量宜偏小；但对新生儿耐受较强的药物如苯巴比妥，则可适当增大用量；须通过血 - 脑屏障发挥作用的药物，如治疗化脓性脑膜炎的磺胺类药或青霉素类药物剂量也应相应增大。用药目的不同，剂量也不同，如阿托品用于抢救中毒性休克时的剂量要比常规剂量大几倍到几十倍。

四、心理治疗原则

儿童心理治疗是指根据传统和现代心理分析与治疗理论而建立的系统治疗儿童精神问题的方法，可分为个体心理治疗、群体治疗和家庭治疗等；包括儿童心理、情绪和行为问题，精神性疾病和心身性疾病等。

随着医学模式的转变，对小儿的心理治疗或心理干预不再仅仅是儿童心理学家和儿童精神病学家的工作，而应该贯穿于各种疾病的诊治过程中。由于心理因素在儿科疾病的治疗、康复中的重要性和普遍性越来越明显，要求儿科工作者在疾病的治疗中重视各种心理因素，学习儿童心理学的基本原理，掌握临床心理治疗和心理护理的基本方法。

儿童的心理、情绪障碍，如焦虑、退缩、抑郁和恐惧等，常常发生在一些亚急性、慢性非感染性疾病的病程中，尤其是神经系统、内分泌系统、消化系统、循环和泌尿系统等疾病容易发生心理和情绪障碍。心理和情绪障碍既是疾病的后果，又可能是使病情加重或是使治疗效果不佳的原因之一。心身性疾患产生的一些突出症状，如慢性头痛、腹痛、腹泻等常与器质性病变相交织，使已经存在的疾患变得更加顽固和复杂。

常用的心理治疗包括支持疗法、行为疗法、疏泄法等，对初次治疗者要细心了解、观察，不强求儿童改变其行为以适应治疗者的意愿，要利用儿童自我改善的潜在能力，以暗示和循循善诱帮助儿童疏泄其内心郁积的压抑，激发其情绪释放，以减轻其心理和精神障碍的程度，促进原发病的康复。患病使小儿产生心理负担，又进入陌生的医院环境，容易焦虑、紧张、恐惧，出现哭闹或沉默寡言、闷闷不乐，有的患儿拒谈、拒绝治疗或整夜不眠。安静、舒适和整洁的环境、亲切的语言、轻柔的动作、和蔼的面孔和周到的服务是改善患儿症状的关键。护理人员应通过细致地观察使心理护理个体化，获得患儿的信任和配合，促进疾病康复。

NOTE

五、伦理学原则

近十余年来，伦理问题受到高度重视。伦理学的核心问题是最大限度保护患者权益，患者应当享有治疗权、知情权、不受伤害权、自主权和隐私权，保护和实现这些权利是医学道德和伦理学的基本要求。儿科医务人员必须考虑儿科工作的特点和患儿及其家属的心理、社会需要，在医疗过程中注意与成人的区别，站在患者的角度多为患者着想，本着为患儿终身负责的精神，做好每项医疗护理工作。

1. 自主原则与知情同意　现代儿科学比较强调儿童在医疗选择上的自主权，伦理学认为，一个行为个体是否应该具有医疗选择的自主权，并不取决于行为个体的年龄，而取决于行为个体是否具有行为能力。儿童有愿望、有能力体现个人自主权，而医师有责任在诊疗、预防及科研等各个领域对儿童自主权予以尊重。

2. 体检的伦理学问题　处于青春发育期的青少年，虽然还没有成年，但已经具备行为能力，对于青春期儿童，应注意尊重保密和保护个人隐私，尊重儿童自主权，这对敏感的青春期儿童尤为重要。在毫无遮挡的情况下对患儿暴露体检，是忽视儿童隐私权的表现。体检中，应注意避免暴露与检查无关的部位，并使患儿乐于配合。在检查异性、畸形患者时，医师要注意态度庄重。

第三节　儿童体液平衡的特点和液体疗法

体液平衡是指体液的容量、酸碱度、渗透压及各种溶质成分浓度的相对稳定，以保证组织细胞的各种生理功能。当体液平衡被打乱时，人体各组织细胞的功能就会受到相应的影响，进而影响整个生命活动，此时就需要进行液体疗法以纠正体液紊乱。小儿尤其是婴幼儿的新陈代谢相对旺盛，机体的各种生理调节相对不完善，较成人更易出现体液紊乱。

一、儿童体液平衡的特点和渗透压

（一）体液的总量和分布

体液是人体的主要组成部分，儿童年龄越小，体液占体重的比例越大，见表3-3。

表3-3　各年龄期体液的分布（占体重的%）

年龄	细胞内液	细胞外液		体液总量
		间质液	血浆	
新生儿	35	40	5	80
1岁	40	25	5	70
2～14岁	40	20	5	65
成人	40～45	10～15	5	55～60

由于脂肪含水量大大低于肌肉，肥胖儿童较消瘦儿童体液占体重百分比明显降低。女童的脂肪含量普遍较男童的脂肪含量高，故女童的体液含量较男童稍低。

（二）体液的成分

体液的主要成分是水，其次是电解质及少量的非电解质。细胞外液与细胞内液所含成分有所不同，详见图3-1。

（三）渗透压

渗透压，是溶液中溶质颗粒对水分子的吸引力导致的，其发生在半透膜两侧，当半透膜两侧渗透压不平衡时，水分子向渗透压高的一侧流动。在一定温度下，溶液的渗透压与单位体积溶液中所含不能通过半透膜的溶质颗粒数（即溶质的摩尔浓度）成正比，而与溶质颗粒的种类、大小、电荷无关。

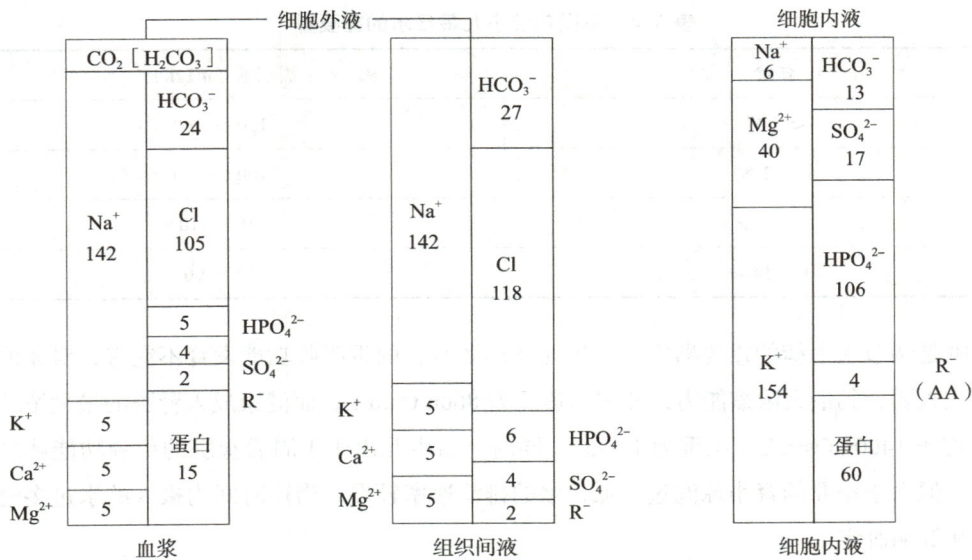

图3-1　人体三部分体液的成分

图中每种电解质单位为 mEq/L；R^- 表示其他有机根，AA 为氨基酸

在临床上，渗透压以渗透浓度表示，其单位是渗透分子/升（Osm/L），或毫渗透分子/升（mOsm/L）。1mol/L 溶质颗粒所产生的渗透压即为 1 渗透分子/升（Osm/L）。计算渗透压时，应先将百分比浓度换算为摩尔浓度，1g 任何溶液的体积都约等于 1mL。临床常用的液体如 5% 葡萄糖注射液的渗透压约为 278mOsm/L，0.9% 氯化钠溶液的渗透压约为 308mOsm/L。

人体的细胞膜基本上可以看作半透膜，当细胞内外渗透压不平衡时，就会发生液体的重新分布，如果细胞内液渗透压增高则水由细胞外液流向细胞内液，导致细胞水肿（如脑水肿），反之亦然。在 37℃时，人体血浆渗透压为 280～310mOsm/L。与人体血浆渗透压相近的溶液称为等渗溶液，渗透压 < 270mOsm/L 的溶液称为低渗溶液，渗透压 > 330mOsm/L 的溶液称为高渗溶液。临床上更常用、更简单的渗透压单位，是用某液体渗透压与血浆渗透压（约 300mOsm/L）的比值来代替，如 1 张、1/2 张、0.28 张液体等。

血浆中的低分子晶体物质（如氯化钠、碳酸氢钠和葡萄糖等）产生的渗透压称为晶体渗透压，高分子胶体物质（如蛋白质）产生的渗透压称为胶体渗透压。血浆胶体渗透压主要由其中

NOTE

的白蛋白和球蛋白产生，只占总体渗透压的 0.4% 左右。毛细血管壁允许水分子、离子和低分子物质自由透过，而不允许蛋白质等高分子物质透过，所以胶体渗透压对血管内外液体平衡影响较大。

二、小儿水、电解质、酸碱失衡

（一）水的代谢

1. 儿童水代谢特点 水的每日需要量与热能消耗成正比，小儿的生长发育较快，新陈代谢旺盛，交换率快。小儿年龄越小，其体表面积就越大、呼吸的频率就越快，不显性失水就越多。按体重计算，年龄越小的儿童，其每日水的需要量越大，新生儿期每日水需要量几乎达细胞外液的 1/2。不同年龄小儿每日水的生理需要量见表 3–4。

表 3–4　不同年龄小儿每日水的需要量

年龄	需水量（mL/kg）
< 1 岁	120 ～ 160
1 ～ 3 岁	100 ～ 140
4 ～ 9 岁	70 ～ 110
10 ～ 14 岁	59 ～ 90

肾脏是调节水平衡的重要器官。新生儿及幼婴肾脏的重吸收功能发育不完善，对尿的浓缩能力较成人弱，其最大浓缩能力，即尿渗透压为 800mOsm/L，而健康成人肾脏的最大浓缩能力为尿渗透压 1400mOsm/L（比重为 1.035）。同时，新生儿出生 1 周后肾脏的稀释功能就已接近成年人，但由于小儿的肾小球滤过率低，水的排泄速率较慢，当短时间内摄入的水过多时易发生水肿和低钠血症。

2. 儿童水代谢紊乱 临床上水代谢紊乱可分为脱水、水过多等方面，儿童以脱水最常见。脱水即失水，指机体体液容量减少，超出机体生理调节能力而影响机体正常生理功能的病理状态。小儿（尤其是婴幼儿）生长发育较为迅速，新陈代谢旺盛，相比成人，每日水的交换量更多。肾的浓缩功能不完善，对缺水的调节能力较弱，故在病理的情况下小儿较成人更易脱水。

（1）脱水原因 ①液体摄入量不足：因小儿不会表达或家长的各种行为，导致水供给不足、短时间食欲差进水减少、频繁呕吐进水困难或昏迷时不能进食等。②水分丢失或消耗过多（或细胞外液低渗液体过多）：最常见的丢失水分的途径为消化道，如腹泻、胃肠引流的患儿；其次是经肾代谢以尿的形式丢失，见于尿崩症（垂体性、肾性），糖尿病及失盐性肾病等疾病及利尿等治疗因素；生理状态下大量出汗及大面积烧伤等不显性失水，经皮肤和呼吸蒸发丢失水分。

（2）脱水程度 脱水的程度取决于液体丢失量占体重的百分比。因无法获取患儿脱水前后的体重变化情况，临床上常常根据患儿症状体征来判定脱水的程度，并将脱水分为轻、中、重三度，具体见表 3–5。

表 3-5 脱水的临床表现

		脱水程度		
		轻	中	重
体重降低	≤ 2 岁	< 5%	5% ～ 9%	10% ～ 15%
	≥ 2 岁	< 3%	3% ～ 6%	7% ～ 9%
口渴		+	++	+++
尿量		轻度减少	明显减少	无尿
前囟（婴儿）、眼窝		正常或稍凹陷	下陷	明显下陷
皮肤弹力		正常	差	明显差
口黏膜		稍干	干燥	明显干燥
脉搏		稍增快	增快	明显增快、弱
血压		正常	正常或稍降	降低
毛细血管充盈时间		增加	2 秒左右	> 3 秒
肢端		温暖	稍凉	凉、湿
精神		正常	萎靡～嗜睡	嗜睡～昏迷

上述判定也应考虑到患儿的胖瘦及脱水性质对临床表现的影响。脱水程度是补充累积损失量的重要依据。

（3）脱水类型 临床上以体液渗透压的高低将脱水分为三类。

等渗性脱水（isotonic dehydration）：即脱水时体液的渗透压在 280 ～ 310mOsm/L，丢失的电解质与水呈正常比例，血钠一般在 130 ～ 150mmol/L。临床上等渗性脱水的患儿占脱水患儿总数的 80% 以上。细胞外液的丢失早于细胞内液，临床症状与体征以血容量和组织间液减少为主要特征。

低渗性脱水（hypotonic dehydration）：脱水时体液渗透压 < 270mOsm/L，一般血钠 < 130mmol/L。多见于低龄儿童患病脱水、拖延治疗、不合理喂养及治疗不当等情况。水由细胞外液流向细胞内，造成血管床及循环进一步受损，加重脱水程度。脑细胞水肿可使颅内压升高，又可压迫血管造成脑缺血缺氧，表现为精神萎靡、嗜睡等神经系统症状，甚至发生抽搐和昏迷。

高渗性脱水（hypertonic dehydration）：即脱水时体液的渗透压 > 330mOsm/L，一般血钠 > 150mmol/L。临床上可见于病程较短的呕吐、腹泻伴高热者；重病或昏迷的患儿忽略了水分的供应；口服或静脉输入过多的等渗或高渗溶液；垂体性或肾性尿崩症；使用大量脱水剂等。高渗性脱水由于细胞外液钠离子浓度高，渗透压亦高，一方面细胞外液比细胞内液渗透压高，细胞内水分渗出，细胞外液脱水被外渗的细胞内液补充；另一方面抗利尿激素的分泌增多，增加肾小管对水的重吸收，减少水分的丢失。故循环减少和肾小球滤过率减少较其他两种脱水轻。临床上患儿口渴明显、高热、烦躁、肌张力增高等，甚至发生意识障碍、惊厥及角弓反张。如果脱水继续加重，容易并发氮质血症、脑出血或脑栓塞。

NOTE

（二）钠的代谢

Na^+是细胞外液的主要阳离子，是维持细胞外液容量和血浆晶体渗透压的主要因素，对保持细胞内外的电平衡及化学平衡、维持神经肌肉正常兴奋和传导、体液酸碱平衡、心肌细胞动作电位的产生等都起着重要生理作用。钠还是一种重要的生长因子，能促进细胞增殖和蛋白质合成，增加细胞质量，增加哺乳动物的食欲。血钠正常范围 130～150mmol/L。新生儿期肾脏处理高浓度钠的能力较弱，肾小球滤过率（GFR）低于成人，近端肾小管对钠和水的重吸收较少，发生低钠血症的风险较高。4 月龄时肾脏处理钠的能力接近正常。儿童每日膳食钠的适宜摄入量（AI）：6～12 月龄 350～500mg，1～2 岁 500～800mg。

1. 低钠血症　血钠浓度低于 130mmol/L 时，为低钠血症（hyponatremia）。

（1）病因　钠离子从体内排出过多；钠离子摄入不足；钠离子含量正常，体内水分过多等。

（2）临床表现

1）细胞内水肿　以脑细胞水肿最为突出。临床上可见精神萎靡、嗜睡、面色苍白、体温低于正常，严重时可引起昏迷、惊厥，甚至发生脑疝，表现为呼吸节律不规整、瞳孔不等大等。

2）细胞外液容量减少　同等程度的脱水，低钠血症外周血循环不良及组织间液脱水的症状和体征更明显。

3）神经、肌肉应激性低下　肌张力低下，腱反射消失，心音低钝及腹胀，症状类似低钾血症。

2. 高钠血症　高钠血症指机体失去水及（或）摄入钠盐过多导致血钠＞150mmol/L，此时细胞外液脱水程度相对减轻，甚至细胞外液容量增加。

（1）病因

1）体内水缺失　摄水过少；丢失水或低渗液过多；肾脏原因，如垂体或肾性尿崩症；应用利尿药脱水后或糖尿病所引起的渗透性利尿过多时；不显性丢失增加等。

2）高血容量性高钠血症（盐中毒）　指机体内盐和水的含量均高于正常水平，医源性病因多见。常见于纠正脱水、酸中毒时，补充含钠液（$NaCl$ 或 $NaHCO_3$）过多，喂养调配不当的配方奶，溺水时吞入大量海水时也偶可发生。

（2）临床表现

1）细胞内脱水表现　表现为烦渴、超高热、口腔黏膜干燥及无泪等。

2）细胞外液容量改变　表现为高渗性脱水，严重时引起心力衰竭、肺水肿。

3）神经、肌肉应激性增高　肌张力增高、腱反射亢进等。

（三）钾的代谢

正常血钾浓度为 3.5～5.0mmol/L。小儿每日钾的需要量为 1～2mmol/L。低（高）钾血症的症状不仅取决于血钾的浓度，更重要的是与血钾变化的速度有关。

1. 低钾血症　血清钾低于 3.5mmol/L 时，称为低钾血症。

（1）病因

1）钾摄入不足　临床上并不重要。

2）钾丢失过多　呕吐、腹泻、各种引流或频繁灌肠等引起钾丢失；多尿、长时间使用利尿剂、渗透性利尿、急性肾功能衰竭多尿期、肾小管疾病、原发性或者继发性醛固酮分泌增多；代谢性碱中毒；经汗液丢钾等。

3）钾向细胞内转移　代谢性碱中毒时，细胞外 K^+ 进入细胞内与 H^+ 交换；细胞修复、糖原合成、胰岛素、β 肾上腺素受体激动剂等均可导致钾向细胞内转移；腹泻导致脱水、酸中毒被纠正后，K^+ 及葡萄糖进入细胞内，加上尿量的恢复，钾从尿中丢失，导致低血钾；茶碱过量、钡中毒、甲苯中毒等均可引起钾向细胞内转移。

（2）临床表现　神经、肌肉系统功能障碍：神经、肌肉兴奋性降低，可累及骨骼肌、平滑肌、心肌。轻者仅表现四肢无力，腱反射减弱，重者可出现肢体瘫痪，腱反射消失，进一步可累及躯干，导致呼吸肌麻痹而危及生命；肠肌麻痹导致腹胀，功能性肠梗阻，肠鸣音消失，也可引起膀胱尿潴留；心肌收缩力降低，心音低钝，可导致低血压。

心电图改变及心律失常：心电图表现为 ST 段下降，T 波低平、增宽，甚至出现双向或倒置，出现 U 波，Q–T 间期延长。严重低血钾时可发生室性期前收缩、房室传导阻滞，甚至心室颤动的危险。用洋地黄的患者出现低血钾时，更易引起洋地黄中毒。

慢性低血钾的影响：较长时间低钾可导致肾小管上皮细胞空泡性改变，日久可致肾单位硬化、间质纤维化，在病理上与慢性肾盂肾炎很难区分。肾浓缩及稀释尿功能障碍，出现多尿、夜尿、口渴，重者有碱中毒症状。慢性低钾可影响蛋白质的代谢，减少生长激素分泌，使患儿生长、发育障碍，例如 Bartter 综合征。

2.高钾血症　血清钾≥ 5.5mmol/L 时，称为高钾血症。

（1）病因　钾摄入过多；钾由细胞内转移到细胞外液；尿排钾减少，常是引起高钾血症的根本原因。

（2）临床表现

1）心电图异常与心律失常　心电图早期表现 T 波高耸、变窄，血钾进一步增高，可导致 R 波振幅降低，S 波变深，S–T 段降低，QRS 波群增宽，PR 及 QT 间期延长，继之可出现 P 波低平、增宽；高血钾可引起窦性心动过缓、窦性停搏、房室传导阻滞、房室结或室性自律性节律、室性心动过速及室颤，心律失常的发生和血钾水平增高程度并不完全一致。

2）神经肌肉系统　全身肌肉无力，严重时瘫痪，但这些症状常在血钾高于 8.0mmol/L 才出现，最早累及的是下肢骨骼肌，而后是上肢及躯干，一般不累及呼吸肌，另外还可出现腹胀、肌肉酸痛、皮肤感觉异常、腱反射减弱或消失。

（四）钙的代谢

钙是人体内最丰富的矿物元素，99% 存在于骨骼和牙齿，仅有 1% 分布在软组织和细胞的外液中，但对体内的生理和生化反应起着重要的调节作用。细胞外液（血）钙浓度受甲状旁腺素、降钙素等严格调控于 2.25 ～ 2.75mmol/L。出生 3 日内新生儿为 2.0mmol/L。小儿每日从饮食供给钙的推荐量为：0 ～ 6 个月 360mg/d，7 ～ 12 个月 540mg/d，1 ～ 10 岁 800mg/d，11 ～ 18 岁 1200mg/d。钙可以完全由食物供给，过量补充钙制剂会导致便秘、胃肠疼痛、泌尿系结石、维生素 D 中毒等，并抑制铁、镁、磷和锌的吸收。

1.低钙血症　血清钙低于 2.1mmol/L 或游离钙小于 1.0mmol/L，称为低钙血症。

（1）病因

1）维生素 D 缺乏　是儿科最常见的病因。

2）甲状旁腺功能低下　暂时性 PTH 分泌低下，先天性甲状旁腺发育不全，后天性甲状旁腺功能低下，如甲状腺切除术后。

NOTE

3）由尿丢失钙过多   如慢性肾衰竭、肾小管酸中毒及高磷血症等。

4）游离钙降低   总钙正常，仅游离钙低下时，仍可出现低钙血症，如代谢性或呼吸性碱中毒时。

（2）临床表现   低钙血症时，神经、肌肉应激性增高。轻度低钙时，临床表现为激惹、烦躁、疲乏、睡眠不安等，可致感觉异常，如口周、手足麻木、刺痛；严重时手足搐搦，婴儿常表现全身惊厥、喉痉挛，可致窒息，甚至死亡；未发作痉挛时，膝腱等深腱反射亢进、面神经叩击征阳性、束臂加压试验阳性。慢性低钙血症常伴骨骼、皮肤症状，如骨痛、骨畸形及易于骨折，皮肤干燥、脱屑、头发无光泽及指甲脆等。

2. 高钙血症   血钙高于 2.63mmol/L 或游离钙高于 1.25mmol/L，称为高钙血症。长期高钙可致肾结石、肾功能不全等不良后果。

（1）病因   甲状旁腺功能亢进；骨吸收增加，如恶性肿瘤；维生素 D 过量；长期卧床，身体不负重，导致骨脱钙引起高钙血症；遗传性疾病，如家族性低钙尿性高钙血症；其他如低磷酸酯酶症、低磷酸盐血症、维生素 A 中毒症。

（2）临床表现   除原发病的临床表现外，轻度高钙血症无明显症状，较重可出现以下症状。

1）神经、肌肉症状   可致神经、肌肉兴奋性降低，出现不同程度的意识障碍及精神、行为改变，全身无力，肌肉张力下降。

2）消化系统症状   食欲不振，恶心、呕吐，便秘，伴有体重减轻，生长停滞。

3）心血管表现   可引起心律失常，如心动过速或心动过缓、传导阻滞、Q-T 间期缩短，血钙急剧增高时可发生心搏骤停，血压轻度升高，易发生洋地黄中毒。

4）泌尿系统症状   尿浓缩能力降低，患儿可表现多尿、烦渴、多饮；长期高尿钙可致血尿、肾结石，严重时可致肾钙化、肾功能障碍。

5）高钙危象   发生在血钙急剧增高时，上述症状可明显加重，同时可出现脱水、发热、急性肾功能衰竭，甚至死亡。

（五）镁的代谢

体内镁约 50% 位于骨骼，49% 存在于细胞内，分布在肌肉及肝组织较多，仅 1% 存在于细胞外液。细胞外液的镁可与骨骼及细胞内进行交换，维持动态平衡。血镁高低不一定能反映体内镁的营养状况。正常血镁浓度为 0.74 ～ 1.03mmol/L。小儿每日镁摄入的推荐量：婴儿 50 ～ 70mg，1 ～ 6 岁 150 ～ 200mg，≥ 7 岁 250 ～ 300mg。

1. 低镁血症   血镁低于 0.74mmol/L 时，称为低镁血症。

（1）病因   摄入不足，如长期饥饿、营养不良、某些疾病营养支持液中补镁不足等；消化道丢失过多，如严重腹泻、脂肪泻、吸收不良、肠瘘等；肾脏丢失过多，如慢性肾盂肾炎、肾小管酸中毒、醛固酮增多症、急性肾功能衰竭多尿期，以及应用袢利尿剂、氨基糖苷类抗生素等；其他，如慢性先天性低镁血症及新生儿暂时性低镁血症。

（2）临床表现   可引起神经、肌肉兴奋性增高，表现为烦躁、震颤、手足徐动、惊厥及手足搐搦，Babinski 征、Chvostek 征、Trousseau 征可呈阳性。低镁还可导致心动过速，室性心律失常，尤其是正在用洋地黄的患儿。心电图可 PR 及 QT 间期延长，T 波高耸。

2. 高镁血症   血镁大于 1.03mmol/L 时，称为高镁血症。

（1）病因   肾功能衰竭是引起高镁血症的最常见原因；医源性摄镁过多，如不按常规剂量服用含镁的抗酸药、泻药，用硫酸镁给巨结肠患儿灌肠，静脉滴注硫酸镁治疗高血压；产妇妊娠高血压静脉点滴硫酸镁可致新生儿早期发生高镁血症。

（2）临床表现　当血清镁浓度大于 2.0mmol/L 时，才会出现镁过量的症状和体征。主要表现为疲倦、乏力、腱反射消失。也可引起心血管的症状，包括血压下降，房室或室内传导阻滞。心电图显示 PR 间期延长，QT 间期缩短，T 波改变及 QRS 波增宽。晚期可出现呼吸抑制，嗜睡和昏迷，甚至心搏骤停。

（六）酸碱平衡

正常血液 pH 为 7.35 ～ 7.45，pH < 7.30 为酸中毒，pH > 7.45 为碱中毒。体液 pH 的维持主要取决于体液中 HCO_3^- 和 H_2CO_3 浓度之比，其正常值为 20∶1。发生酸碱平衡紊乱时，机体通过体液缓冲系统、肺与肾进行代偿，pH 尚可处于正常范围，当体液 pH 超出 7.35 ～ 7.45 的正常范围，即为酸碱平衡紊乱。小儿碳酸氢盐的缓冲功能低于成人，蛋白质缓冲系统对维持细胞内的酸碱平衡具有重要作用，新生儿及小婴儿的呼吸中枢敏感性较低，肺脏扩张度较小，呼吸表浅，对酸碱失衡的代偿调节能力较差。新生儿时期受饮食、呼吸、缺氧、环境温度及出生成熟度等多种因素的影响，血电解质的正常波动范围较大，容易出现继发的酸碱失衡。单纯性的酸碱失衡分为代谢性酸中毒、代谢性碱中毒、呼吸性酸中毒及呼吸性碱中毒四种基本类型。此外，还存在两种酸碱失衡或三种酸碱失衡并存的混合性酸碱失衡。

1.代谢性酸中毒　最常见，特点是细胞外液中的 HCO_3^- 由于从体内丢失或被 H^+ 中和而原发性下降，以 $[HCO_3^-]$ < 21mmol/L 为特征。依据阴离子间隙（AG）的变化分为两类：高 AG 型代酸，常见于乳酸酸中毒、酮症酸中毒、有毒物质引起等；正常 AG 代酸，常见于胃肠丢失 HCO_3^- 或肾小管性酸中毒等。

（1）病因　代谢性酸中毒病因较多：有机酸产生过多，如糖尿病酸中毒、乳酸性酸中毒、饥饿酮症；HCO_3^- 丢失过多，如大量水样泻、肠引流术、肠瘘、胰瘘、胆瘘等；肾功能异常，不能排出非挥发性酸；摄入过多 H^+，如摄入过多的盐酸、氯化铵、氯化钙及大量氯化钠，或为硼酸中毒、水杨酸中毒及甲醇中毒等；摄入过多 K^+，可抑制肾小管的 H^+–Na^+ 交换，H^+ 排出减少，导致代谢性酸中毒。

（2）临床表现　根据血液 $[HCO_3^-]$，临床将酸中毒分为轻（18 ～ 13mmol/L）、中（13 ～ 9mmol/L）、重（< 9mmol/L）三度。轻度酸中毒除原发病症状外，可无表现。中、重度酸中毒可见呼吸深快，恶心、呕吐，精神萎靡、嗜睡，甚至昏迷、惊厥，也可引起低血压、肺水肿、心力衰竭。慢性代谢性酸中毒可引起厌食、生长停滞、肌肉张力低下及骨质疏松等。小于 6 个月的婴儿，呼吸代偿功能差，故呼吸节律、频率无明显改变，仅表现为面色苍白，精神萎靡，拒食，吐奶。新生儿仅表现面灰，不哭，不动，拒奶，体重不增。

2.代谢性碱中毒　代谢性碱中毒是由各种原因引起的细胞外液中 HCO_3^- 原发性增高，$[HCO_3^-]$ > 27mmol/L。

（1）病因　呕吐及胃肠引流，使体内酸性物质大量丢失；摄入碱性药物过多，如 $NaHCO_3$ 过多导致碱中毒；应用噻嗪类利尿剂过多；厌食或激素等其他原因所致的低 K^+，而导致低钾性碱中毒。

（2）临床表现　呼吸浅慢（但临床少见），手足搐搦，腱反射亢进，躁动，如伴有缺钾，还可出现肌无力及肠麻痹。

NOTE

3. 呼吸性酸中毒   通气功能障碍导致的体内 CO_2 潴留和 $PaCO_2$ 增高。

（1）病因

呼吸系统本身的疾病引起呼吸道梗阻，如哮喘、大叶性肺炎导致广泛性肺组织病变、气管异物、喉水肿等；神经及肌肉疾患引起呼吸肌麻痹而导致换气不足，如格林－巴利综合征导致的呼吸肌麻痹；药物或脑外伤使呼吸中枢受到抑制，如阿片类药物中毒。

（2）临床表现   除去原发疾病的症状，可伴有鼻翼扇动、三凹征的缺氧症状。有的表现皮肤潮红、颅内血流增加，头痛，偶有颅内压增高。$PaCO_2$ 中度增高时，血压略升高，$PaCO_2$ 继续增高，血压反可下降。持久而严重的呼吸性酸中毒可引起乏力，甚至恍惚、烦躁、震颤、肌阵挛、嗜睡、昏迷、视神经水肿、眼球结膜水肿、心室纤颤等。

4. 呼吸性碱中毒   各种原因导致的肺通气过度，血 CO_2 原发性降低。

（1）病因   呼吸中枢受刺激引起呼吸深快，如高热、缺氧、脑炎、脑外伤或脑水肿等；肺性因素，如肺炎、哮喘早期、肺梗死、剧烈运动、心力衰竭、肺水肿等；精神性如癔症呼气过度，小儿长时间剧烈哭喊；人工呼吸机通气过度。

（2）临床表现   除原发病症状外，患儿可表现为口周、四肢发麻，肌肉痉挛疼痛，偶有耳鸣；碱中毒使血浆游离钙降低，使神经肌肉应激性增高，肌腱反射亢进，出现手足搐搦，甚至全身惊厥发作；低碳酸血症可导致脑血管痉挛，导致脑血流减少，出现头晕、头痛、兴奋、幻觉、晕厥及脑电图缺氧改变；患儿可感心悸，心电图 ST–T 改变，严重时可致心律失常。

三、液体疗法的常用液体

补液的液体可分为非电解质溶液、等渗电解质溶液、低渗电解质溶液等。

（一）非电解质溶液

非电解质溶液包括饮用水及 5% ～ 10% 葡萄糖注射液等。注射用水静脉输入可引发急性溶血，仅可以用来溶解药物，用作肌肉及皮下注射药物时使用。5% 及 10% 葡萄糖注射液是临床最常用的非电解质液。因葡萄糖可迅速被血液稀释，并被代谢失去渗透压性质，可视为无渗透压的液体，常用于补充水分和部分热量，也作药物载体用于输液。

（二）等渗电解质溶液

等渗电解质溶液用于扩充血容量、补充体液损失、纠正体液低渗状态及酸碱失衡。

1. 生理盐水   即 0.9% 氯化钠溶液，其中 Na^+ 和 Cl^- 浓度各为 154mmol/L。Na^+ 浓度与血浆接近，但其 Cl^- 浓度比正常血浆中 Cl^- 含量（103mmol/L）高许多，大量应用时易引起高氯性代谢性酸中毒，特别是婴幼儿时期肾的排泄功能不完善时。

2. 复方氯化钠注射液   即林格（Ringer）液，其 Na^+、K^+、Ca^{2+} 的浓度与血浆相似，而 Cl^- 浓度与 0.9% 氯化钠溶液相同。因溶液中含有 Ca^{2+}，输血时应避免使用。乳酸钠林格注射液，即含有 28mmol/L 乳酸根的林格（Ringer）液。

3. 1.4% 碳酸氢钠溶液   临床上常用 1 份 5% 碳酸氢钠溶液，加 2 份葡萄糖注射液配制而成，为等渗含钠液。临床上能增加体液碱储备，中和 H^+，纠正代谢性酸中毒。

4. 1/6M 乳酸钠注射液   乳酸钠针剂为 11.2% 溶液，使用时需稀释 6 倍为等渗溶液。乳酸钠进入人体内需在有氧条件下，经肝代谢转变为 HCO_3^-，才具有纠酸作用。当患者缺氧、休克、心力衰竭、肝功能异常及未成熟儿时，均不宜使用。

5. 2 : 1 溶液　由 2 份 0.9% 氯化钠溶液及 1 份 1.4% 碳酸氢钠或 1/6M 乳酸钠配制而成。溶液所含氯离子浓度为 105mOsm/L，与血浆一致，HCO_3^- 浓度为 53mOsm/L，可纠正酸中毒。

（三）低渗电解质溶液

低渗电解质溶液一般是由等渗溶液稀释而成，常见的低渗电解质溶液渗透浓度一般为 1/2 ～ 1/5 张。在临床治疗中此类溶液使用范围最广，不仅能增加体液容量，即补充体液的累积损失、不显性丢失及肾排水的需要，而且还能纠正酸中毒，改善离子紊乱，同时避免了高钠血症，对疾病的治疗有重要意义。常见低渗电解质溶液见表 3-6，溶液名称中的数字一般按盐：糖或盐：糖：碱顺序排列，分别代表的是各自等渗液体的比例。

表 3-6　临床常用的低渗电解质溶液成分及渗透浓度

溶液名称	电解质			渗透浓度	
	Na^+	Cl^-	HCO_3^-	mOsm/L	张度
1 : 1 液	78	78	–	154	1/2 张
1 : 2 液	51	51	–	102	1/3 张
4 : 3 : 2 液	105	70	35	210	2/3 张
2 : 3 : 1 液	79	51	28	158	1/2 张

（四）生理维持液

临床上应用的维持生理需要的溶液，其渗透浓度一般为 1/5 张，主要用于补充水、钠、钾及热量。常用生理维持液的配方为 1 : 4 液加 0.15% 氯化钾。

（五）口服补液盐

口服补液盐（oral rehydration salt，ORS）是 WHO 1975 年推荐的一种口服低渗性溶液，常用于治疗急性腹泻合并轻或中度脱水。第一代 ORS 液为 2/3 张电解质溶液。2002 年 WHO 推荐低渗 ORS（又称 ORS Ⅲ），较 ORS Ⅰ 进一步减少计划外静脉输液及防止高钠血症的发生。其成分是：氯化钠 2.6g，氯化钾 1.5g，枸橼酸钠 2.9g，葡萄糖 13.5g，加饮用水 1L。我国曾推荐用 50 ～ 80g/L 谷物（米粉、米汤）500mL 加细盐 1.75g，制成"米汤加盐溶液"，疗效与 ORS 基本相同。

四、液体疗法

液体疗法是通过补充液体及电解质来纠正体液容量及成分的紊乱，以保持机体正常生理功能的治疗方法。液体疗法包括补充累积损失量、继续损失量和生理需要量三部分，可根据临床情况独立计算和补充。

累积损失量：即自发病以来累积损失的液体量。

继续丢失量：是指治疗过程中因呕吐、腹泻、胃肠引流等所致的液体继续丢失量。

生理需要量：在基础代谢的情况下对水分及相应电解质的需求量。

当儿童心、肺、肾等器官系统功能正常时，应在治疗的第 1 天完成上述三个量的补充：头

NOTE

8 ～ 12 小时，以补充累积损失为主；后续 12 ～ 16 小时补充继续损失和生理需要，基本纠正酸碱失衡。第 2 天及以后的补液，主要补充继续损失量和生理需要量，继续补钾，供给热量。

在制订液体疗法的方案时，要充分考虑到机体的自身代偿能力。儿童由于肾脏、肺、心血管及内分泌系统对体内液体平衡调节能力较弱，应较严格地选用液体成分、补液量及速度，并在液体疗法的实施过程中密切观察病情变化，根据病情及时调整治疗方案。补充液体的方法包括口服补液法和静脉补液法，除重度脱水、呕吐频繁、意识障碍、呼吸困难、急腹症儿及新生儿情况外，轻、中度脱水均可用 ORS 补充。

（一）脱水的纠正

1. 恢复血容量及组织灌注 临床上有重度脱水或有周围循环灌注不良的患儿，应首先扩容（恢复血容量及组织灌注），再继续补充其余的累积损失量。给予等渗含钠液 20mL/kg，在 0.5 ～ 1 小时内静脉快速输入，必要时可重复一次，与脱水性质无关。可迅速改善血容量及组织灌注，尤其是恢复肾功能及尿量。等渗含钠液的具体选择根据患儿脱水性质、离子紊乱类型及酸碱度而定，儿童常用 2∶1 液扩容。

2. 累积损失量的补充 临床上需根据患儿的脱水程度、有无酸碱失衡及离子紊乱等情况，酌情补充累积损失量。

（1）补液量 根据不同年龄段患儿脱水症状及体征评估脱水程度，从而估算补液量。2 岁以下儿童轻度脱水，补充累积损失液量为 30 ～ 50mL/kg，中度 50 ～ 90mL/kg，重度 100 ～ 120mL/kg；2 岁以上儿童分别为 < 30mL/kg，30 ～ 60mL/kg，60 ～ 90mL/kg。低渗性脱水和消瘦者略减少，高渗性脱水及肥胖者略增加。初学者经常高估脱水的严重程度，无把握时可先补充计算量的 2/3。

（2）渗透压 考虑到补充进体内的累积损失也会参与生理代谢，以及人体的代偿能力，尤其是肾脏的保钠能力较强，补充累积损失液体的渗透压一般略低于实际丢失液体的渗透压，一般采用 2/3 张或 1/2 张含钠液补充累积损失。临床上约 80% 的脱水为等渗性脱水，当一时难以判断脱水性质时，可按照等渗性脱水治疗。1∶1 液是补充累积损失最常用的溶液。

（3）速度 补充累积损失应先快后慢，输液速度每小时 5 ～ 7mL/kg。等渗及低渗性脱水累积损失宜在 8 ～ 12 小时内补足，输液速度相当于每小时 8 ～ 10mL/kg。

3. 继续损失量的补充 补液治疗过程中，腹泻、呕吐、胃肠道引流及渗出未停止时，机体体液存在继续损失，补液时应"丢多少，补多少"。由于继续损失液的量和成分会有所差异，补液需考虑具体病情而定，"丢什么，补什么"，常见的各种体液成分见表 3-7。治疗时应每 4 ～ 6 小时评估一次继续丢失量，并在 6 小时内给予补充，或在累积损失量补完后进行补充。

4. 生理需要量的补充 基本生理状态下人体每代谢 100kcal（418.4kJ）热量约需水 150mL，除去食物代谢或组织消耗的内生水（约为 20mL/100kcal），实际需外源补充水可按 120 ～ 150mL/100kcal 估计。年龄越小需水量相对越多，也可按简易计算表计算生理需要量，见表 3-8。

表 3-7　不同丢失液中钾、钠、氯浓度的范围或均值

		Na$^+$（mmol/L）	K$^+$（mmol/L）	Cl$^-$（mmol/L）
胃液或胃引流液		20～30	5～20	100～150
回肠瘘液	近端造瘘	103～143	6～29	90～136
	远端造瘘	46	3	21
盲肠瘘液		45～135	5～45	18～88
腹泻液	霍乱	120±10	40±5	95±10
	EPEC[1]	47±25	37±10	43±30
	病毒肠炎	14±13	26±8	6±5
烫伤渗出液[2]		140	5	110

注：①EPEC，Enteropathogenic Escherichia coli，肠道病原性大肠杆菌；②烫伤渗出液尚有蛋白质的丢失。

表 3-8　生理需要量简易计算

体重（kg）	每日需液量（mL）
0～10	100mL/（kg·d）
11～20	1000mL+超过10kg体重数×50mL/（kg·d）
>20	1500mL+超过20kg体重数×20mL/（kg·d）

　　生理需要量的输液速度应较慢，每小时婴儿为3mL/kg，幼儿为2.5mL/kg，儿童为2mL/kg左右为宜。输液过程中可以通过观察患儿的尿量，尿量过多常说明输液过多（过快）。

　　对于进食困难的患儿，短期（3天）内可以给予5%葡萄糖提供热量，维持基础代谢，防止酮症的发生及蛋白质的消耗，待进食恢复后，患儿能快速补足体内的营养缺失。长期进食困难的患儿除需补充葡萄糖外，尚需补充其他营养物质。

　　液体疗法在实施时，当补液量和液体种类确定后，可先计算每份液体体积，然后按盐、等渗碱、碱的顺序分别计算，最后余量用糖补足即可。如配置450mL 4:3:2液时，每份液体50mL，则需要0.9% NaCl 4份200mL，需1.4%NaHCO$_3$ 2份100mL，折合成5% NaHCO$_3$为28mL，剩余的222mL以5%葡萄糖补足。

（二）钠代谢紊乱的治疗

1. 低钠血症　钠缺失程度可由以下公式计算得出：

Na$^+$缺失量（mmol）=（Na$^+$浓度的期望值-Na$^+$浓度的实际值）×体重（kg）×0.6

　　缺失量的一半应在治疗的前8小时补充，余量则在后16小时补足，但血清钠上升的程度不超过每小时2mmol/L。累积损失量用2/3张至1张含钠液补充，开始用1张液，病情好转后改为2/3张液。当低渗性脱水患儿脑细胞水肿，颅压增高时，宜先采用3%氯化钠溶液治疗，宜缓慢静脉滴注1小时以上，将血钠提高到>120mmol/L，然后再根据患儿脱水和失钠情况做相应的调整，进行纠正治疗。

2. 高钠血症

　　（1）单纯性失水的治疗　轻症患儿嘱多次频服白水。重症给予静脉输入生理维持液。补液

的渗透浓度为 1/3 ～ 1/2 张,累积损失量分两天补充,即首日给予 1/2 累积损失量加每日生理需要量,分两天均匀补充。同时需要注意,纠正高钠血症时,血钠浓度不能下降过快,当 Na^+ 降低速率 ＞ 0.5 ～ 1.0mmol/(L·h) 时,就易引发脑水肿、惊厥及神经系统损伤。

(2)丢失低渗液的治疗 此时机体处于缺钠状态。应首先设法恢复血循环及尿量,可较快速地输入 1/2 ～ 2/3 张含钠液 20 ～ 30mL/kg。当血容量正常时,可用加有氯化钾的 1/4 ～ 1/6 张含钠液,氯化钾浓度为 0.1% ～ 0.3% 以补充其累积损失,输液速度为每小时 5 ～ 7mL/kg。同样于两日内使得累积损失量得以补充。

(3)高血容量性高钠血症(盐中毒)的治疗 此类高钠血症,水与盐均过剩,临床上为防止心力衰竭及肺水肿,治疗时先给予利尿剂,如呋塞米,促进体内钠的排出,同时带走更多的水,为纠正高渗状态,需同时输入低渗溶液,如 1/3 ～ 1/8 张电解质溶液。盐中毒严重或肾功能不良时,应采取透析治疗。

(三)钾平衡紊乱的治疗

1.低钾血症 治疗原则为消除原发病因,补充钾盐。

轻、中度低钾时可选用枸橼酸钾等口服,每日钾剂量 200 ～ 250mg/kg,分 4 ～ 6 次口服。口服钾盐方便、经济、安全,因吸收缓慢,可避免血清钾突然升高的危险。

患儿口服或吸收困难,或者低钾症状严重,出现呼吸肌麻痹、心律失常时可采取静脉补钾。静脉补钾首选氯化钾,其浓度不超过 0.3%,速度小于每小时 0.5mmol/kg。静脉补钾时浓度低、速度慢,血钾迅速进入细胞内,不会引起血钾的较大波动,可以不计算钾的渗透压。当欲采取较高浓度或较快的输入速度时,必须有心电监护。在无继续丢钾的情况下,缺钾状态需数日才能被完全纠正。当患儿可正常进食,热量已达基础热量时,可停止补钾。

2.高钾血症 当血钾显著升高,出现肌无力及心电图改变,需要立即处理,防止心律失常的发生及进一步恶化。可选用以下速效措施:

(1)钙剂 10% 葡萄糖酸钙注射液 0.2 ～ 0.5mL/kg,缓慢静脉注射(2 ～ 10 分钟以上),同时必须监测心电图,一旦出现心动过缓,立即停止注射。如高钾心电图无明显改变,5 分钟后可重复注射 1 次。正在采用洋地黄治疗的患儿不宜注射钙剂。

(2)碳酸氢钠 静脉滴注 1.4% 碳酸氢钠或 1/6M 乳酸钠(1 ～ 2mmol/kg),可降低血钾,缓解症状,尤其适用于 $NaHCO_3$ 丢失引起的代谢性酸中毒。

(3)胰岛素加葡萄糖治疗 每 1g 葡萄糖,加普通胰岛素 0.3U,静脉滴注 2 个小时以上,同时检测血糖,以防发生低血糖。

(4)透析 血液或腹膜透析,适用于血钾很高,心电图改变明显或虽经治疗,细胞内钾仍大量外流的患儿。

普通高血钾患儿可采用的治疗措施:

(1)停止钾摄入,减少钾吸收 立即停止含钾药物及高钾食物,如青霉素钾盐和库存血。可采用阳离子交换树脂如聚磺苯乙烯口服或灌肠来阻止钾自肠道吸收。

(2)促进钾自尿中排出 伴有脱水患儿,首先输入含钠液,恢复肾循环,增加尿量;伴有水肿或心力衰竭的患儿,可采用作用于亨氏袢的利尿剂,增加尿排钾量;因醛固酮减少引起的高钾血症,可口服生理剂量 9α-氟氢化可的松,每日 0.05mg。

(3)减少细胞内钾外流 纠正缺氧,避免饥饿,控制感染,停止使用抗代谢、抗肿瘤及能引起溶血的药物。

（四）钙平衡紊乱的治疗

1. 低钙血症　主要针对病因治疗及补充钙剂。如维生素 D 缺乏所致佝偻病、手足搐搦症需用维生素 D 治疗。婴幼儿手足搐搦症，补钙同时给维生素 D，3 天左右即可使血钙恢复到正常水平。

当患儿惊厥时，应立即静脉缓慢注射或滴注 10% 葡萄糖酸钙 0.5mL/kg，最大不超过 10mL。10% 氯化钙口服可使血钙快速上升，但效果短暂，需 4～6 小时口服一次。但氯化钙对胃有一定的刺激性，必要时可稀释 1 倍服用，较小婴儿服用此药不宜超过 1 周，因其易引起代谢性酸中毒。碳酸钙和醋酸钙的酸碱度偏中性，胃肠反应少，临床较常采用。乳酸钙含钙量低，疗效不如前几种，但可用于治疗慢性低钙血症。另外，奶类和豆制品含钙丰富，除药物外，应尽量从饮食中补充。

2. 高钙血症　消除原发病是治疗根本。轻中度高钙血症停止摄入钙剂及维生素 D；重度及高钙危象时，采取如下措施：

（1）促进尿钙的排出　有脱水时纠正脱水，无脱水时可输入 1/2～2/3 张含钠液 10～20mL/kg 后，注射呋塞米，每日 1～2 次，同时监测血电解质，以防其发生紊乱。禁用噻嗪类利尿剂，因其可引起肾小管回吸收钙。

（2）减少骨吸收和增加骨形成　二磷酸盐，如氨羟二磷酸钠 0.4～0.5mg/kg 静脉滴注，不宜用于血磷正常或增高的患儿，因其会引起骨矿化过度；降钙素 4～8IU/kg，皮下注射，每 6 小时 1 次，可降低血钙，但疗效不持久，不适用于慢性高钙血症；肾上腺皮质激素适用于癌症所致的高钙血症。

（五）镁平衡紊乱的治疗

1. 低镁血症　轻度缺镁，患儿无症状时，可通过饮食补充。症状明显时，可用 25% 硫酸镁针剂深部肌内注射（早产儿忌用），每次 0.2～0.4mmol/kg，每日 2～3 次，共 2～3 天。重症患者，可静脉滴注硫酸镁，但需十分谨慎，需用 5% 葡萄糖稀释成 1% 溶液，再缓慢点滴。因可引起血压下降，治疗过程需监测血压等生命体征。肾功能不全者慎用。

2. 高镁血症　立即停用镁制剂及治疗原发病。钙和镁之间有显著的拮抗作用，静脉注射葡萄糖酸钙可迅速降低血镁。若血镁仍不下降或症状不减轻时，应及早采用腹膜透析或血液透析。

（六）酸碱平衡紊乱的治疗

1. 代谢性酸中毒　多数患儿酸中毒可在输液和含 HCO_3^- 及 NaCl 溶液的过程中被纠正。随着组织灌注及肾循环的恢复，葡萄糖的供给，体内酸性代谢产物经尿排出，酮酸及乳酸被代谢为 CO_2，酸中毒可进一步自行纠正。其治疗包括：

（1）去除病因　如治疗高热或休克，控制腹泻或缺氧等原发疾病。

（2）补充 $NaHCO_3$ 或乳酸钠等碱性药物　重度酸中毒，应用碱性药物纠酸，具体剂量根据血气分析的结果。

碱性液 mmol 数 =（22-CO_2CP 值）×0.6× 体重（kg）

碱性液 mmol 数 =（-BE）×0.3× 体重（kg）

5% $NaHCO_3$mL 数 =（-BE）×0.5× 体重（kg）

1.4% $NaHCO_3$ 或 1.87% 乳酸钠 3mL/kg、5% $NaHCO_3$ 1mL/kg 分别可提高 [HCO_3^-] 1mmol/L；

NOTE

首次补给计算量的 1/2，复查血气后调整剂量。在无条件检查血气时，可暂按提高血浆 [HCO₃⁻] 5mmol/L 计算，必要时 2 ～ 4 小时可重复给药。

　　酸中毒纠正后钾离子进入细胞内，使血清钾降低，血清游离钙也减少，应注意复查和补充。

　　2. 代谢性碱中毒　积极治疗原发疾病，避免长期服用碱性药物，轻度代谢性碱中毒不需要积极的治疗。儿童代谢性碱中毒常由呕吐或胃液引流所致，静脉滴注生理盐水或 1/2 ～ 2/3 张溶液即可纠正。严重的代谢性碱中毒可用氯化铵、盐酸精氨酸治疗，并补充足够的钾。

　　3. 呼吸性酸中毒　主要治疗原发病，必要时人工通气。如急性呼吸性酸中毒，应立即去除通气、换气障碍的病因；如喉头梗阻应立即行气管切开；如痰多，应吸痰；如为气管痉挛导致，应及时应用支气管扩张剂。对于慢性呼吸性酸中毒，首先应改善通气换气功能，如中枢兴奋剂应用后无明显改善者，应立即气管插管，给予氧气吸入并排出 CO₂。

　　4. 呼吸性碱中毒　主要是纠正引起通气过度的原发疾病。短期吸入 3% 的二氧化碳可有一定作用，轻症急性通气过度可重新吸入纸袋中的气体，可减轻症状；机械通气时，如果由于每分钟通气过大，则降低每分通气量。出现手足搐搦的患儿，可静脉缓慢注射葡萄糖酸钙。

第四章　营养和营养障碍疾病

第一节　儿童营养状况评价

儿童营养状况评价（children's nutritional status evaluation）是对儿童从饮食中摄取的营养物质与儿童的生理需求之间是否合适的评价。儿童营养状况评价包括体格生长评价、体格检查、实验室检查及膳食调查等四方面进行综合评价。

一、体格生长评价

儿童处于生长发育快速阶段，身体形态及各部分比例变化较大，充分了解儿童各阶段生长发育的规律及特点，正确评价儿童生长发育状况，及早发现问题，给予适当的指导与干预，对促进儿童的健康生长十分重要。

体格测量包括增长情况和人体成分测量，儿童定期的体格测量方法简单，如体重、身长（高）、头围、胸围、皮下脂肪厚度等，能了解儿童一般营养状况，但需一段时间随访比较，才能动态反映总体营养状况。将自身前后测量数值进行比较，或与当地、全国同年龄同性别儿童的平均值相比较，对评估儿童的营养状况十分有必要。

二、体格检查

除常规体格检查外，应注意有关营养素缺乏的临床体征。营养素的缺乏和过量常出现相应体征，如维生素 A 缺乏可以导致夜盲症、β-胡萝卜血症可见皮肤和手足心黄染而巩膜不黄、维生素 B_1 缺乏致脚气病、维生素 C 缺乏导致维生素 C 缺乏病、维生素 D 缺乏导致骨骼畸形等典型症状，但往往营养素营养不良状态的表现是非特异性的，易被忽略或误诊、漏诊。同时有的临床表现也有重叠，如铁、维生素 A、维生素 D 缺乏时都可出现免疫功能异常。

三、实验室检查

通过实验室检查，了解机体某种营养素储存、缺乏的水平。可通过测定儿童体液或排泄物中各种营养素，以及代谢产物或其他有关的化学成分，了解食物中营养素的吸收利用情况。

四、膳食调查

膳食调查是了解和评估儿童营养状况的常用方法。可以从食物结构、膳食习惯中了解营养素摄入情况，以及导致各种营养素缺乏的高危因素，提供进一步生化方法检查的线索。

1. 个体营养素摄入量评估　对个人的膳食进行评价是为了说明个体的营养素摄入量是否充足。可比较实际摄入量和相应人群需要量中值加以判断。如摄入量远高于需要量中值，则机体的摄入量是充足的。反之如摄入量远低于需要量中值，则机体的摄入量可能不充足。

2. 群体营养素摄入量评估　群体营养素摄入量评估是为了说明群体中某种营养素的摄入量不足或过多的流行情况，以及亚人群间摄入量的差别。用比较营养素的摄入量与需要量来评价。

3. 膳食调查方法　按工作要求选择不同方法。

（1）称重法　一般用于集体儿童膳食调查。实际称量各餐进食量，以生（熟）比例计算实际摄入量。

（2）询问法　多用于个人膳食调查，除询问前 1～3 天进食情况外，还应调查儿童餐次、进食技能、水摄入量等其他有关情况，有助分析计算结果。

（3）记账法　多用于集体儿童膳食调查，以食物出入库的量计算。

4. 结果评价　将膳食调查结果与膳食营养素参考摄入量（dietary reference intakes，DRIs）比较。

（1）营养素摄入　当能量摄入大于 85% 推荐摄入量（recommended nutrient intake，RNI）或适宜摄入量（adequate intake，AI）时，表示能量摄入足够，小于 70% 说明能量摄入不足，当蛋白质摄入大于 80%RNI 或 AI 时，表示蛋白质摄入充足，小于 70% 说明蛋白质摄入不足；优质蛋白应占膳食中蛋白质 1/2 以上，矿物质、维生素摄入应大于 80% RNI 或 AI。

（2）宏量营养素供能比例　膳食中宏量营养素比例应适当，即蛋白质产能应占总能量的 10%～15%，脂类占总能量的 25%～30%，糖类占总能量的 50%～60%。

（3）膳食能量分布　每日三餐食物功能应适当，即早餐供应占一日总能量的 25%～30%，中餐应占总能量的 35%～45%，点心占总能量的 10%，晚餐应占总能量的 25%～30%。

第二节　蛋白质-能量营养不良

蛋白质-能量营养不良（protein-energy malnutrition，PEM）是由于各种原因引起的蛋白质和（或）热能摄入不足或消耗增多导致患儿能量和（或）蛋白质营养低下，是 3 岁以下婴幼儿常见的一种营养缺乏症。

临床常见三种类型，根据临床表现分为以能量供应不足为主的消瘦型，以蛋白质供应不足为主的水肿型，以及两者都有的混合型。临床上以体重明显减轻，皮下脂肪减少和水肿为特征，常伴有各器官系统的功能紊乱。临床表现形式取决于非蛋白质来源和蛋白质来源的能量之间的平衡，每一种形式又可分为轻中重三级。

【病因】

原发性蛋白质-能量营养不良是社会和经济因素致食物缺乏引起，继发性蛋白质-能量营养不良是继发于一些消耗性疾病使蛋白质消耗增加，吸收不良而致。PEM 病因主要表现为以下三个方面。

1. 长期摄入不足　小儿处于生长发育的阶段，对营养素尤其是蛋白质的需要相对较多，喂养不当是导致营养不良的重要原因，如母乳不足而未及时添加其他富含蛋白质的食品；奶粉配制过稀；突然停奶而未及时添加辅食；长期以淀粉类食品（粥、米粉、奶糕）喂养等。较大儿童的营养不良多为婴儿期营养不良的继续，或因不良的饮食习惯，如偏食、挑食、吃零食过多、不吃早餐等引起。均为原发性。

2. 消化吸收障碍　如消化系统解剖或功能上的异常，如唇裂、腭裂、幽门梗阻、迁延性腹泻、过敏性肠炎、肠吸收不良综合征等，均可影响食物的消化和吸收。

3. 消耗量或需要量增加　急慢性传染病（如麻疹、伤寒、肝炎、结核）的恢复期、发热性疾病、甲状腺功能亢进、恶性肿瘤、糖尿病、大量蛋白尿等，均可使营养素的消耗量或需要量增多而导致营养不足。

【病理生理】

当机体得不到足够蛋白质和能量供应时，一方面机体减少活动和能量消耗而进行适应性反应，同时体内多种激素水平发生明显改变，体重减轻，各器官功能低下，出现负氮平衡。

1. 代谢异常

（1）蛋白质　由于蛋白质不足，使体内蛋白质代谢处于负平衡。当血清总蛋白浓度 < 40g/L，白蛋白 < 20g/L 时，可发生水肿。

（2）脂肪　能量摄入不足时，体内脂肪大量消耗以维持生命活动的需要，故血清胆固醇下降。肝脏是脂肪代谢的主要器官，当体内脂肪消耗超过肝脏代谢能力时可造成肝脏脂肪浸润及变性。

（3）糖类　由于食物摄入不足和消耗增多，致糖原不足和血糖偏低，严重者可引起低血糖昏迷甚至猝死。

（4）水盐代谢　蛋白质、能量营养不良时，ATP 合成减少影响细胞膜上的钠－钾－ATP 酶的运转，钠在细胞内潴留，细胞外液为低渗状态，易出现低渗性脱水、酸中毒、低钾、低钠、低钙和低镁血症。

（5）体温调节能力下降　PEM 患儿体温偏低可能与热量摄入不足，皮下脂肪少，散热快，血糖低，氧耗量低，周围血循环量减少等有关。

（6）分泌紊乱　甲状腺激素和性激素分泌减少，导致基础代谢率下降；皮质醇和生长激素水平升高，但胰岛素生长因子减少，生长停滞。

2. 各系统功能低下

（1）消化系统　消化液和酶的分泌减少、酶活力降低，肠蠕动减弱，菌群失调，致消化功能低下，易发生腹泻。

（2）循环系统　心脏收缩力减弱，心搏出量减少，血压偏低，脉细弱，心电图出现低电压。

（3）泌尿系统　肾小管重吸收功能减低，尿量增多而尿比重下降。

（4）神经系统　可有烦躁不安，表情淡漠，反应迟钝，记忆力减退，条件反射不易建立。可影响智力及行为。

（5）免疫功能　非特异性和特异性免疫功能均降低，结核菌素等迟发性皮肤反应减弱。常伴有 IgG 亚类缺陷和 T 细胞亚群比例失调等。

【临床表现】

体重不增是营养不良的早期表现。同时可有活动减少、精神较差。

皮下脂肪逐渐减少以至消失，皮肤干燥、苍白、逐渐失去弹性，额部出现皱纹如老人状，

NOTE

肌张力降低，肌肉松弛，肌肉萎缩呈"皮包骨"时，四肢可有挛缩。皮下脂肪层消耗的顺序首先是腹部，其次为躯干、臀部、四肢，最后为面颊。

皮下脂肪层厚度是判断营养不良程度的重要指标之一。

营养不良初期，身高并无影响，但随着病情加重，骨骼生长减慢，身高亦低于正常。

轻度营养不良，精神状态正常，但重度可有精神萎靡，反应差，体温偏低，脉细无力，无食欲，腹泻、便秘交替。合并血浆白蛋白明显下降时，可有凹陷性浮肿、皮肤发亮，严重时可破溃、感染，形成慢性溃疡。重度营养不良可有重要脏器功能损害，如心脏功能低下时可有心音低钝，血压偏低，脉搏变缓，呼吸浅表等。

【并发症】

1. 营养性贫血　以小细胞低色素性贫血最为常见，贫血与缺乏铁、叶酸、维生素 B_{12}、蛋白质等造血原料有关。

2. 多种维生素及微量元素缺乏　营养不良可有多种维生素缺乏，尤以脂溶性维生素 A、维生素 D 缺乏常见。严重营养不良常伴有铁、锌、铜、硒的缺乏，尤以锌缺乏明显。

3. 感染　由于免疫功能低下，易患各种感染，加重营养不良，形成恶性循环。

4. 自发性低血糖　患儿可突然表现为体温不升、面色灰白、神志不清、脉搏减慢、呼吸暂停，但无抽搐，可危及生命。

【实验室检查】

1. 血清蛋白　血浆白蛋白浓度降低是最重要的改变，但其半衰期较长（19～21天），故不够灵敏。视黄醇结合蛋白（半衰期10小时）、前白蛋白（半衰期1.9天）、甲状腺结合前白蛋白（半衰期2天）和转铁蛋白（半衰期3天）等代谢周期较短的血浆蛋白质具有早期诊断价值。

2. 胰岛素样生长因子（IGF-1）　不仅反应灵敏且不受肝功能影响，是诊断蛋白质营养不良的较好指标。

3. 其他　血清淀粉酶、脂肪酶、胆碱酯酶、转氨酶、碱性磷酸酶、胰酶和黄嘌呤氧化酶等活力均下降；胆固醇、各种电解质及微量元素浓度皆可下降；生长激素水平升高。

【诊断】

根据小儿年龄及喂养史，有体重下降、皮下脂肪减少、全身各系统功能紊乱及其他营养素缺乏的临床症状和体征，典型病例的诊断并不困难。5 岁以下 PEM 的分型和分度如下。

1. 体重低下（underweight）　其体重低于同年龄、同性别参照人群均值 –2SD 为轻度，介于均值 –2SD ～均值 –3SD 之间为中度，在均值 –3SD 以下为重度。

2. 生长迟缓（stunting）　其身长低于同年龄、同性别参照人群均值 –2SD 为轻度，介于均值 –2SD ～均值 –3SD 之间为中度，在均值 –3SD 以下为重度。

3. 消瘦（wasting）　其体重低于同性别、同身高参照人群均值 –2SD 为轻度，介于均值 –2SD ～均值 –3SD 之间为中度，在均值 –3SD 以下为重度。

临床常综合应用以上指标来判断患儿营养不良的类型和严重程度。以上三项判断营养不良的指标可以同时存在，也可仅符合其中一项，符合一项即可诊断。

【治疗】

1. 去除病因　积极治疗原发病，如纠正消化道畸形，控制感染性疾病，根治各种消耗性疾病，改进喂养方法等。

2. 调整饮食，补充营养　PEM 患儿的消化道因长期摄入过少，已适应低营养的摄入，过快增加摄食量易出现消化不良、腹泻，故饮食调整的量和内容应根据患儿实际的消化能力和病情逐步完成，切忌操之过急。调整的原则：由少到多，由细到粗，由稀到干，由单一到多种，直至小儿恢复到正常饮食。食物中应含有丰富的维生素和微量元素。

轻中度营养不良可从每日 251～335kJ/kg（60～80kcal/kg）开始，蛋白质摄入量从每日 3.0g/kg 开始。重度可参考原来的饮食情况，从每日 167～251kJ/kg（40～60kcal/kg）开始，逐步少量增加，若消化吸收能力较好，可逐渐加到每日 502～711kJ/kg（120～170kcal/kg）；蛋白质摄入量从每日 1.5～2.0g/kg 开始，逐步增加到 3.0～4.5g/kg，脂肪从每日 1.0g/kg 开始。病情严重者，应给予要素饮食、部分或全胃肠道营养。静脉用葡萄糖、氨基酸、脂肪乳剂、白蛋白等。

3. 改善消化功能　可给予 B 族维生素和胃蛋白酶、胰酶等以助消化。蛋白质同化类固醇制剂如苯丙酸诺龙能促进蛋白质合成，并能增加食欲，每次肌注 10～25mg，每周 1～2 次，连续 2～3 周，用药期间应供给充足的热量和蛋白质。对食欲差的患儿可给予胰岛素注射，增加食欲，每日 1 次皮下注射普通胰岛素 2～3 单位，注射前先服葡萄糖 20～30g，每 1～2 周为 1 个疗程。锌制剂可提高味觉敏感度，有增加食欲的作用，每日可口服元素锌 0.5～1mg/kg。

4. 积极治疗并发症　严重营养不良常发生危及生命的并发症，如腹泻时的严重脱水和电解质紊乱、酸中毒、休克、肾功能衰竭、自发性低血糖、继发感染及维生素 A 缺乏所致的眼部损害等，应给予相应的处理。

5. 中医治疗　本病属于中医学"疳证"范畴，依据病程长短、脾胃损伤程度和临床证候特点，可分为疳气、疳积、干疳，治疗原则为和脾健运、消积理脾、补益气血等，可使用方剂资生健脾丸、肥儿丸、八珍汤加减治疗；同时针灸、推拿、捏脊等疗法也有一定疗效。

【预后与预防】

1. 预后　取决于年龄、病程、病情。年龄愈小，其远期影响愈大，如果患儿生长发育广泛受损，智力及体格发育迟缓，可能是永久性的。

2. 预防　本病的预防应采取综合措施。大力提倡母乳喂养；正确掌握混合喂养或人工喂养方法；及时添加辅助食品；纠正偏食、挑食、吃零食的不良习惯；对患有唇裂、腭裂、幽门狭窄等先天畸形者，应及时手术治疗；定期测量体重，如发现体重增长缓慢或不增，应尽快查明原因，及时纠正。

第三节　儿童单纯性肥胖

儿童单纯性肥胖（obesity）是由于长期能量摄入超过人体的消耗，使体内脂肪过度积聚、体重超过一定范围的一种营养障碍性疾病。肥胖不仅影响儿童的身心健康，而且增加许多成年期慢性病、肿瘤、猝死的发生风险。

儿童期肥胖日渐发展成为世界范围内呈一定流行趋势的公共卫生问题。近 30 年来全球儿童肥胖快速增长，据估计 2016 年肥胖儿超过 1.2 亿。我国分别于 1986、1996、2006、2016 年在 9 个城市调查发现，7 岁以下儿童肥胖总检出率分别为 0.9%、1.8%、3.2%、4.0%，呈不断上升趋势，

2014 年我国 7 ～ 18 岁学生腹型肥胖发生率为 17.5%。肥胖的分布呈现大城市向中小城市及富裕农村地区蔓延、郊区增长快于城区的新变化。

【病因】

发病原因复杂，迄今尚未完全明确，研究倾向于遗传和环境因素共同作用的结果。

1. 饮食因素　摄入过多，尤其摄入过多的碳水化合物，使无法及时消耗的能量转为脂肪贮于体内，是引起肥胖的主要原因之一。家庭环境也与儿童期肥胖密切相关。另外孕母摄入过多，妊娠期糖尿病，婴儿期喂养不当，会导致早期超重和肥胖增多。饮食习惯及结构不合理，不定时进食，临睡前进食，进食过快，均是肥胖的危险因素。

2. 活动因素　现今课业负担重，课外班的兴起，电子产品的流行，出行方式改变，均使儿童活动过少，也是形成肥胖症的重要因素。

3. 遗传因素　肥胖是多基因协同作用的结果。遗传因素与肥胖发生的易感性有关，对肥胖的作用比环境因素更加明显。研究表明肥胖父母的子女，其肥胖的概率将成倍增加。

4. 其他　情感上的创伤和打击，心理状态异常，导致儿童以进食获得满足。

【病理生理】

肥胖可对儿童内分泌代谢产生以下影响。

1. 脂代谢紊乱　肥胖儿童血清甘油三酯、总胆固醇、极低密度脂蛋白（VLDL）大多增高，且程度与肥胖程度相关，而高密度脂蛋白（HDL）减少，故易合并心血管疾病、胆石症。

2. 糖代谢紊乱　肥胖儿童存在胰岛素抵抗现象和高胰岛素血症，引起葡萄糖摄取、糖原合成增多；脂肪分解减少而合成增加、摄入增多；同时胰岛素抵抗加重了胰岛 β 细胞负担。因此，肥胖儿童易患 2 型糖尿病。

3. 蛋白质代谢紊乱　嘌呤代谢异常，出现高尿酸血症。

4. 内分泌变化　①甲状腺功能的变化：下丘脑 – 垂体 – 甲状腺轴多正常，总 T_4、游离 T_4、总 T_3、游离 T_3、反 T_3、蛋白结合碘、吸碘 ^{131} 率等也均正常。但发现 T_3 受体减少，被认为是产热减少的原因。②甲状旁腺激素及维生素 D 代谢：由于肥胖的骨质病变，可导致血清 PTH、25–(OH)D_3 及 24，25–(OH)$_2D_3$ 的水平升高。③生长激素水平的变化：肥胖儿生长激素分泌功能减退，睡眠时生长激素分泌高峰消失，导致生长激素的缺乏，但同时血液中 IGF–1 浓度正常，增加了胰岛素的敏感性，减少了生长激素不足带来的影响，故患儿无明显生长发育障碍。④性激素的变化：肥胖儿体内雌激素水平高，轻中度肥胖女童性发育多数提前，月经初潮年龄较正常体质量者小，可伴月经不调，成年不孕。肥胖男童性发育部分正常，多数滞后，成年可有轻度性功能障碍。⑤糖皮质激素的变化：尿 17– 羟类固醇、17– 酮类固醇及皮质醇在肥胖儿均可增加，但血浆皮质醇正常或轻度增加，昼夜规律存在。

【临床表现】

一般呈体重缓慢增加，可发生于任何年龄，以婴儿期、5 ～ 6 岁和青春期最为多见，严重者往往集中于青少年期出现。明显肥胖者则多有怕热，疲乏无力，活动能力降低，甚至活动时有轻度气促，睡眠时打鼾，其中 1/3 患儿可出现睡眠性呼吸暂停，影响认知能力，甚至窒息猝死。可发展为高血压、糖尿病、痛风等。

体格特征为皮下脂肪丰满，分布均匀，颈部、腋下、外阴、腹股沟处皮肤粗糙，可有色素沉着。身材显得肥胖、浑圆，肋间隙不显，双乳因皮下脂肪厚而增大，应与乳房发育相鉴别。

短时间明显肥胖者在下腹部两侧、双大腿和上臂内侧上部和臀部外侧可见细碎紫纹或白纹。手指、足趾粗短，手背因脂肪增厚而使掌指关节突出处皮肤凹陷，骨突不明显。男性儿童肥胖者外生殖器埋于会阴皮下脂肪中而使阴茎显得细小而短。女性患儿可出现月经初潮提前。骨龄常超前，但由于性发育常早于正常儿，导致最终身高略低于后者。

肥胖儿童常伴有心理问题，出现缺乏自信、情绪焦虑，产生自卑心理，在人际关系中表现出退缩或冲动行为。

【实验室检查】

肥胖儿童常规应检测血脂、血压、糖耐量、血糖、腰围等指标，严重的肥胖儿童肝脏超声检查常有脂肪肝。

【诊断】

目前常采用的儿童肥胖诊断标准有以下两种。

1. 体重指数（bodymass index，BMI）　是指体重（kg）和身高（长）平方的比值（kg/m^2）。是目前国际公认的最有效评价指标。当儿童的 BMI 超过同性别同年龄段参考值 P_{95} 为肥胖，超过 $P_{85} \sim P_{95}$ 为超重，具有肥胖风险。

2. 身高（长）的标准体重　是世界卫生组织推荐方法之一，特别适用于评价 10 岁以下儿童肥胖。当身高（长）的体重在同性别、同年龄段的 $P_{85} \sim P_{95}$ 为超重，$> P_{97}$ 为肥胖。

【鉴别诊断】

儿童单纯性肥胖需与由各种遗传、内分泌、代谢性疾病引发的继发性肥胖相鉴别。

1. 伴肥胖的遗传性疾病　①Prader-Willi 综合征：与丘脑功能减退有关。呈周围型肥胖体态、智能障碍、肌张力低下、性发育不良、骨龄延迟、血生长激素水平低下。部分患儿糖耐量受损。②Laurence-Moon-Biedl 综合征：表现为周围型肥胖、智力迟钝、视网膜色素变性、多指（趾）畸形、生殖器发育不全。③Alstrom 综合征：累及多系统，表现包括视网膜锥-杆细胞营养不良性萎缩、失明、耳聋、肥胖、高甘油三酯血症、糖尿病、高血压、扩张性心肌病等。

2. 伴肥胖的内分泌疾病　①肥胖性生殖无能综合征（Frohlich syndrome）：又称下丘脑性肥胖，继发于下丘脑及垂体病变。临床以肥胖、身材矮小、低血压、低体温、性发育障碍为主要表现。垂体激素和下丘脑激素兴奋试验及影像学检查可鉴别。②库欣综合征（Cushing syndrome）：又称皮质醇增多症。由于多种原因导致的肾上腺皮质功能亢进，表现为向心性肥胖、紫纹、多毛等。③甲状腺功能减退症：由于先天性甲状腺缺如、发育不良，甲状腺炎、碘缺乏或下丘脑-垂体疾病等引发。患儿有身材矮小、表情淡漠、怕冷、反应迟钝、皮肤苍白、粗糙等临床特征，结合骨龄延迟，血清 T_3、T_4 降低，TSH 升高，则不难诊断。

3. 药物相关性肥胖　因某些疾病长期使用氯丙嗪、胰岛素、促进蛋白合成制剂等药物者，食欲亢进导致肥胖。有相关的药物服用史可资鉴别。

【治疗】

肥胖症的治疗原则是减少产热能性食物的摄入和增加机体对热能的消耗，使体脂减少并接近其理想状态，同时又不影响儿童身体健康及生长发育。治疗以调整饮食与运动相结合的生活方式干预为主，严重肥胖儿童可用药物或手术治疗，应由专业医生进行指导。

1. 饮食疗法　饮食治疗是限制饮食所提供的能量，同时给予充足的必需氨基酸、维生素、矿物质等营养素，使摄入能量小于消耗能量，达到减重目的。饮食治疗是一种安全、不良反应

NOTE

小的治疗方式，是减重的基本措施。为了在坚持治疗的同时，能保证儿童的正常生长发育，目前多选择以低能量、低脂、低糖、低碳水化合物，高蛋白，适量膳食纤维饮食。另外坚持良好的饮食习惯，避免不吃早餐或晚餐过饱，不吃夜宵，不吃零食，慢进食速度等。

2. 运动疗法　长期坚持低强度、时间适宜的有氧运动，搭配合理的膳食，对肥胖儿童有极大帮助。体育运动的方式多样，包括步行、游泳、慢跑、登山、上下楼梯，以及骑自行车等活动，达到减轻体重目的的同时，体育运动也能改变患肥胖或超重儿童的身体形态，增强身体素质，促进身体健康发展。此外，体育运动能帮助肥胖儿童释放心理压力、调节情绪，锻炼其坚强的意志，对健康心理的塑造有积极作用。

3. 心理治疗　是保证饮食疗法和运动疗法实施的关键和有益补充。可有效帮助肥胖患儿正视疾病，增强治疗的信心和意识。应经常鼓励小儿多参加集体活动，改变其孤僻、自卑的心理，帮助小儿建立健康的生活方式，学会自我管理。

4. 药物治疗　一般不主张用药，不同减肥药物各有不同程度副作用和特定适用范围。因此，不可盲目用药。必要时可选用苯丙胺类和马吲哚类等食欲抑制剂。

5. 手术治疗　对于青少年儿童进行减肥手术，应仔细考虑权衡，一般适用于重度肥胖合并严重代谢性疾病且严重影响身体健康，且其他治疗手段无效的患者。

6. 中医治疗　中医治疗儿童肥胖症在辨证论治的基础上，以化湿为主，综合运用健脾、化痰、化瘀等其他治法，可结合针灸、推拿等多种治疗方式。

【预防】

预防儿童肥胖应从胎儿期开始，加强健康教育，保持平衡膳食，增加运动，联合家庭、学校及社区等各方面的参与，逐步养成健康的习惯，以防止肥胖的发生。

第四节　维生素营养障碍

维生素是微量营养素的一部分，可分为脂溶性和水溶性维生素。脂溶性维生素有维生素A、维生素D、维生素E、维生素K等，可储存在体内，缺乏时症状出现迟，易致中毒；水溶性维生素有B族维生素、维生素C、叶酸、泛酸、胆碱、烟酸、生物素等，不易储存，缺乏后迅速出现症状，过量时不易中毒。

维生素的需要供给量没有性别、年龄差异，对儿童来说，维生素A、维生素D、维生素C、维生素B_1是容易缺乏的。

一、维生素A缺乏症

维生素A缺乏症是体内缺乏维生素A（视黄醇）所致的眼睛、皮肤、生长、免疫等多系统损害的全身性疾病。主要临床表现为皮肤黏膜改变，以及暗适应力降低，可致夜盲症，可有毛囊角化，结膜、角膜干燥，严重者角膜软化可导致失明。本病是第三世界儿童多发病及致盲的最常见原因，目前我国边远农村地区仍可见。

【维生素A的代谢】

1. 维生素A的来源　维生素A是具有全反式视黄醇生物活性的一组类视黄醇物质，包括视黄醇、视黄醛、视黄酸、视黄酯等。全反式视黄醇（维生素 A_1）是维生素 A 类物质最基本的形式，存在于高等动物与海鱼。3，4－双脱氢视黄醇（维生素 A_2）主要存在于淡水鱼中。棕榈酸视黄酯是视黄醇的主要储存形式。维生素 A 的主要来源有两种：存在于动物性食物中的视黄酯，如肝、鱼肝油，奶油、蛋黄、母乳、牛奶中含量较多；另一类是植物类食物，以 β－胡萝卜素为代表，主要存在于植物性食物中，以深绿色及橙黄色蔬菜与水果中含量较多，在人体内能转化为视黄醇，转化率为 12 ～ 20：1。

2. 维生素 A 的转运 维生素 A 和 β－胡萝卜素均为脂溶性，耐热及一般烹饪，经人体摄入后与其他酯类聚合，在小肠经胆汁和胰脂酶的作用，通过小肠黏膜上皮细胞吸收，在肠黏膜酯化成棕榈酸视黄酯后，与乳糜微粒结合，通过淋巴系统入血后转运并储存于肝。需要时再水解成视黄醇，与视黄醇结合蛋白结合，再与血浆中的转甲状腺素蛋白结合，形成复合体转运至全身，此转运需要锌的帮助。β－胡萝卜素则储存于所有脂肪，肝储存量较少。1 视黄醇当量（RE）等于 1μg 视黄醇，等于 3.33U 的维生素 A。

3. 维生素 A 的核受体 与血浆中转甲状腺素蛋白结合的复合体与靶细胞上的视黄醇结合蛋白受体结合，释放视黄醇入靶细胞为视黄酸，视黄酸与细胞核膜的特异性受体视黄酸核受体和类视黄醇核受体结合，上调、抑制几百种基因的表达，视黄酸作为核激素发挥作用。

【维生素 A 的生理功能】

1. 构成视觉细胞内的感光物质，维持暗光下的视功能 人体视网膜中对暗光敏感的杆状细胞含有 11－顺式视黄醛与视蛋白结合而成的弱感光物质视紫红质，为暗视觉的必需物质，经光照后，11－顺式视黄醛又返回为全反式视黄醛并与视蛋白分离。此过程产生电能刺激视神经形成视觉。在此过程中，除了消耗能量和酶外，还有部分视黄醛变成视黄醇被排泄，所以必须不断地补充维生素 A。

2. 维持上皮细胞结构的稳定性、完整性 维生素 A 能调节糖蛋白合成酶表达，维持上皮细胞的形态完整和功能健全，使皮肤和黏膜组织维持正常。维生素 A 缺乏的初期病理改变是上皮组织的干燥，继而使正常的柱状上皮细胞转变为角状的复层扁平上皮，使上皮组织角化过度及腺体分泌减少，毛囊角化，皮脂腺、汗腺萎缩。结膜和角膜受累表现为毕脱斑（Bitot's spots）或角膜软化甚至穿孔，以及泪腺分泌减少。

3. 促进细胞的增生、分化，促进骨骼代谢和机体的生长发育 维生素 A 是细胞增生、分化、增殖的关键调节因子，参与胚胎发育、组织分化等，是骨骼发育、机体生长发育所必需的维生素。

4. 维持和促进人体的免疫功能 视黄酸对基因的调控作用可以促进机体的免疫功能。维生素 A 缺乏时，免疫细胞内视黄酸受体的表达相应下降，影响机体的免疫功能。

5. 维持生殖功能 维生素 A 对精子的生成、胚胎与胎盘发育都是必需的。

6. 改善铁营养状况 可改善铁的吸收，促进储存铁的转运，增进造血功能。β－胡萝卜素也可以促进铁的吸收。

7. 其他 维生素 A 原类胡萝卜素还有清除氧自由基的抗氧化作用；β－胡萝卜素对红细胞生成性卟啉病可减轻其光敏性。

【病因】

1. 先天储量不足 早产儿、双胎、多胎、低出生体重儿，体内维生素 A 储量不足，生长发

NOTE

育迅速，易发生维生素 A 缺乏。

2. 摄入不足　主要是因为动物性食物摄入过少，新生儿更易发生维生素 A 的缺乏，维生素 A 和胡萝卜素都很难通过胎盘进入胎儿体内。因此，新生儿肝中含维生素 A 很少，同时新生儿的血浆视黄醇结合蛋白只有成人的一半左右，故血浆中维生素 A 含量相对较少。

3. 吸收不良　如慢性腹泻、慢性肝炎等疾病。或膳食脂肪过低，影响维生素 A 及胡萝卜素的吸收。

4. 消耗、排泄过多　如慢性呼吸道感染性疾病致维生素 A 消耗增加；泌尿系统疾病、癌症等致维生素 A 排泄增加。

5. 蛋白质及锌缺乏　视黄醇结合蛋白和前清蛋白缺乏，以及锌缺乏而致维生素 A 转运障碍，血浆维生素 A 降低。

6. 维生素 A 原转换障碍　肝病、糖尿病、甲状腺功能低下、先天性维生素 A 的转化酶缺乏症，皆可使维生素 A 原转化为维生素 A 的机制发生障碍。

【临床表现】

维生素 A 缺乏早期可表现为反复的呼吸道感染、消化道感染及缺铁性贫血等非特异性症状，即"亚临床状态维生素 A 缺乏"，继续发展则有以下临床表现。

1. 眼部症状　进展缓慢，首先是暗适应迟缓，随后暗光下视力减退，逐渐发展成夜盲症；其后出现干眼症的表现，球结膜及角膜干燥，失去光泽，眼泪减少，眼干，眨眼及畏光。眼部检查可见结膜近角膜边缘处干燥及皱褶，角化上皮堆积形成泡沫状白斑，称毕脱斑；继而有角膜的起皱及模糊即角膜软化，严重者角膜穿孔、虹膜脱出而致盲。多数为双侧同时发病。这些表现多见于小年龄儿童患有消耗性、感染性疾病，如麻疹、疟疾等之后。

2. 皮肤症状　皮肤干燥，毛发干枯，脱发，口角炎，指甲多纹，失去光泽，易折裂，毛囊角化，尤以肩、臀、四肢伸侧皮肤多见，呈鸡皮疙瘩样的毛囊丘疹。会阴上皮也可角化。年长儿多见皮肤症状，眼部症状少见。

3. 免疫功能降低　维生素 A 缺乏使上皮细胞角化增生，影响了黏膜上皮的完整性和致密性，增加了感染的可能性。呼吸系统易患上呼吸道感染、支气管炎、肺炎，消化系统易发生腹泻，泌尿系统可致脓尿及血尿。临床资料证明反复感染儿童维生素 A 含量明显低于健康儿童，及时补充维生素 A，可减少感染发生，反之增加其严重程度及病死率。

4. 其他表现　常合并迁延性腹泻及营养不良，体格生长及智力发育落后，贫血，有或无肝脾肿大。动物实验维生素 A 缺乏可致不孕、流产、胎儿畸形与死亡。

【诊断】

综合喂养史、病史、症状与体征不难诊断。对维生素 A 及 β-胡萝卜素入量不足，并有各种消化道疾病或慢性消耗性疾病史，急性传染性病史等应高度警惕维生素 A 缺乏病。实验室及临床检查有助于诊断早期可疑病例及亚临床维生素 A 缺乏。

1. 相对剂量反应试验（relative-dose-response test，RDR test）　可测知维生素 A 储备。晨起空腹测血清维生素 A 浓度（A_0）。口服维生素 A450μg，早餐低维生素 A 饮食，5 小时后午餐前再取血测血清维生素 A 浓度（A_5），按公式 RDR=（A_5-A_0）/A_5×100% 计算，如 RDR 值大于 20% 为阳性，表示体内维生素 A 储存缺乏。

2. 血浆视黄醇浓度　是评价维生素 A 营养状况的常用指标。血清维生素 A 为 0.7～

2.56μmol/L 为正常水平。血清维生素 A 为 0.1 ~ 1.05μmol/L 为可疑亚临床维生素 A 缺乏（边缘型维生素 A 缺乏）；血清维生素 A 小于 0.7μmol/L 分为临床型和亚临床型维生素 A 缺乏。临床型维生素 A 缺乏：血清维生素 A ≤ 0.35μmol/L，伴眼部和皮肤的临床表现；亚临床维生素 A 缺乏：血清维生素 A 为 0.35 ~ 0.70μmol/L，不伴有典型的临床表现。

3. 血浆视黄醇结合蛋白浓度（retinol-binding protein，RBP） 能比较敏感地反映体内维生素 A 的营养状态，正常血浆 RBP 为 23.1mg/L，低于此值有维生素 A 缺乏可能。感染、蛋白质能量营养不良、寄生虫病时 RBP 亦可降低。

4. 视觉功能检查 暗适应测定常用于维生素 A 缺乏，但不适用于婴幼儿，且不能排除其他营养因素和生理因素的影响，锌与蛋白质的缺乏，暗适应时间也可延长。

5. 眼结合膜印迹细胞学方法 用于检查学龄前儿童和中小学生维生素 A 的营养状况，简便适用。经过采样、固定、染色，显微镜下区分细胞种类、大小、形态，以判断维生素 A 营养状况。结果与血清维生素 A 浓度呈正相关。

6. 尿液脱落细胞检查 加 1% 甲紫于新鲜中段尿中，摇匀计数尿中上皮细胞，如无泌尿道感染，超过 3 个 /mm³ 为异常，有助于维生素 A 缺乏诊断，找到角化上皮细胞具有诊断意义。

【治疗】

1. 改善饮食，去除病因 增加膳食中维生素 A、β - 胡萝卜素的摄入。积极治疗原有营养缺乏病及其他慢性疾病，如营养不良、迁延性腹泻、肝胆疾病，以增进对维生素 A 及 β - 胡萝卜素的吸收。

2. 维生素 A 治疗 婴幼儿轻症维生素 A 缺乏可每日服维生素 A 3000μg，如吸收正常症状很快消失，血清维生素 A 水平达到正常，重症有角膜软化者，每日以维生素 A 15000 ~ 25000μg，于第 1 日、第 2 日、第 14 日单剂口服，痊愈后改为预防量。

3. 眼部治疗 用维生素 A 的同时，加强眼部的护理。用消毒油剂维生素 A 滴眼以保护角膜及结膜。用抗生素眼药如红霉素或金霉素眼膏等控制感染。可用上皮生长因子类眼液滴眼，每天 3 次，有助于角膜修复。

【预防】

小儿、孕妇与乳母每日膳食中的维生素 A 量应达到膳食营养素参考摄入量的要求：婴幼儿 400μg 视黄醇当量（RE），> 5 岁 750μg（RE），少年和成人 800μg（RE），孕妇 1000μg（RE），乳母 1200μg（RE）（1U 维生素 A=0.3μgRE=6μgβ - 胡萝卜素）。还应注意从以下几个方面预防维生素 A 缺乏。

1. 改善母亲维生素的营养状况 高危地区 6 个月以下婴儿的母亲应该产后 8 周内补充 20 万 U 的维生素 A，以提高母乳中的维生素 A 浓度，或直接给婴儿补充维生素 A。

2. 膳食补充 婴儿应母乳喂养。婴幼儿、儿童、孕妇和乳母皆应每日适量食用富含维生素 A 与 β - 胡萝卜素的食物，如乳类、蛋类、动物内脏和深绿色与橙黄色蔬菜与水果等。动物肝脏不可每日食用，量不可多，以防维生素 A 中毒。

3. 维生素 A 补充 未成熟儿吸收脂肪及维生素 A 的能力较差，生后应按参考摄入量喂哺维生素 A。对维生素 A 摄入不足及已查出维生素 A 亚临床缺乏的小儿，在医师指导下，除改善饮食及医治原有疾病外，每日服用维生素 A 450 ~ 600μg（RE）。在维生素 A 缺乏的高发地区，可以采取每隔 6 个月给予一次口服维生素 A 的预防措施，大于 1 岁儿童，每次 66000μg（RE），

NOTE

6～12 个月的婴儿每次 33000μg（RE），小于 6 个月小婴儿每次 17000μg（RE），至血清维生素 A 保持正常。在此期间不再摄入其他维生素 A，预防维生素 A 过量或中毒。对患感染性疾病如麻疹、疟疾和结核病等慢性消耗性疾病的患者，应及早补充维生素 A 制剂。有慢性腹泻等维生素 A 吸收不良者，可短期内肌注维生素 A，数日后再改为口服。

二、营养性维生素 D 缺乏

营养性维生素 D 缺乏临床主要表现为营养性维生素 D 缺乏性佝偻病和维生素 D 缺乏性手足搐搦症，后者是前者的伴发症状。

（一）营养性维生素 D 缺乏性佝偻病（rickets of vitamin D deficiency）

营养性维生素 D 缺乏性佝偻病是由于机体内维生素 D 不足，导致机体钙、磷代谢紊乱而产生的一种以骨骼病变为特征的全身慢性营养性疾病。临床典型的表现是生长着的长骨干骺端组织矿化不全，表现为骨软化或畸形。主要见于 3 岁以下婴幼儿，因日照时间短，北方患病率高于南方。

【维生素 D 的正常代谢】

1. 维生素 D 的来源　人体维生素 D 的来源有两种：内源性和外源性，主要是内源性。

（1）内源性　人及动物皮肤中 7- 脱氢胆固醇经日光照射转化为胆固化醇，即内源性维生素 D_3（无活性）。

（2）外源性　通过食物、药物摄取，如植物中维生素 D_2，蘑菇香菇类含量多。动物中维生素 D_3 在鱼肝、蛋黄、奶类等含量较多（均无活性）。

2. 维生素 D 转化　无活性的维生素 D 在血液中与 α_2 球蛋白结合，在肝内经 25- 羟化酶作用转化为 25- 羟维生素 D_3[25-（OH）D_3]，25-（OH）D_3 再经肾近曲小管内细胞内 1-α 羟化酶作用，进一步转化为 1，25 二羟维生素 D_3[1,25-（OH）$_2D_3$]。1,25-（OH）$_2D_3$ 具有很强的生物活性，经血液送至靶器官（即肠、肾、骨等）发挥作用。25-（OH）D_3 在血浆含量较稳定，可代表机体维生素 D 的储备，常作为机体测定维生素 D 营养状态的指标。

【维生素 D 的生理功能】

维生素 D 是一种固醇类衍生物，具有抗佝偻病作用，又称抗佝偻病维生素，维生素 D 是维持机体生命所必需的营养素，它是钙代谢最重要的生物调节因子之一。其生理作用主要有以下四点。

（1）1，25-（OH）$_2D_3$ 是维持钙、磷代谢平衡的主要激素之一，被维生素 D 结合蛋白转运，与小肠、骨、肾远曲小管细胞及一些其他器官与组织（皮肤、胰岛、脑、乳腺上皮、造血组织等）的受体结合发挥作用。

（2）促进小肠黏膜对钙、磷的吸收。

（3）促进旧骨溶解，增加细胞外液钙磷浓度，有利于骨盐沉着。

（4）促进肾小管对钙、磷的重吸收，减少尿磷的排出。

【维生素 D 代谢的调节】

1. 自身反馈作用　正常情况下，维生素 D 的合成与分泌是根据机体需要受血中 25-（OH）D_3 的浓度自行调节，即生成的 1，25-（OH）$_2D_3$ 的量达到一定水平时可抑制 25-（OH）D_3 在肝内的羟化，以及 1，25-（OH）$_2D_3$ 在肾羟化的过程。

2. 血清钙、磷浓度及甲状旁腺素、降钙素的调节　肾生成 1，25-(OH)₂D₃ 间接受血钙浓度调节，当血钙过低时 PTH 分泌增加，刺激 1，25-(OH)₂D₃ 合成增多，PTH 与 1，25-(OH)₂D₃ 共同作用于骨组织，使破骨细胞活性增加，降低成骨细胞活性，骨重吸收增加，骨钙释放入血液，使血钙维持正常，尽量维持正常的生理功能。血钙过高时，降钙素分泌，抑制肾小管羟化生成 1，25-(OH)₂D₃，血磷降低可直接促进 1，25-(OH)₂D₃ 的增高，反之高血磷可抑制 1，25-(OH)₂D₃ 合成。

【病因】

1. 来源不足

（1）内源性　日光照射不足，使 7-脱氢胆固醇不能转化 25-羟维生素 D₃，先天储备不足。

（2）外源性　维生素 D 摄取不足，人乳及其他乳类中含维生素 D 均少，往往不能满足其生理需要。

2. 食物中钙、磷的影响，钙吸收减少　天然食物中谷类含钙量最丰富，但谷类含较多植酸，可与钙结合，影响吸收。钙、磷比例不当，也减少钙吸收。如母乳钙、磷比例 2∶1，较其他乳（如牛乳 1.2∶1）适宜，钙的吸收率较其他乳类好。

3. 生长发育影响　婴幼儿尤其在 6～12 个月时明显生长速度快，维生素 D 需要量大，尤其早产儿，2 岁以后缓解。青春期生长加速，如日照少、摄入少，可发生晚发性佝偻病。

4. 疾病的影响　胃、肠、肝、胆疾病影响维生素 D 及钙、磷吸收和利用，如慢性腹泻、婴儿肝炎综合征、先天性胆道狭窄和闭锁、脂肪泻、胰腺炎等。

5. 其他原因　孕母缺乏日照，多胎，营养不良，孕母长期用抗惊厥药（如苯妥英钠、苯巴比妥），可干扰维生素 D 代谢，糖皮质激素能对抗维生素 D 对钙的转运等。

【发病机制】

维生素 D 缺乏性佝偻病的发病机制是机体试图维持正常血钙水平而对机体造成的影响。因各种原因造成维生素 D 下降时，肠道吸收钙磷减少、血钙下降，刺激甲状旁腺分泌，动员骨释放钙，维持血钙正常或接近正常。但因甲状旁腺素同时抑制肾小管对钙、磷的重吸收，尿磷排出增多，血磷下降，使机体钙、磷代谢失调。致骨样组织钙化过程发生障碍，成骨细胞代偿增生而出现局部骨样组织堆积，碱性磷酸酶分泌增多，临床表现佝偻病骨骼症状和血生化改变（图 4-1）。

【病理变化】

当维生素 D 不足时，血中钙、磷代谢紊乱，钙磷乘积下降，一方面使成熟软骨细胞及成骨细胞不能转化而继续增殖，致骨样组织堆积于骨骺端，临时钙化带增厚，干骺端受压而向两侧膨出，临床表现为骨骼的改变（肋串珠、手镯等）。另一方面骨的生长停滞不前，扁骨和长骨骨膜下的成骨活动也同样发生障碍，骨皮质被不坚硬的骨样组织代替，颅骨骨化障碍表现为颅骨软化，颅骨骨样组织堆积造成方颅，骨干骨化障碍形成骨质稀疏，易受肌肉韧带的牵拉和重力的作用发生弯曲畸形，甚至病理性骨折等。

【临床表现】

本病好发 3 个月～2 岁小儿，主要表现为生长中的骨骼变化、肌肉松弛和非特异性神经、精神症状，重症可见消化功能紊乱、肺功能障碍，并可能影响智能发育及免疫功能等，年龄不同，临床表现不同。临床上分初期、活动期、恢复期、后遗症期。

NOTE

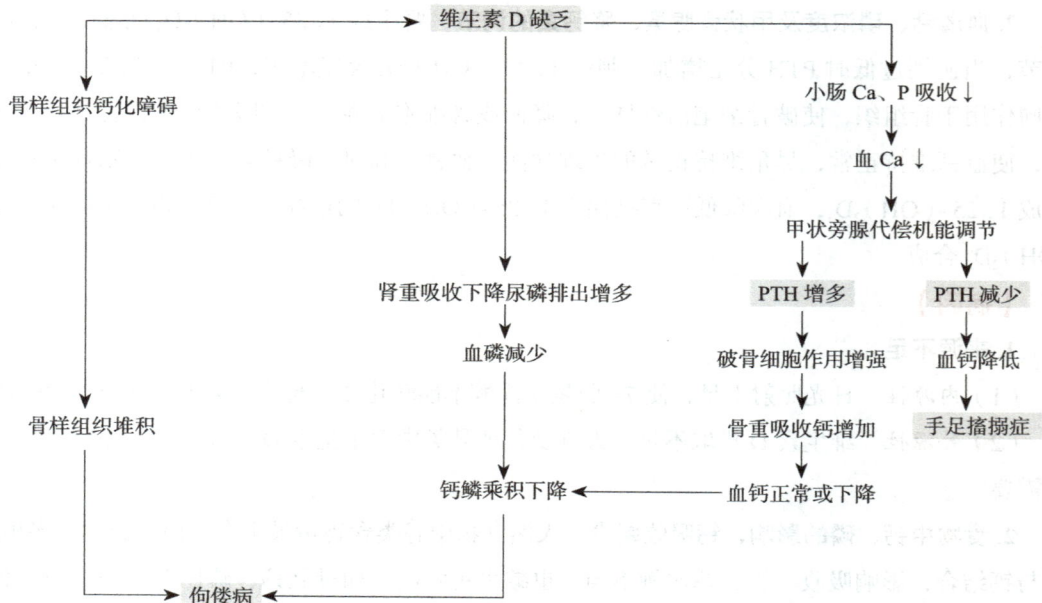

图 4-1 维生素 D 缺乏性佝偻病的发病机制简单示意图

1. 初期（早期） 多见于 6 个月以内的小婴儿。多为神经兴奋性增高的表现如多汗、夜惊、易激惹、烦躁、睡眠不安、汗多刺激头皮而摇头，有枕秃表现。均为非特异性改变。血清 [25-（OH）D_3] 下降，血钙、血磷降低，PTH 升高，碱性磷酸酶活性正常或升高。骨骼 X 线表现不明显，可正常或钙化线稍模糊。

2. 活动期（激期） 早期维生素 D 缺乏的婴儿未经治疗，继续加重出现甲状旁腺功能亢进和钙、磷代谢失常的典型骨骼改变。除初期改变外，常有以下改变：

（1）骨骼系统 因小儿身体各部骨骼的生长速度随年龄不同而异，佝偻病骨骼改变在生长快的部位明显，故不同年龄有不同骨骼表现。

头颅骨改变：①颅骨软化。3～6 个月，颅骨生长快，表现为前囟边软、乒乓头（以平指轻压枕、颞部时感觉颅骨内陷，放松后弹回），约 1 岁时消失。②方颅。8～9 个月以上，额骨和顶骨中心部分常常逐渐增厚，骨样组织增生，致额、顶骨双侧对称性隆起，重者可呈鞍状、十字状。③前囟增大及闭会延迟，迟者可至 2～3 岁。④出牙延迟。可迟至 1 岁始出，3 岁出齐（出牙迟、顺序倒、牙齿缺乏釉质等）。

胸廓改变：多见于 1 岁左右小儿。①肋串珠：沿肋骨方向于肋骨和肋软骨交界处可扪及钝圆形隆起，以 7～10 肋明显，系该处骨样组织堆积膨大所致，上下排列如串状珠，易患肺炎（向内压迫肺组织）。②肋膈沟：又称郝氏沟，因肋骨变软，膈肌附着处肋骨受其牵拉而内陷，同时膈肌下部因腹大而外翻，形成一条沿肋骨走向的横沟。③鸡胸或漏斗胸：胸骨柄和邻近软骨向前突起，肋骨骺部内陷，形成鸡胸；胸骨剑突向内凹陷形成漏斗胸。严重者均影响呼吸。

四肢：①腕踝畸形。手腕、脚踝可扪及（看到）肥厚的骨骺，形成钝圆形环状隆起称手、脚镯，系由软骨及未钙化的骨样组织形成，故 X 线不能显示（6 个月以上小儿）。②下肢畸形。见于小儿开始行走后，由于骨质软化和肌肉关节松弛，在立、走的重力影响下，出现"O""X"形改变（因 1 岁以内有生理性弯曲，故仅对 1 岁以上小儿做此检查）。活动性佝偻病可有肢体疼痛、易骨折。

其他：脊柱后突成侧弯，重症骨盆前后径变短，形成扁平骨盆，女孩成年后可致难产。

（2）肌肉改变 肌肉松弛，肌张力、肌力下降，表现坐、立、行等运动发育落后；腹肌张力下降致腹膨隆如蛙腹；肝、脾韧带松弛，肝脾肋下可触及，大关节过度伸展等。

（3）其他表现 大脑皮层功能异常，条件反射形成缓慢，患儿表情淡漠，语言发育迟缓，免疫力低下，易并发感染等。

（4）生化改变 血清钙正常或稍低、血磷明显下降，碱性磷酸酶明显增高。

（5）X线改变 ①长骨干骺端临时钙化带模糊或消失。②长骨干骺端呈毛刷状，杯口状改变。③骨骺软骨明显增宽，骨骺与干骺端间距加大（>2mm），骨质稀疏，骨皮质变薄；可有骨干弯曲、青枝骨折，骨折可无临床症状。

3. 恢复期 经日光照射或治疗后进入恢复期。

（1）临床症状和体征逐渐恢复正常。

（2）血钙、血磷逐渐恢复正常，碱性磷酸酶4～6周才逐渐恢复正常。

（3）骨骼X线2～3周后即有改善，出现不规则的钙化线。

4. 后遗症期 多见于3岁以后小儿，仅有不同程度的骨骼畸形，余均正常。

附：两种特殊佝偻病

（1）先天性佝偻病 多见于北方地区，孕妇体内维生素D极度缺乏（由于孕母患严重软骨病，或饮食中维生素D明显不足），于新生儿期即可见典型症状（前囟很大，骨缝增宽与后囟相连，后囟未闭，颅骨软化，胸部左右两侧失去正常的弧形而呈平坦面，常伴低钙惊厥，血钙、磷均下降，血清25-（OH）D$_3$下降，碱性磷酸酶升高，X线有典型佝偻病改变）。

（2）迟发性佝偻病 多见于北方地区，青春前期（10～14岁）生长发育快，维生素D"供不应求"，造成一系列临床表现，如多汗、乏力、腿痛（膝关节、小腿、足跟）、四肢麻木、有时伴有抽搐、腿部畸形等。

【诊断】

1. 病史 平时喂养史，生活环境是否有维生素D缺乏和日光照射不足，母亲孕期日照及维生素D与钙的摄入史和是否有缺钙的临床表现。

2. 佝偻病症状体征 不同时期的临床表现，尤其是骨骼的异常。

3. 生化检查 血清钙稍正常或稍低、血磷明显下降，碱性磷酸酶明显增高，血清25-（OH）D$_3$下降。

4. 骨骼X线检查 长骨干骺端呈毛刷状、杯口状改变，临时钙化带模糊或消失；骨骺与干骺端间距加大，骨质稀疏，骨皮质变薄；可有骨干弯曲、青枝骨折。

确诊的金标准是血生化及骨骼X线检查，其中血清25-（OH）D$_3$下降出现最早，最可靠。

【鉴别诊断】

1. 与佝偻病的体征鉴别

（1）头围大，前囟闭合延迟 应与脑积水鉴别，后者主要表现头颅逐渐增大，前囟大而饱满，骨缝增宽，"落日眼"，无佝偻病的四肢和胸部体征。

（2）骨骼畸形 应与软骨发育不良鉴别，后者头大，前额突出，长骨骺端膨出，胸部见串珠、腹大等，与佝偻病相似。但四肢及手指短粗，五指齐平，腰椎前凸、臀部后凸，血钙、血磷正常，X线可见长骨短粗、弯曲、干骺端变宽，呈喇叭口状，但轮廓光整，易与佝偻病鉴别。

2. 与佝偻病体征相同但病因不同的疾病

（1）维生素D依赖性佝偻病 系常染色体隐性遗传，分两种：①Ⅰ型。肾脏1-羟化酶缺陷，使25-（OH）D_3不能转化为1，25-（OH）$_2D_3$，血25-（OH）D_3正常或升高；高氨基酸尿症。②Ⅱ型。靶器官1，25-（OH）$_2D_3$受体缺陷，血中1，25-（OH）$_2D_3$浓度高，有佝偻病所有表现并有脱发特征。

（2）低血磷抗维生素D佝偻病 本病为性连锁遗传，亦可为常染色体显或隐性遗传，因肾小管重吸收磷及肠道吸收磷的原发性缺陷。多发生于1岁以后，且2～3岁仍有活动性表现，血钙正常，血磷低，尿磷增加，对一般剂量维生素D无效，需要维生素D剂量大，需同时补充磷。

（3）肾性佝偻病 先天或后天原因致慢性肾功能障碍，使25-（OH）D_3生成1，25-（OH）$_2D_3$生成障碍，致钙、磷代谢紊乱，血钙下降，血磷升高，甲状旁腺继发性功能亢进，表现为骨质脱钙、骨骼佝偻病变，一般幼儿期症状明显，形成侏儒状态。

（4）肝性佝偻病 肝功能异常，使25-（OH）D_3生成障碍，如急性肝炎、先天性肝外胆管缺乏或其他肝病时，血25-（OH）D_3下降，出现佝偻病征。

（5）远端肾小管性酸中毒 为远曲小管泌氢不足，尿丢失大量钠、钾、钙，继发性甲状旁腺功能亢进，骨质脱钙，出现佝偻病征。有骨痛、骨折、骨骼畸形、身材矮小，除低血钙、低血磷外，血钾亦低，血氯升高，有低钾症状，尿呈碱性。

各型佝偻病（活动期）的实验室检查见表4-1。

表4-1 各型佝偻病（活动期）的实验室检查

病名	血清						氨基酸尿	其他指标
	钙	磷	AKP	25-（OH）D_3	1，25-（OH）$_2D_3$	PTH		
维生素D缺乏性佝偻病	正常/↓	↓	↑	↓	↓	↑	（—）	尿P↑
低血磷抗维生素D佝偻病	正常	↓	↑	正常/↑	正常/↓	正常	（—）	尿P↑
远端肾小管性酸中毒	正常	↓	↑	正常/↑	正常/↓	正常/↑	（—）	碱性尿高氯低钾
维生素D依赖性佝偻病Ⅰ型	↓	↓	↑	↓	↓	↑	（+）	
维生素D依赖性佝偻病Ⅱ型	↓	↓	↑	正常	↑	↑	（+）	
肾性佝偻病	↓	↑	正常	正常	↓	↑	（—）	
肝性佝偻病	正常/↓	↓	↑	↓	↓	↑	（—）	尿P↑

【治疗】

治疗目的：控制活动期，防止骨骼畸形和复发，故应早发现、早诊断、早治疗。临床采取综合治疗（营养、药物、体疗、日光等）。

1. 一般治疗 合理喂养（母乳、富含维生素D类食物），增加户外活动，激期患儿少坐、少站，以免畸形。

2. 药物治疗

（1）维生素 D 疗法　剂型、剂量、疗程、给药次数（单次、多次）、给药途径（口服或肌内注射）等应强调个体化治疗。应遵守以一般剂量口服为主的原则。

初期：每日口服维生素 D 剂量为 1000 ～ 2000IU（25 ～ 50μg），1 个月后改为预防量（400IU/天）至 2 ～ 3 岁；

激期：中、重度每日口服维生素 D 剂量为 3000 ～ 6000IU（75 ～ 150μg），1 个月后改为预防量（400IU/ 天）至 2 ～ 3 岁；

重度或有并发症或不能口服的患儿可予以突击治疗，一次性大剂量肌内注射维生素 D_3 20 万～ 30 万 IU，一般注射前先口服钙剂 3 天，3 个月后给予预防量维持。

恢复期：同初期治疗。

维生素 D 治疗 1 个月后随诊，观察效果，如临床症状、体征、血生化、X 线无恢复征象，应与抗维生素 D 佝偻病鉴别。

维生素 D 治疗中注意以下两点：一是鱼肝油中含大量维生素 A，每天应用剂量大者，不宜用鱼肝油，应单纯用维生素 D，以免维生素 A 中毒。二是维生素 D 中毒，家长滥用维生素 D，误将维生素 D 作为营养药物，长期过量服用维生素 D 制剂或多种维生素 D 强化食品等，导致婴幼儿维生素 D 中毒。临床表现为高钙血症：厌食、恶心、呕吐、头痛、嗜睡、表情淡漠、消瘦，长期慢性者可致脏器或软组织钙化，而出现相应的症状，应立即停用维生素 D 和钙剂，给予低钙饮食，以豆浆代牛奶，可自愈。

（2）钙剂治疗　手足搐搦症或食物中含钙量不足者，同时给予钙剂，亦可用骨、蛋壳及海螺等研粉口服；突击治疗应用维生素 D 前给予钙剂，重者以钙剂静滴。

3. 矫形疗法　3 ～ 4 岁后，有严重畸形者，可考虑外科手术矫形。

【预防】

（1）增加内源性维生素 D 的合成。增加户外活动，多晒太阳。

（2）增加外源性维生素 D 的供给量。胎儿期应嘱孕母适当补充维生素 D；出生后提倡母乳喂养，及时添加辅食，对早产、双胎、人工喂养或冬季出生小儿，生后 1 ～ 2 周开始口服维生素 D 剂量为 500 ～ 1000IU/ 天，或维生素 D 剂量为 10 万～ 20 万 IU，肌注 1 次（可维持 2 个月）；婴儿期口服维生素 D 剂量为 400 ～ 800IU/ 天，或北方患儿 20 ～ 40 万 IU，南方患儿 10 万～ 20 万 IU，肌注一次（在冬季）。

（3）预防畸形、骨折。指导家长加强患儿体格锻炼，对骨骼畸形可采取主动和被动运动的方法矫正。胸廓畸形可做俯卧位抬头展胸运动，下肢畸形可施行肌肉按摩，"O"形腿可按摩外侧肌，"X"形腿按摩内侧肌，以增加肌张力，矫正畸形，严重畸形可于 4 岁后进行手术矫正。

（4）定期体格检查，防止佝偻病复发。

（二）维生素 D 缺乏性手足搐搦症（tetany of vitamin D deficiency）

维生素 D 缺乏性手足搐搦症是维生素 D 缺乏性佝偻病的伴随症状之一，6 个月以下婴儿多见，目前我国因维生素 D 缺乏预防工作的有效开展和实施，本症已较少发生。

【病因和发病机制】

维生素 D 持续缺乏时血钙下降而甲状旁腺不能代偿性分泌增加；血钙继续降低，而当总血钙低于 1.75 ～ 1.8mmol/L，或游离钙低于 1.0mmol/L（4.0mg/dL）时，可引起神经 - 肌肉兴奋性

NOTE

增高，出现抽搐。目前认为维生素 D 早期缺乏时，甲状旁腺功能急剧代偿分泌增加，以维持血钙的正常，表现为佝偻病的表现；当维生素 D 继续或持续缺乏时，甲状旁腺功能反应过度而疲惫，表现为功能低下，出现血钙降低。故维生素 D 缺乏性手足搐搦症的患儿，同时存在维生素 D 缺乏甲状旁腺功能亢进的佝偻病表现和甲状旁腺功能低下所致低血钙的临床表现。

【临床表现】

临床主要表现是手足搐搦、惊厥和喉痉挛，同时有不同程度的活动期佝偻病的表现。

1. 隐匿型　血清钙多在 1.75 ～ 1.8mmol/L，没有典型发作的症状，但可通过刺激神经、肌肉引出以下典型的临床体征。

（1）面神经征　以手指尖或叩诊锤骤然叩击患儿颧弓与口角间的面颊部（第 7 脑神经孔处），引起眼睑和口角的抽动为面神经征阳性，新生儿期可为假阳性。

（2）腓反射征　以叩诊锤骤击膝下外侧腓骨小头上腓神经处，引起足向外侧收缩者为腓反射阳性。

（3）陶瑟征　以血压计袖带包裹上臂，使血压维持在收缩压与舒张压之间，5 分钟之内该手出现痉挛症状，为陶瑟征阳性。

2. 典型发作　血清钙低于 1.75mmol/L 时，出现典型发作的症状，即手足搐搦、惊厥和喉痉挛。以无热惊厥最常见。

（1）手足搐搦　一般多见于较大婴幼儿，突发手足痉挛呈弓状，双手呈腕部屈曲状，手指伸直，拇指内收掌心，强直痉挛；足部踝关节伸直，足趾同时向下弯曲。

（2）惊厥　突然发生四肢抽动，两眼上窜，面肌颤动，神志不清，发作时间数秒钟至数分钟不等，发作时间长者可有口周发绀等。发作停止后，意识恢复，精神萎靡，多入睡，醒后如常，发作次数不等，可数日一次或一日数次，甚至可有一日数十次。一般无发热，发作轻时仅表现有短暂的眼球上窜和面肌抽动，神志清楚。

（3）喉痉挛　多见于婴儿，喉部肌肉及声门突发痉挛，呼吸困难，有时可突然发生窒息，严重缺氧甚至死亡。

【诊断与鉴别诊断】

临床诊断主要依据突发无热惊厥，发作后神志清楚，意识恢复，无神经系统体征，同时有佝偻病存在，总血钙低于 1.75mmol/L，或游离钙低于 1.0mmol/L。

应与以下常见疾病鉴别：

1. 其他有无热惊厥表现的疾病

（1）低血糖症　常发生于清晨空腹时，有进食不足或腹泻史，重症病例惊厥后转入昏迷，一般口服或静脉注射葡萄糖后立即恢复，血糖常低于 2.2mmol/L。

（2）低镁血症　常见于新生儿和小婴儿，常有触觉、听觉过敏，引起肌肉颤动，甚至惊厥、手足搐搦，血镁常低于 0.58mmol/L（1.4mg/dL）。

（3）婴儿痉挛症　为癫痫的一种表现。起病于 1 岁以内，呈突然发作，头及躯干、上肢均屈曲，手握拳，下肢弯曲至腹部，呈点头哈腰状搐搦和意识障碍，发作数秒至数十秒自停，伴有智力异常，脑电图有异常，可有特征性的高幅异常节律波出现。

2. 中枢神经系统感染　如脑膜炎、脑炎、脑脓肿等大多伴有发热和感染中毒症状，精神萎靡等。体弱儿有时可无发热。有颅内压增高体征和脑脊液异常改变。

3. 急性喉炎　多伴有上呼吸道感染症状，也可突然发作，声音嘶哑，伴犬吠样咳嗽及吸气困难，无低钙血症，钙剂治疗无效。

【治疗】

1. 急救处理

（1）吸氧　惊厥期应立即吸氧，喉痉挛者立即将舌头拉出口外进行口对口呼吸或加压给氧，必要时做气管插管，保证呼吸道通畅。

（2）迅速控制惊厥或喉痉挛　可用 10% 的水合氯醛保留灌肠，每次 40 ～ 50mg/kg；或地西泮 0.1 ～ 0.3mg/kg 肌内或缓慢静脉注射。

2. 钙剂治疗　尽快给予 10% 葡萄糖酸钙 5 ～ 10mL 加入 10% 葡萄糖注射液 5 ～ 20mL 中，缓慢静脉注射或滴注，提高血钙浓度，惊厥停止后口服钙剂，不可皮下或肌内注射钙剂，以免导致局部坏死。

3. 维生素 D 治疗　急症控制后，按维生素 D 缺乏性佝偻病给予维生素 D 治疗。

第五节　微量元素缺乏

微量元素（trace element）又称为痕量元素，指的是占人体总重量的万分之一以下的元素，是相对主量元素来划分的。据研究，人体必需的微量元素有 18 种，包括铁、碘、氟、锌、铬、硒、镁、钼和铜等。微量元素缺乏，除铁外，锌和碘缺乏也是儿童时期较为常见的疾病。

一、锌缺乏

微量元素锌在体内的含量仅次于铁。锌参与人体内多种酶的合成、参与味觉、视觉，以及性功能的调节、细胞分解和其他物质的代谢、协调免疫反应等，与胎儿发育、儿童体格和智能发育、新陈代谢、组织修复均密切相关。锌缺乏（zinc deficiency）是指由于锌摄入不足或代谢障碍导致体内锌的缺乏，引起生长发育迟缓、食欲减退、异食癖和皮肤病变、免疫功能下降等临床表现的营养素缺乏性疾病。

【病因】

1. 摄入不足　除坚果类（核桃、板栗、花生等）的植物性食物含锌少，豆类、谷类、动物类食物的含锌量较高，偏食者容易锌缺乏；全胃肠道外营养如未添加锌也可致锌缺乏。

2. 吸收障碍　锌主要是在十二指肠及小肠近端吸收，各种原因所致的腹泻皆可妨碍锌的吸收；膳食纤维、植酸则会减少锌吸收，铜、镉、钙、亚铁离子等可抑制锌的吸收。牛乳锌的吸收率远低于母乳锌，长期的纯牛乳喂养也可致缺锌；肠病性肢端皮炎因小肠缺乏吸收锌的载体，故可表现为严重缺锌。

3. 需要量增加　锌是组成人体各种酶和合成蛋白质的重要元素，生长发育迅速阶段的婴儿，或组织修复过程中，或营养不良恢复期等状态下，机体代谢率提高，可发生锌缺乏。

4. 丢失过多　如长期使用利尿剂、反复出血、溶血、大面积烧伤、慢性肝脏及肾脏疾病、长期透析、蛋白尿，以及应用金属螯合剂等，均可因锌丢失过多而导致锌缺乏。

NOTE

【临床表现】

1. 消化功能减退 缺锌影响味蕾细胞转化率和唾液磷酸酶的活性，影响味觉素合成，使舌黏膜增生、角化不全，以致味觉敏感度下降，发生缺乏食欲、厌食或异嗜癖。

2. 生长发育落后 缺锌可妨碍下丘脑垂体生长轴的功能，以及性腺轴的成熟，表现为生长迟缓、身材矮小、性发育延迟。

3. 免疫功能降低 缺锌可导致 T 淋巴细胞功能损伤而容易发生感染。

4. 智能发育延迟 缺锌可使脑 DNA 和蛋白质合成障碍，脑内谷氨酸浓度降低，从而引起智能发育迟缓。

5. 视觉系统的影响 儿童缺锌会导致视力发育障碍，如视力模糊、夜盲、弱视。

6. 其他 如脱发、皮肤粗糙、皮炎、地图舌、反复口腔溃疡、伤口愈合延迟、贫血等。

【实验室检查】

血清锌是比较可靠也被广泛采用的实验室指标。但轻中度缺乏时血清锌仍可保持在正常水平，也容易受到感染、进食等病理和生理因素的影响。目前建议 < 10 岁儿童血清锌的下限为 65μg/dL（10.07μmol/L）。

【诊断】

诊断主要依据病史、临床表现，可参考血清锌水平。存在锌缺乏高风险因素的儿童，试验性补充锌有助诊断。

【治疗】

1. 针对病因 治疗原发病。

2. 饮食治疗 提倡母乳喂养，注意辅食中适当添加含锌量较高的食物，从小培养孩子不挑食、不偏食的习惯，鼓励多进食富含锌的动物性食物，如肝、鱼、瘦肉、鸡蛋、禽蛋、初乳、牡蛎等。

3. 补充锌剂 需补充元素锌 0.5 ~ 1.0mg/（kg·d），相当于葡萄糖酸锌 3.5 ~ 7mg/（kg·d），疗程一般为 2 ~ 3 个月。长期静脉营养者，锌用量为：早产儿 0.3mg/（kg·d），足月儿~ 5 岁 0.1mg/（kg·d），> 5 岁 2.5 ~ 4mg/d。锌剂的毒性较小，但剂量过大也可引起胃部不适、恶心等消化症状，甚至脱水和电解质紊乱。

【预防】

提倡母乳喂养，坚持平衡膳食，不挑食、偏食，少吃零食。对早产儿、人工喂养者、营养不良儿、长期腹泻、大面积烧伤等可能缺锌的情况，均应适当补锌。

二、碘缺乏症

碘是人体不可或缺的微量元素之一，参与人体的新陈代谢和生长发育，是人体合成甲状腺激素的主要原料。碘缺乏症（iodine deficiency disorders，IDD）是由于自然环境碘缺乏造成机体碘营养不良所表现的一组有关联疾病的总称。主要发生于特定的碘缺乏地区，具有明显的地方性，在我国被列为地方病之一。土壤、水、植物、动物中含有微量的碘，膳食中的碘摄入不足通常是由环境中碘缺乏所引起的。碘缺乏主要影响生长发育和智能发育，胎儿、新生儿、婴幼儿时期受缺碘的影响最大。

碘缺乏是全球重要的公共卫生问题，与维生素 A 缺乏、缺铁性贫血并列为世界卫生组织、联合国儿童基金会等国际组织重点防治、限期消除的三大微营养不良疾病。我国于 20 世纪 90 年代初进行了全民食用碘强化盐，使碘缺乏症发生明显下降。

【病因】

人体内碘的来源主要为食物和水，缺碘使甲状腺素合成障碍，影响体格生长和脑发育。

【临床表现】

临床表现取决于缺碘的程度、持续时间和患病的年龄。胎儿期缺碘可致死胎、流产、早产及先天畸形；新生儿期则表现为甲状腺功能低下；儿童和青春期则引起地方性甲状腺肿、地方性甲状腺功能减退症，常表现为儿童智能和体格发育障碍。儿童长期轻度缺碘则可出现亚临床型甲状腺功能减退症，常伴有体格发育落后。

【实验室检查】

甲状腺肿率、尿碘、血浆 TSH 等指标，可用于个体和群体的碘营养状态的评估。触诊法和 B 超法可用于甲状腺肿的诊断判定。尿碘浓度是评估人群碘营养状态很好的指标，$100 \sim 199\mu g/L$ 为正常，$50 \sim 99\mu g/L$ 为轻度碘缺乏，$20 \sim 49\mu g/L$ 为中度碘缺乏，$< 20\mu g/L$ 为重度碘缺乏，$\geq 300\mu g/L$ 为碘过量。全血 TSH 可作为评价碘营养状态的间接指标，并被用于筛查新生儿甲状腺功能低下症。

【诊断】

根据地方性克汀病或地方性亚临床克汀病的诊断标准（1999 年，卫生部发布）。

1. 必备条件

（1）流行病和个人史　出生或居住在碘缺乏病病区。

（2）临床表现　有不同程度的精神发育迟滞，主要表现为不同程度的智力障碍（智力低下），地方性克汀病的 IQ 为 54 或 54 以下，地方性亚临床克汀病的 IQ 为 $55 \sim 69$。

2. 辅助条件

（1）神经系统障碍　①运动神经障碍。包括不同程度的痉挛性瘫痪、步态和姿势的异常。亚临床克汀病患者不存在这些典型的临床体征，可有轻度神经系统损伤，表现为精神运动障碍和（或）运动技能障碍。②听力障碍。亚临床克汀病患者可有极轻度的听力障碍。③言语障碍（哑或说话障碍）。亚临床克汀病患者呈极轻度言语障碍或正常。

（2）甲状腺功能障碍　①体格发育障碍。表现为非匀称性的矮小，亚临床克汀病患者可无或有轻度体格发育障碍。②克汀病形象（精神发育迟滞外貌）。如傻相、傻笑、眼距宽、鼻梁塌、耳软、腹膨隆、脐疝等，亚临床克汀病患者几乎无上述表现，但可出现程度不同的骨龄发育落后，以及骨骺愈合不良。③甲状腺功能低下表现。如黏液性水肿、皮肤干燥、毛发干粗；血清 T_3 正常、代偿性增高或下降，T_4、FT_4 低于正常，TSH 高于正常，亚临床克汀病患者一般无临床甲低表现，但可出现激素性甲低，即血清 T_3 正常；T_4、FT_4 在正常下限值或降低，TSH 可增高或在正常上限值。

凡具备上述必备条件，再具有辅助条件中的任何一项或一项以上者，再排除由碘缺乏以外原因所造成的疾病，如分娩损伤、脑炎、脑膜炎及药物中毒等，可诊断为地方性克汀病或地方性亚临床克汀病。

【治疗】

1. 碘剂　主要用于缺碘所引起的弥漫型重度甲状腺肿大且病程短者。复方碘溶液每日 $1 \sim 2$

滴（约含碘 3.5mg），或碘化钾（钠）10 ～ 15mg/d，连服两周为 1 个疗程，2 个疗程之间停药 3 个月，反复治疗 1 年。长期大量服用碘剂应注意甲状腺功能亢进的发生。

2. 甲状腺素制剂　详见第十四章第五节。

【预防】

1. 食用加碘盐是全世界防治碘缺乏病的简单易行、行之有效的措施，目前我国已经全面推行食盐加碘，还可多吃些海带、紫菜、虾皮等含碘量高的食物。

2. 孕期和哺乳期妇女要注意补碘，添加辅食时科学合理地补碘，防止碘缺乏病（克汀病、亚临床克汀病、新生儿甲状腺功能低下、新生儿甲状腺肿，以及胎儿早产、流产、死产和先天畸形）的发生。

第五章　新生儿与新生儿疾病

第一节　概述

新生儿（neonate，newborn）是指从脐带结扎到生后 28 天内的婴儿。研究新生儿生理、病理、疾病防治及保健等方面的学科称为新生儿学（neonatology）。新生儿期是人类发育的基础阶段，又是胎儿的继续，与产科密切相关。因此，新生儿学属儿科学范畴，但又是围生医学（perinatology）的一部分。

围生医学是研究胚胎的发育、胎儿的生理病理，以及新生儿和孕产妇疾病的诊断与防治的一门科学。围生期（perinatal period）是指产前、产时和产后的一个特定时期。目前国际上对围生期有多种定义：①从妊娠 28 周（此时胎儿体重约 1000g）至生后 7 天。②从妊娠 20 周（此时胎儿体重约 500g）至生后 28 天。③从妊娠 28 周至生后 28 天。世界卫生组织和国际疾病分类 ICD-10 定义为从孕 22 周至生后 7 天。我国目前采用第一种定义。围生期的胎儿和新生儿称为围生儿。围生儿经历了从宫内向宫外环境转换阶段，易受宫内、分娩过程中及出生后各种因素的影响而患病，其至死亡，所以围生儿死亡率是衡量一个国家和地区妇幼卫生工作质量的重要指标。

【新生儿分类】

临床上常根据胎龄、出生体重、出生体重和胎龄的关系，以及出生后周龄等进行分类。

1. 根据出生时胎龄分类　胎龄（gestation alage，GA）是指从最后 1 次正常月经第 1 天起至分娩时止，通常以周表示，分为足月儿（full term infant）、早产儿（preterm infant）和过期产儿（post-term infant）。①足月儿：37 周≤ GA < 42 周（260 ～ 293 天）的新生儿。②早产儿：GA < 37 周（< 259 天）的新生儿，其中 GA < 28 周者称为极早早产儿（extremely preterm）或超未成熟儿。③过期产儿：GA ≥ 42 周（≥ 294 天）的新生儿。

2. 根据出生体重分类　出生体重（birth weight，BW）指出生后 1 小时内的体重，分为正常出生体重（normal birth weight，NBW）儿、低出生体重（low birth weight，LBW）儿和巨大儿（macrosomia）。①正常出生体重儿：2500g ≤ BW ≤ 4000g 的新生儿。②低出生体重儿：BW < 2500g 的新生儿，其中 BW < 1500g 称为极低出生体重（very low birth weight，VLBW）儿，BW < 1000g 称为超低出生体重（extremely low birth weight，ELBW）儿。③巨大儿：BW > 4000g 的新生儿。

3. 根据出生体重和胎龄的关系分类　分为适于胎龄（appropriate for gestational age，AGA）儿、小于胎龄（small for gestational age，SGA）儿和大于胎龄（large for gestational age，LGA）

儿（图 5-1）：①小于胎龄儿：婴儿的 BW 在同胎龄平均出生体重的第 10 百分位以下。②适于胎龄儿：婴儿的 BW 在同胎龄平均出生体重的第 10 ~ 90 百分位之间。③大于胎龄儿：婴儿的 BW 在同胎龄平均出生体重的第 90 百分位以上。我国 23 省、市、自治区不同胎龄和出生体重百分位数值见表 5-1。

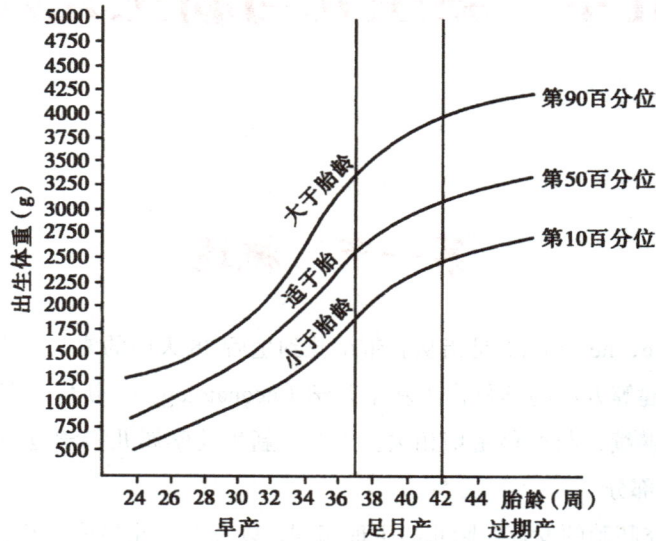

图 5-1　新生儿胎龄与出生体重的百分位曲线

表 5-1　中国不同胎龄新生儿出生体重百分位数参考值（g）

出生胎龄（周）	P_3	P_{10}	P_{25}	P_{50}	P_{75}	P_{90}	P_{97}
24	339	409	488	588	701	814	938
25	427	513	611	732	868	1003	1148
26	518	620	735	876	1033	1187	1352
27	610	728	860	1030	1196	1368	1550
28	706	840	987	1165	1359	1546	1743
29	806	955	1118	1312	1522	1723	1933
30	914	1078	1256	1467	1692	1906	2128
31	1037	1217	1410	1637	1877	2103	2336
32	1179	1375	1584	1827	2082	2320	2565
33	1346	1557	1781	2039	2308	2559	2813
34	1540	1765	2001	2272	2554	2814	3079
35	1762	1996	2241	2522	2812	3080	3352
36	2007	2245	2495	2780	3075	3347	3622
37	2256	2493	2741	3025	3318	3589	3863
38	2461	2695	2939	3219	3506	3773	4041
39	2589	2821	3063	3340	3624	3887	4152
40	2666	2898	3139	3415	3698	3959	4222
41	2722	2954	3195	3470	3752	4012	4274
42	2772	3004	3244	3518	3799	4058	4319

注：引自中华儿科杂志，2015，53（2）：97-103；P 代表百分位数。

4. 根据出生后周龄分类 分为早期新生儿和晚期新生儿。①早期新生儿：生后 1 周以内的新生儿。②晚期新生儿：出生后第 2～4 周末的新生儿。

5. 高危儿（high risk infant） 指已经发生或可能发生危重疾病而需要监护的新生儿。常见于以下情况：①孕母因素。孕母年龄＞40 岁或＜16 岁，有糖尿病、感染、慢性心肺疾患、吸烟、吸毒或酗酒等史，母亲为 Rh 阴性血型或过去有死胎、死产或性传播疾病史等；母孕期有阴道流血、妊娠高血压、先兆子痫或子痫、羊膜早破、胎盘早剥、前置胎盘等。②新生儿因素。窒息、多胎儿、早产儿、小于胎龄儿、巨大儿、宫内感染、遗传代谢性疾病和先天性畸形等。③异常分娩史。难产、手术产、急产、产程延长、分娩过程中使用镇静或止痛药物史等。

第二节 正常足月儿和早产儿的特点与护理

正常足月儿（normal term infant）是指 37 周≤GA＜42 周，2500g≤BW≤4000g，无畸形或疾病的活产婴儿。早产儿（preterm infant）又称未成熟儿（premature infant）。WHO 报道，2010 年共 1.35 亿活婴出生，其中 1490 万为早产儿，占全世界儿童的 11.1%，撒哈拉以南非洲地区和南亚约 910 万，超过早产儿总数的 60%。在中国，早产儿发生率为 8.1%，出生的数量也在逐年递增，每年约有 180 万早产儿出生。多胎、孕妇压力增大、助产技术滥用、母孕期感染、环境因素等与早产儿增多有一定关系，糖尿病、高血压、吸烟、体重超标、妊娠间隔过短等均可能提升早产风险。

一、正常足月儿和早产儿外观特点

不同胎龄的正常足月儿与早产儿在外观上各具特点（表 5-2）。因此，可根据初生婴儿的体格特征来评定其胎龄。

表 5-2 足月儿与早产儿外观特点

		足月儿	早产儿
皮肤		红润、皮下脂肪丰满和毳毛少	绛红、红肿和毳毛多
头		头大（占全身比例 1/4）	头更大（占全身比例 1/3）
头发		分条清楚	细而乱
耳壳		软骨发育好、耳舟成形、直挺	软、缺乏软骨、耳舟不清楚
乳腺		结节＞4mm，平均 7mm	无结节或结节＜4mm
外生殖器	男婴	睾丸已降至阴囊	睾丸未降或未全降
	女婴	大阴唇遮盖小阴唇	大阴唇不能遮盖小阴唇
指、趾甲		达到或超过指、趾端	未达指、趾端
跖纹		足纹遍及整个足底	足底纹理少

NOTE

二、正常足月儿和早产儿生理特点

1. 呼吸系统　胎儿肺内充满液体，足月儿 30 ～ 35mL/kg，出生时经产道挤压 1/3 ～ 1/2 肺液由口鼻排出，其余由肺间质内毛细血管和淋巴管吸收，如吸收延迟，则出现新生儿暂时性呼吸困难（transitory tachypnea of newborn，TTN）。足月儿生后第 1 小时内呼吸频率可达 60 ～ 80 次 / 分钟，1 小时后呼吸频率降至 40 ～ 50 次 / 分钟，以后维持在 40 次 / 分钟左右。呼吸主要靠膈肌运动，呈腹式呼吸。

早产儿呼吸浅快不规则，易出现周期性呼吸及呼吸暂停（apnea）或青紫。周期性呼吸是指 5 ～ 10 秒短暂的呼吸停顿后又出现呼吸，不伴有心率、血氧饱和度变化及青紫；呼吸暂停是指呼吸停止 ≥ 20 秒，伴心率 < 100 次 / 分钟或青紫、血氧饱和度下降，严重时伴面色苍白、肌张力下降。其发生的原因主要有：①呼吸中枢发育不成熟，对低氧、高碳酸血症反应不敏感。②红细胞内缺乏碳酸酐酶，碳酸分解为二氧化碳的数量减少，故不能有效刺激呼吸中枢。③肺泡数量少，呼吸道黏膜上皮细胞呈扁平立方形，毛细血管与肺泡间距离较大，气体交换率低。④呼吸肌发育不全，咳嗽反射弱。早产儿因肺泡表面活性物质含量低，易患呼吸窘迫综合征。由于肺发育不成熟，当机械通气高气道压力、高容量、高浓度氧时，以及感染炎性损伤时，易导致支气管肺发育不良（bronchopulmonary dysplasia，BPD），即慢性肺疾病（chronic lung disease，CLD）。

2. 循环系统　胎儿娩出以后脐带结扎，胎盘 – 脐血液循环终止，体循环阻力上升；新生儿呼吸建立，肺循环阻力降低，肺血流增加；肺循环阻力下降使动脉导管的分流量明显下降，加上前列腺素的作用，生后 72 小时内动脉导管功能性关闭；左心房压力增高，回心血量减少，右心压力下降，生后数分钟使卵圆孔功能性关闭。当严重肺炎、酸中毒、低氧血症时，肺血管压力升高，当其等于或超过体循环时可引起动脉导管或卵圆孔重新开放，出现右向左分流，出现持续胎儿循环（persistent fetal circulation，PFC），现称新生儿持续肺动脉高压（persistent pulmonary hypertension of newborn，PPHN）。

足月新生儿睡眠时平均心率为 120 次 / 分钟，醒时增至 140 ～ 160 次 / 分钟，早产儿安静时心率偏快，平均为 120 ～ 140 次 / 分钟。足月儿血压平均为 70/50mmHg，早产儿血压较低。

3. 消化系统　足月儿出生时吞咽功能已经完善，但食管下部及贲门括约肌松弛，幽门括约肌较发达，胃呈水平位，故易溢乳甚至呕吐。消化道面积相对较大，管壁薄、黏膜通透性高，有利于大量流质及营养物质吸收，但肠腔内毒素和消化不全产物也易进入血液循环，引起中毒或过敏。淀粉酶分泌在生后 4 个月才能达到成人水平，不宜过早喂淀粉类食物。足月儿生后 24 小时内排胎便，呈糊状、墨绿色，2 ～ 3 天排完。因肝内尿苷二磷酸葡萄糖醛酸转移酶的量及活力不足，易出现生理性黄疸，同时因对多种药物处理能力（葡萄糖醛酸化）低下，易发生药物中毒。

早产儿吸吮力差，吞咽反射弱，胃容量小，常出现哺乳困难或乳汁吸入而致吸入性肺炎；早产儿各种消化酶接近足月儿，但胆酸分泌较少，不能将脂肪乳化，故脂肪消化吸收较差；在缺氧缺血、喂养不当情况下，易发生坏死性小肠结肠炎；胎便形成较少和肠蠕动无力，胎便排出常延迟；肝酶的量及活力比足月儿更低，生理性黄疸较重，持续时间较长；同时肝内糖原贮存少，肝合成蛋白质亦不足，常易发生低血糖和低蛋白血症。

4. 泌尿系统　足月儿出生时肾结构发育已完成，已具有与成人相同数量的肾单位，但功能仍不成熟。肾稀释功能虽与成人相似，但其肾小球滤过率低、浓缩功能差，故不能迅速有效地处理过多的水和溶质，易发生水肿。

早产儿由于排钠分数高，肾小管对醛固酮反应低下，如不注意补钠，易产生低钠血症。葡萄糖阈值低，易发生糖尿。由于碳酸氢根阈值极低和肾小管排酸能力差，加之普通牛乳中蛋白质含量及酪蛋白比例均高，可致内源性氢离子增加，当超过肾小管的排泄能力时，引起晚期代谢性酸中毒（latemetabolic acidosis），表现为面色苍白、反应差、体重不增和代谢性酸中毒。因此，人工喂养的早产儿应采用早产儿配方奶粉。

5. 血液系统　足月儿出生时血容量为 $85 \sim 100$mL/kg，血红蛋白为 $140 \sim 200$g/L。血红蛋白通常于生后 24 小时达峰值，第 1 周末恢复至出生时水平，以后逐渐下降。如果生后 1 周内静脉血血红蛋白 < 140g/L 为新生儿贫血。网织红细胞数出生 3 天内为 $0.04 \sim 0.06$，$4 \sim 7$ 天迅速降至 $0.005 \sim 0.015$，$4 \sim 6$ 周上升至 $0.02 \sim 0.08$。白细胞数生后第 1 天为 $（15 \sim 20）\times 10^9$/L，3 天后明显下降，5 天后接近婴儿值；分类中以中性粒细胞为主，$4 \sim 6$ 天与淋巴细胞持平，以后淋巴细胞占优势。血小板数出生时已达到成人水平。由于胎儿肝脏维生素 K 储存量少，凝血因子 Ⅱ、Ⅶ、Ⅸ、Ⅹ 活性较低，故生后常规肌注维生素 K_1。

早产儿血容量为 $85 \sim 110$mL/kg，周围血中有核红细胞较多，白细胞和血小板稍低于足月儿。大多数早产儿第 3 周末嗜酸性粒细胞增多，并持续两周左右。"生理性贫血"出现早，且胎龄越小，贫血持续时间越长，程度越严重。

6. 神经系统　新生儿出生时头围平均 $33 \sim 34$cm，脑重占体重的 $10\% \sim 12\%$（成人仅占 2%），脑沟和脑回未完全形成。脊髓相对长，其末端约在第 3、4 腰椎下缘，故腰穿时应在第 4、5 腰椎间隙进针。大脑皮层兴奋性低，易疲劳，觉醒时间一昼夜仅 $2 \sim 3$ 小时。大脑皮层对下级中枢抑制较弱，且锥体束、纹状体发育不全，常出现不自主和不协调动作。新生儿有特殊的神经反射，如觅食、吸吮、拥抱、握持等反射。在正常情况下，上述反射生后数月自然消失。如上述反射减弱或消失，或数月后仍不消失，常提示严重疾病或颅内病变（如颅脑损伤、出血、水肿等）。此外，新生儿 Kernig 征、Babinski 征和 Chvostek 征为阳性，腹壁反射和提睾反射在生后头几个月不稳定。

早产儿觉醒时间更短，神经系统成熟度与胎龄有关，胎龄越小，原始反射越难引出或反射不完全。早产儿尤其极低出生体重儿脑室管膜下存在发达的胚胎生发层组织，易发生脑室管膜下出血及脑室周围白质软化。

7. 免疫系统　足月儿非特异性和特异性免疫功能均不成熟。皮肤黏膜薄嫩易损伤；脐带残端未完全闭合，离血管近，细菌易进入血液；呼吸道纤毛运动差，胃酸、胆酸少，杀菌力差；同时分泌型 IgA 缺乏，易发生呼吸道和消化道感染。血 – 脑屏障发育未完善，易患细菌性脑膜炎。血浆中补体水平低、调理素活性低、多形核白细胞产生及储备均少，且趋化性及吞噬能力低下；IgA 和 IgM 不能通过胎盘；因此易患细菌感染，尤其是革兰阴性杆菌感染。早产儿非特异性和特异性免疫功能更差，胎龄越小，通过胎盘到达体内的 IgG 含量越低，故更易患感染性疾病。

8. 体温　足月儿体温调节中枢功能尚不完善，皮下脂肪薄，体表面积相对较大，容易散热。寒冷时无寒战反应而靠棕色脂肪化学产热。中性温度（适中温度）对新生儿至关重要。中性温度是指机体维持体温正常所需的代谢率和耗氧量最低时的环境温度。出生体重越低、日龄越小，所需中性温度越高（表5-3）。新生儿正常体表温度为36.0～36.5℃，正常核心（直肠）温度为36.5～37.5℃。

表5-3　不同出生体重新生儿的中性温度

出生体重（kg）	中性温度			
	35℃	34℃	33℃	32℃
1.0	初生10天内	10天以后	3周以后	5周以后
1.5	—	初生10天内	10天以后	4周以后
2.0	—	初生2天内	2天以后	3周以后
>2.5	—	—	初生2天内	2天以后

　　早产儿体温调节中枢功能更不完善，皮下脂肪更薄，并且胎龄越小，棕色脂肪越少，代偿产热能力也越差，如环境温度过低时，更易发生低体温，甚至硬肿症。汗腺发育差，如环境温度过高时体温也易升高。

　　9. 能量及体液代谢　新生儿热能需要量取决于维持基础代谢和生长的能量消耗，在适中环境温度下，基础热能消耗为209kJ/（kg·d），加上活动、特殊动力作用、大便丢失和生长需要等，每日共需热量为418～502kJ/kg。足月儿每日钠需要量1～2mmol/kg，<32周早产儿需3～4mmol/（kg·d）；新生儿生后10天内不需补充钾，以后每日需钾量1～2mmol/kg。早产儿皮质醇和降钙素分泌较高，且终末器官对甲状旁腺素反应低下，常有低钙血症。

　　10. 常见的几种特殊生理状态　①生理性黄疸：参见本章第九节。②"马牙"和"螳螂嘴"：在口腔上腭中线和齿龈部位，由上皮细胞堆积或黏液腺分泌物积留形成的黄白色、米粒大小的小颗粒，俗称"马牙"，数周后可自然消退；新生儿两侧颊部各有一隆起的脂肪垫，俗称"螳螂嘴"，有利于吸吮乳汁。两者均属正常现象，不可挑破，以免发生感染。③乳腺肿大和假月经：男女新生儿出生后体内的雌激素和孕激素很快消失，而催乳素却维持较长时间，故生后4～7天均可有乳腺增大，如蚕豆或核桃大小，2～3周消退。部分婴儿乳房甚至可分泌出少许乳汁，切忌挤压，以免感染。部分女婴出生后5～7天阴道流出少许血性或大量非脓性分泌物，可持续1周，是由于生后来自母体的雌激素突然中断所致。④新生儿红斑：生后1～2天，在头部、躯干及四肢常出现大小不等的多形性斑丘疹，称为"新生儿红斑"，1～2天后自然消失。⑤粟粒疹：因皮脂腺堆积在鼻尖、鼻翼、颜面部形成黄白色小米粒大小皮疹，称为"新生儿粟粒疹"，脱皮后自然消失。

三、足月儿及早产儿护理

　　1. 保温　新生儿应注意保暖，生后立即用预热的毛巾擦干，并采取各种保暖措施，使婴儿处于中性温度中。新生儿头部表面积大，散热量多，寒冷季节应戴绒布帽。正常新生儿应与母亲在一起，行"袋鼠式护理"。早产儿，尤其出生体重<2000g或低体温者，应置于自控式开放式抢救台上或温箱中，并根据胎龄、出生体重、生后日龄选择中性环境温度。无条件者可采取

其他保暖措施，如用预热的毯子包裹新生儿。

2. 喂养　正常足月儿生后半小时内即可喂哺母乳；提倡按需哺乳。无母乳者可给予配方乳，每 3 小时 1 次，每日 7 ～ 8 次。奶量根据所需热量及婴儿耐受情况计算，遵循从小量新增的原则，以吃奶后安静、无腹胀和理想的体重增长（足月儿 15 ～ 30g/d，平均约为 20g/d）为标准（生理性体重下降期除外）。

早产儿也尽早母乳喂养为宜。对吸吮能力差、吞咽功能不协调或不方便直接哺乳者，可由母亲挤出乳汁经管饲喂养；无母乳时可暂用早产儿配方奶。极低出生体重儿可试行微量肠道喂养，哺乳量不能满足所需热量者应辅以静脉营养。出院时矫正胎龄已达到适于胎龄儿标准的早产儿，应尽可能母乳喂养；如无母乳，可给予标准的婴儿配方乳喂养。出院时矫正胎龄小于胎龄的婴儿，如母乳喂养，应首选母乳强化剂。母乳强化剂可改善体重增长速率和满足早产儿预期的营养需求，长期营养摄入低于期望值将导致宫外生长迟缓（extrauterine growth retardation/reaction，EUGR），即出生后的体重、身高或头围低于相应胎龄的第 10 百分位。营养摄入过量，同样会导致远期潜在的不利影响，如胰岛素抵抗性糖尿病、脂质代谢病及心血管疾病等。

足月儿生后应肌内注射 1 次维生素 K_1 0.5 ～ 1mg，早产儿连用 3 天，以预防晚发维生素 K 缺乏。生后 4 天加维生素 C 50 ～ 100mg/d，10 天后加维生素 A 500 ～ 1000IU/d，维生素 D 500 ～ 1000IU/d，4 周后添加铁剂，足月儿给元素铁 2mg/（kg·d），极低出生体重儿给 3 ～ 4mg/（kg·d），并同时添加维生素 E 25U 和叶酸 2.5mg，每周 2 次。

3. 皮肤黏膜护理　①勤洗澡，保持皮肤清洁：正常新生儿 24 小时后即可每天洗澡；每次大便后用温水清洗臀部，勤换尿布，防止红臀或尿布疹发生。②保持脐带残端清洁和干燥：脐带残端一般生后 3 ～ 7 天脱落，脱落后如有黏液或少量渗血，用聚维酮碘（碘伏）消毒或重新结扎；如有肉芽组织，可用硝酸银烧灼局部；如有化脓感染，除局部用过氧化氢溶液或碘伏消毒外，同时酌情应用抗生素（见本章第十六节"脐炎"部分）。③口腔黏膜不宜擦洗。④衣服宜宽大、质软，不用纽扣；应选用柔软、吸水性强的尿布。

4. 呼吸管理　保持呼吸道通畅，低氧血症时予以吸氧，但吸入高浓度氧或吸氧时间过长可引起早产儿视网膜病（retinopathy of prematurity，ROP）或支气管肺发育不良（BPD）。因此，吸氧浓度和流量以维持动脉血氧分压 50 ～ 80mmHg（早产儿 50 ～ 70mmHg）或经皮血氧饱和度 91% ～ 95% 为宜。切忌给早产儿常规吸氧。呼吸暂停者可经弹、拍打足底等恢复呼吸，同时给予甲基黄嘌呤类药物。

5. 预防感染　婴儿室工作人员应严格遵守消毒隔离制度。接触新生儿前应严格洗手；护理和操作时应注意无菌；工作人员或新生儿如患感染性疾病应立即隔离，防止交叉感染；避免过分拥挤，防止空气污染和杜绝乳制品污染；室内地板、床架及暖箱应湿式清洁，定期乳酸熏蒸消毒。

6. 预防接种　生后 3 天接种卡介苗；生后 1 天、1 个月、6 个月时应各注射重组酵母乙肝病毒疫苗 1 次，每次 5μg；母亲为乙肝病毒携带者或乙肝患者，婴儿应于生后 6 小时内肌内注射高价乙肝免疫球蛋白（HBIG）0.5mL，同时换部位注射重组酵母乙肝病毒疫苗 10μg。

7. 新生儿筛查　出生后应进行先天性甲状腺功能减退症、葡萄糖 –6– 磷酸脱氢酶缺乏症、苯丙酮尿症、先天性肾上腺皮质增生症等先天性疾病的筛查。

NOTE

第三节　胎儿宫内生长异常

一、宫内生长迟缓和小于胎龄儿

宫内生长迟缓（intrauterine growth restriction/retardation，IUGR）与小于胎龄（small for gestational age，SGA）并非同义词。IUGR 是指由于母亲、胎儿或胎盘等各种不利因素，导致胎儿在宫内生长模式偏离或低于其生长预期，即偏离了其生长潜能。SGA 儿是指新生儿出生体重小于同胎龄儿平均出生体重的第 10 百分位或 2SD，有早产、足月、过期产 SGA 之分。SGA 可能是由 IUGR 所致，也可能由其他原因引起，如性别、种族、胎次、孕母体质差异等。因此，有些体重虽小于胎龄，但健康。从整体上来看，SGA 和 IUGR 婴儿围生期死亡率及远期发病率均明显高于适于胎龄儿。

【病因】

IUGR 或 SGA 常由母亲、胎儿、胎盘等因素所致。

1. 母亲因素　①胎儿体重差异 40% 来自双亲的遗传因素，且以孕妇的遗传因素影响较大，与孕妇低出生体重、孕前体重低、子宫或宫颈发育异常、妊娠时年龄，以及胎产次（＞5）相关。②孕妇营养不良（尤其发生在孕晚期时对出生体重影响最明显），特别是蛋白质和能量供应不足；妊娠合并肾脏疾病，居住在高海拔地区，严重贫血、严重心脏病、妊娠高血压综合征、慢性高血压等各种慢性血管疾病，使孕妇长期低氧血症或氧转运能力低下；胎盘问题、胎膜早破，影响子宫及胎盘血流及功能，导致胎儿营养不良；免疫性疾病、内分泌疾病、感染性疾病时均可影响胎儿生长发育。③孕妇社会行为，如社会状态、经济条件较差时，胎儿宫内发育迟缓的发生机会也增多。如吸烟、没有产前检查、妊娠期间体重增加慢、滥用酒精及药物、接触放射线、妊娠间隔期短（＜6 月）、年龄（＜16 岁或＞35 岁）、心理压力等。

2. 胎儿因素　①慢性宫内感染（如 TORCH 感染）或缺氧是导致 IUGR 的重要原因。②双胎或多胎。③染色体畸变及染色体疾病。④遗传代谢病。⑤性别、胎次不同。女婴、第一胎平均出生体重通常低于男婴和以后几胎。⑥种族或人种不同。

3. 胎盘因素　孕母子宫异常（解剖异常、子宫肌瘤），胎盘功能不全，如小胎盘、胎盘绒毛广泛损伤或胎盘血管异常、胎盘梗死、胎盘早剥等。

4. 内分泌因素　任何一种激素先天性缺陷均可致胎儿生长迟缓，如胰岛素样生长因子（insulin-like growth factor，IGF）、胰岛素样生长因子结合蛋白（insulin-like growth factor binding protein，IGFBP），以及葡萄糖 - 胰岛素 - 胰岛素样生长因子代谢轴等，均是调节胎儿生长的中心环节。

【临床分型】

根据重量指数 [出生体重（g）×100/ 顶臀长（cm）^{3}] 和身长头围之比，分为匀称型和非匀称型。

1. 匀称型　患儿出生时头围、身长、体重成比例下降，体型匀称。其重量指数 ＞ 2.00（胎龄 ≤ 37 周），或 ＞ 2.20（胎龄 ＞ 37 周）；身长与头围比 ＞ 1.36。损伤发生在孕早期，常由于染色体异常、遗传性疾病、先天性感染等因素影响细胞增殖，阻碍胎儿生长发育所致。

2. 非匀称型　胎儿体重降低与身长、头围降低不成比例，即体重小于预期的胎龄，而身长及头围与预期的胎龄相符，大脑发育常不受影响。其重量指数 < 2.00（胎龄 ≤ 37 周），或 < 2.20（胎龄 > 37 周）；身长与头围比 < 1.36。损伤发生在妊娠晚期，常由孕母营养因素、血管性疾病所致，如先兆子痫、慢性妊娠期高血压、子宫异常等。

【并发症】

1. 围生期窒息　IUGR 儿在宫内常处于慢性缺氧环境中，故常并发围生期窒息，且多留有不同程度的神经系统后遗症。

2. 先天性畸形　染色体畸变或慢性宫内感染可引起各种先天性畸形。

3. 低血糖　肝糖原贮存减少；糖异生底物缺乏，糖异生酶活力低下；胰岛素水平相对较高，而儿茶酚胺水平较低；游离脂肪酸和甘油三酯氧化减少，使能源系统中各种物质间转化受到限制；出生时如有缺氧情况，使糖原贮存更趋于耗竭，极易发生低血糖。非匀称型由于脑与肝之比相对较大，更易发生低血糖。

4. 红细胞增多症 – 高黏滞度综合征　宫内慢性缺氧引起胎儿红细胞生成素水平增加、红细胞增多，可引起红细胞增多症 – 高黏滞度综合征，患儿静脉血的血细胞比容（HCT）≥ 0.65，血黏度 > 18cps。红细胞增多可引起血黏稠度增高而影响组织正常灌注，出现呼吸窘迫、青紫、低血糖、心脏扩大、肝大、黄疸、坏死性小肠结肠炎等临床症状体征。

5. 胎粪吸入综合征　因胎粪排入羊水，胎儿可在产前或产程中吸入污染胎粪的羊水，则引起胎粪吸入综合征。

【治疗】

1. 有围生期窒息者，出生后应立即进行复苏。

2. 注意保暖。有条件者置入暖箱中，维持体温在正常范围，减少能量消耗。

3. 尽早开奶，预防低血糖。注意监测血糖，及时发现低血糖，并给予治疗（详见本章第十四节）。能量不足者可给予部分静脉营养。

4. 部分换血疗法。①周围静脉血 HCT > 0.65（65%）且有症状者，应部分换血。②周围静脉血 HCT 0.60（60%）～ 0.70（70%）但无症状者，应每 4 ～ 6 小时监测 HCT，同时输入液体或尽早喂奶。③周围静脉血 HCT > 0.70（70%）但无症状者是否换血尚存争议。换血量计算方法如下：

换血量（mL）=[血容量 ×（实际 HCT– 预期 HCT）× 体重（kg）]/ 实际 HCT

新生儿血容量约为 100mL/kg，糖尿病母亲的婴儿为 80 ～ 85mL/kg，预期 HCT 以 0.55 ～ 0.60（55% ～ 60%）为宜，换出血量代以补充生理盐水或 5% 白蛋白。

【预后与预防】

1. 预后

（1）长期预后与病因、宫内受损发生的时间、持续时间、严重程度及出生后营养状况和环境有关。其围生期死亡率明显高于适于胎龄儿，围生期窒息和合并致命性先天性畸形是引起死亡的两个首要因素。

（2）大部分小于胎龄儿出生后体重增长呈追赶趋势，随后身长也出现快速增长阶段，生后第 2 年未达到正常水平，体格、智力发育正常。

NOTE

（3）约 8% 出生体重或身长小于第 3 个百分位者出现终身生长落后。宫内感染、染色体疾病等所致严重宫内生长迟缓者，可能会出现终身生长、发育迟缓和不同程度的神经系统后遗症，如学习、认知能力低下，运动功能障碍，甚至脑性瘫痪等。

（4）成年后胰岛素抵抗性糖尿病、脂质代谢病及心血管疾病等发病率高。

2. 预防

（1）加强孕妇保健，避免一切不利于胎儿宫内生长的因素。

（2）加强胎儿宫内监护，及时发现胎儿宫内生长迟缓，并对孕母进行治疗。

（3）如有宫内窘迫，应立即行剖宫产。

（4）诊断 IUGR 或 SGA 的新生儿，建议出生后每 3 ～ 6 个月进行新生儿脑发育及生长发育评估。尽早发现或及时治疗脑发育异常或脑瘫患儿。

二、大于胎龄儿

大于胎龄（large for gestational age，LGA）儿是指出生体重大于同胎龄平均出生体重第 90 百分位的新生儿。出生体重 > 4kg 者称巨大儿。

【病因】

1. 生理性因素　父母体格高大，或母孕期食量较大，摄入高能量、高蛋白等。

2. 病理性因素　①孕母患糖尿病。②胰岛细胞增生症。③Rh 血型不合溶血症。④先天性心脏病（大血管错位）。⑤Beckwith 综合征等。

【临床表现】

1. 窒息、颅内出血或各种产伤　由于体格较大，易发生难产而引起窒息、颅内出血或各种产伤，如臂丛神经损伤、膈神经损伤、锁骨骨折、肝破裂，以及头面部挤压伤等。

2. 原发疾病的临床表现　①糖尿病母亲的婴儿常伴有早产、低血糖、肺透明膜病、高胆红素血症、红细胞增多症等。②胰岛细胞增生症患儿有持续性高胰岛素血症及顽固性低血糖。③Rh 血型不合者有重度高胆红素血症、贫血、水肿、肝脾大。④大血管错位患儿常有气促、发绀及低氧血症。⑤Beckwith 综合征患儿有特殊面容，如突眼、大舌、面部扩张的血管痣、耳有裂纹，以及内脏大、脐疝、低血糖症等。

3. 远期并发症　肥胖、2 型糖尿病发生率远高于适于胎龄儿。

【治疗】

（1）预防难产和窒息。

（2）治疗各种原发疾病及其并发症。

【预防】

（1）加强孕妇保健，注重孕期合理营养，避免过度的高能量、高蛋白摄入。

（2）积极预防母亲的妊娠并发症，如糖尿病等。

（3）加强胎儿宫内监护，及时发现危险因素，及时干预。

第四节　新生儿窒息

新生儿窒息（asphyxia of newborn）是指由于产前、产时或产后的各种病因，使胎儿缺氧而发生宫内窘迫或娩出过程中发生呼吸、循环障碍，新生儿出生后不能建立正常的自主呼吸，以低氧血症、高碳酸血症及全身多脏器损伤为主要病理生理改变的疾病，是引起新生儿死亡和儿童伤残的重要原因之一。由于诊断标准未完全统一，国内文献报道的发病率差异很大。

【病因】

凡能使血氧浓度降低的任何因素都可以引起窒息。

1. 出生前原因

（1）母体疾病，如妊娠期高血压疾病、先兆子痫、子痫、急性失血、严重贫血、心脏病、急性传染病、肺结核等。

（2）子宫因素，如子宫过度膨胀、痉挛和出血，影响胎盘血液循环。

（3）胎盘因素，如胎盘功能不全、前置胎盘、胎盘早剥等。

（4）脐带因素，如脐带扭转、打结、绕颈、脱垂等。

2. 分娩因素　骨盆狭窄、头盆不称、胎位异常、羊膜早破、助产术不顺利或处理不当，以及应用麻醉、镇痛、催产药物不妥等。

3. 胎儿因素　呼吸道阻塞、颅内出血、肺发育不成熟，以及严重的中枢神经系、心血管系畸形和膈疝等。

【病理生理】

1. 窒息时呼吸、循环功能由胎儿向新生儿转变受阻　窒息缺氧时新生儿心率减慢、血压下降、中心静脉压上升、心脏扩大、肺毛细血管收缩、阻力增加、肺血流量减少，动脉导管重新开放，血流经动脉导管和卵圆孔由右向左分流，回复胎儿型循环，致使持续性肺动脉高压。持续性肺动脉高压又进一步加重组织缺氧、缺血、酸中毒，最后导致不可逆多脏器损伤。

2. 窒息时各器官缺血改变　在窒息出现后心血输出量开始时正常，心率先有短暂增快，动脉压暂时升高，随着 $PaCO_2$ 上升，PaO_2 和 pH 迅速下降，血液分布改变，非生命器官如肠、肾、肌肉、皮肤的血管收缩，而保持脑、心、肾上腺等生命器官的供血供氧。如缺氧持续存在，体内储存的糖原耗尽，无氧代谢进一步加重了代谢性酸中毒，最终导致生命器官血流量减少，心率减慢，心血输出量减少，血压下降，器官供血减少，引起全身脏器损伤。

3. 呼吸改变　胎儿或新生儿缺氧往往先有过度呼吸，呼吸代偿性加深加快，随之迅速转入原发性呼吸暂停，出现呼吸停止、心率减慢，但受感官刺激仍可出现节律性喘息状呼吸。若缺氧持续存在，频率和强度逐渐减退，最后进入继发性呼吸暂停，出现肌张力消失，心率、血压和血氧饱和度持续下降，如不予积极抢救则死亡。

4. 血液生化和代谢改变

（1）糖代谢紊乱　窒息早期由于儿茶酚胺释放可出现血糖增高，但因新生儿糖原储备量少，可很快耗尽而出现低血糖。

NOTE

（2）低钠血症和低钙血症　缺氧时抗利尿激素和心钠素分泌增加，加上缺氧使细胞膜通透性改变、钠泵功能失调，钠进入细胞内，造成低钠血症；钙通道开放、钙内流引起低钙血症。

（3）PaO_2、pH 降低及混合性酸中毒　因吸入羊水和胎粪，上呼吸道梗阻，缺氧后无氧代谢增加，PaO_2、pH 下降、酸中毒。

（4）高胆红素血症　酸中毒可减少胆红素与白蛋白联结，降低肝活力，导致非结合胆红素增加，引起高胆红素血症。

【临床表现】

1. 胎儿宫内窘迫　首先出现胎动增加，胎心增快（≥ 160 次 / 分钟），肠蠕动增加，肛门括约肌松弛，排出胎粪，羊水被污染为黄绿色。若缺氧继续，心率减慢（< 100 次 / 分钟），胎心减弱且不规则，最后消失。

2. Apgar 评分评估　Apgar 评分于 1953 年由美国麻醉科医师 Apgar 博士提出，是国际上公认的评价新生儿窒息的最简捷、实用的方法。内容包括皮肤颜色、心率、对刺激的反应、肌张力和呼吸五项指标；每项 0 ～ 2 分，总共 10 分（表 5-4）。

Apgar 评分 8 ～ 10 分为正常，4 ～ 7 分为轻度窒息，0 ～ 3 分为重度窒息。分别于生后 1 分钟、5 分钟和 10 分钟进行，如婴儿需复苏，15 分钟、20 分钟时仍需评分。1 分钟评分反映窒息严重程度，是复苏的依据；5 分钟评分反映了复苏的效果，有助于判断预后。

表 5-4　新生儿 Apgar 评分标准

体征	评分标准			评分	
	0 分	1 分	2 分	1 分钟	5 分钟
皮肤颜色	青紫或苍白	身体红，四肢有紫	全身红		
心率（次 / 分）	无	< 100	> 100		
弹足底或插鼻管反应	无反应	有些动作，如皱眉	哭，喷嚏		
肌张力	松弛	四肢略屈曲	四肢活动		
呼吸	无	慢，不规则	正常，哭声响		

3. 多脏器受损症状　严重缺血缺氧和酸中毒，导致全身脏器缺氧和代谢紊乱，尤其是脑、心、肺、肾器官损害，发生多脏器受损并发症。①脑损害：缺氧缺血性脑病、颅内出血。②心损害：轻症时有心脏传导系统及心肌损害；严重者出现心源性休克、心力衰竭等。③肺损害：易发生羊水或胎粪吸入综合征、肺出血和持续肺动脉高压。低出生体重儿常见肺透明膜病和呼吸暂停等。④肾损害：较多见，肾功能不全、肾衰竭及肾静脉血栓形成等。⑤代谢紊乱：酸中毒、低血糖或高血糖、低钠血症、低钙血症等。⑥其他：窒息时因有血管收缩，凝血因子消耗，易发生弥散性血管内凝血。胃肠道应激性溃疡，恢复期过早喂养出现坏死性小肠结肠炎。窒息后黄疸加深、时间延长。

【辅助检查】

对宫内缺氧胎儿，可通过羊膜镜了解羊水胎粪污染程度或胎头露出宫口时取头皮血行血气分析，以评估宫内缺氧程度；生后应检测动脉血气、血糖、电解质、血尿素氮和肌酐等生化指标。

【诊断】

2013年中国医师协会新生儿科医师分会制订了新生儿窒息诊断和分度标准建议：①产前具有可能导致窒息的高危因素。②1或5分钟Apgar评分≤7分，仍未建立有效自主呼吸。③脐动脉血pH<7.15。④排除其他引起低Apgar评分的病因。以上②～④为必要条件，①为参考指标。

2015年中华医学会围产医学分会新生儿复苏学组制订了《新生儿窒息诊断的专家共识》，提出关于结合Apgar评分及脐动脉血气pH诊断新生儿窒息的具体方案：①新生儿生后仍做Apgar评分，在二级及以上或有条件的医院生后即刻应做脐动脉血气分析，Apgar评分要结合血气结果做出窒息的诊断。A.轻度窒息：Apgar评分1分钟≤7分，或5分钟≤7分，伴脐动脉血pH<7.2；B.重度窒息：Apgar评分1分钟≤3分或5分钟≤5分，伴脐动脉血pH<7.0。②未取得脐动脉血气分析结果的，Apgar评分异常，可称之为"低Apgar评分"。考虑到目前国际、国内的疾病诊断编码的现状，对于"低Apgar评分"的病例，Apgar评分≤3分列入严重新生儿窒息（severe，ICD-9 code 768.5/ICD10 code 21.0）；Apgar评分≤7分列入轻或中度新生儿窒息（mild ormoderate，ICD-9 code 768.6/ICD10 code 21.1）的诊断。需要说明的是，共识推荐的新生儿窒息诊断方案为双轨制，"低Apgar评分"并未取得相关的国内外编码。因此，建议在具体的实践过程中，具体病例的诊断包括病历封面仍应该采用轻或中度窒息、重度窒息，以避免病例诊断和统计的困难。"低Apgar评分"在做临床流行病学和比较研究时可以应用，以方便国际交流和科研论文发表。③应重视围生期缺氧病史，尤其强调胎儿窘迫及胎心率异常，在有条件的医院常规定时做胎心监护，呈现不同程度胎心减慢、可变减速、晚期减速、胎心变异消失等，可作为新生儿窒息的辅助诊断标准，尤其是对于没有条件做脐动脉血气的单位，可作为诊断的辅助条件。

【治疗】

生后应立即进行复苏及评估，而不应延迟至1分钟Apgar评分后进行，并由产科医师、儿科医师、助产士（师）及麻醉师共同协作进行。

1.复苏方案 采用国际公认的ABCDE复苏方案：①A（airway）：清理呼吸道。②B（breathing）：建立呼吸。③C（circulation）：维持正常循环。④D（drugs）：药物治疗。⑤E（evaluation）：评估。前三项最重要，其中A是根本，B是关键，评估贯穿于整个复苏过程中。呼吸、心率和血氧饱和度是窒息复苏评估的三大指标，并遵循：评估→决策→措施，如此循环往复，直到完成复苏。

应严格按照A→B→C→D步骤进行复苏，其步骤不能颠倒。大多数新生儿经过A和B步骤即可复苏，少数则需要A、B及C步骤，仅极少数需A、B、C及D步骤才可复苏。

2.复苏步骤和程序 根据ABCDE复苏方案，参考中国新生儿复苏项目专家组编译及制订的《中国新生儿复苏指南（2016年北京修订）》，复苏分以下几个步骤（图5-2）。

（1）**快速评估** 出生后立即用数秒钟快速评估：①是足月吗？②羊水清吗？③有哭声或呼吸吗？④肌张力好吗？以上任何一项为"否"，则进行以下初步复苏。

（2）**初步复苏** ①保暖：产房温度设置为25～28℃。提前预热辐射保暖台，足月儿辐射保暖台温度设置为32～34℃，或腹部体表温度36.5℃；早产儿根据其中性温度设置。用预热毛巾包裹新生儿放在辐射保暖台上，注意头部擦干和保暖。有条件的医疗单位复苏胎龄<32周

足月妊娠?
羊水清?
肌张力好吗?
有呼吸和哭声吗? ——是——→ 常规护理:
新生儿和母亲在一起
彻底擦干,必要时清理气道
母婴皮肤接触
保暖和维持正常体温
处理脐带
继续评估

↓否

（A）
保暖和维持正常体温
摆正体位:清洁气道（必要时）
擦干和刺激

↓

呼吸暂停或喘息样呼吸?
心率<100 次/min? ——否——→ 呼吸困难或持续紫绀?

↓是   ↓

（B）
正压通气
氧饱和度监测   摆正体位,清理气道
氧饱和度监测
必要时常压给氧
考虑持续气道正压通气

↓   ↓

心率<100 次/min? ——否——————————————→ 复苏后护理和监护

↓是

检查胸廓运动
需要时矫正通气步骤
需要时气管插管或喉罩气道

↓

心率<60 次/min?

生后导管前目标氧饱和度	
生后时间(min)	氧饱和度
1	0.60~0.65
2	0.65~0.70
3	0.70~0.75
4	0.75~0.80
5	0.80~0.85
10	0.85~0.90

↓是

（C）
气管插管
胸外按压与正压通气配合,100%氧
考虑紧急脐静脉插管

↓

心率<60 次/min?

↓是

（D）
静脉注射肾上腺素
若心率持续<60 次/min
考虑低血容量,考虑气胸

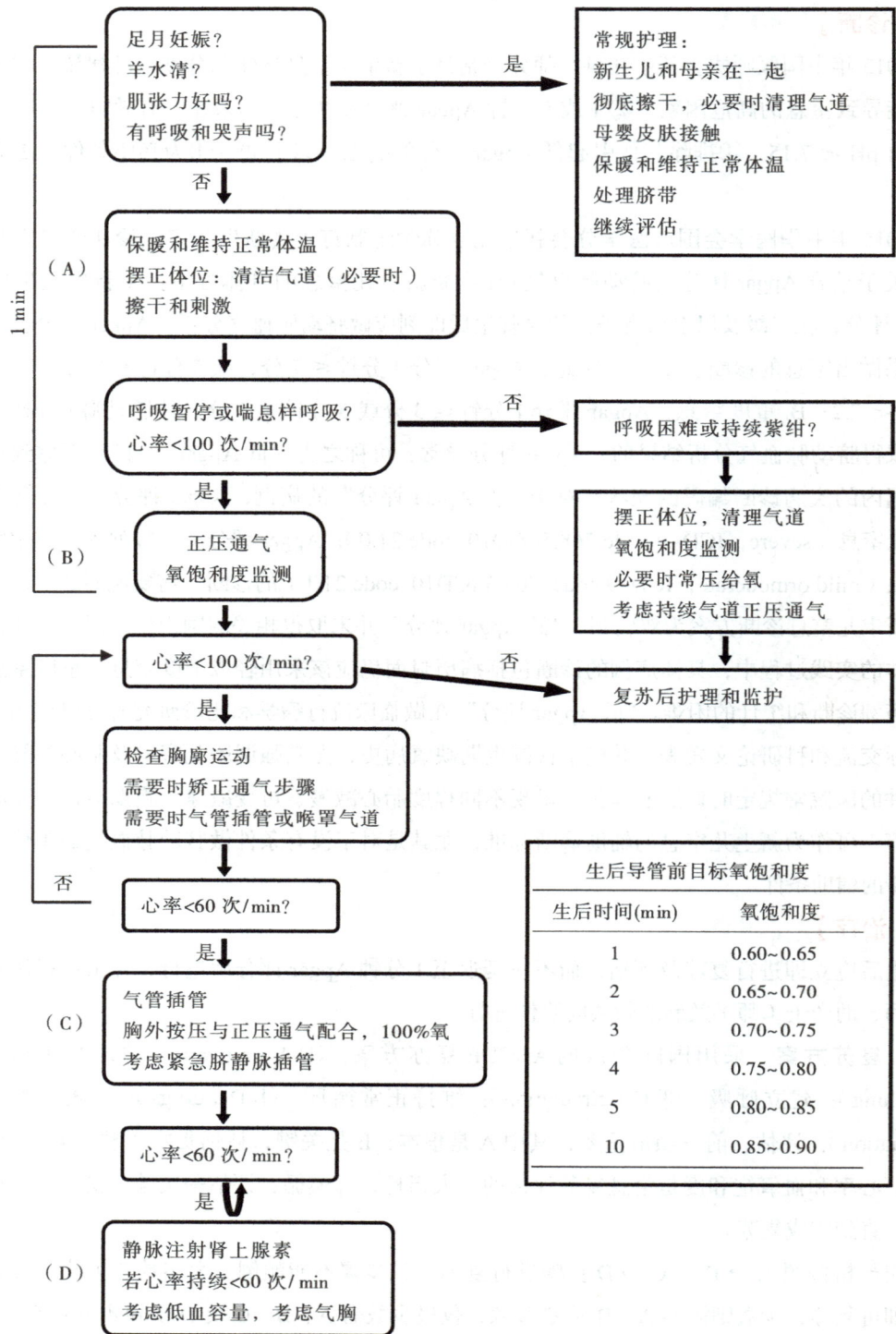

图 5-2　中国新生儿复苏步骤和程序

的早产儿时,可将其头部以下躯体和四肢放在清洁的塑料袋内,或盖以塑料薄膜置于辐射保暖台。②摆好体位:置新生儿头轻微仰伸位（图 5-3）。③清理呼吸道:肩娩出前助产者用手挤出新生儿口咽、鼻中的分泌物。新生儿娩出后,立即用吸球或吸管清理分泌物,先口咽,后鼻腔,吸净口、咽和鼻腔的黏液。但应限制吸管的深度和吸引时间（10 秒）,吸引器的负压不应超过100mmHg。当羊水胎粪污染时,仍首先评估新生儿有无活力:新生儿有活力时（有活力的定

义：呼吸规则或哭声响亮、肌张力好及心率＞100次/分钟），继续初步复苏；新生儿无活力时，应在20秒内完成气管插管及用胎粪吸引管吸引胎粪。如果不具备气管插管条件，而新生儿无活力时，应快速清理口鼻后立即开始正压通气。④擦干：用温热干毛巾快速擦干全身。⑤刺激：用手拍打或手指轻弹患儿的足底或摩擦背部2次以诱发自主呼吸。

以上步骤应在30秒内完成。

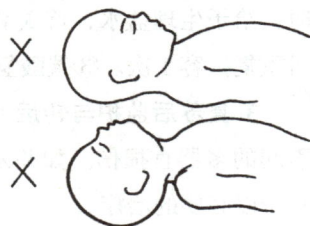

图5-3　摆好体位

（3）正压通气　如新生儿仍呼吸暂停或喘息样呼吸，心率＜100次/分钟，应在"黄金一分钟"内实施有效的正压通气。如果新生儿有呼吸，心率＞100次/分钟，但有呼吸困难或持续发绀，应清理气道，监测脉搏血氧饱和度，可常压给氧或给予持续气道正压通气，特别是早产儿。无论足月儿或早产儿，正压通气均要在氧饱和度仪的监测指导下进行。足月儿可用空气复苏，早产儿开始给21%～40%的氧，用空氧混合仪根据氧饱和度调整吸入氧浓度，使氧饱和度达到目标值。胸外按压时给氧浓度要提高到100%。正压通气需要20～25cmH$_2$O，少数病情严重者需30～40cmH$_2$O，2～3次后维持在20cmH$_2$O；通气频率40～60次/分钟（胸外按压时为30次/分钟）。有效的正压通气应显示心率迅速增快，以心率、胸廓起伏、呼吸音及氧饱和度作为评估指标。经30秒充分正压通气后，如有自主呼吸，且心率＞100次/分钟，可逐步减少并停止正压通气。如自主呼吸不充分，或心率＜100次/分钟，须继续用气囊面罩或气管插管正压通气（图5-4）。

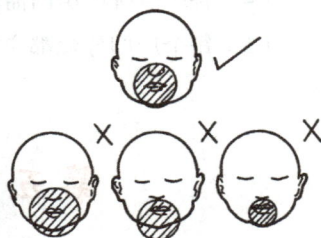

图5-4　面罩正压通气

（4）胸外心脏按压　如有效正压通气30秒后心率持续＜60次/分钟，应同时进行胸外心脏按压，胸外按压和气管插管气囊正压通气45～60秒后再进行评估。用双拇指（图5-5）或示指和中指（图5-6）按压胸骨体下1/3处，频率为90次/分钟（每按压3次，正压通气1次），按压深度为胸廓前后径的1/3。持续正压通气＞2分钟时可产生胃充盈，应常规插入8F胃管，用注射器抽气和通过在空气中敞开端口缓解。

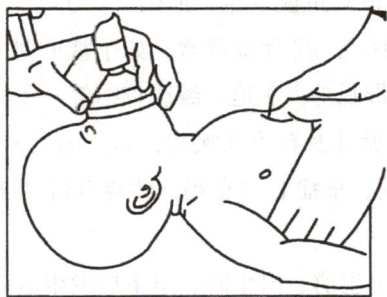

图5-5　复苏气囊面罩正压通气，
双拇指胸外心脏按压

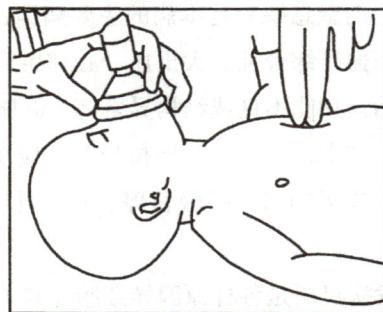

图5-6　复苏气囊面罩正压通气，右示指、中指
胸外心脏按压

（5）药物治疗　新生儿复苏时很少需要用药：①肾上腺素：经气管插管气囊正压通气，同时胸外按压45～60秒后，心率仍＜60次/分钟，应立即给予1∶10 000肾上腺素0.1～0.3mL/kg，首选脐静脉导管内注入；或气管导管内注入，剂量为1∶10 000肾上腺素0.5～1.0mL/kg，5分钟后可重复1次。②扩容剂：给药30秒后，如心率＜100次/分钟，并有血容量不足的表现

时，给予生理盐水，首次剂量为 10mL/kg，经脐静脉或外周静脉 5 ～ 10 分钟缓慢推入。必要时可重复扩容 1 次。③碳酸氢钠：分娩现场新生儿复苏时一般不推荐使用碳酸氢钠。

3. 复苏后监护与转运　复苏后仍需监测体温、呼吸、心率、血压、尿量、氧饱和度及窒息引起的多器官损伤。如并发症严重，需转运到 NICU 治疗，转运中需注意保温、监护生命指标和予以必要的治疗。

【预后】

婴儿的预后主要取决于窒息持续时间。因此，慢性宫内窒息、重度窒息复苏不及时或方法不当者，预后可能不良。

【预防】

（1）加强围生期保健，及时处理高危妊娠。

（2）加强胎儿监护，避免胎儿宫内缺氧。

（3）推广 ABCDE 复苏技术，培训产、儿、麻醉科医护人员。

（4）各级医院产房内需配备复苏设备。

（5）每个产妇分娩都应有掌握复苏技术的人员在场。

第五节　新生儿缺氧缺血性脑病

新生儿缺氧缺血性脑病（hypoxic-ischemic encephalopathy，HIE）是指足月或近足月儿围生期窒息缺氧而导致的脑缺氧缺血性损害，临床出现一系列脑病表现。重症患儿可有不同程度的神经系统后遗症，甚至危及生命。

HIE 的各种临床征象，包括低 Apgar 评分、脐带血低 pH 值、惊厥发作和脑病，都是非特异性的，其诊断需要综合临床病史和辅助检查。HIE 是新生儿脑病中最常见的类型，发达国家发病率为 1.5‰，我国报告的发生率 3 ～ 6 例 /1000 名活产。

【病因和发病机制】

围生期窒息缺氧是本病的主要病因，围生期各个阶段都可能发生，原因有：①母亲疾病，如妊娠高血压综合征、大出血、心肺疾病、严重贫血或休克。②胎盘异常，如胎盘早剥、前置胎盘、胎盘功能不良或结构异常等。③脐带因素，如脐带脱垂、压迫、缠绕打结等。④分娩过程异常，如滞产、急产、胎位异常、应用麻醉药等。⑤胎儿及新生儿疾病，如宫内发育迟缓、过期产、先天畸形、呼吸暂停、新生儿呼吸窘迫综合征、重症心力衰竭、休克及红细胞增多症等。

其发病机制是各种原因导致胎儿和（或）新生儿在出生前、出生时、出生后发生血液中氧含量减少，和（或）脏器血液灌注量降低，缺氧和缺血可以互为因果，造成脏器缺氧缺血性损伤，HIE 是脑组织在这些病理机制共同作用下发生最终不可逆的脑损伤。

【病理生理】

HIE 的病理生理包括：

1. 脑细胞能量代谢衰竭　包括原发和继发性能量代谢损伤，原发性能量代谢损伤是缺氧缺血后全身和脑血流动力学异常，脑组织灌注减少，细胞能量代谢过程受到影响，这时如缺氧终止，供氧恢复则脑细胞损伤大部分可恢复；继发性能量代谢衰竭是在原发性能量损伤发生后，仍未能恢复组织供氧，则引发其他损伤机制相继发生，共同作用于已发生原发性损伤的细胞，表现为ATP不能产生，又称为第二次细胞能量代谢衰竭。

2. 兴奋毒性细胞损伤 缺氧缺血后脑内神经元突触前膜的兴奋性氨基酸释放增加，进入突触间隙，摄取机制又受阻碍，继而细胞变性坏死。

3. 氧自由基损伤 缺氧缺血时发生氧化应激反应，自由基生成和清除平衡破坏，大量自由基生成造成细胞损伤。

4. 一氧化氮的参与作用 缺氧缺血病理状态下NO大量生成，参与细胞损伤，NO还产生超氧氮自由基，更容易渗透到组织深部，造成细胞损伤。

【病理学改变】

缺氧缺血性脑损伤常见病理改变包括：

1. 脑水肿 是HIE脑损伤早期主要病理改变，一般持续7～10天，轻度HIE脑水肿可逐渐恢复，严重者进入不可逆的神经元坏死阶段。

2. 神经元坏死及选择性神经元损伤 缺氧后短时间内神经元发生急性坏死。脑内还有些部位具有损伤敏感性，发生选择性神经元坏死。

3. 细胞凋亡 也称为细胞"程序化死亡"，是细胞死亡的一种形式。

4. 出血和脑梗死 是脑血管内皮损伤小血管渗透性增加及脑内血流动力学改变所致，可伴发脑室、脑实质及蛛网膜下腔等出血。脑梗死是缺氧后脑血管痉挛，区域性血供障碍、灌注减少而发生，严重者之后软化形成囊腔。

【临床表现】

1. 神经系统异常 包括意识障碍、肌张力异常、原始反射减弱或消失、颅内压升高、惊厥、脑干症状。HIE根据病情不同分轻、中、重三度（表5-5）。

2. 其他异常 包括出生后肢体无力，哭声低弱，Apgar评分低，其他脏器功能损害表现，如心肌受损心动过缓、心律失常、心源性休克；肾脏受损少尿、无尿、血尿；血液系统凝血功能异常等。

表5-5　HIE临床分度

分度	意识	肌张力	原始反射	惊厥	中枢性呼吸衰竭	瞳孔改变	EEG	病程及预后
轻度	兴奋抑制交替	正常或稍增高	活跃或正常	可有肌阵挛	无	正常或扩大	正常	症状72小时内小时预后好
中度	嗜睡	减低	减弱	常有	有	常缩小	低电压，可有痫样放电	症状14天内消失，可有后遗症
重度	昏迷	松软、间歇性伸肌张力增高	消失	可持续状态	明显	不对称或对光反射迟钝	爆发抑制或等电位	症状可持续数周，病死率高，存活者多有后遗症

【并发症】

患儿由于出生时窒息缺氧史，易合并吸入性肺炎，还常并发颅内出血和脑积水。HIE的近期不良预后是早期新生儿死亡，远期不良预后多为神经系统后遗症，重症脑病症状持续时间越

NOTE

长者，越容易发生后遗症，且后遗症越重，后遗症常见的有发育迟缓、智力低下、痉挛性瘫痪、癫痫、耳聋、视力障碍、认知障碍等。

【辅助检查】

1. 实验室检查

（1）血气分析　出生时脐动脉血气分析，有助于了解新生儿宫内缺氧酸中毒程度。

（2）脏器受损及代谢紊乱指标　心肌酶谱、肌钙蛋白可评估心肌受损；肌酐、尿素氮可评估肾脏受损；代谢紊乱包括血糖、血电解质（钠、钾、钙等）异常。

（3）脑损伤相关生化指标　如血清磷酸肌酸激酶脑型同工酶增高，反映脑组织损伤的特异性酶；还有神经元特异性烯醇化酶、S-100蛋白等。

2. 脑电生理检查　脑电图（electroencephalogram，EEG）及振幅整合脑电图（amplitude-integrated electroencephalogram，aEEG）都可用于监测脑细胞缺氧缺血性损伤后电活动，表现为背景电活动减弱，低电压，或爆发抑制；如患儿有惊厥发作时，传统脑电图是诊断痫样异常放电的金标准；aEEG可发现反复发作的新生儿惊厥及惊厥持续状态。脑干听觉诱发电位，通过观察V波振幅及V/I振幅比值，若持续偏低提示神经系统损害。

3. 影像学检查

（1）颅脑超声检查　该检查无创、便捷，便于动态观察，对脑水肿、软化、液化囊腔、脑室内出血等有特异性诊断价值，但也存在一定盲区，在显示整个大脑完整性方面不及MRI及CT。其中普遍回声增强、脑室变窄或消失提示有脑水肿；脑室周围高回声区提示可能有脑室周围白质软化；散在高回声区，特别是脑室腔内有出血可能；局限性高回声区，提示该区域有缺血性损害。

（2）头颅CT　曾是HIE临床诊断辅助检查的主要方法，对脑组织水肿、各类型颅内出血、液化、后期脑萎缩都有较高敏感性，并可通过CT值定量分析脑水肿程度，但由于放射性暴露问题，新生儿期相对慎用（图5-7）。

（3）头颅核磁共振（MRI）　是目前最被认可的脑损伤评估方法，可多轴面成像，分辨率高，无放射性损害。常规的T_1WI及T_2WI可清晰显示灰白质损伤，弥散加权成像（DWI）对组织水肿及病灶成像显示更为敏感；核磁共振波谱（MRS）可检测脑组织代谢变化，如乳酸增加等（图5-8）。

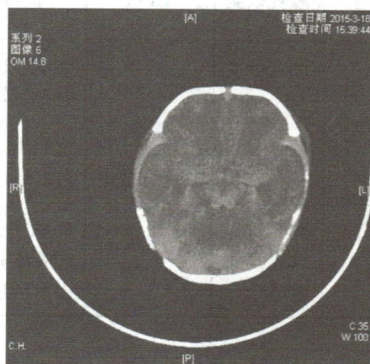

图5-7　新生儿HIE头颅CT　　　　图5-8　新生儿HIE头颅MRI

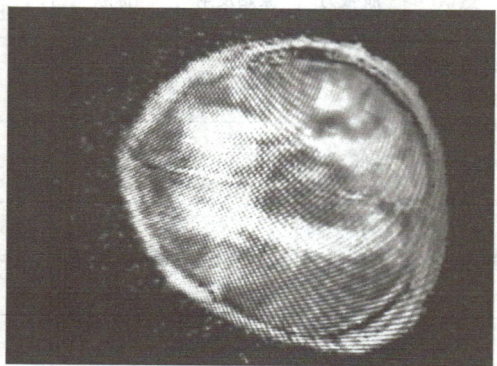

【诊断与鉴别诊断】

1. 诊断依据　HIE 的诊断标准应具备病因、临床表现和辅助检查。发病起因是指有明确可导致胎儿宫内窘迫的异常产科病史，以及胎儿宫内窘迫的表现，分娩过程中或围生期的窒息抢救病史，Apgar 评分 5 和 10 分钟 < 5 分可给予主观的出生评估，对于有高危因素患儿出生后立即做脐动脉血气分析有助于客观评价，一般认为 pH < 7.0，BE 负值 ≥ 12.0mmol/L，乳酸 > 8.0mmol/L 均提示缺氧酸中毒。临床表现则是在有上述病因前提下，于生后不久出现异常神经症状，如意识障碍、肌张力改变及原始反射异常，重症可有惊厥、脑干症状，并持续 24 小时以上。结合辅助检查，联合评估全身多脏器功能，加上神经电生理评估及神经影像学检查，最终明确诊断。

2. 鉴别诊断　本病应和电解质紊乱、颅内出血、脑梗死、中枢感染、遗传代谢性疾病、宫内感染、癫痫等疾病相鉴别，主要通过病史、临床症状及特征，结合辅助检查，区分非缺氧缺血原因引起的新生儿脑病和宫内已经发生的脑损伤。

（1）严重糖、电解质紊乱　如低血糖、低钙、低钠、高钠血症等均可引发惊厥，询问病史识别如糖尿病母亲婴儿、早产儿、小于胎龄儿等，完善电解质、血糖等相关检查，即可快速进行鉴别诊断。

（2）颅内出血　可发生于产伤、维生素 K 缺乏等患儿，也可发生于窒息缺氧患儿，严重者可伴有血红蛋白下降，神经系统影像学检查有助于鉴别。脑梗死通常无明确诱因，以单侧肢体抽动为表现，神经系统影像学检查有特异性梗死灶。

（3）中枢感染　病史有感染高危因素，实验室检查脑脊液常规、生化、病原学检查有助于鉴别，同时血常规、血培养等检查也可能阳性。

（4）遗传代谢性疾病　临床可有多脏器受损表现，但无缺氧缺血相关病史，可能有家族性不良孕产史，血气分析、乳酸、血氨、血尿串联质谱有助于鉴别，必要时遗传分子检测可鉴别。

（5）宫内感染　可引起宫内脑损伤，需要警惕，孕期母亲感染病史，患儿血液及体液病毒学、病原学检测可帮助诊断，神经系统影像学多以钙化、脑发育异常为表现。

【治疗】

新生儿 HIE 目前还没有特异性药物治疗，主要包括对症治疗和神经保护治疗。目的在于尽可能改善已经受损害神经元的代谢功能，维持体内环境的稳定，避免脑损伤加重。

（1）对症支持治疗　①纠正低氧血症和高碳酸血症，必要时辅助呼吸支持。②维持有效循环，保证适当脑血流灌注，避免血压波动。③供给足够的葡萄糖以满足脑组织能量代谢需要，避免低血糖及高血糖，二者对 HIE 都具有危害。④纠正代谢性酸中毒、电解质紊乱。⑤适当限制液体入量，预防脑水肿，也有助于 HIE 患儿由于抗利尿激素异常分泌所致肾脏功能障碍及低钠血症。⑥不建议常规使用甘露醇等脱水剂。⑦密切生命体征监测。

（2）控制惊厥　首选苯巴比妥钠，但不建议预防性使用。发生惊厥的患儿先给负荷量一般每次 20mg/kg，必要时可追加，累计总负荷量不超过 40mg/kg，最后一剂负荷量 12 小时之后给予维持量 3 ～ 5mg/（kg·d），有条件建议监测血药浓度。如惊厥频繁发作难以控制，可加用咪达唑仑等。

（3）神经保护治疗　①亚低温治疗，是目前国际上有明确循证依据的有效治疗方法，主要针对足月儿和 ≥ 36 周的近足月儿，亚低温治疗应在患儿生后 6 小时内，有全身亚低温和选择性

NOTE

头部亚低温两种方式。②其他如高压氧、神经保护剂等，均缺乏大样本及多中心研究，目前均不推荐在新生儿人群使用。

【预后与预防】

重度 HIE 患儿如存活可留有神经系统后遗症，常见为脑瘫、癫痫、智力低下、视听觉障碍、注意力缺陷、认知障碍等，导致不良预后的一些因素包括重度 HIE、出现脑干症状、频繁惊厥发作药物不能控制者、治疗两周后脑电图仍中度以上异常、严重大量脑室内出血或治疗 1～2 周后神经系统影像学检查出现囊腔空洞者。

做好围生期孕母保健，及时发现高危因素，及时干预，充分做好围生期窒息复苏准备。

第六节　新生儿颅内出血

颅内出血（intracranial hemorrhage，ICH）是新生儿期较为常见的疾病，和这一年龄阶段的解剖学特点及围产高危因素相关，根据出血部位可分不同类型，严重者常留有神经系统后遗症，甚至危及生命。

常见类型有脑室周围 - 脑室内出血（periventricular–intraventricular hemorrhage，PVH–IVH）、硬膜下出血（subdural hemorrhage，SDH）、蛛网膜下腔出血（subarachnoid hemorrhage，SAH）、硬膜外出血（epidural hemorrhage，EDH）、脑实质出血（intraparenchymal hemorrhage，IPH），以及其他少见部位（如小脑、丘脑、基底节等）颅内出血。

【病因和发病机制】

脑室周围 - 脑室内出血（PVH–IVH）发生主要与脑生发基质小血管血压和渗透压改变、血管内皮损伤有关，常见病因有：①产前。缺氧如孕母子痫、HELLP 综合征、胎儿宫内窘迫；孕母绒毛膜羊膜炎等感染性疾病可通过炎症因子损害血管内皮；母亲特殊用药如吲哚美辛、阿司匹林等。②产时。与异常分娩方式如臀位、肩难产等有关，这些情况可造成小儿脑灌注异常和静脉压增高，加之生后可能的缺氧窒息，加重脑循环异常和小血管损伤。③产后。早产儿救治中窒息复苏、机械通气、扩容等措施，以及窒息缺氧、感染、循环障碍等疾病状态，都可能造成脑内血压、血流灌注的波动，从而增加脑内小血管负荷。

硬膜下出血（SDH）通常是由于机械损伤使硬膜下血窦及附近血管破裂而导致出血，发生在硬脑膜和蛛网膜之间。常与困难分娩、产伤的关系较大，真空胎吸和产钳辅助分娩新生儿 SDH 发生风险增加，但近年来产科技术提高，发生率已明显下降。少量 SDH 出血常见，是足月新生儿颅内出血中最常见类型。

蛛网膜下腔出血（SAH）是蛛网膜下腔的桥接静脉或软脑膜血管破裂，与缺氧、酸中毒、低血糖等因素有关，在新生儿十分常见，尤其是早产儿。与硬膜下出血一样，真空胎吸和产钳辅助分娩技术增加其风险。

硬膜外出血（EDH）是硬脑膜和颅骨间的出血，通常是由于新生儿脑膜中动脉受损伤，新生儿颅骨脑膜中动脉沟缺失使新生儿脑膜中动脉损伤并不常见，多伴随着线状颅骨骨折，常位于颞旁区，和困难分娩和初产妇有关。

脑实质出血（IPH）涉及病因较多，出血部位和程度也有很大差别，可分为：点片状出血，可能和感染或不明原因局部小血管破裂有关；大范围脑实质出血，可能与严重的全身疾病和脑血管畸形有关。小脑出血可能是其他部位颅内出血扩展而来。丘脑、基底核出血可能与新生儿疾病状态下血流动力学改变有关。

颅内出血也可以是先天性或继发性凝血异常疾病引起全身出血的一部分，对于出血量较大又缺乏明确高危病史患儿，应考虑完善凝血相关检查。

【病理生理】

颅内出血病理生理学主要包括以下几方面：大量失血导致低血容量；大量出血特别是硬膜下及脑实质出血可引起颅内压升高，重症存在脑疝风险；有些部位如后颅窝发生严重出血导致脑干生命中枢受压。脑室内出血和室管膜下生发基质血管丰富且缺乏支持，基底膜细胞不成熟，构成血管星形胶质细胞纤维酸性蛋白不足，使小血管脆弱，很容易破裂出血。

【临床表现】

不论哪种类型颅内出血，量少时可无症状，或仅表现极其轻微神经系统症状，如兴奋、激惹。如果出血量增多，对脑皮质产生刺激可出现一系列神经系统症状，如嗜睡、反应低下、意识改变、肌张力低下、脑性尖叫、眼球固定、对光反应消失、中枢性呼吸异常（呼吸不规则、呼吸暂停）、惊厥、抗利尿激素异常分泌等，甚至危及生命，如发生脑疝、中枢性低血压、心动过缓、心搏骤停及死亡；颅内压升高相关表现头围增大、囟门紧张等；远期神经系统后遗症继发性癫痫等。

有些类型颅内出血也有其特异性表现，如 SDH 可逐渐形成蛛网膜囊肿，影响脑脊液循环，发展为脑积水。严重 PVH-IVH 达Ⅲ～Ⅳ度并发出血后脑积水风险增加，还可能有脑室旁出血性梗死。单侧为主的脑实质出血可表现一侧肢体抽搐。小脑出血量大易压迫脑干，可有意向性震颤、共济失调等表现。EDH 常伴发颅骨凹陷骨折。

【辅助检查】

神经系统影像学检查如头颅超声、头颅 CT、头颅 MRI 均有助于诊断，可根据不同出血部位选择，如头颅超声可检出脑室内出血，但对硬膜下、硬膜外、脑实质出血相对不敏感。具体影像学表现如下：

脑室周围－脑室内出血（图 5-9）、脑实质出血（图 5-10），以及其他少见部位（如小脑、丘脑、基底节等）颅内出血、硬膜下及硬膜外出血（图 5-11）、蛛网膜下腔出血（图 5-12）见下图。

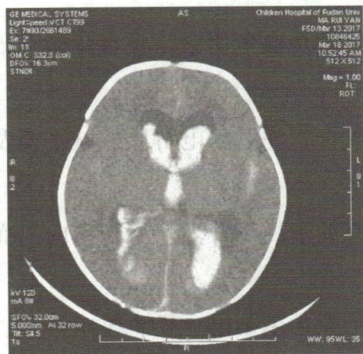

图 5-9　头颅超声：脑室周围－脑室内出血

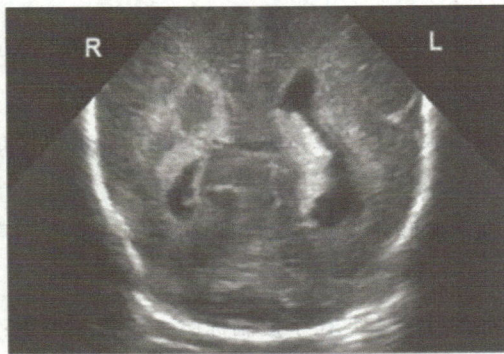

图 5-10　头颅 CT：脑室内及脑实质出血

NOTE

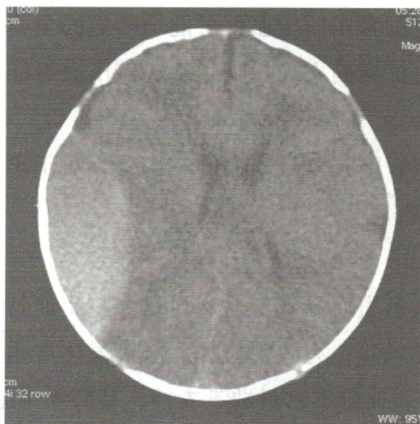

图 5-11　头颅 CT：硬膜下及硬膜外出血　　　图 5-12　头颅 MRI：蛛网膜下腔出血

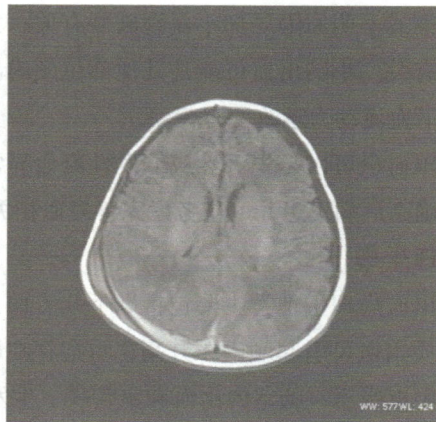

【诊断与鉴别诊断】

1. 诊断依据

（1）病史　脑室周围 – 脑室内出血多见于早产儿，足月儿颅内出血常有窒息、脑血流动力学改变、产伤等病史。

（2）临床表现　新生儿出现神经系统异常的各种表现都需警惕，部分患儿无典型神经系统症状，但可能出现不明原因的血红蛋白大幅下降，对有凝血异常疾患的新生儿有出血倾向时，也应筛查有无颅内出血。

（3）头颅影像学检查　头颅超声、CT 或 MRI 等神经系统影像学检查可直接帮助诊断。出血量较大的颅内出血需排除脑血管畸形，可在出血急性期后适时行磁共振血管成像 MRA、MRV 或脑血管造影检查。

（4）其他检查　血常规、凝血功能是最常用评估凝血状态的检查，有条件还建议完善血栓弹力图、全套凝血因子等检查；脑电图、脑干诱发电位、视觉诱发电位、精神运动发育评估属于神经系统评估项目。

2. 鉴别诊断　有神经系统可疑症状时需要警惕颅内出血，通常需要和以下疾病鉴别：缺氧缺血性脑病、新生儿脑梗死、中枢感染、脑发育异常、颅内占位等。神经系统影像学、脑脊液常规、生化、病原学等检查有助于鉴别，但出血患儿如果存在颅内高压，腰椎穿刺脑脊液检查会增加脑疝风险，应在完善神经系统影像学检查除外严重颅内出血后进行。

【治疗】

颅内出血一旦发生无特效方法阻止其进展，故应尽量避免高危因素，重在预防，治疗目的主要是减少进一步损伤，并监测并发症。

1. 一般措施　维持正常脑血流灌注，保证机体正常氧合，注意水电解质酸碱平衡及适当营养支持。

2. 出血后脑积水监测　动态随访头围、头颅超声，有助于尽早发现严重脑室内出血后继发的脑积水。

3. 对症治疗　主要在于控制惊厥，改善颅高压：抗惊厥常用苯巴比妥、氯硝西泮、水合氯醛等（参见第十三章第三节惊厥）；严重脑水肿和颅内高压者可适当限制摄入液量，新生儿颅骨存在骨缝、前后囟门，存在一定程度的代偿可塑性，一般不轻易使用甘露醇脱水剂或利尿剂。

4. 手术治疗　若出血量大，脑实质严重受压或出现脑疝等危重症时，考虑手术治疗。当明确存在并发出血后脑积水且进展迅速，或虽缓慢进展但无缓解的情况时，考虑分流手术。

5. 病因治疗　针对已发现的病因给予相应处理，如血友病应输注Ⅷ因子；感染所致的弥漫性血管内凝血低凝时，应选用有效抗生素、新鲜血浆替代及抗纤溶药物；对于维生素 K 缺乏症，应注射维生素 K 和凝血因子复合物或新鲜血浆等。

6. 康复治疗　严重新生儿颅内出血发生远期神经系统后遗症风险高，一旦病情稳定应积极全面评估，尽早康复治疗。

【预后与预防】

1. 预后　与出血程度、部位、并发症等多种因素有关，严重者常留有不同程度的神经系统后遗症，主要包括脑瘫、癫痫、视听障碍、行为异常等。

2. 预防　加强孕妇围生期保健工作，避免早产；提高产科技术，减少围生儿窒息合产伤；孕母有出血性疾病史需及时治疗。

第七节　新生儿胎粪吸入综合征

胎粪吸入综合征（meconium aspiration syndrome，MAS）是由于胎儿在宫内或产时吸入胎粪污染的羊水后引发的呼吸系统一系列病理改变，是最常见的一种吸入性肺炎。通常生后即可表现出低氧血症和呼吸困难，从轻度呼吸窘迫到危及生命的呼吸衰竭。多见于足月儿和过期产儿，有调查显示所有活产儿中发生率约 12%，大于 42 周胎龄分娩的过期产儿发生率超过 30%，而小于 37 周的早产儿发生率不到 2%，可见 MAS 发生和胎龄相关。

【病因和发病机制】

胎儿在宫内或产时吸入混有胎粪的羊水是 MAS 发生的主要原因。缺氧或脐带受压均可导致迷走神经兴奋，使肛门括约肌松弛而排出胎粪。缺氧使胎儿产生呼吸运动将胎粪吸入气管或肺内，或分娩后建立有效呼吸时吸入气道。胎粪吸入发生后，如果大气道胎粪未被及时清除，随着呼吸建立胎粪可进入远端小气道引起梗阻，并引发肺组织的病理生理改变。

【病理生理】

吸入胎粪后呼吸系统的病理生理改变包括气道阻塞，化学刺激和炎症，肺表面活性蛋白灭活，肺动脉高压等。大多数严重 MAS 患儿的病理过程还与宫内窒息缺氧及宫内感染有关，而不是单纯吸入胎粪本身。

1. 不均匀气道阻塞　气道阻塞可以导致远端肺不张，部分气道阻塞时，微粒胎粪堵塞部分气道。由于吸气时气道直径增大，部分阻塞气体仍可进入；而呼气时，气道变窄，胎粪完全堵塞气道，气体无法正常排出，这个过程被称为"活瓣"效应，可能导致肺和肺泡过度膨胀破裂，导致气胸或其他气漏并发症。

2. 化学刺激和炎症　吸入胎粪后 24 至 48 小时，胎粪的成分会引起肺部炎症，导致渗出性肺炎，蛋白渗出合并肺泡塌陷和细胞坏死。此外，胎粪还有利于细菌生长，后续继发感染的风险显著增高。

3. 肺表面活性蛋白灭活　多项研究表明，胎粪对表面活性物质有抑制作用，会降低肺容积、顺应性和氧合。MAS 患者肺灌洗液中表面活性物质抑制剂浓度较高，同时表面活性物质的合成有降低的趋势。

4. 肺动脉高压　新生儿持续肺动脉高压（persistent pulmonary hypertension of the newborn, PPHN）也是 MAS 较常见的并发症，多发生于足月儿。在胎粪吸入导致肺部炎症、肺不张基础上，缺氧和混合性酸中毒进一步加重，使患儿肺血管阻力不能适应生后环境的变化而下降，出现持续性增高。

【临床表现】

1. 羊水胎粪污染征象　吸入混有胎粪的羊水是诊断的必要条件，一般有以下特征：羊水混有胎粪；患儿皮肤、脐带、指甲、甲床等可能有胎粪染色痕迹；口鼻腔吸引物含胎粪；气管插管内吸引物含胎粪。

2. 呼吸症状　MAS 新生儿多在生后即出现呼吸窘迫，甚至呼吸衰竭，是气道阻塞、肺部炎症、肺顺应性降低等病理生理改变的结果，表现为呼吸急促（通常 > 60 次 / 分钟）、三凹征、青紫、呻吟和鼻扇。部分患儿出生时有神经和（或）呼吸抑制，可伴有明显的呼吸暂停和发绀。查体可见胸部呈桶状，前后部直径增大，这是由于"活瓣效应"引起肺的过度膨胀；听诊早期有鼾音或粗湿啰音，继之出现中、细湿啰音。也有少部分患儿出生时没有症状，当胎粪从大气道进入肺时，肺功能失代偿，症状才逐渐出现。重症 MAS 患者常可发生气胸和纵隔气肿。

3. PPHN　重症 MAS 多伴有 PPHN，而 PPHN 也是呼吸衰竭的原因之一。临床表现为持续而严重的青紫，原因为肺动脉高压导致心脏水平右向左分流，患儿导管前后的动脉血氧之间可存在氧合梯度。此时超声心动图可以显示三尖瓣返流，动脉导管和卵圆孔水平右向左分流。

【辅助检查】

1. 胸部 X 线　两肺斑片渗出影伴肺气肿是 MAS 的典型表现，斑片影是吸入肺内的胎粪，由于"活瓣效应"使肺组织过度充气，横膈压低平坦（图 5-13）。重症还可出现大面积肺不张，继发于肺损伤和 PS 缺乏的肺萎陷，肺顺应性下降及过度充气后的气胸、纵隔积气等气漏表现。如果围生期缺氧，还可有心影增大心功能受影响的表现。MAS 的影像学表现可在出生后 12 ～ 48 小时更明显。

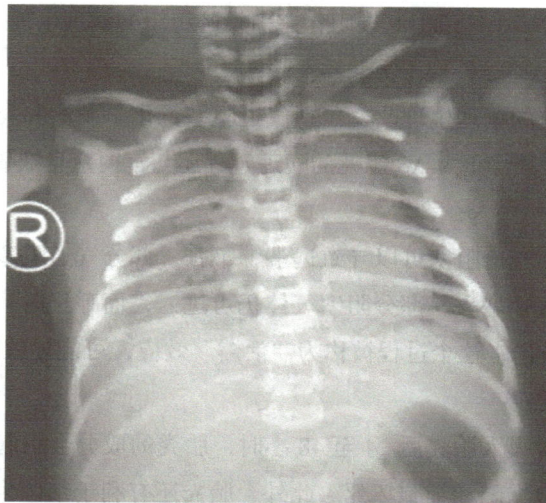

图 5-13　MAS 的胸部 X 线表现

2. 血气分析　MAS 患儿血气分析通常表现为低氧血症，氧分压（PaO_2）降低，二氧化碳分压（$PaCO_2$）早期正常或略微升高，随着疾病进展可进行性加重。

3. 心脏超声诊断　心脏超声检查也是 MAS 患儿的常用检查，特别当患儿的低氧血症和患儿肺部情况及呼吸困难程度不成比例时，更应及时完善心脏超声检查，协助诊断肺动脉高压。

【**诊断与鉴别诊断**】

1. 诊断依据　MAS 的诊断基于临床病史，有明确的吸入胎粪污染的羊水病史，其中气管内吸引物含胎粪诊断价值最高。生后不久出现呼吸窘迫，结合胸部 X 线改变，即可诊断。

2. 鉴别诊断　MAS 的鉴别诊断包括新生儿出生早期呼吸困难和低氧血症的其他原因，羊水和母亲血液吸入、新生儿感染性肺炎、新生儿湿肺、新生儿呼吸窘迫综合征、气漏、肺水肿、先天性膈疝、先天性心脏病等。可通过病史、临床过程、X 线、血常规、超声心动图等进行鉴别。新生儿湿肺病程短；新生儿呼吸窘迫综合征通常发生在早产儿，而 MAS 通常发生在过期产儿；感染性肺炎较难与 MAS 鉴别，可结合孕母感染高危病史、血常规、呼吸道病原学等感染相关指标进行鉴别；气漏、膈疝、肺水肿等均可通过胸部 X 线鉴别；先天性发绀性心脏病可通过体格检查、胸部 X 线和超声心动图进行鉴别。

【**治疗**】

1. 出生时气道清理　当羊水胎粪污染，对于"无活力"的新生儿 20 秒内完成气管插管及胎粪吸引，如果不具备这个条件，应尽快清理口鼻腔开始正压通气。产科和新生儿科的协作，对于 MAS 新生儿有效救治管理至关重要。

2. 基本治疗　对发生 MAS 患儿，气道清理并不能排出进入肺泡中的胎粪。基本治疗包括：维持足够的氧合和通气，维持有效循环，适当限制液体，纠正任何代谢异常，包括低血糖和酸中毒，减少对患儿的过度操作，避免躁动。抗生素不应作为常规治疗，在考虑有感染因素患儿中使用时，应积极完善病原学及感染指标相关检查，一旦除外感染尽早停用抗生素。

3. 监护　MAS 患儿需要密切监护生命体征，除心率、呼吸、血压等基础监测外，对重症患儿脐动脉和静脉（多腔）置管用于监测动脉血气和有创血压监测。

4. 呼吸管理　低氧血症、酸中毒和高碳酸血症可能会增加肺血管阻力，造成 PPHN 的发展。因此，机械通气治疗的重点是维持最佳的氧合和通气。但也应避免过度通气、呼吸性碱中毒和气道堵塞。对于轻中度疾病患者，补充氧疗即可。重症患者，干预措施可能包括持续气道正压通气、常频机械通气、高频通气、表面活性剂治疗和（或）吸入一氧化氮治疗。

吸入胎粪可导致天然表面活性物质失活，研究显示补充表面活性剂，可降低体外膜肺氧合（extracorporeal membrane oxygenation，ECMO）治疗的需要，但尚无确切 RCT 证据。吸入一氧化氮是一种选择性肺血管扩张剂，可改善 PPHN 的氧合状态。

对机械通气、表面活性剂治疗和（或）一氧化氮治疗无效的患儿，ECMO 可能是挽救生命的一种方法，但目前尚未广泛应用于临床。

5. 循环支持　循环支持是为确保足够心排血量和组织灌注的治疗。对于循环容量不足引起的低血压和组织灌注不足的患儿，可能需要用生理盐水扩容。为满足组织氧输送，特别是氧合临界状态患者，根据血红蛋白情况可能需要输血治疗，严重 MAS 血红蛋白浓度维持在 10 ～ 15g/dL 以上。血管活性药物支持为维持心脏搏出量和血压，常用药物包括多巴酚丁胺、多巴胺、肾上腺素等，根据患儿循环异常的具体原因选用，PPHN 患儿可能需要更高平均动脉血

NOTE

压以减少右向左分流。

6. 镇静   重症 MAS 患儿，特别是并发 PPHN 者可考虑应用镇静剂和肌松剂，但由于潜在不良影响，应慎重使用。

【预后与预防】

重症 MAS 尤其是合并 PPHN 者，死亡率较高。

对 MAS 患儿进行长期随访，反复咳嗽、喘息、哮喘、运动引起的支气管痉挛或有发生，但所有儿童胸部 X 线均正常。

MAS 患者神经发育结局相关研究数据不多。病例观察报告显示，约 20% 的患儿有明显的神经发育障碍，出生及宫内窒息和（或）感染可能是导致神经发育不良的重要影响因素。

积极预防对降低 MAS 发病率和死亡率至关重要，需要产科和新生儿科医护通力协作，对母亲有胎盘功能不全、先兆子痫、高血压、慢性心肺疾病和过期产等，应密切进行产程监护。通过评估新生儿活力，选择是否采取气管插管，在气道胎粪吸出之前，通常不应进行正压通气。

第八节   新生儿呼吸窘迫综合征

新生儿呼吸窘迫综合征（neonatal respiratory distress syndrome，NRDS）是由于肺表面活性物质（pulmonary surfactant，PS）缺乏所致，以肺泡萎陷和透明膜形成为病理特征的严重呼吸系统疾病。临床表现为生后数小时内出现的进行性呼吸困难、青紫和呼吸衰竭。病理上肺泡可出现肺透明膜的改变，又称为肺透明膜病（hyaline membrane disease，HMD）。

该病以早产儿和择期剖宫产新生儿多见，早产儿孕周越小发病率越高，有研究表明孕周 28 周或以下的早产儿 NRDS 发病率可达 90% 以上；除早产外，择期剖宫产、孕母妊娠期糖尿病、围生期窒息等也是导致 NRDS 发病的因素；少数患儿由于表面活性物质蛋白（surfactant protein，SP）相关基因 SP-B 和 SP-C 的基因变异或缺陷，导致 PS 不能正常发挥作用，也可发病。

【病因和发病机制】

1959 年 Avery 和 Mead 首次发现 NRDS 为 PS 缺乏所致。PS 是一种由 II 型肺泡上皮细胞合成并分泌的磷脂蛋白复合物，其中磷脂约占 90%，肺表面活性物质蛋白（SP）约占 10%。磷脂酰胆碱即卵磷脂是磷脂中的主要成分，是起表面活性作用的重要物质，此外还有磷脂酰甘油、磷脂酰乙醇胺、磷脂酰肌醇、磷脂酰丝氨酸和鞘磷脂，共六种磷脂；SP 有 SP-A、SP-B、SP-C、SP-D 四种，磷脂需要和 SP-B 及 SP-C 结合才能发挥最佳作用。

新生儿期 NRDS 发生的主要因素有：①早产儿，与肺发育未成熟 PS 合成分泌量不足有关。胎龄 24 ～ 25 周开始合成磷脂和活性 SP-B，之后 PS 合成量逐渐增多，但直到胎龄 35 周左右 PS 量才迅速增多。所以胎龄小于 35 周的早产儿易发生 NRDS，并且胎龄越小发生率越高。②剖宫产新生儿：在分娩未发动之前行择期剖宫产，因缺乏宫缩，儿茶酚胺和肾上腺皮质激素未经历应激反应不能大量分泌，影响 PS 产生分泌。同时，剖宫产新生儿肺液转运障碍，影响 PS 功能。③糖尿病母亲新生儿：母亲患妊娠期糖尿病时，血糖增高，胰岛素分泌相应增加，胰岛素有抑制糖皮质激素刺激 PS 合成分泌的作用。因此，糖尿病母亲新生儿 NRDS 发生率相对高，比正常增加 5 ～ 6 倍。④围生期窒息：缺氧、酸中毒、低灌注可导致急性肺损伤，抑制肺 II 型上皮细胞产生 PS。⑤先天性 SP 相关基因变异或缺陷：导致 PS 不能发挥作用可发生 NRDS，这些患儿无论足月或早产都可能发病，表面活性物质蛋白 SP-B 和 SP-C、三磷酸腺苷结合转运体 A3 的基因突变，可能导致新生儿表面活性物质缺乏和（或）功能障碍。

【病理生理】

各种原因导致 PS 缺乏或功能障碍时肺泡表面张力增加，肺泡萎陷，肺顺应性下降，气道阻力增高，造成气体弥散障碍，呼吸做功增加，发生缺氧、酸中毒，进而肺小动脉痉挛，肺动脉高压，导致动脉导管和卵圆孔水平右向左分流，缺氧加重，肺毛细血管通透性增高，血浆纤维蛋白渗出，形成肺透明膜，使缺氧酸中毒更加严重，并抑制 PS 合成，造成恶性循环。

【病理】

NRDS 患儿肺呈暗红色，质韧，在水中下沉。光镜下见广泛的肺泡萎陷，弥漫性肺不张，肺泡壁附一层嗜伊红的透明膜，气道上皮水肿、坏死、脱落和断裂。电镜下肺 II 型细胞中的板层小体成为空泡。

【临床表现】

1. 早产儿 NRDS 典型临床表现主要见于早产儿，生后不久（1～2 小时）出现呼吸窘迫，即呼吸急促、呼吸困难和发绀。呼吸急促表现为呼吸 60 次/分钟以上；呼吸困难表现为呼气性呻吟以防止呼气末肺泡塌陷，鼻腔扩张及鼻翼扇动以降低鼻腔阻力，吸气时三凹征说明肺顺应性下降及呼吸辅助肌运动；发绀表现为黏膜和皮肤颜色缺氧导致的青紫色改变。病情呈进行性加重，至生后 6 小时症状已十分明显，还可进一步出现呼吸不规则、呼吸暂停、呼吸衰竭等。听诊两肺呼吸音减弱。血气分析 $PaCO_2$ 升高，PaO_2 下降，酸中毒等。轻型病例可仅有呼吸困难、呻吟，而青紫不明显，仅持续气道正压呼吸支持（continuous positive airway pressure，CPAP）治疗后可恢复。

经典的 NRDS 病程通常要进展到 72 小时，之后随着内源性表面活性物质的产生增加，呼吸功能随之改善，肺功能改善前通常有明显的利尿期，生后 24～48 小时病情最重，如未得到积极治疗，则病死率较高。患儿生存超过自然病程天数则肺成熟度增加，一般可逐渐恢复，但患儿可能并发肺部感染或动脉导管未闭（patent ductus arteriosus，PDA），使病情再度加重。近年由于产前激素应用、早产儿产房复苏技术普及、外源性肺表面活性物质使用、早产儿呼吸支持技术开展如 CPAP 使用等，NRDS 自然病程缩短，症状减轻，典型临床表现已比较少见，疾病发展过程也有所改变。

2. 剖宫产新生儿 NRDS 主要见于晚期早产儿和足月儿，与剖宫产时胎龄密切相关，胎龄 37 周择期剖宫产者 NRDS 发生率为 3.7%，38 周为 1.9%，39 周以后明显减少为 0.9%。剖宫产新生儿 NRDS 起病时间不一致，部分患儿生后数小时内即发生呼吸困难，还有部分患儿生后早期呼吸困难不严重，胸部 X 线为湿肺样表现，但进行性加重，可在出生 1～2 天胸部 X 线才表现为两肺呈白肺，发生严重呼吸衰竭，并且可合并重症持续肺动脉高压（persistent pulmonary hypertension of neonate，PPHN），表现为严重低氧性呼吸衰竭。

3. 基因缺陷 NRDS 主要是 SP-B 基因缺陷，临床表现为重症呼吸衰竭，气道内给予肺表面活性物质治疗后短时间内临床表现改善，但数小时后临床表现又非常严重，依赖肺表面活性物质的治疗，最终预后较差多数死亡，杂合子患儿临床表现较轻，或和早产儿 NRDS 表现相仿，数日后逐渐改善。

NOTE

【辅助检查】

1. 胸部 X 线   NRDS 胸部 X 线检查有特征性表现，病情需要可多次摄片观察动态变化。一般按病情程度可将 NRDS 的 X 线影像学改变分为 4 级：I 级，两肺野普遍透亮度降低（充气减少），可见均匀弥漫或散在性的细小颗粒（肺泡萎陷），呈磨玻璃样（图 5-14）。II 级：除 I 级变化加重外，可见支气管充气征（支气管气道过度充气，并和肺泡不张形成对比），延伸至肺野中外带（图 5-15）。III 级：病变加重，肺野透亮度更加降低，心缘、膈缘模糊（图 5-16）。IV 级：整个肺野呈白肺，支气管充气征更加明显，似秃叶树枝（图 5-17）。

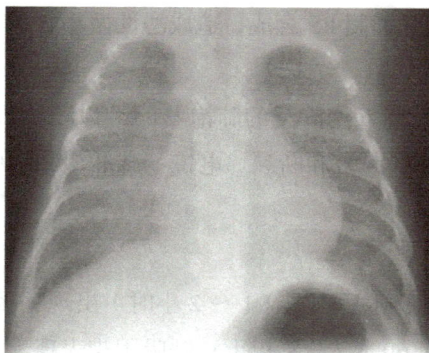

图 5-14   NRDS I 级胸部 X 线表现

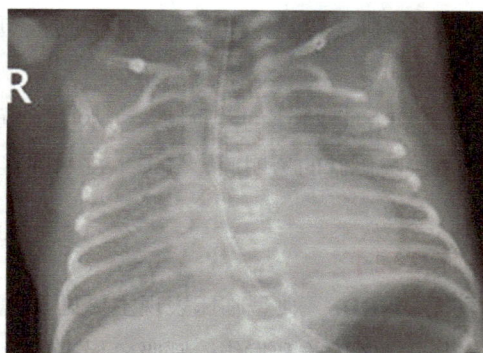

图 5-15   NRDS II 级胸部 X 线表现

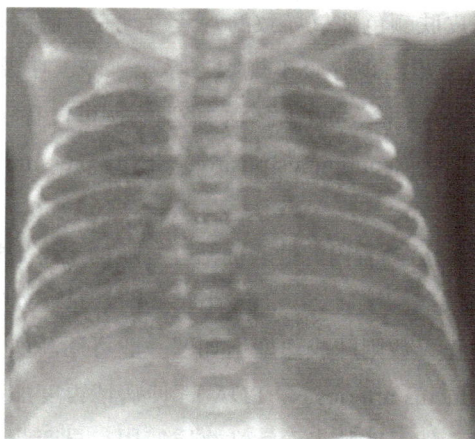

图 5-16   NRDS III 级胸部 X 线表现

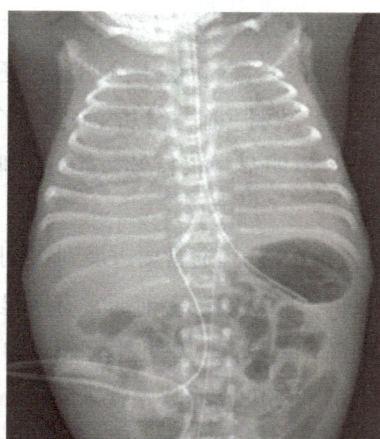

图 5-17   NRDS IV 级胸部 X 线表现

2. 血气分析及电解质   NRDS 患儿常伴有血气分析检查异常，但不作为诊断依据，通常表现为血气分析中低氧血症，$PaCO_2$ 早期正常或略微升高，通常随着疾病进展而增加。随着疾病的恶化，患儿还可能有低钠血症，这是由于水潴留稀释所致，注意在疾病急性期防止过量，或适当限制液体摄入，可防止低钠血症，由于产前激素及 PS 的使用，该表现也已少见。

3. 肺部超声诊断   是目前备受关注的 NRDS 辅助诊断技术，由于床旁、无创、无辐射对危重症早产儿有很好的前景。超声肺部实变、B 线等征象都是 NRDS 的典型表现。

【诊断与鉴别诊断】

1. 诊断依据

（1）病史   早产儿、择期剖宫产新生儿、糖尿病母亲新生儿、围生期缺氧等病史。

（2）临床表现   生后不久即出现进行性呼吸困难及青紫，主要表现为呼吸功增加和需氧量增加，继而发生严重呼吸衰竭。

（3）胸部 X 线变化　Ⅰ级和Ⅱ级为早期，Ⅲ级和Ⅳ级病情重。

（4）肺成熟度检查　产前取羊水，产后取患儿气道吸取物，检查 PS 主要成分。近年由于早期使用肺表面活性物质，肺成熟度检查已很少使用。

2. 鉴别诊断

（1）细菌性感染　特别是 B 族溶血性链球菌（group B streptococcal pneumonia，GBS）感染，宫内或分娩过程中发生的 GBS 肺炎或败血症，极似 NRDS，但该病常有孕妇羊膜早破史或感染表现，胸部 X 线改变有不同程度的融合趋势，病程经过与 NRDS 不同，但早期很难鉴别，所以，出现呼吸窘迫的新生儿都应该进行血液培养等病原学检查，有感染高风险的婴儿应经验性使用抗生素，等待培养结果并观察临床过程，除外后尽早停用抗生素。

（2）湿肺　又称为新生儿暂时性呼吸增快（transient tachypnea of the newborn，TTN）：多见于更成熟的婴儿，即晚期早产和足月新生儿，一般病程较短，相比 NRDS 患者呼吸窘迫症状轻改善快，X 线表现两肺病变不均匀，可见肺气肿、肺纹理增粗模糊、叶间胸膜积液等。但重症湿肺临床表现可与 NRDS 相似，需要机械通气，有时很难鉴别。

（3）发绀型先天性心脏病　由于出生后青紫表现，需要和 NRDS 进行鉴别，但大多数发绀先天性心脏病患者的呼吸窘迫轻于 NRDS 患者，而且通常 X 线缺乏典型的弥漫性网状颗粒影、磨毛玻璃、支气管充气征等典型表现。如果呼吸支持和表面活性物质治疗不能改善肺功能和胸部 X 线，则应进行超声心动图检查，以排除重度低氧血症患儿的结构性心脏病或新生儿持续性肺动脉高压（PPHN）。

（4）非呼吸系统疾病　如体温过低、低血糖、贫血、红细胞增多症或代谢性酸中毒，可伴有呼吸窘迫，与 NRDS 的鉴别并不困难，主要通过病史、体格检查和相关的实验室检查。

【治疗】

1. 肺表面活性物质（PS）治疗　外源性 PS 替代治疗可有效降低早产儿 NRDS 死亡率和发病率，已成为 NRDS 的常规治疗，使用 PS 治疗 NRDS 需注意以下问题。

（1）药品选择　PS 药品分为天然型和合成型，天然型 PS 从牛或猪肺灌洗液或肺组织提取，合成型 PS 为含有合成肽的人工合成品，天然型 PS 疗效明显优于合成型 PS。

（2）给药时机　近年来提倡出生早期给予 PS 治疗，但需掌握指征，最新的 2019 年欧洲早产儿呼吸窘迫综合征防治共识指南（European consensus guidelines on the management of NRDS in Preterm Infants）指出，对出生后需要气管插管且有 NRDS 风险的早产儿，可予早期复苏使用。此外，当患儿在 CPAP 达 6cm H_2O 仍需要大于 30% 氧浓度的无创呼吸支持方能稳定，或病情仍恶化时，也应尽早使用。并建议给所有 NRDS 风险患者，特别是小于 30 周出生暂不需要气管插管复苏的患儿，一出生即提供经鼻持续气道正压通气（CPAP）。

（3）给药剂量　PS 剂量范围比较广，迄今为止国内外报道的最大剂量范围为每次 50 ～ 200mg/kg。但每种 PS 药品各自有推荐剂量，相对而言，剂量大效果好，重症病例需用较大剂量，轻症病例和预防用药剂量可以偏小，也有报道首剂用 200mg/kg，续剂用 100mg/kg。

（4）给药次数　对轻症病例一般给 1 次即可，对重症病例需要多次给药，现主张按需给药，如呼吸支持参数吸入氧浓度持续较高，可重复给药。根据国内外经验总结，严重病例需给 2 ～ 3 次，间隔时间根据需要而定，一般为 6 ～ 12 小时。

（5）给药方法　用 PS 前先给患儿充分吸痰，清理呼吸道，然后将 PS 经气管插管缓慢注入

NOTE

肺内，仰卧位给药。鉴于气管插管的潜在风险，微创 PS 给药技术使用越来越多，并显示出了很好的前景，如通过使用 LISA（less invasive surfactant administration，LISA）技术即细导管气管内给药法。

2. 无创呼吸支持　越来越多的研究提倡使用无创呼吸支持治疗新生儿 NRDS，包括 NCPAP、双水平气道正压通气和经鼻间隙正压通气。NCPAP 能使肺泡在呼气末保持正压，防止肺泡萎陷，并有助于萎陷的肺泡重新张开。常用的 INSURE 技术（气管插管 – 给 PS 治疗 – 拔管 –CPAP），主要方法是：一旦出现呻吟，给予气管插管使用 PS 治疗，然后拔管，使用 CPAP 维持，压力 5cm H_2O 以上。及时使用无创呼吸支持可减少机械通气的使用，降低支气管肺发育不良（bronchopulmonary dysplasia，BPD）发生率。

3. 机械通气　对严重 NRDS 或无创呼吸支持效果不理想者，应采用机械通气，一般先使用常频机械通气，呼吸频率 40～50 次 / 分钟，吸气峰压根据患儿潮气量监测调整，一般为 12～20cm H_2O，呼气末正压通气为 5～8cm H_2O，有条件应尽可能选用容量保证模式进行常频通气。如常频机械通气参数比较高，效果不理想，应改用高频机械通气，减少常频正压通气所致的肺损伤等不良反应。使用机械通气病情改善者，应尽早撤离机械通气，在撤离机械通气过程中使用咖啡因，可以加速撤机，减少再次气管插管和机械通气。撤机后继续用无创呼吸支持。

4. 支持治疗　NRDS 因缺氧、高碳酸血症导致酸碱、水电解质、循环功能失衡，应予及时纠正，使患儿度过疾病极期。注意给患儿保温，避免低体温；液体量不宜过多，以免造成肺水肿，并根据出入液量及时调整，但不建议使用利尿剂，因为可导致电解质紊乱；代谢性酸中毒必要时可给 5% $NaHCO_3$，静脉滴注纠酸；循环障碍患儿评估循环容量和心脏功能，必要时给予血管活性药物治疗。

5. 并发症及治疗　并发 PDA 时先使用药物关闭，布洛芬、对乙酰氨基酚是常用药物，可根据剂型口服或静脉滴注给药；若药物不能关闭动脉导管，并严重影响心肺功能时，应考虑手术结扎。气漏是 NRDS 的常见急性并发症，可能是自发的，也可能是由于机械通气而产生的正压所致。重症患儿并发严重持续肺动脉高压时，可使用吸入一氧化氮治疗。BPD 是 NRDS 的主要慢性并发症，28 周以下早产儿 BPD 的发生率仍然较高，其病因是多因素的，早产儿肺的结构和功能不成熟是最主要原因。

【预后与预防】

1. 预后　对有早产风险的孕母应给予产前激素治疗，早产儿出生后应给予无创呼吸支持和 PS 早期使用，以及早产儿的综合优化管理，可使 NRDS 的总治愈率大大提高，但早产儿的预后情况还取决于早产儿的出生孕周和体重，以及各系统的并发症情况。

2. 预防

（1）产前预防　对胎龄＜34 周，可能发生早产的产妇，静脉或肌内注射倍他米松或地塞米松，预防早产儿发生 NRDS。倍他米松每次 12mg，间隔 24 小时，1 个疗程 2 次，肌注；或地塞米松每次 6mg，间隔 12 小时，1 个疗程 4 次。一般使用 1 个疗程即可，使用多疗程者，可能增加不良反应。应在分娩前 24 小时～7 天给药。

（2）出生后预防　早产儿出生后再给予激素预防，是无效的；可使用 PS 预防。

第九节　新生儿黄疸

新生儿黄疸（neonatal jaundice），也称为新生儿高胆红素血症（neonatal hyperbilirubinemia），是新生儿时期最常见的临床问题，是由多种原因导致的新生儿血清胆红素升高，引起以巩膜、皮肤黏膜和组织黄染为特征的临床表现。

新生儿黄疸根据新生儿血清胆红素水平，以及是否需要干预，分为生理性黄疸和病理性黄疸两种类型。病理性黄疸多见于缺氧、感染、红细胞增多症、新生儿溶血、新生儿肝炎、胆道闭锁等疾病，部分患儿血清胆红素水平异常增高可引起胆红素脑病（核黄疸），造成神经系统的损伤，多留有后遗症，严重者可死亡。本节主要论述病理性黄疸。

【病因和发病机制】

新生儿黄疸的病因和发病机制分为以下几方面。

1.胆红素生成过多　新生儿红细胞数量较多且寿命相对较短，红细胞被破坏后产生大量血红素，血红素经过氧化转变为胆绿素，胆绿素还原后形成胆红素。

2.血浆白蛋白联结胆红素的能力不足　胆红素进入血液循环后与血浆中的白蛋白联结，被转运至肝脏进行代谢，与白蛋白结合的胆红素不能透过血脑屏障。刚娩出的新生儿常有不同程度的酸中毒，可减少胆红素与白蛋白联结，且早产儿胎龄越小，血中白蛋白含量越低。新生儿体内较多游离的胆红素可通过血脑屏障引起胆红素脑病。

3.肝细胞对胆红素摄取能力不足　胆红素进入肝脏后与肝细胞的可溶性配体蛋白（Y、Z蛋白）结合，进入肝细胞。新生儿由于配体蛋白缺乏，肝细胞对胆红素的摄取能力不足，Y和Z蛋白的活性于生后5天以后才接近成人水平。

4.肝脏微粒体中形成结合胆红素功能缺陷　与配体结合的未结合胆红素被转运至肝细胞的光面内质网后，在尿苷二磷酸葡萄糖醛酸转移酶（the activities of uridine diphos pho glucuronyl transferase，UDPGT）的催化下，未结合胆红素结合葡萄糖醛酸，形成水溶性的结合胆红素，未结合胆红素必须转化为结合胆红素才能从胆汁排泄到肠道。UDPGT活性降低与新生儿黄疸发生密切相关，足月新生儿出生时UDPGT含量较低（生后1周接近正常）且活性差（仅为成人的1%），生成结合胆红素的量较少。

5.胆红素排泄能力较差　新生儿肠蠕动性差，肠道菌群尚未完全建立，不能将肠道内的结合胆红素还原成粪胆原排出体外。

6.肠–肝循环（enterohepatic circulation）　使胆红素重吸收增加：新生儿肠壁内β-葡萄糖醛酸酐酶活性相对较高，可将结合胆红素水解为未结合胆红素，再通过肠道重吸收，导致肠–肝循环增加。胎粪排泄延迟，也可使胆红素重吸收增加。当新生儿血清胆红素超过5～7mg/dL时，即可出现肉眼可见的黄疸。

【新生儿黄疸分类与诊断】

我国几乎所有的足月新生儿在生后早期都会出现不同程度的暂时性血清胆红素增高，但并非都是病理性黄疸。一般根据新生儿的临床表现，以及是否需要治疗来鉴别生理性黄疸或病理性黄疸。

NOTE

1. 生理性黄疸（physiological jaundice） 特点为：①一般情况良好。②足月儿生后 2～3 天出现黄疸，4～5 天达到高峰，5～7 天消退，最迟不超过两周；早产儿黄疸多于生后 3～5 天出现，5～7 天达高峰，7～9 天消退，最长可延迟到 3～4 周。③每日血清胆红素升高 ＜ 85μmol/L（5mg/dL）或每小时 ＜ 0.5mg/dL。④血清总胆红素水平尚未超过小时胆红素曲线（Bhutani 曲线）的第 95 百分位数及相应危险因素下的光疗干预标准（图 5-18）。

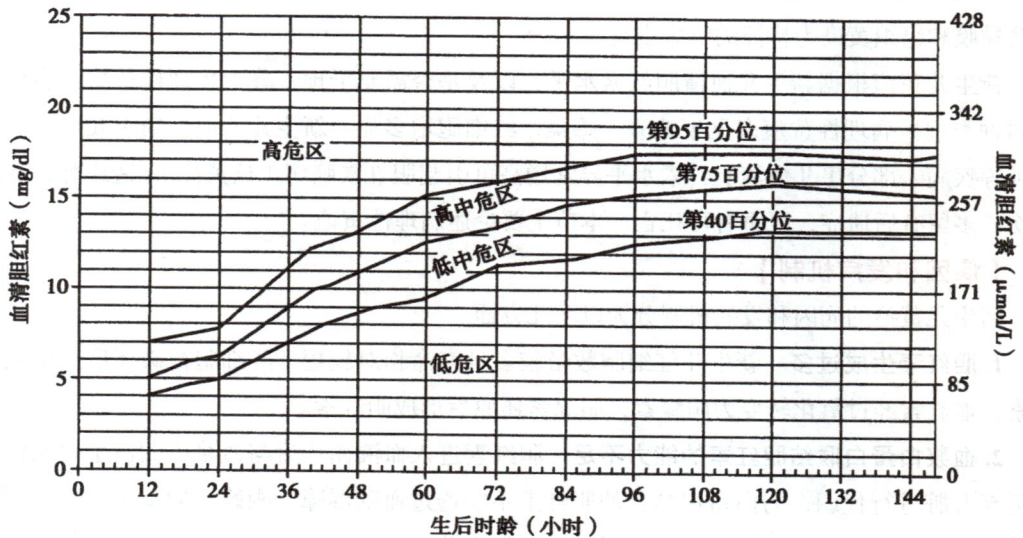

图 5-18　生后时龄胆红素风险评估曲线（Bhutani 曲线）

2. 病理性黄疸（pathologic jaundice） 具备下列任一项应诊断为病理性黄疸：①生后 24 小时内出现黄疸。②血清总胆红素值每日上升 ＞ 85μmol/L（5mg/dL）或每小时 ＞ 0.5mg/dL。③黄疸持续时间长：足月儿＞两周，早产儿＞4 周。④黄疸退而复现。⑤血清结合胆红素 ＞ 34μmol/L（2mg/dL）。

病理性黄疸需要积极寻找引起其增高的原发病因，根据其发病原因分为三类。

（1）胆红素生成过多　因红细胞破坏过多及肠 - 肝循环增加，使胆红素生成过多。见有以下因素：①新生儿溶血病。多见于血型不合如 ABO 或 Rh 血型不合等，我国 ABO 溶血病多见。②异常的出血。如较大的头颅血肿、皮下血肿、颅内出血、肺出血和其他部位出血。③红细胞增多症。血常规红细胞＞6×10^{12}/L，血红蛋白＞220g/L。常见于母 - 胎或胎 - 胎间输血、脐带结扎延迟、宫内生长迟缓（慢性缺氧）等。④感染。细菌感染是新生儿黄疸的重要原因，以金黄色葡萄球菌、大肠埃希菌引起的败血症多见。其他如病毒、螺旋体、衣原体、支原体和原虫等引起的重症感染皆可致溶血。⑤肠 - 肝循环增加。胎粪排泄延迟使胆红素重吸收增加，常见因素为先天性肠道闭锁、先天性幽门肥厚、巨结肠、饥饿和喂养延迟等。⑥母乳性黄疸（breast milk jaundice）。母乳喂养的新生儿在生后 1～3 个月仍有黄疸，表现为非溶血性高未结合胆红素血症，患儿一般精神状态较好，生长发育不受影响。本症为排他性诊断。可能的因素为母乳中的 β - 葡萄糖醛酸酐酶水平较高，可在肠道通过增加肠葡萄糖醛酸与胆红素的分离，使未结合胆红素被肠道再吸收，增加了肝脏处理胆红素的负担。母乳性黄疸一般不需任何治疗，停喂母乳 24～48 小时，黄疸可明显减轻，之后可以继续母乳喂养。⑦红细胞酶或结构的缺陷。葡萄糖 -6- 磷酸脱氢酶（glucose-6-phosphate dehydrogenase，G-6-PD）、丙酮酸激酶和己糖激酶缺陷使红细胞膜僵硬，变形能力减弱，易被单核 – 巨噬细胞系统破坏，产生大量胆红素。

（2）肝脏胆红素代谢障碍　由于肝细胞摄取和结合胆红素的功能低下，使血清未结合胆红素水平升高。①缺氧、酸中素及感染：可抑制肝脏 UDPGT 的活性，使未结合胆红素与葡萄糖醛酸结合障碍，使血清未结合胆红素水平升高。② Crigler-Najjar 综合征：即先天性 UDPGT 缺乏，分为Ⅰ型和Ⅱ型。Ⅰ型属常染色体隐性遗传，酶完全缺乏，生后 2 ～ 3 天即出现严重黄疸，需要换血治疗，生后数年内需长期光疗，以降低血清胆红素，预防胆红素脑病，该病临床罕见，患儿很难存活。肝脏移植可以使 UDPGT 酶活性达到要求，或进行基因治疗。Ⅱ型较为常见，多属常染色体显性遗传，为部分酶活性低下，酶诱导剂，如苯巴比妥治疗有效。③ Gilbert 综合征：是一种慢性的、良性高未结合胆红素血症，属常染色体显性遗传或隐性遗传。是由于肝细胞摄取胆红素功能障碍和肝脏 UDPGT 活性降低所致。本病通常于青春期才出现，不伴有肝损伤和溶血，表现为较轻的黄疸。在新生儿期由于该酶活力降低，致肝细胞结合胆红素功能障碍而表现为高胆红素血症。当 UDPGT 基因突变和 G-6-PD 缺乏、ABO 血型不合等问题同时存在时，高胆红素血症常更为明显。④ Lucey-Driscoll 综合征：即家族性暂时性新生儿黄疸，存在明显的家族病史。新生儿在生后 48 小时内表现为严重的高未结合胆红素血症，其原因为妊娠后期孕妇血清中存在一种性质尚未明确的葡萄糖醛酸转移酶抑制物，使新生儿肝脏 UDPGT 酶活性被抑制。临床表现为新生儿早期黄疸重，2 ～ 3 周自然消退。⑤药物：某些药物可与胆红素竞争 Y、Z 蛋白的结合位点，影响胆红素的转运而使黄疸加重，比如磺胺、水杨酸盐、维生素 K₃、吲哚美辛、毛花苷 C 等。⑥先天性甲状腺功能低下：甲状腺功能低下可导致肝脏 UDPGT 活性降低，还可以影响肝脏胆红素的摄取和转运。经甲状腺素治疗后，黄疸常明显缓解。

（3）胆汁排泄障碍　肝细胞排泄结合胆红素障碍和（或）胆管受阻使胆汁排泄障碍，可致高结合胆红素血症，如同时有肝细胞功能受损，可伴有未结合胆红素增高。①新生儿肝炎：多由于病毒所致宫内感染引起，常见有乙型肝炎病毒、巨细胞病毒、风疹病毒、单纯疱疹病毒、肠道病毒及 EB 病毒等。②胆道闭锁：先天性胆道闭锁或先天性胆总管囊肿是新生儿阻塞性黄疸的常见原因，因肝内或肝外胆管阻塞使结合胆红素排泄障碍。胆道闭锁患儿黄疸可在 2 ～ 4 周出现，黄疸渐进性加重，大便逐渐呈灰白色。胆汁黏稠综合征是由于胆汁淤积在小胆管中，使结合胆红素排泄障碍，常见于长期肠道外营养，一般随肠道外营养的停用而逐渐缓解，也可见于严重的新生儿溶血病。肝和胆道的肿瘤也可压迫胆管造成阻塞。对于新生儿胆道闭锁，早期诊断和干预很重要；在新生儿出生后 60 天内做引流手术者效果较好，否则后期由于胆汁性肝硬化而造成肝脏不可逆的损伤。引流手术无效者可考虑进行肝脏移植。③先天性代谢缺陷病：α – 抗胰蛋白酶缺乏症、半乳糖血症、果糖不耐受症、酪氨酸血症、糖原累积病Ⅳ型及脂质累积病（尼曼匹克病）等代谢性疾病可伴有肝细胞损害，从而引起黄疸。

病理性黄疸要积极寻找引起其增高的原发病因，及时干预，预防胆红素脑病的发生。

【治疗】

1. 一般治疗　生后尽早开奶，热量不足者静脉滴注葡萄糖注射液补充，防止低血糖，及时纠正缺氧酸中毒等情况。

2. 药物治疗

（1）血浆或白蛋白　白蛋白与胆红素紧密联结，减少游离的未结合胆红素，防止胆红素脑病，尤其适用于早产儿。静脉输注白蛋白，每次 1g/kg，或输血浆每次 10 ～ 20mL/kg。

NOTE

（2）酶诱导剂　增加葡萄糖醛酸转移酶的生成，增强肝细胞摄取未结合胆红素的能力。首选苯巴比妥，每日 5mg/kg，分 2～3 次服用，连服 4 日，服后 2～3 日显效。出生后第 1 周服用有效，对 32 周以下的早产儿效果差。

（3）光照疗法（phototherapy）　简称光疗，可有效降低血清中未结合胆红素浓度。脂溶性的胆红素通过迅速光疗成为溶于水的化合物，经胆汁排泄到肠道或从尿中排出，从而使血清胆红素水平降低。传统光疗设备为蓝光箱，现在以发光二极管（LED）作为新光源。光疗治疗与光源性质与强度、单面光源或多面光源、光源–光照对象距离、暴露在光照下的体表面积及光照时间等因素有关，光疗时应适当补充水分。光疗过程中密切监测胆红素水平，一般 6～12 小时监测一次，血清结合胆红素＞ 68μmol/L（4mg/dL），并且血清丙氨酸氨基转移酶和碱性磷酸酶增高时，光疗可使皮肤呈青铜色即青铜症，此时应停止光疗，青铜症可自行消退。对于＞ 35 周新生儿，一般当血清总胆红素＜ 13～14mg/dL（222～239μmol/L）可停光疗。光疗时可出现发热、腹泻和皮疹等副作用，多不严重，可继续光疗，或在暂停光疗后可自行缓解。

（4）换血疗法（exchange transfusion）　因溶血所致的黄疸可考虑进行换血治疗，参照新生儿溶血病章节。

【预后】

本病的预后与发生胆红素脑病的高危因素有关，过高的胆红素血症可造成神经系统永久性的损害和功能障碍。在诊治过程中，发现有风险的高胆红素血症，要及时进行治疗，高风险因素包括新生儿 Rh 溶血、窒息、酸中毒、早产等。生理性黄疸一般情况下预后较好，不必进行过多的干预。

第十节　新生儿溶血病

新生儿溶血病（hemolytic disease of newborn，HDN）是指母婴血型不合导致的免疫性溶血，故又称母婴血型不合溶血病。新生儿溶血病可引起婴儿贫血、黄疸、水肿、肝脾肿大，严重的黄疸可继发胆红素脑病（bilirubin encephalopathy）。

【病因与发病机制】

本病主要是由母婴血型不合所致，其发病机理为胎儿由父体遗传的红细胞显性血型抗原恰为母亲所缺少时，胎儿红细胞通过胎盘进入母体循环，可使母体产生对胎儿红细胞抗原相应的抗体，该抗体（IgG）进入胎儿血液循环后，作用于胎儿红细胞，使之致敏，继而在单核–吞噬细胞系统内被破坏，从而发生溶血。

1. ABO 血型不合溶血病　其发病机制是母亲的抗 A 或抗 B 抗体进入胎儿循环，与胎儿红细胞表面的 A 或 B 抗原反应。ABO 血型产生的抗体主要为 IgM，不伴有记忆反应，也不随反复接触抗原而增加抗体亲和力。A 型和 B 型血者天然的抗 B 和抗 A 抗体主要为不能通过胎盘的 IgM，但是由于细菌、病毒或食物中 AB 抗原的持续刺激，同种免疫抗体可存在于 O 型血的个体内，包括能够通过胎盘的 IgG 抗体。因此，ABO 血型不合溶血病仅限于 O 型母亲和 A 或 B 型的胎儿，且主要在第一胎发病（40%～50%）。

理论上，母婴血型为 O/A、O/B、A/B、B/A 等组合都有可能使婴儿发生新生儿溶血病。但实际上90%以上的溶血病患儿母亲为O型血，这与O型母亲含有丰富的IgG抗A（B）抗体有关。A（B）型母亲所生B、AB型（A、AB）新生儿仅少数发生溶血病。IgG抗A（B）抗体效价与溶血程度有一定相关性，但并非绝对，这可能与新生儿A、B抗原强弱、A型或B型物质的含量、胎盘的屏障作用及IgG亚类不同等有关。

2. Rh血型不合溶血病　　其发病的基础为胎－母输血，即来源于胎儿的Rh阳性红细胞经胎盘进入Rh阴性的母体，致敏母体并产生相应血型抗体，再经胎盘进入胎儿循环系统攻击胎儿红细胞。

Rh血型不合溶血病 Rh血型系统共有5种抗原，即D、C、c和E、e，这些抗原被位于1号染色体短臂上的RHCE和RHD基因所编码。RHCE基因编码Rh抗原C/c和E/e蛋白，RHD基因编码Rh抗原D蛋白，不存在D抗原的隐性等位基因"d"抗原。红细胞的Rh表型取决于D抗原的存在，凡有D抗原者为Rh阳性，缺乏D抗原为Rh阴性。Rh溶血病在第一胎发生率很低（1%左右），因为尽管在整个孕期都可有少量胎儿红细胞进入母体循环，但引起母亲致敏的大量的胎母输血发生在妊娠末期或临产时，而初次免疫反应的产生需要2～6个月，且IgM抗体不能通过胎盘，故第一胎常处于原发性免疫反应的潜伏阶段而不发病。

一旦母亲已经致敏，再次妊娠暴露于RhD抗原时，就会产生IgG记忆反应，仅需数日就可出现以IgG为主的抗体，能够通过胎盘使胎儿红细胞致敏而发生溶血。由于Rh系统的抗体只能由人类红细胞引起，第一胎发生的Rh溶血病提示母亲曾经接触过Rh阳性红细胞，如输血、流产、异位妊娠或各种产前操作等。Rh阴性的概率在种族中有很大差异，白种人群中约占15%，我国某些少数民族（如维吾尔族）中也占5%以上，但在汉族人群中仅占0.34%。RhD溶血病主要发生在Rh阴性母亲和Rh阳性的胎儿，但Rh溶血病也可发生于母婴均为Rh阳性时，其中以抗E较为多见，我国汉族人群中无E抗原者几乎占半数，其他如抗C或抗e、抗c也可引起新生儿溶血病。

【病理生理】

ABO血型不合溶血病的主要病理表现为黄疸，常见于新生儿出生后，黄疸在1～5天达到最高峰。Rh血型不合溶血病则易造成胎儿重度贫血，甚者心力衰竭。低蛋白血症、重度贫血、心力衰竭可致胎儿水肿。贫血时，髓外造血增强，则出现肝脾肿大。血清间接胆红素过高，可透过血脑屏障导致胆红素脑病。

【临床表现】

1. 黄疸　　以间接胆红素增加为主，若在308～342μmol/L（18～20mg/dL）时，可发生胆红素脑病。

2. 贫血　　当红细胞破坏速度超过其生成的速度时，临床出现贫血的表现。程度轻重不一，血红蛋白可正常或低至100～120g/L。

3. 肝脾肿大　　多见于Rh血型不合溶血病患儿。

4. 水肿　　主要见于Rh新生儿溶血病，引起早产、胸腔积液、腹腔积液、心包积液等。

【并发症】

胆红素脑病是新生儿溶血病最严重的并发症，多见于出生后1周内，最早出生后1～2天出现神经系统表现。当非结合胆红素水平过高，透过血脑屏障，可造成中枢神经系统功能障碍，如不及时治疗干预，可造成永久性损害。通常将胆红素脑病分为4期：警告期、痉挛期、恢复

NOTE

期和后遗症期。前 3 期又称急性胆红素脑病，第 4 期称慢性胆红素脑病。

1. 急性胆红素脑病　警告期表现为嗜睡、肌张力低下和吸吮无力。发热和肌张力增高见于痉挛期，患儿哭声高尖，角弓反张。发热系间脑累及。第 3 期通常发生在 1 周以后，患儿肌张力增高逐渐恢复，而代之以肌张力低下。低出生体重儿发生胆红素脑病通常缺乏上述典型症状，而表现为呼吸暂停、心动过缓、循环和呼吸功能急骤恶化等。通常足月儿发生胆红素脑病的 TSB 峰值在 25mg/dL 以上，但合并高危因素的新生儿在较低胆红素水平也可能发生，低出生体重儿甚至在 10 ～ 14mg/dL 即可发生。发生胆红素脑病的高危因素，除了高胆红血症以外，还包括合并同族免疫性溶血、葡萄糖 –6– 磷酸脱氢酶（glucose–6–phosphate dehydrogenase，G–6–PD）缺乏、窒息、败血症、代谢性酸中毒和低白蛋白血症（＜ 3.0mg/dL）等。胆红素脑病的诊断，主要依据患儿高胆红素血症及临床表现，头颅 MRI 和脑干听觉诱发电位可以辅助诊断。

2. 慢性胆红素脑病　此期即核黄疸后遗症期，可有典型的演变史。第 1 年主要表现为喂养困难，高调哭声和肌张力低下，但深腱反射亢进，颈强直反射持续和运动发育迟缓。核黄疸后遗症的 4 大典型特征，如锥体外系运动障碍、听觉异常、眼球向上运动受限和牙釉质发育不良要到 1 岁以后，甚至更晚才出现。流行病学资料提示，某些亚临床胆红素脑病的新生儿也可发生轻度运动功能障碍或认知功能异常等后遗症。

【实验室检查】

1. 血型鉴定　母婴 ABO 和 Rh 血型是否不合。

2. 溶血性贫血的证据　红细胞和血红蛋白下降，早期新生儿血红蛋白＜ 145g/L 即可诊断为贫血；网织红细胞增高（＞ 6%）；血涂片有核红细胞增多（＞ 10/100 个白细胞）；血清总胆红素（TSB）和非结合胆红素明显增加。

3. 致敏红细胞和血型抗体测定

（1）改良直接抗人球蛋白试验　即改良 Coombs 试验，充分洗涤后的受检红细胞盐水悬液与"最适稀释度"的抗人球蛋白血清混合，检测新生儿红细胞膜上结合的血型抗体，如有红细胞聚集则为阳性，表明红细胞已致敏。

（2）抗体释放试验　首先通过加热使新生儿红细胞膜结合的母体血型抗体释放至释放液中，再将释放液与同型成人红细胞混合，再加入抗人球蛋白血清，发生凝结为阳性。该试验是检测新生儿红细胞致敏的敏感试验。

（3）游离抗体试验　在新生儿血清中加入同型的成人红细胞，再加入抗人球蛋白血清，红细胞凝聚为阳性，表明新生儿血清中存在来自母体的游离血型抗体，并可能与红细胞结合引起溶血。

其中，改良直接 Coombs 试验和抗体释放试验均是新生儿溶血病的确诊试验，尤以红细胞抗体释放试验诊断价值最高。

【诊断与鉴别诊断】

1. 诊断

（1）产前诊断　① ABO、Rh 血型测定：凡既往有不明原因的死胎、流产、新生儿重度黄疸史的孕妇及其丈夫，均应进行 ABO、Rh 血型测定。O 型母亲的血型抗体＞ 1 ∶ 164 时，有可能发生 ABO 溶血症。Rh 阴性母亲应在孕 12 ～ 16 周、28 ～ 32 周和 36 周时测血中有无抗 D、抗 E 等抗体；抗体阳性或效价上升，提示胎儿可能受累，抗体效价达 1 ∶ 32 ～ 1 ∶ 64 时，胎儿受累可较严重。②羊水检查：测定羊水的 450nm 波长密度，光密度越高，表明羊水中胆红素越高。同时测羊水中的磷脂（L）和鞘磷脂（S）含量，为决定分娩时间提供参考，L/S ＜ 2 表明胎儿肺未成熟。③B 超：可查出胎儿有无水肿、腹腔积液，孕妇有无羊水过多。

（2）产后诊断　新生儿娩出后黄疸出现早，且进行性加重，有母婴血型不合，改良直接抗人球蛋白试验和红细胞抗体释放试验中有一项阳性者即可确诊。

2. 鉴别诊断

（1）生理性黄疸　ABO 溶血病可仅表现为黄疸，易与生理性黄疸混淆，血型不合及溶血三项试验可资鉴别。

（2）新生儿贫血　双胞胎的胎 - 胎间输血，或胎 - 母间输血可引起新生儿贫血，但无重度黄疸、血型不合及溶血三项试验阳性。

（3）先天性肾病　有全身水肿、低蛋白血症和蛋白尿，但无病理性黄疸和肝脾肿大。

【治疗】

1. 产前治疗

（1）提前分娩　当羊水分光光度计测定胆红素表明胎儿受累程度重，且孕周＞ 33 周，可测定羊水 L/S 以判断胎肺成熟度，必要时考虑提前分娩，并在产前 48 小时供给糖皮质激素促胎肺成熟。

（2）血浆置换　孕妇血中 Rh 抗体 1∶64 时，应考虑给予母亲血浆置换。该方法临床上已极少应用。

（3）宫内输血　对于在宫内严重受累（血细胞比容≤ 30%）的胎龄＜ 32 周和肺功能不成熟的胎儿，可在 B 超引导下行胎儿脐血管穿刺，直接在血管内输注红细胞。

2. 新生儿治疗

（1）光照治疗　指征：①总胆红素＞ 205μmol/L。②已明确为新生儿溶血病，尤其是 Rh 溶血病，一旦出现黄疸，即可光疗。③换血准备期间及换血前后均应进行光疗。

（2）药物治疗　苯巴比妥为酶的诱导剂，有促进肝脏清除胆红素的功能。新生儿输白蛋白，能结合胆红素以预防核黄疸症。

（3）换血疗法（exchange transfusion）　未结合胆红素升高速率可作为判断溶血严重程度和是否需要换血的指征。常用的标准为：①产前已明确诊断，出生时脐血总胆红素＞ 68μmol/L，血红蛋白＜ 120g/L，伴水肿、肝脾肿大和心力衰竭者。②生后 12 小时内胆红素每小时上升＞ 12μmol/L 者。③光疗失败，指高胆红素血症经光疗 4 ～ 6 小时后血清总胆红素仍上升 8.6μmol/（L·h）。④已有胆红素脑病早期表现者。血源选择：Rh 溶血病应选用 Rh 系统与母亲同型、ABO 系统与患儿同型的血液，紧急或找不到血源时也可选用 O 型血；母 O 型、子 A 或 B 型的 ABO 溶血病，最好用 AB 型血浆和 O 型红细胞的混合血；有明显贫血和心力衰竭者，可用血浆减半的浓缩血。换血量：一般为患儿血量的 2 倍（150 ～ 180mL/kg），大约可换出 85% 的致敏红细胞和 60% 的胆红素及抗体。

【预后与预防】

一旦证实胎儿存在溶血病危险，在妊娠期间应该随诊，以便估计发病的程度，确定最适分娩的时间，并引起医师重视，做好治疗新生儿的准备。轻度患者或及时治疗的患者绝大多数可以康复，重度患者可以出现神经组织的永久性损伤，造成智力、运动等方面的障碍，甚至造成死亡。

第十一节 新生儿感染性疾病

一、新生儿败血症

新生儿败血症（neonatal septicemia）是指各种病原菌侵入患儿血液循环，病原体在血中生长、繁殖、产生毒素而造成的全身性炎症反应，也称为脓毒症。常见的病原体为细菌，也可为霉菌、病毒或原虫等。依发病时间分类，新生儿败血症可分为早发败血症（early-onset sepsis，EOS）及晚发败血症（late-onset sepsis，LOS）。EOS 发病时间 ≤ 3 日龄，LOS 发病时间 > 3 日龄。

【病因与发病机制】

1. 病原菌

（1）早发败血症　常见病原菌主要来自母亲定植或感染，包括 B 族溶血性链球菌（group B streptococcal pneumonia，GBS）、大肠杆菌、李斯特菌，其他细菌较少见。

（2）晚发败血症　病原菌来源外源性或院内感染，新生儿院内感染细菌有革兰阴性菌（如大肠杆菌、肺炎克雷伯杆菌、铜绿假单胞菌等）和革兰阳性菌（如凝固酶阴性葡萄球菌、金黄色葡萄球菌、粪肠球菌等）。

2. 易感因素

（1）早发败血症　多为母体病原菌垂直传播（产前或产时感染），早产和（或）低出生体重儿是早发败血症最重要的危险因素，胎膜早破 ≥ 18 小时，羊膜腔内感染（包括羊水、胎盘、绒毛膜感染，临床上主要指绒毛膜羊膜炎）。

（2）晚发败血症　多为院内感染和社区获得性感染，常见于早产和（或）低出生体重儿，有创诊疗的新生儿，不合理使用抗生素、不恰当处理的新生儿。

【临床表现】

1. 全身表现　发热，体温不稳定，反应差，喂养差，水肿，Apgar 评分低。

2. 消化系统　黄疸，腹胀，呕吐或胃潴留，腹泻及肝脾肿大。

3. 呼吸系统　呼吸困难，以及呼吸暂停，发绀等；其中 EOS 可以呼吸暂停或呼吸窘迫为首要表现且持续超过 6 小时。

4. 循环系统　面色苍白，四肢冷，心动过速或过缓，皮肤大理石样花纹，低血压或毛细血管充盈时间 > 3 秒。

5. 泌尿系统　少尿及肾功能衰竭。

6. 血液系统　出血，紫癜。

【实验室检查】

1. 病原学检查

（1）血培养　是诊断败血症的金标准。采集两个不同部位血送检。

（2）尿培养　采用清洁导尿或耻骨上膀胱穿刺抽取尿液标本，仅用于 LOS 的病原学诊断。

（3）核酸检测　如 PCR 检测细菌 16S rRNA 基因。

2. 血液非特异性检查

（1）血常规　采血在出生 6 小时以后，白细胞计数 6 小时龄～ 3 日龄 ≥ 30×10⁹/L， ≥ 3 日龄为 20×10⁹/L，或任何日龄 < 5×10⁹/L 提示异常，白细胞计数减少比增高更有价值；I/T（不成熟中性粒细胞 / 总中心粒细胞） ≥ 0.20 为异常。

（2）C- 反应蛋白（CRP）　产时感染发生的 EOS，患儿刚出生时 CRP 值可能不高，6 小时龄内 CRP ≥ 3mg/L，6 ～ 24 小时龄 ≥ 5mg/L 提示异常， > 24 小时龄 ≥ 10mg/L 提示异常。

（3）降钙素原　 ≥ 0.5mg/L 提示异常。

3. 脑脊液检查　腰椎穿刺指征（下列 3 项中任意一项）：①血培养阳性。②有临床表现且非特异性感染指标 ≥ 2 项阳性。③抗感染治疗效果不佳。足月儿只有实验室检查异常（不包括血培养阳性）而无临床表现的早发败血症，不需做脑脊液检查。

【诊断】

参考《新生儿败血症诊断及治疗专家共识（2019 年版）》。

1. 新生儿 EOS

（1）疑似诊断　为 3 日龄内有下列任何一项：①异常临床表现。②母亲有绒毛膜羊膜炎。③早产胎膜早破 ≥ 18 小时。如无异常临床表现，血培养阴性，间隔 24 小时的连续 2 次血非特异性检查 < 2 项阳性，则可排除败血症。

（2）临床诊断　为有临床异常表现，同时满足下列条件中任何一项：①血液非特异性检查 ≥ 2 项阳性。②脑脊液检查为化脓性脑膜炎改变。③血中检出致病菌 DNA。

（3）确定诊断　为有临床表现，血培养或脑脊液（或其他无菌腔液）培养阳性。

2. 新生儿 LOS　临床诊断和确定诊断均为 > 3 日龄，其余条件分别同新生儿 EOS。

【治疗】

1. 抗生素治疗原则　①在应用抗生素之前采集标本，不需要等待细菌学检查的结果，即应立即应用抗生素。②根据病原菌可能来源初步判断病原菌种，并针对不同地区、不同时期，经验性地应用抗生素。③药敏结果一旦出来，便应立即做出相应的调整，并且选用其针对性较强的抗生素。④通常使用静脉注射，疗程一般为 10 ～ 14 天。

2. 抗菌药物的选择　①新生儿 EOS：在血培养和其他非特异性检查结果出来前，经验性选用广谱抗菌药物组合，尽早针对革兰阳性菌、革兰阴性菌，用氨苄西林（或青霉素）与第三代头孢菌素作为一线抗菌药物组合。②新生儿 LOS：在得到血培养结果前，考虑到凝固酶阴性葡萄球菌和金黄色葡萄球菌较多，经验性选用苯唑西林、萘夫西林（针对表皮葡萄球菌）或者万古霉素代替氨苄西林联用第三代头孢菌素。如怀疑铜绿假单胞菌感染则用头孢他啶。③血培养阳性结果：原则上应根据药物敏感试验结果进行抗菌药物调整，能单用不联用。如果经验性选用的抗菌药物不在药物敏感试验所选的范围内，临床效果好则继续用，否则改为药物敏感试验中敏感的抗菌药物种类。

3. 支持治疗　纠正电解质及酸碱平衡，感染性休克的患儿，在使用抗菌药物治疗的同时，还应积极进行抗休克治疗。

【预后与预防】

1. 预后　本病在医院若能早期发现、早期诊断、早期治疗，大部分可治愈，预后良好。但当合并休克、脑膜炎、坏死性小肠结肠炎、肺水肿、呼吸衰竭等并发症时，预后不良，可导致

NOTE

新生儿死亡。

2. 预防　①产前保健，母亲如有 GBS 感染或者定植证据者，母亲产前预防性使用抗菌药物至少 4 小时，再根据婴儿胎龄、有无胎膜早破及实验室检查，决定新生儿是否继续使用抗生素，预防 EOS 发生。②产时做到无菌操作，难产及羊水污染严重的新生儿可用抗生素治疗。③接触新生儿的人（包括孕妇、医护人员等）均应注意手卫生，这是切断感染途径的重要方法。④注意皮肤黏膜（包括脐带、口腔黏膜等）护理，一旦发现皮肤化脓感染的新生儿，应立即与正常新生儿隔离。⑤医疗器械应严格消毒处理，避免医源性感染。⑥提倡母乳喂养。

二、新生儿巨细胞病毒感染

新生儿巨细胞病毒感染是由人巨细胞病毒（human cytomegalovirus，HCMV）引起的一种全身性感染综合征。常见的后遗症为非遗传性感音神经性耳聋，也可导致其他远期神经发育障碍，包括脑性瘫痪、智力障碍、视力障碍和癫痫发作。

巨细胞病毒（cytomegalovirus，CMV）一旦侵入人体，将长期或终身存在于机体内，在机体免疫力正常时，常呈潜伏感染状态。感染的发生与地区、环境、居住条件、性别、年龄等有关。

【病因与发病机制】

人巨细胞病毒（HCMV）为双链 DNA 病毒，分属于疱疹病毒科乙组疱疹亚科，感染巨细胞病毒（CMV）后细胞出现肿胀，核增大，形成巨大细胞，核内和细胞质内均可形成嗜酸性包涵体，人类是 HCMV 的特异性宿主，仅在人与人之间传播。在大多数免疫正常个体呈无症状感染，而在免疫抑制个体、胎儿和婴幼儿如果感染则可出现明显病症。母孕期初次感染（原发感染）或母孕期免疫力下降潜伏感染重新激活（"复燃"）和不同抗原的 CMV 感染时（又称"再发感染"），病毒通过胎盘感染胎儿称先天性感染。新生儿出生时经产道吸入含 CMV 的分泌物为出生时感染。出生后不久接触母亲含有 CMV 的唾液、尿液、摄入带病毒的母乳、输血引起的感染称出生后感染。由于母乳中 CMV 排毒为 58%～69%。因此，摄入带病毒的母乳是生后感染的重要途径。

【临床表现】

1. 先天性症状性人巨细胞病毒感染　①发育迟缓，表现为早产儿、小于胎龄儿及低体重出生儿。②肝脏器官受损，主要症状有黄疸、肝脾器官肿大及肝功能受损。③血液系统受损，多表现为贫血或者血小板减少性瘀斑。④中枢神经系统受损，为胎儿宫内感染所致，小部分先天性感染患儿出生时伴有严重的神经系统损伤。⑤其他损害，如心肌炎、关节炎、膀胱炎、肾炎、视网膜脉络膜炎等。

2. 感音神经性耳聋（sensorineural deafness）　25%～50% 有症状的先天感染者和 10%～15% 无症状的先天性感染患婴可发生感音神经性耳聋。其中至少有 2/3 的孩子至学龄前期时，耳聋可继续恶化加重，且还可持续至学龄儿童和成人期，亦可呈晚发性。耳聋度有轻有重，可单侧也可双侧。

3. 出生时及出生后 CMV 感染　多数亦表现为黄疸、肝脾肿大、肝功能损害，部分表现为单核细胞增多症、间质性肺炎、心肌炎、关节炎、血液系统损害。

【实验室检查】

1. 病毒分离　是检测 CMV 感染最可靠的直接证据，阳性即可确诊，巨细胞病毒可从尿液、唾液、脑脊液、乳汁及活检组织中分离。目前采用的细胞培养检测时间为 4～6 周。

2. CMV-DNA 检测　PCR 技术用于诊断婴儿 CMV 肝炎及早孕妇女 CMV 感染的普查，定量 PCR 法更加准确，检出 CMV-DNA 特异片段，只能表明 CMV 感染，不能区分为产毒性或潜伏性感染。

3. 血清学检测（抗体）　其敏感性和特异性较病毒检测弱。IgM、IgA 抗体不能通过胎盘。因此，脐血或新生儿生后两周内血清中检出 IgM、IgA 抗体是先天性感染的标志。但其水平低，故阳性率也低。IgG 可通过胎盘，从母体获得的 IgG 在生后逐渐下降，6～8 周降至最低点，若血清 IgG 滴度升高持续 6 个月以上，提示宫内感染。

4. 快速培养技术　该方法可以在 24～48 小时检测出 CMV。在单层细胞中加入诊断样品后，加入用免疫荧光或者免疫过氧化酶标记的抗体，以检测 CMV 感染细胞产生的早期抗原。

5. 影像学　头颅 CT 可见脑室周围钙化、脑穿通、多囊性脑软化、脑积水、脑裂等畸形。头颅 B 超常见脑室周围囊肿，多见于室管膜下生发层基质，脑室扩大，脑室周围强回声，脑室周围钙化等。在基底节和丘脑可见分支状强回声，多普勒显示为感染引起的血管病变。MRI 对诊断神经发育异常有重要价值，可发现神经细胞移行障碍、髓鞘化障碍、小脑发育不良等，并可发现脑白质异常，但 MRI 对钙化的诊断不及 CT 敏感。

6. 脑干听觉诱发电位　CMV 感染有临床表现的患儿约有 16% 发生感音性听觉障碍，而无症状的感染者仅 3% 发生听觉障碍。但所有感染者听觉损害可进行性加重，6 岁时听觉障碍总发生率为 15%。因此，对 CMV 感染的婴儿应密切进行听觉随访检查。

7. 眼科检测　诊断先天性 CMV 感染的新生儿均应进行眼科检查，症状性感染患儿可表现视网膜瘢痕、斜视和皮质盲。

【诊断与鉴别诊断】

1. 诊断

（1）CMV 感染　①病毒分离阳性。②检测出病毒抗原。③检测出 CMV-nRNA。④血中 CMV-lgM 抗体阳性。符合上述四项之一即可确诊 CMV 感染。

CMV 感染在新生儿出生后 14 天内证实，为宫内感染所致，即先天性感染；在生后 3～12 周证实，为围生期感染；生后 12 周后才发现感染为生后感染。

（2）CMV 病　确诊 CMV 病需有 CMV 感染的相关症状、体征及 CMV 感染实验室证据，并排除其他病因。受损超过 2 个或 2 个以上器官、系统为先天性症状性 CMV 病。仅集中损害某一器官或系统，称为某一器官、系统 CMV 病，如肝脏受损，则称之为 CMV 肝炎等。

新生儿如有以下情况，提示有先天性症状性 CMV 病之可能性：黄疸、肝脾大、皮肤黏膜有出血点、周围血有异常淋巴细胞增多，但血清嗜异性凝集反应阴性。

2. 鉴别诊断　新生儿巨细胞病毒感染可与婴儿肝炎相鉴别：CMV 感染肝脏病理改变可见肝细胞水肿和类似慢性肝炎样改变，又可引起重型肝炎改变，包涵体累及肝内胆管上皮细胞，引起胆管炎、胆汁淤积和黄疸。婴儿肝炎主要表现为黄疸，患儿生后可有感染，如脐炎、臀炎、皮肤脓疱疹，口腔、呼吸道、消化道、泌尿道感染等。亦可出现发热、呕吐、腹胀等症状，查体可见肝脾肿大。主要依赖于实验室检查结果鉴别。

NOTE

【治疗】

本病治疗困难，目前国内用于治疗 CMV 感染的药物主要是更昔洛韦。更昔洛韦属广谱抗疱疹类病毒药物，是有效对抗 CMV 的药物。剂量为每次 5 ～ 10mg/kg，每 12 小时 1 次，静脉缓慢滴注 1 小时，疗程 6 周。但鉴于 CMV 感染的普遍性及病毒致病的复杂性，且该药仅能抑制病毒的复制，不能杀灭病毒，长期应用可引起耐药性及远期毒副反应，包括骨髓抑制、粒细胞减少、血小板减少、血肝酶异常等。因此，有学者推荐使用静脉更昔洛韦治疗 2 ～ 3 周后，改为缬更昔洛韦口服完成 6 周的疗程。无症状 CMV 感染者，不建议使用。

【预后和预防】

1. 预后 受感染的胎儿除流产、死产外，常引起先天性畸形。出生后，严重者在生后数天或数周内死亡；幸存者 90% 留有后遗症，如生长迟缓、智力障碍、运动障碍、癫痫、视力减退（视神经萎缩）、听力障碍（神经性耳聋）等。

2. 预防 避免接触巨细胞病毒患者，在接触后要洗手，切断传染源。为避免医源性感染发生，在输血前要进行筛查，使用健康血液。妊娠期妇女或者巨细胞病毒感染的女性，主要通过减少病毒暴露的来源和行为干预的教育来减少巨细胞病毒感染。对于幼儿，主要传染源可能是在尿液和唾液等体液中脱落的巨细胞病毒，因此，在对儿童护理时，应注重卫生，清理婴儿分泌物或者换尿布后要洗手，避免亲吻婴儿。

三、先天性弓形虫感染

弓形虫病（toxoplasmosis）是由刚地弓形虫（*Toxoplasma gondii*）引起的人畜共患传染病，该病原广泛存在于自然界。几乎所有哺乳动物和人及某些鸟类都是中间宿主，猫科动物是其唯一的终宿主。经胎盘传播引起胎儿先天性弓形虫感染者，其孕母几乎均为原发性感染，母亲慢性感染引起的先天性感染罕见，弓形虫病经胎盘传播率约为 4%，且传播率随胎龄增大而增加，但胎儿感染严重程度随胎龄增大而减轻。

中枢神经系统受损和眼部症状最为突出。脉络膜视网膜炎、脑积水、脑钙化灶是先天性弓形虫病常见的三联症。先天性弓形虫感染中 2/3 的患儿出生时无明显症状，但其中 1/3 已有亚临床改变。未治疗者于生后数周或数月，甚至数年后逐渐出现症状。症状有轻、中、重之分，与宫内感染时母孕期有关。母妊娠早期感染症状较重者，可引起流产、早产或死胎；妊娠中晚期感染，新生儿可为亚临床感染，或出生后逐渐出现临床症状。主要表现为：①全身症状。早产、宫内生长迟缓、黄疸、肝脾肿大、皮肤紫癜、皮疹、发热或体温不稳、肺炎、心肌炎、肾炎、淋巴结肿大等。②中枢神经系统。可出现脑膜脑炎的症状和体征，如前囟隆起、抽搐、角弓反张、昏迷等。脑脊液常有异常，表现为淋巴细胞增多、蛋白质增高、糖减少。头颅 CT 示阻塞性脑积水、脑皮质钙化等。脑积水有时是先天性弓形虫感染的唯一表现，可发生在出生时，或出生后逐渐发生。③眼部病变。脉络膜视网膜炎最常见，一侧或双侧眼球受累，还可见小眼球、无眼球等，是引起儿童视力受损的最常见病因之一。仅有 10% 的病例出生时上述症状明显，其中 10% 左右的患儿死亡，幸存者大部分遗留中枢神经系统后遗症，如智力发育迟缓、惊厥、脑性瘫痪、视力障碍等。出生时有症状者中 30% ～ 70% 可发现脑钙化，如不治疗，病灶可增大增多；若经治疗，其中 75% 的钙化灶可在 1 岁时减小或消失。

治疗：①磺胺嘧啶：100mg/（kg·d），分 4 次口服，疗程 4 ～ 6 周。②乙胺嘧啶 1mg/（kg·d），

每 12 小时 1 次，2 ～ 4 日后减半；疗程 4 ～ 6 周，用 3 ～ 4 疗程，每疗程间隔 1 个月。多数专家推荐两药联合应用至 1 岁，但可引起叶酸缺乏和骨髓抑制。因此，用药期间应服用叶酸，每日 3 次，5mg/ 次，并定期检查血常规。③螺旋霉素在胎盘组织中浓度高，且不影响胎儿，适用于弓形虫感染的孕妇及先天性弓形虫病患者。成人每日 2 ～ 4g，儿童 100mg/（kg·d），分 2 ～ 4 次服用。④皮质激素：适用于脉络膜视网膜炎及脑脊液蛋白水平 ≥ 10g/L 者，可选用泼尼松 0.5mg/kg，每日 2 次。孕妇应进行血清学检查，妊娠初期感染弓形虫者应终止妊娠，中后期感染者应予治疗。

四、衣原体感染

衣原体感染（chlamydial infection）是由沙眼衣原体（Chlamydia trachomatis，CT）引起，可致包涵体结膜炎及 CT 肺炎。本病主要通过性传播，新生儿 CT 感染主要是在分娩时通过产道获得。新生儿衣原体感染以结膜炎、肺炎最常见，其他包括中耳炎、鼻咽炎及女婴阴道炎。

衣原体是新生儿期结膜炎中最常见的病原菌，暴露于病原体者有 1/3 发病，潜伏期通常为 14 天，很少超过 19 天。胎膜早破患儿可更早出现结膜炎。分泌物初为浆液性，很快变成脓性，眼睑水肿明显，结膜充血、略增厚。由于新生儿缺乏淋巴样组织，故无沙眼典型的滤泡增生，但可有假膜形成。病变以下穹隆和下睑结膜明显。CT 一般不侵犯角膜，如不治疗，充血逐渐减轻，分泌物逐渐减少，持续数周而愈。

衣原体肺炎系结膜炎或定植于鼻咽部的 CT 下行感染所致。多在生后 2 ～ 4 周发病，早期表现为上呼吸道感染症状，不发热或有低热。严重者可见阵发断续性咳嗽、气促，或呼吸暂停，肺部可闻及捻发音。如不治疗，病程常迁延数周至数月。胸部 X 线表现较临床症状为重，主要表现为两肺充气过度、伴双侧广泛间质和肺泡浸润，以及散在分布的、局灶性肺不张。X 线改变一般持续数周至数月消散。白细胞计数通常正常，嗜酸性粒细胞可增高。

治疗：CT 结膜炎或肺炎均首选红霉素 20 ～ 50mg/（kg·d），分 3 次口服，共用 14 天。口服困难或重症可静脉滴入。全身用药不但可肃清鼻咽部 CT，眼泪中红霉素亦可达有效浓度。CT 结膜炎局部可用 0.1% 利福平或 0.3% 诺氟沙星或 10% 磺胺醋酰钠眼药水滴眼，每日 4 次，也可用 0.5% 红霉素眼膏共两周，但均不能肃清鼻咽部的 CT，故可再上行感染发生 CT 结膜炎或下行感染发生 CT 肺炎。阿奇霉素比红霉素吸收好，由于特殊的药代动力学，入血后被吞噬细胞所吞噬，随后逐渐释放到组织中，所以半衰期特别长，停止给药后组织中药物仍可维持数日。剂量为 10mg/（kg·d），共服 3 日。

第十二节　新生儿坏死性小肠结肠炎

新生儿坏死性小肠结肠炎（neonatal necrotizing enterocolitis，NEC）是新生儿期常见的消化系统急症，临床以腹胀、呕吐、腹泻、便血为主要表现，腹部 X 线检查以肠壁囊样积气为特征，严重者可发生休克及多系统器官功能衰竭。以早产儿、低出生体重儿多见，活产儿 NEC 发病率（0.5 ～ 5）/1000，其中 95% 以上为早产儿，病死率达 20% ～ 30%。近年来，随着 NICU 的发展和机械通气的应用，早产儿和低出生体重儿存活率明显提高，NEC 发病率也有增加趋势。

NOTE

【病因与发病机制】

1. 早产 由于肠道屏障功能不成熟，胃酸分泌不足，肠蠕动弱，食物易滞留、发酵，致肠道内细菌易繁殖；肠道黏膜屏障不完善，通透性高；肠道内 SIgA 含量低，肠道免疫功能差，有利于细菌入侵肠壁繁殖。此外，早产儿易并发窒息、新生儿肺透明膜病、呼吸衰竭和动脉导管未闭等致肠道黏膜损伤，也是易患 NEC 的原因。

2. 感染及其炎症反应 是 NEC 最主要的发病因素。在 NEC 发病前，肠道内已发生菌群紊乱，益生菌减少，肠道内致病菌（克雷伯杆菌、大肠埃希菌、铜绿假单胞菌、肠球菌、表皮葡萄球菌等）占相对优势，致病菌繁殖导致肠管过度胀气；严重感染时，病原微生物及其毒素既可直接损伤肠黏膜，也可以通过激活免疫机制产生炎症因子，持续损伤肠壁，参与 NEC 的发病过程。

3. 缺氧与再灌注损伤 新生儿窒息缺氧时机体为保证心、脑等重要器官的血供，发生保护性反射，体内血液重新分布，肠壁血管收缩，肠道血供急剧减少，导致肠黏膜缺血缺氧、坏死；缺氧还导致局部产生和释放大量氧自由基，进一步引起器官损伤。

4. 喂养不当 新生儿特别是早产儿各种消化酶活性低，喂奶量增加过多、过快（>20mL/(kg·d)），配方奶渗透浓度过高（>400mmol/L）都可以导致胃肠道内蛋白质、乳糖消化吸收不全，有利于细菌生长繁殖。

5. 药物 氨茶碱、小苏打、维生素 E、钙剂，以及非甾体抗炎药如吲哚美辛、布洛芬等，均可引发 NEC。

【病理】

肠道病变轻重悬殊较大，轻者病变范围仅数厘米，重则累及整个肠道。最常累及回肠末端、盲肠和近端结肠。肠腔充气，黏膜呈斑片状或大片状坏死，肠壁不同程度的积气、出血和坏死，严重者整个肠壁全层坏死、肠穿孔。

【临床表现】

NEC 以早产儿、低出生体重儿多见，发病时间与胎龄和低体重相关。据统计，NEC 发病时间为足月儿生后 3～4 天，>34 周的早产儿为生后 1 周左右，<34 周的早产儿为生后 2～3 周，极低出生体重儿可迟至生后 2 个月。

NEC 临床表现轻重差异很大，轻者表现为典型的胃肠道症状，即腹胀、呕吐、便血或腹泻三联征。腹胀为首发症状且持续存在，先表现胃潴留增加，后出现全腹膨胀，肠鸣音减弱或消失。呕吐初为奶液，随疾病进展逐渐出现呕吐胆汁样或咖啡样物。便血或腹泻出现较晚。重者表现为全身非特异性败血症症状，发生腹膜炎和肠穿孔，最终发展为呼吸衰竭、休克、DIC，甚至死亡。

【辅助检查】

1. 实验室检查

（1）血常规及其他检查 血白细胞升高或降低，核左移，血小板减少；C- 反应蛋白升高，早期反应不敏感可表现正常，但持续升高提示病情严重；血气分析显示代谢性酸中毒伴严重电解质紊乱，往往提示有败血症和肠坏死；血培养阳性率约占 1/3。

（2）炎症标记物 可作为 NEC 发生和严重程度的早期诊断指标，主要有脂肪酸结合蛋白、血清葡萄糖苷酶、肠三叶因子、粪钙卫蛋白等。因 NEC 发病往往由多因素综合所致，单一的标记物不能全面反映疾病情况，未被广泛应用于临床。

2. 影像学检查

（1）X 线检查 是确诊 NEC 的重要条件，发现可疑病例应立即行腹部 X 线检查，每隔 6～8 小时重复 1 次。NEC 典型 X 线表现有肠壁间积气、黏膜下"气泡征"、肝门静脉积气、气腹征（图 5-19）；非特异性表现有肠管扩张、肠壁增厚和腹腔积液等，需要与一般麻痹性肠梗阻相鉴别。

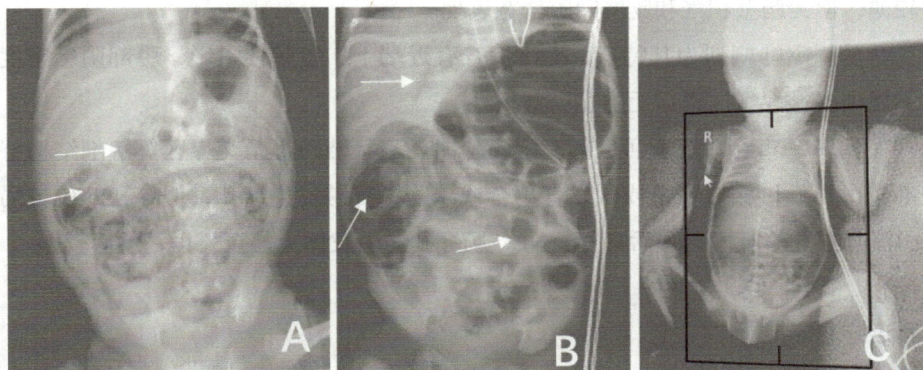

图 5-19 NEC 典型 X 线表现

图 A：肠壁增厚，肠壁积气；图 B：肝门静脉积气，肠壁增厚，肠壁内积气，肠管积气扩张；图 C：气腹征

（2）超声检查 超声检查可以实时动态观察肠管形态、肠壁厚度、肠壁积气、肠壁血运、肠蠕动情况，敏感性较 X 线好，目前已经成为诊断 NEC 的常用技术。

【诊断与鉴别诊断】

1. 诊断 NEC 诊断目前主要根据临床表现和腹部影像表现，采用 Bell 分级法进行诊断和病情严重程度的评估（表 5-6）。

表 5-6 Bell-NEC 分级标准修改版

分期		全身症状	胃肠道症状	影像学检查	治疗
I：疑诊期	I A	体温不升、呼吸暂停、心动过缓	胃潴留、轻度腹胀、便血阳性	正常或轻度肠管扩张	禁食、胃肠减压，抗生素治疗 3 天
	I B	同 I A	肉眼血便	同 I A	同 I A
II：确诊期	II A（轻度）	同 I A	同 I A 或 I B，肠鸣音消失，腹部触痛	肠管扩张、梗阻、肠壁积气	禁食、胃肠减压，抗生素治疗 10 天
	II B（中度）	同 I A，轻度代谢性酸中毒，轻度血小板减少	同 II A，肠鸣音消失，腹部触痛明显，腹壁蜂窝织炎，右下腹部包块	同 II A，门静脉积气，和（或）腹腔积液	禁食、胃肠减压，补充血容量，抗生素治疗 14 天
III：进展期	III A（重度，肠壁无穿孔）	同 II B，低血压，心动过缓，严重呼吸暂停，混合性酸中毒，DIC，中性粒细胞减少，无尿	同 II B，弥漫性腹膜炎、明显的腹胀、腹壁紧张	同 II B，腹腔积液	同 II B，应用血管活性药物，机械通气，腹腔穿刺
	III B（重度，肠壁穿孔）	同 III A	同 III A，腹胀突然加剧	同 II B，气腹	同 III A，及手术

资料来源：WalshmC，Kliegman RM.Fanaroff AA.Necrotizing enterocolitis：a practitioner's perpective.Pediatr Rev，1988，9：225.

NOTE

2.鉴别诊断   由于 NEC 临床表现隐匿，表现为非特异性症状，要注意与以下疾病鉴别。

（1）中毒性肠麻痹   新生儿肠道感染、败血症等重症感染时可因细菌毒素侵袭致中毒性肠麻痹，表现为腹胀、呕吐、肠蠕动减弱或肠鸣音消失，但无血便，腹部 X 线无肠壁间积气等改变。

（2）机械性肠梗阻   临床表现呕吐、腹胀、肠鸣音消失，腹部 X 线表现有积气和液平改变，肠壁较薄，但无肠壁积气和肠壁间隙增宽表现。

（3）肠扭转   呕吐剧烈为其特点，X 线检查有近端十二指肠梗阻影，腹部阴影密度均匀增深，存在不规则多形性气体影，无明显肠壁积气。

（4）自发性肠穿孔   好发于回盲部、结肠脾曲、乙状结肠直肠交界区等解剖结构特殊的部位，这些部位由于血供相对不足或因发育不全或缺陷，容易发生穿孔，但穿孔部位较局限，及时行腹腔引流和穿孔修补术，预后良好。NEC 肠穿孔易引发休克甚至死亡，预后较差。

【治疗】

1.内科治疗

（1）禁食与胃肠减压   需绝对禁食和持续胃肠减压，Ⅰ 期 72 小时，Ⅱ 期 7～10 天，Ⅲ 期至少 14 天。目前主张禁食时间不宜太长，待临床症状好转、肠鸣音恢复、大便潜血转阴后即可逐渐恢复饮食。

（2）抗生素治疗   抗生素应用目前尚无统一的选择标准，总的原则为：①尽早静脉应用抗生素，存在重度脓毒症或脓毒性休克 1 小时内应用。②初始经验性治疗应选择广谱抗菌药或联合用药，覆盖革兰阴性、阳性菌和厌氧菌，疗程不超过 3～5 天。③尽快根据药敏结果选择抗菌药。④目前推荐抗感染疗程一般 7～10 天，重症可适当延长。

另外，针对耐药菌，产 ESBL 菌可应用碳青霉烯类、β-内酰胺酶抑制剂、氨基糖苷类等，产 AmpC 菌推荐应用碳青霉烯类、四代头孢、喹诺酮或氨基糖苷类（辅助或联合应用）等。因药物的毒副作用，国内不推荐喹诺酮、氨基糖苷类使用于新生儿临床，可视病程进展加用克林霉素或甲硝唑。

（3）对症及支持治疗   禁食期间给予胃肠道外营养，保证每日能量供给 377～460kJ/kg（90～110kcal/kg）；维持水电解质的平衡，每日补液量 120～150mL/kg；出现休克或 ARDS 时，积极治疗并发症。持续气道正压呼吸支持（continuous positive airway pressure，CPAP）

有助于纠正低氧血症，若出现呼吸暂停、高碳酸血症（$PaCO_2 > 50mmHg$）时，需气管插管和机械通气。

2.外科治疗   20%～40% 的患儿需要手术治疗，肠穿孔是 NEC 手术治疗的绝对指征。腹壁蜂窝织炎、X 线提示固定扩张的肠管、腹腔硬性包块经内科保守治疗效果不佳者，也应手术治疗。

【预后与预防】

1.预后   经内科保守治疗存活率约 80%；经手术治疗者存活率约 50%，其中 25% 患儿存在胃酸分泌过多、短肠综合征、肠狭窄等远期后遗症；术中探查发现 ≥ 3 处肠穿孔和循环衰竭时预后不良。

2.预防   主要针对病因预防，如预防早产、防治围生期窒息、预防感染和合理应用抗生素等；提倡母乳喂养，特别是早产儿和极低出生体重儿；多数研究认为益生菌对早产儿 NEC 预防效果显著，但益生菌在早产儿应用的起始时间、剂量、疗程、选用菌种等问题，仍有待进一步深入研究。

第十三节　新生儿出血症

新生儿出血症（hemorrhagic disease of the newborn，HDN）主要是由于维生素 K（vitamin K）缺乏，体内维生素 K 依赖性凝血因子（Ⅱ、Ⅶ、Ⅸ、Ⅹ）凝血活性低下所致的出血性疾病，故又称维生素 K 缺乏性出血症（vitamin K deficiency bleeding，VKDB）。出血可发生于任何部位，最常见为消化道出血，最严重为颅内出血。及时补充维生素 K 是治疗本病的根本措施。自 20世纪 60 年代末开展对新生儿出生时常规预防性肌注维生素 K_1 以来，本病发生率明显减少。

【病因和发病机制】

维生素 K 是维生素的一种，是 2- 甲基 -1，4- 萘醌及其衍生物总称，包括 K_1、K_2、K_3、K_4。维生素 K 在肝细胞内微粒体中形成维生素 K 氢醌，协助谷氨酸羧化酶催化凝血因子Ⅱ、Ⅶ、Ⅸ、Ⅹ谷氨酸残基羧化为 γ- 羧基谷氨酸，使其成为具有生物活性的凝血因子。当维生素 K 缺乏时，凝血因子Ⅱ、Ⅶ、Ⅸ、Ⅹ不能被羧化，只能作为无活性蛋白存在，无凝血活性，不能参与凝血过程，易导致机体出血。因此，维生素 K 缺乏是本病的根本原因，主要与以下因素有关：

1. 先天储存量少　母体维生素 K 经胎盘通透性低；胎儿肝酶系统不成熟，自身合成维生素 K 少。因此，新生儿出生时肝内维生素 K 储存量少。

2. 后天摄入量少　由于母乳中维生素 K 含量（15μg/L）明显低于牛乳（60μg/L）和配方奶。因此，纯母乳喂养儿后天摄入维生素 K 量少，发生 VKDB 高于牛奶喂养儿。

3. 合成、吸收少　肠道合成维生素 K 依赖于正常菌群的建立，刚出生新生儿肠道菌群尚未建立，或者出生后使用广谱抗生素抑制了肠道正常菌群，都促使维生素 K 合成不足；先天性肝胆疾病（如先天性胆道闭锁、胆汁淤积症、肝炎综合征）、腹泻等疾病会影响肠黏膜对维生素 K 的合成和吸收。

4. 维生素 K 降解氧化加速　母亲产前应用干扰体内维生素 K 代谢的药物，包括抗凝血药（如华法林）、抗癫痫药（如苯巴比妥、苯妥英钠）、抗结核药（如利福平、异烟肼）等，可诱导肝线粒体酶增加，加速维生素 K 降解氧化，或干扰维生素循环，导致维生素 K 缺乏。

【临床表现】

按发病时间，目前将本病分为 3 型。

1. 早发型　生后 24 小时内发病。临床表现轻重不一，轻者仅表现为皮肤黏膜少量出血或脐部残端渗血，严重者可有胃肠道、胸腔、腹腔等多部位、多器官出血，甚至危及生命，或颅内出血导致严重后遗症。此型多与产前应用某些影响维生素 K 代谢的药物有关，较为罕见。

2. 经典型　生后 2 ～ 7 天发病，早产儿可延迟至两周。主要表现为脐部残端、胃肠道（呕血或便血）、皮肤受压处（瘀斑）和穿刺部位的出血，也可见鼻腔、肺、泌尿道和阴道出血等，一般出血量不多，可呈自限性；严重者可见皮肤大片瘀斑或血肿，个别可因严重出血导致失血性休克甚至死亡。本型较常见，主要与纯母乳喂养、肠道菌群紊乱、肝脏发育不完善致维生素

K 合成不足有关。

3. 晚发型（又称迟发型）　多发生于生后两周至 3 个月。此型发病较隐匿，常以突发性颅内出血为首发表现，临床表现为惊厥、急性颅内压增高。颅内出血死亡率高，存活者常留有神经系统后遗症，如发育迟缓、脑瘫、运动功能障碍、癫痫等。此外，还可表现有皮肤、黏膜、胃肠道和注射部位等常见部位出血。此型常见于纯母乳喂养儿，也可继发于慢性腹泻、营养不良、肝胆疾病、长期应用抗生素或长期接受胃肠外营养的婴儿。

【辅助检查】

确诊本病主要包括凝血功能、凝血因子、维生素 K 缺乏诱导蛋白（protein induced in vitamin K antagonism，PIVKA-Ⅱ），以及维生素 K 水平的检测。

1. 凝血功能检查　包括凝血酶原时间（prothrombin time，PT）、活化部分凝血活酶时间（activated partial thromboplastin time，APTT）、凝血酶时间（thrombin time，TT）、出血时间（bleeding time，BT）、纤维蛋白原和血小板计数等。当维生素 K 缺乏时，PT、APTT 延长，但 TT、出血时间、纤维蛋白原和血小板计数正常。

2. 凝血因子　可检测凝血因子Ⅱ、Ⅶ、Ⅸ、Ⅹ水平，或直接检测活性Ⅱ因子与Ⅱ因子总量比值，比值 < 1 或凝血因子水平下降均提示维生素 K 缺乏。

3. PIVKA-Ⅱ 测定　它是无凝血活性的凝血酶原蛋白。当维生素 K 缺乏时，凝血因子Ⅱ、Ⅶ、Ⅸ、Ⅹ不能被羧化，导致血液中 PIVKA-Ⅱ 水平升高，是反映维生素 K 缺乏状况和疗效的敏感指标，是诊断本病的金标准，PIVKA-Ⅱ ≥ 2μg/L 提示维生素 K 缺乏。该指标在常规凝血试验未发生变化前即可检出，因此，可作为亚临床维生素 K 缺乏的判断指标。

4. 血清维生素 K 测定　血清维生素 K 含量测定可直接反映人体维生素 K 营养状况，本病患者血清维生素 K_1 水平一般 < 200ng/L。主要采用高效液相色谱法检测，由于血循环浓度极低，需血量大，临床较少应用。

【诊断与鉴别诊断】

本病主要根据病史特点、临床表现、实验室检查，以及维生素 K 治疗有效即可诊断。PIVKA-Ⅱ 检测阳性是诊断的金标准，血清维生素 K 含量检测也是诊断的可靠指标。在临床诊断中，需注意与以下疾病相鉴别。

1. 新生儿咽下综合征　新生儿娩出时吞下母血，生后不久即会出现呕血和（或）便血。本病特点为血红蛋白和凝血功能正常，经洗胃后呕血停止，无其他部位出血表现。可通过 Apt 试验（碱变性试验）鉴别呕血是否为吞入的母血：取呕吐物或抽出的胃液 1 份加水 5 份，搅匀，静置或离心 10 分钟后取粉红色上清液 4mL，加入 1% 氢氧化钠 1mL，1 ～ 2 分钟后观察，如上清液变为棕色提示为母血，仍为粉红色提示婴儿血。

2. 新生儿消化道出血　新生儿应激性溃疡、坏死性小肠结肠炎、胃穿孔等都有呕血或便血表现，但此类疾病多有诱发因素，如围生期窒息缺氧、感染、喂养不当等。此外，患儿一般情况较差，可有腹胀、肠型、腹腔积气，甚至休克等表现，检查凝血功能正常，临床易与新生儿出血症鉴别。

3. 其他出血性疾病　先天性血小板减少性紫癜有血小板计数明显降低；弥散性血管内凝血（disseminated intravascular coagulation，DIC）常伴有严重原发疾病，PT 和凝血时间延长，纤维蛋白原和血小板减少；先天性凝血因子缺乏症一般由某种单一凝血因子的缺乏引起，如血友病，临床较罕见，临床常表现为外伤后出血不止。

【治疗】

对 VKDB 应立即给予维生素 K₁ 1～2mg 肌内注射或静脉注射治疗，一般用药数小时后出血会迅速改善，24 小时出血完全纠正，早产儿、有肝胆疾病、需长期全静脉营养等高危儿连用 3 天。严重出血、有休克者应输注新鲜全血或血浆 10～20mL/kg，以提高血中有效的凝血因子水平，纠正低血压和贫血，同时注射凝血酶原复合物（prothrombin complex concentrates，PPC），以达到迅速止血的目的。若有胃肠道出血者应暂禁食，从胃肠外营养补充热卡和营养素；脐部渗血可局部应用止血消炎粉，穿刺部位出血采用局部压迫止血；若存在颅内出血致颅内压增高者，可参照"新生儿颅内出血"章节的治疗。

【预后与预防】

1. 预后　与出血部位、出血量及治疗是否及时有关。出血量多、治疗延误者可致命。经典型极少发生肺部、颅内等致命部位的出血，多经治疗后出血停止，预后良好。迟发型因发病隐匿，颅内出血发生率高，颅内出血者预后差，幸存者常留有后遗症。

2. 预防

（1）常规预防　给活产新生儿生后肌内注射维生素 K₁ 1～2mg，于生后 1 周和 4 周时再口服 5mg，共 3 次。

（2）其他预防　若母孕期服用干扰维生素 K 代谢的药物，通常于母妊娠后 3 个月肌内注射维生素 K₁ 3～5 次，每次 10mg，于分娩前 24 小时内再注射一次维生素 K₁ 10mg；纯母乳喂养儿，目前建议乳母每周口服维生素 K₁ 2 次，每次 20mg；早产儿、有肝胆疾病、慢性腹泻、脂肪吸收不良，或长期进行肠道外营养等高危儿，应每周注射一次维生素 K₁ 0.5～1mg。

第十四节　新生儿低血糖和高血糖

一、新生儿低血糖

新生儿低血糖（neonatal hypoglycemia）是指血糖低于正常新生儿的最低血糖值。新生儿正常的血糖值存在个体差异，与糖原储备情况、出生体重、孕周、日龄、喂养情况及疾病状态等因素有关。当新生儿分娩离开母体葡萄糖供给环境后，由于寒冷、呼吸运动和肌肉活动，使新生儿糖耗量明显增加，此时部分新生儿因糖原储备不足、激素调节机制不成熟、疾病或摄入不足等因素，使糖的供给不足，导致新生儿低血糖。新生儿低血糖的界限值尚存争议，没有国际统一标准，国内目前将新生儿全血血糖低于 2.2mmol/L（40mg/dL）作为新生儿低血糖的诊断标准。多见于早产儿及小于胎龄儿。

【病因和发病机制】

1. 糖原和脂肪储备不足　糖原储备主要发生在妊娠 4～8 周，棕色脂肪的分化从胎龄 26～30 周开始，延续至生后 2～3 周。早产儿和小于胎龄儿能量储存少，且胎龄越小能量储存越少，而出生后代谢所需能量又相对高，糖异生途径的酶发育相对不成熟。因此，容易发生低血糖症。

NOTE

2. 糖耗量增加　严重疾病或应激状态时，如新生儿窒息、体温不升、呼吸窘迫综合征、摄入不足、严重感染等易发生低血糖。窒息缺氧使糖酵解时间延长、酶反应性降低，糖原贮存减少，导致血糖生成不足。寒冷或低体温时，产热能力不能满足体温调节需求，葡萄糖利用量增加，易致低血糖。新生儿感染时炎症介质抑制糖异生及糖原分解的关键酶，使葡萄糖来源减少，同时又存在摄入、消化吸收功能减弱，补给不足，易导致低血糖。

3. 高胰岛素血症　分为暂时性高胰岛素血症和持续性高胰岛素血症。暂时性高胰岛素血症主要见于：①糖尿病母亲婴儿，因胎儿期血糖随母体血糖升高而升高，胰岛细胞代偿性增生产生高胰岛素血症，生后来自母体的葡萄糖又突然中断，致低血糖。②新生儿溶血病，溶血时红细胞破坏，谷胱甘肽释放入血浆中，刺激胰岛素分泌增加。持续性高胰岛素血症主要见于胰岛细胞腺瘤、胰岛细胞增殖症和某些基因缺陷病，如 Beckwith-Wiedemann 综合征等。

4. 内分泌和遗传代谢性疾病　垂体、甲状腺或肾上腺等先天性功能不全时，影响血糖的水平，如先天性垂体功能不全、先天性肾上腺皮质增生症、高血糖素及生长激素缺乏等。遗传代谢类疾病包括新生儿半乳糖血症、糖原累积症、中链酰基辅酶 A 脱氢酶缺乏、亮氨酸代谢缺陷等。此类疾病可导致持续或反复低血糖。

【临床表现】

1. 无症状性　新生儿低血糖多数为无症状，据统计，无症状性低血糖是症状性低血糖的 10 ~ 20 倍。低血糖时可无任何临床症状或被伴随的其他疾病表现所掩盖，多出现在生后数小时至 1 周内，诊断主要依靠血糖检测。

2. 症状性　临床表现缺乏特异性，主要表现为轻至重度的意识改变，表现程度与低血糖持续时间及发生频率有关。早期可表现为嗜睡、喂养困难、发绀、面色苍白、体温不升、刺激无反应或高兴奋性等；严重者可见少动、烦躁、激惹、惊厥、昏迷、呼吸抑制等低血糖脑病的表现。

【辅助检查】

1. 血糖检测　是确诊本病的主要依据，包括床旁快速血糖仪检测和全血生化检测，血糖试纸检测简便易行，与实际血糖浓度有很好的相关性，但存在 10% ~ 15% 的偏差，临床主要用于筛查和动态监测血糖指标。全血检查血糖低于正常值可确诊低血糖。

2. 其他血液检查　持续或反复低血糖者，应酌情检测血胰岛素、胰高血糖素、甲状腺素、生长激素、血氨、皮质醇，甚至染色体、基因等与内分泌、代谢疾病相关的检查。

3. 影像学检查　高胰岛素血症时可行胰腺 B 超或 CT 检查；症状性低血糖，特别是怀疑有低血糖脑病者，应行头颅 MRI 检查。

【诊断与鉴别诊断】

1. 诊断

（1）病史　母亲糖尿病、妊娠高血压病史；新生儿有围生期感染、窒息、呼吸窘迫综合征、硬肿症、红细胞增多症、溶血病等；早产儿、小于胎龄儿、肠内喂养延迟、摄入量不足等。

（2）临床表现　主要表现为反应差、嗜睡、震颤、发绀、面色苍白、体温不升等。

（3）血糖测定　血糖测定是诊断本病的主要手段，全血血糖测定低于正常值可确诊低血糖。生后 1 小时内测定血糖，对有发生低血糖高危因素的婴儿，生后 3、6、12、24 小时常规测定血糖。

2. 鉴别诊断　有症状或反复新生儿低血糖，积极查找病因，同时要注意与以下疾病鉴别。

（1）新生儿缺氧缺血性脑病（hypoxic-ischemic encephalopathy，HIE） 多为足月儿，有围生期窒息史，生后不久出现神经系统症状。头颅 MRI 检查脑损伤部位多为分水岭区和侧脑室周围及室管膜下，严重者可累及灰白质、基底节区，可引起脑实质广泛性出血。而低血糖导致脑损伤病变分布区域与脑血管分布不匹配，以双侧顶枕叶后部脑组织、胼胝体压部和内囊后肢受累为主，常呈对称性分布，脑干、小脑及基底节受累少见。

（2）中枢神经系统感染 新生儿期以化脓性脑膜炎最常见，临床表现为反应低下，面色欠佳，体温不升等，神经系统可表现易激惹、嗜睡、双眼凝视等类似新生儿低血糖表现。行血培养、脑脊液检查有助鉴别。

【治疗】

由于目前尚不能确定引起脑损伤的低血糖阈值。因此，无论临床有无症状，当血糖低于 2.6mmol/L 时，需干预治疗。

1.无症状性低血糖 能进食者首选胃肠道营养，密切监测血糖，1 小时后低血糖不能纠正则给予静脉输注葡萄糖，按 6 ～ 8mg/（kg·min）速率输注，每小时监测血糖 1 次，根据血糖监测结果调整输液速度，血糖正常后逐渐减少，直至停止输液。

2.症状性低血糖 先以静脉输注 10% 葡萄糖 2mL/kg，输注速度为 1mL/min；后以 6 ～ 8mg/（kg·min）维持，并及时喂奶。每小时监测血糖 1 次，经上述处理低血糖不能缓解，逐渐调整输液速率至 10 ～ 12mg/（kg·min）。如症状消失，血糖正常 12 ～ 24 小时后，每 4 ～ 6 小时葡萄糖输注速度下调 2 ～ 4mg/（kg·min），直至停止输液。

3.持续、反复低血糖 低血糖持续存在或，葡萄糖输注速度应达 12 ～ 15mg/（kg·min）；低血糖持续 1 周以上仍不能纠正者，应积极查找原因，同时给予：①氢化可的松 10mg/（kg·d），每天分两次静滴，或口服泼尼松 1 ～ 2mg/（kg·d），3 ～ 5 天血糖稳定后停止。②二氮嗪 5 ～ 8mg/（kg·d），分 2 ～ 3 次口服或静脉滴注，抑制胰高血糖素释放，若 5 天无效者，可改用奥曲肽（合成生长激素）5 ～ 20mg/（kg·d），6 ～ 8 小时肌内或皮下注射一次。③紧急情况下，可肌内注射或静推胰高血糖素 0.025 ～ 0.2mg/kg，可短暂提高血糖。④积极治疗原发病。

【预后与预防】

1.预后 无症状、短期低血糖，多数可自行缓解或随喂养而上升，预后良好；持续、反复及严重低血糖可导致神经损伤，严重者可发生学习障碍、脑瘫、不同程度智力减退，预后不良，应密切随访神经发育状态，进一步评估预后。

2.预防 规避引起新生儿低血糖的危险因素；对高危新生儿生后常规定期监测血糖；生后能进食者宜尽早喂养；不能经胃肠道喂养者，给予 10% 葡萄糖静脉滴注。

二、新生儿高血糖

新生儿高血糖（neonatal hyperglycemia）以全血葡萄糖水平 > 7.0mmol/L（125mg/dL）或血清葡萄糖水平 > 8.0mmol/L（145mg/dL）作为诊断标准，多见于低出生体重儿接受肠道外补液或其他疾病者。

【病因和发病机制】

1.血糖调节功能不成熟 新生儿尤其是早产儿和小于胎龄儿，胰岛 β 细胞功能不完善、糖原分解酶不成熟，导致胰岛素抵抗。由于葡萄糖的利用和清除率较低，当静脉输注葡萄糖使血糖增高负荷增加时，引发高血糖。特别是极低出生体重儿，输糖速度超过 4 ～ 5mg/（kg·min）即可导致高血糖。

2. 疾病应激　新生儿窒息缺氧、低体温、感染、手术、外伤等情况下易发生高血糖。主要因为机体在应激状态下，胰岛素反应差、分泌减少，或受体器官对胰岛素的敏感性下降，感染产生的细胞因子或内毒素可降低葡萄糖的利用；而儿茶酚胺、胰高糖素、皮质醇等激素物质水平增高，增加糖异生，导致血糖水平升高。

3. 医源性高血糖　主要与快速输注高浓度葡萄糖有关。此外，还与某些药物如糖皮质激素、咖啡因、茶碱、苯妥英钠、二氮嗪等有关，这些药物通过类儿茶酚胺作用或介导糖原分解及糖异生，抑制胰岛素作用导致血糖升高。需肠道外营养儿，输注的脂肪乳中游离脂肪酸有升血糖的作用。

4. 新生儿暂时性糖尿病　又称新生儿假性糖尿病，病因和发病机制尚不清楚，可能与胰腺发育不良或胰岛 β 细胞功能低下有关。约 1/3 患儿有糖尿病家族史。多见于小于胎龄儿。

5. 真性糖尿病　新生儿期少见，可能与基因突变有关，部分有家族史，可持续到儿童期或青春期。

【临床表现】

本病多无症状，血糖增高显著或持续时间长者，可发生高渗血症、高渗透性利尿，继而出现脱水、烦渴、多尿、消瘦、酸中毒，甚至颅内出血等。

【诊断与鉴别诊断】

1. 诊断　因临床缺乏特异性表现，临床诊断新生儿高血糖主要依据血糖或尿糖监测。全血葡萄糖水平＞ 7.0mmol/L（125mg/dL）或血清葡萄糖水平＞ 8.4mmol/L（145mg/dL）即可确诊。

2. 鉴别诊断　主要注意与其他原因引起的高渗性脱水进行鉴别，如腹泻、高热、尿崩症等，及时检测血电解质和血糖可予鉴别。

【治疗】

1. 轻度、暂时性高血糖，具有自限性，多可耐受，定时测定葡萄糖，根据血糖水平缓慢降低补液速度可纠正。

2. 当输注葡萄糖浓度低于5%、输注速度降至4mg/（kg·min）时，血糖仍＞14mmol/L（250mg/dL），或尿糖阳性，或因限制葡萄糖摄入导致热量不足者，可用胰岛素治疗。胰岛素治疗主要有以下三种方式：①间歇性胰岛素输 0.05 ～ 0.1U/kg，间隔 4 ～ 6 小时以微泵推注（＞ 15 分钟），每 30 分钟到 1 小时监测血糖一次。②持续胰岛素滴注，如用 3 次胰岛素血糖仍＞ 11mmol/L（200mg/dL），可持续滴注胰岛素治疗，速度 0.01 ～ 0.2U/（kg·h），通常开始剂量为 0.05U/（kg·h）。③皮下注射胰岛素，除新生儿糖尿病外很少应用。

3. 持续高血糖伴高渗性脱水、酮症症状时，应监测血气分析、电解质，及时纠正脱水、电解质紊乱和酸中毒。

4. 去除诱发因素，治疗原发病。

【预后与预防】

1. 预后　轻度、暂时性高血糖，具有自限性，预后良好；持续高血糖预后与高血糖水平和持续时间有关，血糖水平越高持续时间越长，对机体损害越大，预后越差。

2. 预防　合理静脉营养和控制葡萄糖的输注速度，是预防新生儿高血糖的主要措施。早产儿、小儿胎龄，存在重症感染、窒息、低体温等应激情况的新生儿，输葡萄糖开始速度为 $4 \sim 6mg/（kg·min）$，再根据监测血糖、尿糖的结果调整葡萄糖的输注速度和浓度；对于部分早产儿、低出生体重儿等不能经口喂养，需要肠道外营养时，输注葡萄糖应从基础量开始，逐步增加，同时应及早输注氨基酸、脂肪乳，以减少葡萄糖利用，促进胰岛素分泌。

第十五节　新生儿低钙血症

新生儿低钙血症（neonatal hypocalcemia）指血清总钙 $< 1.75mmol/L$（$7mg/dL$）或血清游离钙 $< 1.0mmol/L$（$4mg/dL$），是新生儿惊厥的常见原因之一。健康足月新生儿生后 $24 \sim 48$ 小时血清钙可出现一过性生理性降低，糖尿病母亲婴儿、早产儿及围生期窒息的新生儿易发生低钙血症。

【病因与发病机制】

1. 早发性低钙血症　指生后 72 小时内发生的低钙血症，常见于早产儿、低出生体重儿、糖尿病母亲新生儿。存在新生儿窒息、颅内出血、胎粪吸入综合征（meconium aspiration syndrome，MAS）、呼吸窘迫综合征（respiratory distress syndrome，RDS）等组织缺氧性疾病的新生儿，也易发生低钙血症，主要与新生儿早期血清降钙素水平较高、甲状旁腺应激反应能力弱、维生素 D 代谢异常，以及组织缺氧细胞溶解致血磷水平升高有关。

2. 晚发性低钙血症　指出生 72 小时后发生的低钙血症。主要为饮食中磷增加、肾小管排磷功能不成熟导致的低钙血症，常见于牛乳喂养的新生儿，因牛乳中磷含量较高，钙磷比例不适宜导致钙吸收差。随着配方奶中钙磷比例的合理改进，此种低钙血症较少见。

3. 其他因素　新生儿甲状旁腺功能减退，包括暂时性甲状旁腺功能低下（主要由母亲甲状旁腺功能亢进、高钙血症引起胎儿高钙血症和甲状腺功能抑制）、先天性甲状腺功能减退（多见于先天性甲状旁腺缺如或发育不全、DiGeorge 综合征、家族性孤立性甲状旁腺功能减退症等），后者常表现为持续、反复出现的低钙血症、高磷血症和低镁血症。呼吸性碱中毒、应用碱性药物，可使血游离钙变为结合钙，致血清游离钙降低。此外，用枸橼酸钠抗凝剂换血或输血、口服髓袢利尿剂呋塞米、肾脏衰竭、低蛋白血症等，都可使血钙降低。

【临床表现】

临床表现无特异性，症状轻重不一。主要表现：①神经肌肉兴奋性增高，表现为易激惹、烦躁不安、肌张力增高、肌肉抽动、震颤，甚至发生惊厥。②胃肠平滑肌痉挛致剧烈呕吐、便血、肠梗阻。③喉、支气管痉挛，呼吸暂停，心功能及心电图异常如心律不齐、Q-T 间期延长等。

早产儿多缺乏临床症状、体征，可能与其出生时低蛋白血症、酸中毒导致血清钙结合能力差、游离血钙相对升高有关。极低或超低出生体重儿低钙血症可使钙磷代谢紊乱，产生代谢性骨病，临床可表现为生长发育延迟、佝偻病，甚至发生骨折。

【辅助检查】

1. 血电解质、生化检查　血清总钙 $< 1.75mmol/L$（$7mg/dL$），血清磷常 $> 2.6mmol/L$

NOTE

（8mg/dL），血清游离钙< 1.0mmol/L（4mg/dL），碱性磷酸酶多数正常。

2. 甲状旁腺激素（parathyroid hormone，PTH） 部分怀疑有甲状旁腺代谢异常的新生儿，要注意检查 PTH、血镁水平，必要时需检测母亲血钙、磷和 PTH 水平。

3. 其他 心电图可表现有心律不齐、Q-T 间期延长（足月儿> 0.19 秒，早产儿> 0.20 秒）；怀疑 DiGeorge 综合征时，应行胸部影像学、心脏超声及基因检查。

【诊断与鉴别诊断】

新生儿低钙血症常无临床表现，对存在低钙血症有关的危险因素，不明原因出现易激惹、尖叫、惊厥、喉痉挛或呼吸暂停，或者有佝偻病相关表现者，都应检查血生化电解质，当血清总钙< 1.75mmol/L（7mg/dL），血清游离钙< 1.0mmol/L（4mg/dL），即可诊断。由于低钙血症临床表现无特异性，早期可表现为神经肌肉兴奋性增高，严重者可表现为惊厥、喉痉挛、呼吸困难等，要注意与相关疾病鉴别，如新生儿缺血缺氧性脑病、颅内出血、败血症、先天遗传代谢异常等。

【治疗】

1. 补充钙剂

（1）治疗药物主要是 10% 葡萄糖酸钙（1mL 含元素钙 9.4mg）。由于钙剂可导致心律失常及皮肤或组织坏死，所以在补钙过程中，不宜快速推注或经脐静脉输入，避免药物外渗出血管外，导致组织坏死和皮下钙化，同时要维持患者心率在 80 次 / 分钟以上。

（2）有症状低钙血症，特别是伴有惊厥、喉痉挛、呼吸暂停等严重低钙血症者，应立即静脉补充钙剂。10% 葡萄糖酸钙溶液每次 1 ~ 2mL/kg，以 5% 葡萄糖稀释一倍后缓慢推注（1mL/min），必要时间隔 6 小时再次给药，每日最大量不超过 6mL/kg。症状缓解后应持续输入元素钙 50 ~ 60mg/（kg·d），以维持血清钙> 1.75mmol/L 为宜，可口服或静脉输入（不能经口喂养者）。

（3）无症状低钙血症，无症状的早产儿或无其他疾病的低钙血症，可以通过生理调节恢复，不需要治疗。但当血清游离钙< 1.0mmol/L（BW > 1500g）或< 0.8mmol/L（BW < 1500g）时，应静脉持续补元素钙 40 ~ 50mg/（kg·d）。

2. 补充镁剂、维生素 D 若钙剂治疗后惊厥不能控制时，要检测血镁，若存在低镁血症（血镁< 0.6mmol/L），应深部肌内注射 25% 硫酸镁，每次 0.4mL/kg。对甲状腺功能不全者，补钙同时要补充维生素 D_2 10000 ~ 25000IU/d，或二氢速固醇 0.05 ~ 0.1mg/d，或 1,25-$(OH)_2D_3$ 0.25 ~ 0.5μg/d，治疗过程中要根据定期检测的血钙水平，及时调整补充的剂量。

【预后与预防】

1. 预后 无症状早产儿或无其他疾病的低钙血症，预后良好；低钙血症出现喉痉挛、呼吸暂停，可危及生命，应紧急治疗；伴有其他疾病的低钙血症，预后取决于原发疾病。

2. 预防 提倡母乳或用钙磷比例适当的配方奶喂养；对患有窒息、RDS、感染性休克、PPHN 等严重疾病的新生儿，应检测离子钙，适当补充钙剂，维持血清游离钙水平在 1.2 ~ 1.5mmol/L（BW > 1500g）或 1.0 ~ 1.4mmol/L（BW < 1500g），以防发生低钙血症。甲状旁腺功能不全者，应长期口服钙剂治疗。

第十六节　新生儿脐部疾病

一、脐炎

新生儿脐炎（omphalitis）是指由于断脐时或出生后处理不当、脐血管置管或换血，导致细菌从新生儿脐部残端入侵并繁殖而引起的急性炎症。随着对脐部消毒、护理的普遍重视，脐炎发生率逐渐降低，城市中已较少见，但在边远山区和农村仍不少见。

【病因】

金黄色葡萄球菌是本病最常见病原菌，其次为大肠埃希菌、铜绿假单胞菌、溶血性链球菌等。主要因断脐时或生后处理不当，脐部残端被细菌入侵、繁殖所引起；也可由于脐血管置管或换血时被细菌污染所致。

【临床表现】

轻者表现为脐部与脐周皮肤轻度红肿，可伴少许分泌物；重者脐部及脐周明显红肿、见较多脓性分泌物，常有臭味。炎症可向其周围皮肤扩散成腹壁蜂窝组织炎、皮下坏疽，向邻近腹膜蔓延成腹膜炎；也可沿脐动脉管蔓延，引起败血症；或顺动脉近端蔓延，发展为阴囊或大腿深部脓肿；如动脉壁的结缔组织广泛受累，可导致腹膜炎；若沿脐静脉蔓延，可引起脐静脉炎，局部皮肤与皮下组织出现发红、发硬；还可引起多发性肝脓肿、化脓性血栓性静脉炎。

【辅助检查】

怀疑有新生儿脐部感染时，应尽早进行脐部分泌物细菌培养，阳性率较高。伴有全身症状者，应同时进行血培养检查。血常规白细胞计数、中性粒细胞分类和C-反应蛋白可有不同程度的升高。

【诊断与鉴别诊断】

由于正常新生儿脐部可有金黄色葡萄球菌、表皮葡萄球菌、大肠埃希菌、链球菌等定植菌。因此，本病主要根据脐部的炎症表现来诊断，不能仅凭脐部分泌物培养阳性来诊断。还需与以下疾病相鉴别：

1.脐肠瘘　卵黄管是胚胎发育时连接原肠与卵黄囊底的管状组织，应于5～17周逐渐缩窄、闭合，若未闭则形成脐肠瘘。口服活性炭后，若出现于脐孔即可确诊。也可由脐孔注入造影剂后做X线检查，见其进入回肠来确诊。

2.脐窦　即上述卵黄管的回肠端已闭合，但脐端未闭所致。脐部常有较小的圆形红色黏膜突出，用探针可发现有窦道，也可由脐孔注入造影剂后拍X线可见其盲端。若无窦道形成，仅有球状黏膜块，则称脐茸或脐息肉。

3.脐尿管瘘　表现为脐部漏尿，脐部瘘口常被皮肤或黏膜覆盖。注入造影剂后做侧位X线检查，见其进入膀胱；也可静脉注射亚甲蓝，若见蓝色尿液从脐部排出可确诊。

【治疗】

轻症脐周炎症无扩散者，局部用2%碘酒或75%酒精清洗，2～3次/日；脓液明显，脐周炎症有扩散或伴有全身症状者，除局部用药外，需应用抗生素治疗，先根据经验选择适当抗生素，后根据脐培养药敏结果，再结合临床疗效决定用药；若有脓肿形成，则需切开引流。

【预防】

（1）出生断脐、脐部残端护理、脐血管置管等操作时，必须严格执行无菌操作。

（2）勤换尿布，保持脐部清洁、干燥。

二、脐疝

脐疝（umbilical hernia）是由于脐环关闭不全或薄弱，腹腔脏器由脐环处向外突出到皮下形成的一种先天性发育缺陷，为新生儿脐部常见病之一。好发于早产儿、低出生体重儿，早产儿发病率高达 70% ～ 80%，足月儿约 20%，多数可自然闭合，预后良好。

【病因及病理】

脐疝发生与其解剖特点有关。新生儿断脐时，脐带中的脐动、静脉切断扎闭，纤维化，并与脐带脱落的瘢痕性皮肤组织相愈合，在腹部中央形成一个薄弱区，同时因双侧腹直肌前后鞘在脐部尚未合拢，脐孔附近组织张力较松软，当腹压增高时，腹部脏器即由此薄弱区向外突起，形成一个腹壁憩室，即脐疝。疝囊为腹膜及其外层的皮下组织与皮肤，囊内多为大网膜及小肠，与囊壁一般无粘连。

【临床表现】

腹部以脐为中心突出一圆形或卵圆形疝囊，囊外覆盖正常皮肤，哭闹或直立位时因腹压增高突起增大，安静或卧位时则可回纳入腹腔。安静时，以指端压迫疝囊容易使其还纳，并可听到气过水声，指端深入脐孔内，能触及光滑的疝环边缘。哭闹时，在疝囊表面可感到张力感及冲击感。脐疝通常不发生嵌顿，生后 1 年内多数随腹肌逐渐发育而自愈。

【治疗】

脐疝绝大多数可自愈，随年龄增长，腹直肌发育健全，脐孔逐渐狭窄而闭合。自愈的可能性与脐环直径大小有关：直径 1cm 左右，可不做任何处理均能自行闭合；直径 > 2cm，尤其是有增大趋势者，自愈的可能性小。

常规治疗：2 岁以下暂不处理；2 岁以上仍不闭合，可考虑手术治疗；脐环直径 > 2cm，建议早期施行修补术。

三、脐肉芽肿

脐肉芽肿（umbilical granuloma）指断脐后脐孔创面受异物刺激、反复摩擦或感染等，在局部形成小的肉芽组织增生。生后 10 ～ 15 天发生率高，易经久不愈，但积极治疗后多预后良好。

【临床表现】

在脐部中央出现小圆形、樱桃红色或灰色肿物，质地柔软，直径 0.2 ～ 1cm，表面常有分泌物或血性渗液。

【治疗】

肉芽组织表面湿润，有少许黏液或带脓血性分泌物，常规用碘伏清洗，保持局部清洁，每日数次，预后良好；顽固肉芽组织呈灰色，表面有血性分泌物，可用硝酸棒或 10% 硝酸银烧灼，经数次烧灼后可治愈；若肉芽肿较大，引起慢性炎症不易治愈者，可手术切除。

第十七节　新生儿产伤性疾病

新生儿产伤（birth trauma）是指在分娩过程中因机械因素对胎儿或新生儿身体功能或结构造成的损伤。产伤可发生于任何部位，种类繁多，轻重程度不一，可发生于产前检查、分娩时或生后复苏抢救过程中。产伤发生主要与胎儿大小、胎位、产程、孕母骨盆形态，以及接生方式等因素有关，其发生率1‰～7‰。近年来随着围产医学发展和产科技术的进步，产伤发生率较前明显降低，尽管如此，有些产伤仍是不可避免的。目前临床较常见的产伤包括头颅血肿、锁骨骨折、臂丛神经麻痹、面神经麻痹等。

一、头颅血肿

头颅血肿（cephalohematoma）是由分娩时损伤导致的颅骨骨膜下血管破裂、血液积聚于骨膜下形成的血肿。常由胎位不正、头盆不称、胎头吸引、产钳助产引起，其发生率1%～2%，是最常见的产伤之一。

【临床表现】

头颅血肿多于顶骨、枕骨部位出现局限性边缘清晰的肿块，常为一侧，少数为双侧，血肿不超过颅缝，边界清晰，触之有波动感，局部头皮颜色正常。头颅血肿很少伴有明显失血表现，80%以上患儿头颅血肿6～8周自然吸收。巨大头颅血肿，因出血引起红细胞破坏增多，可引起贫血和病理性黄疸。血肿继发感染者，可引发头皮脓肿，甚至出现破溃、流脓。

【诊断与鉴别诊断】

根据病史中存在诱发因素、典型的临床表现和体征，头颅血肿临床诊断不难。但头颅血肿的患儿需要排除颅内出血，尤其是伴有颅骨骨折的患儿，应考虑行头颅CT、MRI等检查。头颅血肿应与产瘤（又称先锋头或头皮水肿）鉴别见表5-7。

表5-7　头颅血肿与产瘤的鉴别

类型	头颅血肿	产瘤（先锋头或头皮水肿）
病因	骨膜下血管破裂	头皮血循环受阻，血管渗透性改变，形成皮下水肿
部位	位于骨上、顶骨或枕骨骨膜下	头先露部皮下组织
出现时间	生后几小时至数天	出生时即发现
形状	稍隆起，圆形，边界清楚	明显隆起，边界不清
范围	不超过骨缝界限	不受骨缝限制，可蔓延至全头
局部情况	肤色正常，稍硬有弹性，压之无凹陷，有波动感，固定，不易移动	头皮红肿，柔软，无弹性，压之凹陷，呈凹陷型水肿，无波动感，可移动位置
消失时间	2～4个月	生后2～4天

【治疗】

头颅血肿数周后缓慢吸收，无并发症者不需要治疗。头颅血肿伴高胆红素血症者，需要蓝

NOTE

光照射等退黄治疗；巨大头颅血肿因失血过多致贫血、低血压者，需输血治疗；血肿继发感染者，应穿刺培养明确病原菌后抗感染治疗。若血肿进行性增大，则需要外科切开引流，但早期切开引流和抽吸血肿可能会因压力的减低，引起血肿加重，且增加感染机会。因此，要掌握好适应证。

【预后】

大多数血肿于 8 周内逐渐消失，预后良好。有时血肿钙化，在数月内形成骨性肿块，可持续数月或数年。

二、锁骨骨折

锁骨骨折（fracture of collar bone）是产伤性骨折中最常见的一种，与分娩方式、胎儿娩出方位，以及出生体重有关。锁骨细长而弯曲，呈"S"形，其内侧 2/3 向前凸出而外侧 1/3 向后凸出，这两个弯曲交界处较脆弱，受压时容易发生骨折。因此，锁骨骨折发生部位多见于锁骨中央或中外 1/3，呈横断性骨折，并有移位，也可发生不完全性骨折（青枝骨折）。

【临床表现】

临床症状多不明显，容易漏诊，多于其他原因摄胸部 X 线时发现。锁骨骨折患儿临床主要表现为患侧上肢活动受限，不愿移动患侧上臂或运动不灵活，或完全失去运动能力。移动患侧上臂时患儿哭吵。触诊时发现患儿双侧锁骨不对称，患侧局部软组织肿胀，锁骨上凹可消失，锁骨线条不清晰或不连贯，有骨擦音和局部压痛。患肢拥抱反射减弱或消失。但青枝骨折上述表现不明显，易漏诊，往往于骨折愈合，局部骨痂隆起时才被发现。

【诊断与鉴别诊断】

结合高危因素、临床表现，可考虑新生儿锁骨骨折。若存在以下表现，要高度怀疑锁骨骨折：①双侧不对称，患侧锁骨有增厚模糊感。②上肢活动度不一致。③局部软组织有肿胀、压痛。④有骨擦感或骨痂形成。但确诊需行 X 线检查，进一步证实骨折存在，明确骨折确切部位及其移位情况。

鉴别诊断：须与臂丛神经麻痹、肩关节脱位相鉴别，X 线检查可资鉴别。

【治疗】

青枝骨折一般不需处理；完全性锁骨骨折可请小儿外科会诊处置，使患儿保持舒适体位，将患肢用绷带固定于胸前两周。也可不做特殊处理，骨折可随婴儿生长发育，肩部增宽，错位及畸形可自愈，不影响功能。

三、臂丛神经麻痹

臂丛神经麻痹（brachial plexus paralysis）是新生儿周围神经损伤中最常见的一种，其发生率为活产婴儿的 0.13‰～ 3.6‰。其发生机制是因出生时头部、颈部和手臂向一侧过度牵拉，造成牵拉性损伤。高危因素有巨大儿、胎位不正、肩难产、第二产程延长、仪器助产、初产、高龄产妇及多胎，其中肩难产和臀位分娩是臂丛神经损伤的主要原因。

【临床表现】

本病常表现为患儿出生后不久出现一侧上肢运动障碍。根据神经损伤部位及临床表现，臂丛神经麻痹主要有以下 3 型：①上臂型 -Erb 瘫痪：主要损伤 C_5~C_7 神经，是最常见的类型，发生率占全部病例的 90%。表现为患侧上肢下垂、内收，不能外展及外旋；肘关节表现为前臂内收、伸展，不能旋后或弯曲；手腕、手指屈曲，拥抱反射不对称，二头肌肌腱反射消失，握持反射存在。②下臂型 –Klumpke 瘫：主要损伤 $C_7/C_8 \sim T_1$ 神经，导致手内肌及手腕与手指长屈肌无力，该型少见，占臂丛神经麻痹的比例＜1%。表现为手腕活动消失，握持反射消失，二头肌肌腱反射存在。如 T_1 的交感神经纤维受损，可伴同侧 Horner 综合征（眼睑下垂，眼裂变窄，瞳孔缩小，半侧面部无汗等）。③全臂型 – 全上肢瘫：所有臂丛神经均受损，占臂丛神经麻痹比例约 10%。表现为全上肢松弛无力，反射消失，并可同时存在 Horner 综合征，胸锁乳突肌血肿，锁骨或肱骨骨折。

【诊断与鉴别诊断】

有肩难产、上肢牵拉等高危因素存在病史，结合临床表现即可诊断。要注意结合相应神经损伤，与脑损伤、肱骨骨折、骨骺分离、肩脱位、锁骨骨折等鉴别。可行肌电图检查、神经传导试验或 MRI 协助诊断与鉴别诊断。

【治疗】

首选保守治疗。第 1 周将前臂固定在上腹部，以减少不适。1 周后对肩、肘、腕关节进行物理治疗和移动度活动训练以避免挛缩，主要通过指导父母进行物理治疗和移动度活动训练。生后 1 周开始做按摩及被动运动，大部分病例可于治疗后 2 ～ 3 个月获得改善和治愈；若 2 ～ 3 个月不恢复，转至专科医院行进一步检查；若 3 ～ 6 个月不恢复，考虑手术探查，修补损伤神经。预后取决于神经损伤程度，若损伤为神经功能性麻痹，数周内可完全恢复，预后良好；完全性臂丛损伤及下部臂丛损伤预后差；臂丛神经撕脱性损伤则多留有永久性麻痹。

四、面神经麻痹

面神经麻痹（facial paralysis）是最常见的新生儿外周神经损伤。产伤所致的面神经麻痹主要是由于胎头在产道下降时，受母亲骶骨压迫或产钳助产损伤所致的周围神经损伤。产钳助产、胎位不正及第二产程延长是其主要高危因素。

【临床表现】

多数患儿头面部有挫伤、裂伤等外伤表现。面瘫部位与胎位密切相关，常为单侧，表现为安静时患侧眼不能完全闭合及鼻唇沟浅平，患侧前额平坦或不能皱眉；哭吵时面部不对称，患侧鼻唇沟浅，口角下垂且向健侧歪斜。常为一侧面神经受损，临床表现局限于前额、眼睑或口。

【诊断与鉴别诊断】

有产钳助产、胎位不正、第二产程延长等高危因素存在病史，结合临床表现可诊断。外伤性面神经损伤须与其他原因所致的面神经瘫痪进行鉴别。

【治疗】

治疗主要是注意保护眼角膜，可用人工泪液及眼罩保护眼睛，防止角膜受损。预后与面神经是否损伤或神经纤维是否撕裂有关，由面神经周围组织肿胀压迫所致的面瘫，90% 以上可完全恢复，预后良好。如因神经撕裂持续 1 年仍未恢复者，需考虑行神经修复术治疗。

NOTE

第六章　免疫性疾病

第一节　小儿免疫系统发育特点

免疫（immunity）是机体的一种生理性保护机制，其本质是识别自身、排斥异己，具有抵御病原微生物和毒素侵袭，清除衰老、损伤或死亡细胞，识别和清除自身突变细胞及外源性异质性细胞，以维持自身内环境稳定的作用。免疫功能失调或紊乱可导致异常免疫反应，如反复感染、恶性肿瘤、变态反应、自身免疫反应及过度的炎症反应等。

人类免疫系统的发生发育始于胚胎早期，到出生时已相当成熟，但因未接触抗原，尚未建立免疫记忆，表现出免疫功能低下，与成人相比存在明显不同。

一、单核/巨噬细胞与中性粒细胞

血液中具有吞噬功能的细胞主要是中性粒细胞和单核细胞。新生儿单核细胞发育已较完善，但因缺乏辅助因子，单核/巨噬细胞趋化、黏附、吞噬、氧化杀菌，产生 G-CSF、IL-8、IL-6、IFN-γ、IL-12 等细胞因子和抗原提呈能力均较成人差。受分娩刺激，出生后 12 小时外周血中性粒细胞计数较高，72 小时后逐渐下降，之后又逐渐上升至成人水平。由于储藏库空虚，严重新生儿败血症易发生中性粒细胞减少。新生儿趋化和黏附分子 Mac-1（CD11b/CD18、CD10、CD13、CD33）表达不足，未成熟儿和剖宫产者尤其突出。中性粒细胞的游走能力及吞噬能力也较差，这是易发生化脓性感染的原因。

二、T 淋巴细胞及细胞因子

成熟 T 细胞占外周血淋巴细胞的 80%，故外周血淋巴细胞计数可反映 T 细胞数量。出生时淋巴细胞数目较少，6～7 个月时超过中性粒细胞的百分率，6～7 岁时两者相当，此后随年龄增长逐渐达到成人水平。出生时 T 细胞免疫功能已近完善。因此，新生儿的皮肤迟发型超敏反应在出生后不久即已形成。绝大多数脐血 T 细胞（97%）为 CD45RA$^+$"初始"（naive）T 细胞（成人外周血为 50%），而 CD45RO$^+$ 记忆性 T 细胞数量极少。新生儿 T 细胞表达 CD25 和 CD40 均较成人弱，辅助 B 细胞合成和转换免疫球蛋白（immunoglobuli，Ig）促进吞噬细胞和 CTL 的能力差。

新生儿 T 细胞产生的 TNF、GM-CSF、IFN-γ、IL-10 及 IL-4 等细胞因子均远低于成人，经抗原反复刺激后其水平逐渐升高。新生儿及婴儿期 CD4$^+$ 标记的辅助性 T 细胞（TH）相对较多，且 TH2 细胞功能较 TH1 细胞占优势，有利于避免母子免疫排斥反应及控制蠕虫感染。

三、B淋巴细胞及免疫球蛋白（Ig）

胎儿及新生儿有产生 IgM 的 B 细胞，但无产生 IgG 和 IgA 的 B 细胞。B 细胞至 5 岁才发育成熟，婴幼儿体内的 B 细胞多为不成熟 B 细胞，不能有效产生荚膜多糖细菌抗体。母体传递给胎儿的 IgG 是唯一能够通过胎盘的 Ig，为主动性转运过程，于生后 6 个月时几乎全部消失。新生儿自身合成 IgG 较慢，生后 2～4 个月血清 IgG 降至最低点，婴儿自身产生的 IgG 从 6 个月后显著增多，8～10 岁时达到成人水平。胚胎晚期胎儿已能合成 IgM，出生后更快，1 岁时 IgM 可达到成人的 75%。IgM 不能通过胎盘，脐血 IgM 水平增高提示宫内感染。IgA 发育最迟，到青春后期或成人期才达到成人水平。分泌型 IgA（SIgA）是黏膜局部抗感染的重要因素，而新生儿及婴幼儿含量均较低。因此，易患呼吸道、消化道感染。IgD 在胎龄 31 周开始出现，但自身合成较少，生后脐血含量仅为成人的 1%，2～3 岁达到成人水平。IgE 在胎龄 11 周开始合成，约 7 岁时达到成人水平（图 6-1）。

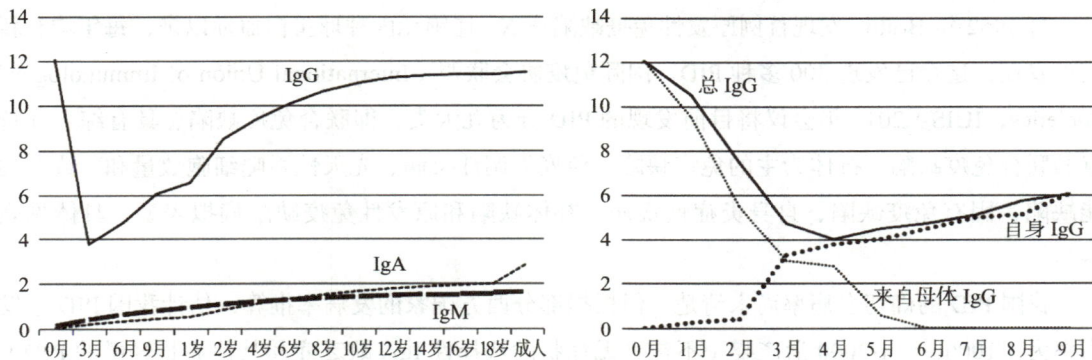

图 6-1　免疫球蛋白的个体发育

四、自然杀伤细胞

脐血中自然杀伤（NK）细胞的绝对数量与儿童和成人大致相当，但其表面标记 CD56 在出生时几乎不表达，整个新生儿期也很低。NK 细胞的活性在出生后 1～5 个月达到成人水平。抗体依赖细胞介导的细胞毒性作用（antibody-dependent cell-mediated cytotoxicity，ADCC）仅为成人的 50%，1 岁时达到成人水平。

五、补体和其他免疫分子

母体的补体不传输给胎儿，新生儿补体经典途径成分（CH50、C3、C4、C5）活性仅为其母亲的 50%～60%，生后 3～6 月方达到成人水平。旁路途径的各种成分发育更为落后，B 因子和备解素仅分别是成人的 35%～60% 和 35%～70%。未成熟儿补体经典和旁路途径均低于成熟儿。新生儿血浆纤连蛋白浓度仅是成人的 1/3～1/2，而未成熟儿则更低；未成熟儿的甘露聚糖结合凝集素（mannose binding lectin，MBL）较成人低，生后 10～20 周达到足月新生儿水平。

NOTE

第二节　原发性免疫缺陷病

免疫缺陷病（immunodeficiency disease，ID）是指因免疫细胞（淋巴细胞、吞噬细胞等）和免疫分子（可溶性因子白细胞介素、补体、免疫球蛋白和细胞膜表面分子等）发生缺陷所导致的机体抗感染免疫功能低下或免疫功能失调的一组临床综合征。免疫缺陷病可为遗传性，即由基因缺陷导致的免疫系统功能损害，称为原发性免疫缺陷病（primary immunodeficiency，PID）；也可有出生后环境因素影响免疫系统，如感染、营养紊乱和某些疾病状态所致，称为继发性免疫缺陷病（secondary immunodeficiency diseases，SID），因其程度较轻，又称为免疫功能低下（immuno-compromise）。由人类免疫缺陷病毒（human immunodeficiency virus，HIV）感染所致者，称为获得性免疫缺陷综合征（acquired immunodeficiency syndrome，AIDS）。

【原发性免疫缺陷病的分类】

自 1952 年 Bruton 发现首例原发性免疫缺陷病 X- 连锁无丙种球蛋白血症以来，每年均有新病种发现，迄今已发现 300 多种 PID。国际免疫协会联盟（International Union of Immunological Societies，IUIS）2017 年会议将目前发现的 PID 分为九大类，即联合免疫缺陷、具有综合征特点的联合免疫缺陷、抗体为主的免疫缺陷、免疫失调性疾病、先天性吞噬细胞数量和（或）功能缺陷、固有免疫缺陷、自身炎症性疾病、补体缺陷和原发性免疫缺陷病拟表型，具体见表6-1。

我国 PID 的确切发病率尚未清楚，但根据部分西方国家的发病率推算，估计我国 PID 总发病率为 1/10000 ～ 1/2000 活产婴（不包含无症状的选择性 IgA 缺乏症和其他症状轻微的 PID）。我国每年新增新病例 1800 ～ 9000 例，累计存活病例至少有 20 万例。在所有 PID 中，B 细胞缺陷（即单纯的 Ig 或抗体缺陷，其中可能包括因 T 细胞辅助功能缺乏而导致 B 细胞抗体能力产生降低的病例）超过一半，其次是 T 细胞 /B 细胞联合免疫缺陷、吞噬细胞数量和（或）功能缺陷。

表 6-1　原发性免疫缺陷病分类（IUIS 2017 版）

分类	致病基因或可能的发病机制
（1）联合免疫缺陷 ①T 细胞缺陷、B 细胞正常重症联合免疫缺陷病（T⁻B⁺SCID）	包括 γc 链缺陷、JAK3 缺陷、IL-17Ra 缺陷、CD45 缺陷、CD3δ/CD3ε/CD3ζ 缺陷、冠蛋白 -1A（Coronin-1A）缺陷、LAT 缺陷等
②T 细胞和 B 细胞均缺如 SCID（T⁻B⁻SCID）	重组活化基因（*RAG1/2*）缺陷、DNA 铰链修复 1C 蛋白（DCLREIC，Artemins）缺陷、DNA 活化蛋白激酶催化亚基（DNA PKcs）缺陷、DNA 连接酶Ⅳ缺陷（LIG4）等
③病情相对较轻的联合免疫缺陷病	DOCK2 缺陷、CD40 缺陷、CD40L 缺陷、ICOS 缺陷、CD3γ 缺陷、CD8 缺陷、ZAP70 缺陷、mHC-I/MHC-Ⅱ缺陷、DOCK8 缺陷、IKBKB 缺陷等

续表

分类	致病基因或可能的发病机制
（2）具有综合征特点的联合免疫缺陷 ①免疫缺陷伴先天性血小板减少症	Wiskott-Aldrich 征、WIP 缺陷、ARPC1B 缺陷
② DNA 修复缺陷	包括毛细血管扩张性共济失调综合征（AT 基因突变）、毛细血管扩张性共济失调样疾病（MRE11 突变）、Nijmegen 断裂综合征（NBS1 基因突变）等。均为常染色体隐性（AR）遗传
③伴其他先天异常的胸腺发育不全	DiGeorge 综合征，染色体 22q11.2 缺失综合征。TBX1 缺陷、CHARGE 综合征、FOXN1 缺陷
④免疫 - 骨发育不良	包括：软骨毛发育不全（RMRP 缺陷）、Sehimke 综合征（SMARCALL 缺陷）、MYSM1 缺陷
⑤高 IgE 综合征	Job 综合征（AD 遗传，STAT3 GOF 突变）、Comel-Netherton 综合征（SPINK5 缺陷）、PGM3 缺陷
⑥先天性角化不良、骨髓发育不良、短端粒综合征 ⑦维生素 B_{12} 及叶酸代谢障碍 ⑧外胚层发育不良伴免疫缺陷 ⑨钙通道缺陷 ⑩其他缺陷	DKC1、NHP20、NOP10、RTEL1、TERC 缺陷等
（3）以抗体为主的免疫缺陷 ①各种 Ig 严重降低伴 B 细胞严重降低或缺失：X- 连锁无丙种球蛋白血症（XLA）；AR 无丙种球蛋白血症	包括 Btk 细胞缺陷、μ 重链缺陷、λ5 链缺陷、Igα 缺陷、Igβ 缺陷、BLNK 缺陷、PIK3R1 缺陷、E47 转录因子缺陷等
②至少两种血清 Ig 显著降低伴 B 细胞正常或降低	未发现致病基因的常见变异型免疫缺陷病（CVID）、PIK3CD（GOF）、PIK3R1（LOF）、PTEN（L0F）、CD19 缺陷、CD20 缺陷等
③血清 IgA 及 IgG 严重降低伴 IgM 正常或升高及 B 细胞数目正常	活化诱导的胞嘧啶核苷脱氨酶（AID）缺陷、尿嘧啶 -DNA 转葡糖基酶（UNG）缺陷、INO80 缺陷、MSH6 缺陷
④同种型或轻链缺陷伴 B 细胞数量正常	Ig 重链缺失、κ 链缺陷、独立的 IgG 亚类缺陷、IgA 缺陷伴 IgG 亚类缺陷、选择性 IgA 缺陷、特异性抗体缺陷、婴儿期暂时性低丙种球蛋白血症（B 细胞数量正常）、选择性 IgM 缺陷等
（4）免疫失调性疾病 ①家族性噬血细胞淋巴组织细胞增生综合征（FLH）	穿孔素缺陷、UNC13D 缺陷、突触融合蛋白 11（STX11）缺陷，STXBP2 缺陷、FAAP24 缺陷
②家族性噬血综合征伴色素减退	Chediak-Higashi 综合征、Griscelli 综合征 2 型、2 型和 10 型 Hermansky-Pudlak 综合征
③调节性 T 细胞缺陷	X 连锁多内分泌腺病 - 肠病 - 免疫失调综合征、CD25 缺陷、CTLA4 缺陷、LRBA 缺陷、STAT3 功能获得性突变、BACH2 缺陷
④伴或不伴淋巴增殖的自身免疫病	自身免疫性多内分泌腺病伴念珠菌病和外胚层发育不良（APECED）、ITCH 缺陷、TPP2 缺陷等
⑤自身免疫淋巴增生综合征（ALPS，Canale-Smith 综合征）	FAS、FASL、caspase10、FADD 等凋亡通路相关基因缺陷
⑥免疫失调伴结肠炎	IL10、IL10Ra、IL10Rb 等基因缺陷；NFAT5 单倍体剂量不足
⑦易感 EB 病毒的淋巴增殖性疾病	X- 连锁淋巴组织增生综合征 1（XLP1）、XLP2、X- 连锁凋亡抑制因子（XIAP）缺陷等

NOTE

续表

分类	致病基因或可能的发病机制
（5）先天性吞噬细胞数量和（或）功能缺陷 ①严重先天性粒细胞减少症；②Kostmann 病；③周期性中性粒细胞减少症；④X-连锁粒细胞减少/脊髓发育不良；⑤P14 缺陷；⑥白细胞黏附缺陷（LAD）1 型；⑦LAD2 型；⑧LAD3 型；⑨Rac2 缺陷；⑩β 肌动蛋白缺陷；⑪局限性幼年牙周炎；⑫Papillon-Lefe'vre 综合征；⑬特殊颗粒缺陷；⑭Shwachman-Diamond 综合征；⑮X-连锁慢性肉芽肿病（CGD）；⑯常染色体 CGD 等；共 39 种	
（6）固有免疫缺陷 ①孟德尔遗传分歧杆菌易感疾病；②疣状表皮发育不良（HPV）；③严重感染性疾病；④HSV 脑炎；⑤侵袭性真菌病；⑥皮肤黏膜念珠菌病；⑦细菌易感的 TLR 通路缺陷；⑧其他与非造血组织相关的免疫缺陷病；共 52 种	
（7）自身炎症性疾病 ①Ⅰ型干扰素病：Aicardi-Goutieres 综合征Ⅰ型等；②炎症小体相关性疾病：家族性地中海热（MEFV）等；③非炎症小体相关性疾病：肿瘤坏死因子受体相关的周期热综合征（TRAPS）等；共 37 种	
（8）补体缺陷：补体 9 个活性成分（$C_1 \sim C_9$）和 5 个调节蛋白（C_1 抑制物、C4 结合蛋白、备解素、H 因子和 I 因子）组成，上述成分均可发生缺陷 C_{1q}、C_{1r}、C_{1s}、C_2、C_3、C_4、C_5、C_6、C_7、C_{7a}、C_{8a}、C_{8b}、C_9、C_1 抑制物等；共 30 种	
（9）原发免疫缺陷病拟表型 ①体细胞突变相关疾病：TNFRSF6 体细胞突变、RAS 相关白细胞增殖性疾病等；②自身抗体相关性疾病：产生针对 IL-17、IL-22、IL-6、GM-CSF、CI 抑制物等的自身抗体	

【我国几种常见的 PID】

近些年来，随着流式细胞术等免疫学技术和测序技术（特别是新一代测序技术）在临床的广泛应用，基因或蛋白质水平确诊的病例越来越多，在我国主要集中于以下几种：

1. X-连锁无丙种球蛋白血症（X-linked agammaglobulinaemia，XLA） 为 X 性连锁隐性遗传，是由于位于 X 染色体上 Bruton 酪氨酸激酶（*btk*）基因缺陷导致 B 细胞成熟障碍，使成熟 B 细胞极少或缺失。淋巴细胞器官发生中心缺如，T 细胞数量和功能正常。发病年龄多在出生 6 个月以后，一般为 9～18 月龄，但也有一些到成年甚至更晚才发病的病例。临床表现为反复发生的上下呼吸道化脓性感染和肠道病毒感染。

2. X-连锁高免疫球蛋白血症（X-linked hyperimmuneglobulinemia，XHIM） 高 IgM 血症为一组表现为 IgG、IgA 和 IgE 水平下降，IgM 正常或升高的免疫缺陷病。因遗传方式不同，可分为 X-连锁（XHIM）和非 X-连锁（HIM），前者占 70%。XHIM 是位于 X 染色体上 CD40L 基因突变，致使 T 细胞表达的 CD40L 不能与 B 细胞表达的 CD40 结合，或者即使能结合，也不能形成 Ig 类别转换所需的协同刺激信号。患者血清中缺乏 IgG、IgA 和 IgE，而 IgM 水平可代偿性升高。外周血中 B 细胞数量正常，但几乎没有产生 IgG、IgA 的活化 B 细胞。临床表现为反复感染，尤其是呼吸道感染，比其他类别 Ig 缺陷病表现更为严重，对机会性感染（如卡氏肺囊虫）的易感性显著增加，胃肠道并发症和吸收障碍也较为常见，自身免疫性疾病、中性粒细胞减少症及恶性肿瘤的发病率均很高。IgG 明显降低是所有高 IgM 血症患者的一致表现，相反 IgM 并非呈一致性升高，近半患者尤其是年幼儿就诊时 IgM 是正常的。因此，XHIM 的名称其实并不准确。

3. 湿疹、血小板减少伴免疫缺陷（Wiskott-Aldrich syndrome，WAS） 是位于 X 染色体短臂的 WAS 蛋白（WASP）基因突变所致。WASP 是一种在造血系统特异表达的细胞内信号传导分子，调节肌动蛋白多聚化，影响细胞骨架及免疫突触形成，其基因突变可导致多种免疫细的功能异常。典型表现为湿疹、血小板减少和反复感染三联征，但同时出现三联征者仅占少数。血小板减少和出血倾向见于绝大多数的 WAS 患儿，严重者可出现威胁生命的消化道大出血和颅内出血。免疫功能异常表现为容易罹患各种感染，病原包括各种病毒、细菌（特别是具有荚膜的细菌，如肺炎链球菌）、真菌和卡氏肺囊虫等。约 80% 患儿可出现异位性湿疹，也常伴发自身免疫性疾病和淋巴瘤。

4. 慢性肉芽肿病（chronic granulomatous disease，CGD）　由于吞噬细胞细胞色素（NADPH 氧化酶成分）基因缺陷，致使其呼吸爆发功能障碍，不能产生超氧化物，失去杀伤过氧化物酶阳性细菌与真菌的能力，导致反复的慢性化脓性感染，形成肉芽肿，尤见于淋巴结、肝、肺和胃肠道。最典型的临床表现为反复感染，局部化脓性炎症，包括反复肺部感染、淋巴结炎、肝脓肿、骨髓炎、皮肤脓肿或蜂窝织炎。病原菌为金黄色葡萄球菌、伯克霍尔德菌、黏质沙雷菌、肺炎克雷伯杆菌、奴卡菌和曲霉菌等。X- 连锁隐性 CGD 为最常见的病因，是由于 X 染色体上细胞色素 *CYBB* 基因突变，该基因编码的 NADPH 氧化酶亚基 gp91phox 蛋白是细胞色素 b558 复合物组分。

5. 严重联合免疫缺陷病（severe combined immunodeficiency，SCID）　联合免疫缺陷病（combined immunodeficiency，CID）是一组主要表现为 T 细胞缺陷，同时伴有不同程度其他细胞（如 B 细胞、NK 细胞）缺陷的异质性疾病。SCID 是 CID 中最为严重的类型，至少 16 种分子缺陷被鉴别出为其病因。不同基因突变导致 SCID 的临床表现大致相仿，均发病较早，临床表现为生长发育延迟或停滞，反复的呼吸道、肠道感染，感染的病原种类可涵盖细菌、病毒、真菌、原虫及各种条件致病菌。

（1）T 细胞缺陷，B 细胞正常（T$^-$B$^+$SCID）　以 X- 连锁遗传最常见，其病因为位于 X 染色体上，IL-2、IL-4、IL-7、IL-9、IL-15 和 IL-21 的共有受体 γ 链（γc）基因（*IL2RG*）突变所致。生后不久即发生严重细菌或病毒感染，多数病例在婴儿期死亡。

（2）T 和 B 细胞均缺如（T$^-$B$^-$SCID）　均为常染色体隐性遗传。①RAG-1/-2 缺陷：*RAG-1* 或 *RAG-2* 基因突变，外周血 T 和 B 细胞计数均显著下降，于婴儿期发病。②腺苷脱氨酶（adenosine deaminase，ADA）缺陷：ADA 基因突变使 ADA 的毒性中间代谢产物累积，抑制 T、B 细胞增殖和分化，多数发病早，极少数轻症在年长儿或成人发病。③网状发育不良（reticular dysgenesis）：为淋巴干细胞和髓前体细胞发育成熟障碍，外周血淋巴细胞、中性粒细胞和血小板均严重减少，病情进展快，常死于婴儿期。

6. 常见变异型免疫缺陷病（common variable immunodeficiency，CVID）　是一组以 Ig 缺陷为主要特征的异质性疾病，其病因未明，遗传方式不定，临床表现为儿童或青年人反复呼吸道感染，包括鼻窦炎、中耳炎、支气管炎和肺炎，可导致支气管扩张，也易合并中枢神经系统感染，可出现吸收不良综合征或蛋白丢失性肠病等消化道症状。少数患者有淋巴结肿大和脾大，自身免疫性疾病和肿瘤的发生率很高。血清 IgG 和 IgA 低下，IgM 正常或降低。B 细胞数量大致正常或减少，T 细胞功能异常可能是致病的关键，如 CD4$^+$/CD8$^+$ 细胞比率、IL-2、IL-5 和 IFN-γ 活性下降。诊断需排除其他原发性免疫缺陷病。

【原发性免疫缺陷病的共同临床表现】

由于具体病因不同，PID 的临床表现非常复杂，但其共同的表现却较为相似，即反复感染、易患肿瘤和自身免疫性疾病。部分 PID 有明显家族史。需要指出的是，以往更多关注 PID 的感

NOTE

染表现，而近年来新发现的许多 PID，其主要临床表现为免疫失调所致的自身免疫反应、变态反应和失控的炎症反应，而感染比较轻，甚或没有感染表现。

1. 反复和慢性感染　免疫缺陷最常见的表现是感染，表现为反复、严重、持久、难治的感染。不常见和致病力低下的细菌常为感染源。许多患儿需要持续使用抗菌药物预防感染。

（1）感染发生的年龄　起病年龄 40% 于 1 岁以内，1～5 岁占 40%，6～16 岁占 15%，仅 5% 发病于成人。T 细胞缺陷和联合免疫缺陷病在出生后不久发病，以抗体缺陷为主者，因存在母体抗体的原因，往往于生后 6～12 个月才发生感染。成人期才发病者多是 CVID。

（2）感染的部位　以呼吸道最常见，如复发性或慢性鼻窦炎、中耳炎、结膜炎、支气管炎或肺炎；其次为胃肠道，如慢性肠炎。也可见脓疖、脓肿或肉芽肿等皮肤感染，或脑膜炎、骨关节感染，以及脓毒血症等全身性感染。

（3）感染的病原体　一般来说，抗体缺陷时易发生化脓性感染。T 细胞缺陷时则易发生病毒、结核分枝杆菌和沙门菌属等细胞内病原体感染，真菌和原虫感染也比较常见。补体成分缺陷易发生奈瑟菌属感染。中性粒细胞功能缺陷时，病原体常为金黄色葡萄球菌。感染病原体的毒力可能并非很强，常呈机会感染。

（4）感染的过程　常常反复发作或迁延不愈，治疗效果欠佳，尤其是抑菌剂疗效更差，必须使用杀菌剂，剂量偏大，疗程偏长才有一定疗效。

需要注意的是，一些非免疫性因素，如呼吸道或泌尿道发育异常、气道异物、侵入性导管等，也可能造成反复感染，在考虑 PID 时应予以排除。

2. 自身免疫性疾病　未因严重感染而死亡的 PID 患者，随年龄增长易发生自身免疫性疾病，如溶血性贫血、血小板减少性紫癜、系统性血管炎、系统性红斑狼疮、皮肌炎、免疫复合物性肾炎、1 型糖尿病、免疫性甲状腺功能低下和关节炎等。

3. 肿瘤　尤其易发生淋巴系统肿瘤，其发生率较正常人群高数 10 倍乃至 100 倍以上，以 B 细胞淋巴瘤多见（50%），也可发生 T 淋巴细胞瘤、霍奇金病、腺癌等。

4. 其他临床表现　除上述共性表现外，还可有其他的临床特征，包括生长发育延迟甚至停滞，卡介苗接种后致疫苗区域性或播散性传染，WAS 的湿疹和出血倾向，胸腺发育不全的特殊面容、先天性心脏病及难以控制的低钙惊厥等。

【原发性免疫缺陷病的诊断】

1. 病史

（1）过去史　脐带延迟脱落是 I 型白细胞黏附分子缺陷（LAD1）的重要线索。严重的麻疹或水痘病程提示细胞免疫缺陷。了解有无引起继发性免疫缺陷病的因素，有无输血、血制品史和移植物抗宿主反应（graft-versushost reaction）史。详细记录预防注射史，如发生疫苗反应，常提示 PID。

（2）家族史　约 1/4 的患儿家族能发现因感染致早夭的成员，故应对患儿家族进行家系调查。但 PID 先证者也可能是基因突变的开始者，从而无阳性家族史。了解家族中有无过敏性疾病、自身免疫性疾病及肿瘤患者，有助于对先证者诊断的评估。

2. 体格检查　严重或反复感染可导致营养不良、轻 - 中度贫血、体重下降或发育滞后现象。B 细胞缺陷者的周围淋巴组织如扁桃体和淋巴结变小或缺如。X- 连锁淋巴组织增生症则出现全身淋巴结肿大。反复感染可致肝脾肿大。可存在皮肤疖肿、口腔炎、牙周炎和鹅口疮等感染证据。某些特殊综合征则有相应的体征，如胸腺发育不全、WAS 等疾病。

3. 实验室检查　反复不明原因的感染发作、起病很早的自身免疫性疾病和阳性家族史提示 PID 的可能性，但确诊必须有相应的实验室检查依据，明确免疫缺陷的具体性质。由于免疫网络极其复杂，几乎不可能测定全部免疫功能。因此，可分为 3 个层次进行实验室检查，即：①初筛试验。②进一步检查。③特殊或研究性试验（表 6-2）。其中初筛试验对于疾病的初期筛查尤其重要。

（1）Ig 测定　包括血清 IgG、lgM、IgA 和 IgE。一般来说，年长儿和成人总 Ig > 6g/L 为正常，< 4g/L 或 IgG < 2g/L 则提示缺陷。总 Ig 为 4 ～ 6g/L 或 IgG 为 2 ～ 4g/L 者为可疑缺陷，应做进一步抗体反应试验或 IgG 亚类测定。由于个体差异，出生后至 2 ～ 3 岁期间各种 Ig 水平可低于同年龄正常范围，若无反复感染表现，可暂不考虑免疫缺陷及进一步检查。IgE 增高见于某些吞噬细胞功能异常，特别是趋化功能缺陷。

（2）抗 A 和抗 B 同族凝集素　代表 IgM 类抗体功能，正常情况下，出生后 6 个月婴儿抗 A、抗 B 滴度至少为 1 : 8（AB 血型者例外）。WAS 患儿伴低 IgM 血症时同族凝集素滴度下降或测不出。

（3）抗链球菌溶血素 O（ASO）和嗜异性凝集素滴度　因广泛接触诱发自然抗体的抗原，一般人群嗜异性凝集素滴度均大于 1 : 10，代表 IgG 类抗体。我国人群由于广泛接受抗菌药物，ASO 效价一般较低，如果血清 ASO 在 12 岁后仍低于 50 单位，可提示 IgG 抗体反应缺陷。

（4）分泌型 IgA 水平　一般测定唾液、泪、鼻分泌物和胃液中的分泌型 IgA。分泌型 IgA 缺乏常伴有选择性 IgA 缺乏症。

（5）外周血淋巴细胞绝对计数　外周血淋巴细胞约 80% 为 T 细胞，故外周血淋巴细胞绝对计数可代表 T 细胞数量，正常值为（2 ～ 6）×10^9/L；< 2×10^9/L 为可疑 T 细胞减少。婴儿期如淋巴细胞绝对计数 < 3×10^9/L，应怀疑淋巴细胞减少症并进行复查，若仍 < 3×10^9L，则需进行免疫功能评估以明确病因。婴儿期淋巴细胞绝对计数 < 1.5×10^9/L 时，应高度怀疑 SCID。

（6）胸部 X 线　婴幼儿期缺乏胸腺影者提示 T 细胞功能缺陷，但需要注意胸腺可因深藏于纵隔中而无法看到。

（7）迟发皮肤过敏试验（delayed cutaneous hypersensitivity，DCH）　代表 TH1 细胞功能。抗原皮内注射 24 ～ 72 小时后观察局部反应，出现红斑、硬结者提示 TH1 细胞功能正常。常用的抗原为腮腺炎病毒疫苗、旧结核菌类或结核菌纯蛋白衍化物（purified protein derivative tuberculin，PPD）、毛霉菌素、白念珠菌素、白喉类毒素。2 岁以内正常儿童可因未曾致敏出现阴性反应，故应同时进行 5 种以上抗原皮试，只要有一种抗原皮试阳性，即可说明 TH1 功能正常。

（8）四唑氮蓝染料试验（tetrazolium blue test，NBT）　NBT 是一种淡黄色可溶性染料，还原后变成蓝黑色甲颗粒。内毒素刺激中性粒细胞后，正常人还原率 > 90%，慢性肉芽肿病患者常 < 1%。

（9）补体 CH50 活性、C3 和 C4 水平　总补体 CH50 活性法测定的正常值为 50 ～ 100U/mL。C3 正常值新生儿期为 570 ～ 1160mg/L，1 ～ 3 个月为 530 ～ 1310mg/L，3 个月 ～ 1 岁为 620 ～ 1800mg/L，1 ～ 10 岁为 770 ～ 1950mg/L。C4 正常值新生儿期为 70 ～ 230mg/L，1 ～ 3 个月为 70 ～ 270mg/L，3 ～ 10 岁为 70 ～ 400mg/L。

NOTE

（10）基因突变分析和产前诊断 许多PID为单基因遗传，对疾病编码基因的序列分析可发现突变位点及形式，用于确诊和进行家系调查。基因突变分析也是产前诊断的最佳手段，其他用于产前诊断的方法包括测定绒毛膜标本酶（ADA）活性等。

表 6-2 免疫缺陷病的实验室检查

	初筛试验	进一步检查	特殊/研究性试验
B 细胞缺陷	IgG、M、A 水平	IgG 亚类水平	淋巴结活检
	B 细胞计数（CD19 或 CD20）	IgD、IgE 水平	体内 Ig 半衰期
	同族凝集素	抗体反应（破伤风、白喉、风疹、流感杆菌疫苗）	体外 Ig 合成
	嗜异性凝集素	抗体反应（伤寒、肺炎链球菌疫苗）	B 细胞活化增殖功能
	抗链球菌溶血素 O 抗体	侧位 X 线咽部腺样体影	基因突变分析
	分泌型 IgA 水平		
T 细胞缺陷	外周淋巴细胞计数和形态	T 细胞亚群计数（CD3、CD4、CD8）	进一步 T 细胞表型分析
	迟发皮肤过敏试验（腮腺炎、念珠菌、破伤风类毒素、毛霉菌素、结核菌素或纯衍生物）	丝裂原增殖反应或混合淋巴细胞培养	细胞因子及其受体测定（如 IL-2，IFN-γ，TNF-α）
	胸部 X 片胸腺影	HLA 配型	细胞毒细胞功能（NK，CTL，ADCC）
		染色体分析	酶测定（ADA，PNP）
			皮肤、胸腺活检，胸腺素测定，细胞活化增殖功能，基因突变分析
吞噬细胞	计数	化学发光试验	黏附分子测定 CD11b/CD18
	白细胞计数及形态学	白细胞动力观察	移动和趋化性、变形性、黏附及凝集功能测定
	NBT 试验	特殊形态学	氧化代谢功能测定
	IgE 水平	吞噬功能测定	酶测定（MPO，G-6-PD，NADPH 氧化酶）
		杀菌功能测定	基因突变分析
补体缺陷	CH50 水平	调理素测定	补体旁路测定
	C3 水平	各补体成分测定	补体功能测定（趋化因子、免疫黏附）
	C4 水平	补体活化成分测定（C3a、C4a、C4d、C5a）	同种异体分析

注：ADA：腺苷脱氨酶；ADCC：抗体依赖性杀伤细胞；CTL：细胞毒性 T 细胞；G-6-PD：葡萄糖-6-磷酸脱氢酶；KLH：锁孔虫戚血兰素；MPO：髓过氧化物酶；NADPH：烟酰胺腺苷二核苷酸磷酸；NBT：四唑氮蓝；NK：自然杀伤细胞；PNP：嘌呤核苷磷酸酶。

NOTE

【原发性免疫缺陷病的治疗】

1. 一般治疗　包括预防和治疗感染，适当的隔离措施，注重营养，加强家庭宣教，增强父母和患儿对抗疾病的信心等。鼓励经治疗后的患儿尽可能参加正常生活。一旦发现感染灶应及时治疗，必要时用长期抗感染药物预防性给药。下呼吸道慢性感染者，应定期做肺部影像学和肺功能监测。

T 细胞缺陷患儿不宜输血或新鲜血制品，以防发生移植物抗宿主反应。若必须输注，应先将血液进行放射照射，剂量为 2000～3000rad。供血者应做 CMV 筛查。最好不做扁桃体和淋巴结切除术，禁忌脾切除术。如果患儿尚有一定抗体合成能力，可接种灭活疫苗，如百白破三联疫苗。严重免疫缺陷患者禁用活菌疫苗，以防发生疫苗诱导的感染。家庭成员中发现免疫缺陷者，应接受遗传学咨询，妊娠期做产前筛查，必要时终止妊娠。

2. 替代治疗

（1）静脉注射免疫球蛋白（intravenous injection of immunoglobulin，IVIG）　治疗指征仅限于低 IgG 血症。部分抗体缺陷患儿经 IVIG 治疗后，其症状可完全缓解，获得正常的生长发育。剂量为每月 1 次静脉注射 IVIG 100～600mg/kg，应持续终身。治疗剂量应个体化，以能控制感染为度。

（2）高效价免疫血清球蛋白（special immune serum globulins，SIG）　包括水痘-带状疱疹、狂犬病、破伤风和乙型肝炎的 SIG，用于高危患儿的预防。

（3）血浆　除有 IgG 外，还含有 IgM、IgA、补体和其他免疫活性成分，剂量为 20mL/kg，必要时可加大剂量。

（4）其他替代治疗　①新鲜白细胞：用于吞噬细胞缺陷患者伴严重感染时，分离的白细胞应先放射处理，以抑制其中可能存在的 T 细胞。因白细胞在体内的存活时间短，反复使用会导致不良免疫反应，故不作为常规替代治疗。②细胞因子治疗：如胸腺素类、转移因子、IFN-γ、IL-2 等。③酶替代治疗：腺苷脱氨酶（ADA）缺陷者，可输注红细胞（其中富含 ADA）或肌注牛 ADA-多聚乙二烯糖结合物，效果优于红细胞输注。

3. 免疫重建　是采用正常细胞或基因片段植入患者体内，使之发挥其功能，以持久地纠正免疫缺陷。

（1）胸腺组织移植　包括胎儿胸腺组织移植和胸腺上皮细胞移植，因疗效不肯定，且约 1/10 接受胸腺移植的患者发生淋巴瘤，目前已较少采用。

（2）造血干细胞移植　目前根治 PID 的主要方法，国内报道干细胞（主要为骨髓或脐带血造血干细胞）移植治疗部分 PID（SCID、XHIM、WAS 和 CGD）取得良好效果。

①胎肝移植：一些患儿接受胎肝移植后出现嵌合体，表明移植成功，目前此法已很少使用。②骨髓移植（BMT）：已有超过 1000 例原发性免疫缺陷患儿接受 BMT。③脐血造血干细胞移植：脐血富含造血骨髓移植（bonemarrow transplantation，BMT）干细胞，可作为免疫重建的干细胞重要来源。脐血干细胞移植后 GVHR 较无关供体配型骨髓（matched unrelated marrow donor，MUD）移植为轻。④外周血干细胞移植：亦可以使用。

4. 基因治疗　由于很多 PID 的突变基因已被克隆，其突变位点已经确立。这为基因治疗打下了基础：将正常的目的基因片段整合到患者干细胞基因组内（基因转化），使其能在患者体内复制而持续存在。逆转录病毒和慢病毒是迄今最常用的病毒转染载体，但存在插入突变的风险。

NOTE

近年来基因编辑（gene editing）技术的出现，则有望带来治疗上的新突破。

第三节   继发性免疫缺陷病

1. 病因   继发性免疫缺陷病（secondary immunodeficiency disease，SID）是出生后因不利的环境因素所导致免疫系统暂时性功能障碍，出现免疫功能低下的状态。只要不利因素被纠正，免疫功能即可恢复正常。在人的一生中，特定时期或环境下均可能发生一过性 SID，其发病率虽高于 PID，但如若及早明确诊断，并找到其诱因，便可予以纠正治疗。引起 SID 的常见因素见表 6-3。

营养紊乱是儿童时期最常见的 SID 原因，例如蛋白质 - 热能营养不良（protein-thermal malnutrition，PCM）、亚临床微量元素锌和铁缺乏、亚临床维生素 A、维生素 B 族及维生素 D 缺乏、脂肪和糖类摄入过多等。

表 6-3   导致继发性免疫缺陷病的因素

1. 营养紊乱	蛋白质 - 热能营养不良，微量元素缺乏症，维生素缺乏症，肥胖症
2. 免疫抑制剂	放射线，抗体，糖皮质激素，环孢素，细胞毒性药物，抗惊厥药物
3. 遗传性肌病	染色体异常，染色体不稳定综合征，酶缺陷，血红蛋白病，张力性肌萎缩症，先天性无脾症，骨骼发育不良
4. 肿瘤和血液病	组织细胞增生症，类肉瘤病，淋巴系统肿瘤，白血病，霍奇金病，淋巴细胞增生性疾病，再生障碍性贫血
5. 新生儿	生理性免疫功能低下
6. 感染	细菌感染，真菌感染，寄生虫感染，病毒感染
7. 其他	糖尿病，蛋白质丢失性肠病，肾病综合征，尿毒症，严重外伤和外科手术

2. 临床表现和处理   最常见的 SID 的临床表现是反复呼吸道感染，包括反复的上呼吸道感染、支气管炎和肺炎，也可能有胃肠道感染，一般症状较轻，但反复发作。这些反复感染，尤其是胃肠道感染，可导致更严重的营养吸收障碍而加重营养不良，感染本身亦可引起免疫功能的进一步恶化，从而形成"营养不良 - 免疫功能下降 - 感染 - 加重营养不良"的恶性循环。SID 的治疗原则是治疗原发疾病，去除诱发因素。

附：获得性免疫缺陷综合征（艾滋病）

获得性免疫缺陷综合征（acquired immunodeficiency syndrome，AIDS），即艾滋病，是一种由人类免疫缺陷病毒（human immunodeficiency virus，HIV）引起的感染性疾病，具有传播速度快、病死率极高的特点。

【病因】

HIV 属于 RNA 反转录病毒，直径 100～120nm，目前已知的 HIV 有两型：HIV-Ⅰ 和 HIV-Ⅱ，两者均能引起 AIDS，但 HIV-Ⅱ 比 HIV-Ⅰ 的致病性弱，HIV-Ⅰ 感染是世界各地导致艾滋病的主要病因。HIV-Ⅰ 共分 M、O、N 三组，其中 M 组又有 A、B、C、D、F、G、H、J、

K 等亚型。病毒为圆形或椭圆形，外层为类脂包膜，表面呈图钉样凸起，内有圆柱状核心。病毒包括核心蛋白 P24（衣壳蛋白）和 P17（基质蛋白），还有反转录酶蛋白 P51 和 P66、外膜蛋白 gp120 及跨膜蛋白 gp41 等。HIV 对理化因素的抵抗力较低，56℃ 30 分钟能灭活，一般消毒剂，如碘酊、70% 浓度的酒精、0.3% 的过氧化氢、0.2% 次氯酸钠等均可灭活病毒，但对甲醛溶液、紫外线及 γ 射线不敏感。

【流行病学】

2016 年，全球约 210 万小于 15 岁的儿童感染 HIV 病毒，包括 16 万新感染者。就在同一年，近 12 万患儿死于艾滋病及相关疾病；而因为 HIV，更多儿童失去了自己的父母。HIV 对全球儿童的健康持续造成严重的影响。儿童患病多由于 HIV 感染母亲的垂直传播。因此，母婴传播的阻断策略是目前控制婴幼儿感染最为有效的方式。通过成功干预，母婴传播风险可以降至 2% 以内，但是这种方法在多数资源有限的国家仍未普及。在过去的 10 年中，婴幼儿及儿童 HIV 感染的诊断和治疗方面取得了巨大进展，但是全球每天仍有 1000 多例 15 岁以下的新感染者发生，其中 90% 在发展中国家。

HIV 感染的新生儿通常于感染后第 1 年即出现临床症状，到 1 岁时约有 1/3 的感染患儿死亡，若至 2 岁时仍无有效治疗，近一半的患者将面临死亡。

1. 传染源　患者和无症状病毒携带者是本病传染源，尤其是后者。病毒主要存在于血液、精液、子宫和阴道分泌物中，唾液、眼泪和乳汁也含有病毒，均具有传染性。

2. 儿童 HIV 感染的传播方式

（1）母婴传播　是儿童感染的主要途径，可在妊娠期发生，也可在分娩过程及生后哺乳期发生。

（2）血源传播　如注射、输血、器官移植等。

（3）其他途径　如性接触传播、人工授精等，主要发生在成年人。

目前尚未证实空气、昆虫、水及食物，以及与艾滋病患者的一般接触，如握手、公共游泳、被褥等会造成感染，也未见有偶然接触发病的报道。

【发病机制】

HIV 主要在淋巴组织内，选择性地与表达 CD4$^+$ 表面标志的宿主细胞（主要是辅助性 T 淋巴细胞、单核细胞、巨噬细胞等）结合，趋化因子受体 CXCR4、CCR5 等则是病毒融合和进入细胞的重要辅助受体。侵入宿主细胞后，病毒 RNA 在反转录酶作用下，反转录出与其互补的 cDNA，然后整合入宿主细胞 DNA 链中，并处于潜伏状态。经过相当长时间后，在某些因素作用下病毒被激活，由病毒 DNA 转录出 RNA，不断复制。结果，大量 CD4$^+$T 淋巴细胞受到破坏，细胞免疫功能严重受损乃至衰竭，并丧失辅助 B 细胞分化的能力，致使机体的体液免疫也出现异常，表现为高免疫球蛋白血症、出现自身抗体及对新抗原反应性降低。抗体反应缺陷，使患儿易患严重的化脓性病变；细胞免疫功能低下或衰竭，则会引起各种机会性感染，如结核杆菌、卡氏肺囊虫、李斯特菌、巨细胞病毒等感染，这类感染常常是致死原因。

【病理】

HIV 感染后可见淋巴结和胸腺等免疫器官病变。早期淋巴组织呈现反应性增生，其后出现淋巴结及脾脏中淋巴细胞减少，表现出无生发中心或完全丧失淋巴成分。胸腺上皮严重萎缩，缺少胸腺小体。随着病程进展，部分病例发生肿瘤样改变，如淋巴瘤和卡波西肉瘤。艾滋病患

NOTE

儿易发生严重的机会性感染，其病理改变因病原体不同而异。神经系统有神经胶质细胞灶性坏死、血管周围炎和脱髓鞘改变。

【临床表现】

患儿症状和体征的发生与发展与免疫系统受损程度及患儿机体器官功能状态相关。2014 年美国疾病控制中心修订了 HIV 感染的监测指南，强调 CD4$^+$T 淋巴细胞缺乏的重要性，依据各年龄阶段的 CD4$^+$T 淋巴细胞计数，HIV 感染被分为 3 期（表 6-4 和表 6-5）。

表 6-4　依据各年龄阶段 CD4$^+$T 淋巴细胞计数或百分比的 HIV 感染分期

分期	< 1 岁		1 ~ 5 岁		6 ~ 12 岁	
	细胞数 /μL	%	细胞数 /μL	%	细胞数 /μL	%
一期	≥ 1500	≥ 34	≥ 1000	≥ 30	≥ 500	≥ 26
二期	750 ~ 1499	26 ~ 33	500-999	22 ~ 29	200-499	14 ~ 25
三期	< 750	< 26	< 500	< 22	< 200	< 14

注：分期主要依据 CD4$^+$T 淋巴细胞计数，当其不可用时，则以 CD4$^+$T 淋巴细胞百分比作为分期依据。如果已出现三期的机会性感染（表 6-5），那么无论 CD4$^+$T 淋巴细胞检测结果如何，均应被归为三期。

表 6-5　HIV 三期感染的机会性疾病

细菌感染，多发或复发（a）
支气管、气管或肺的念珠菌病
食管念珠菌病
宫颈癌，侵袭性（b）
球孢子菌病，播散性或肺外
隐孢子虫病，肺外
隐孢子虫病，慢性肠道（持续时间 > 1 个月）
巨细胞病毒病（除肝、脾或淋巴外），发病年龄 > 1 个月
巨细胞病毒性视网膜炎（视力丧失）
HIV 所致的脑病
单纯疱疹病毒感染：慢性溃疡（持续时间 > 1 个月）或支气管炎，肺炎或食管炎（发病年龄 > 1 个月）
组织胞浆菌病，播散性或肺外
等孢子球虫病，慢性肠道（持续时间 > 1 个月）
卡波西肉瘤
Burkitt 淋巴瘤
免疫母细胞淋巴瘤
淋巴瘤，原发性，脑部
鸟分枝杆菌复合体或堪萨斯分枝杆菌感染，弥散性或肺外

续表

| 任何部位的结核分枝杆菌感染，肺部 b、播散性或肺外 |
| 其他物种或不明物种的分枝杆菌感染，播散性或肺外 |
| 卡氏肺囊虫肺炎 |
| 肺炎，反复发作（b） |
| 进行性多病灶脑白质病 |
| 沙门菌败血症，反复发作 |
| 脑弓形虫病，发病年龄 > 1 个月 |
| HIV 所导致的消耗综合征 |

注：a 仅指年龄 < 6 岁的儿童；b 仅指成人、青少年和 ≥ 6 岁的儿童。

【实验室检查】

1. 病原学诊断

（1）病毒抗体检测　是初筛试验的主要手段，包括：①初筛试验。血清或尿的酶联免疫吸附试验，血快速试验。②确认试验。蛋白印迹试验或免疫荧光检测试验。病毒抗体检查对小于 18 个月龄婴幼儿的诊断存在局限性。

（2）病毒分离　常用方法是将受检者外周血单个核细胞（peripheral blood mononuclear cells, PBMCs）和经植物血凝素（phytohaemagglutinin，PHA）激活 3 天的健康人 PBMCs 共同培养（加入 IL-2 10U/mL）。3 周后观察细胞病变，检测反转录酶或 P24 抗原或病毒核酸，确定有无 HIV。目前一般只用于实验研究，而不作为诊断指标。

（3）抗原检测　主要检测病毒核心抗原 P24，通常在感染后 1 ~ 2 周即可检出。

（4）病毒核酸检测　用逆转录 PCR（RT-PCR）、核酸序列依赖性扩增（NASBA）或实时荧光定量 PCR（real-time PCR）技术，可检出微量病毒核酸。

2. 免疫缺陷的实验诊断

（1）血淋巴细胞亚群等分析　$CD4^+T$ 淋巴细胞计数和（或）百分率下降，NK 细胞活性降低，皮肤迟发性变态反应减退或消失，抗淋巴细胞抗体及抗精子抗体、抗核抗体阳性。

（2）各种机会性感染病原的检诊　需尽早进行，以及时明确感染病原，有利于针对性治疗。

3.HIV 基因型耐药检测　HIV 耐药检测结果可为艾滋病治疗方案的制订和调整提供重要参考。

【诊断】

根据《中国艾滋病诊疗指南（2018 版）》，对 HIV 感染及艾滋病，需结合流行病学史、临床表现和实验室检查等进行综合分析，慎重做出诊断。

1.HIV 感染　18 月龄以上儿童及青少年，符合下列一项者即可诊断：① HIV 抗体筛查试验阳性或 HIV 补充试验阳性（抗体补充试验阳性，或核酸定性检测阳性，或核酸定量 > 5000 拷贝 /mL）。② HIV 分离试验阳性。

18 月龄及以下婴幼儿，符合下列一项者即可诊断：①为 HIV 感染母亲所生和两次 HIV 核酸检测均为阳性（第 2 次检测需在出生 6 周后进行）。②有医源性暴露史，HIV 分离试验结果阳

NOTE

性，或两次 HIV 核酸检测均为阳性。

2. 艾滋病 15 岁及以上青少年，HIV 感染加下述各项中的任何一项，即可诊为艾滋病：不明原因的持续不规则发热 38℃以上，> 1 个月；腹泻（大便次数多于 3 次 / 天），> 1 个月；6 个月之内体重下降 10% 以上；反复发作的口腔真菌感染；反复发作的单纯疱疹病毒感染或带状疱疹病毒感染；肺孢子菌肺炎；反复发生的细菌性肺炎；活动性结核或非结核分枝杆菌病；深部真菌感染；中枢神经系统占位性病变；青年人出现痴呆；活动性巨细胞病毒感染；弓形虫脑病；马尔尼菲篮状菌病；反复发生的败血症；皮肤黏膜或内脏的卡波西肉瘤、淋巴瘤。此外，在病原学证据基础上，CD4$^+$T 淋巴细胞数 < 200 个 /μL，也可诊断为艾滋病。

15 岁以下儿童，符合下列一项者即可诊断：HIV 感染和 CD4$^+$T 淋巴细胞百分比 < 25%（< 12 月龄），或 < 20%（12 ～ 36 月龄），或 < 15%（37 ～ 60 月龄），或 CD4$^+$T 淋巴细胞计数 < 200 个 /μL（5 ～ 14 岁）；HIV 感染和伴有至少一种儿童艾滋病指征性疾病。

【治疗】

随着对 HIV 感染发病机制认识的不断深入，以及新的抗反转录病毒药物的出现，HIV 感染及艾滋病的治疗已发生很大变化。治疗目标是降低 HIV 感染的发病率和病死率，减少非艾滋病相关疾病的发病率和病死率，使患者获得正常的期望寿命，提高生活质量；最大程度地抑制病毒复制并减少病毒变异，重建或改善免疫功能，减少异常的免疫激活；减少 HIV 的传播，预防母婴传播。

1. 抗病毒治疗 目前主要采用联合抗反转录病毒药治疗（combination antiretroviral therapy，cART），以更有效地减慢疾病进展，并延缓病毒对药物产生耐药。单用一种药物疗效差，目前提倡两种以上联合治疗，但最佳联合用药方案尚无定论。所有 HIV 感染患儿，无论其临床表现、免疫状态及病毒载量如何，都推荐使用 cART，具体方案则需根据年龄及免疫抑制的情况来确定。约 1/6 HIV 感染患儿在出生后 1 年内病情快速进展，尽早运用 cART 尤其重要。> 1 岁患儿出现机会性疾病（感染、HIV 相关的恶性肿瘤、脑病或进行性多病灶脑白质病），1 ～ 5 岁患儿外周血 CD4$^+$T 淋巴细胞绝对计数 < 500μL，≥ 6 岁患儿外周血 CD4$^+$T 淋巴细胞绝对计数 < 200μL 时，亦需及时采用 cART。

抗反转录病毒药物包括：①核苷类反转录酶抑制剂。如齐多夫定（zidovudine，AZT）、二脱氧肌苷（didanosine，DDI）、拉米夫定（lamivudine，STC）及司坦夫定（stavudine，d4T），此类药物能选择性地与 HIV 反转录酶结合，并渗入正在延长的 DNA 链中，使 DNA 链终止，以抑制 HIV 的复制和转录。②非核苷类反转录酶抑制剂。如奈韦拉平（nevirapine，NVP）、地拉韦定（delavirdine，DLR），主要作用于 HIV 反转录酶的特点位点，使其失去活性，从而抑制 HIV 复制。③蛋白酶抑制剂。如沙奎那韦（saquinavir）、茚地那韦（indinavir，IDV）、奈非那韦（nelfinavir）及利托那韦（ritonavir），其机制是通过阻断 HIV 复制和成熟过程中所必需的蛋白质合成来抑制 HIV 的复制。④侵入 / 融合抑制剂，如恩夫韦肽（enfuvirtide），能阻断病毒与靶细胞的接触融合。⑤整合酶抑制剂，如多替拉韦（dolutegravir，DTG）、雷特格韦（raltegravir）。

2. 免疫学治疗 基因重组 IL-2 与抗病毒药物同时应用，对改善免疫功能可能有益。另一有治疗价值的细胞因子是 IL-12，体外实验表明其能增强免疫细胞杀伤被 HIV 感染细胞的能力。

3. 支持和对症治疗 包括输血和营养支持疗法，补充维生素特别是维生素 B$_{12}$ 及叶酸。

NOTE

4. 抗感染和抗肿瘤治疗 患儿发生感染或肿瘤时，应给予相应的治疗。

【预防】

儿童 AIDS 病的预防尤其要注意以下几点：①普及艾滋病知识，减少育龄期女性感染 HIV。②对已确定 HIV 感染的孕妇，主动提供相关咨询和评估，由其本人及家属在知情同意的基础上，做出终止妊娠或继续妊娠的决定，对后者应给予优质的保健、咨询，并采取安全的助产措施。③HIV 抗体阳性母亲及其新生儿，应服用抗反转录病毒药物，以降低母婴传播。④严格禁止高危人群献血，在供血员中必须除外 HIV 抗体阳性者。⑤严格控制血液和各种血制品的质量。⑥疫苗预防：由于 HIV 突变率高，且其突变又有不定向性的特点，研制疫苗非常困难，迄今尚无能达到上市标准的产品，但随着对 HIV 研究的不断深入，有望在不久的将来取得突破。

第四节　风湿性疾病概述

风湿性疾病（rheumatic disease）是一类疾病的总称，指一类主要侵犯关节、肌肉、骨骼及关节周围软组织（包括肌腱、滑膜和韧带等）的一类疾病，其包括的疾病有 200 多种。风湿病作为一门独立的学科，有其独特的病因及发病机制，同时又是一门与众多临床和基础学科相互交叉渗透的学科。因此，对风湿科医生也提出了更高的要求，必须了解临床各科知识，同时具备扎实的免疫、生化、生理、病理、遗传等基础知识。现代风湿病学（Rheumatology）的概念远远超出了传统的风湿病范畴，它概括了风湿病、自身免疫病、结缔组织病、代谢、遗传、内分泌及感染等多种疾病，是泛指影响骨、软骨、关节及其周围软组织、肌肉、滑囊、肌腱、筋膜等的一组疾病。

风湿病的病因及发病机制尚不完全明确，可能的病因如下：感染性（如莱姆病）、自身免疫性（如类风湿关节炎、系统性红斑狼疮）、代谢性（如痛风等结晶性关节炎）、内分泌性（肢端肥大、甲状旁腺功能亢进）、遗传性（如黏多糖病、先天性软骨发育不全）、肿瘤性、退行性（如骨瘤、多发性骨髓瘤）及环境因素等。

风湿病的分类目前较为权威的是美国风湿病学会于 1993 年公布的命名分类，共有十类疾病。包括弥漫性结缔组织病（系统性红斑狼疮、皮肌炎、血管炎等），脊柱关节病（如强直性脊柱炎、银屑病关节炎等），退行性变（骨性关节炎），与感染相关的风湿病（风湿热、反应性关节炎等），内分泌和代谢所致的风湿病（痛风、假性痛风等），肿瘤所致的风湿病（滑膜肉瘤、多发性骨髓瘤等），神经血管疾病所致的风湿病（雷诺综合征等），骨或软骨疾病（骨质疏松、骨软化等），非关节性风湿病（关节周围病变、椎间盘病变等），其他有关节表现的疾病等。儿童风湿病根据其特点可分为炎症性风湿病及非炎症性风湿病，如下表所示（表 6-6）。

表 6-6　儿童风湿性疾病的分类

儿童时期炎症性风湿性疾病（inflammatory rheumatic diseases of childhood）	关节炎症性病变	1.幼年特发性关节炎	（1）全身型 JIA （2）少关节型 JIA （3）多关节型 JIA（RF 阴性） （4）多关节型 JIA（RF 阳性） （5）银屑病性关节炎 （6）与附着点炎相关的关节炎 （7）未分化关节炎
		2.与感染因素相关关节炎	（1）细菌感染 （2）螺旋体感染（莱姆病） （3）病毒感染 （4）支原体感染
		3.反应性关节炎	（1）急性风湿热 （2）肠道感染后反应性关节炎 （3）泌尿生殖系感染后关节炎
	弥漫性结缔组织病	1.系统性红斑狼疮	
		2.新生儿狼疮综合征	
		3.抗磷脂综合征	
		4.幼年皮肌炎	
		5.混合结缔组织病	
		6.硬皮病	（1）系统性硬化症 （2）局限性硬皮病
		7.干燥综合征	
		8.重叠综合征	
	系统性血管炎	1.结节性多动脉炎	
		2.川崎病	
		3.显微镜下多血管炎	
		4.肉芽肿性血管炎	（1）变态反应性肉芽肿 （2）韦格纳肉芽肿
		5.白细胞破碎性血管炎	（1）过敏性紫癜 （2）过敏性血管炎
		6.巨细胞动脉炎	（1）大动脉炎 （2）颞动脉炎
		7.白塞病	
	自身炎症性疾病	1.慢性婴儿神经、皮肤和关节综合征（CINCA） 2.BLAU 综合征 3.家族性地中海热（FMF） 4.高 IgD 综合征 5.PAPA 综合征 6.PAMI 综合征 7.其他自身炎症性疾病	
	与免疫缺陷相关的关节炎和结缔组织病	1.补体成分缺陷	
		2.抗体缺陷综合征	
		3.细胞介导的免疫缺陷	

续表

	1. 良性关节过度活动综合征（benign hypermobility syndrome）
非炎症性疾病（Noninflammatory Disorders）	2. 生长痛
	3. 原发性纤维肌痛综合征
	4. 反射性交感神经营养不良
	5. 急性一过性骨质疏松症
	6. 红斑性肢痛症

尽管风湿病的表现多种多样，但常见的风湿病有一些共性表现：①以关节肿痛，活动障碍，不规则发热及多种皮肤黏膜损害为最常见的临床表现。②病程迁延，缓解与复发交替进行。③与自身免疫相关的风湿病常有遗传现象，同一家族中可多人患有风湿病。④活动期实验室检查常可见到炎性指标增高。

风湿病的早期诊断，有赖于正确的病史采集和全身体格检查，一些风湿性疾病如幼年皮肌炎、系统性红斑狼疮等，有其特异的症状和体征，这些特点有助于疾病早期诊断及鉴别诊断。虽然风湿性疾病尚无有效的根治手段，但一旦确诊，应早期开始治疗。近 20 年来，随着对免疫和炎症机制的进一步认识，儿童风湿病的治疗也发生了突飞猛进的变化，越来越多风湿性疾病的分子机制被发现，风湿性疾病的治疗也进入了靶向治疗时代。靶向性生物制剂的应用，极大地改善了患者的临床症状和预后，也显著降低了疾病的致残率和病死率。

第五节　风湿热

风湿热（rheumatic fever，RF）是 A 组 β 溶血性链球菌感染后发生的全身性结缔组织的非化脓性炎症性疾病，主要侵犯心脏和关节，其他器官如脑、皮肤、浆膜、血管等均可受累，但以心脏损害最为严重且多见。

风湿热发病年龄多在 5 ～ 15 岁，8 ～ 9 岁最多见。不同种族、不同地域或不同经济状况之间，发病率存在差异。

【病因与发病机制】

1. 病因　本病病因与发病机制目前尚不明确，一般认为与以下 3 个因素的相互作用有关：① A 组溶血性链球菌（Group A Streptococcus，GAS）及其产物的抗原性。②易感组织器官的免疫反应。③宿主的免疫遗传易感性。

2. 发病机制　分子模拟理论认为，链球菌感染相关性咽炎可引发机体对抗原表面决定簇产生特异性自身免疫反应，这些抗原决定簇与心脏、大脑、关节和皮肤中的相似表位可发生交叉免疫反应。因此，风湿热反复发作可出现风湿性心脏病。目前广受关注的可能发病机制如图 6-2（摘自 Carapetis J，McDonaldm，Wilson NJ.Acute rheumatic fever.Lancet 2005，366：155）。

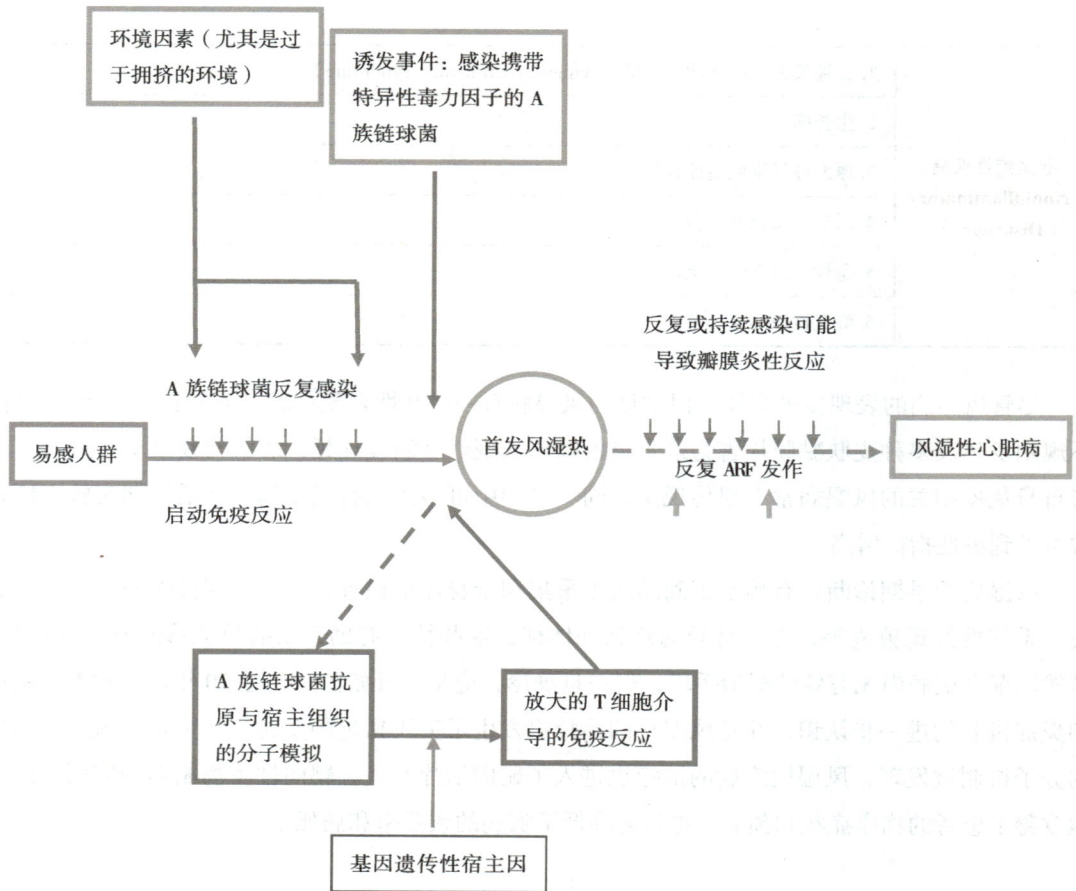

图 6-2　风湿热分子模拟发病机制

【病理】

本病主要病变发生在结缔组织胶原纤维，全身各器官均可受累，但以心脏、血管及浆膜等处的改变最为明显。病变分为三期：

1. 渗出变性期　表现为受累部位的渗出、变性和炎症，淋巴细胞和浆细胞浸润，纤维蛋白散在沉积于关节的滑膜、心包及胸膜。本期持续约 1 个月。

2. 增生期　本期特点为风湿小体（Aschoff 小体）的形成，其广泛分布于肌肉及结缔组织，好发部位为心肌、心瓣膜、心外膜、关节处皮下组织和腱鞘，中心为肿胀坏死的胶原纤维，边缘为 Aschoff 细胞，其胞浆丰富，呈嗜碱性，胞核为单核或多核，核仁明显，典型的 Aschoff 细胞为鹰眼样胞核。风湿小体也称 Aschoff 结，是诊断风湿热的病理依据，并表示风湿热为活动期。本期持续 3～4 个月。

3. 硬化期　Aschoff 小体中央变性和坏死物质被吸收，炎症细胞减少，纤维组织增生和瘢痕形成，心瓣膜增厚形成瘢痕。本期持续 2～3 个月。

此外，大脑皮层、小脑、基底核可见散在非特异性细胞变性。

【临床表现】

本病发病前 1～3 周可有咽炎、扁桃体炎、感冒等短期发热或猩红热表现。病初发热和关节炎最常见，病程中关节炎常为急性起病，心脏炎可呈隐匿性经过。

1. 一般表现　发热多表现为长期持续性低热，偶见短期高热，热型以不规则热为主，伴有精神不振、疲倦、食欲减退、面色苍白、多汗、鼻衄，偶有腹痛。

2. 心脏炎 约半数患儿合并心脏炎，以心肌炎和心内膜炎多见，亦可发生全心炎，是小儿风湿热的最重要表现，轻者症状不明显，重者可导致心功能不全，甚至死亡。

（1）心肌炎 心率增快，心音减弱，偶可闻及奔马律，心律失常，心电图可显示 Q-T 间期延长及 T 波异常，尤以 I 度房室传导阻滞最常见。可有心脏轻度或明显扩大。

（2）心内膜炎 以二尖瓣受累最常见，主动脉瓣次之。风湿热反复发作且病程逾半年者，为非活动性慢性风湿性心瓣膜病阶段，即风湿性心脏病。心尖部可闻及吹风样收缩期杂音或舒张中期杂音；主动脉瓣关闭不全时，胸骨左缘第 3 肋间可闻及叹气样舒张期杂音。

（3）心包炎 患儿有心前区疼痛，心包积液；心电图示低电压，广泛 S-T 段抬高，以后 S-T 段下降和 T 波平坦或倒置。胸部 X 线透视可见心影搏动减弱或消失，心影向两侧扩大，呈烧瓶形。

3. 关节炎 见于 50% ～ 60% 的患儿，为游走性多关节炎，以膝、踝、肘、腕等大关节为主，小关节偶可受累，表现为红、肿、热、痛、活动受限。经治疗后关节炎可完全治愈，不留畸形。有典型关节炎者，多数不发生心脏炎及舞蹈病，而关节痛者常发生心脏炎。因此，关节痛在诊断上有重要意义。

4. 舞蹈病（chorea） 可见于约 10% 的患儿，常在溶血性链球菌咽峡炎后 1 ～ 6 个月出现，可单独或与其他风湿热症状并存，但通常不合并关节炎或心脏炎。多见于女孩，累及锥体外系，表现为面部和四肢肌肉不自主、无目的的快速运动，如伸舌歪嘴、挤眉弄眼、耸肩缩颈、书写困难、微细动作不协调，在兴奋或注意力集中时加剧。一般不发热，血沉正常或稍快，抗链球菌溶血素 O（ASO）大多数在正常范围内，其他有关辅助化验检查亦可无明显异常。病程平均 3 ～ 6 个月。

5. 皮肤症状

（1）皮下小结 仅见于少数风湿热患儿，起病后数周出现，可于 2 ～ 4 周后消失，常伴有严重心脏炎，小结呈圆形，质硬、无压痛，可活动，米粒至花生米大小，分布于肘、腕、膝、踝等关节伸侧，或枕部、前额头皮、脊柱棘突处。皮下小结并非风湿热特有的症状，亦可见于幼年特发性关节炎及系统性红斑狼疮。

（2）环形红斑 偶有患者出现此类皮肤改变；躯干及四肢近端屈侧多见，呈环形、半环形红斑，发热时显著，环内皮肤正常，边缘可轻微隆起。呈一过性或时隐时现，可迁延数周。环形红斑一般在风湿热复发时出现，常伴有心脏炎。环形红斑并非风湿热特有表现，也可见于药疹及肾小球肾炎。

【辅助检查】

1. 血常规 患儿可有轻度贫血、白细胞升高及核左移现象。

2. 血沉、C-反应蛋白 血沉增快，但有心力衰竭时加快不明显。C-反应蛋白呈阳性反应，且较血沉的增快出现早，消失亦较慢，一般不受心力衰竭的影响。

3. 链球菌感染的证据

（1）咽拭子培养 部分可培养出 A 组 β 溶血性链球菌，但经抗生素药物治疗后，咽拭子培养阴性率较高。

（2）免疫学检查 ①血清抗链球菌溶血素 O（ASO）。在溶血性链球菌感染后两周左右，

ASO 逐渐升高，至 4～6 周达到高峰，8～10 周逐渐恢复正常。绝大部分风湿热患者 ASO 阳性。②其他抗链球菌抗体。血清抗链球菌激酶、抗链球菌 DNA 酶、抗 DNA 酶 –B 和抗透明质酸酶等滴度增加。这些抗体在链球菌感染 1 周后升高，可维持数月。

【诊断与鉴别诊断】

1. 诊断 风湿热临床表现多种多样，迄今尚无特异性的诊断方法，临床上沿用美国心脏协会 1992 年修订的 Jones 诊断标准（表 6–7），主要依靠临床表现，辅以实验室检查。需要说明的是，该标准只能指导诊断，并不意味着它是"金标准"。

表 6–7　Jones 诊断标准（1992 年）

主要表现	次要表现	链球菌感染依据
1. 心脏炎	1. 临床表现	1. 近期患过猩红热
（1）杂音	（1）既往风湿热病史	2. 咽拭子培养溶血性链球菌阳性
（2）心脏增大	（2）关节痛	3.ASO 或风湿热抗链球菌抗体升高
（3）心包炎	（3）发热	
（4）充血性心力衰竭		
2. 多发性关节炎	2. 实验室检查	
3. 舞蹈病	（1）ESR、CRP 升高	
4. 环形红斑	白细胞增多，贫血	
5. 皮下小节	（2）心电图 P–R、Q–T 间期延长	

注：①如关节炎已列为主要表现，则关节痛不能作为 1 项次要表现。②如心脏炎已列为主要表现，则心电图不能作为 1 项次要表现。③如有前驱的链球菌感染证据，并有两项主要表现或项主要表现加两项次要表现者，高度提示可能为急性风湿热。④但对以下 3 种情况，又找不到风湿热病因者，可不必严格遵循上述诊断标准，即：以舞蹈病为唯一临床表现者；隐匿发病或缓慢发生的心脏炎；有风湿热史或现患风湿性心脏病，当再感染 A 组链球菌时，有风湿热复发高度危险者。

2. 鉴别诊断

（1）发热方面　应注意与结核病或其他慢性感染性疾病相鉴别。风湿性心瓣膜病患儿有不规则发热，应注意鉴别是风湿热复发或并发感染性心内膜炎所致。

（2）心脏方面

1）心脏功能性杂音　多见于学龄儿童，位于胸骨左线 3～4 肋间或心尖内侧，一般为 Ⅱ级，个别可达 Ⅲ级。特点为音调较高，偶可呈乐响性，只限于收缩早中期，传导不广泛。

2）先天性心脏畸形　如先天性二尖瓣关闭不全，部分房室通道等。一般都在婴幼儿时期即发现杂音，鉴别并不十分困难。

3）病毒性心包心肌炎　常有一明显的病毒性呼吸道感染史，很快即发现有心脏方面的异常，但无明显杂音，而且心律失常较为多见。

4）左房黏液瘤　可出现与风湿热及风湿性心脏病相类似的临床表现，但超声心动图检查可探得左房异常回声团可资鉴别。其他如腱索断裂，乳头肌功能不全和二尖瓣脱垂均可引起二尖瓣关闭不全，超声心动图可以鉴别。

（3）关节方面　主要与全身型幼年特发性关节炎鉴别，后者热型多为弛张热，发热间期一般情况好，与体温不相称；同时可有关节炎、多形性红斑表现；皮疹多与发热密切相关；很少侵犯心脏，心瓣膜病更为少见。合并巨噬细胞活化综合征时，可出现全身多脏器功能异常，关节炎相对较轻。

【治疗】

1. 休息 急性期应卧床休息，若无心脏受累，可逐渐恢复活动；心脏炎无心脏扩大患儿，应绝对卧床休息 4 周后逐渐恢复正常活动；心脏炎伴心脏扩大患儿，应卧床休息不少于 6 周后可逐渐恢复至正常活动；心脏炎伴心功能不全者，则应绝对卧床休息至少 8 周，后于 3 个月内逐渐增加活动量。

2. 清除链球菌感染 急性期使用大剂量青霉素（480 万单位 / 天～ 960 万单位 / 天）静脉滴注，持续两周后改为长效青霉素 120 万单位每月 1 次肌注；青霉素过敏者可改用其他有效抗生素如红霉素等，以彻底清除链球菌感染。

3. 抗风湿治疗 常用的药物有阿司匹林和糖皮质激素。糖皮质激素抗炎作用较强，心脏炎伴心力衰竭者首选泼尼松，合并关节炎或表现为急性期反应物增加的患儿首选阿司匹林，舞蹈病患者两者均无明显效果。

（1）阿司匹林 用量为 80 ～ 100mg/（kg·d），每日用量不超过 3 ～ 4g。开始剂量用至体温下降、关节症状消失、血沉、C- 反应蛋白及白细胞下降至正常，两周左右减为原量的 3/4，再用两周左右，以后逐渐减量至完全停药。单纯关节炎者用 4 ～ 6 周，有轻度心脏炎者用 12 周。阿司匹林有出血、耳鸣、听力障碍、酸中毒和精神症状等副作用，如发现应及时停药。

（2）糖皮质激素 用量为 2mg/（kg·d），分 3 ～ 4 口服，开始用量持续 2 ～ 3 周，以后缓慢减量，至 12 周完全停药。为防止出现肾上腺皮质功能不全，激素须缓慢渐停，一般需时 3 ～ 4 周。应用泼尼松可出现不良反应，如肥胖、满月脸、多毛、高血压、糖尿病、精神异常、惊厥、消化性溃疡、骨质疏松、感染扩散及发育迟缓等。

4. 对症治疗 有充血性心力衰竭应加用地高辛、卡托普利、呋塞米和螺内酯；注意限制液体入量；纠正电解质紊乱。舞蹈病患儿应给予巴比妥类或氯丙嗪等镇静剂。关节肿痛时应予制动。

【预防和预后】

1. 预防 应用长效青霉素 120 万单位深部肌注，每月 1 次，可有效预防风湿热复发。青霉素过敏患儿可改用红霉素等其他抗生素口服，每月口服 1 周。预防期限不少于 5 年，有心脏炎者应延长至 10 年或至青春期后，有严重风湿性心脏病者，宜做终身药物预防。风湿热或风湿性心脏病患儿，当拔牙或行其他有创操作时，术前、后应给予预防性抗感染治疗。

2. 预后 风湿热的预后主要取决于是否合并风湿性心脏炎及其严重程度，与风湿热是否复发及复发次数亦密切相关。风湿热复发两次以上者心脏病发病率可高达 90%。一旦出现慢性风湿性心脏病，则可能合并房性心律失常、肺水肿、肺栓塞、感染性心内膜炎、血栓形成及体循环栓塞等心脏相关并发症，影响生存质量。合并关节炎的风湿热患者预后良好，不遗留畸形。舞蹈病如经抗风湿治疗及抗链球菌预防治疗，预后良好，症状多于治疗后 4 ～ 10 周痊愈。

第六节　幼年特发性关节炎

幼年特发性关节炎（juvenile idiopathic arthritis，JIA）是小儿时期常见的风湿性疾病，以慢性关节滑膜炎为主要特征，并伴有全身多脏器功能损害，也是造成小儿时期残疾和失明的重要原因。JIA 的定义是：16 岁以前起病，持续 6 周或 6 周以上的单关节炎或多关节炎，并除外其他已知原因。JIA 于 16 岁以前发病。1 ～ 3 岁幼儿高发，女童更多见，其发病率约为平均发病率的 2 倍。男童发病年龄跨度大，发病高峰在 8 ～ 10 岁。

【病因与发病机制】

1. 病因　病因至今尚不清楚，可能与多种因素如感染、免疫及遗传有关。

（1）感染因素　虽有许多关于细菌（链球菌、耶尔森菌、志贺菌、空肠弯曲菌和沙门菌属等）、病毒（微小病毒 B19、风疹病毒、EB 病毒、柯萨奇病毒和腺病毒等）、支原体和衣原体感染与本病有关的报道，但都不能证实这些感染是诱发本病的直接原因。

（2）免疫学因素　支持本病为自身免疫性疾病的证据有：①部分病例血清中存在类风湿因子（RF，抗变性 IgG 抗体）和抗核抗体（ANA）等自身抗体。②关节滑膜液中有 IgG 包涵体和类风湿因子的吞噬细胞（类风湿关节炎细胞，RAC）。③多数患儿的血清 IgG、IgM 和 IgA 上升。④外周血 $CD4^+T$ 细胞克隆扩增。⑤血清炎症性细胞因子明显增高。

（3）遗传因素　很多资料证实本病具有遗传学背景，研究最多的是人类白细胞抗原（HLA），发现具有 HLA-DR4、DR8 和 DR5 位点者是 JIA 的易发病人群。其他如 HLA-DR6、HLA-A2 等也和本病发病有关。此外，某些原发性免疫缺陷病如低丙种球蛋白血症、选择性 IgA 缺乏症及先天性低补体血症患儿易罹患本病。

2. 发病机制　本病的发病机制可能为：各种感染性微生物的特殊成分作为外来抗原，作用于具有遗传学背景的人群，激活免疫细胞，通过直接损伤或分泌细胞因子、自身抗体触发异常免疫反应，引起自身组织的损害和变性。尤其是某些细菌、病毒的特殊成分可作为超抗原，直接与具有特殊可变区 β 链（Vβ）结构的 T 细胞受体（TCR）结合而激活 T 细胞，激发免疫损伤。自身组织变性成分（内源性抗原）如变性 IgG 或变性的胶原蛋白，也可作为抗原引发针对自身组织成分的免疫反应，进一步加重免疫损伤。

【临床表现】

2001 年国际风湿病联盟提出并修订了 JIA 的分类（表 6-8），取代了以前的命名，包括欧洲命名的幼年慢性关节炎和美国命名的幼年类风湿关节炎。

表 6-8　幼年特发性关节炎分类

分类	定义	需要排除的情况
全身型 JIA	关节炎≥1 个关节，发热至少两周（弛张高热①），至少持续 3 天，伴有以下 1 项或以上的症状： 1. 间断出现的（非固定性的）红斑样皮疹 2. 全身淋巴结肿大 3. 肝和（或）脾增大 4. 浆膜炎②	A. 银屑病或患者或一级亲属有银屑病病史 B. 大于 6 岁、HLA-B27 阳性的男性关节炎患者 C. 患强直性脊柱炎、附着点炎症相关的关节炎、伴炎症性肠病的骶髂关节炎、瑞特综合征或急性前葡萄膜炎，或一级亲属中有上述疾病之一 D. 至少两次类风湿因子 IgM 阳性，两次间隔至少 3 个月
少关节型 JIA	发病最初 6 个月 1～4 个关节受累，分两个亚类： 1. 持续性少关节型——整个疾病过程中受累关节数≤4 个 2. 扩展性少关节型——病程 6 个月后受累关节数 >4 个	上述 A、B、C、D、+E E. 有全身型 JIA 的表现
多关节型 JIA（RF 阴性）	发病最初 6 个月，受累关节≥5 个，RF 阴性	A、B、C、D、E
多关节型 JIA（RF 阳性）	发病最初 6 个月受累关节≥5 个；在疾病的前 6 个月 RF 阳性≥2 次，两次间隔至少 3 个月	A、B、C、E
银屑病性关节炎	关节炎合并银屑病，或关节炎合并以下至少两项： 1. 指（趾）炎③ 2. 指甲凹陷或指甲脱离④ 3. 一级亲属患银屑病	B、C、D、E
附着点炎症相关的关节炎	关节炎和附着点炎症⑤，或关节炎或附着点炎症伴以下至少两项： 1. 骶髂关节压痛或炎症性腰骶部疼痛⑥或既往有上述疾病 2.HLA-B27 阳性 3.6 岁以后发病的男性关节炎患者 4. 急性（症状性）前葡萄膜炎 5. 一级亲属中有强直性脊柱炎、与附着点炎症相关的关节炎、伴炎症性肠病的骶髂关节炎、瑞特综合征或急性前葡萄膜炎病史	A、D、E
未分化关节炎	不符合上述任何一项，或符合上述两类以上的关节炎	

①弛张热定义为一天中体温峰值可达 39℃，两个峰值之间体温可下降至 37℃。
②浆膜炎包括心包炎、胸膜炎、腹膜炎或同时具备三者。
③指（趾）炎指至少 1 个指趾肿胀，常呈非对称性分布，并可延伸至指趾端。
④任何时候出现一个或一个以上指甲至少两处凹陷。
⑤附着点炎症指肌腱、韧带、关节囊或骨筋膜附着处压痛。
⑥炎症性腰骶部疼痛指腰骶部疼痛伴有晨僵，活动后减轻。
RF：类风湿因子。

JIA 每一类都需除外其他可能的疾病。这一分类方法以主要的临床和实验室特征为基础，定义了特发性的儿童时期关节炎的不同类型。

1. 全身型关节炎（systemic JIA）　可发生于任何年龄，但以幼年者为多，无明显性别差异。此型约占幼年特发性关节炎的 20%。其定义为：每日发热至少两周以上，伴有关节炎，同时伴随以下 1 ～ 4 项中的一项或更多症状。

（1）短暂的、非固定的红斑样皮疹。

（2）淋巴结肿大。

（3）肝脾大。

（4）浆膜炎：如胸膜炎及心包炎。

弛张型高热是本型的特点，体温每日波动在 36 ～ 40℃，骤升骤降，常伴寒战。热退时患儿一般情况好，活动正常，无明显痛苦表情。发热持续数周至数月后常自行缓解，但常于数周或数月后复发。约 95% 的患儿出现皮疹。直径为数毫米的淡红色斑疹分布于全身，以躯干及肢体近端为甚，但亦可波及掌、跖部位。单个皮疹逐渐扩大，其中心消散，皮疹间可相互融合。皮疹时隐时现，高热时明显，热退则隐匿；搔抓等外伤或局部热刺激均可使皮疹复现，可伴痒感。急性期多数病例有一过性关节炎、关节痛或肌痛，有时因全身症状突出而忽视了关节症状；部分患儿在急性发病数月或数年后关节炎才成为主诉；约 25% 最终转为慢性多发性关节炎，导致关节变形；约 85% 有肝、脾及淋巴结肿大，肝功能轻度损害；约 1/3 伴胸膜炎或心包炎，一般不需处理多能自行吸收。少数累及心肌，但鲜有发生心内膜炎者；个别病例可发生心功能不全而需积极治疗；少数尚伴间质性肺浸润，多为一过性；约 1/5 出现腹痛，此可能为肠系膜淋巴结肿大所致。

2. 多关节型，类风湿因子阴性（polyarticular JIA，RF negative）　是指发病最初 6 个月有 5 个关节受累，类风湿因子阴性，约占 JIA 的 25%。

本型任何年龄都可起病，但 1 ～ 3 岁和 8 ～ 10 岁为两个发病高峰年龄组，女性多见。受累关节 ≥ 5 个，先累及大关节如踝、膝、腕和肘，常为对称性，表现为关节肿、痛，而不发红，晨起时关节僵硬（晨僵）是本型的特点。随病情发展逐渐累及小关节，波及指、趾关节时，呈典型梭形肿胀；累及颈椎可致颈部活动受限和疼痛；累及颞颌关节表现为张口困难。幼儿可诉耳痛。病程长者，可影响局部发育出现小颌畸形；累及喉杓（环状软骨、杓状软骨）关节，可致声音嘶哑、喉喘鸣和饮食困难。疾病晚期，至少半数病例出现髋关节受累，可致股骨头破坏，严重者发生永久性跛行。复发病例的受累关节最终发生强直变形，关节附近的肌肉萎缩，运动功能受损。本型可有全身症状，但不如全身型 JIA 严重。常有乏力、厌食、烦躁、轻度贫血和低热，体格检查可发现轻度肝、脾和淋巴结肿大。约 25% 的病例抗核抗体阳性。

3. 多关节型，类风湿因子阳性（polyarticular JIA，RF positive）　是指发病最初 6 个月有 5 个关节受累，类风湿因子阳性，约占 JIA 的 10%。

本型发病亦以女孩多见。多于儿童后期起病，其临床表现基本上与成人 RA 相同。关节症状较类风湿因子阴性组为重，后期可侵犯髋关节，最终约半数以上发生关节强直变形而影响关节功能。约 75% 的病例抗核抗体阳性。除关节炎外，可出现类风湿结节。

4. 少关节型幼年特发性关节炎（oligoarthritis，JIA）　是指发病最初 6 个月有 1 ～ 4 个关节受累。本型又分两个亚型：

（1）持续型少关节型 JIA　整个疾病过程中受累关节均在 4 个以下。

（2）扩展型少关节型 JIA　在疾病发病后 6 个月发展成关节受累 ≥ 5 个，约 20% 患儿有此情况。

本型女孩多见，起病多在 5 岁以前。多为大关节受累，膝、肘或腕等大关节为好发部位，常为非对称性。虽然关节炎反复发作，但很少致残。20% ～ 30% 患儿发生慢性虹膜睫状体炎而造成视力障碍，甚至失明。

5. 附着点炎症相关的关节炎（enthesitis related JIA，ERA）　是指关节炎合并附着点炎症或关节炎或附着点炎症，伴有以下情况中至少 2 项：①骶髂关节压痛或炎症性腰骶部及脊柱疼痛，而不局限在颈椎。② HLA–B27 阳性。③ 8 岁以上男性患儿。④家族史中一级亲属有 HLA–B27 相关的疾病（强直性脊柱炎、与附着点炎症相关的关节炎、急性前葡萄膜炎）。

本型以男孩多见，多于 8 岁以上起病。四肢关节炎常为首发症状，但以下肢关节，如髋、膝、踝关节受累为多见，表现为肿、痛和活动受限。骶髂关节病变可于病初发生，但多数于起病数月至数年后才出现。典型症状为下腰部疼痛，初为间歇性，数月或数年后转为持续性，疼痛可放射至臀部，甚至大腿直接按压骶髂关节时有压痛。随着病情发展，腰椎受累时可致腰部活动受限，严重者病变可波及胸椎和颈椎，使整个脊柱呈强直状态。在儿童常只有骶髂关节炎的 X 线改变，而无症状和体征。患儿还可有反复发作的急性虹膜睫状体炎和足跟疼痛，这是由于跟腱及足底筋膜与跟骨附着处炎症所致。本型 HLA–B27 阳性者占 90%，多有家族史。

6. 银屑病性关节炎（psoriatic JIA）　是指 1 个或更多的关节炎合并银屑病，或关节炎合并以下任何 2 项：①指（趾）炎。②指甲凹陷或指甲脱离。③家族史中一级亲属有银屑病。

本型儿童时期罕见，发病以女性占多数，女与男之比为 2.5∶1，表现为一个或几个关节受累，常为不对称性。大约有半数以上患儿有远端指间关节受累及指甲凹陷，关节炎可发生于银屑病发病之前或数月、数年后。40% 患者有银屑病家族史。发生骶髂关节炎或强直性脊柱炎者，HLA–B27 阳性。

7. 未分化关节炎（undefined JIA）　不符合上述任何一项，或符合上述两项以上类别的关节炎。

【辅助检查】

1. 实验室检查　任何项目都不具备确诊价值，但可帮助了解疾病程度和除外其他疾病。急性期可有轻至中度贫血，中性粒细胞计数增高，以全身型起病者尤为突出。血清 α2 和 γ 球蛋白升高，白蛋白降低，IgG、IgM、IgA 均增高，以 IgG1 和 IgG3 增高为著。血沉增快，炎症反应物质如 C– 反应蛋白、肿瘤坏死因子、IL–1、IL–6 活性可增高，表明急性炎症过程的存在。40% 病例出现低中滴度的抗核抗体，但与疾病的进程和预后无关。多关节型中发病年龄较大者，血清类风湿因子阳性，提示关节损害严重，日后易后遗运动障碍。尿常规检查一般正常。关节腔滑膜液混浊，可自行凝固，蛋白质含量增高，糖降低，补体下降或正常，细胞数明显增高，以中性粒细胞为主。

2. X 线检查　早期（病程 1 年左右）显示关节附近软组织肿胀，关节腔增宽，近关节处骨质疏松，指、趾关节常有骨膜下新骨形成；后期关节面骨质破坏，以腕关节多见，骨骺早期关闭，骺线过度增长，关节腔变窄甚至消失。受累关节易发生半脱位。其他影像学检查，如骨放射性核素扫描、超声波和 MRI 均有助于发现骨关节损害。

NOTE

【诊断与鉴别诊断】

本病的诊断主要根据临床表现，晚期关节症状已较突出者诊断较易。X 线骨关节典型改变有助于确诊。全身型 JIA 临床表现复杂，诊断颇为困难，需与风湿热、感染性关节炎、骨髓炎、急性白血病、淋巴瘤、恶性组织细胞病及其他风湿性疾病合并关节炎相鉴别。见表 6-9。

表 6-9　全身型幼年特发性关节炎的鉴别诊断

疾病	与全身型 JIA 鉴别特点
感染	血培养、PCR 或特异抗原检测阳性；持续性或不规则；发热，间断发热；各种皮疹（非全身型 JIA 典型皮疹）
白血病	间断发热；骨痛；全身症状明显
神经母细胞瘤	间断发热；持续性多器官受累
CINCA 或 NOMID	固定皮疹；波状热；神经系统并发症
川崎病	固定皮疹；皮肤黏膜症状；冠脉扩张
其他原发性血管炎	波状热；固定、疼痛的皮疹或紫癜；持续性多器官受累；肾脏受累
SLE	持续或间断发热；ANA、dsDNA 阳性；血细胞减少；其他系统受累

【治疗】

JIA 的治疗原则是：控制病变的活动度，减轻或消除关节疼痛和肿胀；预防感染和关节炎症的加重；预防关节功能不全和残疾；恢复患儿的关节功能及生活与劳动能力。

1. 一般治疗　保证患儿适当休息和足够的营养。除急性发热外，不主张过多地卧床休息。宜鼓励患儿参加适当的运动，尽可能像正常儿童一样生活。采用医疗体育、理疗等措施，可防止关节强直和软组织挛缩。为减少运动功能障碍，可于夜间入睡时以夹板固定受累关节于功能位。此外，心理治疗也很重要，应克服患儿因患慢性疾病或残疾而造成的自卑心理，增强自信心，使其身心得以健康成长。

2. 药物治疗

（1）非甾体抗炎药（non-steroidal anti-inflammatory drugs，NSAIDs）　儿童常用的 NSAIDs 见表 6-10。

表 6-10　儿童常用的 NSAIDs

药物	开始年龄	剂量	用法	最大量
萘普生	2 岁	10～15mg/（kg·d）	每日 2 次	1000mg/d
布洛芬	6 个月	30～40mg/（kg·d）	每日 3～4 次	2400mg/d
双氯芬酸	2 岁	1～3mg/（kg·d）	每日 3 次	150mg/d
美洛昔康	2 岁	0.25mg/（kg·d）	每日 1 次	15mg/d
吲哚美辛	新生儿	1.5～3mg/（kg·d）	每日 3 次	200mg/d
塞来昔布	2 岁	6～12mg/（kg·d）	每日 2 次	400mg/d

布洛芬为最常用的 NSAIDs，胃肠道副作用轻微，较易耐受，对于控制发热有较好的效果，

尤其多用于全身型 JIA 患儿。双氯芬酸和萘普生也较常用，对减轻疼痛、缓解关节肿胀有较好的作用。吲哚美辛有较强的抗炎作用，可以选用于全身型 JIA，但由于其胃肠道副作用较大而限制了其应用，选择栓剂可以减少胃肠道副作用。和成人相比，儿童应用 NSAIDs 时的胃肠道副作用相对较轻，所以通常选用传统的 NSAIDs 用于 JIA 的治疗，大部分患儿均可耐受。如果患儿胃肠道对 NSAIDs 难以耐受时，可以选用 COX-2 抑制剂（塞来昔布）。

（2）缓解病情抗风湿药（disease modifying anti-rheumatic drugs，DMARDs）　即二线药物，因为应用这类药物至出现临床疗效所需时间较长，故又称慢作用抗风湿药（slow acting anti-rheumatic diseases drugs，SAARDs）。近年来认为，在患儿尚未发生骨侵蚀或关节破坏时，及早使用本组药物，可以控制患儿病情进展。

1）羟氯喹（hydroxychloroquine）　剂量为每日 5～6mg/kg，总量不超过 0.25g/d，分 1～2 次服用，疗程 3 个月至 1 年。不良反应可有视网膜炎、白细胞减少、肌无力和肝功能损害。

2）柳氮磺吡啶（sulfasalazine）　剂量为每日 30～50mg/kg，服药 1～2 个月即可起效。副作用包括恶心、呕吐、皮疹、哮喘、贫血、骨髓抑制、中毒性肝炎和不育症等。

（3）肾上腺糖皮质激素　虽可减轻 JIA 关节炎症状，但不能阻止关节破坏，长期使用有软骨破坏及发生骨质无菌性坏死等副作用，且一旦停药将会严重复发。故无论全身或关节局部给药，都不作为首选或单独使用，应严格掌握指征。

1）全身型　糖皮质激素需与非甾体抗炎药等联合使用。在炎症反应较重时常需大剂量甲泼尼龙冲击治疗，剂量为每次 10～20mg/kg，最大量为 1g，视病情连用 3～5 天。急性期口服泼尼松按每日 0.5～1mg/kg（每日总量 ≤ 60mg），分次服用。一旦体温得到控制时，即逐渐减量至停药。

2）多关节型　对 NSAIDs 和 DMARDs 未能控制或炎症反应较剧烈的患儿，加用小剂量泼尼松口服，按每日 0.5～1mg/kg（每日总量 ≤ 60mg），可使原来不能起床或被迫坐轮椅者症状减轻，过着基本正常的生活。

3）少关节型　不主张用肾上腺皮质激素全身治疗，可酌情在单个病变关节腔内抽液后进行局部注射治疗。

4）虹膜睫状体炎　轻者可用扩瞳剂及肾上腺皮质激素类眼药水点眼。对严重影响视力患者，除局部注射肾上腺皮质激素外，需加用泼尼松口服。虹膜睫状体炎对泼尼松很敏感，不需要大剂量。

5）银屑病性关节炎　不主张用肾上腺皮质激素。

（4）免疫抑制剂

1）甲氨蝶呤（methotrexate，MTX）　剂量为 10～15mg/m²，每周 1 次顿服，服药 3～12 周即可起效。MTX 不良反应较轻，有不同程度胃肠道反应、一过性转氨酶升高、胃炎和口腔溃疡、贫血和粒细胞减少等。

2）来氟米特　最常见的副作用是腹泻、肝转氨酶升高、脱发、皮疹、白细胞下降和瘙痒等。

3）环孢素 A　可以单独使用，也可以与甲氨蝶呤配合使用，在风湿疾病常用的剂量是 3～5mg/（kg·d）。在巨噬细胞活化综合征和重症全身型初始可以静脉应用，需要监测药物血浓度。副作用包括齿龈增生、多毛症、肾功能不全和高血压。

NOTE

4）环磷酰胺（CTX） 可以用于难治型幼年特发性关节炎全身型，激素及甲氨蝶呤、环孢素 A 治疗效果差，病情易反复或激素不敏感、激素依赖的患儿应用环磷酰胺每次 300～500mg/m²，每月 1 次，可以配合其他免疫抑制剂，但需要注意药物副作用，尤其肝功损害和骨髓抑制。

5）沙利度胺（thalidomide） 具有特异性免疫调节作用，能抑制单核细胞产生 TNF，还能协同刺激人 T 淋巴细胞，辅助 T 细胞应答，并可抑制血管的形成和黏附分子的活性。沙利度胺用于幼年特发性关节炎各型，可有效缓解关节症状和控制体温，但用于青春期女性患者时需监测妊娠试验，阴性者才可使用。

（5）生物制剂 用于治疗幼年特发性关节炎取得了良好的效果。但可能的不良反应包括结核感染、其他机会致病菌感染、肝炎及肿瘤的发生等，使用前需常规行 PPD 试验、胸部 X 线和肝炎病毒抗体检测等。目前常用于 JIA 的生物制剂如下：

1）TNF 抑制剂 以 TNF-α 为靶向的生物制剂包括：肿瘤坏死因子受体 - 抗体融合蛋白依那西普及国产制剂益赛普和强克，人鼠嵌合肿瘤坏死因子单克隆抗体 - 英夫利昔单抗及完全人源化的肿瘤坏死因子单克隆抗体 - 阿达木单抗。肿瘤坏死因子受体 - 抗体融合蛋白适用于关节症状比较明显的患者，剂量为每次 0.4mg/kg，每周 2 次皮下注射治疗。患者经传统的标准治疗后反应不佳，或不能耐受传统治疗，患者处于病情活动期，均为英夫利昔单抗治疗的适应证，用法为 3～5mg/kg，缓慢静脉点滴。阿达木单抗在 2008 年被 FDA 获批用于治疗 4 岁及以上年龄的多关节型 JIA，剂量为 24mg/m²，每两周 1 次皮下注射。

2）IL-1 抑制剂 可以用于全身型 JIA 的治疗。阿那白滞素是通过基因重组技术所产生的人 IL-1 受体拮抗剂，需要每天进行皮下注射，剂量为 1～2mg/kg/ 次。卡那单抗是全人源化抗 IL-1β 单克隆抗体，对于 2 岁及以上的全身型的患者，每 4 周皮下注射 1 次，剂量为 2～4mg/kg/ 次。

3）IL-6 抑制剂 人源型抗人白细胞介素 -6（IL-6）受体抗体托珠单抗已在中国上市，用于难治性全身型 JIA 有较好的疗效。托珠单抗用法为静脉滴注给药，每次 8～12mg/kg，每两周 1 次。

（6）其他 大剂量 IVIG 可用于治疗难治性全身型 JIA。

3. 理疗 对保持关节活动、肌力强度非常重要。尽早开始保持关节活动及维持肌肉强度的锻炼，有利于防止发生或纠正关节残废。

【预后】

JIA 若能及时诊断，经过早期适当治疗，症状易于控制，但亦有复发。多数患儿预后良好，给予适当处理后 75% 的患儿不会严重致残，仅部分造成关节畸形，出现运动功能障碍。全身型和多关节炎型易变为慢性关节病；少关节型可因慢性虹膜睫状体炎而致视力障碍；多关节型可发展为强直性脊柱炎。对慢性患儿若护理得当，大多数能正常生活。有研究认为 IgM 型 RF 阳性滴度越高，预后越差。

巨噬细胞活化综合征（macrophage activation syndrome，MAS）是一种严重的有潜在生命危险的风湿性疾病的并发症，可以并发于各种风湿性疾病，但最常并发于 SOJIA。MAS 的确切发病机制并不完全清楚，T 淋巴细胞和分化完好的巨噬细胞的增生和过度活化是 MAS 发病的基础，持续的过度增生可以造成细胞因子，如 TNF-α、IL-1、IL-6 在短期内的瀑布样释放，导致了

MAS 的临床特征和实验室改变。

MAS 的主要临床表现为不可缓解的高热，往往持续不退，有的表现为 SOJIA 时的弛张热，但多为稽留热，可有肝脾增大和淋巴结增大，肝功能急剧恶化时表现为恶心、呕吐、黄疸及肝酶在短期内迅速增高，程度可达数千甚至过万国际单位每升，并可以出现肝脏其他代谢功能紊乱。可以出现皮肤黏膜易出血现象，表现为紫癜、易损伤、黏膜出血，消化道出血，也可能出现弥漫性血管内凝血（DIC）。中枢神经系统功能障碍表现为嗜睡、烦躁、定向力障碍、头痛、抽搐、昏迷。偶有肾脏、肺脏及心脏受累。MAS 的临床表现的程度变化非常大，可以非常严重，由于脑功能、心脏功能、呼吸功能和肾脏功能衰竭而入 ICU，也可以仅表现为持续发热，不伴有明显的器官功能衰竭，血象相对降低，轻微的凝血功能障碍。实验室特征为：①末梢血细胞减低，可以是白细胞减低、贫血、血小板减低，一系或三系减低。②血清肝酶增高，ALT、AST、GGT 等增高，可有血胆红素增高。③凝血功能异常，可有 PT、APTT 延长，纤维蛋白原降低，FDP 增加，D- 二聚体增高。④血液生化的改变，有甘油三酯、LDH 增高，LDH 可以迅速增高而且程度较高；其他肌酶可以增高；钠离子、白蛋白减低。⑤ ESR 降低，由于血液纤维蛋白原降低所致。⑥血清铁蛋白增高，是本病特点之一，增高程度往往达数千甚至上万，可以作为检查 MAS 病情变化的指标。⑦组织病理学特征：可以在骨髓穿刺活检、淋巴结活检或肝脾活检时，发现分化完好的极度活跃增生的吞噬了血细胞的吞噬细胞，但并不是所有患者均可以发现，尤其在疾病早期。如果发现吞噬细胞，则对诊断具有非常重要的意义。

MAS 是儿童风湿病中的危重症，一旦出现早期预警表现，要积极予大剂量甲泼尼龙冲击和环孢素静点治疗。如治疗积极，死亡率明显降低。

第七节　过敏性紫癜

过敏性紫癜（Henoch–Schonlein purpura，HSP）是儿童时期最常见的以小血管炎为主要病变的系统性血管炎。临床表现为非血小板减少性皮肤紫癜，常伴关节肿痛、腹痛、便血、血尿和蛋白尿。本病多发生于 3～8 岁儿童，男多于女，冬春季节多发，多数呈自限性。

【病因和发病机制】

1. 病因　病因尚未明确，但大多数患儿发病前有上呼吸道感染史，多数报告认为感染是 HSP 的诱因，尤其是链球菌感染史报道更多，其他感染如病毒（如水痘病毒、风疹病毒、麻疹病毒、乙肝病毒或微小病毒 B19 等）、支原体、幽门螺杆菌和空肠弯曲菌等可能与 HSP 有一定相关性。其他诱发因素，如食物过敏（蛋类、乳类、豆类等）、药物（阿司匹林、抗生素等）、疫苗接种等均曾提及，但无确切证据。HSP 有一定的遗传倾向，白种人的发病率明显高于黑种人。近年来有关遗传学方面的研究涉及的基因主要有 HLA 基因、家族性地中海基因、血管紧张素转换酶基因（ACE 基因）、甘露糖结合凝集素基因、血管内皮生长因子基因等。

2. 发病机制　近年来大量的基础及临床研究发现，本病发病机制中由于辅助性 T 淋巴细胞及 B 淋巴细胞活性增强，产生大量 IgA 免疫复合物，沉积在全身小血管壁而致血管炎。部分患者血清 IgA 含量升高，循环免疫复合物尤以 IgA 循环免疫复合物亦明显增高。皮肤、肠道和肾小球血管壁有 IgA、补体 C3、纤维蛋白沉积。以上免疫学改变提示本病可能系 IgA 免疫复合物疾病。

【病理】

HSP 的病理变化为广泛的白细胞碎裂性小血管炎，以毛细血管炎为主，亦可波及小静脉和小动脉。血管周围可见中性粒细胞、嗜酸粒细胞、淋巴细胞浸润和浆液性渗出。病灶中亦可见散在核碎片和不同程度的红细胞渗出。内皮细胞肿胀，可有血栓形成。严重者可呈坏死性小动脉炎。血管通透性改变可引起皮下组织、黏膜、内脏器官水肿及出血。皮肤、胃肠道、关节周围、肾脏最常受累，少数累及身体其他部位。皮肤、肾脏免疫荧光显微镜可见 IgA 为主的免疫复合物沉积。

【临床表现】

一般急性起病，大多以皮肤紫癜为首发症状。部分病例以腹痛、关节炎或肾脏症状首先出现。起病前 1～3 周常有上呼吸道感染史。

1. 皮肤症状　病程中反复出现皮肤紫癜为本病特征。皮疹大小、形态不一，初起呈红色斑丘疹，渐成为出血性，高出皮面，压之不褪色，1～2 天后颜色逐渐变淡，继而呈棕褐色而消退。有时可融合或中心呈出血性坏死。皮疹多见于四肢、臀部，尤以下肢伸侧面及踝关节附近最多，呈对称分布，分批出现。一般 4～6 周后消退，部分病例间隔数周、数月后又复发。除紫癜性皮疹外，常同时合并荨麻疹及头皮、手背或足背出现血管神经性水肿，为本病皮肤症状的又一特点。

2. 胃肠道症状　约见于 2/3 病例。由血管炎引起的肠壁水肿、出血、坏死或穿孔，是产生肠道症状及严重并发症的主要原因。一般以阵发性剧烈腹痛为主，常位于脐周或下腹部，可伴呕吐，但呕血少见。约 1/3 病例出现轻重不等的便血，少数患者可并发肠套叠、肠梗阻，甚至肠穿孔。如果腹痛在皮肤症状之前出现，易误为外科急腹症，甚至误行手术治疗。

3. 关节症状　约 1/3 病例可出现关节肿痛，活动受限。主要侵袭膝、踝、肘、腕等大关节，表现为关节及关节周围肿胀、疼痛、活动受限。关节病变常为一过性，多在数日内消失而不留关节畸形。

4. 肾脏症状　部分病例可出现肾脏症状，在 HSP 病程中（多数在 6 个月内）出现血尿和（或）蛋白尿，称为紫癜性肾炎。肾脏症状可发生于过敏性紫癜病程的任何时期，但多数于紫癜后 2～4 周出现，也可出现于皮疹消退后或疾病静止期。肾脏表现轻重不一，与皮肤症状的严重程度无对应关系。可仅为无症状性血尿（镜下或肉眼血尿）和（或）蛋白尿，亦可表现为肾炎综合征（水肿、少尿、高血压及尿常规改变）或肾病综合征，少数患儿呈急进性肾小球肾炎表现，出现高血压、肾衰竭等。

5. 其他症状　偶有中枢神经系统（出血、梗死）、呼吸系统（喉头水肿、哮喘）、循环系统（心肌炎、心包炎）表现，睾丸出血、肿胀等也有报道。肺出血罕见，但易致命。

以上症状可单独出现，也可几种同时存在。同时存在几种临床表现时，称为混合型。

【辅助检查】

1. 血常规　外周血白细胞计数正常或轻度增高，除非严重出血，一般均无贫血；血小板计数及各项出血、凝血检查均正常。

2. 血生化及免疫　血清 IgA 可升高，而 IgG、IgM、补体含量正常。狼疮细胞、类风湿因子、抗核抗体均阴性。血沉正常或增快。伴肾功能不全时，可有不同程度的氮质血症。

3. 尿常规　有肾损害者，尿常规可见蛋白质、红细胞、管型。

4. 超声检查　对于 HSP 消化道损伤的早期诊断与鉴别诊断起重要作用，临床怀疑肠套叠时，首选腹部超声检查。

【诊断】

过敏性紫癜依据临床表现诊断比较容易，但有时仅出现单一症状或皮肤紫癜出现在其他症状之后时，容易误诊为其他疾病。若临床表现不典型，可以参考欧洲风湿病联盟（EULAR）和欧洲儿科风湿病协会（EPRC）2006 年的诊断标准：皮肤紫癜为必要条件，加上以下 4 条中一条即：①弥漫性腹痛。②组织学检查：典型的白细胞碎裂性血管炎；以 IgA 为主的免疫复合物沉积，或 IgA 沉积为主的增殖性肾小球肾炎。③急性关节炎或关节痛。④血尿和（或）蛋白尿。

【鉴别诊断】

本病应与以下几种疾病进行鉴别。

1. 特发性血小板减少性紫癜　根据皮疹的形态、分布及血小板数量，一般不难鉴别。

2. 外科急腹症　在皮疹出现以前如出现急性腹痛者，应与急腹症鉴别。过敏性紫癜的腹痛虽较剧烈，但位置不固定，压痛轻，无腹肌紧张和反跳痛，除非出现肠穿孔才有上述情况。出现血便时，需与肠套叠、梅克尔憩室进行鉴别。

3. 细菌感染　如脑膜炎双球菌菌血症、败血症及亚急性细菌性心内膜炎均可出现紫癜样皮疹。这些疾病的紫癜，其中心部位可有坏死。患儿一般情况危重，且血培养阳性。

4. 肾脏疾病　肾脏症状突出时，应与肾病综合征、链球菌感染后肾小球肾炎、IgA 肾病等相鉴别。此外，还需与系统性红斑狼疮、弥漫性血管内凝血及溶血尿毒综合征相鉴别。

【治疗】

目前尚无特效疗法，一般以对症及支持疗法为主。应注意探寻病因，尽可能予以清除。病程迁延或多次复发者，尤应注意查找诱发因素。

1. 一般治疗　急性期注意休息。要注意液量、营养及保持电解质平衡。有消化道出血者，如腹痛不重，仅大便潜血阳性者，可用流食；大量出血时需禁食。如有明显感染，应给予有效抗生素。发热、关节肿痛可给予解热镇痛剂。有荨麻疹或血管神经性水肿时，应用抗组胺药物和钙剂。

2. 肾上腺皮质激素　糖皮质激素对 HSP 皮疹、病程长短和复发的频率没有明显影响。单独皮肤或关节病变时，无须使用肾上腺皮质激素。以下几种情况是用激素的指征：①有严重消化道病变，如消化道出血时，可短期服泼尼松 $1 \sim 2mg/(kg \cdot d)$，分次口服，或用地塞米松、甲泼尼龙静脉滴注，症状缓解后即可停用。②表现为肾病综合征者，可用泼尼松 $1 \sim 2mg/(kg \cdot d)$，不短于 8 周。③急进性肾炎可用大剂量甲泼尼龙冲击治疗，剂量 $20 \sim 30mg/(kg \cdot d)$，最大不超过 0.5g，随后减量为口服激素治疗 $3 \sim 6$ 个月。

3. 免疫抑制剂　对于肾炎综合征、肾病综合征、急进性肾炎的紫癜性肾炎患儿，糖皮质激素治疗无效或呈现激素依赖时，则需加用免疫抑制剂，但多主张与糖皮质激素和（或）血管紧张素转换酶抑制剂和血管紧张素受体阻滞剂等联合使用。目前常用的免疫抑制剂有以下几种：

（1）环磷酰胺（Cyclophosphamide）　作为传统的治疗药物，疗效肯定，临床表现为蛋白尿者，常用方法为 $8 \sim 12mg/(kg \cdot d)$ 静脉滴注，连续应用 2 天，间隔两周为 1 疗程；或者为每次 $0.5 \sim 0.75g/m^2$，每个月 1 次，共 6 次。注意 CTX 累积剂量不超过 150mg/kg。

NOTE

（2）硫唑嘌呤（Azathioprine） 近年来相关研究显示硫唑嘌呤联合糖皮质激素可用于治疗重症 HSPN。每日 2～3mg/（kg·d）口服，6～12 个月为 1 个疗程。

（3）环孢素 A（Cyclosporine A） 主要用于激素治疗效果不好或不良反应重的紫癜性肾炎。小剂量用法：2～5mg/（kg·d），3～6 个月后逐渐减量维持。

（4）霉酚酸酯（Mycophenolate mofetil，MMF） 以往研究已证实 MMF 能预防和治疗移植肾的血管排斥反应，在原发性肾小球肾炎、系统性血管炎和 IgA 肾病等治疗中有确切疗效。当激素疗效果欠佳时，可采用激素联合 MMF 治疗。MMF 用量为 20～30mg/（kg·d），分次口服，总疗程 1～2 年。

4. 抗血小板凝集药物 阿司匹林 3～5mg/（kg·d），或 25～50mg/d，每日 1 次口服；双嘧达莫每日 3～5mg/kg，分次服用。也可应用肝素。

【预后与预防】

本病为自限性疾病，多数患儿预后良好。部分患儿可复发，复发间隔时间数周至数月不等。消化道出血较重者，如处理恰当，一般可以控制。肾脏受损程度是决定预后的关键因素。积极控制口腔、耳鼻喉感染，以及进行扁桃体及腺样体切除术，对皮疹反复复发及紫癜性肾炎的治疗有效。

第八节 川崎病

川崎病（Kawasaki disease，KD）又称皮肤黏膜淋巴结综合征，是一种以全身性中、小动脉炎性病变为主要病理特征的血管炎综合征。本病于 1967 年由日本川崎富作医生首先报道，临床以发热、皮疹、非渗出性双侧球结膜炎、口唇及口腔黏膜充血、肢端改变及淋巴结病变为主要特征。川崎病发病率存在地区差异，世界各国均有发生，以亚裔人群发病率高，尤以日本最高，好发于 5 岁以下儿童。本病冠状动脉病变是影响患者预后最重要的因素，是儿童时期缺血性心脏病的主要原因。

【病因和发病机制】

本病病因目前尚不清楚，但大量流行病学资料显示，川崎病的发生与感染有关，立克次体、葡萄球菌、链球菌、支原体感染均可诱发本病。最新研究表明，围生期因素包括高龄产妇、母亲 B 族链球菌定植、婴儿早期细菌感染等亦为其病因，但迄今无法确定微生物是致病的唯一原因。

本病的发病机制尚不清楚，研究发现，川崎病患儿存在异常的免疫激活，提示其发病与免疫功能异常有关。血循环中增多的炎性介质（如 TNF 超氧自由基等）和 B 细胞激活产生的抗内皮细胞自身抗体等可损伤血管内皮细胞，导致内皮功能失调、凋亡和坏死。这些免疫损伤过程可持续至恢复期甚至更久，导致受损血管局部平滑肌细胞和胶原组织过度增生，产生冠状动脉狭窄。

【病理】

KD 是一种累及全身血管的系统性血管炎，而非仅累及冠状动脉。KD 发病早期受累血管主要表现为血管中膜水肿、平滑肌细胞分离，最终造成内弹力层的破坏和成纤维细胞的增殖。本病的病理变化可分为四期。

Ⅰ期：病程 1～9 天，小动脉周围急性炎症，冠状动脉主要分支血管壁上的小营养动脉和静脉受到侵犯，中性粒细胞、嗜酸性粒细胞及淋巴细胞浸润心包、心肌间质及心内膜出现炎症反应。

Ⅱ期：病程 12～25 天，冠状动脉等中等大小动脉全层血管炎，血管内皮水肿、血管壁平滑肌层及外膜炎症细胞浸润。弹力纤维和肌层断裂，可形成血栓和动脉瘤。

Ⅲ期：病程 28～31 天，动脉炎症逐渐消退，血栓和肉芽肿形成，纤维组织增生，内膜明显增厚，导致冠状动脉部分或完全阻塞。

Ⅳ期：数月至数年，病变逐渐愈合，心肌瘢痕形成，阻塞的动脉可能再通。

【临床表现】

1. 主要临床表现

（1）发热　高热（体温波动于 39～40℃），呈弛张热或稽留热，典型的发热持续 5 天以上，如没有及时治疗，高热可持续 7～14 天或更长，抗生素治疗无效。

（2）双眼球结膜充血　常于起病的 3～4 天出现双侧眼结膜充血，以球结膜最为明显，其特点为非渗出性非化脓性充血，裂隙灯下可见虹膜睫状体炎或前葡萄膜炎。

（3）唇及口腔表现　口唇红肿皲裂，可有血痂，口腔黏膜弥漫性充血，呈杨梅舌。

（4）皮肤改变　分布于躯干部及四肢，为多形性斑丘疹，猩红热样皮疹或红斑，常在 5 天内消退，无遗留色素沉着。肛门周围皮肤发红，出现脱皮症状。

（5）四肢末端的变化　急性期手足硬性水肿和掌跖红斑，恢复期指、趾端甲下和皮肤交界处出现膜状脱皮，指、趾甲有横沟，重者指、趾甲亦可脱落。

（6）颈部淋巴结肿大　常与发热同时或发热前出现，常为单侧或双侧颈前淋巴结肿大，触之硬，表面不红，无化脓。

2. 心脏受累的表现　本病导致心脏受累，可出现心包炎、心肌炎、心内膜炎、心律失常。发生冠状动脉瘤或狭窄者可无临床表现，少数可有心肌梗死的症状。冠状动脉损害多发生于病程第 2～4 周，但也可发生于疾病恢复期。心肌梗死和冠状动脉瘤破裂可致心源性休克甚至猝死。

3. 其他表现　患儿可出现易激惹、烦躁不安，少数有颈项强直、惊厥、昏迷等无菌性脑膜炎表现；可有腹痛、恶心、腹泻、麻痹性肠梗阻、肝大、黄疸、血清转氨酶升高等消化系统表现；可出现间质性肺炎、关节痛和关节炎。

【辅助检查】

1. 血常规　外周血白细胞升高，以中性粒细胞为主，伴核左移，轻中度贫血，血小板早期正常，第 2～3 周增多。

2. 免疫学检查　血清 IgG、IgM、IgE、IgA 和血循环免疫复合物升高；TH2 类细胞因子、总补体和 C3 正常或增高。血沉增快，C- 反应蛋白升高。

3. ECG　早期示窦性心动过速，非特异性 ST-T 变化；心包炎时可有广泛 ST 段抬高和低电压；心肌梗死时相应导联有 ST 段明显抬高，T 波倒置及异常 Q 波。

4. 超声心动图　急性期可见心包积液，左室内径增大，二尖瓣、主动脉瓣或三尖瓣反流；可有冠状动脉扩张（直径＞3mm，≤4mm 为轻度；4～7mm 为中度）、冠状动脉瘤、冠状动

NOTE

狭窄等。

5. 冠状动脉造影　超声波检查如有多发性冠状动脉瘤，或心电图有心肌缺血表现者，应进行冠状动脉造影，以观察冠状动脉病变程度，指导治疗。

6. 多层螺旋 CT　可检测出冠状动脉狭窄、血栓、钙化等。

【诊断与鉴别诊断】

1. 诊断

（1）典型病例的诊断标准　发热 5 天以上，伴有下列 5 项临床表现中 4 项者，或不足 4 项，但超声心动图提示有冠状动脉损害，排除其他疾病后，即可诊断为川崎病：①四肢变化。急性期掌跖红斑，手足硬性水肿，恢复期指趾端膜状脱皮。②多形性斑丘疹。③眼结合膜充血，非化脓性。④唇充血皲裂，口腔黏膜弥漫性充血，舌乳头突起、充血，呈杨梅舌。⑤非化脓性颈部淋巴结肿大。

（2）丙种球蛋白（IVIG）非敏感型 KD 的诊断　目前对该临床类型尚无统一定义，还有"IVIG 无反应型 KD""IVIG 耐药型 KD""难治性 KD"等多种表述。多数认为 KD 患儿在发病 10 天内接受 IVIG 治疗，无论一次或分次输注 48 小时后体温仍高于 38℃，或给药 2 ~ 7 天（甚至两周）后再次发热，并出现至少一项 KD 诊断标准中的临床表现，可考虑为 IVIG 非敏感型 KD。

2. 鉴别诊断

（1）渗出性多形性红斑　多形性红斑可见典型的靶形损害，常有水疱、脱皮、糜烂和结痂，眼结膜充血伴有明显的脓性分泌物，口咽部充血常伴假膜形成；渗出性多形性红斑白细胞正常；较少累及冠状动脉，与川崎病不同。

（2）幼年特发性关节炎　关节炎的症状比较明显，并反复出现持续较长时间，无眼结膜充血、口唇皲裂、杨梅舌及四肢末端表现，超声心动图检查无冠状动脉损伤的典型表现，且血清类风湿因子阳性。其他还要注意与败血症、猩红热等鉴别。

【治疗】

1. 阿司匹林　其足剂量使用有抗炎作用，小剂量维持有抗凝作用，发病急性炎症期以 30 ~ 50mg/（kg·d），分 2 ~ 3 次服用，热退后 3 天，急性炎症消失后减量，随后以小剂量 3 ~ 5mg/（kg·d），维持 6 ~ 8 周，至血沉、血小板恢复正常；有冠状动脉病变者，应延长用药时间，直至冠状动脉恢复正常或终身用药。

2. 注射大剂量丙种球蛋白（IVIG）　在发病早期（10 日以内）大剂量静脉注射丙种球蛋白，剂量为 1 ~ 2g/（kg·d），于 10 ~ 12 小时内缓慢持续静脉输入，可迅速退热，预防冠状动脉病变的发生。同时还应联合阿司匹林，剂量和疗程同上，如果发病 1 日内 IVIG 内治疗后 48 小时，体温仍高于 38℃，或用药后两周内再次发热，可重复用 1 ~ 2 次，但仍有 1% ~ 2% 的病例仍然无效。用过 IVIG 的患儿，在 9 个月内不宜进行麻疹、风疹、腮腺炎等疫苗接种。

3. 糖皮质激素　IVIG 治疗无效的患儿可考虑使用糖皮质激素，用于 IVIG 无反应和冠状动脉瘤高风险患者的初始治疗。但因其可促进血栓形成，易发生冠状动脉瘤和影响冠状动脉病变修复，故不宜单独使用，可与阿司匹林和双嘧达莫合并应用，剂量为 2mg/（kg·d），用药 2 ~ 4 周。

4. IVIG 非敏感型 KD 的治疗　①应用第二剂 IVIG（2g/kg）。②泼尼松联合 IVIG（2g/kg）

及阿司匹林。③其他也有应用英夫利昔单抗、环孢素、血浆置换治疗难治性患者取得较好疗效的报道。

5. 其他治疗　①抗血小板聚集：除阿司匹林外，可加用双嘧达莫，每日 3～5mg/kg。②对症治疗：根据病情给予对症及支持疗法，如补充液体、保护肝脏、控制心律失常等，有心肌梗死时应及时进行溶栓治疗。③心脏手术：严重的冠状动脉病变需要进行冠状动脉搭桥术或介入治疗。

【预后】

本病多数预后良好，1%～2% 的患儿可见复发。无冠状动脉病变的患儿于出院后 1 个月、3 个月、6 个月及 1～2 年进行一次全面检查（包括体格检查、心电图和超声心动图等）；未经有效治疗的患儿，15%～25% 发生冠状动脉瘤，更应长期密切随访，每 6～12 个月一次。冠状动脉瘤多于病后 2 年内自行消失，但常遗留管壁增厚和弹性减弱等功能异常。大的冠状动脉瘤不易完全消失，常致血栓形成或管腔狭窄，需终身随访。

第七章　感染性疾病

第一节　病毒感染

一、麻疹

麻疹（measles）是由麻疹病毒引起的一种急性传染病，传染性极强，多见于儿童。临床以发热、流涕、咳嗽、眼结合膜炎、口腔颊部出现特殊的麻疹黏膜斑、皮肤斑丘疹及疹退后遗留色素沉着伴糠麸样脱屑为特征。由于麻疹疫苗的广泛使用，其发病率及死亡率大幅下降，一些国家及地区已消灭了麻疹，但在卫生设施差的低收入国家及地区，其发病率仍较高，仍是造成全球儿童死亡的主要原因之一。

麻疹属中医学"麻疹"范畴，有顺证、逆证之分。

【病原学】

麻疹病毒属副黏病毒科（paramyxoviridae），为 RNA 病毒，有 6 种结构蛋白，一种血清型。人是其唯一宿主。麻疹病毒在体外较不稳定，易失活，对热、干燥、紫外线及脂肪溶剂如乙醚、氯仿等非常敏感，故煮沸、日照及一般消毒剂均易灭活。患者飞沫排出的病毒在一般室温下其活力至少可维持 32 小时，若病毒悬存于含有蛋白质的物质如黏液中，则其存活时间可延长，但在流通的空气中或阳光下半小时即失去活力。

【流行病学】

麻疹发病以冬春季为主。患者是唯一的传染源。含有病毒的分泌物通过患者的呼吸、咳嗽或喷嚏排出体外并悬浮于空气中，经呼吸道进行传播；也可通过与患者密切接触传播。麻疹患者出疹前后 5 天均有传染性，如有并发症传染性可延长至出疹后 10 天。麻疹病后可获终身免疫。

【发病机制】

麻疹病毒侵入呼吸道上皮细胞，并经血流播散到网状内皮系统，从而造成皮肤、呼吸道和其他器官的损害，可出现病毒血症。同时患儿免疫反应受到抑制，常并发喉炎、肺炎或脑炎等。

【病理】

麻疹的主要病理特征是多核巨细胞及其核内外存在的病毒集落性嗜酸性包涵体，主要分布于皮肤、淋巴组织、呼吸道和肠道黏膜及眼结膜。真皮和黏膜下层毛细血管内皮细胞充血、水肿、增生、单核细胞浸润并有浆液性渗出而形成麻疹、皮疹和麻疹黏膜斑。由于皮疹处红细胞裂解，疹退后形成棕色色素沉着。其引起的间质性肺炎是 Hecht 巨细胞肺炎，如继发细菌感染则引起支气管肺炎。亚急性硬化性全脑炎（subacute sclerosing panencephalitis，SSPE）患者有皮质和白质变性，细胞核和细胞质内均见包涵体。

【临床表现】

1.典型麻疹 麻疹典型病程可划分为四个阶段：潜伏期、前驱期、出疹期和恢复期。

（1）潜伏期 大多为 6～18 天，平均 10 天左右。

（2）前驱期（出疹前期） 一般持续 3～4 天。主要表现为：①发热：多为中度以上，热型不一。②上呼吸道炎和结膜炎表现：咳嗽、流涕、咽部充血等上呼吸道感染症状及流泪、畏光、眼结膜充血等结膜炎表现。③麻疹黏膜斑（Koplik 斑）：为麻疹前驱期的特征性体征，有麻疹早期诊断价值。常于发病后 2～3 天在第二磨牙对应的颊黏膜处出现，呈灰白色小点，直径为 0.5～1mm，周围有红晕，逐渐增多、融合，扩散至整个颊黏膜及唇部黏膜。一般维持 2～3 天，于出疹后 1～2 天迅速消失。④其他表现：可有不同程度的全身不适、精神不振等，常伴胃纳减退，甚至呕吐、腹泻等胃肠道症状。个别患者在前驱期见颈、胸、腹部出现风疹样或猩红热样或荨麻疹样皮疹，数小时内就消退，称为前驱疹，在出现典型皮疹时消失。

（3）出疹期 发热 3～4 天后当呼吸道卡他症状及发热达高峰时开始出现皮疹。首先从耳后发际出现淡红色斑丘疹，渐及头部、前额、脸面、颈部，自上而下扩展至胸、腹、背，最后达四肢，直至手心脚底，2～3 天就波及全身。皮疹以充血性斑丘疹为主，开始时颜色鲜红，至出疹高峰皮疹聚集融合成片，色泽也渐转暗，但疹间皮肤仍属正常，不伴痒感。随出疹达到高峰，全身中毒症状加重，体温进一步升高，可达 40℃以上。

（4）恢复期 如无并发症，出疹 3～4 天后发热开始减退，精神、食欲等全身症状好转，呼吸道症状减轻。一般体温下降后 2～3 天，皮疹按出疹先后顺序依次消退，留下棕色色素沉着斑，伴糠麸样细小脱屑，以躯干为多。

单纯麻疹自起病至疹退，一般病程为 10～14 天。

2.非典型麻疹 由于麻疹病毒毒力强弱、进入人体数量多少，以及患者年龄大小、免疫力的高低等不同，麻疹尚可呈现以下非典型表现。

（1）重型麻疹 大多由于患儿体质弱、营养不良、免疫力低下或伴有继发性细菌感染等，使麻疹病情加重，呈持续高热 40℃以上，中毒症状严重，伴惊厥、呼吸急促等。皮疹密集，呈出血性，融合成片，甚至伴发黏膜和消化道出血、咯血、血尿等。部分患儿皮疹色暗淡，疹出不透，或皮疹突然隐退、四肢冰冷、面色苍白或青灰色、血压下降，出现循环衰竭表现。此型患儿常并发肺炎、心力衰竭等，病情危重，病死率高。

（2）轻型麻疹 大多因机体对麻疹病毒有一定的免疫力所致，如 8 个月前婴儿尚留有来自母体的被动免疫抗体，或近期注射被动免疫制剂，或以往曾接种过麻疹疫苗，都可表现为轻症。主要临床特点为前驱期短而不明显，呼吸道卡他症状较轻，麻疹黏膜斑不典型，全身症状轻微，不发热或仅有低中度热。皮疹稀疏色淡，疹退后无色素沉着或脱屑，病程较短，很少并发症。常需要依靠流行病学资料和麻疹病毒血清学检查以明确诊断。

（3）异型麻疹 本型少见，主要发生于接种过麻疹灭活疫苗或减毒活疫苗而再次感染麻疹野病毒株者。临床表现为前驱期短，常无麻疹黏膜斑，可持续高热，伴头痛、肌痛、腹痛、乏力等。皮疹不典型，呈多样性，出疹顺序可从四肢远端开始，延及躯干、面部，易并发肺炎。临床诊断较困难，病毒血清学检查有助诊断。

NOTE

【并发症】

1. 肺炎 为麻疹最常见并发症，多见于 5 岁以下小儿，占麻疹患儿死因的 90% 以上。由麻疹病毒本身引起的肺炎大多发生在病初，病情多不严重，常在出疹及体温下降后消退。继发性肺炎多发生于出疹期，常见于重度营养不良或免疫功能低下的小儿，病情重，死亡率高。继发细菌性肺炎最多见，常由金黄色葡萄球菌、肺炎链球菌、流感杆菌等所致，易并发脓胸和脓气胸。部分继发病毒感染则以腺病毒及呼吸道合胞病毒为多，也可发生混合感染。

临床上于皮疹出齐后发热持续不退，气急、缺氧症状加重，肺部啰音增多，中毒症状加剧，甚至出现昏迷、惊厥、心力衰竭等危重症状，胸部 X 线见大片融合病灶，需考虑细菌或其他病毒引起的继发性肺炎。

2. 喉炎 麻疹过程中轻度喉炎、气管炎颇为常见，有时发展成严重急性喉炎或喉气管支气管炎，多为继发细菌感染。临床出现声音嘶哑、犬吠样频咳、吸气性呼吸困难及三凹征等，严重者因喉梗阻而窒息死亡。

3. 心血管系统并发症 可并发心肌炎或心包炎。严重者并发心力衰竭、心源性休克。

4. 神经系统并发症 ①脑炎：麻疹较常见的并发症之一，大多发生在出疹期。临床常有高热、呕吐、嗜睡、神志不清、惊厥等。临床表现和脑脊液改变与病毒性脑炎相似，与麻疹轻重无关。多数可恢复，严重者病死率高，后遗症多，可留有智力障碍、瘫痪、癫痫、耳聋等后遗症。②亚急性硬化性全脑炎：是少见的麻疹远期并发症，大多在患麻疹 2 ~ 17 年后发病，发病率为（1 ~ 4）/100 万。病理变化特点为脑组织慢性退行性病变。临床表现开始时症状隐匿，仅有行为和情绪的改变，后出现进行性智力减退，病情逐渐恶化，出现共济失调、视听障碍、肌阵挛等表现，晚期因昏迷、强直性瘫痪而死亡。患者血清或脑脊液中麻疹病毒 IgG 抗体持续阳性。

5. 营养不良与维生素 A 缺乏症 由于持续高热、食欲不振或呕吐等，可致营养不良和维生素缺乏。有研究显示，麻疹患者维生素 A 浓度与麻疹症状的严重程度呈负相关。维生素 A 缺乏，可引起眼干燥症，严重者发生视力障碍，甚至角膜穿孔、失明。

【辅助检查】

1. 血常规、超敏 C- 反应蛋白 血白细胞总数正常或减少，淋巴细胞相对增多。继发细菌感染时白细胞总数、超敏 C- 反应蛋白增高。

2. 多核巨细胞检查 患者鼻咽分泌物或尿沉渣涂片瑞氏染色镜检可见多核巨细胞或包涵体细胞，于出疹前 2 天至出疹后 1 天检查阳性率较高。

3. 血清学检查 采用酶联免疫吸附试验（ELISA 法）检测麻疹病毒特异性 IgM 抗体，敏感性和特异性均好，出疹早期即可呈阳性。留取病程急性期和恢复期（病后 2 ~ 4 周）双份血清，以 ELISA 检测麻疹 IgG 抗体，则恢复期血清抗体滴度 ≥ 4 倍增长，有诊断价值，可作为回顾性诊断依据。

4. 病毒抗原检测 免疫荧光法检测患者鼻咽分泌物或尿沉渣脱落细胞中麻疹病毒抗原，可早期快速诊断。也可采用 PCR 法检测麻疹病毒 RNA。

5. 病毒分离 可于前驱期或出疹初期取血、尿或鼻咽分泌物接种人胚肾细胞或羊膜细胞进行麻疹病毒分离。出疹晚期病毒分离阳性率低。

【诊断与鉴别诊断】

1. 诊断 根据流行病学资料、麻疹接触史及典型临床表现，如发热、流涕、咳嗽、眼结合膜炎、口腔颊部出现特殊的麻疹黏膜斑及皮肤斑丘疹，即可考虑临床诊断。麻疹病毒特异性IgM抗体阳性或分离到麻疹病毒可确诊。

2. 鉴别诊断 包括各种发热出疹性疾病，见表 7-1。

表 7-1 小儿常见出疹性疾病的鉴别

疾病	病原	发热与皮疹关系	皮疹特点	全身症状及其他特征
麻疹	麻疹病毒	发热 3～4 天出疹，出疹期热更高	红色斑丘疹，自头部→颈→躯干→四肢，退疹后色素沉着及细小脱屑	呼吸道卡他性炎症、结膜炎、发热第 2～3 天口腔麻疹黏膜斑
风疹	风疹病毒	发热后半天至 1 天出疹	面颈部→躯干→四肢，斑丘疹，疹间有正常皮肤，疹后无色素沉着及脱屑	全身症状轻，耳后枕部淋巴结肿大并触痛
幼儿急疹	人疱疹病毒6 型	高热 3～5 天热退疹出	红色斑丘疹，颈及躯干部多见，一天出齐，次日消退	一般状况良好，高热时可有惊厥，耳后、枕部淋巴结亦可肿大，主要见于婴幼儿
猩红热	乙型溶血性链球菌	发热 1～2 天出疹，伴高热	皮肤弥漫充血，上有密集针尖大小丘疹，持续 3～5 天退疹，1 周后全身大片脱皮	发热、咽痛，扁桃体炎，中毒症状重，杨梅舌，环口苍白圈
肠道病毒感染	埃可病毒、柯萨奇病毒	发热时或退热后出疹	散在斑疹或斑丘疹，很少融合，1～3 天消退，不脱屑，有时呈紫癜样或水疱样皮疹	发热、咽痛、流涕、结膜炎、腹泻，全身或颈、枕后淋巴结肿大

【治疗】

目前尚无特效抗麻疹病毒药物，主要是对症处理、加强护理和预防并发症等。

1. 一般治疗 卧床休息，居室保持空气流通、整洁温暖及湿度适宜，避免强光刺激。口腔、鼻、眼及皮肤应保持清洁。鼓励多饮水，饮食宜富营养易消化。

2. 对症治疗 高热时可酌情使用小剂量退热剂，但要避免快速退热，特别在出疹期。烦躁不安者可适当给予镇静剂。频繁咳嗽可用雾化吸入或镇咳药。世界卫生组织推荐麻疹患儿给予高剂量维生素 A 口服，20 万～40 万单位，每日 1 次，连用 2 天，可减少并发症的发生，有利于疾病恢复。

3. 并发症的治疗 有并发症者给予相应治疗。继发细菌感染给予抗生素。

4. 中医治疗 麻疹为麻疹时邪为患，其主要病变在肺脾，有顺证、逆证之分。顺证占本病的大多数，即出疹顺利，收没如期，以邪犯肺卫为先，继而热炽肺胃，后期邪退津伤。逆证指出疹不顺利，或暴出暴收，或时隐时现，或出而无序，并易出现并发症。治疗以透疹达邪、清凉解毒为要，以"麻不厌透""麻喜清凉"为原则。顺证有宣透、清解、养阴之序。邪犯肺卫（初热期）以宣毒发表汤加减，邪入肺胃（见形期）以清解透表汤加减，阴津耗伤（收没期）以沙参麦冬汤加减，邪毒闭肺以麻杏石甘汤加减，邪毒攻喉以清咽下痰汤加减，邪陷心肝以羚角钩藤汤加减。

NOTE

【预后与预防】

1. 预防

（1）主动免疫　采用麻疹减毒活疫苗是预防麻疹的重要措施，我国规定初种年龄为生后8个月，1岁6个月至2岁儿童要完成第二次接种。此外根据麻疹流行情况，在一定范围、短时间内对高发人群进行强化免疫接种。

（2）被动免疫　在接触麻疹患者后5天内，应给予肌注免疫球蛋白0.25mL/kg，可预防麻疹发病或减轻症状。被动免疫只能维持3～8周，以后应采取主动免疫。

（3）控制传染源　麻疹患者要做到早发现、早报告、早隔离、早治疗。一般患者隔离至出疹后5天，合并肺炎者延长至10天。接触麻疹的易感者应检疫观察3周，并给予被动免疫。

（4）切断传染途径　患者衣物应在阳光下曝晒，患者曾住房间宜通风，并用紫外线照射，流行季节中做好宣传工作，易感儿尽量少去公共场所。轻症患儿可在家隔离，以减少传播和继发医院内感染。

（5）加强麻疹监测管理　目的是了解麻疹的流行病学特征、评价免疫等预防控制措施的效果，为制订有效的麻疹控制策略提供依据。

2. 预后　麻疹预后与患儿年龄大小、体质强弱、有无接种过麻疹疫苗，以及有无其他基础疾病和有无并发症等有关。体弱、营养差、多病及免疫力低下者预后差，患重症麻疹或并发肺炎、脑炎和心功能不全者预后更为严重。

二、脊髓灰质炎

脊髓灰质炎（poliomyelitis）俗称小儿麻痹症，是由脊髓灰质炎病毒引起的急性传染病，传染性很强。患者多为1～6岁儿童，该病毒侵犯神经系统，主要症状是发热、全身不适，发生分布不规则和轻重不等的弛缓性瘫痪。其临床表现多种多样，重者因呼吸肌麻痹而死亡。

【病原学】

脊髓灰质炎病毒是一种微小、单链RNA肠道病毒，无包膜。有三种血清型，其中Ⅰ型最容易导致瘫痪，也最易引起流行。三型间很少有交叉免疫。该病毒体外生存力强，耐酸、耐寒，耐乙醚、氯仿等有机溶剂，在−20℃能长期存活；紫外线照射、高温、含氯消毒剂、氧化剂等可将其灭活。

【流行病学】

人是脊髓灰质炎病毒唯一的自然宿主。本病主要通过直接接触传染，粪－口感染是主要传播途径；感染初期患者鼻咽排出病毒，也可经飞沫传播。急性期患儿及健康带菌者是最主要的传染源，其中隐性感染和轻症无瘫痪患者是最危险的传染源。粪便带毒时间可长达数月之久，但以发病两周内排出最多。病程潜伏期末和瘫痪前期传染性最大，热退后传染性减少，隔离期为40天。人群对本病普遍易感，感染后获得同型病毒株的持久免疫力。发病有明显的季节性，冬春季节多发。

【发病机制】

病毒经口进入人体，在咽部及回肠淋巴组织中增殖，并向外排出病毒，如机体抵抗力强，产生相应的保护性抗体，患儿可无临床症状，形成隐性感染；少数患者病毒侵入血液引起病毒血症，并侵犯呼吸道、消化道等组织，产生前驱症状。此时如机体免疫系统能清除病毒，则形成顿挫型感染；否则病毒继续扩散到全身淋巴组织中大量繁殖，再次入血形成第二次病毒血症。病毒进入中枢神经系统的确切机制尚不清楚，主要侵犯脊髓前角运动神经元和脊髓、大脑的其他部位，包括小脑和皮质运动区都受不同程度的影响，引起灰质细胞广泛坏死，产生瘫痪。

【病理】

脊髓灰质炎病毒是嗜神经病毒，主要侵犯中枢神经系统的运动神经细胞，病灶多发、散在且不对称，以损害脊髓前角运动神经元为主，以颈段及腰段损害最严重，脑干及其他部位受累次之。受损的神经元产生强烈的炎症反应，瘫痪的部位及严重程度取决于被侵犯神经元的分布。病理见神经细胞胞质内染色体溶解，周围组织充血、水肿和血管周围炎症细胞浸润。早期病变呈可逆性，严重者因神经细胞坏死、瘢痕形成而成持久性瘫痪。偶见局灶性心肌炎、间质性肺炎及肝、肾等其他器官病变。

【临床表现】

本病潜伏期一般为 8～12 天。临床表型差异很大，有无症状型（占 90% 以上）、顿挫型（占 4%～8%）、无瘫痪型、瘫痪型。瘫痪型典型表现分为以下各期。

1. 前驱期　主要症状为发热、食欲不振、多汗、烦躁和全身感觉过敏，亦可见呕吐、腹泻、头痛、咽喉痛、咳嗽等，持续 1～4 天。若病情不发展而痊愈，即为顿挫型。

2. 瘫痪前期　多数患者由前驱期进入本期，少数于前驱期症状消失数天后再发热进入本期，亦可无前驱期症状而从本期开始。患儿出现高热、头痛，颈背、四肢疼痛，活动或变换体位时加重，伴有多汗、皮肤发红、烦躁不安等兴奋状态和脑膜刺激征阳性等神经系统体征。年长儿童体检可见：①三脚架征（tripod sign）。患儿坐起时困难，需用两臂后撑在床上，使身体形似三角形以支持体位，提示有脊柱强直。②吻膝试验（kiss the knee test）阳性。小儿坐起后不能自如地弯颈，使下颌抵膝。③头下垂征（head drop sign）。将手置于患儿肩下并抬起躯干时，可发现头向后下垂。此期脑脊液出现异常，呈现细胞蛋白分离现象。若 3～5 天后热退，症状消失则为无瘫痪型；若病情继续进展，浅反射和深腱反射逐渐减弱至消失，则可发生瘫痪。

3. 瘫痪期　此期与瘫痪前期无法截然分开，一般于起病后 2～7 天或第二次发热后 1～2 天，出现不对称性肌群无力或弛缓性瘫痪，随发热而加重，热退后瘫痪不再进展，多无感觉障碍。按病变部位不同，瘫痪可分为以下 4 种类型，其预后相差甚大。①脊髓型：最常见，表现为弛缓性瘫痪，不对称，腱反射消失，肌张力减退，下肢及大肌群较上肢及小肌群更易受累，但也可仅出现单一肌群受累或四肢均有瘫痪，如累及颈背肌、膈肌、肋间肌时，则出现抬头及坐起困难、呼吸运动障碍、矛盾呼吸等表现。②延髓型：系颅神经的运动神经核和延髓的呼吸、循环中枢被侵犯所致，病情大多严重。呼吸中枢受损时出现呼吸不规则、呼吸暂停；循环中枢受损时出现血压和脉率的变化；颅神经受损时则出现相应的神经麻痹症状和体征。常与脊髓型同时发生。③脑型：少见。呈弥漫性或局灶性脑炎，主要表现为高热、昏迷、谵妄、惊厥等，有上运动神经元痉挛性瘫痪表现。④混合型：同时出现上述两种或两种以上类型的表现，称为混合型。

4. 恢复期　在瘫痪后 1～2 周，从肢体远端开始，瘫痪逐渐恢复，轻症病例 1～3 个月恢复，严重者需更长时间。

5. 后遗症期　运动神经元受损严重者，形成持久性瘫痪，受累肌肉出现萎缩，神经功能不能恢复，造成受累肢体畸形。

NOTE

【并发症】

因呼吸肌麻痹、尿潴留、长期卧床等原因，可并发吸入性肺炎、肺不张、尿路感染、褥疮、肌萎缩、骨质脱钙、肾衰竭等。

【实验室检查】

1. 脑脊液　瘫痪前期及瘫痪早期可见细胞数增多（以淋巴细胞为主），蛋白增加不明显，呈细胞蛋白分离现象，对诊断有一定的参考价值。至瘫痪第 3 周，细胞数多已恢复正常，而蛋白质仍继续增高，4～6 周后方可恢复正常。少数患者脑脊液可始终正常。

2. 病毒分离　是确诊本病的最重要方法。起病 1 周内鼻咽部分泌物及粪便中可分离出病毒，也可从血液或脑脊液中分离病毒，多次送检可增加阳性率。一般间隔 24～48 小时收集双份粪便标本（重量＞5g），及时冷藏 4℃以下送检。

3. 血清学检查　近期未服用过脊髓灰质炎疫苗的患者，发病 1 个月内用酶联免疫吸附实验法（ELISA 法）检测患者血液及脑脊液中抗脊髓灰质炎病毒特异性 IgM 抗体，有助早期诊断；恢复期患者血清中特异性 IgG 抗体滴度较急性期增高 4 倍以上，有诊断意义。

【诊断与鉴别诊断】

1. 诊断　脊髓灰质炎出现典型瘫痪症状时，诊断并不困难。瘫痪出现前多不易诊断，流行病学资料对诊断起重要作用，血清学和大便病毒分离阳性可确诊。

2. 鉴别诊断

（1）急性感染性多发性神经根神经炎（吉兰-巴雷综合征）　起病前 1～2 周往往有呼吸道或消化道感染史，很少有发热，多有感觉障碍，瘫痪呈远端开始的上行性、对称性、弛缓性。面神经、舌咽神经可受累，病情严重者有呼吸肌麻痹。脑脊液呈蛋白细胞分离现象。多数无后遗症。血清学检查和大便病毒分离有助于鉴别。

（2）家族性周期性瘫痪　较少见，常有周期性发作史及家族史。突然起病，发展迅速，呈对称性四肢弛缓性瘫痪。发作时血钾降低，补钾后迅速恢复。

（3）周围神经炎　臀部肌内注射位置不当、维生素 C 缺乏、白喉后神经病变等引起的瘫痪，可根据病史、有关临床特征及感觉检查等鉴别。

瘫痪前期需与各种病毒性脑炎、化脓性脑膜炎、结核性脑膜炎及流行性乙型脑炎相鉴别。

【治疗】

目前尚无可控制瘫痪发生和发展的药物。治疗原则主要是对症及支持治疗，促进恢复、预防及处理并发症等。

1. 前驱期和瘫痪前期　卧床休息，避免劳累及肌内注射等刺激。肌痛可局部湿热敷或口服镇痛剂。静滴高渗葡萄糖及维生素 C，可减轻神经组织水肿。静滴丙种球蛋白 400mg/（kg·d），连用 2～3 天，有减轻病情作用。早期应用 α-干扰素 100 万 U/d 肌注，14 天为 1 个疗程，有抑制病毒复制和免疫调节作用。

2. 瘫痪期　瘫痪肢体应置于功能位置以防止畸形。地巴唑有兴奋脊髓和扩张血管的作用，0.1～0.2mg/（kg·d）顿服，10 天为 1 个疗程；加兰他敏能促进神经传导，0.05～0.1mg/（kg·d）肌注，20～40 天为 1 个疗程；维生素 B$_{12}$ 能促进神经细胞代谢，0.1mg/d 肌注。呼吸肌麻痹者及早使用呼吸机，吞咽困难者予鼻饲保证营养，继发感染者予适宜的抗生素治疗。

3. 恢复期及后遗症期　尽早开始主动和被动锻炼，防止肌肉萎缩。可采用针灸、推拿及理疗等促进功能恢复，肢体严重畸形可手术矫正。

【预防】

1. 主动免疫　对所有小儿均应口服脊髓灰质炎减毒活疫苗进行主动免疫。基础免疫自出生后 2 月开始，连服 3 剂，每次间隔 1 个月，4 岁时加强免疫一次。还可根据需要对 < 5 岁的儿童实施基础免疫外的强化补充免疫接种。目前国际上逐步采用脊灰灭活疫苗替代口服脊髓灰质炎减毒活疫苗进行主动免疫，国内也有试行。

2. 被动免疫　未服用疫苗而与患者密切接触的小于 5 岁的小儿和先天性免疫缺陷的儿童，应及早注射丙种球蛋白，每次 0.3 ～ 0.5mL/kg，每日 1 次，连用 2 日，可防止发病或减轻症状。

3. 疾病管理　建立有效的疾病报告和监测系统，做好急性弛缓性麻痹（acute flaccid paralysis，AFP）病例的主动监测。发现 AFP 患者或疑似患者，要在 24 小时内向当地疾病控制中心进行报告，并及时隔离患者，自发病之日起至少隔离 40 天。对有密切接触史的易感者要进行医学观察 20 天。所有 AFP 病例均应按标准采集双份大便标本用于病毒分离，并尽可能进行血清学检查。

三、水痘

水痘（chickenpox，varicella）是由水痘 - 带状疱疹病毒（varicella-zoster virus，VZV）引起的急性传染性出疹性疾病。其临床特点为皮肤黏膜相继出现和同时存在斑疹、丘疹、疱疹和结痂等各类皮疹。新生儿或免疫功能低下患儿，可引起致死性并发症。

【病原学】

VZV 属疱疹病毒科 α 亚科，为双链 DNA 病毒。在体外抵抗力弱，对热、酸和各种有机溶剂敏感，不能在痂皮中存活。目前已知仅一种血清型，但与单纯疱疹病毒 H 抗原有部分交叉免疫。

【流行病学】

人是其唯一自然宿主，水痘患者为传染源。主要经呼吸道传播，也可通过接触患者疱疹浆液或被污染的用具传播。传染期从出疹前 1 ～ 2 天至病损结痂，7 ～ 8 天。人群普遍易感，主要见于儿童，以 2 ～ 6 岁为多见，20 岁以后发病者 < 2%。孕妇分娩前 6 天患水痘可感染胎儿，婴儿常于出生后 10 天内发病。冬春季节多发，感染后可获得持久免疫。

【发病机制】

病毒经鼻咽部黏膜进入人体，在局部黏膜及淋巴组织内繁殖，然后侵入血液，形成病毒血症，如患者的免疫能力不能清除病毒，则病毒到达单核 - 吞噬细胞系统内再次增殖后侵入血液，引起各器官病变。皮疹分批出现与间歇性病毒血症有关。皮疹出现 1 ～ 4 天后，产生特异性细胞免疫和抗体，症状随之缓解。

【病理】

特征性病理改变是多核巨细胞和核内包涵体形成，主要损害部位在皮肤和黏膜。皮肤真皮层毛细血管内皮细胞肿胀，表皮棘状细胞层上皮细胞气球样变，细胞裂解、液化后形成水疱，内含大量病毒，以后液体吸收、结痂。受累器官可有局灶性坏死、充血、水肿和出血。

【临床表现】

1. 典型水痘　出疹前可出现前驱症状，如发热、厌食等。24 ～ 48 小时出现皮疹。皮疹特

NOTE

点：①呈向心性分布，首发于头、面和躯干，继而扩展到四肢。②最初的皮疹为红色斑疹和丘疹，继之变为卵圆形水疱，周围绕以红晕，2～3 天迅速结痂。③皮疹分批出现，在疾病高峰期可见到斑疹、丘疹、疱疹和结痂同时存在，有明显痒感。④在口腔、眼结膜、生殖器等黏膜也可出现皮疹，易破溃形成浅溃疡。全身症状较轻，病程长短不一。皮疹结痂后多不留瘢痕。

2. 重症水痘　多见于有恶性疾病或免疫功能低下患儿。持续高热和全身中毒症状重，皮疹多且易融合成大疱型或呈出血性，可继发感染或因伴血小板减少而发生暴发性紫癜。

3. 先天性水痘　母亲在妊娠早期感染水痘可导致胎儿多发性畸形；若母亲分娩前数天患水痘可导致新生儿水痘，病死率可达 25%～30%。

【并发症】

最常见为皮肤继发感染，如蜂窝织炎、脓疱疮、丹毒，甚至导致败血症等；水痘肺炎主要发生于免疫缺陷儿和新生儿中；神经系统并发症有水痘后脑炎、横贯性脊髓炎、面神经瘫痪、Reye 综合征等；少数可并发心肌炎、肝炎、肾炎、关节炎等。

【实验室检查】

1. 外周血白细胞计数　白细胞总数正常或稍低。

2. 疱疹刮片　刮取新鲜疱疹基底组织和疱疹液涂片，瑞氏染色见多核巨细胞；苏木素－伊红染色可查到细胞核内包涵体。疱疹液直接荧光抗体染色查病毒抗原简捷、有效。

3. 病毒分离　取水痘疱疹液、咽部分泌物或血液接种于人胚纤维母细胞进行病毒分离。

4. 血清学检查　检测血清病毒特异性 IgM 抗体，可帮助早期诊断；双份血清特异性 IgG 抗体滴度 4 倍以上增高也有助诊断。

【诊断与鉴别诊断】

典型水痘临床诊断并不困难，对非典型病例可选用实验室检查帮助确诊。需与丘疹性荨麻疹和能引起疱疹性皮肤损害的疾病进行鉴别。

【治疗】

1. 一般治疗　水痘是自限性疾病，无并发症时以一般治疗和对症处理为主。做好隔离，加强护理，防抓伤和减少继发感染等。保持空气流通，供给足够水分和易消化食物。皮肤瘙痒可局部使用炉甘石洗剂，必要时可给予少量镇静剂。

2. 抗病毒药物　首选阿昔洛韦，应尽早使用，一般应在皮疹出现的 48 小时内应用。口服每次 20mg/kg（＜800mg），每日 4 次；重症患者需静脉给药，每次 10～20mg/kg，每 8 小时 1 次。继发细菌感染时可给予抗生素治疗。皮质激素有导致病毒播散的可能，对正在使用皮质激素者需暂时停用。

3. 中医治疗　本病属中医学"水痘"范畴。主要病位在肺脾两经，病机关键为水痘时邪蕴郁肺脾，湿热蕴蒸，透于肌表。本病按卫气营血辨证，治疗以清热解毒化湿为基本法则。邪伤肺卫用银翘散加减，邪炽气营用清胃解毒汤加减，邪陷心肝用清瘟败毒饮加减，邪毒闭肺用麻杏石甘汤加减。

【预后与预防】

1. 预防　水痘减毒活疫苗能有效预防，其保护率可达 85%～95%，并可持续 10 年以上。患儿应隔离至皮疹全部结痂为止；对有接触史的易患儿，应检疫 3 周。对正在使用大剂量激素、免疫功能受损、恶性病患者，以及接触过患者的孕妇、患水痘母亲的新生儿，在接触水痘患者

72 小时内肌内注射水痘 – 带状疱疹免疫球蛋白 12.5 ～ 62.5U/kg，可起到预防作用。

2. 预后 儿童水痘预后一般良好，成人和 T 细胞免疫功能缺陷患者（如淋巴细胞性恶性疾患）、接受皮质类固醇治疗或化疗者预后严重，甚至致命。

四、传染性单核细胞增多症

传染性单核细胞增多症（infectious mononucleosis，IM）是由 EB 病毒（EBV）所致的急性感染性疾病。其临床特征为发热、咽喉炎、淋巴结和肝脾肿大，外周血淋巴细胞显著增多并出现异常淋巴细胞。主要见于儿童和青少年。由于其临床症状、体征的多样化和不典型病例增多，给临床诊断、治疗带来一定困难。

【病原学】

EBV 属疱疹病毒属，是一种嗜淋巴细胞的 DNA 病毒，具有潜伏及转化的特征。1964 年由 Epstein、Barr 等从非洲恶性淋巴瘤的细胞培养中首先发现。病毒呈球形，直径 150 ～ 180nm，衣壳表面附有脂蛋白包膜，核心为双股 DNA。

EBV 有五种抗原成分，各种抗原均能产生相应的抗体。①衣壳抗原（VCA）：可产生 IgM 和 IgG 抗体。病程早期出现 VCA-IgM 抗体，1 ～ 2 个月后消失，是新近感染的标志；VCA-IgG 抗体出现稍迟于 VCA-IgM，可持续多年或终生，不能区别新近感染与既往感染。②核心抗原（EBNA）：EBNA-IgG 于病后 3 ～ 4 周出现，持续终生，是既往感染的标志。③早期抗原（EA）：是 EBV 进入增殖性周期初期形成的一种抗原，其中 EA-D 成分是 EBV 活跃增值的标志。病后 3 ～ 4 周 EA-IgG 抗体升高达高峰，持续 3 ～ 6 个月。④淋巴细胞决定的膜抗原（LYDMA）：带有 LYDMA 的 B 细胞是细胞毒性 T 细胞（Tc）攻击的靶细胞，其抗体是补体结合抗体，出现和持续时间与 EBNA-IgG 相同，也是既往感染的标志。⑤膜抗原（MA）：是中和性抗原，产生相应中和抗体，出现和持续时间也与 EBNA-IgG 相同。

【流行病学】

本病多呈散发性，但不时会出现一定规模的流行。全年均可发病，以秋末至初春为多。患者及隐性感染者是传染源。病毒大量存在于唾液腺和唾液中，可持续或间断排毒达数周至数年之久。口 – 口传播是主要的传播途径，也可经飞沫及输血传播。本病主要见于儿童及青少年，6 岁以下幼儿患本病时大多表现为隐性感染或轻型发病，15 岁以上感染则多呈典型发病。病后可获持久免疫，再次发病极少见。

【发病机制】

EBV 感染主要累及咽部上皮细胞、B 淋巴细胞、T 淋巴细胞及 NK 细胞，因这些细胞均具有 EBV 的 CD21 受体。病毒进入口腔先在咽部的淋巴组织内增殖，导致细胞破坏，引起扁桃体炎和咽炎、局部淋巴结受累肿大；继而侵入血循环而致病毒血症，并进一步累及淋巴系统的各组织和脏器。B 细胞先受累，导致 B 细胞抗原性改变，继而引起 T 细胞的强烈反应而转化为细胞毒性 T 细胞，后者可直接杀伤被 EB 病毒感染的 B 细胞并侵犯组织器官。周围血中的异常淋巴细胞就是这种具有杀伤能力的 T 细胞。此外，本病发病机制除主要是 B、T 细胞间的交互作用外，还有免疫复合物的沉积及病毒对细胞的直接损害、炎症细胞因子刺激等因素。

【病理】

本病基本的病理特征是淋巴组织的良性增生。淋巴结肿大但非化脓性，淋巴细胞及单核 –

NOTE

吞噬细胞高度增生。肝、脾、心肌、肾、肾上腺、肺、中枢神经系统等均可受累，主要为异常的多形淋巴细胞浸润及局限性坏死。脾脏水肿，充满异型淋巴细胞，致脾脏质脆、易出血，甚至破裂。

【临床表现】

本病潜伏期 5～15 天，起病急缓不一。临床症状多样化，轻重不一，年龄越小，症状越不典型。多数患者有前驱症状，如乏力、头痛、食欲缺乏、恶心、稀便、畏寒等。本病病程多为 2～3 周，少数可迁延数月。偶有复发，复发时病程短，病情轻。本病典型的临床表现有：

1. 发热 高低不一，多在 38～40℃，热型不定。热程自数日至数周，甚至数月，大多 1～2 周。中毒症状多不严重。

2. 淋巴结肿大 在病程第 1 周就可出现全身淋巴结肿大，以颈部最为常见，腋下及腹股沟部次之。肿大淋巴结直径很少超过 3cm，质地中等，无明显压痛及粘连，不化脓、双侧不对称等为其特点。肠系膜淋巴结肿大可引起腹痛及压痛。肿大淋巴结消退需数周至数月。肘部滑车淋巴结肿大常提示本病可能。

3. 咽峡炎 可见咽部充血，扁桃体红肿，部分表面有白色分泌物或假膜形成，可伴有咽痛。咽部肿胀严重者，可出现呼吸困难及吞咽困难。齿龈也可肿胀或有溃疡。

4. 肝脾肿大 20%～62% 出现肝大，可伴肝功能异常，少数患者可出现黄疸。约半数患者有轻度脾肿大，偶可发生脾破裂。

5. 皮疹 部分患者出现多形性皮疹，为淡红色斑丘疹，亦可有麻疹样、猩红热样、荨麻疹样皮疹，多见于躯干，1 周内隐退，无脱屑。

婴幼儿感染常无典型临床表现，但血清 EBV 抗体可阳性。

【并发症】

急性期可并发心肌炎、心包炎、EB 病毒相关性噬血细胞综合征。少数可并发间质性肺炎、胃肠道出血、肾炎、自身免疫性溶血性贫血、粒细胞缺乏症及血小板减少症等。重症患者可并发中枢神经系统疾病，表现为无菌性脑膜炎、脑炎及周围神经根炎等。脾破裂极少见，但较严重。

【实验室检查】

1. 血常规 外周血象改变是本病的重要特征。病初白细胞总数可正常或偏低，以后逐渐升高达 $10×10^9/L$ 以上，高者可达 $(30～50)×10^9/L$。白细胞分类早期以中性粒细胞为主，以后淋巴细胞增高可达 60% 以上，并出现异型淋巴细胞。异型淋巴细胞超过 10% 或其绝对值超过 $1×10^9/L$ 具有诊断意义。部分患儿可有血红蛋白降低和血小板减少。

2. 血清嗜异性凝集试验 阳性率达 80%～90%，其原理是患者血清中含有 IgM 嗜异性抗体，可与绵羊或马红细胞凝集。凝集效价在 1:64 以上，经豚鼠肾吸收后仍呈阳性者具有诊断价值。抗体在体内持续时间平均为 2～5 个月。5 岁以下患者嗜异性凝集试验大多呈阴性。

3. EBV 特异性抗体测定 间接免疫荧光法和酶联免疫法检测血清中 VCA-IgM 和 EA-IgG。VCA-IgM 阳性表示新近 EBV 感染；EA-IgG 一过性升高表示近期感染或 EBV 复制活跃，均具有诊断价值。

4. EBV-DNA 检测 采用聚合酶链反应（RT-PCR）方法能快速、敏感、特异地检测患儿血清中高浓度 ENV-DNA。

5. 其他　部分患儿有肝功能异常、心肌酶增高、T 细胞亚群 CD4/CD8 比例降低或倒置。

【诊断与鉴别诊断】

1. 诊断　根据流行情况、典型临床表现、外周血异型淋巴细胞＞ 10%、嗜异性凝集试验阳性、EBV 特异性抗体测定（VCA-IgM、EA-IgG）和 EBV-DNA 检测阳性可做出临床诊断。特别是 VCA-IgM 阳性或急性期及恢复期双份血清 VCA-IgG 抗体效价呈 4 倍以上增高，是诊断 EBV 急性感染最特异和最有价值的血清学试验，阳性可以确诊。

2. 鉴别诊断

（1）川崎病　也主要表现为发热、皮疹、淋巴结肿大、咽部充血，但其尚有眼结膜充血、口唇潮红皲裂、草莓舌、手足硬肿及肢端膜状脱皮、冠状动脉扩张，外周血象示白细胞增高，但以中性粒细胞增高为主，血小板会逐渐增高，超敏 C- 反应蛋白增高明显、血沉增高等特点。

（2）巨细胞病毒感染　临床表现酷似本病，但该病肝、脾肿大是由于病毒对靶器官的作用所致，传染性单核细胞增多症则与淋巴细胞增殖有关。巨细胞病毒感染咽痛和颈淋巴结肿大较少见，血清中无嗜异性凝集素及 EB 病毒抗体，确诊有赖于病毒分离及特异性抗体测定。

（3）急性淋巴细胞性白血病　本病主要表现为发热、贫血、出血及肿瘤细胞浸润症状，如肝脾淋巴结肿大、骨痛等。骨髓细胞学检查可确诊。

【治疗】

1. 一般诊疗　本病无特异性治疗，以对症治疗为主。抗生素对本病无效，但并发细菌感染时需使用抗生素治疗。脾肿大患儿 2 ～ 3 周应注意避免与腹部接触的运动，防止腹部创伤引起脾破裂。

2. 抗病毒药物　可使用阿昔洛韦、更昔洛韦或伐昔洛韦，但其确切疗效尚有争议。

3. 静脉用丙种球蛋白　可使临床症状改善，病程缩短。早期给药效果更好。

4. 肾上腺皮质激素　可用于重症患者，如咽部、喉头有严重水肿；出现神经系统并发症、血小板减少性紫癜等。可改善症状，消除炎症，但一般病例不宜采用。

5. 其他　α - 干扰素也有一定治疗作用。有肝功能损害者予护肝治疗；发生脾破裂时需立即输血，并行手术治疗。

【预防与预后】

1. 预防　目前尚无有效预防措施，急性期患者应进行呼吸道隔离。因鼻咽癌、恶性淋巴瘤、噬血细胞综合征等一些恶性疾病，也与 EBV 感染有关。因此，近年来国内外正在研制 EBV 疫苗。

2. 预后　本病为自限性疾病，预后大多良好，病程一般为 2 ～ 4 周，但可有复发。部分患者低热、淋巴结肿大、乏力、病后软弱可持续数周或数月。本病病死率为 1% ～ 2%，死因多为脾破裂、脑膜炎、心肌炎等严重并发症所致。

五、手足口病

手足口病（hand-foot-mouth disease，HFMD）是感染人肠道病毒引起的急性发疹性传染病，临床以手、足、臀及口腔等部位皮疹、疱疹，或伴发热为临床特征。少数患儿可出现中枢神经系统、呼吸系统、循环系统受累，引发无菌性脑膜炎、脑干脑炎、急性弛缓性麻痹、心肌炎等，个别患儿病情进展快，可导致死亡。

NOTE

本病在中医古籍中无专门记载，根据临床表现归属中医学"时疫""温病"范畴。

【病原学】

引起手足口病的病原体为肠道病毒属的柯萨奇病毒 A 组（Coxsackie virus A，CoxA）2、4、5、7、9、10、16 型，B 组（Coxsackie virus B，CoxB）1、2、3、4、5 型；肠道病毒 71 型（Human Enterovirus 71，EV71）；埃可病毒（Echovirus，ECHO）等，其中以柯萨奇病毒 A 组 16 型和 EV71 型较常见。

【流行病学】

本病一年四季均可发生，但以夏秋季节多见，任何年龄均可发病，尤多见于 5 岁以下小儿，重症易发生在 3 岁以下婴幼儿。青少年或成人感染病毒后多不发病，成为隐性感染者。患者和隐性感染者均为传染源，传播途径主要是呼吸道、消化道和密切接触。

【发病机制】

肠道病毒进入人体消化道和呼吸道，在局部上皮细胞、淋巴组织增殖，释放入血形成第一次病毒血症，然后病毒在全身淋巴结、肝脾内增殖，复制出第二代病毒，形成第二次病毒血症，病毒随血流扩散至有病毒受体靶器官，引起临床症状。

EV71 病毒感染易引起重症病例。EV71 是一种嗜神经病毒，脑干最易被感染。EV71 直接侵犯神经系统引起自主神经功能障碍，交感神经过度兴奋，儿茶酚胺类物质大量释放，体循环阻力血管收缩，体循环血液大量涌向肺循环，肺循环容量负荷增加，导致肺毛细血管有效滤过压急剧增高，大量体液潴留在肺组织间隙，最终导致肺水肿、肺出血。也有研究认为肺水肿是由于炎症因子导致肺血管通透性增高和全身炎症反应引起。

【病理】

胃肠道和肠系膜淋巴结可见淋巴细胞变性坏死；脑干和脊髓上段为炎症反应、神经细胞凋亡坏死、单核细胞及小胶质细胞结节状增生、血管套形成、脑水肿、小脑扁桃体疝；肺部表现为肺水肿、肺淤血、肺出血伴少量炎细胞浸润；还可以出现心肌细胞断裂和水肿，坏死性肠炎，肾脏、肾上腺、脾脏、肝脏严重变性坏死。

【临床表现】

本病潜伏期为 2～10 天，病程一般为 7～10 天。

1.普通型　一般无明显前驱症状，部分患儿有轻度上呼吸道感染症状，伴有咳嗽、流涕、食欲减退、恶心呕吐等症状，半数患者有 38℃左右低热。患儿手、足、口腔、臀部部位出现斑丘疹或疱疹，极少部分病例疱疹可蔓延至躯干四肢，典型疱疹呈圆形或椭圆形扁平突起，周围可有红晕，疱内含浑浊液体，量较少，一般无疼痛及痒感，7 天左右消退，不留瘢痕。轻症多能自愈，无后遗症。部分病例仅表现为皮疹或疱疹性咽峡炎。

2.重型　少数病例，尤其是 3 岁以内婴幼儿，病情进展迅速，在发病 1～5 天出现多系统表现，极少数病例病情危重，导致死亡，存活者可遗留有神经系统后遗症。

（1）神经系统　在发病 1～5 天出现无菌性脑膜炎、脑炎（以脑干脑炎最为凶险）、急性弛缓性麻痹、吉兰-巴雷综合征等。临床表现为精神差、嗜睡、易惊、惊厥、头痛、呕吐、谵妄甚至昏迷；肢体抖动、肌阵挛、眼球震颤、共济失调、眼球运动障碍；无力或急性弛缓性麻痹。脑膜刺激征阳性，腱反射减弱或消失，巴氏征阳性。

（2）呼吸系统　表现为神经源性肺水肿，出现急性呼吸困难和进行性低氧血症为特征。早期仅表现为心率增快、血压升高、呼吸急促等非特异性临床表现，胸部 X 线检查也无异常发现，或仅有双肺纹理增粗模糊，使得早期诊断比较困难；待出现皮肤苍白湿冷或濒死感、双肺湿啰音、粉红色泡沫痰、严重低氧血症或胸部 X 线检查双肺大片浸润影时，虽易明确诊断，但已晚期，救治成功率很低，病死率高达 80%。

（3）循环系统　肠道病毒易引起心脏受累，表现为面色苍白、呼吸困难、食欲缺乏、拒食等，年长儿自述心前区不适、心慌、憋气、头晕等。可有心率增快，第一心音低钝，奔马律、心律失常。重者表现为爆发性心肌炎而出现严重心力衰竭、心源性休克，短时间内死亡。

【辅助检查】

1. 血常规　白细胞计数正常或降低，淋巴细胞和单核细胞比值相对增高，病情危重者，白细胞计数可明显升高。

2. 病原学检查　①病毒核酸检测或病毒分离。咽拭、疱疹液、脑脊液、粪便或脑、肺、脾、淋巴结等组织中肠道病毒特异性核酸阳性，或分离到肠道病毒。②血清学检查。急性期与恢复期血清病毒抗体有 4 倍或 4 倍以上升高。

3. 其他　部分重症患者需行进一步相关检测。神经系统受累，可进行脑脊液检查和颅脑影像学检查；呼吸系统受累，可进行血气分析和胸部影像学检查；循环系统受累，可进行心肌酶谱、心电图等相关检查。

【诊断与鉴别诊断】

1. 诊断

（1）临床诊断　在流行季节，常见于学龄前儿童，婴幼儿多见；发热伴手、足、口、臀部斑丘疹或疱疹，部分病例可无发热。极少数重症病例皮疹不典型，临床诊断困难，需结合病原学或血清学检查诊断。

（2）确诊病例　临床诊断病例具有下列之一者即可确诊。肠道病毒（CoxA16、EV71）特异性核酸检测阳性；分离出肠道病毒，并鉴定为 CoxA16、EV71 或是其他可引起手足口病的肠道病毒；急性期与恢复期血清 CoxA16、EV71 或其他可引起手足口病的肠道病毒中和抗体有 4 倍以上的升高。

2. 鉴别诊断

（1）水痘　均可出现疱疹，水痘多发生在冬春季节，皮肤黏膜分批出现斑丘疹、疱疹、结痂，疱疹呈椭圆形，呈向心性分布，以躯干、头面多见，四肢少，疱壁薄，易破溃结痂，在同一时期、同一部位斑丘疹、疱疹、结痂并见为其典型特点。

（2）疱疹性咽峡炎　由柯萨奇病毒 A 组感染引起，起病急，表现为高热、咽痛、流涕、头痛，体检可见软腭、悬雍垂、舌腭弓、扁桃体、咽后壁等口腔后部出现灰白色小疱疹，周围红赤，1～2 天疱疹破溃形成溃疡，疼痛明显，伴流涎、拒食、呕吐等，皮疹很少累及颊黏膜、舌、龈，以及口腔以外皮肤。

（3）其他　由其他病原引起的肺炎、脑炎、心肌炎，根据流行病学史，尽快取标本进行肠道病毒特别是 EV71 病毒学检查。

【治疗】

1. 普通病例治疗　①加强隔离。避免交叉感染，适当休息，清淡饮食，做好口腔、皮肤护理。②对症治疗。高热者给予物理降温，必要时给予退热药，皮肤瘙痒重者，给予炉甘石洗剂

NOTE

外涂；疱疹破溃时，用 2% 碳酸氢钠溶液漱口。

2. 重症病例治疗　重症患儿加强支持疗法，适当补液，合并心肌炎，按心肌炎治疗，合并脑炎，参照脑炎进行治疗。

（1）神经系统受累治疗　①控制颅内高压：限制入量，给予甘露醇脱水，每次 0.5 ～ 1.0g/kg，每 4 ～ 8 小时一次，20 ～ 30 分钟快速静脉滴注。根据病情调整给药间隔时间及剂量，必要时加用呋塞米。②糖皮质激素治疗：甲基泼尼松龙 1 ～ 2mg/（kg·d），或氢化可的松 3 ～ 5mg/（kg·d），或地塞米松 0.2 ～ 0.5mg/（kg·d），病情稳定尽早减量或停用。③静脉注射用丙种球蛋白：酌情使用，总量 2g/kg，分 2 ～ 5 天给予。④其他对症治疗：降温、镇静、止惊。

（2）呼吸、循环衰竭治疗　监测呼吸、心率、血压和血氧饱和度。保持呼吸道通畅、吸氧。在维持血压稳定的情况下，限制液体入量。呼吸功能障碍时，及时气管插管，使用正压机械通气，根据血气、X 线结果调整呼吸机参数。根据血压、循环变化使用米力农、多巴胺、多巴酚丁胺等药物；酌情应用利尿药物治疗。

3. 中医治疗　本病属中医学"时疫""湿温"范畴。小儿肺脾肾三脏不足，卫外不固，外感时行疫毒，内犯于肺，下侵于脾，肺脾受损，水湿内停，与时行疫毒相搏，蕴蒸于外，发为疱疹。临证分为邪犯肺脾、湿热蒸盛、心脾积热、正虚邪恋证，中医治疗以清热解毒祛湿为治疗原则，可明显减轻症状，缩短病程，减少并发。邪犯肺脾证以甘露消毒丹加减，心脾积热证以清热泻脾散合导赤散加减，湿热蒸盛证以清瘟败毒饮加减，正虚邪恋证以生脉散加减。重症病例应中西医结合积极抢救。

【预防与预后】

1. 预防　高危人群可进行 EV71 疫苗接种。流行期间，避免去人群密集场所，减少感染机会，托幼机构做好晨间体检，及时发现患者，做好用具消毒处理，预防疾病蔓延。医院设立专门诊室，防止交叉感染，做好疫情报告。加强监测、提高监测敏感性，是控制本病流行的关键。

2. 预后　大多数预后良好。少部分发病后迅速累积神经系统，表现为脑干脑炎、脑脊髓炎、脑脊髓膜炎。致死原因大多为循环衰竭或神经源性肺水肿。

第二节　细菌感染

一、猩红热

猩红热（scarlet fever）是感染 A 组 β 型溶血性链球菌所致的急性发疹性呼吸道传染病，临床以发热、咽峡炎、全身弥漫性红色皮疹及疹退后皮肤片状脱屑为特征。一般预后良好，少数患儿于病后 2 ～ 3 周可发生风湿热或急性肾小球肾炎等并发症。

【病原学】

病原为 A 组 β 型溶血性链球菌，该细菌对热及干燥抵抗力不强，经 55℃处理 30 分钟及一般消毒剂均能将其灭活，但在痰液和脓液中可生存数周。

【流行病学】

本病全年均可发病，冬春季为发病高峰。多见于 5～15 岁儿童，患者和不典型带菌者为主要传染源，主要通过飞沫传播，也可经皮肤伤口（外科猩红热）或产道（产科猩红热）侵入。患儿或带菌者起病 1 周内均具有传染性，部分排毒时间更长。

【发病机制及病理】

细菌从呼吸道侵入咽、扁桃体，引起局部炎症，并可向邻近组织器官扩散，也可通过血源播散。炎症病灶处溶血性链球菌产生红疹毒素，经吸收后导致发热，使机体表皮毛细血管扩张，真皮层广泛充血，在毛囊口周围淋巴细胞及单核细胞浸润，形成皮肤潮红，猩红热样皮疹。恢复期表皮细胞过度角化，逐渐脱落形成脱皮。舌乳头红肿突起，形成杨梅舌。部分患者于 2～3 周出现变态反应，肾、心和关节滑膜等处的胶原纤维可发生变性和坏死、小管内皮细胞肿胀与单核细胞浸润，主要表现为风湿热、风湿性心瓣膜病和急性肾小球肾炎。

【临床表现】

本病潜伏期一般 1～7 天，外科型 1～2 天。

1. 普通型

（1）前驱期　从发病到出疹为前驱期，一般不超过 24 小时，起病急，发热 38～39℃，重者 40℃，伴有咽痛、头痛，全身不适。咽部与扁桃体充血水肿，可见点状或点片状脓性分泌物，软腭处有细小红斑或出血点。病初舌面可见白苔，舌尖及边缘红肿，突出的舌乳头也呈白色，称白杨梅舌，颈部及颌下淋巴结肿大，有触痛。

（2）出疹期　多于发病后 1～2 天出疹，其顺序为耳后、颈部、腋下和腹股沟处，然后迅速波及躯干及上肢，24 小时内遍及全身。皮疹特点为全身皮肤弥漫性充血发红，其间广泛存在密集而均匀的红色细小丘疹，呈鸡皮样，触之砂纸感，压之退色，有痒感，疹间无正常皮肤，以手按压则红色可暂时消退数秒，出现苍白手印，此种现象称为贫血性皮肤划痕。面部潮红无皮疹，口唇周围发白，形成口周苍白圈。皮肤褶皱处如腋窝、肘窝及腹股沟等处，皮疹密集，其间有出血点，形成明显的横纹线，称为帕氏（Pastia）线。白舌苔 2～3 天后脱落，舌面鲜红，舌乳头红肿突起，称红杨梅舌。

（3）恢复期　皮疹于 3～5 天后颜色转暗，逐渐隐退，一般情况好转，体温正常，沿出疹顺序消退。疹退后按出疹顺序开始脱皮，面部躯干糠屑样脱皮，手足可呈大片状脱皮，脱皮的程度和时间视皮疹轻重而异，无色素沉着，此时全身症状及局部炎症也很快消退。此期 1 周左右。

除上述典型表现外，随细菌毒力强弱、机体抵抗力及侵入部位不同，临床表现有所不同。

2. 脓毒型　咽峡炎中的化脓性炎症，细菌扩散到附近组织，形成化脓性中耳炎、鼻窦炎、乳突炎及颈部淋巴结炎，甚至颈部软组织炎，还可引起脓毒血症，目前已罕见。

3. 中毒型　骤起高热，感染中毒症状严重。皮疹可呈片状红斑，伴有出血。咽、扁桃体炎症状严重，可并发咽后壁脓肿、咽部蜂窝织炎。可出现心肌炎、感染性休克、脓毒血症和脑膜炎等，病死率高，现已罕见。

4. 外科型（包括产科型）　皮疹从伤口开始，再波及全身。伤口处有局部炎症表现，无咽炎及杨梅舌。

NOTE

【辅助检查】

1. 血常规　白细胞总数（10～20）×10⁹/L 或更高，中性粒细胞可达 80%，严重者可出现中毒颗粒。

2. 细菌培养　从咽拭子或其他分泌物中取标本，分离出 A 组 β 型溶血性链球菌。

3. 快速抗原检测　免疫荧光法或乳胶凝集法采集咽拭子或伤口分泌物检测 A 组 β 型溶血性链球菌，用于快速诊断。

4. 血清学检查　80% 患儿感染后 2～3 周血清中的抗链球菌溶血素 "O" 滴度升高，可持续至病后数月至 1 年左右。

【诊断与鉴别诊断】

1. 诊断　依据流行病史、发热、咽炎、杨梅舌、帕氏线及典型皮疹，结合血常规即可诊断；诊断困难者多为轻型或极重的病例，病原学检查阳性有助于确诊。

2. 鉴别诊断

（1）麻疹　麻疹发热 3 天左右出皮疹，早期有卡他症状，可见麻疹黏膜斑，疹间可见正常皮肤；猩红热发热 24 小时即可见皮疹，伴有咽峡炎、扁桃体红肿化脓，全身皮肤潮红，疹间无正常皮肤，并伴有典型体征。

（2）药物疹　某些药物有时可致皮肤弥漫性潮红，或可表现为斑丘疹，多有瘙痒，但缺乏全身症状、无咽峡炎，一般可询问到用药史。

（3）皮肤黏膜淋巴结综合征　婴幼儿多见，发热持续 1～3 周，可见杨梅舌、猩红热样皮疹，伴有结膜充血、口唇皲裂，可见手足硬肿，后出现膜状脱皮，可引起冠状动脉病变，病原学检查阴性，抗生素治疗无效。

【治疗】

1. 一般治疗　呼吸道隔离，卧床休息，供给充足水分和营养，发热、咽痛期予清淡流质或半流质饮食，保证口腔清洁，防止继发感染。高热者，可用物理降温或是退热药物。

2. 抗菌治疗　首选青霉素，迅速消灭病原菌，预防和治疗并发症，剂量为肌注 5 万 U/（kg·d），分两次使用，严重者静脉滴注，10 万～20 万 U/（kg·d）；对青霉素耐药者，可用头孢菌素类抗生素治疗。对青霉素过敏者，可用红霉素，剂量 30～40mg/（kg·d），分 4 次口服，或 20～30mg/（kg·d），分 3 次静脉滴注，疗程 7～10 天；或阿奇霉素口服 10mg/（kg·d），疗程 3～5 天。

【预防】

1. 早期隔离患者　明确诊断后需将患儿隔离治疗，早期使用抗生素，隔离期为 1 周。

2. 接触者处理　幼儿园、学校发现猩红热患者，应密切观察接触者。对可疑猩红热、咽峡炎、扁桃体炎者，应予隔离治疗。

二、细菌性痢疾

细菌性痢疾（bacillary dysentery，shigellosis）是由志贺菌属引起的肠道传染病，以发热、腹痛、腹泻、黏液脓血便、里急后重为临床特征，重者可出现感染性休克和（或）中毒性脑病，可导致死亡。

【病原学】

本病的病原体是痢疾杆菌，属于肠杆菌科的志贺菌属。志贺菌属分为 A、B、C、D 四群，A 群为痢疾志贺菌，B 群为福氏志贺菌，C 群为鲍氏志贺菌，D 群为宋氏志贺菌，我国引起流行的多数为福氏志贺菌，其次为宋氏志贺菌。

【流行病学】

本病多见于 2～7 岁小儿，主要通过消化道传播，夏、秋季节可出现流行。

【发病机制】

痢疾杆菌侵入消化道后，在肠黏膜上皮细胞和固有层中繁殖，引起肠黏膜的炎症反应和固有层小血管循环障碍，使肠黏膜出现炎症、坏死和溃疡。细菌裂解，产生大量内毒素和少量外毒素，内毒素从肠壁吸收入血，引起发热、毒血症及微循环障碍；作用于肾上腺髓质及兴奋交感神经系统释放肾上腺素及去甲肾上腺素等，使小动脉和小静脉发生痉挛性收缩；损伤血管壁可引起 DIC 及血栓形成，加重微循环障碍，而引起感染性休克及重要脏器功能衰竭。

【病理】

本病的肠道病变主要在结肠，以乙状结肠和直肠病变最显著，严重者可累及整个结肠及回肠下段。肠黏膜的基本病变，急性期是弥漫性纤维蛋白渗出性炎症，肠黏膜表面有大量黏液脓血性渗出物覆盖，此与坏死的肠黏膜上皮细胞融合形成灰白色伪膜，脱落后可见黏膜溃疡。主要病理改变为脏器的微血管痉挛及通透性增加；大脑及脑干水肿，神经细胞变性及点状出血，肾小管上皮细胞变性充血、皮质出血和萎缩。

【临床表现】

本病潜伏期在 7 日内。

1. 普通型　发热，多为高热，同时或数小时后腹痛、腹泻。腹泻初为水样便，继而为黏冻脓血便，半数以上患者次多量少；里急后重，重症者大便失禁及脱肛。

2. 轻型　起病稍缓，全身中毒症状不明显，不发热或低热，腹泻为稀便或黏液便，无典型黏冻脓血便。婴幼儿多见。

3. 中毒型（bacillary dysentery, toxic type）　多见于 2～8 岁小儿。突起高热，迅速出现反复惊厥、意识障碍或循环衰竭，而病初肠道症状不明显，常于病后 6～12 小时才有黏冻脓血便。部分患者由典型细菌发展而来，又可分为 4 型。

（1）**休克型**　精神萎靡，面色苍灰，四肢冰凉，脉搏细速，呼吸心率加快，血压偏低，脉压减少。重者谵妄或昏迷，皮肤花纹、湿冷，脉搏细弱，血压下降，心音低钝，少尿等。后期多出现多脏器功能衰竭。

（2）**脑型**　反复惊厥，意识障碍，意识障碍包括烦躁、谵妄、昏睡、昏迷。颅内压增高，甚至脑疝形成。

（3）**肺型**　主要表现为呼吸窘迫综合征，常由休克型或脑型发展而来，病情危重，病死率高。

（4）**混合型**　上述两型或三型征象同时存在或先后出现，病情更重，病死率更高。

【辅助检查】

1. 血常规　急性痢疾白细胞增高，且以中性粒细胞为主。慢性者有贫血，中毒型伴 DIC 时，血小板减少。

NOTE

2. 粪便分析　取黏液脓血便送检，可见白细胞或脓细胞（≥ 15 个 / 高倍视野）、红细胞，偶见吞噬细胞。尚无腹泻的早期病例，应用生理盐水灌肠后做大便检查。粪便一次检测正常，不能排除该疾病诊断，需要复查。

3. 粪便培养　粪便培养分离出志贺菌属痢疾杆菌，是目前最可靠的确诊和鉴别诊断的依据。最好在使用抗生素之前取样。

4. 血清学检测　可早期快速诊断，但易出现假阳性。

5. 特异性核酸检测　采用核酸杂交或是聚合酶链反应可直接检查大便中的痢疾杆菌核酸，其灵敏度较高，特异性较强。

6. 结肠镜检及黏膜活检　对慢性患者需与其他结肠炎鉴别时，可考虑使用。

【诊断与鉴别诊断】

1. 诊断　根据流行病学史、症状体征及实验室检查进行综合诊断，确诊依赖于病原学检查。

2. 鉴别诊断　需要与急性阿米巴痢疾、细菌性胃肠型食物中毒及其他病原菌如轮状病毒、诺如病毒等引起的急性肠道感染相鉴别；中毒型菌痢需与其他感染性休克如脓毒血症、流行性脑脊髓膜炎、坏死性出血性小肠炎鉴别。

【治疗】

1. 一般治疗　隔离、清淡饮食、对症处理、营养支持治疗。

2. 抗菌药物治疗

（1）头孢克肟　可口服 3 ~ 6mg/（kg·d），分两次，重症不能口服患者可用第三代头孢菌素，如头孢噻肟、头孢曲松钠、头孢哌酮等，剂量 100mg/（kg·d），分两次静脉滴注。

（2）小檗碱　10 ~ 20mg/（kg·d），分 3 次口服，疗程 7 天。

（3）复方新诺明（SMZ–CO）　50mg/（kg·d），分两次口服，疗程 7 天。

喹诺酮类药物对痢疾杆菌敏感，但因为其在动物实验中发现关节软骨损害，在儿童中应用比较谨慎，应严格掌握适应证，剂量不超过 10 ~ 15mg/kg，疗程不超过 7 天。

3. 中毒型菌痢疾

（1）病原治疗　药物选择基本与急性菌痢相同，但应采用静脉给药。

（2）抗休克治疗　扩容、纠酸、血管活性药物，及早应用糖皮质激素，地塞米松每次 0.2 ~ 0.5mg/kg，每天 1 ~ 2 次，疗程 3 ~ 5 天。

（3）颅内高压、脑水肿、脑疝　首选 20% 甘露醇降低颅内压，剂量为每次 0.5 ~ 1g/kg 静脉滴注，每天 3 ~ 4 次，疗程 3 ~ 5 天，必要时与利尿剂交替使用。保持呼吸道通畅，如出现呼吸衰竭，及早给予机械通气。

（4）对症处理　密切观察生命体征并对症处理。

【预防】

1. 控制传染源：患者或带菌者必须隔离至病程结束停药 5 天后，再做大便培养转阴为止。

2. 切断传播途径：保证水、饮食、环境卫生，消灭苍蝇，注意个人卫生。

3. 保护易感人群。

NOTE

第三节　结核病

结核病（tuberculosis，TB）是由结核分枝杆菌引发的慢性传染性疾病，可累及全身各个脏器，以肺部最常见。结核病是发病率极高的一种传染病，已经成为世界公共卫生问题之一。

小儿肺结核的主要类型为原发型肺结核，为结核杆菌初次侵入肺部后发生的原发感染，是原发性结核病中最常见者。结核性脑膜炎是小儿结核病中最严重的类型。

【病原学】

结核杆菌为需氧菌，具有抗酸性，呈缓慢分枝生长，一般需培养 4～6 周才出现菌落。对外界抵抗力强，耐干燥，对热、紫外线、乙醇敏感，煮沸 1 分钟、75% 乙醇 2 分钟均可灭活。结核分枝杆菌分为人型、牛型、鸟型和鼠型，人型是人类易感的主要病原体，牛型少见，鼠型不致病。

【流行病学】

1.传染源　开放性肺结核患者是主要的传染源，传染性的大小取决于痰内菌量的多少，正规化疗可以减少痰菌排量，降低其传染性。

2.传播途径　空气传播为主要传染途径。儿童吸入带结核杆菌的飞沫或尘埃即可引发肺部感染。少数经消化道感染，产生咽部或肠道原发病灶；皮肤伤口感染或母婴传播少见。

3.易感人群　儿童、老年人普遍易感，以新生儿发病率最高。儿童发病与否取决于自身抵抗力的强弱、结核杆菌的毒力及数量、家族遗传因素。营养不良、过度劳累、免疫抑制状态的患儿尤其好发结核病。

【发病机制】

小儿初次接触结核分枝杆菌后是否发展为结核病，主要取决于机体的免疫力、细菌的毒力和数量。机体感染结核杆菌后，经吞噬细胞吞噬和杀灭，同时激活了两种不同形式的免疫反应，即细胞介导的免疫反应和迟发型变态反应，共同决定着结核病的发病、演变和转归。

1.细胞介导的免疫反应　吞噬细胞吞噬和消化结核杆菌后，产生特异性抗原，致敏辅助 T 淋巴细胞（CD4$^+$ 细胞），当致敏的 CD4$^+$T 细胞再次受到抗原的刺激而激活，诱导机体分泌多种细胞因子，如 IL-12、IFN-γ 等。IFN-γ 增强细胞毒性 T 淋巴细胞（CTL、CD8$^+$ 细胞）和自然杀伤（NK）细胞的活性，最终消灭结核分枝杆菌。但 CD8$^+$T 细胞亦可破坏正常宿主细胞和组织。当细胞免疫反应不足以杀灭结核杆菌时，结核杆菌可经淋巴管扩散到淋巴结。

2.迟发型变态反应　由 T 细胞介导，是机体再次感染结核杆菌后对细菌及其产物产生的一种超常免疫反应，引起细胞坏死及干酪样改变，甚至形成空洞。

感染结核分枝杆菌后机体可获得免疫力。5% 的人感染后即发病，称为原发型肺结核，5% 在免疫力低下时发病，称为继发型肺结核，90% 终生不发病。

【诊断】

结合流行病学、临床表现、实验室、影像学检查报告综合分析，力求早诊断、早治疗。一旦诊断结核病，需明确病变范围和排菌情况，并确定其是否活动，以及初治和复治情况。

NOTE

1.病史

（1）中毒症状　反复迁延不愈的咳嗽、咳痰，痰中带血，常规抗菌治疗3周以上无效；长期低热、盗汗、乏力、消瘦；肩胛区湿啰音及哮鸣音等。

（2）结核病接触史　肯定的开放性结核病接触史对诊断有重要意义，年龄越小，意义越大。

（3）接种史　应详细了解患儿的卡介苗接种史，检查患儿左上臂有无卡介苗接种后的瘢痕。

（4）有无急性传染病史　了解有无麻疹、百日咳等降低机体免疫功能的病史。

（5）有无结核过敏表现　如结节性红斑、关节疼痛、疱疹性结膜炎等。

2.结核菌素试验　结核菌素试验阳性提示现在或过去感染结核杆菌，主要检测机体的免疫应答，而不是活动性结核病的存在。以下结果可判断为阳性：硬结平均直径5～9mm为阳性（+），10～19mm为中度阳性（++），≥20mm为强阳性（+++）；局部除硬结外，还有水肿、破溃、淋巴管炎及双圈反应等为极强阳性（++++）。

硬结平均直径不足5mm为阴性，但阴性不能除外结核杆菌感染或者排除结核病诊断。结核迟发型变态反应前期、机体免疫功能低下、重度营养不良、长期使用糖皮质激素、原发或继发性免疫缺陷病、技术误差或结核菌素失效等，均可造成结果阴性。

结核菌素试验常与其他诊断方法结合，用于具有活动性结核病症状和体征儿童的辅助诊断。

3.实验室检查

（1）外周血　白细胞计数一般正常，血红蛋白可降低。血沉增快，对结核杆菌处于活动期具有提示意义。

（2）涂片镜检和病原菌培养　从痰液、胃液、脑脊液、浆膜腔液及病变组织中取得任何的合格标本，均应进行镜检和细菌培养。病原菌培养是诊断结核病的金标准，一般为4～6周。

（3）免疫学诊断及分子生物学诊断　血清、浆膜腔液、脑脊液抗结核分枝杆菌抗体检测临床使用较多，但敏感度和特异性不高。核酸杂交、PCR及DNA印迹杂交可检测结核杆菌DNA。

4.影像学检查

（1）X线　在儿童结核病诊断中具有重要价值。大多数情况下，肺结核患儿最常见的影像学特征为肺部持续性阴影及肿大的肺门或隆突下淋巴结。HIV阴性儿童中出现肺部粟粒性阴影高度提示结核病存在。青少年患者影像学改变最常表现为大量胸腔积液和肺尖段的空洞形成。

（2）胸部CT　可以发现较小的病灶和隐蔽区病灶。

【治疗】

1.一般治疗　注意营养，选用富含蛋白质和维生素的食物。有明显结核中毒症状及高度衰弱者应卧床休息。居住环境应阳光充足，空气流通，避免传染麻疹、百日咳等疾病。

2.抗结核药物　治疗原则为：①早期治疗。②适宜剂量。③联合用药。④规律用药。⑤坚持全程。⑥分段治疗。

目前常用的抗结核药物可分为两类：

（1）杀菌药物　①全杀菌药。如异烟肼（isoniazid，INH）和利福平（rifampin，RFP）。②半杀菌药。如链霉素（streptomycin，SM）和吡嗪酰胺（pyrazinamide，PZA）。

（2）抑菌药物　常用者有乙胺丁醇（ethambutol，EMB）及乙硫异烟胺（ethionamide，ETH）。

针对耐药菌株的几种新型抗结核药物：①老药的复合剂型：如利福平和异烟肼合剂（内含

RFP 300mg 和 INH 150mg）；利福平＋吡嗪酰胺＋异烟肼合剂（内含 RFP、PZA、INH）等。②
老药的衍生物：如利福喷丁。③新的化学制剂：如帕司烟肼（Dipasic）抗结核药的使用，见表
7-2。

表 7-2 小儿抗结核药物剂量及副作用

药物	剂量 /（kg·d）	给药途径	主要副作用
异烟肼（INH 或 H）	10mg（≤ 300mg/d）	口服（可肌内注射、静脉滴注）	肝毒性、末梢神经炎、过敏、皮疹和发热
利福平（RFP 或 R）	10mg（≤ 450mg/d）	口服	肝毒性、恶心、呕吐和流感样症状
链霉素（SM 或 S）	20～30mg（≤ 0.75g/d）	肌内注射	第Ⅷ对脑神经损害、肾毒性、过敏、皮疹和发热
吡嗪酰胺（PZA 或 Z）	20～30mg（≤ 0.75g/d）	口服	肝毒性、高尿酸血症、关节痛、过敏和发热
乙胺丁醇（EMB 或 E）	15～25mg	口服	皮疹和视神经炎
乙硫异烟胺（ETH）、丙硫异烟胺	10～15mg	口服	胃肠道反应、肝毒性、末梢神经炎、过敏、皮疹、发热
卡那霉素	15～20mg	口服	肌内注射肾毒性、第Ⅷ对脑神经损害
对氨柳酸	150～200mg	口服	胃肠道反应、肝毒性、过敏、皮疹和发热

3. 抗结核治疗方案

（1）标准疗法 一般用于无明显自觉症状的原发型肺结核。每日服用 INH、RFP 和（或）
EMB，疗程 9～12 个月。

（2）两阶段疗法 用于活动性原发型肺结核、急性粟粒性结核病及结核性脑膜炎。①强化
治疗阶段：联用 3～4 种杀菌药物。目的在于迅速杀灭敏感菌及生长繁殖活跃的细菌与代谢低
下的细菌，防止或减少耐药菌株的产生，为化疗的关键阶段。在长程化疗时，此阶段一般需
3～4 个月；短程化疗时，此阶段一般为 2 个月。②巩固治疗阶段：联用 2 种抗结核药物，目
的在于杀灭持续存在的细菌以巩固疗效，防止复发。在长程化疗时，此阶段可长达 12～18 个
月；短程化疗时，此阶段一般为 4 个月。

（3）短程疗法 直接监督下服药与短程化疗是世界卫生组织治愈结核病患者的重要策略。
短程化疗的作用机制是快速杀灭机体内处于不同繁殖速度的细胞内、外的结核分枝杆菌，使痰
菌早期转阴并持久阴性，且病变吸收消散快，远期复发少。可选用以下几种 6～9 个月短程化
疗方案：① 2HRZ/4HR（数字为月数，以下同）。② 2SHRZ/4HR。③ 2EHRZ/4HR。若无 PZA，
则将疗程延长至 9 个月。

【预防】

1. 控制传染源 加强本病的防治知识宣传。早发现、早诊断、早治疗结核分枝杆菌涂片阳
性患者，管理好患者的痰液。

2. 普及卡介苗接种 所有新生儿均需进行卡介苗接种。新生儿接种可以有效预防重症结核
病，如粟粒性肺结核和结核性脑膜炎。已感染 HIV 的儿童，不推荐进行卡介苗的接种。

NOTE

3. 接触者筛查与管理　和活动性结核病有密切接触的人群，应进行临床评估，评价其感染结核病并发展为活动性结核病的潜在后果。

4. 预防性抗结核治疗　儿童时期的预防性治疗可以明显降低潜伏结核病发展为活动性结核病的可能。对于无结核病症状或已排除了结核病的＜5岁的儿童或HIV高感染者人群进行预防性抗结核治疗，推荐使用异烟肼 10mg/（kg·d），疗程为6个月，治疗结束后2个月随诊。

二、原发型肺结核

原发型肺结核（primary pulmonary tuberculosis）指初次感染即发病的肺结核，包括原发复合征和胸内淋巴结结核，是小儿肺结核的主要类型。原发病灶中的结核分枝杆菌沿肺内引流淋巴管到达肺门淋巴结，引发淋巴结的肿大，肺原发病灶、局部淋巴结病变和两者相连的淋巴管炎合称原发复合征。当结核杆菌侵入机体，人体的细胞免疫会对结核杆菌产生特异性免疫，原发病灶迅速吸收消散，肿大的淋巴结常伴不同程度的干酪坏死，愈合缓慢，当原发病灶逐渐吸收或被掩盖而不能发现时，仅仅表现为肺门部肿大的淋巴结或纵隔淋巴结肿大，称为胸内淋巴结结核。

【病理】

结核病的基本病理变化为渗出、增生、干酪样坏死，三种病理变化多同时存在，并相互转化。渗出性病变多出现在炎症初期，表现为局部中性粒细胞浸润，继之被巨噬细胞和淋巴细胞取代；增殖性多出现在机体抵抗力强、病变恢复阶段，以形成结核结节为主；干酪样坏死多出现在病菌毒性强、菌量多、抵抗力下降的阶段，肉眼观察为淡黄色，状似奶酪。肺部原发病灶多位于右侧，肺上叶底部和下叶的上部，近胸膜处。由于小儿处于高度过敏状态，原发病灶范围可累及一个肺段或肺叶，年龄越小，大片性病变越明显。

【临床表现】

本病症状轻重不一，发热最为常见。多有长期午后低热，婴幼儿及症状较重者起病急，高热可达 39～40℃，伴食欲减退、倦怠乏力、盗汗、体重减轻，青春期女童可见月经不调。呼吸系统症状是肺结核常见症状，主要表现为咳嗽、咳痰，咳嗽较轻或干咳，痰中带血，伴有细菌感染时，痰为脓性。若合并支气管结核，则以刺激性干咳为主。纵隔内淋巴结或肺门淋巴结肿大，压迫气管、支气管时，会出现呼吸困难、喘鸣、痉挛性咳嗽；压迫胸膜及肋间神经，则引发胸痛；压迫喉返神经可致声嘶；压迫上腔静脉可致上腔静脉压迫综合征。

本病病变范围较小时，体征不明显。如原发病灶较大，体格检查可触及周围淋巴结肿大，叩诊浊音、呼吸音减低或少量干湿啰音。部分高度过敏状态小儿可出现眼疱疹性结膜炎、皮肤结节性红斑和（或）多发性一过性关节炎。

【诊断与鉴别诊断】

本病应结合病史、临床症状体征、实验室检查、结核菌素试验及肺部影像学，进行综合分析。

1. 原发复合征（primary complex）　局部炎性淋巴结相对较大而肺部的初染灶相对较小是原发型肺结核的特征。婴幼儿病灶范围较广，常累及整个肺段或肺叶；年长儿病灶周围炎症较轻，X线阴影范围不大，多呈小圆形或小片状影，病变多位于上叶尖后段、下叶背段和后基底段。

2.胸内淋巴结结核（tuberculosis of intrathoracic lymph nodes） X线示肺门淋巴结肿大，呈团块状、边缘清晰、突向肺野的致密阴影的结节型；或呈现从肺门向外扩展的边缘模糊的炎症型；或呈现肺纹理紊乱肺门周围呈小结节状及小点片状模糊阴影的微小型。

本病应与上呼吸道感染、支气管炎、百日咳、风湿热、伤寒、肺炎、支气管异物、纵隔良恶性肿瘤相鉴别。

【治疗】

遵循早期、规律、全程、适量、联合的原则，合理选择抗结核药物，常用抗结核药物包括异烟肼（isoniazid，INH，H）、利福平（rifampin，RFP，R）、吡嗪酰胺（pyrazinamide，PZA，Z）、乙胺丁醇（ethambutol，EBM，E）、链霉素（streptomycin，SM，S）。初治型肺结核的治疗可选用 2HRZE/4HR 用药方案，高耐药地区可以替代选择 2HRZE/4HRE 方案，复治型肺结核常用治疗方案为 2HRZSE/4HRE，3HRZE/6HR，2HRZES/1HRZE/5HRE。

三、急性粟粒性肺结核

急性粟粒性肺结核（acute miliary tuberculosis of the lungs），是结核分枝杆菌经血行播散而引起的肺结核，常见于婴幼儿，特别是营养不良、患传染病和长期使用免疫抑制剂，导致免疫力下降的小儿，多同时伴有原发型肺结核。

【病理】

本病多在原发感染后 3～6 个月发生。婴幼儿感染结核杆菌后，易形成菌血症。原发病灶或淋巴结干酪样坏死溃破时，释放大量结核杆菌入血，侵犯肺、脑、肝、脾、肾、心、肾上腺、肠、腹膜、肠系膜淋巴结等多个脏器，引发急性粟粒性结核病。结核分枝杆菌在间质组织中形成细小结节，肺部的结核结节多分布于上肺部，为灰白色半透明或淡黄色不透明的结节，如针尖或粟粒一般，显微镜下示大量类上皮细胞、淋巴细胞和朗格汉斯细胞浸润。

【临床表现】

本病多见于体质较弱的儿童，起病急骤，婴幼儿多突然高热（39～40℃），呈稽留热或弛张热，伴盗汗、食欲缺乏、消瘦，伴咳嗽、咯血或痰中带血、发绀、胸痛、食欲减退、腹胀、腹泻。合并结核性脑膜炎时，出现头痛、颅内压增高、脑膜刺激征阳性等表现，严重者嗜睡、昏迷。部分患儿有肝脾，以及浅表淋巴结肿大，皮肤可见淡红色粟粒疹，眼底检查可发现脉络膜结核结节。

6 个月以下婴儿粟粒性结核的特点为发病急、症状重而不典型，累及器官多，特别是伴发结核性脑膜炎者居多，病程进展快，病死率高。

【诊断与鉴别诊断】

本病诊断主要根据结核接触史、临床表现、实验室检查及结核菌素试验阳性，可疑者应进行病原学检查与胸部影像学检查。胸部 X 线和 CT 检查可见肺尖至肺底呈大小一致、分布均匀的粟粒状结节阴影。

临床上应与肺炎、伤寒、脓毒症、朗格汉斯组织细胞增生症、肺含铁血黄素沉着症及特发性肺间质疾病等相鉴别。

【治疗】

早期抗结核治疗甚为重要，一般治疗及治疗原则见总论。

NOTE

有严重中毒症状及呼吸困难者，在应用足量抗结核药物的同时，可用泼尼松 1 ～ 2mg/（kg·d），疗程 1 ～ 2 个月。

四、结核性脑膜炎

结核性脑膜炎（tuberculous meningitis，TBM）常累及蛛网膜、脑实质，以及脑血管，是小儿结核病中最严重的类型。多见于 3 岁以内婴幼儿，约占 60%，多在初染结核 1 年内发生，如不及时干预，绝大多数在 5 ～ 8 周死亡。随着卡介苗和抗结核药物的普及，本病的发病率较过去明显降低。

【发病机制】

结核性脑膜炎多由血行播散而来。婴幼儿中枢神经系统发育不成熟，血 - 脑屏障功能不完善，免疫功能低下，均增加了本病的易感性。结核性脑膜炎亦可由脑实质或脑膜的结核病灶溃破，结核分枝杆菌进入蛛网膜下腔及脑脊液中所致。偶见脊椎、颅骨或中耳与乳突的结核灶直接蔓延侵犯脑膜。

【病理】

软脑膜弥漫充血、水肿、炎症渗出，并形成许多结核结节。蛛网膜下腔大量炎症渗出物积聚，镜下见上皮样细胞、朗格汉斯细胞浸润及干酪样坏死。渗出物包围挤压脑神经，引起脑神经损害。炎症累及血管，可见栓塞性动脉内膜炎；若炎症侵及脑实质，可致结核性脑膜脑炎；室管膜及脉络丛受累，可导致脑积水。炎症蔓延至脊髓，则脊膜肿胀、充血、水肿和粘连。

【临床表现】

典型结核性脑膜炎起病多缓慢。根据临床表现，病程大致可分为 3 期。

1. 早期（前驱期） 1 ～ 2 周，主要症状为小儿性格改变，如少言懒动、烦躁易怒等。伴头痛、发热、盗汗、消瘦、食欲减退、呕吐、腹泻等。婴儿主要表现为喂养困难，生长缓慢。

2. 中期（脑膜刺激期） 1 ～ 2 周，因颅内压增高表现为头痛、喷射性呕吐、嗜睡或烦躁不安、惊厥等，脑膜刺激征阳性。幼婴表现为前囟膨隆、颅缝裂开。此期常见面神经、动眼神经、展神经瘫痪，定向、运动和（或）语言障碍。眼底检查可见视盘水肿、视神经炎或脉络膜粟粒状结核结节。

3. 晚期（昏迷期） 1 ～ 3 周，以上表现逐渐加重，患儿持续性昏迷伴惊厥频发，最终因颅内压急剧增高导致脑疝，引发呼吸及循环衰竭。

【并发症】

本病最常见的并发症为脑积水、脑实质损害、脑出血及脑神经功能障碍，病后遗留肢体瘫痪、智能障碍、失明、失语、癫痫等。早期结核性脑膜炎后遗症者甚少，主要见于晚期结核性脑膜炎者。

【诊断与鉴别诊断】

1. 诊断 本病早期临床表现缺乏特异性，诊断需结合病史、临床表现及实验室检查综合分析，凡有结核接触史的患儿，伴随性格改变、头痛剧烈、喷射性的呕吐、神志昏迷等时，即应考虑本病的可能。

除了常规检测方法，如取样脑脊液标本，行结核杆菌抗原抗体检测及 DNA 检测外，发病 1 个月内，检测脑脊液中腺苷脱氨酶（adenosine deaminase，ADA）含量，有助于诊断。

脑脊液中分离出结核分枝杆菌是诊断的金标准。

胸部 X 线示血行播散性结核病，对确诊结核性脑膜炎有提示意义。在疾病早期，脑部 CT 可正常，随着病情进展，可出现基底核阴影增强，脑池密度增高、模糊、钙化，脑室扩大、脑水肿或早期局灶性梗死灶。

2. 鉴别诊断　应与化脓性脑膜炎、病毒性脑膜炎、隐球菌性脑膜炎、脑肿瘤进行鉴别。

【治疗】

当临床高度怀疑 TBM 时，应给予经验性抗结核治疗，一旦开始治疗，建议足疗程。抗结核治疗和降低颅高压是两个重点环节。

1. 一般疗法　卧床休息，对昏迷患者予鼻饲或胃肠外营养，保证足够热量。经常变换体位，预防压疮和坠积性肺炎。

2. 抗结核治疗　遵循早期、足量、联合、正规、全程的治疗原则，选择杀菌且易通过血-脑屏障的药物。

（1）强化治疗阶段　最初的两个月，联合使用 INH、RFP、PZA 及 SM，见表 7-3。

表 7-3　抗结核药物在结脑中的治疗方案

药物	世界卫生组织推荐每日剂量	世界卫生组织推荐用药时间	主要不良反应
利福平	10～20mg/kg ＜10kg：20mg/kg 10～20kg：15mg/kg 最大剂量为600mg	12 个月	肝毒性
异烟肼	10～15mg/kg 最大剂量300mg	12 个月	肝毒性、癫痫、狼疮样综合征、周围神经病
吡嗪酰胺	30～34mg/kg 最大剂量2000mg	2 个月	肝毒性、痛风
乙胺丁醇	15～25mg/kg 最大剂量1000mg	2 个月	球后视神经炎、肾损害

（2）巩固治疗阶段　继续应用 INH、RFP 或 EBM，9～12 个月；抗结核总疗程不少于 12 个月，或脑脊液恢复正常后继续治疗 6 个月。

3. 降低颅高压　常用 20% 甘露醇，一般剂量为每次 0.5～1.0g/kg，脑疝时可加大剂量至每次 2g/kg，2～3 日后逐渐减量，7～10 日后停用。停用甘露醇前 1～2 天加用利尿剂，如乙酰唑胺 20～40mg/（kg·d）（＜0.75g/d）口服，根据颅内压情况，可服用 1～3 个月或更长时间，每日服或间歇服（服 4 日，停 3 日）。

当急性脑积水，其他降颅压措施无效或疑有脑疝形成时，可采用侧脑室穿刺引流、腰椎穿刺减压及鞘内注药、侧脑室小脑延髓池分流术等治疗。

4. 糖皮质激素　能抑制炎性反应，减少颅底渗出粘连，减轻血管炎症状，降低颅内压，减轻中毒症状及脑膜刺激症状，有利于脊液循环。一般使用泼尼松 1～2mg/（kg·d）（＜45mg/d），1 个月后逐渐减量，疗程 8～12 周。

5. 对症治疗　包括惊厥的处理，水、电解质紊乱的处理。

【预后】

结核性脑膜炎治疗越晚，病死率越高，早期病例多无死亡。年龄越小，脑膜炎发展越快，病情越重，病死率越高；合理治疗并发症，控制颅内压、脑积水，可显著降低神经系统后遗症发生。停药后 4 年内易复发，绝大多数在 2 ～ 3 年复发，故建议停药后随访观察 3 ～ 5 年。凡临床症状消失，脑脊液正常，疗程结束后 2 年无复发者，方可认为治愈。

第四节　深部真菌病

深部真菌病（deep mycosis）是指真菌侵犯黏膜和内脏器官，甚至引起播散性感染，又称侵袭性真菌病（invasive fungal infection，IFIs）。深部真菌病有外源性和内源性之分。外源性指致病菌经呼吸道、胃肠道或损伤的皮肤侵入人体发病；内源性指部分真菌寄生于健康人体，并不致病，但机体免疫功能降低时可发生严重真菌病。深部真菌病常为继发感染，多在糖尿病、血液病、恶性肿瘤、大面积烧伤、严重营养不良或其他慢性消耗性疾病的基础上发病。近年来，由于抗生素、糖皮质激素和免疫抑制剂的广泛应用及侵袭性操作和治疗（如中央静脉置管、全肠外营养及呼吸的机械支持），真菌病有明显上升趋势，已引起医学界高度重视。在我国，小儿以假丝酵母菌病多见，曲霉菌病及隐球菌病次之。

真菌一般不产生毒素，致病作用主要为真菌在人体内繁殖及产生的酶、酸性代谢产物引起的理化损伤，还有部分真菌可引起变态反应。真菌病产生的病理变化包括轻度非特异性炎症、化脓性炎症、坏死性炎症、结核样肉芽肿及真菌脓毒血症。

一、假丝酵母菌病

假丝酵母菌病（candidiasis）是由各种假丝酵母菌引起的局部或全身感染性疾病。本病常为继发性，多发于免疫功能低下的患者，可导致皮肤、黏膜、指（趾）甲深层真菌病，还可以侵犯胃肠道、肺、心肌和脑等脏器，少数可引发脓毒症。

【病因和发病机制】

假丝酵母菌是本病主要病原菌，革兰染色阳性，主要以出芽方式繁殖，产生芽生孢子及分隔小菌丝，可作为共栖菌寄生于健康人皮肤、口腔、上呼吸道、消化道及阴道等处，健康小儿带菌率达 5% ～ 30%，但不致病。免疫功能降低时，菌株大量增殖并侵袭周围组织可致病，称内源性感染。外源性感染是由接触致病力强的白色念珠菌所致，可有（或无）诱发因素，如新生儿鹅口疮，多由产妇阴道念珠菌感染。原发病灶常在口腔，感染自口、咽部向下蔓延而引起食管、胃、肠道病变，偶有经血行播散形成念珠菌败血症。

【临床表现】

本病可呈急性、亚急性或慢性，一般分为皮肤黏膜型和内脏型。

1. 皮肤黏膜型　好发于新生儿和肥胖小婴儿的皮肤皱褶处，由于尿液或汗液浸渍，有利于真菌生长，最常见尿布包裹区，如肛周、臀部、外阴及腹股沟等处，其次为腋窝、颈前及下颌，表现为瘙痒，界限清晰的皮肤红斑及糜烂，周围散在丘疹、水疱和脓疱，呈卫星状分布。黏膜受损最常表现为鹅口疮，口腔黏膜可见灰白色薄膜，边界清楚，周围有红晕，散在或融合成块，擦去假膜可见红色湿润面，免疫功能低下时，黏膜病变可由舌、颊黏膜蔓延至咽喉、气管、食管、肺和血液循环内，蔓延至咽部可使声音嘶哑，吞咽困难，吸入气管则引起犬吠样咳嗽，甚至呼吸困难、发绀。

2. 内脏型

（1）消化道假丝酵母菌病（gastrointestinal candidiasis） 以念珠菌肠炎多见，由口腔念珠菌发展而来或应用多种广谱抗生素后，大便呈泡沫样或豆腐渣样，有发酵气味，每日 3～10 多次不等，病情迁延，常伴低热，严重者形成肠黏膜溃疡而出现便血。

（2）呼吸道假丝酵母菌病（respiratory candidiasis） 临床表现轻重不一，起病缓慢，病程迁延，重型多在长期应用广谱抗生素过程中，突然出现高热、咳嗽，常咳出无色胶冻样痰，呼吸窘迫、发绀，肺部可闻及中细湿啰音，当病灶融合可出现相应肺实变体征，X 线表现与支气管肺炎相似。抗生素治疗无效，还可加重病情。

（3）泌尿道假丝酵母菌病（urinary tract candidiasis） 轻者临床症状不明显，重者出现尿频、尿急、尿痛及肾功能改变。

（4）播散性假丝酵母菌病综合征和假丝酵母菌菌血症（syndrome of disseminated candidiasis and candidemia） 主要表现为长期发热，在原发病基础上体温增高，抗生素治疗无效，症状加重，多脏器如心脏、肾、肝等受累表现。

【诊断】

本病临床表现无特异性，下列检查有助于诊断。

1. 真菌检查

（1）标本真菌培养 1 周内出现乳白色光滑菌落，且菌落大于 50% 即有诊断意义。

（2）直接涂片镜检 此方法简便、快捷，发现大量菌丝或成群芽孢有诊断意义。咽拭、痰液、粪便、病灶组织或伪膜、渗液等标本均可检查，但念珠菌作为口腔、胃肠道正常居住菌，从痰液和粪便标本中分离出菌株不能作为确诊依据，若在无菌条件下获得，血液、脑脊液、胸腹腔积液、清洁中段尿或活检组织中分离，可作为深部真菌感染确诊依据。

2. 血清学检查 血清 $(1, 3)$-β-D 葡聚糖测定，简称 G 实验，$(1, 3)$-β-D 葡聚糖广泛存在于各类真菌细胞壁中，占细胞壁成分 50% 以上，G 实验具有快速简便的特点，但输注白蛋白或球蛋白、标本接触纱布或细菌污染等可出现假阳性。

3. 病理诊断 病理组织中发现真菌和相应病理改变即可诊断。

4. 眼底检查 念珠菌菌血症患者视网膜和脉络膜上可见白色云雾状或棉球样病灶，应常规行眼底检查。

【治疗】

1. 一般治疗

（1）纠正免疫缺陷及治疗基础疾病，清除局部感染灶，去除病因。

（2）加强营养支持治疗和护理，提高抵抗力，补充足够维生素，饮食中有足够的营养和热量，酌情选用免疫调节剂增强免疫功能。

2. 抗真菌治疗

（1）局限性口腔、食管念珠菌感染 无并发症者局部治疗即可，用制霉菌素悬液外敷或含漱，浓度为 10 万 U/g 或 10 万 U/mL，日 2～4 次。可用制霉菌素 5 万溶于 0.9% 氯化钠溶液

NOTE

2mL 中雾化吸入，进行局部治疗呼吸道感染。

（2）儿童侵袭性假丝酵母菌病　一线用药可选择氟康唑、卡泊芬净、两性霉素 B。呼吸道念珠菌病首选氟康唑，每日 1 次，剂量 3～6mg/kg，口服或静脉注射，疗程 10～14 天。伏立康唑，静脉滴注，首日 6mg/kg，每 12 小时 1 次，随后 4mg/kg，每 12 小时 1 次。输注速度不超过每小时 3mg/kg，在 1～2 小时内输完。也可口服，每日 400mg，每天 2 次，随后 200mg，每天 2 次。泌尿道念珠菌病口服氟康唑制剂。播散性假丝酵母菌病或假丝酵母菌菌血症首选两性霉素 B 及其脂质体。

二、隐球菌病

隐球菌病（cryptococcosis）是新型隐球菌（cryptococcus neoformans）及其变种引起的一种深部真菌病，病程呈急性或慢性，各年龄均可发病。主要靶器官为中枢神经系统，也可侵犯肺部、皮肤、黏膜、骨骼、关节和血液等器官和部位，主要临床类型为隐球菌脑膜炎和肺隐球菌病。

【病因和发病机制】

新型隐球菌属酵母菌，该菌以芽生方式繁殖，不生成假菌丝，芽生孢子成熟脱落后成独立个体，在脑脊液、痰液或病灶组织中呈圆形或卵圆形，直径 5～10μm，四周包围肥厚的多糖荚膜，是主要的毒力因子。新型隐球菌广泛存在于土壤、水果、蔬菜、正常人皮肤和粪便中，在干燥鸽粪中可生存数年之久，是人的主要传染源。该菌可经呼吸道或皮肤黏膜破损处侵入人体，引起肺部病灶或经血行播散至脑、骨骼和皮肤，亦可宫内感染。主要靶器官为中枢神经系统，可能系隐球菌从鼻腔沿嗅神经及淋巴管传至脑膜所致。

本病常继发于白血病、恶性淋巴瘤、组织细胞增生症、糖尿病和免疫缺陷病及慢性感染患者，往往与长期接受糖皮质激素、免疫抑制剂及抗生素治疗有关。近年来，由于人类免疫缺陷病毒的传播加速，本病的发生率增高。

【临床表现】

1. 隐球菌脑膜炎（cryptococcal meningitis）　是真菌性脑膜炎中最常见类型。本病起病隐匿，进展缓慢，早期多无或有不规则低热，有轻度间歇性头痛，而后逐渐加重，但可缓解，经常反复发作，数周或数月后颅内压明显增高时头痛剧烈，可伴有恶心、呕吐，眼底检查约 30% 的患者有明显的视盘水肿及视网膜渗出性病变，晚期有意识障碍、抽搐，甚至昏迷。部分患者有精神症状，如抑郁、淡漠、易激动等，20%～30% 的病例有颅神经损害，如视力模糊、减退甚至失明，眼球外展受限、面瘫、听力减退等，晚期可出现偏瘫、共济失调，慢性病例脑底蛛网膜粘连，脑脊液循环受阻而致脑积水。有时隐球菌肉芽肿局限于脑和脊髓的某个部位，与脑肿瘤或脑脓肿类似。本病的病程长短不一，短者病情逐渐加重，在数月内死亡，长者病情反复复发，可迁延多年。本病预后不良。

2. 肺隐球菌病（pulmonary cryptococcosis）　起病缓慢，常与中枢神经系统感染并存，亦可单独发生。临床无明显症状而易被忽略，一旦出现症状，则与肺结核不易区分，如低热、咳嗽、盗汗、乏力、黏液性痰、胸痛、倦怠、体重减轻等，但多趋自愈，严重者罕见。少数患儿呈急性肺炎表现。如病灶延及胸膜，可有胸痛和胸膜渗出。胸部 X 线多样表现，亦可为广泛性浸润、支气管周围浸润或粟粒状病变，但不浸润肺门或纵隔淋巴结。肺部感染一般预后良好。

3. 皮肤黏膜隐球菌病（mucocutaneous cryptococcosis） 常为全身性隐球菌病的局部表现，很少单独发生，可能由脑膜、肺部或其他病灶播散所致。皮肤隐球菌病主要表现为痤疮样皮疹，皮疹破溃时可形成溃疡或瘘管。黏膜损害见于口腔、鼻咽部，表现为结节、溃疡和肉芽肿样，表面覆盖黏性渗出性薄膜。

【诊断】

除临床表现外，实验室检查是本病的重要依据。

1. 病原体检查

（1）墨汁涂片法 是迅速、简单、可靠的方法。标本来源为脑脊液、痰液、病灶组织或渗液等，用墨汁涂片直接镜检，可发现出芽的酵母样菌，外周有透亮厚壁荚膜，反复多次查找阳性率高，脑脊液应离心后取沉淀涂片。

（2）真菌培养 取标本少许置于沙氏培养基中，在室温或37℃培养3～4天可见菌落长出，若连续培养6周没有菌落生长，才能认为培养阴性。

2. 血清学检查 通常检测新型隐球菌荚膜多糖体抗原，以乳胶凝集试验或酶联免疫吸附测定灵敏而特异，抗原滴度与感染严重性平行，有估计预后和评价疗效的作用。

【治疗】

1. 一般治疗 同假丝酵母菌病。

2. 抗真菌治疗 隐球菌脑膜炎推荐使用两性霉素和5-氟胞嘧啶联合应用。两性霉素B为多烯类抗生素，通过与敏感真菌胞质膜上的麦角甾醇结合，形成微孔损伤胞质膜的通透性，使细胞成分外漏起到杀菌作用，是目前治疗隐球菌病的首选药物，可静脉滴注或椎管内注射。5-氟胞嘧啶对隐球菌有良好的抑制作用，其疗效与两性霉素B相同而毒性较小，可与两性霉素B合用，治疗全身隐球菌病。氟康唑可在脑脊液中达到有效治疗浓度，对隐球菌有极佳的抗菌活性，为隐球菌性脑膜炎的选择性药物。

经正规治疗1周或两周后，脑脊液中或原发感染部位的隐球菌培养转阴，说明治疗有效。初次治疗应该持续至少6周，病原学检查阴性后最少再治疗4～10周。

三、曲霉菌病

曲霉菌病（aspergillosis）是一种由曲霉菌属所引起的慢性深部真菌病，主要包括侵袭性感染和变态反应综合征。最常侵犯的组织为支气管和肺，也可侵犯皮肤、黏膜，严重者可发生脓毒血症，使其他组织和系统受累。近年来证明一些曲霉菌可致癌。

【病因和发病机制】

曲霉菌是一种常见的条件致病性真菌，属丝状真菌，引起人类疾病常见的有烟曲霉菌和黄曲霉菌。曲霉菌广泛分布于自然界，尤其是谷物、稻草、家禽及牲畜的皮毛与空气中，也可寄生于正常人的皮肤与上呼吸道，为条件致病菌。正常人对曲霉菌有一定抵抗力，不引起疾病，当机体抵抗力降低时，机体通过气道吸入大量孢子又不能清除，就会导致曲霉菌病，中性粒细胞减少和使用糖皮质激素是两个主要危险因素。部分病例可经皮胃肠道播散或是皮肤黏膜损伤处侵入，进而进入血液循环到其他组织或器官而致病。过敏体质者吸入曲霉菌孢子可触发IgE介导的变态反应而致支气管痉挛。

NOTE

【临床表现】

随发病部位不同而异。

1. 肺曲霉菌病（pulmonary aspergillosis） 本病在临床上最常见，常发生于慢性肺部疾病基础上，临床表现分为两型：

（1）曲霉菌性支气管 – 肺炎（aspergillus bronchopneumonia） 起病可急可缓，多见于小儿。大量曲霉孢子被吸入后引起急性支气管炎，若菌丝侵袭肺组织，则引起广泛的浸润性肺炎或局限性肉芽肿，也可引起坏死、化脓，形成多发性小脓肿。表现为发热、胸痛、气短、咳嗽和（或）咯血，肺部体征不明显或闻及粗湿啰音，X 线检查可见肺纹理增多，肺部可见弥漫性斑片状模糊阴影、团块状阴影和（或）肺结节。

（2）球型肺曲霉菌病（aspergilloma, fumgusball） 常在支气管扩张、肺脓肿、肺结核等慢性肺病基础上发生，系菌丝体在肺内空腔中繁殖、聚集并与纤维蛋白和黏膜细胞形成球形肿物，不侵犯其他肺组织。多数患者无症状或表现原发病症状，出现发热、咳嗽、气促、咳黏液脓痰，其中含绿色颗粒，可反复咯血。胸部 X 线检查可见圆形曲霉球菌悬在空洞内，形成一个新月形透亮区，具有重要诊断价值。

2. 变态反应性曲霉菌病（allergic aspergillosis） 过敏性体质者吸入大量含有曲霉孢子的尘埃，引起过敏性鼻炎、支气管哮喘、支气管炎或变态反应性肺曲霉菌病。吸入后数小时内出现咳喘、呼吸困难、咳棕黄色黏痰，可伴发热，大多数患者 3 ～ 4 天缓解，如再吸入又复发上述症状，最终导致肺纤维化及肺功能损害。血清 IgE 浓度增高，痰液镜检可见大量嗜酸性粒细胞和菌丝，培养见烟熏色曲霉菌生长，周围血嗜酸性粒细胞增多。

3. 播散性曲霉菌病（disseminated aspergillosis） 主要由肺部病灶，也可通过烧伤创面、损伤皮肤黏膜进入血循环，播散至全身多个脏器，主要侵犯脑和肾脏。临床表现随所侵犯的脏器而异，以发热、全身中毒症状和栓塞最常见。中枢神经系统受累表现为脑膜炎和脑脓肿；肾脏受累可出现血尿、氮质血症或泌尿道梗阻；亦可累及心内膜、心肌或心包，引起化脓、坏死和肉芽肿；消化系统以肝受累多见。

【诊断】

曲霉菌的临床表现复杂，其症状无特异性，故根据临床表现难以诊断，以找到病原菌为主要诊断依据。

1. 病原体检查 血液、痰液或皮肤活检物涂片可见菌丝或曲霉菌孢子，培养见曲霉菌生长。曲霉菌是实验室常见的污染菌，必须反复涂片或培养，多次阳性且为同一菌种才有诊断价值。

2. 曲霉菌抗体测定 目前已有用酶联免疫吸附实验、免疫扩散法测定患者血清曲霉菌抗体的报告。

3. 血清 (1,3)-β–D 葡聚糖测定（1,3-β–D-glucan test，G 实验） (1,3)-β–D 葡聚糖为真菌细胞壁成分，侵袭性曲霉菌感染，G 实验可阳性。

4. 半乳甘露聚糖（galactomannan，GM）实验 半乳甘露聚糖仅存在于曲霉菌细胞壁中，与组织病理学检查和临床标本培养相比，应用 GM 实验诊断侵袭性曲霉菌病菌平均要早 7 ～ 14 天，血液系统疾病并发侵袭性曲霉菌感染者诊断价值较高。

5. 病理诊断 取受损组织或淋巴结活检，可根据真菌形态确诊。尤其对播散性曲霉菌病，可及时做出诊断。

【治疗】

1. 一般治疗 同假丝酵母菌病。

2. 抗真菌治疗 目前应用治疗侵袭性曲霉菌病的药物首选伏立康唑、伊曲康唑，可选用两性霉素 B、泊沙康唑和卡泊芬净。

第八章 消化系统疾病

第一节 儿童消化系统解剖生理特点

一、口腔

口腔包括舌、唇、颊、颌骨、牙齿和唾液腺等，具有吸吮、吞咽、咀嚼、消化、味觉、感觉和语言等功能。新生儿的腭弓及口底较浅，口腔黏膜薄嫩，血管丰富，唾液分泌相对少，易受损伤及感染。3～4个月时唾液分泌开始增加，5个月时显著增加，不能及时吞咽，常发生生理性流涎。

二、食管

食管全长相当于从咽喉部到贲门的距离，其主要功能是通过蠕动将食物运送入胃。新生儿和婴儿的食管呈漏斗状，黏膜薄嫩，腺体缺乏，弹力组织及肌层尚不发达，食管下段括约肌发育不成熟，常发生胃食管反流。80%的婴儿在6月龄后反流逐渐消退。

三、胃

婴儿胃呈水平位，学行走时位置变为垂直。儿童胃酸分泌量随年龄而变化。新生儿出生时胃酸分泌低，生后4小时显著增加，胃酸和胃蛋白酶的分泌在10日龄逐渐下降至30日龄。胃分泌的盐酸和各种酶均较成人少，且酶活性低下，故消化功能差。新生儿胃容量30～60mL，1岁时增至250～300mL，成人为1500～2000mL。婴幼儿胃平滑肌发育尚未完善，在充满液体食物后易使胃扩张。胃排空与食物的性质有关，流质较固体食物排空快，水排空时间为1.5～2小时，较乳汁排空快。早产儿胃排空较慢，易发生胃潴留。

四、肝

年龄越小，肝脏相对越大。婴儿肝结缔组织发育较差，肝细胞再生能力强，不易发生肝硬化，但易受各种不利因素的影响，如缺氧、感染、药物、先天性代谢异常等，均可使肝细胞发生病变，影响其正常功能。婴儿时期胆汁中含胆酸、胆固醇、卵磷脂及盐类较少，故对脂肪的消化、吸收功能较差。肝糖原贮存相对较少，易因饥饿发生低血糖。小婴儿肝细胞内质网的活力低，新生儿尤其早产儿药物代谢酶活力更低，生后1个月酶活力显著增高，数月后始达到成人水平。

五、胰腺

胰腺分为头、体、尾三部分，具有内分泌（胰岛素）和外分泌（消化酶）的功能。胰液分泌量随年龄增长而增加。酶类出现的顺序为：胰蛋白酶最先，而后是糜蛋白酶、羧基肽酶、脂肪酶，最后是淀粉酶。新生儿胰液所含脂肪酶活性不高，直到 2～3 岁时才接近成人水平。婴幼儿时期胰液及其消化酶的分泌易受炎热天气和各种疾病的影响而被抑制，发生消化不良。

六、肠

儿童肠管相对比成人长，新生儿肠管总长度为身长的 8 倍，婴幼儿为 6 倍，成人为 4～5 倍。新生儿小肠全长 250～300cm，4 岁时长 450～550cm，成人 600～800cm。婴幼儿肠壁薄，肠系膜柔软而长，结肠无明显结肠袋与脂肪垂，升结肠与后壁固定差，易发生肠扭转和肠套叠。婴幼儿肠黏膜通透性高，屏障功能差，分泌和蠕动功能易受影响。微生物毒素、肠道内不完全分解产物易经肠黏膜进入体内，引起全身感染。

七、粪便和肠道细菌

新生儿第一次粪便通常在出生后 48 小时内排出，最初 3 日内排出的粪便为胎便。其形状黏稠，呈橄榄绿色，无臭味。它由脱落的肠上皮细胞、浓缩的消化液、咽下的羊水所构成，2～3 日转变为普通的婴儿粪便。

母乳喂养儿的粪便为黄色或金黄色，多为均匀膏状或带少许黄色颗粒，或较稀薄，黄绿色、不臭，呈酸性。人工喂养儿粪便为淡黄色，较稠，呈中性或碱性。因配方奶含酪蛋白较多，粪便有蛋白质分解产物的臭味，有时可混有白色酪蛋白凝块。混合喂养儿粪便与人工喂养儿粪便相似，但较软、黄。

胎儿肠道是无菌的，生后数小时细菌开始进入肠道。肠道菌群受分娩方式、添加辅食时间和食物成分影响。自然分娩儿童初始的肠道菌群与母亲阴道菌群类似，剖宫产儿肠道菌群则与母亲皮肤及周边环境的菌群类似。单纯母乳喂养儿以双歧杆菌和乳杆菌占优势，人工喂养和混合喂养儿肠道内大肠埃希菌、嗜酸杆菌、双歧杆菌及肠球菌所占比例几乎相等。在引入固体食物后，儿童肠道菌群组成逐渐成熟，向成人肠道菌群组分接近。婴幼儿肠道正常菌群脆弱，易受许多内外界因素影响而致菌群失调，导致消化功能紊乱。

第二节　口炎

口炎是指口腔黏膜的炎症性病变。本病常由感染（病毒、细菌、真菌）引起，也可与营养不良、维生素缺乏或免疫相关性疾病有关。病毒及真菌感染所致的口炎为儿科常见疾病。本病属中医学"口疮"范畴。

一、鹅口疮

鹅口疮（oral candidiasis）是指白色念珠菌感染引起的口腔黏膜炎症。多见于新生儿和婴幼儿。本病病因包括乳头及哺乳器具受污染、广谱抗生素或糖皮质激素的使用、营养不良、免疫缺陷及糖尿病等。新生儿需考虑可能存在母亲产道白色念珠菌感染。

1. 临床表现　口腔黏膜表面覆盖小片状白色凝乳样物，不易拭去，强行拭去白斑可见黏膜充血或渗血。本病一般无痛，少有拒奶表现。严重者可蔓延至食管、肺，甚至全身感染。反复发作的鹅口疮需警惕存在其他基础疾病可能。

2. 治疗　注意乳头卫生及哺乳器具的消毒。对于长期应用广谱抗生素者，根据病情及时停用。轻症鹅口疮以局部治疗为主。可局部涂抹 10 万～ 20 万 U/mL 制霉菌素溶液，每日 3 次，直至白斑消除后 3 ～ 5 天；或局部涂抹 2% 碳酸氢钠溶液，每日 2 ～ 3 次。严重感染者需全身抗真菌治疗。

二、疱疹性口腔炎

疱疹性口腔炎（herpetic stomatitis）是指Ⅰ型单纯疱疹病毒（herpes simplex virus，HSV）感染引起的急性口腔黏膜和口周皮肤的炎症，传染性强，通过飞沫传播，无季节性，以散发病例为主。HSV 感染后常潜伏于正常人体内，在机体免疫力下降时易复发感染。本病好发于婴幼儿。在卫生条件不佳的家庭及幼托机构中容易传播。

1. 临床表现　本病是一种自限性疾病。起病时发热可达 40℃，伴有拒食、流涎、烦躁、淋巴结肿大。1 ～ 3 天后出现口腔黏膜多处单个或丛集成簇透明小疱疹，直径 1 ～ 10mm，周围有红晕。病变常累及颊黏膜、齿龈，但也可累及口腔其他部位。累及口周皮肤者可先有红斑，而后出现成簇小水疱，壁薄、透明，周围有红晕。初起时发痒，继而有痛感。疱疹破溃后形成溃疡，其表面覆盖黄白色分泌物，溃疡可融合。本病病程 1 ～ 2 周，常伴有所属淋巴结炎症。严重 HSV-Ⅰ感染可累及眼、颅内，甚至全身，不在本章节讨论范畴。

2. 诊断　根据典型的黏膜病变进行诊断。必要时做病原学检查，病原学诊断包括：病毒分离；特异性 HSV 抗体检测（双份血清特异性抗体滴度 ≥ 4 倍增高有诊断意义）；从黏膜刮片中检测典型的细胞病变、病毒抗原或核酸。

3. 治疗

（1）一般治疗　保持口腔清洁，可用淡盐水或生理盐水漱口或清洁口腔；多饮水，以温凉流质或半流质为宜，避免刺激性食物；对于发热患儿，需密切监测体温，及时退热对症处理。

（2）局部治疗　局部可涂抹阿昔洛韦软膏，亦可喷洒西瓜霜、锡类散等。

（3）全身治疗　阿昔洛韦、伐昔洛韦、泛昔洛韦是治疗 HSV 感染的主要药物，可选择口服治疗。对于新生儿、重度营养不良，或存在免疫缺陷，或接受免疫抑制治疗者，需进行静脉滴注，一次 5 ～ 10mg/kg，每 8 小时 1 次，共 7 ～ 10 日。

第三节　胃食管反流及反流性食管炎

胃食管反流（gastroesophageal reflux，GER）是指胃内容物反流入食管，分生理性和病理性两种。生理情况下，反流在生后数月即存在，4 月龄达到高峰。生理性反流不严重，不影响生长发育，随年龄增加逐渐减轻，2 岁左右自然缓解。如果反流频繁或持续，引起一系列食管相关及食管外症状和（或）并发症，甚至影响患儿的生长发育，为病理性，即胃食管反流病（gastroesophageal reflux disease，GERD）。反流性食管炎（reflux esophagitis，RE）是指胃或十二指肠内容物反流入食管引起的食管炎症性病变。

【病因及发病机制】

1. LES 张力低下　当腹内压超过食管内压力时，胃食管反流即会产生。胃食管交界的解剖结构包括：食管下端括约肌（lower esophageal sphincter，LES）、膈下食管腹段、膈肌脚、膈食管韧带、食管与胃的贲门间形成的 His 角。这组结构形成的压力，可起到抗反流的作用。其中 LES 是最主要的抗反流屏障。正常吞咽时 LES 反射性松弛，压力下降，通过食管蠕动推动食物进入胃内，然后压力恢复到正常水平。当腹腔压力增高时，LES 增高，起到抗反流作用。若因某种因素使上述功能发生紊乱，如 LES 松弛、His 角增大、食管下端解剖结构存在器质性或功能性病变，以及胃内压、腹内压增高等，均可破坏正常的抗反流功能。

2. LES 一过性松弛（transient LES relaxation，TLESR）频发　TLESR 是指一过性的 LES 及其周围结构同时松弛。TLESR 与吞咽无关，与胃内压增高有关。餐后或胃排空延迟时，TLESR 频率增高。儿童中 90% 的反流与 TLESR 有关，这也是小婴儿 GER 常在餐后而非睡眠时出现的原因。当婴幼儿取坐位、存在胸腹畸形、大食管裂孔滑疝、剧烈哭吵、剧烈运动、剧烈咳嗽或喘息时，TLESR 频率增加，GER 增加。对于年长儿，紧张、肥胖、饱食或高渗饮食，也可以使 TLESR 频率增加，导致 GER。

3. 食管廓清能力降低　正常情况下，当食物反流入食管时，食管上括约肌（upper esophageal sphincter，UES）收缩，防止反流物进入咽喉部。同时，食管出现推动性蠕动，将反流物推回胃腔。食管的蠕动、唾液的分泌及吞咽增加，可对残留于食管的酸性物质，以及胃内容物进一步冲洗，并中和胃酸对食管壁的损伤。食管黏膜细胞分泌的碳酸氢盐也可对食管壁起保护作用。当食管蠕动异常或唾液分泌减少时，食管廓清能力下降，延长了有害的反流物质在食管内的停留时间，增加对黏膜的损伤。

4. 反流物对食管黏膜屏障的损伤　食管黏膜屏障包括黏液层、细胞内的缓冲液、细胞代谢及血液供应。反流物中的物质，如胃酸、胃蛋白酶，以及由十二指肠反流入胃的胆盐和胰酶，使食管黏膜的屏障功能受损，引起黏膜炎症。

5. 气道保护机制　婴幼儿食管较短，食管容量较小。当反流到达食管近端时，可促进咽鼓管的收缩。同样，反流可导致中枢介导的呼吸暂停和喉部保护性关闭，以防止吸入反流物。因此，小婴儿的呼吸暂停可能与 GER 有关。在较大儿童中，GER 会导致咳嗽。当反流量大时，可引起迷走神经介导的咽鼓管松弛，使反流物进入咽鼓管。对于存在咽喉部解剖异常或神经系统疾病的患儿，由于失去正常的保护机制，GER 常常会引起误吸，导致肺炎。

【临床表现】

本病症状轻重不一，与反流量、频率、持续时间、有无并发症，以及患儿年龄有关。

1. 食管相关症状　可表现为胃灼痛、胸骨后疼痛、反刍、呕吐、反酸、吞咽困难或吞咽疼痛、呕血、黑便、腹痛等。胃灼痛是典型的 GERD 表现，常对抗酸或抑酸治疗敏感。胃灼痛感与内镜下黏膜的严重程度无关。严重反流性食管炎可发生缺铁性贫血。部分慢性严重 GERD 患儿可能发展为 Barrette 食管。其表现为食管下端的鳞状上皮被增生的柱状上皮替代，为不典型增生。Barrette 食管在儿童中少见，尤其是 10 岁以下儿童。

NOTE

2. 食管外症状

（1）GERD 相关呼吸系统疾病　①反复肺炎和间质性肺炎：GERD 可致反复肺部感染和间质性肺炎，其病理生理机制与气道保护机制受损有关。GERD 会加重先天性肺纤维化、囊性纤维化等间质性肺部疾病的病情。②支气管哮喘：反流物可直接损伤食管黏膜，引起气道炎症或诱导气道高反应性，出现喘息，而支气管哮喘患儿因腹内压及胸内压的增加，可使反流增加。

（2）GERD 相关耳鼻咽喉及口腔疾病　①咽喉部症状：声门后水肿，喉部红斑，喉部血管纹理增多等症状，是 GERD 相关咽喉部症状的典型表现。患儿可表现为咽痛、声嘶、清嗓、慢性咳嗽、咽喉部哽噎感等。②鼻窦炎和中耳炎：慢性鼻窦炎、鼻炎及中耳炎可能与 GERD 有关。③龋齿。

3. 小婴儿 GERD 临床表现　非特异性，部分症状与健康婴儿重叠。可表现为反复溢奶、呕吐、呕血、黑便、拒奶、烦躁、哭吵、体重不增、Sandifer 综合征（患儿于进食后头肩部表现为类似斜颈、角弓反张，背部拱起的一种特殊"公鸡头样"的怪异姿势，可伴有严重食管炎及贫血）、反复肺部感染等。明显威胁生命事件（apparent life-threatening events，ALTEs）可出现在 1～2 月龄婴儿中，8 月龄后罕见。常表现为窒息、呼吸暂停、面色改变（青紫、苍白、面色发红）、肌张力改变（增加或降低），与 GER 相关的 ALTEs 多在清醒时发生。

【辅助检查】

1. 上消化道钡餐造影　对于表现为吞咽困难、呕吐、合并有呼吸道并发症的患儿，可采用。主要用于观察上消化道的先天畸形，如食管裂孔疝、食管隔膜、食管狭窄、胃窦隔膜等，以及严重食管黏膜炎症、溃疡等改变。

2. 食管 pH 和电阻抗监测　食管 pH 监测是经鼻将微电极放置在食管括约肌的上方，24 小时连续监测正常起居活动下食管下端 pH 变化。pH 监测只能反映食管的酸反流，不能反映非酸反流和气体反流。所以，目前常结合生物电阻抗来诊断 GERD。生物电阻抗不仅能监测酸反流和非酸反流，还能观察食管的廓清时间和酸暴露时间。正常情况下，小婴儿反流指数（reflux index，RI）与大年龄儿童不同，所以没有一个特定的"cutoff"值来划分生理性和病理性反流。根据食管 pH 监测结果，RI < 3% 是正常，RI > 7% 为异常酸反流，3%～7% 可定义为可疑酸反流。

3. 胃镜检查及黏膜活检　胃镜可以观察腐蚀性食管炎、狭窄、先天性食管隔膜，通过黏膜活检可以诊断 Barrett 食管炎，鉴别其他原因引起的食管炎症（如克罗恩病、嗜酸细胞性食管炎、感染性食管炎），以及胃十二指肠疾病。若怀疑反流性食管炎，不管黏膜在内镜下表现是否正常，均应进行黏膜活检。儿童反流性食管炎在内镜下可表现为正常黏膜（活检组织病理提示食管黏膜炎症），或在齿状线或齿状线上方的黏膜破损、充血、糜烂，部分病灶可融合。

4. 食管测压　可以检测 LES 压力、TLESR，以及食管蠕动收缩波幅的变化情况，可用于治疗前和术前的评估。

【诊断】

对于大龄儿童，典型的胃灼痛、胸骨后疼痛，以及反刍，可诊断 GERD。对于无典型症状的儿童或小婴儿，需要根据不同的临床症状，选择相应的辅助检查来明确诊断。

【鉴别诊断】

GERD 临床表现不一。若出现反复呼吸道感染、反复呼吸暂停、难治性哮喘、生长迟缓等，都应注意是否与本病相关。

GERD 需与牛奶蛋白或其他食物过敏、先天性幽门肥厚性狭窄、胃扭转、肠梗阻、肠旋转不良、先天食管畸形、感染性疾病、代谢性疾病、颅内占位等鉴别。以胸痛、胃灼痛为主要表现者，可从心源性和非心源性因素考虑进行鉴别。内镜下存在黏膜病变的反流性食管炎，需与感染（如巨细胞病毒、白色念珠菌感染等）性食管炎、嗜酸细胞性食管炎、白塞病、克罗恩病等鉴别。

【治疗】

GERD 的治疗根据其症状、严重度，以及并发症的不同而各异。其目标为减轻症状，防治并发症。

1.体位治疗 小婴儿的最佳体位为前倾俯卧位，但为防止婴儿猝死综合征的发生，睡眠时不推荐。清醒时可予直立位或前倾俯卧位。对于大龄儿童，可推荐抬高床头或左侧卧位。

2.饮食疗法 以稠厚饮食为主，人工喂养儿可在奶中加入淀粉类食物以增加稠厚度。少量多餐。年长儿以高蛋白低脂饮食为主，睡前 2 小时不予进食。避免酸性饮料、巧克力和辛辣食品。此外，应控制肥胖，避免被动吸烟。

3.药物治疗 对于体位和饮食治疗无效的患儿，可以考虑药物治疗。药物治疗旨在降低胃内容物酸度和促进上消化道动力，包括促胃肠动力药、抗酸或抑酸剂、黏膜保护剂等。药物治疗需注意其适应年龄及不良反应。

（1）抗酸剂或抑酸剂 ①质子泵抑制剂（proton pump inhibitors，PPI），通过阻断壁细胞中 H^+,K^+-ATP 酶通道来抑制胃酸分泌。常用奥美拉唑（omeprazole），剂量 $0.6 \sim 1.0mg/（kg \cdot d）$，餐前半小时服用，疗程 8 ~ 12 周。对于奥美拉唑治疗效果不佳者，需重新鉴别有无其他疾病可能。或选用兰索拉唑（lansoprazole）、泮托拉唑（pantoprazole）或埃索美拉唑（esomeprazole）等其他 PPI 制剂。②H_2 受体拮抗剂（H_2-receptor blockers）：通过选择性抑制胃黏膜壁细胞中的 H_2 受体，达到抑制胃酸分泌的目的。如西咪替丁（cimetidine）、雷尼替丁（ranitidine），用法参照消化性溃疡的治疗。

（2）促胃肠动力药（prokinetic agents） 能提高 LES 张力，增加食管和胃的蠕动，促进胃排空，减少反流。如多巴胺受体拮抗剂多潘立酮（domperidone，吗丁啉），常用剂量为 $0.2 \sim 0.3mg/kg/$ 次，每日 3 次，饭前半小时口服，注意药物不良反应。

（3）黏膜保护剂（mucosa protector） 可选硫糖铝、硅酸铝盐、磷酸铝等，疗程 4 ~ 8 周。因长期服用可能导致铝在体内蓄积产生毒性作用，故不推荐长期使用。

4.外科治疗 对于内科治疗效果不佳，且具有下列指征可考虑外科手术：①有严重并发症（消化道出血、穿孔、营养不良、生长发育迟缓）。②因先天食管裂孔疝导致反流或有严重食管炎伴出血、溃疡、狭窄等。③有严重的呼吸道并发症，如呼吸道梗阻、反复发作吸入性肺炎者。

NOTE

第四节 胃炎和消化性溃疡

一、胃炎

胃炎（gastritis）是指由多种病因引起的胃黏膜炎性病变。根据病因可分为原发性和继发性两类，根据病程分急性和慢性两种。

【病因和发病机制】

1. 急性胃炎 多为继发性，其病因包括：①由严重感染、创伤、窒息、休克，以及其他危重疾病引起的应激反应。②误服强酸、强碱或其他腐蚀剂引起胃黏膜坏死。③服用对胃黏膜有损害的药物（如阿司匹林、吲哚美辛、氯化钾等）、食物（浓茶、咖啡、辛辣等刺激性食物）或异物（如电池）。④感染：进食被细菌及其毒素污染的食物，败血症或邻近化脓脏器引起化脓性胃炎。⑤食物过敏。

2. 慢性胃炎 根据病因可将慢性胃炎分为幽门螺杆菌（Helicobacter pylori，Hp）胃炎和非 Hp 胃炎两类。儿童慢性胃炎中以非萎缩性胃炎最常见。慢性胃炎病因尚未完全明确，公认的有：

（1）Hp 感染 Hp 是螺旋形的革兰阴性杆菌，主要生存于胃黏膜上，如胃黏膜、十二指肠胃化生的黏膜、Barrett 食管黏膜、梅克尔憩室的异位胃黏膜等。Hp 感染是胃炎的主要病因。Hp 感染具有家族聚集性，但对于 Hp 感染途径目前尚不明确。

（2）十二指肠胃反流 指反流的胆盐刺激减低了胃黏膜的屏障功能，引起胃黏膜炎症。多见于胃切除和胆总管囊肿术后患儿。在胃炎患儿中，十二指肠胃反流情况尚无研究证据。

（3）长期食（服）用刺激性食物和药物 如浓茶、咖啡，或粗糙、辛辣的食品，经常暴饮暴食，长期服用阿司匹林等非甾体抗炎药及类固醇激素类药物。

（4）全身慢性疾病影响 如慢性肾炎、尿毒症、重症糖尿病、肝胆系统疾病、类风湿关节炎、系统性红斑狼疮、克罗恩病等。

（5）免疫因素 对于小婴儿或学龄前期儿童的慢性重度胃炎需警惕免疫缺陷，以及罕见自身免疫性胃炎。

（6）其他因素 如营养、神经精神、放射性治疗等因素均与发病有关。

【病理】

1. 急性胃炎 表现以固有膜大量中性粒细胞浸润为主，无或极少有淋巴细胞、浆细胞。严重者可表现为溃疡，甚至穿孔。

2. 慢性胃炎 固有膜以淋巴细胞和浆细胞浸润为主，小凹上皮细胞增生。根据内镜和病理诊断可将慢性胃炎分为萎缩性胃炎和非萎缩性胃炎。萎缩性胃炎可见固有腺体萎缩，伴或不伴肠上皮化生。

【临床表现】

1. 急性胃炎 起病急，轻者表现为食欲缺乏、腹痛、腹胀、恶心、呕吐，重者可出现呕血、黑便、脱水、电解质及酸碱平衡紊乱。合并感染者常伴有发热等全身中毒症状。

2. 慢性胃炎　常见症状为上腹痛、饱胀、反酸、嗳气等。常伴有食欲下降、恶心、呕吐，继而影响营养状况及生长发育。胃黏膜出血者伴黑便、呕血。

【辅助检查】

1. 电子胃镜检查及黏膜活组织病理学检查　为最有价值、可靠的诊断手段，可直接观察胃黏膜病变及其程度，并进行黏膜活组织学检查。怀疑 Hp 感染者可进行幽门螺杆菌相关的侵入性检查。

2. Hp 检测　检测方法分为侵入性和非侵入性两类。侵入性依赖胃镜检查取胃黏膜活组织进行检测，包括：①快速尿素酶实验。②胃黏膜组织学切片染色。③胃黏膜 Hp 培养。非侵入性检查包括：① ^{13}C 尿素呼气试验。②粪便 Hp 抗原检测。③血清学 Hp 抗体检测。除血清抗体检查外，其他检查前均需停 PPI 两周，抗生素和铋剂 4 周。

【诊断与鉴别诊断】

根据临床表现、体检、胃镜和病理学检查，可确诊。急性胃炎需与急性胆囊炎、急性胆管炎、胆石症、急性胰腺炎、急性阑尾炎、急性肠梗阻、肠套叠、消化道穿孔、肾结石、腹股沟嵌顿疝、卵巢/睾丸扭转、梅克尔憩室、腹型过敏性紫癜、肺炎、酮症酸中毒等相鉴别。慢性反复发作的腹痛，应与食管炎、牛奶蛋白过敏、消化性溃疡、嗜酸细胞胃肠炎、肠系膜上动脉综合征、肠道寄生虫病、功能性腹痛、肿瘤、腹腔脓肿、肠易激综合征、卵巢囊肿、炎症性肠病、腹型癫痫等疾病鉴别。

【治疗】

急性胃炎对因治疗，Hp 感染者需抗 Hp 治疗，不明原因者对症治疗。

1. 一般治疗　养成良好的饮食习惯和生活规律。饮食定时定量，避免食用刺激性食品和对胃黏膜有损害的药物。

2. 药物治疗　①黏膜保护剂：硫糖铝 10～25mg/（kg·d），分 3 次，餐前 2 小时口服；枸橼酸铋钾 6～8mg/（kg·d），分两次空腹口服；麦滋林 30～40mg/（kg·d），分 3 次餐后口服。②抑制胃酸药物：可选用质子泵抑制剂和 H_2 受体拮抗剂，具体用法参照消化性溃疡的治疗。③胃肠动力药：腹胀、呕吐或胆汁反流者加用多潘立酮。④有 Hp 感染者应进行规范的抗 Hp 治疗（见消化性溃疡的治疗）。

3. 其他治疗　对于严重呕吐、食欲缺乏者，需注意纠正水、电解质紊乱。合并上消化道出血者应卧床休息，密切监测生命体征及呕血、黑便情况。活动性上消化道出血可考虑经胃管注入凝血酶粉或内镜下止血治疗。细菌感染者需应用抗生素。

二、消化性溃疡

消化性溃疡（peptic ulcer）是指损伤深度超过消化道黏膜肌层的病变，主要包括胃溃疡（gastric ulcer，GU）和十二指肠溃疡（duodenal ulcer，DU）。各年龄儿童均可发病。根据病因，可分为原发性溃疡和继发性溃疡。根据病程，可分为急性溃疡和慢性溃疡。原发性消化性溃疡多发于十二指肠，多为慢性；继发性溃疡多发于胃，多为急性。

【病因和发病机制】

消化性溃疡的发病机制复杂，由多因素作用所致。目前公认其发病机制为胃十二指肠黏膜的侵袭因子（胃酸、胃蛋白酶、胆汁酸、腐蚀性物质、酒精、某些药物等）与黏膜自身防御因

NOTE

素（黏膜屏障、黏液 - 重碳酸盐屏障、黏膜血流量、细胞更新、前列腺素等）间的平衡被破坏的结果。

1. 胃酸和胃蛋白酶的作用　在 3～4 岁时，胃酸的分泌已接近成人水平。胃酸分泌通过多种途径刺激产生，包括迷走神经分泌乙酰胆碱、内分泌（胃泌素、胃饥饿素、食欲肽、胃蛋白酶）和旁分泌（组胺）。胃酸分泌受肠内分泌细胞分泌的调节因子、药物及感染等影响。胃溃疡常与较低的胃酸分泌有关，而十二指肠溃疡患儿的胃酸分泌通常高于正常水平。

2. 胃和十二指肠黏膜的防御功能　胃十二指肠黏膜防御是一个动态的过程，包括黏膜血流、上皮细胞重碳酸盐的分泌、黏液分泌、上皮细胞的再生等。黏膜损伤的两个主要原因是 Hp 和非甾体抗炎药。黏液层是胃蛋白酶和胃酸的屏障，阻止胃蛋白酶进入上皮细胞，并通过分泌重碳酸盐中和胃酸。前列腺素可刺激黏膜产生碳酸氢盐，而非甾体抗炎药抑制碳酸氢盐的分泌。胃酸只有在消化道黏膜防御和修复功能受损的情况下才会对其产生破坏，而胃蛋白酶在高酸情况下会对损伤的消化道黏膜产生直接消化作用。

3. Hp 感染　近年发展中国家 Hp 感染率和 DU 的发病率均有下降，但 Hp 感染仍是 DU 的主要原因。在 DU 患儿中，近 90% 的患儿胃窦黏膜检出 Hp。抗 Hp 治疗可获得 DU 的长期愈合。

4. 其他病因　包括遗传因素、Zollinger-Ellison 综合征、肿瘤、胃十二指肠克罗恩病、嗜酸细胞胃肠炎、放射性损伤、异物腐蚀、免疫缺陷患儿的病毒感染、严重的多系统累及疾病影响胃十二指肠等。

【病理】

DU 好发于球部，多为单发，也可多发。GU 多发生在胃小弯侧。溃疡大小不等，深浅不一，胃镜下观察呈圆形、不规则圆形或线形，底部有灰白苔，周围黏膜充血、水肿。溃疡浅者累及黏膜肌层，深者达肌层甚至浆膜层，底部血管破溃时引起出血，穿破浆膜层时引起穿孔。溃疡从表面至底层共分四层：渗出层、坏死层、肉芽组织层及瘢痕层。溃疡边缘可见慢性炎细胞（淋巴细胞、浆细胞）浸润、腺体及上皮细胞增生、黏膜下层及浆膜层纤维组织增生、黏膜肌层与肌层粘连。在愈合期，溃疡渗出物及坏死物被吸收、清除，肉芽组织增生，上皮再生达到愈合。DU 修复后可因局部纤维组织增生导致球部变形，有时出现假憩室。

【临床表现】

本病可表现为腹痛、恶心、呕吐、反酸、嗳气、腹部饱胀感、呕血、黑便、贫血、体重不增或下降。左上腹或中上腹痛是消化性溃疡最常见的临床表现，但部分患儿腹痛部位不典型，可表现为脐周痛。腹痛以钝痛为主，可持续数分钟至数小时。8 岁以上患儿临床表现与成人相似。腹痛在餐后加重，伴夜间痛醒。25% 的患儿可出现无痛性消化道出血或缺铁性贫血。婴幼儿消化性溃疡多为继发性，表现常不典型，如激惹、阵发性哭闹、喂养困难、呕吐。严重者出现呕血、黑便，甚至穿孔。

【并发症】

1. 消化道出血　是儿童消化性溃疡常见的并发症，表现为呕血、黑便，大出血者可表现为暗红色稀便。部分以隐匿性消化道出血及贫血为首发表现，严重的消化道出血可致晕厥、失血性休克。

2. 穿孔　深溃疡可穿透胃十二指肠壁导致穿孔，累及腹腔或邻近器官，出现腹膜炎、胰腺炎等相关症状。典型的表现为剧烈腹痛，并放射至背部或左右上腹部。小婴儿穿孔可表现为腹胀、激惹、发热、生命体征不稳定等。

3.幽门梗阻 十二指肠球部溃疡或幽门管溃疡严重水肿者可引起急慢性梗阻。临床上以反复呕吐为主要表现，同时合并消化性溃疡的症状。

【辅助检查】

1.实验室检查 粪便潜血试验阳性提示存在消化道出血，但需排除因饮食摄入含铁物质或口服补铁产生的潜血试验阳性可能。通过血常规可初步判断患儿消化道出血的程度及病程，正细胞正色素性贫血提示急性出血，小细胞低色素性贫血提示慢性失血。

2.电子胃镜检查及黏膜活组织学检查 是诊断消化性溃疡的金标准。胃镜检查不仅能准确诊断溃疡、观察病灶大小和形态、周围炎症的轻重、溃疡表面有无血管暴露，又可进行黏膜活组织学病理检查和细菌学检查，还可以在内镜下进行止血治疗。内镜下溃疡可呈圆形、椭圆形或不规则形，边界清楚，中央有灰白色、黄白色或污秽苔，可分为活动期、愈合期和瘢痕期。

3.上消化道钡餐造影 钡餐造影对于消化性溃疡的诊断存在较高的假阳性率及假阴性率，不推荐为首选检查。对于存在不完全梗阻的患儿，上消化道造影可观察梗阻对胃排空的影响和梗阻部位的长度，并辅助判断消化道外占位压迫所致梗阻可能。

4.Hp 检测 见慢性胃炎部分。

5.胃泌素检测 对于反复消化性溃疡患儿，可考虑进行胃泌素水平的检测，明确高胃泌素分泌的可能。

【诊断与鉴别诊断】

对反复上腹痛，餐后加重，夜间痛醒，反复呕吐；反复腹部不适，伴消化性溃疡家族史；原因不明的呕血、便血；粪便潜血试验阳性的贫血患儿；均应警惕消化性溃疡的可能，及时进行胃镜检查，明确诊断。

符合下述四项之一者，可诊断为 Hp 现症感染：①Hp 培养阳性。②组织病理学检查和快速尿素酶试验均阳性。③组织病理学检查和快速尿素酶试验结果不一致时，需进一步行非侵入性检查，如 ^{13}C 尿素呼气试验或粪便 Hp 抗原检测。④消化性溃疡出血时，组织病理学检查和快速尿素酶试验中任一项阳性。

以下症状应与其他疾病鉴别：

1.腹痛 急性腹痛需与急性胆囊炎、急性胆管炎、胆石症、急性胰腺炎、急性阑尾炎、急性肠梗阻、肠套叠、消化道穿孔、肾结石、腹股沟嵌顿疝、卵巢 / 睾丸扭转、梅克尔憩室、腹型过敏性紫癜、暴发性心肌炎、肺炎、酮症酸中毒等相鉴别。慢性反复发作的腹痛，应与食管炎、牛奶蛋白过敏、嗜酸细胞胃肠炎、肠系膜上动脉综合征、肠道寄生虫病、功能性腹痛、腹腔占位、肠易激综合征、炎症性肠病等疾病鉴别。

2.呕血 新生儿和小婴儿呕血可见于新生儿自然出血症、食管裂孔疝、母血咽下、牛奶蛋白过敏、外伤、上消化道黏膜毛细血管畸形、贲门黏膜撕裂等；年长儿需与肝硬化导致食管静脉曲张破裂、全身出血性疾病、消化道异物、胆道出血、血管畸形、贲门黏膜撕裂、进食等鉴别。同时，尚需与咯血、鼻衄、口腔出血鉴别。对于呕血患儿，需详细询问病史，排除进食含红色或类红色色素食物后出现的呕吐。

3.便血 消化性溃疡出血多为柏油样便，鲜红色便仅见于大量出血者。小婴儿便血应与牛

NOTE

奶蛋白过敏、肠套叠、梅克尔憩室、肠重复畸形、细菌性肠炎、坏死性小肠结肠炎、血管畸形、凝血功能异常等鉴别。年长儿需与腹型过敏性紫癜、细菌性肠炎、梅克尔憩室、幼年性息肉、炎症性肠病、血管畸形、肿瘤等鉴别。

【治疗】

本病治疗目标是缓解和消除症状，促进溃疡愈合，防止复发，防治并发症。

1. 一般治疗 培养良好的生活习惯，饮食规律，避免过度疲劳及精神紧张，避免食用刺激性食物和药物。对于活动性消化道出血患儿，应积极监测生命体征，如血压、心率及末梢循环，关注呕血或便血的频率、量及性状。禁食，同时注意补充足够血容量。通过胃肠减压可观察引流液的性状，较直观地判断活动性出血的程度。同时，可以通过鼻胃管鼻饲止血药止血。必要时可行内镜下局部止血（如局部喷洒止血药、胃镜下硬化注射、电凝治疗、胃镜下放置止血夹等）及全身止血。

2. 药物治疗

（1）抑酸治疗 ①质子泵抑制剂（proton pump inhibitors，PPI）：作用于胃黏膜壁细胞分泌小管和囊泡内的 H^+–K^+–ATP 酶，降低其活性，使 H^+ 不能从细胞质内转移到胃腔而抑制胃酸分泌。由于 H^+–K^+–ATP 酶是壁细胞分泌胃酸的最后一步，所以，PPI 的抑酸作用直接有效。常用奥美拉唑，剂量为 0.6 ～ 0.8mg/（kg·d），清晨顿服，疗程 2 ～ 4 周。还有泮托拉唑、兰索拉唑、埃索美拉唑等，可根据年龄特点选用。② H_2 受体拮抗剂（H_2RI）：可直接抑制组胺、阻滞乙酰胆碱分泌，达到抑酸的目的。可用西咪替丁，10 ～ 15mg/（kg·d），分 4 次于饭前 10 ～ 30 分钟口服，或每日分 1 ～ 2 次静脉滴注；雷尼替丁，3 ～ 5mg/（kg·d），每 12 小时 1 次，或每晚1 次口服，或每日分 2 ～ 3 次静脉滴注，疗程均为 4 ～ 8 周。H_2RI 可用于短期的抑酸治疗。

（2）抗酸治疗 可短期治疗轻度的胃烧灼感，起效快速，但需多次使用。抗酸剂包括碳酸盐、碳酸氢盐、氢氧化铝或氢氧化镁等。

（3）胃黏膜保护剂 硫糖铝：常用剂量为 10 ～ 25mg/（kg·d），分 4 次口服，疗程 4 ～ 8周。

（4）抗 Hp 治疗 对于消化性溃疡合并 Hp 感染者，需要抗 Hp 治疗。抗 Hp 治疗药物包括：①抗生素。阿莫西林 50mg/（kg·d），分两次口服，最大剂量 1.0g，一天 2 次；克拉霉素15 ～ 20mg/（kg·d），分两次口服，最大剂量 0.5g，一天 2 次；甲硝唑或替硝唑 20mg/（kg·d），分两次口服，最大剂量 0.5g，一天 2 次。②铋剂。胶体次枸橼酸铋剂（>6 岁），6 ～ 8mg/（kg·d），分两次餐前口服。③抑酸药。奥美拉唑 0.6 ～ 0.8mg/（kg·d），分两次餐前口服。抗 Hp 一线治疗方案：对于克拉霉素耐药率较低地区（< 20%）：予 PPI+ 克拉霉素 + 阿莫西林，疗程 10 或 14 天（若青霉素过敏，可换用甲硝唑或替硝唑）；对于克拉霉素耐药率较高地区（>20%）：可予含铋剂的三联疗法（阿莫西林 + 甲硝唑 + 胶体次枸橼酸铋剂），疗程 10 或 14 天；或序贯疗法（PPI+ 阿莫西林治疗 5 天后，予 PPI+ 克拉霉素 + 甲硝唑继续治疗 5 天）。抗 Hp 治疗结束后 1 个月，需进行 ^{13}C 呼气试验复查是否治愈。若 ^{13}C 呼气试验阳性，需分析抗 Hp 治疗失败原因，针对失败原因调整治疗方案。

3. 手术治疗

若内科治疗无效，出现以下情况者，需根据个体情况考虑手术治疗：①溃疡合并穿孔。②难以控制的消化道大出血。③瘢痕性幽门梗阻，经保守治疗无效。

第五节　炎症性肠病

炎症性肠病（inflammatory bowel disease，IBD）是一组非特异性慢性胃肠道炎症性疾病，包括溃疡性结肠炎（ulcerative colitis，UC）、克罗恩病（Crohn's disease，CD）和炎症性肠病类型待定（inflammatory bowel disease unclassified，IBDU）。IBDU 是指一种结肠型 IBD，根据其表现既不能确定为 CD，又不能确定为 UC。IBD 多发于青少年期。疾病呈缓解和复发交替的过程。年龄 < 6 岁的 IBD 因疾病特点与 6 岁以上儿童不同，将其归类为极早发型炎症性肠病（very early onset inflammatory bowel disease，VEO-IBD）。VEO-IBD 中还包含新生儿 IBD（小于 28 天）和婴幼儿 IBD（年龄小于 2 岁）。

【病因及发病机制】

IBD 的确切病因及发病机制目前尚未完全明确。公认的机制为：在遗传易感性的基础上，环境因素作用于免疫失衡机体导致 IBD。分述如下：

1. 遗传因素　有 IBD 家族史儿童 IBD 的发病率显著高于无 IBD 家族史儿童，提示 IBD 与遗传因素有关。近年 IBD 相关遗传学研究发展迅速，目前已知 200 多个基因位点与 IBD 相关。对于新生儿或婴儿期起病的 IBD 患儿，其病因更倾向于与遗传相关，尤其是单基因疾病，如 IL-10R 基因缺陷、慢性肉芽肿病、*FOXP3* 基因缺陷等。随着起病年龄的增大，单基因疾病所占比例逐渐减少，多种基因易感性、免疫及环境因素的综合影响在发病机制中起着更大作用。

2. 免疫因素　在 IBD 基因易感人群中，对环境刺激的不恰当免疫应答，以及免疫调节异常，使肠黏膜免疫稳态受到破坏。肠黏膜上皮细胞、肥大细胞、内皮细胞等与巨噬细胞、T 淋巴细胞和 B 淋巴细胞等免疫细胞相互作用，释放细胞因子和炎症介质，导致肠道组织损伤和慢性炎症。

3. 环境因素　多种环境因素在 IBD 的发病机制中起作用，如西式饮食、生命早期抗生素的应用、生命早期较少的微生物暴露等。有些暴露因素与特定的疾病亚型有关。如吸烟是 CD 的危险因素，而不是 UC 的危险因素。

【病理】

UC 病变呈连续性，多累及黏膜及黏膜下层。典型 UC 的组织学表现为：①隐窝结构改变。包括隐窝的分支、扭曲、萎缩和黏膜表面的不规则。②炎性浸润。局灶性或弥散的基底部浆细胞增多。

CD 病变呈节段性分布，累及黏膜全层。典型的 CD 组织学表现为：全层肠壁淋巴细胞增生，非干酪样肉芽肿，局灶性隐窝结构异常，局灶性固有膜深部的淋巴细胞浆细胞增多，裂隙样溃疡，阿弗他溃疡，黏膜下神经纤维增生和神经节炎。

【临床表现】

CD 临床表现多样，包括反复发作的右下腹痛或脐周痛、体重下降、生长迟缓、腹泻、腹部肿块、肠瘘、肛周病变，以及发热、贫血等全身性表现。经典的"三联症"（腹痛、腹泻和体重下降）只在 25% 的儿童 CD 患者中出现。少部分 CD 患儿以肛周脓肿和肛瘘起病。持续性血便伴腹泻是 UC 的最常见临床症状，可伴不同程度的全身症状。部分 IBD 患儿可伴有肠外表现，以 6 岁以上儿童多见。肠外表现可涉及关节、皮肤、眼、口及肝胆等部位。

UC 与 CD 的临床症状及辅助检查结果各有特点，需要在临床上进行鉴别（表 9-1）。

表 9-1　溃疡性结肠炎与克罗恩病的鉴别

鉴别点	溃疡性结肠炎	克罗恩病
典型临床表现	黏液脓血便	腹痛、腹泻、体重下降
病变累及部位	结肠（重度溃疡性结肠炎可伴回肠炎）	全消化道
常见累及部位	从直肠开始逐渐蔓延至全结肠	回盲部
腹部包块	罕见	多见
内镜下表现	弥漫 浅溃疡	节段性 裂隙样、纵行溃疡 卵石样改变
病理	黏膜及黏膜下层炎	黏膜全层炎
肛周病变	少见	多见
狭窄、穿孔	少见	多见
生长迟缓	少见	多见

【辅助检查】

1. 实验室检查　实验室检查不仅能帮助判断炎症的活动性，而且能帮助 IBD 与其他疾病的鉴别诊断。在 IBD 活动期，白细胞计数、超敏 C- 反应蛋白及红细胞沉降率均可升高，部分患儿可出现血清白蛋白下降、贫血等表现。对于怀疑 IBD 的患儿，需进行粪便病原（如细菌、真菌、阿米巴、蓝氏贾第鞭毛虫、隐孢子虫、艰难梭菌及常见病毒等）检测，排除感染引起的相关症状；进行血清巨细胞病毒抗体、EB 病毒抗体、人类免疫缺陷病毒检测，排除相关病原感染；需对维生素、微量元素及电解质水平进行评估；进行免疫球蛋白和淋巴细胞亚群的监测，初步评估细胞免疫及体液免疫水平。

2. 内镜检查　结肠镜检查是 CD 诊断的首选检查，镜检应达回肠末端。常规进行胃镜检查和小肠镜检查。小肠镜检查优先考虑胶囊小肠镜（small bowel capsule endoscopy，SBCE），气囊辅助式小肠镜（balloon-assisted enteroscopy，BAE）只在特殊情况下考虑，如经胃镜、结肠镜检查联合组织活检，以及胶囊内镜检查后，仍不能确定 IBD 者，须考虑 BAE 进行组织活检进一步明确。CD 患儿内镜下胃肠道典型表现为：病变呈节段性、非对称性、跳跃性分布，可见阿弗他溃疡、裂隙样溃疡、纵行溃疡、铺路石样改变、肠腔狭窄、肠壁僵硬等。

典型 UC 病变多从直肠开始，逐渐向近端发展，呈连续弥漫的黏膜炎症。结肠镜下表现：黏膜呈颗粒状，质脆易出血，血管纹理模糊或消失，弥漫性点状糜烂、浅溃疡，可伴脓性分泌物附着。反复发作的 UC 可表现为假息肉及黏膜桥形成。如果全结肠炎伴回盲瓣累及，末端回肠可表现为非糜烂性红斑或水肿，称为"倒灌性回肠炎"。

3. 影像学检查　磁共振小肠成像（magnetic resonance enterography，MRE）或 CT 小肠成像评估小肠病变，能发现 IBD 的特征性改变，评估肠道的炎症范围，以及破坏的程度（狭窄或穿孔性病变）。对于年龄小于 6 岁患儿，首选 MRE 作为小肠影像学检查。盆腔磁共振用于检测疑似或合并肛周病变的 CD 患儿，评估肛瘘及肛周脓肿的位置及范围，评估手术及药物治疗疗效。腹部超声检查仅对回肠末端病变的敏感性较高，超声检查结果的精确性与检查者的经验及专业程度有关。对于怀疑存在狭窄性病变的患儿，可考虑用消化道钡剂造影来评估狭窄的部位及长度。

【诊断与鉴别诊断】

IBD 的诊断需综合临床表现、内镜下特点，以及黏膜活检病理特点进行综合分析，并需在排除感染性和其他非感染性因素累及肠道的疾病的基础上做出诊断。需与以下疾病进行鉴别：

1. 肠结核　回结肠型 CD 与肠结核的鉴别困难，需根据临床表现、结肠镜下所见及活检进行综合分析。有以下表现者，需警惕肠结核：伴活动性肺结核，血清结核菌纯化蛋白衍生物（purified protein derivatives，PPD）试验强阳性；结肠镜下见环形溃疡、回盲瓣口固定开放；组织学病理见肉芽肿分布在黏膜固有层且数目多、直径大，特别是有融合，抗酸染色阳性。活检组织结核杆菌 DNA 检测阳性有助肠结核诊断。T 细胞酶联免疫斑点检测（T-SPOT）阴性有助排除肠结核。对于儿童，有结核接触史者需高度警惕肠结核。对于鉴别诊断困难者，可先行诊断性抗结核治疗。

2. 过敏性结肠炎　婴幼儿 UC 需与过敏性结肠炎鉴别。患儿常伴湿疹，有牛奶蛋白过敏史，部分有过敏性疾病家族史。牛奶蛋白回避及激发试验可帮助判断婴儿的过敏情况。

3. 其他　感染性肠炎（如空肠弯曲菌、耶尔森菌、艰难梭菌、真菌、巨细胞病毒、EB 病毒等感染、血吸虫病、阿米巴肠炎、人类免疫缺陷病毒相关肠病等）、嗜酸细胞性胃肠炎、系统性红斑狼疮、原发性系统性血管炎、肠道淋巴瘤、组织细胞增生症、原发免疫缺陷等。

【治疗】

儿童 IBD 的治疗目标为诱导并维持临床缓解及黏膜愈合，促进生长发育，改善患儿生存质量，将药物毒性维持在最低水平。儿童 IBD 治疗方案基于疾病活动度的评估及病变的累及范围。对于初诊或复发的患儿，首先应进行诱导缓解，成功诱导缓解后，再进行维持缓解治疗。根据病情变化及时调整治疗方案。

1. 营养治疗　营养治疗包括全肠内营养（exclusive enteral nutrition，EEN）治疗、部分肠内营养治疗及肠外营养治疗。全肠内营养是指回避常规饮食，将肠内营养（enteral nutrition，EN）制剂作为唯一的饮食来源，可作为轻中度儿童 CD 诱导缓解的一线治疗方案。对于合并肛周病变及口腔病变的 CD，EEN 疗效不佳。EEN 制剂首选整蛋白配方，疗程建议 6～12 周，诱导缓解后逐渐过渡为普通饮食。对于存在营养不良或营养不良风险的患儿，需进行部分肠内营养治疗。肠外营养仅用于 EN 禁忌或患儿不耐受 EN 情况下，短暂使用或补充性使用。

2. 药物治疗　主要的药物治疗包括氨基水杨酸制剂（5-aminosalicylic acid，5-ASA）、糖皮质激素、免疫抑制剂及生物制剂。

（1）5-ASA　其剂型包括颗粒剂、片剂、灌肠液及栓剂。用于轻中度活动 UC，以及轻度活动期 CD 的诱导缓解和维持缓解。口服 5-ASA 剂量为 30～50mg/（kg·d），灌肠液和栓剂的剂量为 25mg/（kg·d），最大剂量为 1g/d。口服和直肠局部给药可联合应用。

（2）糖皮质激素　适应证：①儿童 UC 的诱导缓解。中重度活动期 UC，以及轻度活动期 UC 对氨基水杨酸制剂无效者。②中、重度活动性 CD 的诱导缓解。按泼尼松 1mg/（kg·d）起始给药，最大总剂量每天 40mg。对于重度 UC 患儿，每天最大总剂量可达 60mg。糖皮质激素

NOTE

不用于 IBD 维持缓解治疗。

（3）**免疫抑制剂**　适用于：①用于应用激素诱导缓解的重度 UC 的维持缓解。②5-ASA 不耐受的 UC 患儿；或 5-ASA 治疗下 UC 频繁复发（1 年内复发 2～3 次）。③UC 患儿存在激素依赖，且 5-ASA 已用到最大剂量。④儿童 CD 维持缓解。常用免疫抑制剂包括 6- 巯基嘌呤（6-mercaptopurine，6-MP）、硫唑嘌呤（azathioprine，AZA）、甲氨蝶呤（methotrexate，MTX）。AZA 目标剂量为 1.5～2.0mg/（kg·d），6-MP 目标剂量为 0.75～1.5mg/（kg·d），MTX 剂量 10～25mg/m²。其他免疫抑制剂包括环孢素、他克莫司等，可用于 UC 的治疗。不同的免疫抑制剂需进行不同药物副反应的监测，以便及时发现并进行相应处理。有条件者治疗期间需进行药物相关代谢产物及药物浓度监测，以优化免疫抑制剂治疗。

（4）**生物制剂**　目前在国内获批在临床应用的仅有英夫利西单抗（infliximab，IFX）。适应证：①中重度活动期 CD 的诱导和维持缓解治疗。②激素耐药的活动性 CD 的诱导缓解治疗。③急性肛周瘘管性 CD。④有严重肠外表现（如关节炎、坏疽性脓皮病等）的 CD。⑤存在高危因素的患儿。内镜下深溃疡、充分诱导缓解治疗后仍持续为重度活动、病变广泛、生长迟缓（年龄别身高 Z 值在 -2.5 以下）、严重骨质疏松、起病时即存在炎性狭窄或穿孔、严重肛周病变。⑥作为重度 UC 的"拯救"治疗。治疗剂量：每次 5mg/kg，在第 0、2、6 周静脉注射作为诱导缓解；然后同剂量每 8 周用药一次作为维持缓解。在 IFX 治疗前，需严格除外结核、乙肝及其他感染因素。若存在脓肿、感染、结核，需充分抗感染、脓肿引流后再考虑 IFX 治疗。

3. 手术治疗 IBD　术前需与家长、患儿及手术医生充分沟通，出现以下情况时，可考虑手术治疗：①CD 出现肠梗阻、腹腔脓肿、瘘管形成、急性穿孔、大出血等并发症时。②癌变。③内科治疗无效、疗效不佳和（或）药物不良反应已严重影响生存质量者。④中毒性巨结肠。

第六节　先天性肥厚性幽门狭窄

先天性肥厚性幽门狭窄（congenital hypertrophic pyloric stenosis）是由于幽门环肌增生肥厚，使幽门管腔狭窄而引起的上消化道不完全梗阻性疾病，是消化道常见的先天畸形。第一胎多见，男性多见。

【**病因及发病机制**】

本病病因和发病机制尚不清楚。父母之一存在先天性肥厚性幽门狭窄者，子代发病率较健康父母子代高。部分先天性综合征（如 Cornelia de Lange 综合征、Smith-Lemli-Opitz 综合征）及染色体异常，与先天性幽门肥厚性狭窄有关，提示遗传因素参与本病的发病。幽门狭窄可能在出生后逐渐形成。有研究发现幽门肥厚性狭窄患儿在出生时的 B 超检查并无幽门狭窄。此外，母亲在孕期和哺乳期使用大环内酯类抗生素，或新生儿出生后两周内使用红霉素，均与幽门狭窄的发病有关。也有研究提示，神经分布异常、血清前列腺素水平增高，以及婴儿胃泌素水平增高，与幽门狭窄有关。

【**病理**】

幽门肌全层增生肥厚，以环肌更为明显。幽门呈梭形，颜色苍白，表面光滑。随日龄增加，肌层逐渐增大增厚，造成幽门狭窄及不全梗阻。肥厚的肌层与胃窦部界限不明显，与十二指肠界限分明。胃的强烈蠕动使幽门管部分被推入十二指肠，使十二指肠黏膜反折呈子宫颈样。

【临床表现】

1. 呕吐　为本病的主要表现，多发生在生后 2～4 周，少数于生后 1 周或生后 2～3 个月发病。表现为喷射性呕吐，多于喂奶后即吐。呕吐物为奶凝块或奶汁，不含胆汁，伴酸臭味，少数患儿伴呕血。患儿呕吐后即有强烈饥饿感。严重呕吐患儿可出现脱水、低氯性碱中毒、低钠血症、体重不增或下降，并逐渐出现营养不良。严重脱水者可伴乳酸增高、低钾血症。

2. 黄疸　本病常伴有黄疸，非结合胆红素增高，手术后数日即恢复正常。其原因可能与葡萄糖醛酸基转移酶活性不足、UGT1A1 基因突变，以及大便排出少、胆红素肝-肠循环增加有关。

3. 腹部体征　右上腹肿块为本病典型体征：在右上腹肋缘下腹直肌外缘处可触到橄榄形、质较硬的肿块。肿块在呕吐后患儿安静的情况下易触及。常见胃型及从左向右推进的胃蠕动波，在喂奶后易观察到。

【辅助检查】

1. 腹部 B 超检查　首选。幽门肥厚肌层在 B 超下显示为低回声区，相应的黏膜层为高密度回声。B 超下可测量肥厚肌层的厚度、幽门直径和幽门管长度，如果幽门肌厚度 ≥ 4mm、幽门管直径 ≥ 13mm，幽门管长度 ≥ 17mm，基本可诊断为本病。

2. 上消化道钡餐造影　透视下可见胃扩张，钡剂通过幽门时间延长，胃排空时间延长。幽门胃窦呈鸟嘴状改变，管腔狭窄如线状。十二指肠球部压迹呈"双肩征"。水肿的黏膜夹在幽门管中央，两侧有平行的钡剂，称"双轨征"。

【诊断与鉴别诊断】

本病根据呕吐病史特点、体检，以及 B 超、上消化道钡餐造影可确诊。

呕吐症状需与以下疾病进行鉴别：

1. 幽门痉挛　多在生后几天出现，呕吐不剧烈，不影响患儿体重增长。体检可见胃蠕动波，上消化道钡餐造影和幽门 B 超无异常。症状可经解痉药治疗缓解。

2. 胃食管反流　呕吐物可含有胆汁，腹部无阳性体征。食管 24 小时 pH 监测和生物电阻抗可助诊。

3. 胃扭转　呕吐物不含胆汁，腹部无阳性体征。上消化道钡餐造影可见双泡征、双液平，胃大弯位于胃小弯上方，胃窦高于十二指肠。可通过体位治疗或胃镜辅助下进行复位治疗。

4. 其他先天性消化道畸形　如食管裂孔疝、先天性肠旋转不良等，可通过消化道钡餐造影辅助诊断。

5. 代谢性疾病　如尿素循环障碍，可表现为呕吐、碱中毒。此病常有高氨血症及神经系统症状，如抽搐、昏迷等，多为呼吸性碱中毒。

【治疗】

确诊后应及早纠正营养状态及水电解质紊乱，并进行幽门肌切开术。

NOTE

第七节 肠套叠

肠套叠（intussusception）是指部分肠管及其肠系膜套入相邻肠腔所致的肠梗阻。本病在我国发病率较高，是引起婴幼儿急腹症的主要原因之一。男孩发病率较女孩高，男女之比为（2～3）:1。

【病因与发病机制】

肠套叠分为原发性和继发性两类。

1. 原发性肠套叠 婴幼儿肠套叠大多为原发性，其病因未完全阐明，一般认为与下列因素有关：①局部解剖特点。婴幼儿回盲部系膜尚未固定，回盲瓣呈唇样凸入盲肠，当回肠蠕动发生异常时，即易发生肠套叠。②肠壁局部免疫功能不平衡。原发性肠套叠多发生于1岁以内，此阶段为机体免疫功能不完善时期，肠壁局部免疫功能易被破坏，导致肠蠕动紊乱而诱发本病。③饮食结构改变。婴幼儿喂养中饮食结构的改变使肠蠕动出现紊乱，易发生肠套叠。④感染。肠套叠一般好发于上呼吸道感染或胃肠道感染后，尤其多见于小儿腺病毒或轮状病毒感染，感染可引起末端回肠集合淋巴结增生，局部肠壁增厚，甚至形成肿物向肠腔突起，构成套叠起点，一旦蠕动增强、紊乱，导致发病。

2. 继发性肠套叠 多为年长儿。发生肠套叠的肠管多有明显的器质性原因，如梅克尔憩室、肠息肉、肠肿瘤、肠重复畸形、腹型紫癜等均可牵引肠壁发生肠套叠，其中梅克尔憩室引起肠套叠最常见。

【病理】

肠套叠多是近端肠管套入远端肠管，远端套入近端的较罕见。肠套叠的外管部分称为鞘部，进到里面的部分称为套入部，共三层肠壁。套入部进入鞘部后，随着肠蠕动的推动向远端逐渐深入，肠腔发生梗阻，同时其所附肠系膜也被牵入，肠系膜血管受压。初期静脉受阻，组织淤血水肿，套入部肠壁静脉怒张破裂出血，与肠黏液混合成果酱样。后期肠壁水肿继续加重，动脉受压，套入部供血停止而发生坏死（necrosis）。而鞘部肠壁则因高度扩张与长期痉挛，可发生局灶性灰白色动脉性缺血坏死。此灰白色坏死灶肠壁薄弱，极易穿破，较套入部紫红色淤血坏死更有穿孔的危险。动脉性坏死多在梗阻远端，穿孔后可对腹腔造成污染，导致感染性休克。

常见原发性肠套叠按其发生部位分为四型。①回结型：占85%。②小肠型：占6%～10%。③结肠型：占2%～5%。④回回结型：占10%～15%。少数病例以回盲部为起点，多数是以回肠末端套入结肠。

【临床表现】

1. 原发性肠套叠 多见于2岁以内肥胖健壮的婴幼儿，以4～10月龄常见，典型临床表现有：

（1）腹痛 表现为突发、剧烈的阵发性绞痛，患儿哭闹不安、屈膝、面色苍白，持续10～20分钟后腹痛缓解，可安静或入睡，约数十分钟后可再发作。个别患儿发病即表现为面色苍白、精神萎靡，而哭闹、腹痛等症状不明显，称为无痛型肠套叠。

（2）呕吐 腹痛后不久可出现腹胀及呕吐，初为胃内容物如乳汁或食物残渣，后可含胆汁，晚期则吐粪便样液体。腹痛及呕吐是因肠系膜受牵拉，肠管痉挛引起，晚期则是肠梗阻引起。

（3）血便 为重要症状。发病初期大便可正常，8～12 小时后可出现暗红色血便或血黏液的混合物，称为果酱样便。

（4）腹部肿物 多在右上腹肋缘下或脐下触及腊肠样光滑、实性、有弹性的肿物。晚期病例发生肠坏死或腹膜炎时，**出现腹胀、腹腔积液、腹肌紧张和压痛**，不易扪及肿块。有时腹部扪诊和直肠指检双合检查可触及肿块。

（5）全身情况 患儿在早期一般情况尚好，无全身中毒症状。随着病程延长，病情加重，并发肠坏死或腹膜炎时，全身情况恶化，常有严重脱水、高热、嗜睡、昏迷及休克等中毒症状。

2.继发性肠套叠 复发率为 20%，肠管病变如肿瘤、梅克尔憩室、息肉为其诱因。可多次复发，复发后的临床症状与第一次相同。

【辅助检查】

1.腹部 B 超检查 肠套叠的横断面呈"同心圆征"或"靶环征"影像，纵断面呈"套筒"影。

2.钡剂灌肠 只用于慢性肠套叠疑难病例。

3.空气灌肠 从肛门注入气体，在 X 线透视下可见杯口阴影，可见套叠头部的块状影，并同时进行复位治疗。

【诊断与鉴别诊断】

1.诊断 凡婴幼儿突然发生阵发性哭闹、呕吐、便血和腹部扪及腊肠样肿块，可考虑本病。必要时做钡或空气灌肠检查，在 X 线透视下，可见钡剂或气体在结肠的套入部受阻，出现"套筒"样影，可明确诊断。

2.鉴别诊断

（1）细菌性痢疾 多在夏季发病，大便次数多，含黏液、脓血，里急后重，多伴有高热等感染中毒症状。注意菌痢偶尔亦可引起肠套叠，两种疾病可同时存在，或肠套叠继发于菌痢后。

（2）梅克尔憩室出血 大量血便，常为无痛性，亦可并发肠套叠。

（3）过敏性紫癜 有阵发性腹痛，呕吐、便血，但绝大多数患儿有皮肤紫癜，部分有关节肿痛，部分有蛋白尿或血尿。由于肠功能紊乱和肠壁肿胀，也可并发肠套叠。

【治疗】

急性肠套叠是儿科急症，若早期诊断，应用灌肠复位可治愈。如病程过长，发生中毒或休克等症状时，应积极抢救，避免死亡。

1.非手术疗法

（1）灌肠疗法的适应证 48 小时内的原发肠套叠，患儿全身情况良好，腹部不胀，无明显脱水及电解质紊乱。如果病程超过 48 小时，全身情况差，出现脱水、精神萎靡、高热、休克等症状者，或高度腹胀，有腹膜刺激征，X 线腹部可见多数液平面，或多次复发不排除器质性病变者，或套叠头部已达脾曲，肿物硬而且张力大者等情况，均不能使用灌肠疗法。

（2）方法 ①B 超监视下水压灌肠。②空气压力灌肠。③钡灌肠水压复位。

（3）灌肠复位成功的表现 ①拔出肛管后排出大量带臭味的黏液血便和黄色粪水。②患儿不再哭闹及呕吐。③腹部平软，触不到原有的包块。④灌肠复位后给予 0.5～1g 活炭口服，6～8 小时后有炭末排出，表示复位成功。

NOTE

2. 手术治疗   肠套叠超过 48 ～ 72 小时，或虽时间不长但病情严重，疑有肠坏死或穿孔者，以及小肠型肠套叠需手术治疗。

第八节   先天性巨结肠

先天性巨结肠（congenital megacolon）是因结肠缺失神经节细胞引起肠管持续痉挛，粪便淤积在近端结肠，使其肥厚、扩张，是婴幼儿常见的先天性肠道畸形，又称为肠无神经节细胞症（aganglionosis），发病率为 1∶5000 ～ 1∶2000，男女之比 4∶1，有遗传倾向。

【病因与发病机制】

先天性巨结肠的病因涉及多基因遗传和环境因素。研究发现本病与第 21 对染色体异常有关，是一种多基因遗传性疾病，且存在遗传异质性。环境因素包括出生前（胎儿）、出生时和出生后非遗传因素的影响，如感染、代谢紊乱或中毒等。先天性巨结肠的病机是多基因遗传和环境因素使受累远端肠管肌间神经节细胞缺如，使肠管产生痉挛性收缩、变窄，丧失蠕动能力，逐渐扩张、肥厚，形成巨结肠。

【病理】

先天性巨结肠基本病理变化是在病变肠管肠壁肌间和黏膜下的神经丛内缺乏神经节细胞，无髓鞘的副交感神经纤维数量增加、变粗，紧密交织成束。扩张段肠管肌层肥厚，黏膜炎症，可伴有小溃疡，肠壁肌间和黏膜下神经节细胞正常。由于病变肠段神经节细胞的缺失或减少，失去推进式肠蠕动，加之肠段处于痉挛状态，出现功能性肠梗阻，使痉挛肠管近端逐渐扩张、肥厚，形成巨结肠。在解剖学上先天性巨结肠受累改变可分为扩张段、痉挛段及移行段。

【临床表现】

1. 胎便排出延迟、顽固性便秘及腹胀   患儿多于生后 48 小时内无胎便排出或仅排出少量胎便，可于 2 ～ 3 天出现低位肠梗阻症状，部分患儿甚至出现完全性肠梗阻症状：呕吐、腹胀、停止排便、排气。肠梗阻症状缓解后仍有便秘和腹胀，需经常使用灌肠才能排便，严重者发展为不灌肠不排便，腹胀逐渐加重。

2. 营养不良及生长发育迟缓   长期腹胀便秘，可使患儿食欲下降，喂养困难，影响了营养物质的吸收，导致生长发育迟缓。粪便淤积使结肠肥厚扩张，腹部可出现宽大肠型，有时可触及充满粪便的肠袢及粪石。

【并发症】

1. 肠穿孔   常见于新生儿，穿孔部位多为乙状结肠和盲肠。

2. 继发感染   如败血症、肺炎等。

3. 小肠结肠炎   小肠结肠炎是先天性巨结肠患儿最常见的致死性病因。临床可见发热、高度腹胀、呕吐、排出恶臭并带血样稀便。重者出现渗出腹膜炎，导致脱水和酸中毒。

【辅助检查】

1. X 线检查   包括 X 线和钡灌肠。腹部立位 X 线多显示低位不完全性肠梗阻，近端结肠扩张，盆腔无气体或少量气体；钡剂灌肠检查的诊断率约为 90%，可呈典型的痉挛段、移行段和扩张段，呈"漏斗状"改变，痉挛段及其上方的扩张肠管，排钡功能差，若黏膜皱襞变粗（锯齿状变化），提示伴有小肠结肠炎。

2. 活体组织检查　取距肛门 4cm 以上直肠壁黏膜下层及肌层一小块组织，检查有无神经节细胞，如无神经节细胞存在，即可诊断为先天性巨结肠，此为本病诊断的金标准。

3. 肛管直肠测压法　测定直肠和肛门括约肌的反射性压力变化，可诊断先天性巨结肠和鉴别其他原因引起的便秘。10 天以内的新生儿可出现假阳性结果。

4. 直肠黏膜组织化学检查法　病变处增生、肥大的副交感神经节前纤维不断释放大量乙酰胆碱和胆碱酶，运用化学方法可以测定出两者数量和活性均较正常儿高出 5 ～ 6 倍，有助于对先天性巨结肠的诊断，并可用于新生儿。

【诊断与鉴别诊断】

1. 诊断

（1）病史及体征　90% 以上患儿生后 36 ～ 48 小时无胎便排出，之后即有顽固性便秘和腹胀，需经灌肠、服泻药或塞肛栓才能排便的病史。常伴有营养不良、贫血和食欲下降。

（2）辅助检查　根据患儿病情，合理选择相应辅助检查协助诊断。

2. 鉴别诊断

（1）新生儿先天性巨结肠要与其他原因引起的肠梗阻，如低位小肠闭锁、结肠闭锁、新生儿腹膜炎、肠旋转不良、胎便性便秘等进行鉴别。

（2）婴幼儿、儿童应与直肠肛门狭窄、肿瘤压迫引起的继发性巨结肠，结肠无力、习惯性便秘，以及儿童特发性巨结肠等相鉴别。

（3）并发小肠结肠炎时，应与病毒、细菌性肠炎或败血症肠麻痹相鉴别。

【治疗】

轻症可采用保守疗法。

先天性巨结肠所致的顽固便秘，尤其是无神经节细胞段长者，难以用非手术方法解决，确诊后均应准备手术治疗。

1. 保守疗法　①口服泻药或润滑剂，帮助排便。②用开塞露或甘油栓诱导排便。③每日洗肠协助排便，并清洗积存粪便。

2. 手术治疗　目的是针对无神经节细胞的痉挛段，由于痉挛段长短不同，以及手术者经验不同，可选择不同的手术方式和手术途径。常用的 4 种为 Swenson 手术、Duhamel 手术、Soave 手术和 Rehbein 手术。

第九节　腹泻病

腹泻病（diarrhea）是由多病原、多因素引起的以大便次数增多和大便性状改变为特点的消化道综合征。6 个月～ 2 岁发病率高，1 岁以内约占半数，是造成儿童营养不良、生长发育障碍的主要原因之一。腹泻病属中医学"泄泻"范畴。

【病因与发病机制】

婴幼儿腹泻病的病因分为感染性及非感染性两大类。

1. 感染因素　肠道内感染可由病毒、细菌、真菌、寄生虫等引起，以前两者多见，尤其是病毒感染引起的腹泻发病率高。

（1）病毒感染　寒冷季节的婴幼儿腹泻 80% 由病毒感染引起，主要病原为轮状病毒，属于呼肠病毒科 RV 属。其他肠道病毒包括诺如病毒、星状病毒、肠道腺病毒、柯萨奇病毒、埃可病毒、冠状病毒等。目前以轮状病毒和诺如病毒为多见。

（2）细菌感染　本节中不包括法定传染病。可分为：①致腹泻大肠埃希菌。根据引起腹泻的大肠埃希菌不同致病毒性和发病机制，将已知菌株分为 5 大组：致病性大肠埃希菌；产毒性大肠埃希菌；侵袭性大肠埃希菌；出血性大肠埃希菌；黏附 - 集聚性大肠埃希菌。②空肠弯曲菌。与肠炎有关的弯曲菌有 3 种：空肠型、结肠型和胎儿亚型。致病菌直接侵入空肠、回肠和结肠黏膜，引起侵袭性腹泻。③耶尔森菌。除侵袭小肠、结肠黏膜外，还可产生肠毒素，引起侵袭性和分泌性腹泻。④其他。沙门菌（salmonella，主要为鼠伤寒和其他伤寒、副伤寒沙门菌）、嗜水气单胞菌、难辨梭状芽孢杆菌、金黄色葡萄球菌、铜绿假单胞菌、变形杆菌等均可引起腹泻。

（3）真菌　致腹泻的真菌有念珠菌、曲霉菌、毛霉，婴儿以白色念珠菌性肠炎多见。

（4）寄生虫　常见为蓝氏贾第鞭毛虫、阿米巴原虫和隐孢子虫等。

（5）肠道外感染　如患中耳炎、上呼吸道感染、肺炎、泌尿系感染、皮肤感染或急性传染病时，亦可产生腹泻症状。可由于发热、感染源释放的毒素、抗生素治疗、直肠局部激惹（如膀胱炎、阑尾周围脓肿等）作用而并发腹泻。

（6）抗生素相关性腹泻　伴随抗生素使用而发生的无法用其他原因解释的腹泻，称为抗生素相关性腹泻。可继发其他病原体甚至耐药菌株感染。

2. 非感染因素

（1）饮食因素　①喂养不当可引起腹泻，多为人工喂养儿。②过敏性腹泻，如食物过敏相关性肠病、小肠结肠炎、直肠结肠炎等。③原发性或继发性双糖酶（主要为乳糖酶）缺乏或活性降低，肠道对糖的消化吸收不良而引起腹泻。

（2）气候因素　气候突变，腹部受凉，使肠蠕动增加；天气过热，消化液分泌减少或口渴饮奶过多等，都可能诱发消化功能紊乱而致腹泻。

此外，婴幼儿容易患腹泻病，与下列因素有密切关系：①消化系统发育不成熟，胃酸和消化酶分泌少，酶活力偏低，不能适应食物质和量的较大变化。②生长发育快，所需营养物质相对较多，且婴儿食物以液体为主，入量较多，胃肠道负担重。③机体及肠黏膜免疫功能不完善。④肠道菌群失调。⑤人工喂养的食物和食具易受污染，故人工喂养儿肠道感染发生率明显高于母乳喂养儿。

产生腹泻的机制较为复杂，因肠腔内存在大量不能吸收的具有渗透活性的物质，称为"渗透性"腹泻；因肠腔内电解质分泌过多所致的称为"分泌性"腹泻；因炎症所致的液体大量渗出所致的称为"渗出性"腹泻；因肠道运动功能异常导致的称为"肠道功能异常"腹泻。在临床上不少腹泻并非由某种单一机制引起，而是在多种机制共同作用下发生。

病毒性肠炎中以轮状病毒和诺如病毒为多见。轮状病毒侵入肠道后，在小肠绒毛顶端的刷状缘复制，使细胞发生空泡变性和坏死，其微绒毛肿胀、排列紊乱和变短，受累的肠黏膜上皮细胞脱落，致使小肠黏膜重吸收水分和电解质的能力受损，肠液在肠腔内大量积聚而引起腹泻。同时，发生病变的肠黏膜细胞分泌双糖酶数量和活性下降，使食物中糖类消化不全而积滞在肠腔内，并被细菌分解成小分子的短链有机酸，使肠液的渗透压增高。微绒毛破坏，上皮细胞钠转运功能障碍，水和电解质进一步丧失。

细菌性肠炎由于肠道感染的病原菌不同，发病机制亦不同。肠毒素性肠炎中产肠毒素的细菌可引起分泌性腹泻，如霍乱弧菌、产肠毒素性大肠埃希菌等。病原体侵入肠道后，一般仅在肠腔内繁殖，黏附在肠上皮细胞刷状缘，不侵入肠黏膜。细菌在肠腔释放 2 种肠毒素，即不耐热肠毒素（LT）和耐热肠毒素（ST），LT 与小肠上皮细胞膜上的受体结合后激活腺苷酸环化酶，致使三磷酸腺苷（ATP）转变为环磷酸腺苷（cAMP），cAMP 增多后即抑制小肠绒毛上皮细胞吸收 Na^+、Cl^- 和水，并促进肠腺分泌 Cl^-；ST 则通过激活鸟苷酸环化酶，使三磷酸鸟苷（GTP）转变为环磷酸鸟苷（cGMP），cGMP 增多后亦使肠上皮细胞减少 Na^+ 和水的吸收，促进 Cl^- 分泌。两者均使小肠液总量增多，超过结肠的吸收限度而发生腹泻，排出大量水样便，导致患儿脱水和电解质紊乱。侵袭性细菌感染所致肠炎可引起渗出性腹泻，如志贺菌属、沙门菌属、侵袭性大肠埃希菌和金黄色葡萄球菌等可侵袭小肠或结肠肠壁，使黏膜充血、水肿，炎症细胞浸润，引起渗出和溃疡等病变。此时可排出含有大量白细胞和红细胞的菌痢样粪便，并出现全身中毒症状。结肠由于炎症病变而不能充分吸收来自小肠的液体，某些致病菌还会产生肠毒素，亦可发生水样腹泻。

非感染性腹泻多由饮食不当所致。当饮食过度或偏食时，食物不能被充分消化和吸收而停留在小肠上部，下肠道细菌发生移位，使食物发酵和腐败，肠腔内渗透压增高，腐败性毒性产物刺激肠壁，导致腹泻，严重者可发生脱水和电解质紊乱。

【临床表现】

不同病因引起的腹泻常具有不同的临床特点和临床过程。按病程可分为：①急性腹泻，两周以内的腹泻。②迁延性腹泻，两周至两个月以内的腹泻。③慢性腹泻，超过两个月的腹泻。

1. 急性腹泻

（1）轻型　常由饮食因素及肠道外感染引起。起病可急可缓，以胃肠道症状为主，表现为食欲下降，偶有溢乳或呕吐，大便次数增多，但每次大便量不多，稀薄或带水，呈黄色或黄绿色，有酸味，常见白色或黄白色奶瓣和泡沫，无脱水及全身中毒症状，多在数日内痊愈。

（2）重型　多由肠道内感染引起。常急性起病，也可由轻型逐渐加重转变而来，除有较重的胃肠道症状外，可伴明显的脱水、电解质紊乱和全身感染中毒症状，如发热或体温不升、精神烦躁或萎靡、嗜睡、意识模糊，甚至昏迷、休克。

腹泻严重时，可引起水、电解质及酸碱平衡紊乱，导致轻、中、重不同程度的脱水。根据丢失的水和电解质的比例不同，可分为等渗、低渗或高渗性脱水，临床以等渗脱水多见。重型腹泻常并发代谢性酸中毒、低钾血症、低钙血症和低镁血症等（参见第三章第三节液体疗法部分）。

（3）几种常见肠炎的临床特点　①轮状病毒肠炎：是秋冬季腹泻最常见的类型，6 ～ 24 个月的婴幼儿多见，可经粪 – 口传播，局部流行。潜伏期 1 ～ 3 天，起病急，常伴发热和上呼吸道感染症状，多无明显感染中毒症状。病初 1 ～ 2 天常发生呕吐，随后出现腹泻。大便次数多，呈黄色水样或蛋花样便带少量黏液，无腥臭味。常并发脱水、酸中毒及电解质紊乱，轮状病毒感染亦可引起多器官损伤。本病为自限性疾病，病程 3 ～ 8 天。粪便显微镜检查偶有少量白细胞，感染后 1 ～ 3 天即有大量病毒自大便中排出，最长可达 6 天。血清抗体一般在感染后 3 周

NOTE

上升。病毒较难分离，临床常用 ELISA 法或胶体金法检测粪便中病毒抗原。②诺如病毒肠炎：一年四季均可发生，寒冷季节多见。潜伏期短，急性起病，多在 12 ～ 36 小时发病。首发症状多为阵发性腹痛、恶心、呕吐和腹泻，全身症状有畏寒、发热、头痛、乏力和肌痛等，可有呼吸道症状。吐泻频繁者可发生脱水及酸中毒、低钾。本病为自限性疾病，症状持续 2 ～ 3 天。粪便及周围血象检查常无异常。可在餐馆、托幼机构、医院、学校、养老院等地点流行，易引起突发公共卫生问题。③产毒性细菌引起的肠炎：多发生在夏季，潜伏期 1 ～ 2 天，起病较急。以轻症多见，亦可引起重症腹泻，粪便镜检无异常。自限性疾病，自然病程 3 ～ 7 天。④侵袭性细菌引起的肠炎：全年均可发生，以夏季多见。急性起病，腹泻频繁，大便呈黏液状，带脓血，有腥臭味。常有恶心、呕吐、腹痛和里急后重，伴有严重的中毒症状，如高热甚至高热惊厥、意识改变、感染性休克。大便镜检有大量白细胞及红细胞。粪便培养可找到致病菌，病情严重可血行传播。⑤出血性大肠埃希菌肠炎：大便次数增多，开始为黄色水样便，后转为血水便，有特殊臭味。大便镜检有大量红细胞，常无白细胞。伴腹痛，个别病例可伴发溶血尿毒综合征和血小板减少性紫癜。⑥抗生素引起的腹泻：肠道外感染长期、大量使用广谱抗生素可引起肠道菌群紊乱，肠道正常菌群减少，可导致耐药性金黄色葡萄球菌、变形杆菌、白念珠菌等大量繁殖，引起药物较难控制的腹泻。

2. 迁延性和慢性腹泻　病因复杂，感染、食物过敏、酶缺陷、免疫缺陷、药物因素、先天性畸形等均可引起。以急性腹泻未彻底治疗或治疗不当、迁延不愈最为常见。营养不良的婴幼儿患病率高，其原因为：①重症营养不良时胃黏膜萎缩，导致胃液和十二指肠液中的细菌和酵母菌大量繁殖。②营养不良时十二指肠、空肠黏膜变薄，引起各种营养物质的消化吸收不良。③重症营养不良患儿腹泻时，小肠上段细菌显著增多。④营养不良患儿常有肠动力的改变。⑤长期滥用抗生素引起肠道菌群失调。⑥重症营养不良儿免疫功能缺陷。故营养不良的患儿患腹泻时易迁延不愈，持续腹泻又加重了营养不良，两者互为因果，形成恶性循环，最终导致多脏器功能异常。

【辅助检查】

急性腹泻可查粪便常规、粪便培养、生化等明确病情；怀疑轮状病毒感染所致者，可采用酶联免疫吸附试验或免疫酶斑试验检测病毒抗原。

对于迁延性腹泻或慢性腹泻，在详细询问病史，全面体格检查的基础上，合理选择以下辅助检查，以协助诊疗：①肠道菌群分析、大便酸度和还原糖检测、细菌培养。②十二指肠液分析。③食物过敏原检测。必要时可查蛋白质、碳水化合物和脂肪吸收功能试验、心电图、X 线、结肠镜等。

【诊断与鉴别诊断】

1. 诊断　根据发病年龄、季节、大便次数和大便性状，做出初步临床诊断，注意判定有无脱水（程度和性质）、电解质紊乱和酸碱失衡。必要时可进行病毒、细菌、真菌及寄生虫等病原学检测。

2. 鉴别诊断　当患儿以大便次数增多、大便性状发生改变来就诊时，要注意与以下疾病进行鉴别。

（1）生理性腹泻　多见于 6 个月以内婴儿，外观虚胖，生后不久即出现腹泻，但无呕吐等其他症状，食欲好，不影响生长发育，添加辅食后大便可逐渐转为正常。

（2）急性细菌性痢疾　夏季发病率高，多有饮食不洁史，起病急，腹泻同时伴高热、腹痛、呕吐，大便呈黏液脓血便伴里急后重。大便镜检有较多脓细胞、红细胞和吞噬细胞，大便细菌培养有志贺痢疾杆菌生长可确诊。

（3）坏死性肠炎　中毒症状较严重，腹痛、腹胀、频繁呕吐、高热，大便呈暗红色糊状，逐渐出现典型的赤豆汤样血便，常伴休克。腹部 X 线呈小肠局限性充气扩张，肠间隙增宽，肠壁积气等。

（4）食物蛋白过敏相关性直肠结肠炎　发病年龄较小（2 月龄左右），母乳喂养或混合喂养婴儿轻度腹泻，粪便带血（多为血丝），无全身其他器官受累，患儿一般状态好，粪便常规检查可见红细胞增多，潜血阳性，可见白细胞。

【治疗】

治疗以预防和纠正脱水、调整饮食、合理用药及预防并发症为原则。急性腹泻首要治疗是维持水、电解质平衡，如合并感染可合理选用抗感染药物，应避免滥用抗菌药物。迁延性腹泻和慢性腹泻应注意保护肠道菌群，避免肠道菌群紊乱，加强喂养指导，调整饮食。

1. 急性腹泻的治疗

（1）饮食疗法　6 个月以内提倡继续母乳喂养，6 个月以上可以继续已习惯的日常饮食，少食油腻煎炸之品。病毒性肠炎可继发双糖酶缺乏，改喂去乳糖配方奶粉喂养。

（2）预防脱水　在每次稀便后补充口服补液盐 Ⅲ：< 6 个月约 50mL/ 次；6 个月～ 2 岁约 100mL/ 次；2 ～ 10 岁约 150mL/ 次。

（3）纠正水、电解质紊乱及酸碱失衡　参照液体疗法。

（4）低钙、低镁血症治疗　①低钙血症：10% 葡萄糖酸钙每次 1 ～ 2mL/kg，最大 ≤ 10mL，加等量 5% ～ 10% 葡萄糖注射液稀释后缓慢静脉推注。②低镁血症：25% 硫酸镁，每次 0.1 ～ 0.2mL/kg，深部肌内注射，每日 2 ～ 3 次，症状消失后停用。

（5）药物治疗　①控制感染：黏液脓血便者，多为侵袭性细菌感染，可经验性选用抗菌药物治疗。再根据大便细菌培养和药物敏感试验结果，调整抗菌药物的使用。水样便者，多为非细菌腹泻，不建议使用抗菌药物。②肠道微生态疗法：调整肠道菌群，有利于控制腹泻。常用双歧杆菌、嗜酸乳杆菌、布拉酵母菌、枯草芽孢杆菌等制剂。③肠黏膜保护剂：吸附病原体和毒素，保护肠黏膜，增强肠道屏障功能，阻止病原微生物的攻击，可用蒙脱石散。④抗肠道分泌药的应用：用于分泌性腹泻，用脑啡肽酶抑制剂、消旋卡多曲。⑤补充锌元素：对于急性腹泻患儿，6 个月以内婴儿每日 10mg，6 个月以上每日 20mg，口服，疗程 10 ～ 14 天。

2. 迁延性和慢性腹泻治疗　积极寻找原因，对因治疗，切忌滥用抗生素。

（1）调整饮食　应继续母乳喂养。人工喂养儿应调整饮食，保证足够热量。

（2）双糖不耐受者　采用不含乳糖代乳品或去乳糖配方奶粉喂养。

（3）过敏性腹泻的治疗　避免可能引起过敏的食物，若蛋白质或牛奶过敏，采用深度水解蛋白配方喂养。

（4）要素饮食　肠黏膜受损伤患儿最理想的食物，系由氨基酸、葡萄糖、中链甘油三酯、多种维生素和微量元素组合而成。应用时的浓度和量视患儿临床表现而定。

（5）静脉营养　少数不能耐受口服营养物质的患儿，可采用静脉高营养。

（6）药物治疗　抗生素仅用于有细菌感染的患儿，并根据药物敏感试验选用。补充微量元素和维生素，合理使用微生态调节剂和肠黏膜保护剂。

3. 中医治疗　小儿泄泻的病因，以感受外邪、伤于饮食、脾胃虚弱多见，病位在脾胃。病机关键为脾困湿盛，升降失司，水反为湿，谷反为滞，清浊不分，合污而下形成泄泻。本病以运脾化湿为基本法则，实证以祛邪为法，虚证以扶正为主。泄泻变证，属正气大伤，分别治以益气养阴，酸甘化阴，回阳救逆，护阴固脱。湿热泻用葛根黄芩黄连汤，风寒泻用藿香正气散，伤食泻用保和丸，脾虚泻用七味白术散，脾肾阳虚泻用附子理中汤加减。根据病情可配合推拿、贴敷、针灸等外治疗法，有积极疗效。

【预防和护理】

1. 预防

（1）提倡母乳喂养，若母乳缺乏，选择合适的代乳品。适时添加辅食，遵循由稀到稠、由细到粗、由少到多、由一种到多种循序渐进的原则。

（2）养成良好的饮食习惯，独立进食，不强迫进食，进食时不玩耍、看电视或家长追逐喂养。

（3）注意天气变化，及时给孩子增减衣物。加强户外活动，增强孩子体质。

（4）对于生理性腹泻的婴儿，应避免不必要的药物治疗。

（5）接种疫苗可以有效预防轮状病毒肠炎。

2. 护理

（1）调整饮食，减轻胃肠负担。呕吐严重患儿可以暂时禁食，症状缓解后逐渐增加饮食量。避免煎炸、辛辣、生冷等对胃肠道刺激较大及不消化的食物。

（2）注意保护皮肤，患儿每次大便后要及时清洗臀部，保持皮肤清洁干燥，避免皮肤感染。

（3）感染性腹泻患儿，尤其是大肠埃希菌、鼠伤寒沙门菌、诸如病毒肠炎等传染性强，一旦发现应积极治疗，集体机构发现本病，要做好消毒隔离工作，防止交叉感染。

（4）密切观察病情变化，包括全身症状、大便次数、性状及尿量等的变化，积极对症处理，避免发展为重型腹泻。

第十节　婴儿胆汁淤积症

婴儿胆汁淤积症（infantile cholestasis）是指婴儿期（含新生儿期）由各种原因引起毛细胆管胆汁形成、分泌和（或）排泄异常，胆汁淤积在肝细胞和胆管内引起的肝脏疾病。临床表现为高结合胆红素血症、粪便颜色变化、胆汁酸增加，伴或不伴肝脏肿大、肝功能异常。

【病因与发病机制】

婴儿胆汁淤积症的病因复杂，涉及遗传、代谢、感染等，凡胆汁分泌、排泄过程中的任何环节出现问题，均可导致胆汁淤积症。

1. 胆道闭锁、胆管扩张和肝内胆管发育不良

（1）胆道闭锁　多数学者认为与围生期感染（特别是巨细胞病毒感染）相关。胆道炎症造成胆道闭锁占80%，先天性胆管发育不良造成胆道闭锁约占10%。

（2）先天性胆管扩张症　是多种因素所致的先天性发育畸形。胚胎时期胰胆分化异常，胆总管和胰管未能正常分离，胰液反流入胆管，胆总管远端狭窄，胆道内压力增高，Oddi 括约肌神经肌肉功能失调等是本病的致病因素。

（3）Caroli 病 又称先天性肝内胆管扩张症，为常染色体隐性遗传，以男性多见。一般以复发性胆管炎为主要特点，可伴有先天性肝纤维化、肝外胆管扩张或其他纤维囊性病。

（4）其他 如 Alagille 综合征、新生儿硬化性胆管炎、胆管狭窄、胆汁黏稠及黏液栓等，均可导致婴儿胆汁淤积症。

2. 先天性代谢异常 先天性代谢异常一般为酶缺陷。按其种类包括：

（1）碳水化合物代谢异常 如遗传性果糖不耐受症、半乳糖血症、糖原贮积症等。其中与肝炎综合征相关的糖原贮积症主要有 Ⅰ、Ⅲ、Ⅳ型。

（2）氨基酸及蛋白质代谢异常 如遗传性氨酸血症、高蛋氨酸血症等，可以造成持续性肝脏损伤。

（3）脂质代谢异常 系一组遗传性疾病。由于类脂质代谢过程中某些酶的遗传性缺陷，使得原本能被该酶分解的某些类脂质沉积在单核 – 巨噬细胞系统及其他组织内，出现充脂性组织细胞增殖，如戈谢病、尼曼 – 皮克病、Wolman 病等。

（4）胆汁酸及胆红素代谢异常 如进行性家族性肝内胆汁淤积症（progressive familial intrahepatic cholestasis，PFIC）。包括 PFIC- Ⅰ 型：Byler 病，FICI 缺乏，*ATP8B1* 基因缺陷；PFIC-2 型：BSEP 缺乏，*ABCB11* 基因缺陷；PFIC-3 型：*ABCB4/MDR3* 基因缺陷。Citrin 缺乏致新生儿肝内胆汁淤积症（NICCD）、Aagenaes 综合征（遗传性胆汁淤积伴淋巴水肿）、新生儿 Dubin–Johnson 综合征（MRP2 缺乏症）、Zellweger 综合征（脑 – 肝 – 肾综合征）等。

（5）α_1– 抗胰蛋白酶缺乏症 由于 α_1– 抗胰蛋白酶缺乏，中和白细胞弹性蛋白凝固酶等抗蛋白酶作用减弱，使自体组织被破坏而发病。可造成肝细胞损伤、汇管区纤维化伴胆管增生，以及胆管发育不良等改变。

3. 感染 肝脏的原发性感染和全身感染累及肝脏。感染源主要有：弓形虫、风疹病毒、巨细胞病毒、单纯疱疹病毒，以及 EB 病毒、柯萨奇病毒 B 组、嗜肝病毒、埃可病毒、腺病毒等。细菌感染如金黄色葡萄球菌、链球菌、大肠杆菌、沙门菌、厌氧菌等。近年来，人巨细胞病毒（HCMV）、梅毒螺旋体、结核分分歧杆菌，以及人类免疫缺陷病毒（HIV）等引起的肝炎综合征应引起注意。

4. 毒素作用 药物作用、肠外营养相关性胆汁淤积等。

5. 其他 包括肝内占位病变、累及肝脏的全身恶性疾病，如朗格汉斯细胞组织细胞增生症、噬血细胞淋巴组织细胞增生症等，以及唐氏综合征等染色体异常疾病。

6. 特发性 其病因及发病机制目前尚不十分明确，但患儿均存在不同程度的胆汁淤积。近年研究表明，本病与多种编码 ABC 转运家族蛋白的基因存在着必然联系，其中肝细胞膜的胆盐输出泵（BSEP）基因的突变，是特发性胆汁淤积形成的重要因素。

【病理】
本病主要病理改变为肝细胞非特异性的多核巨细胞形成。胆汁淤积、肝间质和门脉区有炎症细胞浸润，程度与病情轻重有关。轻者肝小叶结构正常，重者可紊乱，肝细胞点状或片状坏死，库普弗细胞和小胆管增生，严重者门脉周围可有纤维化。

【临床表现】

1. 皮肤改变 主要表现为黄疸，往往因黄疸持续不退或退而复现前来就诊。皮肤颜色与病情程度有关，慢性胆道梗阻可出现黄色瘤、皮肤色素沉着，皮肤可有瘀点、瘀斑，皮肤瘙痒。

2. 粪便颜色改变 大便颜色变浅，由黄转为淡黄，甚至出现陶土样大便。尿色呈黄色或深黄色。

3. 肝大和（或）质地异常 肝功能受损常表现为肝脏肿大，质韧，无明显压痛。严重者出现脾肿大，少数出现肝硬化、肝衰竭。

4. 脂肪、脂溶性维生素吸收障碍、营养不良 胆汁淤积造成肠道胆汁减少，出现腹泻、营养不良及脂溶性维生素吸收不良。神经系统常表现为喂养困难、嗜睡、肌张力减低、易激惹、烦躁、惊厥，甚者出血高氨血症、肝性脑病。

5. 其他 体检中一些阳性体征对提示病因有帮助，如白内障提示半乳糖血症或甲状腺功能减退的可能；视网膜病变提示 TORCH 感染、视隔发育不全（SOD）或 Alagille 综合征的可能；体表的畸形提示 Alagille 综合征或唐氏综合征的可能；心脏杂音提示 Alagille 综合征的可能；皮肤血管瘤提示肝血管瘤的可能。

【辅助检查】

1. 血常规 白细胞增高，以中性粒细胞增高为主并伴核左移，常提示细菌感染。巨细胞病毒感染时，可有单个核细胞增多、血小板减少、贫血、溶血等改变。

2. 肝功能检测 以结合胆红素增高为主。甲胎蛋白持续增高则提示肝细胞有破坏，再生增加；血清 γ 谷氨酰转肽酶、碱性磷酸酶、5′-核苷酸酶等反映胆管性胆汁淤积的指标增高，但是在 PFIC-1、PFIC-2 型时 γ-谷氨酰转肽酶不增高或降低；反映肝细胞合成功能的指标，如凝血因子和纤维蛋白原、血清白蛋白等可能降低。

3. 病原学检查 病毒感染标志物和相应的病毒学、血清学检查，如肝炎病毒、风疹病毒、EBV、CMV、HSV、HIV 等检查；血培养、中段尿细菌培养等可提示相应的感染源。

4. 代谢病筛查 疑似遗传代谢、内分泌疾病时，可行血糖测定、尿糖层析，T_3、T_4、TSH、α_1-抗胰蛋白酶、尿有机酸测定，血液、尿液串联质谱氨基酸测定，血气分析，特异性酶学、染色体、基因检查等。

5. 影像学检查 肝、胆、脾 B 超、肝脏 CT 或肝胆磁共振胆管成像（MRCP）检查，可提示相应的结构异常或占位病变。

6. 肝胆核素扫描 以发现胆道闭锁。

7. 胆汁引流 可行动态持续十二指肠引流，查胆汁常规、细菌培养，行胆汁中胆红素、胆汁酸检查。

8. 肝活组织病理检查 可经皮肝穿刺或腹腔镜检查获取活体组织标本，查看肝小叶及毛细胆管情况，并进行免疫组织化学、电镜、病毒培养、酶等病理学诊断。

9. 基因检测 目前较明确的致病基因位点，如进行性家族性肝内胆汁淤积症（PFIC）1型（定位于染色体 18q21 的 *ATP8B1* 基因突变）、2 型（定位于染色体 2q24 的 *ABCB11* 基因突变）和 3 型（定位于染色体 7q21.1 的 *ABCB4* 基因突变）、Alagille 综合征（定位于染色体 20p12 的 *Jagged1* 基因突变）、Citrin 缺陷引起的新生儿肝内胆汁淤积症（定位于染色体 7q21.3 的 *SLC25A13* 基因突变）等。基因检测有利于疾病的精准诊断和个性化治疗。

【诊断】

诊断标准：①血清胆红素＜85μmol/L（5mg/dL）时，直接胆红素＞17.1μmol/L（1.0mg/dL）。②血清总胆红素＞85μmol/L（5mg/dL），直接胆红素占总胆红素比例＞20%，满足两条中任意1条即可诊断。若有 ALT 和（或）AST 增高，同时合并病理性肝脏体征（质地变硬或伴有肝脏肿大＞2cm），则称为婴儿胆汁淤积性肝炎。

【治疗】

婴儿胆汁淤积症在查明原因后，应按原发疾病的治疗原则进行治疗，但大多数病例在疾病早期病因难以明确，临床往往以对症治疗为主。主要包括利胆退黄，护肝、改善肝细胞功能和必要的支持疗法。

1. 利胆退黄 利胆药物可以促进肝细胞分泌、排泄胆汁，改善肝功能，增加胆汁在肠道中的浓度，减轻临床症状。常用的药物包括：①熊去氧胆酸。促进胆汁分泌，刺激胆汁中碳酸氢钠比例提高，降低胆汁中胆固醇浓度，用于各种肝内胆汁淤积治疗。禁用于胆道闭锁、严重肝功能异常患儿。②考来烯胺。口服后在肠道中与胆汁酸结合，促进胆汁酸的排泄。③辨证运用中药治疗，如茵陈蒿汤。

2. 护肝、改善肝细胞功能 ATP、辅酶 A 有保护肝细胞，促进肝细胞新陈代谢的作用。可以应用促进肝细胞增生的肝细胞生长因子、保肝解毒的葡醛内酯、促进肝脏解毒与合成功能的还原型谷胱甘肽、降酶作用显著的联苯双酯、甘草酸二铵及补充微生态制剂等。

3. 其他 补充多种维生素（包括水溶性维生素 B、维生素 C、脂溶性维生素 A、维生素 D、维生素 E 和维生素 K）和强化中链脂肪酸的配方奶喂养。低蛋白血症时可用白蛋白制剂；凝血因子缺乏时可用凝血酶原复合物；有丙种球蛋白低下及反复感染时可用静脉丙种球蛋白；有感染时可适当选用抗生素、抗病毒制剂等；疑诊 Citrin 缺乏致新生儿肝内胆汁淤积症（NICCD）时，可以给予去乳糖配方奶。

4. 胆汁分流术及肝移植 如疑为胆道闭锁，则应尽早行剖腹探查或腹腔镜胆道造影，必要时行 Kasai 手术；肝硬化失代偿期可考虑肝移植。

NOTE

第九章　呼吸系统疾病

第一节　小儿呼吸系统解剖、生理、免疫特点和检查方法

小儿呼吸系统以环状软骨下端为界，划分为上呼吸道和下呼吸道两部分。其中鼻、鼻窦、咽、咽鼓管、会厌及喉属上呼吸道；气管、支气管、肺部属下呼吸道。小儿呼吸系统不同于成人，主要表现在以下几个方面。

【解剖特点】

1. 上呼吸道

（1）鼻　包括外鼻和鼻腔。婴幼儿时期没有鼻毛，鼻黏膜柔嫩且血管丰富，故受感染后易出现鼻黏膜的充血肿胀，常使鼻腔狭窄，甚至闭塞，发生呼吸困难。

（2）鼻窦　儿童时期各鼻窦发育先后不同，新生儿上颌窦、筛窦极小，2岁以后迅速增大，额窦和蝶窦分别在2～3岁时才出现，至12岁左右发育完善。鼻窦发育较晚，婴幼儿较少发生鼻窦炎。鼻窦黏膜与鼻腔黏膜相连续，鼻窦口相对较大，故急性鼻炎在学龄前期及学龄期儿童常可累及鼻窦，以上颌窦及筛窦感染多见。

（3）鼻泪管和咽鼓管　婴幼儿鼻泪管短，且瓣膜发育不全，鼻腔感染容易引起结膜炎症。婴儿咽鼓管较宽，且直而短，呈水平位，鼻咽炎时常引起中耳炎症。

（4）咽　分为鼻咽、口咽和喉咽三部分，咽部黏膜下有淋巴组织，形成淋巴环，是咽部感染的防御屏障。扁桃体分为咽扁桃体和腭扁桃体。咽扁桃体又称腺样体，位于鼻咽顶部与后壁交界处，6个月时发育成熟，10岁后逐渐开始萎缩，肥大时可堵塞鼻孔，影响呼吸，甚至睡眠时呼吸暂停。腭扁桃体至1岁末逐渐增大，4～10岁发育达最高峰，14～15岁逐渐退化，故学龄期儿童常见扁桃体炎。

（5）喉　呈漏斗状，喉腔较窄，声门狭小，软骨柔软，黏膜柔嫩，血管及淋巴组织丰富，喉部炎症可引起喉头狭窄，甚至出现呼吸困难。

2. 下呼吸道

（1）气管及支气管　婴幼儿的气管和支气管管腔较窄，软骨柔软，黏膜血管丰富，黏液腺分泌较少，黏膜纤毛运动较弱，清除微生物及黏液的能力较差，故易发生呼吸道感染。右侧主支气管短粗，为气管的直接延伸，左侧主支气管细长，支气管异物多见于右侧。毛细支气管平滑肌在出生5月龄内薄而少，3岁后明显发育，故小婴儿毛细支气管炎以喘憋明显为特点。

（2）肺　小儿肺弹力组织发育较差，血管丰富，间质发育旺盛，肺泡数量相对较少，整个肺脏含血量相对较多而含气量较少，故易于感染。感染时易致黏液阻塞，引起间质性炎症，并发肺不张、肺气肿等疾病。婴儿肺泡表面积按千克体重计算与成人相似，但其代谢需要按千克体重计算远较成人高，应付额外代谢需要时，呼吸的储备能力较小。

【生理特点】

1. 呼吸频率与节律　小儿新陈代谢旺盛，需氧量接近成人，而肺脏容量较小，约为成人的1/6，需增加呼吸频率来满足机体代谢的需要，年龄越小，呼吸频率越快。各时期儿童的呼吸频率为：新生儿 40～44 次 / 分钟，1 岁前 30 次 / 分钟，3 岁前 24 次 / 分钟，3～7 岁 22 次 / 分钟，14 岁前 20 次 / 分钟。

2. 呼吸类型　小儿肋骨呈水平位，肋间隙小，胸廓运动范围小，呼吸肌发育差，膈肌位置较高，膈肌较肋间肌发达，呼吸时肺主要向膈肌方向移动，呈腹式呼吸；随着年龄增长，膈肌与腹腔器官下移，呼吸肌逐渐发达，转变为胸腹式呼吸，7 岁后接近成人。

3. 呼吸功能的特点

（1）肺活量　指一次深吸气后的最大呼气量，代表肺脏扩张和回缩的能力。受呼吸强弱、肺组织和胸廓弹性，以及气道通畅程度的影响。小儿肺活量为 50～70mL/kg，在安静时年长儿仅用肺活量的 12.5% 进行呼吸，而婴幼儿因呼吸储备量少，则需用 30% 左右。

（2）潮气量　指安静呼吸时每次吸入或呼出的气量，年龄越小，潮气量越少。小儿潮气量为 6～10mL/kg。

（3）每分通气量　呼吸频率与潮气量的乘积。小儿虽潮气量少，但呼吸频率快，故每分通气量与成人相近。

（4）气道阻力　气道阻力的大小取决于管腔大小与气体流速等因素。小儿气道管腔狭窄，气道阻力大于成人。

小儿各项呼吸功能还不完善，呼吸代偿能力较低，易发生喘息和呼吸衰竭。

【免疫特点】

呼吸道分泌物中主要抗体是分泌型免疫球蛋白 A，而婴幼儿时期分泌型 IgA（包括 IgG）含量很少，免疫力低下。再加上婴幼儿辅助性 T 细胞发育不够成熟，肺泡巨噬细胞功能不足，乳铁蛋白、溶菌酶、干扰素及补体等的数量和活性不足，故易发生呼吸道感染。

【检查方法】

1. 体格检查

（1）望诊　包括呼吸的快慢、深浅、节律，以及呼吸是否费力、胸廓是否对称、起伏是否一致等，结合面色，可以在开始接触患儿时对病情轻重做出预判。

1）呼吸频率　是呼吸系统疾病最基本的检查项目。呼吸功能不全首先表现为呼吸频率增快。

2）鼻扇　小婴儿吸气时鼻翼扇动是呼吸困难的早期表现。

3）胸廓形态　婴幼儿上呼吸道梗阻或肺实变，用力吸气时呼吸辅助肌参与工作，由于胸腔内负压增加，可引起胸骨上、下及肋间凹陷，即所谓的"三凹征"，其轻重可反映气道阻塞的严重度。

4）发绀　指由于血液内还原血红蛋白增加，皮肤或黏膜呈青紫色的表现。毛细血管内还原血红蛋白达 40 ～ 60g/L 时可出现发绀。

5）杵状指 指（趾）骨末端背侧组织增生，使甲床抬高所致，常见于支气管扩张、迁延性肺炎、哮喘等慢性肺部疾患。

（2）听诊

1）咳声 根据咳声不同，可将咳嗽性质分为湿咳与干咳。湿咳为伴有痰液的咳嗽，黏液或脓痰是气管、支气管和肺部感染的标志，咳粉红色泡沫痰是急性左心衰竭的特点。干咳为无分泌物的咳嗽，严重者可表现为阵发性、刺激性干咳，多见于咳嗽变异性哮喘、胃食管反流、呼吸道异物或受环境污染、吸烟影响等引起的咳嗽。

2）病理性呼吸音 ①干啰音可见于急慢性支气管炎、支气管哮喘、支气管肺炎、心源性哮喘等。局限性干啰音是由局部支气管变窄所致，常见于支气管局部结核、异物或黏稠分泌物附着。②哮鸣音常在毛细支气管炎及哮喘发作时闻及。高调哮鸣音是气道阻塞的典型表现；低调哮鸣音，包括大气道的干啰音，常见于气道分泌物增加时，可自发或在咳嗽后出现。③吸气喘鸣常在吸气时发生，但亦可见于呼气时，是喉、气管发生梗阻，气流通过有黏稠分泌物的狭窄气道时振动和移动所产生的，不用听诊器即可听到，音调低沉，类似于熟睡鼾声，在颈部最为明显，并可传导至全胸部。与哮鸣音的区别在于后者只在胸部闻及，且局限于某区域最为明显。④湿啰音是肺与支气管病变的表现，常见于支气管炎、支气管肺炎、血行播散型肺结核、肺水肿、支气管扩张症、肺脓肿及肺出血等。

3）胸膜摩擦音 胸膜摩擦音在吸气和呼气时皆可听到，一般以吸气末或呼气开始时较为明显，胸廓下侧沿腋中线处最清楚。屏住呼吸时胸膜摩擦音消失，可借此与心包摩擦音区别。胸膜摩擦音是干性胸膜炎的重要体征，呼吸系统中病变累及胸膜的疾病均可闻及胸膜摩擦音。

2. 血气分析 反映气体交换和血液的酸碱平衡状态，以检测婴幼儿的呼吸功能。小儿血气分析正常值见表 9-1。

表 9-1 小儿血气分析正常值

项目	新生儿	2 岁以内	2 岁以后
pH	7.35 ～ 7.45	7.35 ～ 7.45	7.35 ～ 7.45
$PaCO_2$（mmHg）	30 ～ 35	30 ～ 35	35 ～ 45
PaO_2（mmHg）	60 ～ 90	80 ～ 100	80 ～ 100
BE（mmol/L）	−6 ～ +2	−6 ～ +2	−4 ～ +2
HCO_3^-（mmol/L）	20 ～ 22	20 ～ 22	22 ～ 24
SaO_2（%）	90 ～ 97	95 ～ 97	96 ～ 98

当动脉血氧分压（PaO_2）< 60mmHg，动脉二氧化碳分压（$PaCO_2$）> 50mmHg，动脉血氧饱和度（SaO_2）< 85% 时，为呼吸衰竭。

3. 胸部影像学

（1）胸部正侧位片（DR） 为呼吸系统疾病影像学诊断的基础，可基本满足 70% 以上的临床需要。

（2）胸部 CT 协助小儿呼吸系统疾病的诊断，提高诊断准确率。

4. 儿童支气管镜检查　利用纤维支气管镜和电子支气管镜可以直视气管和支气管内的各种病变，同时利用黏膜刷检技术、活体组织检查技术和肺泡灌洗技术，可以提高诊断准确率，并对清除气管痰液及炎性渗出，减轻肺部炎症反应起到了较好的辅助作用。近年来球囊扩张、冷冻、电凝等镜下介入治疗也已应用于儿科临床。

5. 肺功能检查　能够了解儿童肺功能的状态，有助于临床诊断及治疗。

第二节　急性上呼吸道感染

急性上呼吸道感染（acute upper respiratory infection，AURI）简称"上感"，是鼻腔、咽或喉部急性炎症的总称，是儿童时期最常见的急性感染性疾病。可按其感染部位分为"急性鼻炎""急性咽炎""急性扁桃体炎""急性喉炎"等。

本病以冬春季节及气候骤变时发病率较高，婴幼儿多见。鼻咽部感染常可引起邻近器官的感染，如中耳炎、鼻窦炎，向下蔓延引起气管炎、支气管炎、肺炎，甚至引起全身感染，如败血症。因此，对急性上呼吸道感染及其并发症要早期诊断、及时治疗，避免加重病情。

【病因及发病机制】

1. 病原体　多为病毒感染，约占 90% 以上，主要有鼻病毒、冠状病毒、呼吸道合胞病毒、流感病毒、副流感病毒、腺病毒、柯萨奇病毒、埃可病毒、单纯疱疹病毒、EB 病毒等。非典型病原体如肺炎支原体、肺炎衣原体、嗜肺军团菌、Q 热立克次体在呼吸道感染中所占比例呈逐渐升高的趋势。细菌较少见，仅占原发性上呼吸道感染的 10% 左右，多为继发，主要有溶血性链球菌、肺炎链球菌、流感嗜血杆菌等。

2. 诱发因素　上呼吸道感染与宿主防御功能和环境因素有密切关系。营养不良、自身免疫缺陷、缺乏锻炼或过度疲劳的儿童，因机体防御能力较差，容易发病。环境因素如居住拥挤、大气污染、被动吸烟，均可降低呼吸道局部防御能力，促使病原体生长繁殖。

病原菌侵犯上呼吸道，引起黏膜下水肿，主要是血管扩张和单核细胞浸润，有较多浆液性及黏液性炎性渗出。继发细菌感染后，有中性粒细胞浸润和脓性分泌物。上皮细胞受损后剥脱，恢复期重新增生修复至痊愈。

【临床表现】

上呼吸道感染的轻重程度与年龄大小、体质强弱、病原体及病变部位不同等因素有关，一般年长儿较轻，婴幼儿较重。

1. 轻症　主要表现为局部症状，如鼻塞、流清鼻涕、喷嚏、流眼泪、轻咳、咽部不适，一般无发热及全身症状，或仅有低热、畏寒、头痛，可在 3～4 天自然痊愈。如感染涉及鼻咽部，常有发热、咽痛、扁桃体炎及咽后壁淋巴组织充血和增生，淋巴结轻度肿大。

2. 重症　以全身症状为主，体温可达 39～40℃或更高，伴有畏寒、头痛、全身不适、乏力、烦躁、睡眠不安等，部分患儿有食欲差、呕吐、腹泻、腹痛等消化道症状。腹痛以阵发性脐周疼痛为主，轻重程度不一，与肠痉挛或并发急性肠系膜淋巴结炎有关。

3. 特殊类型的上呼吸道感染

（1）疱疹性咽峡炎（herpangina）　柯萨奇 A 组病毒感染引起，夏秋季节多见，起病急骤，

NOTE

表现为高热、咽痛、流涎、厌食、呕吐等。查体可见咽部充血，软腭、悬雍垂、咽腭弓及扁桃体表面有 2 ～ 4mm 大小的灰白色疱疹，周围有红晕，疱疹破溃后形成溃疡。病程 1 周左右。

（2）咽结合膜热（pharyngo-conjunctival fever）　腺病毒 3、7 型感染引起。春夏季节多见，表现为发热、咽痛、畏光、流泪、眼部刺痛，有时伴消化道症状。查体可见咽及结合膜明显充血，有白色点块状分泌物，周边无红晕，易于剥离。病变可累及一侧或双侧眼结合膜，可伴有球结合膜出血；颈部及耳后淋巴结可增大。病程 1 ～ 2 周。

【并发症】

本病以婴幼儿多见，感染可波及附近器官或向下蔓延，引起中耳炎、鼻窦炎、喉炎、颈淋巴结炎、咽后壁脓肿、扁桃体周围脓肿、上颌骨骨髓炎、支气管炎、肺炎等。病原菌通过血液播散引起败血症，亦可引起心肌炎。年长儿可因链球菌感染引起风湿热、急性肾小球肾炎等免疫性疾病。

【辅助检查】

1. 病毒感染　血白细胞计数正常或偏低，中性粒细胞减少，淋巴细胞比例升高。

2. 细菌感染　血白细胞及中性粒细胞计数增高，严重感染者血白细胞计数或可减低，但中性粒细胞比例仍增高，可以出现核左移。C- 反应蛋白（CRP）、降钙素原（PCT）增高，咽拭子培养有病原菌生长。链球菌引起者血中抗链球菌溶血素 "O"（ASO）滴度增高。

【诊断与鉴别诊断】

1. 诊断　根据临床表现、体格检查，排除流行性感冒、过敏性鼻炎、急性传染病早期等，可诊断急性上呼吸道感染。

2. 鉴别诊断

（1）流行性感冒（influenza）　流感或副流感病毒感染引起的急性呼吸道传染病，起病急骤，传染性强，流行范围广。以局部症状轻、全身症状重为特点，表现为感染、寒战、肌肉酸痛、眼结膜炎症明显，部分患儿可有恶心、呕吐、腹泻等消化道症状。通过病毒分离或血清学检查可明确诊断。

（2）急性传染病早期　多种传染病的前驱症状表现为上呼吸道感染，如麻疹、流行性脑脊髓膜炎、百日咳、猩红热、脊髓灰质炎等，应结合流行病学史、临床表现及实验室资料综合分析，并观察病情演变加以鉴别。

（3）消化系统疾病　婴幼儿时期的急性上呼吸道感染往往有消化道症状，如呕吐、腹痛、腹泻等，容易误诊为原发性胃肠病，尤其要注意与急性阑尾炎鉴别。急性阑尾炎腹痛常先于发热，以右下腹为主，呈持续性，有腹肌紧张和固定压痛点，血白细胞及中性粒细胞增高。

（4）过敏性鼻炎　学龄前和学龄儿多见。起病急，表现为喷嚏、流涕、鼻塞、鼻痒，无发热，鼻黏膜苍白水肿。多因接触过敏原或冷热环境变化等诱发，脱离过敏原或刺激后症状很快消失。病程超过两周且反复发作。鼻拭子涂片嗜酸性粒细胞增多有助于诊断。

【治疗】

1. 一般治疗　注意休息，多饮水，饮食清淡。室内保持空气流通，防止交叉感染及并发症。

2. 对症治疗　发热时可采用温水浴和（或）减少衣服等物理降温方法。体温超过 38.5℃时可服用解热镇痛剂，常用药物有对乙酰氨基酚，每次 10 ～ 15mg/kg，或布洛芬，每次 10 ～ 15mg/kg，间隔 4 ～ 6 小时重复 1 次。热性惊厥可予止惊处理，常用药物 5% 水合氯醛每次 1.0mL/kg 灌肠，或地西泮每次 0.3 ～ 0.5mg/kg 缓慢静脉推注，或苯巴比妥钠每次 5 ～ 10mg/kg 肌内注射。

3. 抗感染治疗 病毒感染目前尚无特异性抗病毒药物。普通感冒者无须全身使用抗病毒药物，流行性感冒可在病初应用抗病毒药物。常用的抗病毒药物有奥司他韦，系神经氨酸酶抑制剂，对甲、乙型流感病毒均有效，疗程 3 ～ 5 天。合并细菌感染时可加用抗菌药物，常用药物有青霉素类、头孢菌素类、大环内酯类，疗程 3 ～ 5 天。

4. 其他 中成药有较好的效果，常用药物有小儿柴桂退热颗粒、小儿豉翘清热颗粒、藿香正气口服液、连花清瘟颗粒等。中医辨证治疗有较好疗效。

【预防】

随天气变化，及时增减衣物；保持室内空气流通、新鲜；积极进行户外活动，多晒太阳，加强体育锻炼；感冒流行期间尽量少去公共场合，避免与感冒患者接触。

第三节 急性感染性喉炎

急性感染性喉炎（acute infectious laryngitis）为喉部黏膜急性弥漫性炎症，好发于声门下部，又称"急性声门下喉炎（acute subglottic laryngitis）"。临床以犬吠样咳嗽、声嘶、喉鸣、吸气性呼吸困难为特征。冬春两季发病较多，多见于婴幼儿。

【病因及发病机制】

本病由病毒或细菌感染引起。常见病毒有副流感病毒、流感病毒和腺病毒；常见细菌有金黄色葡萄球菌、肺炎链球菌和流感嗜血杆菌等。

小儿喉腔狭窄，喉软骨柔软，对气道的支撑能力差，容易使气道在吸气时塌陷，且喉腔黏膜内血管及淋巴结丰富，黏膜下组织松弛，易充血水肿发生喉阻塞；神经敏感，受刺激后易引起喉痉挛，并发喉梗阻（laryngeal obstruction）；咳嗽功能不强，不易排出喉部及下呼吸道分泌物，使呼吸困难加重。

【临床表现】

本病多继发于上呼吸道感染，常起病急、症状重，可有不同程度的发热、声嘶、犬吠样咳嗽和吸气性喉鸣伴呼吸困难。严重时可出现发绀、烦躁不安、面色苍白、心率加快。咽部充血，间接喉镜检查可见声带有轻度至明显的充血、水肿。一般白天症状较轻，夜间加剧，哭闹及烦躁常使喉鸣及喉梗阻加重。喉梗阻若不及时抢救，可因吸气困难而窒息死亡。

按吸气性呼吸困难的轻重，喉梗阻分为四度：

1. Ⅰ度 仅在活动后才出现吸气性喉鸣及吸气性呼吸困难，听诊呼吸音、心率正常，三凹征不明显。

2. Ⅱ度 安静时亦出现喉鸣和吸气性呼吸困难，听诊可闻喉传导音或管状呼吸音，心率增快。

3. Ⅲ度 除上述症状外，因缺氧出现烦躁不安、口唇及指趾发绀、双眼圆睁，惊恐万状，多汗，呼吸音明显降低，心音低钝，心率快，三凹征明显。血气分析可有低氧血症、二氧化碳潴留。

NOTE

4. Ⅳ度 患儿极度衰弱，由烦躁不安转为半昏迷或昏迷，由于无力呼吸，三凹征反而不明显，面色苍白发灰，肺部听诊呼吸音几乎消失，仅有气管传导音，心音钝弱，心律不齐。血气分析有低氧血症及二氧化碳潴留。

【辅助检查】

1. 喉镜 间接喉镜检查是确诊证据。镜下可见喉黏膜弥漫性对称性充血、肿胀，尤以声门下区黏膜红肿明显，声带呈红或鲜红色，有时可见声带有黏膜下出血，喉黏膜表面有时可见黏性分泌物附着。

2. 微生物学检查 咽部或气管取分泌物做涂片及细菌培养。

3. 血常规检查 血白细胞计数正常或偏低，中性粒细胞减少，淋巴细胞比例升高多提示病毒感染。血白细胞及中性粒细胞计数增高，多提示细菌感染，严重感染者血白细胞计数或可减低，但中性粒细胞比例仍增高，可以出现核左移。

【诊断与鉴别诊断】

1. 诊断 根据急性发病、犬吠样咳嗽、声嘶、喉鸣、吸气性呼吸困难等表现，可做出临床诊断，必要时可施行纤维喉镜确定局部病变。当患儿出现吸气性呼吸困难，鼻翼扇动，吸气时出现三凹征，面色发绀，烦躁不安，提示有喉梗阻。

2. 鉴别诊断 本病应与急性会厌炎、呼吸道异物及喉软骨软化病相鉴别。

（1）急性会厌炎 亦称为急性梗阻型声门上喉炎，由 B 型流感嗜血杆菌引起。起病急，进展快，高热咽痛，很快出现呼吸困难，数小时内可完全气道梗阻。喉镜检查可见会厌红肿，呈樱红色。颈部 X 线检查可见会厌部肿胀。血常规白细胞计数增高，以中性粒细胞增高为主。

（2）呼吸道异物 有异物吸入史，突然出现呛咳，胸部 X 线提示有肺不张或肺气肿，肺部 CT 及气道重建可发现异物。必要时行支气管镜检查。

（3）喉软骨软化病 即先天性喉喘鸣，多见于婴儿期。吸气时发生喉鸣，但患儿哭声及咳嗽声音正常，并不嘶哑，到 2 岁左右恢复正常，必要时可做喉镜检查。

【治疗】

小儿急性喉炎病情发展快，易并发喉梗阻，治疗应及时。

1. 一般治疗 保持呼吸道通畅，给予吸氧。轻者进半流质或流质饮食，严重者可暂停饮食。保证足量液体和营养，注意保持水、电解质平衡。

2. 对症治疗 体温高者可应用物理或药物降温。喘息明显者可雾化吸入 β_2 受体激动剂，如盐酸特布他林雾化溶液或硫酸沙丁胺醇雾化溶液。烦躁不安者宜用镇静剂，如水合氯醛、异丙嗪。异丙嗪有镇静和减轻喉头水肿的作用。

3. 控制感染 由于本病起病急、病情进展快，对疑似细菌感染，应尽早给予抗生素治疗，常用青霉素类、头孢菌素类、大环内酯类等，或参考药敏试验选择敏感性抗菌药物。

4. 糖皮质激素治疗 激素有抗炎及抑制变态反应的作用，能减轻喉头水肿，缓解喉梗阻。轻度可口服泼尼松，每天 1 ～ 2mg/kg；Ⅱ度以上呼吸困难者可静脉用糖皮质激素治疗，常用氢化可的松等。氢化可的松每次 5 ～ 10mg/kg，甲泼尼龙每次 1 ～ 2mg/kg。静脉用激素疗程一般不超过 3 天。雾化吸入糖皮质激素能促进黏膜水肿消退，且副作用小，如吸入用布地奈德混悬液，每次 1 ～ 2mg，每日 2 次。

5. 直接喉镜吸痰 Ⅲ度呼吸困难患儿，由于咳嗽反射差，喉部或气管内常有分泌物潴留，可在直接喉镜下吸出，除去机械性梗阻，减轻因分泌物刺激所引起的喉痉挛，多可立即缓解呼吸困难。在进行直接喉镜检查吸痰的同时，还可局部喷雾 1% 麻黄碱以减轻喉部肿胀，缓解呼吸困难。

6. 气管插管或切开　经上述处理，若仍有严重缺氧或Ⅲ度及以上喉梗阻，应及时做气管插管或切开。

第四节　急性支气管炎

急性支气管炎（acute bronchitis）又称为急性气管支气管炎，主要是由各种病原体引起的气管、支气管黏膜的急性炎症。常继发于上呼吸道感染及麻疹、百日咳等急性传染病，是儿童时期常见的呼吸道疾病，婴幼儿多见。好发于冬春季节。

【病因及发病机制】

本病常见病原为病毒、细菌，或为混合感染。在病毒感染的基础上，致病性细菌可引起继发性感染。能引起上呼吸道感染的病原体都可引起支气管炎。免疫功能失调、佝偻病、营养障碍、特应性体质和支气管结构异常，以及慢性鼻炎、咽炎等，均为本病的诱发因素。

急性感染早期主要表现为支气管黏膜充血、肿胀，继而浅层纤毛上皮损伤、脱落，黏液腺肥大，分泌物增多，黏膜下层有炎性细胞浸润。

【临床表现】

大多先有上呼吸道感染的症状，之后咳嗽为主要症状，开始为干咳，随着呼吸道分泌物增多，逐渐有痰，痰由白色清稀渐转为黄色黏稠，或伴发热。年长儿可述头痛、胸痛。婴幼儿症状较重，多伴有发热，可伴有呕吐、腹泻等消化道症状。听诊双肺呼吸音粗，可有不固定的散在干啰音和粗中湿啰音。婴幼儿有痰不易咯出，可在咽喉部或肺部闻及痰鸣音。

呼吸道合胞病毒等引起的支气管炎可伴有喘息，称为喘息性支气管炎。多表现为咳嗽、气促，呼吸困难，伴或不伴有发热，双肺可闻哮鸣音及粗湿啰音，可有三凹征及鼻翼扇动；多见于 3 岁以下患儿，胸部 X 线有肺纹理增多、增粗或模糊。

【辅助检查】

1. 血常规　病毒感染者血常规示白细胞计数正常或偏低，淋巴细胞相对增多，血 CRP 正常。细菌感染者血白细胞可增高，中性粒细胞增多，血 CRP 升高。痰培养可有病原菌生长。

2. 胸部 X 线　多正常，或为肺纹理增粗、肺门阴影增浓。

【诊断与鉴别诊断】

根据呼吸道症状、体征，结合辅助检查可明确诊断。需要与支气管肺炎、支气管异物进行鉴别。

【治疗】

1. 一般治疗　注意休息，合理饮食，给予易消化食物，室内保持空气流通。咳嗽频繁，痰多者，应经常变换患儿体位及拍背，使呼吸道分泌物易于排出。呼吸急促、缺氧者，给予吸氧。

2. 控制感染　病毒感染可用中药治疗，考虑细菌感染时，可适当选用抗菌药物，首选青霉素、头孢菌素类，肺炎支原体感染者可选用大环内酯类抗菌药物。

NOTE

3. 对症治疗

（1）退热　高热或有高热惊厥史者，须积极采取降温措施，可予以对乙酰氨基酚或布洛芬，亦可配合物理降温方法。

（2）化痰止咳　常用乙酰半胱氨酸、盐酸氨溴索、盐酸溴己新、羧甲司坦等祛痰药稀释痰液或液化黏痰。

4. 中医治疗　急性支气管炎属中医学"外感咳嗽"范畴。以感受外邪为主，病位在肺，常涉及脾。外邪从口鼻或皮毛而入，侵袭肺系，肺失肃降，肺气上逆则咳嗽。肺主通调水道，肺失清肃，则肺不布津，凝聚为痰则咯痰。本病采用八纲辨证的方法，根据咳嗽的声音，痰的色、质、量辨寒热。一般咳声急或咳声重浊，有少量白色稀痰，常伴鼻塞，流清涕，头痛，或见恶寒发热等表证，舌苔薄白，脉浮或浮紧者，多属风寒，治以疏风散寒，宣肺止咳，方选杏苏散加减；咳嗽不爽，痰黄黏稠，不易咯出，咳时汗出，常伴鼻流黄涕，口渴咽干，或见恶风，身热等表证，舌苔薄黄，脉浮数者，多属风热，治以疏风清热，宣肺止咳，方选桑菊饮加减；咳嗽痰少，不易咯出，或痰中带有血丝，鼻燥咽痛，口唇干燥，舌质红而少津，苔薄白或薄黄，脉浮数者，多属风燥，治以疏散表邪，润肺化痰，方选桑杏汤加减。

第五节　毛细支气管炎

毛细支气管炎（bronchiolitis）是一种婴幼儿较常见的下呼吸道感染性疾病，主要由呼吸道合胞病毒（respiratory syncytial virus，RSV）感染引起，以喘息、气促、三凹征为临床特征。病变在累及毛细支气管的同时，往往会影响到肺泡与肺间质，在国内被认为是一种特殊类型的肺炎，称为喘憋性肺炎。

本病好发于冬春季节，发生于 2 岁以下的婴幼儿，其中以 2～6 个月的小婴儿多见。严重病例可合并急性呼吸衰竭、心力衰竭及中毒性脑病等，有的可出现呼吸暂停及窒息，危及生命。毛细支气管炎属于中医学"喘证""咳嗽"等范畴。

【病因和发病机制】

本病主要由病毒引起，其中呼吸道合胞病毒（RSV）最常见，副流感病毒、腺病毒、鼻病毒等亦可引起，少数由肺炎支原体引起。

除了病毒对气道造成直接损伤外，免疫学机制也在发病过程中起着非常重要的作用。通过对 RSV 感染引起的毛细支气管炎研究发现，在 RSV 感染时有大量可溶性因子释放（包括白介素、白三烯、趋化因子），导致炎症与组织破坏。恢复期患儿的分泌物中发现有抗 RSV IgE 抗体等，证实存在免疫损害。

目前认为具有变应性体质者，发生 RSV 或其他病毒感染时，更容易引起毛细支气管炎。部分毛细支气管炎患儿日后可发生反复喘息发作，甚至发展为哮喘，机制尚不完全清楚。

【病理】

本病病变主要侵犯直径在 75～300μm 的毛细支气管，表现为上皮细胞坏死和周围淋巴细胞浸润，黏膜下充血、水肿和腺体增生、黏液分泌增多，气道腔内形成厚的黏液栓。病变会造成毛细支气管管腔狭窄，甚至堵塞，导致肺气肿和肺不张。炎症还可波及肺泡、肺泡壁及肺间质，出现通气和换气功能障碍。

【临床表现】

本病仅发生于 2 岁以下婴幼儿，多数在 6 个月以内出现首次发作。喘憋和肺部哮鸣音为其突出表现。早期有鼻塞、流涕、低至中度发热等症状，1 ～ 2 天后病情迅速发展，出现剧烈咳嗽、呼气性呼吸困难及阵发性喘憋，喉部可听到"咝咝"声，夜间及晨起好发，剧烈活动、哭闹或吃奶后喘鸣加重，休息及改善通气后可缓解。高峰期在呼吸困难发生后的 48 ～ 72 小时，病程一般为 1 ～ 2 周。

喘息发作时，患儿呼吸、心率明显增快，轻者烦躁不安、鼻翼扇动；重者面色苍白、口周发绀，呈喘憋状，出现三凹征。肺部体征叩诊可呈过清音，听诊主要为呼气相哮鸣音，亦可闻及中细湿啰音。警惕喘憋严重时反而出现喘鸣音减弱。腹部查体可因肺气肿引起肺肝界下移而出现肝脏增大。根据《毛细支气管炎诊断、治疗与预防专家共识（2014 版）》相关内容，本病病情严重程度分级见表 9–2。

表 9–2　毛细支气管炎病情严重程度分级

项目	轻度	中度	重度
喂养量	正常	下降至正常一半	下降至正常一半以上或拒食
呼吸频率	正常或稍增快	> 60 次 / 分钟	> 70 次 / 分钟
胸壁吸气性三凹征	轻度（无）	中度（肋间隙凹陷较明显）	重度（肋间隙凹陷极明显）
鼻翼扇动或呻吟	无	无	有
血氧饱和度	> 92%	88% ～ 92%	< 88%
精神状况	正常	轻微或间断烦躁、易激惹	极度烦躁不安、嗜睡、昏迷

注：中 – 重度毛细支气管判断标准为存在其中任何 1 项，即可判定。

【辅助检查】

1. 实验室检查

（1）血常规　外周血白细胞总数及分类大多在正常范围或轻度增加。

（2）血气分析　可协助判断病情。

（3）病原学检查　可采集鼻咽拭子或分泌物，使用免疫荧光技术、免疫酶技术及分子生物学技术进行。

2. 影像学检查　胸部 X 线检查可见不同程度的肺充气过度或肺不张，也可以见到支气管周围炎及肺纹理增粗，肺泡受累时可出现肺浸润影。

【诊断与鉴别诊断】

1. 诊断

（1）冬春季节，2 岁以内，特别是 6 个月内小婴儿多见。

（2）体温正常或略高，伴有鼻塞、流涕等症状。

（3）剧烈咳嗽、呼气性呼吸困难及阵发性喘憋，喉部可听到"咝咝"声，夜间及晨起好发，剧烈活动、哭闹或吃奶后喘鸣加重，休息及改善通气后可缓解。

（4）查体叩诊肺部呈过清音，肺肝界下移，听诊双肺呼吸音延长，可闻及典型的呼气性喘

NOTE

鸣音或哮鸣音。

（5）胸部 X 线示双肺不同程度肺气肿或肺纹理增强，有时可见支气管周围炎或阶段性肺不张。

2. 鉴别诊断

（1）支气管哮喘　二者的临床表现非常相似，支气管哮喘常有多次喘息发作。婴儿的第一次感染性喘息发作多数是毛细支气管炎，部分毛细支气管炎患儿可发展为支气管哮喘。毛细支气管炎发展为支气管哮喘的主要危险因素包括个人湿疹史、家属哮喘史和被动吸烟史，需要日后定期随访观察。

（2）心源性喘息　心源性喘息是急性左心功能不全时出现的喘息症状，临床以阵发性夜间呼吸困难为突出表现，伴以阵咳、哮喘性呼吸音或咳泡沫样痰。心源性喘息多有心脏病病史，肺部体征双肺可闻及较多的干啰音，心脏体征可见左心增大、奔马律及病理性杂音。

（3）其他疾病　如纵隔占位、异物吸入及先天性气管支气管畸形等均可发生喘息，应结合病史和体征，以及相应的检查做出鉴别。

【治疗】

1. 一般治疗　保持呼吸道通畅，经常变换体位及拍背排痰，必要时吸痰；保证足够的液体及热量供应。

2. 对症治疗

（1）氧疗　出现低氧血症时，如血氧饱和度（SpO_2）低于 92%，可给予鼻导管或面罩吸氧，血气分析提示呼吸衰竭时需进行机械通气。

（2）控制喘息　①支气管舒张剂可选用 $β_2$ 受体激动剂雾化吸入，如沙丁胺醇或特布他林。②糖皮质激素可选用布地奈德混悬液雾化吸入。危重患者可静脉使用，如甲泼尼松龙每次 1～2mg/kg，或琥珀酸氢化可的松每次 5～10mg/kg 静脉滴入，6～8 小时一次，疗程 1～5 天。③有研究表明，3% 盐水雾化吸入，可改变呼吸道腔内局部渗透压，减轻呼吸道水肿，稀释痰液，同时刺激咳嗽反射，增加呼吸道的清除能力，有利于改善喘憋症状。使用中若患儿咳嗽加重，需立即停用，并注意吸痰，保持气道通畅。

（3）祛痰剂　可选用乙酰半胱氨酸溶液雾化吸入，或盐酸氨溴索口服或静滴。

3. 抗感染治疗　病毒感染引起的可给予 α 干扰素雾化吸入。合并细菌感染者可选用抗生素，肺炎支原体感染者可选用大环内酯类抗生素。

4. 其他治疗　及时纠正酸碱平衡失调及电解质紊乱；出现心力衰竭时，给予强心、利尿、减轻心脏负荷；出现脑水肿时，及时降低颅内压及保护脑细胞。

第六节　支气管哮喘

支气管哮喘（bronchial asthma）简称哮喘，是由多种细胞（如嗜酸性粒细胞、肥大细胞、T 淋巴细胞、中性粒细胞及气道平滑肌细胞和上皮细胞等）和细胞组分共同参与的气道慢性炎症性疾病，慢性炎症导致气道高反应（airway hyperresponsiveness，AHR），呈现可逆性气流受阻，以反复发作的喘息、咳嗽、气促、胸闷为主要临床表现，常在夜间和（或）凌晨发作或加剧，多数患儿可经治疗缓解或自行缓解。

全球约有 3 亿人有哮喘病史，近 20 年来，我国儿童哮喘的患病率呈上升趋势。儿童哮喘若诊治不及时或控制不佳，随病程迁延，可产生气道不可逆性狭窄和气道重塑。

支气管哮喘属于中医学"哮喘"范畴。

【病因及发病机制】

哮喘的病因及发病机制目前尚不完全清楚，认为与遗传学背景、免疫、神经、精神、内分泌因素和环境因素密切相关。

1.遗传因素 哮喘具有遗传倾向性，患儿及其家庭成员患有过敏性疾病和（或）特应体质者，明显高于正常儿童；哮喘为多基因遗传性疾病，已发现与哮喘发病有关的基因，包括 IgE、IL-4、IL-13、T 细胞抗原受体（TCR）等。

2.免疫因素 本病患儿都存在由免疫介导、淋巴细胞、嗜酸性粒细胞和肥大细胞参与的气道黏膜病理改变过程。一方面是 IgE 介导的作用，过敏原与特异性 IgE 结合，引起肥大细胞和嗜碱性粒细胞脱颗粒，释放白三烯（leukotriene，LTs）、血小板活化因子、组胺、前列腺素等介质，使平滑肌收缩、黏膜水肿、分泌物增加，导致支气管狭窄，发生哮喘；另一方面是非 IgE 介导作用，嗜酸性粒细胞、T 淋巴细胞能产生 IL-5 等细胞因子，IL-5 可促使嗜酸性粒细胞黏附于血管内皮细胞，并促进其分化成熟，延长其存活时间。在嗜酸性粒细胞颗粒内含有的碱性蛋白（MBP）和嗜酸性粒细胞阳离子蛋白（ECP）等，能损伤呼吸道及肺上皮细胞，使神经末梢暴露，从而形成气道高反应。

3.神经、精神和内分泌因素 β-肾上腺素能使受体功能低下和迷走神经张力亢进，或同时伴有 α-肾上腺素能神经的反应性增加，可使支气管平滑肌收缩，腺体分泌增多，促进哮喘发作。气道的自主神经系统除肾上腺素能和胆碱能神经系统外，尚存在第三类神经，即非肾上腺素能非胆碱能（nonadrenergic noncholinergic，NANC）神经系统，分为抑制性 NANC 神经系统及兴奋性 NANC 神经系统，两者失衡可引起支气管平滑肌收缩。

部分患儿在青春期哮喘症状完全消失，于月经期、妊娠期和患甲状腺功能亢进时症状加重，均提示哮喘的发病可能与内分泌功能紊乱有关。

4.环境因素 目前公认的环境致病因素有接触或吸入尘螨、蟑螂、霉菌、皮毛、花粉等过敏原。此外，药物及食物过敏、冷空气、过度情绪激动和剧烈运动等因素，也可不同程度诱发哮喘，严重者甚至可以突然引起哮喘的致死性发作。

【病理生理】

哮喘最主要的病理变化是气道慢性炎症，显微镜显示支气管和毛细支气管上皮细胞脱落，管壁嗜酸性粒细胞和单核细胞浸润，血管扩张和微血管渗漏，基底膜增厚，平滑肌增生肥厚，杯状细胞和黏膜下腺体增生。

气流受阻是哮喘病理生理改变的核心，急性支气管痉挛、管壁炎症性肿胀、黏液栓形成和气道重塑，均是造成患儿气道受阻的原因。

气道高反应（AHR）是哮喘的基本特征之一，指气道对多种刺激因素，如过敏原、理化因素、运动和药物等呈现高度敏感症状，在一定程度上反映了气道炎症的严重性。气道炎症通过气道上皮损伤、细胞因子和炎症介质的作用引起 AHR。

NOTE

【临床表现】

本病典型哮喘表现为反复出现喘息、咳嗽、气促、胸闷等症状，常于夜间或清晨加重。发作时呼吸困难，呼气相延长伴有喘鸣音。严重病例呈端坐呼吸、恐惧不安、大汗淋漓、面色青灰。体格检查可见桶状胸、三凹征，肺部可闻及散在的或弥漫性哮鸣音，严重者气道广泛堵塞，哮鸣音反可消失，称为"沉默肺"（silent lung），是哮喘最危险的体征。在发作间期可无任何症状和体征，有些病例在用力时才可听到呼气相哮鸣音。

哮喘急性发作，经合理使用支气管舒张剂和糖皮质激素等哮喘缓解药物治疗后，仍有严重或进行性呼吸困难者，称为哮喘持续状态；如支气管阻塞未及时得到缓解，可迅速发展为呼吸衰竭，直接威胁生命。

【辅助检查】

1. 肺通气功能检测　肺通气功能检测是诊断哮喘的主要手段之一，也是评估哮喘病患儿病情严重程度和控制水平的重要依据，主要用于 5 岁以上患儿，可确定是否有气流受限，监测病情变化及昼夜改变，判断气流梗阻程度；在支气管扩张剂使用前后测定可明确气流受限的可逆性。对于第一秒用力呼气量（forced expiratory volume in the first second，FEV_1）≥正常预计值 80% 但又疑似哮喘患儿，做支气管激发试验阳性、支气管舒张试验阳性均有助于确诊哮喘。呼气峰流速（peak expiratory flow rate，PEF）的日间变异率是诊断哮喘和反映哮喘严重程度的重要指标。如 PEF 日间变异率 ≥ 13%，有助于哮喘的诊断。

2. 胸部 X 线检查　胸部 X 线正常或呈间质性改变，对哮喘的诊断意义不大。但可排除或协助诊断其他疾病，如肺炎、肺结核、气管支气管异物和先天性呼吸系统畸形等。

3. 变应原检测　变应原皮肤点刺试验和血清特异性 IgE 测定，有助于了解患儿过敏状态，协助哮喘诊断。

4. 支气管镜检查　反复喘息或咳嗽患儿，经哮喘规范治疗无效，怀疑其他疾病，或哮喘合并其他疾病，如气道异物、气道内膜结核、先天性呼吸系统畸形等，应考虑予以支气管镜检查，以进一步明确诊断。

5. 血气分析　对重症哮喘患儿，监测 PaO_2、$PaCO_2$ 及血 pH 值，有利于监测患儿哮喘病情，指导治疗。

6. 其他　呼出气一氧化氮（FeNO）浓度测定和诱导痰嗜酸性粒细胞计数作为非侵入性气道炎症指标，连续监测有助于哮喘的控制水平和指导优化哮喘治疗方案的制订。

【诊断与鉴别诊断】

1. 诊断　中华医学会儿科学分会呼吸学组于 2016 年修订了我国《儿童支气管哮喘诊断与防治指南（2016 年版）》。

（1）典型哮喘的诊断标准　①反复发作喘息、气急，伴或不伴胸闷或咳嗽，夜间及晨间多发常与接触变应原、冷空气、物理、化学性刺激，以及上呼吸道感染、运动等有关。②发作时双肺可闻及散在或弥漫性哮鸣音，呼气相延长。③上述症状或体征可经治疗缓解或自行缓解。④除外其他疾病所引起的喘息、咳嗽、气促和胸闷。⑤临床表现不典型者（如无明显喘息或哮鸣音），应至少具备以下 1 项。A. 证实存在可逆性气流受限。a. 支气管舒张试验阳性：吸入速效 β_2 受体激动剂（如沙丁胺醇压力定量气雾剂 200～400μg）15 分钟之后 FEV_1 增加 ≥ 12%；b. 抗炎治疗后肺通气功能改善：给予吸入型糖皮质激素和（或）抗白三烯药物治疗 4～8 周，FEV_1

增加≥ 12%。B. 支气管激发试验阳性。C.PEF 日间变异率（连续监测两周）≥ 13%。

符合第①～④条或第④⑤条者，可以诊断为哮喘。

（2）咳嗽变异性哮喘（cough variant asthma，CVA）的诊断　CVA 是儿童慢性咳嗽最常见原因之一，以咳嗽为唯一或主要表现。诊断依据：①咳嗽持续＞ 4 周，常在运动、夜间和（或）凌晨发作或加重，以干咳为主，不伴有喘息。②临床上无感染征象，或经较长时间抗生素治疗无效。③抗哮喘药物诊断性治疗有效。④排除其他原因引起的慢性咳嗽。⑤支气管激发试验阳性和（或）PEF 日间变异率（连续监测两周）≥ 13%。⑥个人或一、二级亲属过敏性疾病史，或变应原检测阳性。以上第①～④项为诊断基本条件。

（3）哮喘预测指数　在过去 1 年喘息≥ 4 次，具有下述主要危险因素 1 项或次要危险因素 2 项为哮喘预测指数阳性，能有效地用于预测 3 岁内喘息儿童发展为持续性哮喘的危险性。若哮喘预测指数为阳性，建议按照哮喘规范治疗 4 周。

主要危险因素 3 项：①父母有哮喘病史。②经医生诊断为变应性皮炎。③有吸入变应原致敏的依据。次要危险因素 3 项：①有食物变应原致敏的依据。②外周血嗜酸性粒细胞≥ 4%。③与感冒无关的喘息。

（4）哮喘临床分期　哮喘临床分为急性发作期、慢性持续期和临床缓解期。

急性发作期是指突然发生喘息、咳嗽、气促和胸闷等症状，或原有症状急剧加重，并以呼气流量降低为其特征，常因接触变应原、刺激物或呼吸道感染诱发。

慢性持续期是指每周均不同程度地出现症状（喘息、咳嗽和胸闷）。

临床缓解期是指患者无喘息、气急、胸闷、咳嗽等症状，并维持 3 个月以上。

（5）哮喘持续状态　参见《儿科急救学》相关章节。

（6）病情严重程度分级　①轻度表现为活动时呼吸急促，可以平卧，言语成句，稍有烦躁，无三凹征，散在哮鸣音，脉率稍增加，吸入速效 β_2 受体激动剂后 PEF 占正常预计值＞ 80%，血氧饱和度 0.90 ～ 0.94。②中度表现为稍事活动即呼吸急促，喜欢坐位，言语只能成短句，可有三凹征，烦躁焦虑，弥漫哮鸣音，脉率快，吸入速效 β_2 受体激动剂后 PEF 占正常预计值 60% ～ 80%，血氧饱和度 0.90 ～ 0.94。③重度表现为休息时呼吸急促，喜前弓位，言语只能说单字，三凹征阳性，烦躁焦虑，哮鸣音弥漫、响亮，脉率明显加快，吸入速效 β_2 受体激动剂后 PEF 占正常预计值＜ 60%，血氧饱和度 0.90。④危重度表现为呼吸不整，难以说话，嗜睡或意识模糊，出现胸腹矛盾呼吸，哮鸣音减弱或消失，脉率减慢，无法完成 PEF 检查，血氧饱和度＜ 0.90。哮喘的严重度并不是固定不变的，会随着治疗时间而变化，需要定期评估。

2. 鉴别诊断　以喘息为主要症状的儿童哮喘，应注意与毛细支气管炎、肺结核、气道异物、先天性呼吸系统畸形、支气管及肺发育不良和先天性心血管疾病相鉴别。咳嗽变异性哮喘（CVA）应注意与支气管炎、鼻窦炎、胃食管反流和嗜酸性粒细胞支气管炎等疾病相鉴别。

（1）毛细支气管炎　多由呼吸道合胞病毒及副流感病毒所致，多见于 2 ～ 6 个月婴儿，血清病毒抗体检测或咽拭子分离有助于诊断。

（2）喘息性支气管炎　多见于 3 岁以内，临床见咳嗽、喘息，可伴有发热。抗感染治疗后，喘息症状消失，但应密切注意或随访，警惕为支气管哮喘的早期表现。

（3）支气管淋巴结结核　该病是由肿大淋巴结压迫支气管或因结核病变损伤支气管壁导致部分或完全阻塞，临床表现为阵发性痉挛性咳嗽、喘息，伴疲乏、低热、盗汗等症状，结核菌

NOTE

素检查可协助诊断。

（4）呼吸道异物　有异物吸入史，剧烈呛咳，胸部 X 线检查、支气管镜检查可有助于确诊。

【治疗】

哮喘治疗目标在于达到哮喘症状的良好控制，维持正常的活动水平，同时尽可能减少急性发作、肺功能不可逆损害和药物相关不良反应的风险。经过规范的治疗和管理，绝大多数哮喘患儿能够达到这一目标。

1. 急性发作期治疗　中华医学会儿科分会呼吸学组 2016 年修订了《儿童支气管哮喘诊断与防治指南（2016 年版）》，详细制订了儿童哮喘急性发作期和慢性持续期的治疗方案。

（1）氧疗　维持血氧饱和度在 94% 以上。

（2）吸入速效 β_2 受体激动剂　起到缓解支气管平滑肌痉挛或稳定肥大细胞膜的作用，是治疗儿童哮喘急性发作的一线药物。使用氧气驱动（氧气流量 6～8L）或空气压缩泵雾化吸入，如无雾化吸入器，可使用压力型定量气雾剂经储雾罐给药。常用药物有沙丁胺醇或特布他林雾化溶液，体重 ≤ 20kg，每次 2.5mg，体重 > 20kg，每次 5mg。第 1 小时可间隔 20 分钟给药 1 次，以后根据病情每 1～4 小时重复吸入治疗。

经吸入速效 β_2 受体激动剂治疗无效者，需要静脉使用 β_2 受体激动剂。沙丁胺醇 15μg/kg 缓慢静脉注射，持续 10 分钟以上；病情严重者静脉维持滴注时剂量为 1～2μg（kg·min）[≤ 5μg（kg·min）]。静脉使用时容易出现心律失常和低血钾等严重不良反应，要严格掌握指征及剂量，并做心电图、血气及电解质等监护。

（3）糖皮质激素　全身使用糖皮质激素，这是治疗儿童重症哮喘发作的一线药物，早期使用可以减轻疾病的严重程度，给药 3～4 小时可有明显疗效。常用泼尼松每日 1～2mg/kg，分 2～3 次口服，短程治疗 3～5 天；琥珀酸氢化可的松，每次 5～10mg/kg，或甲基泼尼松龙，每次 1～2mg/kg，静脉注射，根据病情间隔 4～8 小时重复使用。

大剂量吸入糖皮质激素（ICS）对哮喘发作的治疗有一定帮助，常用药物有布地奈德混悬液每次 1mg，每 6～8 小时给药 1 次。

（4）抗胆碱能药物　常用药物异丙托溴铵，体重 ≤ 20kg，每次 250μg；体重 > 20kg，每次 500μg；与 β_2 受体激动剂联合雾化吸入，间隔时间同 β_2 受体激动剂。

（5）氨茶碱　目前已少用，经上述药物治疗后哮喘不能控制时，静脉滴注氨茶碱可酌情考虑使用。负荷量 4～6mg/kg（ ≤ 250mg），缓慢静脉滴注 20～30 分钟，继之根据年龄滴注维持量 0.7～1mg/kg·h，已口服过氨茶碱者，直接使用维持量持续静脉滴注。治疗时需密切观察，并检测心电图、血药浓度。

（6）辅助机械通气　经合理联合治疗，但症状持续加重，出现呼吸衰竭征象时，应及时给予辅助机械通气治疗。

2. 长期控制治疗

（1）长期治疗方案　按照《儿童支气管哮喘诊断与防治指南（2016 年版）》，轻度哮喘采用 1 级或 2 级阶梯治疗方案，中度哮喘使用 3 级阶梯治疗方案，重度哮喘需要采用 4 级和 5 级阶梯治疗方案。≥ 6 岁儿童哮喘的长期治疗方案见图 9-1；< 6 岁儿童哮喘的长期治疗方案见图 9-2。

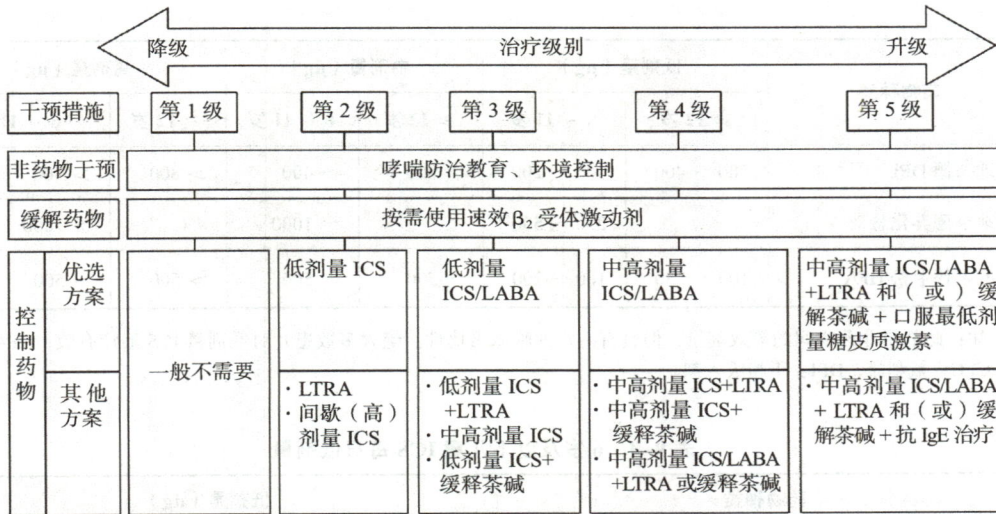

图 9-1　≥ 6 岁儿童哮喘的长期治疗方案

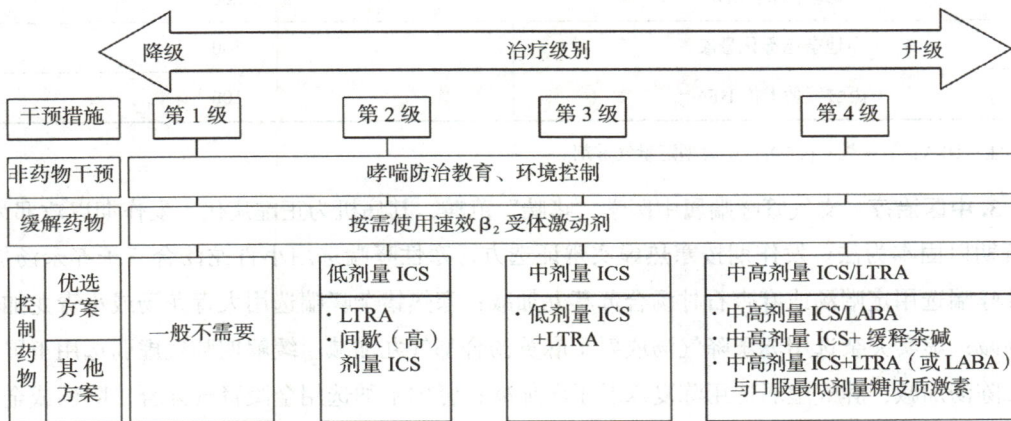

干预措施	第1级	第2级	第3级	第4级	第5级
非药物干预	哮喘防治教育、环境控制				
缓解药物	按需使用速效 β_2 受体激动剂				
控制药物 优选方案	一般不需要	低剂量 ICS	低剂量 ICS/LABA	中高剂量 ICS/LABA	中高剂量 ICS/LABA+LTRA 和（或）缓解茶碱＋口服最低剂量糖皮质激素
控制药物 其他方案	一般不需要	·LTRA ·间歇（高）剂量 ICS	·低剂量 ICS+LTRA ·中高剂量 ICS ·低剂量 ICS+缓释茶碱	·中高剂量 ICS+LTRA ·中高剂量 ICS+缓释茶碱 ·中高剂量 ICS/LABA+LTRA 或缓释茶碱	·中高剂量 ICS/LABA+LTRA 和（或）缓解茶碱＋抗 IgE 治疗

（降级 ← 治疗级别 → 升级）

图 9-2　＜ 6 岁儿童哮喘的长期治疗方案

干预措施	第1级	第2级	第3级	第4级
非药物干预	哮喘防治教育、环境控制			
缓解药物	按需使用速效 β_2 受体激动剂			
控制药物 优选方案	一般不需要	低剂量 ICS	中剂量 ICS	中高剂量 ICS/LTRA
控制药物 其他方案	一般不需要	·LTRA ·间歇（高）剂量 ICS	·低剂量 ICS+LTRA	·中高剂量 ICS/LABA ·中高剂量 ICS+缓释茶碱 ·中高剂量 ICS+LTRA（或 LABA）与口服最低剂量糖皮质激素

（降级 ← 治疗级别 → 升级）

（2）常用药物　①吸入型糖皮质激素（ICS）是哮喘长期控制的首选药物，可以有效控制气道炎症，降低气道高反应性，减少哮喘发作的频率和减轻发作时的严重程度，减轻哮喘症状，改善肺功能，提高生活质量，降低病死率。常用药物及剂量见表 9-3、表 9-4。②白三烯调节剂包括白三烯受体拮抗剂（LTRA）和合成抑制剂。可单独用于哮喘的长期控制，亦可作为轻度哮喘的替代治疗。常用药物孟鲁司特钠，6～14 岁则 5mg/ 次，2～5 岁则 4mg/ 次，每日 1 次，睡前服用。白三烯调节剂服用方便，副作用少。③长效 β_2 受体激动剂（LABA）常用的有福莫特罗、沙美特罗等。④抗 IgE 单克隆抗体适用于血清 IgE 水平增高的过敏性哮喘患者，其远期疗效与安全性有待进一步观察。

表 9-3　6 岁及以上儿童常用 ICS 的估计等效每日剂量

药物种类	低剂量（μg）		中剂量（μg）		高剂量（μg）	
	≥ 12 岁	6～11 岁	≥ 12 岁	6～11 岁	≥ 12 岁	6～11 岁
丙酸倍氯米松 HFA	100～200	50～100	～400	～200	＞400	＞200
丙酸倍氯米松 CFC	200～500	100～200	～1000	～400	＞1000	＞400

NOTE

续表

药物种类	低剂量（μg）		中剂量（μg）		高剂量（μg）	
	≥12岁	6～11岁	≥12岁	6～11岁	≥12岁	6～11岁
布地奈德 DPI	200～400	100～200	～800	～400	>800	>400
布地奈德雾化悬液		250～500		～1000		>1000
丙酸氟替卡松 HFA	100～250	100～200	～500	～500	>500	>500

注：此剂量非药物间的等效剂量，但具有一定的临床可比性。绝大多数患儿对低剂量 ICS 治疗有效；HFA：氢氟烷；CFC：氟利昂；DPI：干粉吸入剂。

表 9-4　6 岁及以下儿童 ICS 每日低剂量

药物种类	低剂量（μg）
丙酸倍氯米松 HFA	100
布地奈德 pMDI	200
布地奈德雾化悬液	500
丙酸氟替卡松 HFA	100

注：HFA：氢氟烷；pMDI：压力型定量气雾剂。

3. 中医治疗　支气管哮喘属中医学"哮喘"范畴，其病机为正虚痰伏。发作期以攻邪为主，缓解期以固本为法。发作期按寒热虚实辨证选方，寒性哮喘选用小青龙汤合三子养亲汤加减；热性哮喘选用定喘汤或麻杏石甘汤合苏葶丸加减；寒热错杂哮喘选用大青龙汤或小青龙加石膏汤加减；虚实夹杂选用苏子降气汤或射干麻黄汤合都气丸加减。缓解期肺气虚弱选用玉屏风散合二陈汤加减；脾气虚弱选用陈夏六君子汤加减；肾虚不纳选用金匮肾气丸合二陈汤或金水六君煎加减。

【预防和管理】

1. 预防　避免接触变应原，积极清除感染灶，避免接触诱发因素。

2. 管理　哮喘管理的长期目标是：达到良好的症状控制并维持正常活动水平；最大程度降低急性发作、不可逆的气流受限和药物不良反应的风险。

3. 防治教育　掌握避免触发、诱发哮喘发作各种因素的方法；了解哮喘加重的先兆、症状规律及相应家庭自我处理方法；自我监测，掌握 PEF 的测定方法，记好哮喘日记；了解长期控制及快速缓解药物的作用特点、药物吸入装置使用方法及不良反应的预防和处理对策；了解哮喘发作的征象、应急措施和急诊指征等。

【预后】

儿童哮喘的预后较成人乐观，病死率为（2～4）/10 万，70%～80% 年长后症状不再反复，但仍可存在不同程度气道炎症和气道高反应性，30%～60% 的患儿可完全控制或自愈。

第七节　肺炎的分类

肺炎（pneumonia）是指由各种病原感染或其他非感染因素（如吸入、过敏反应等）所致的肺部炎症，炎症部位主要涉及终末细支气管、肺泡和肺泡间质。肺炎有多种分类方法，分类的目的主要是探明病因和明确病情程度，以指导治疗。

1. 根据病因分类　分为感染性肺炎（病毒性肺炎、细菌性肺炎、支原体肺炎、衣原体肺炎、真菌性肺炎、原虫性肺炎）和非感染性肺炎（吸入性肺炎、坠积性肺炎、嗜酸性粒细胞性肺炎等）。

2. 根据病理类型分类　肺炎分为小叶性肺炎（支气管肺炎）、大叶性肺炎和间质性肺炎；三者差别是炎症的起源与发展方式不同。支气管肺炎是指炎症起源于支气管，沿支气管逐渐发展到肺部，病理学上表现为沿支气管树分布的小叶性病变，影像学上显示为支气管纹理增粗伴有斑片状渗出影，多见呼吸道病毒感染；而大叶性肺炎多提示炎症起源于肺部，支气管炎症相对较轻，多见细菌感染。但炎症发展到一定程度，很难清晰区分，小叶性肺炎可以融合成节段或大叶性肺炎，一些肺炎可能同时有小叶性、大叶性和间质性肺炎表现。

3. 根据肺炎发生地点分类　有社区获得性肺炎（community acquired pneumonia，CAP）和医院内获得性肺炎（hospital acquired pneumonia，HAP）。两者的病原种类有很大差异，了解它们之间的不同之处，有助于判断肺炎的可能病原，对合理使用抗生素，尤其是初始经验治疗有指导意义。

4. 根据病情的严重程度分类　有轻症肺炎和重症肺炎。病情涉及治疗方案、用药途径、治疗疗程，以及预后等。目前重症肺炎的标准不是很统一，但重症肺炎突出了肺部炎症的严重程度，以及缺氧或者全身炎症反应导致的其他脏器功能异常。

肺炎还有其他多种分类方法，详见表9-5。

表9-5　肺炎分类

病原种类	病毒性肺炎：呼吸道合胞病毒、腺病毒、流感病毒等 细菌性肺炎：肺炎链球菌、金黄色葡萄球菌、流感嗜血杆菌等 其他感染性肺炎：如非典型菌、真菌等
病理特征 （影像特征）	小叶性肺炎（支气管肺炎）：支气管影增粗伴斑片状渗出影 大叶性肺炎：大叶性渗出或实变影 间质性肺炎：肺泡间质或胸膜间质改变
病程时间	急性肺炎：病程＜1月 迁延性肺炎：病程1～3月 慢性肺炎：病程＞3月
病情程度	普通肺炎：呼吸系统症状轻，全身中毒不明显，多不累及其他系统 重症肺炎：呼吸系统症状重，全身中毒明显，多累及其他系统
感染地点	社区获得性肺炎：医院外（社区）发病的感染性肺炎，包括在医院外（社区）感染了具有明确潜伏期的病原体，入院后在潜伏期内发病的肺炎 院内获得性肺炎：医院内获得的感染性肺炎，指入院48小时后发生的感染性肺炎，也包括在医院感染而于出院后48小时内发生的肺炎。
临床表现	典型肺炎：多指细菌引起的肺炎 非典型肺炎：主要是指支原体、衣原体和军团菌感染性肺炎

NOTE

第八节　支气管肺炎

支气管肺炎（bronchopneumonia）是儿童最常见的肺炎，临床上以发热、咳嗽、气促、呼吸困难，以及肺部固定细湿啰音为特征，是我国 5 岁以下儿童死亡的主要原因之一。近几年来，随着难治性支原体肺炎和腺病毒肺炎增多，伴有肺组织坏死机化的儿童慢性呼吸道疾病有上升趋势，对儿童的肺功能和生活质量造成了极大影响。

【病因】

社区获得性肺炎感染病原主要有以下三类。

1. 病毒　如呼吸道合胞病毒、腺病毒、流感病毒、副流感病毒、人偏肺病毒等。

2. 细菌　如肺炎链球菌、金黄色葡萄球菌、流感嗜血杆菌（包括 b 型和未分型流感嗜血杆菌）、卡他莫拉菌、大肠埃希菌和肺炎克雷伯杆菌等。

3. 非典型菌　如肺炎支原体、衣原体（沙眼或肺炎衣原体）和军团菌。院内感染或存在基础疾病的患儿肺炎，可能有一些非发酵类细菌（铜绿假单胞菌、鲍曼不动杆菌）、真菌等感染。

此外，肺部感染也可为混合感染，如支原体肺炎合并腺病毒感染、腺病毒肺炎合并曲霉菌感染等，使得病情更重更复杂。

【病理】

肺炎病理主要为肺组织充血、水肿和炎性渗出，肺泡内充满炎性渗出物、肺泡间隔炎性细胞浸润，以及上皮细胞脱落，炎性分泌物沿肺泡壁通道（Kohn 孔）向周围肺组织蔓延，形成斑片状炎症，当炎症区域融合，可以出现节段性或大叶性病变。同时伴随气道炎症，可以出现不同程度气道阻塞。小气道阻塞引发喘息、肺气肿或小叶性实变，大气道阻塞可以使远端肺实质炎症分泌物堆积，引起节段或大叶实变或实变不张。病毒性肺炎以间质病变为主，细菌性肺炎以肺实质病变为主，但临床上往往二者兼而有之。

【病理生理】

1. 呼吸功能不全　肺部炎症和气道不同程度堵塞引起肺换气和通气功能障碍，导致呼吸功能不全或呼吸衰竭。支气管炎症性肿胀狭窄，导致通气量降低或通气血流比例失调，而肺泡内炎性渗出或肺泡间隔增厚，会影响气体的弥散交换，动脉血氧分压（PaO_2）和动脉血氧饱和度（SaO_2）均降低，出现低氧血症；当 $SaO_2 < 85\%$，还原型血红蛋白 $> 50g/L$ 时，则出现发绀；病情进一步发展可以出现呼吸困难，辅助呼吸肌活动增强，表现出鼻翼扇动和三凹征等；当呼吸系统失代偿，$PaO_2 \leq 60mmHg$ 或（和）$PaCO_2 \geq 50mmHg$，出现 1 型或 2 型呼吸衰竭。

2. 局部感染与扩散　局部肺部炎症区域的病原内外毒素，以及各种炎性介质释放至血液后引起全身脓毒炎症表现。病原感染局部或经血液扩散至周围组织，可以导致肺坏死、肺脓肿、脓胸、脓气胸，以及败血症或其他脏器感染。

3. 多脏器功能障碍　炎症局部细菌内外毒素和炎症介质释放，加上缺氧和（或）高碳酸血症，导致肺外脏器功能性或器质性病变，引发多脏器功能障碍。

（1）中枢神经系统　由于中枢系统微循环异常，毛细血管扩张、通透性增加和组织间质水肿，以及细胞 Na-K 离子泵功能低下，引起脑细胞水肿，导致以颅内压增高为主要表现的中毒性脑病。

（2）消化系统 胃肠道黏膜屏障和蠕动功能异常，出现厌食、呕吐与腹泻；严重时候由于胃肠道微循环异常，发生黏膜糜烂、坏死和出血，出现中毒性肠麻痹和消化道出血。

（3）循环系统 病原体或其毒素引起的心肌损害，以及缺氧导致的肺动脉压力增高，可诱发充血性心力衰竭。细菌内外毒素和炎症介质可以导致凝血纤溶机制异常激活，出现全身微循环障碍，导致休克或弥漫性血管内凝血；也有部分病例出现局部血管炎或凝血功能异常，出现栓塞或出血，如脑梗死与出血、深静脉栓塞等。

（4）酸碱平衡失调和电解质紊乱 重症肺炎可以有乳酸类（缺氧）和酮酸类物质（高热、饥饿）增多，出现代谢性酸中毒。随着通气量下降或喘憋，出现高碳酸血症和呼吸性酸中毒。重症肺炎也容易伴发电解质紊乱，首先缺氧和高碳酸血症可以刺激 ADH 分泌，水的重吸收增加，而细胞内外分布失平衡（缺氧、酸中毒引起的 Na-K 离子泵功能低下），Na^+ 进入细胞内增多，导致稀释性低钠血症，出现脑细胞水肿和颅内压增高，与中毒性脑病难以鉴别。

【临床表现】

1. 一般症状 主要由于炎症反应导致的一些非特异性表现，如发热、乏力、肌肉酸痛、胃纳不佳，以及呕吐等。

2. 呼吸系统症状 表现为咳嗽、气促或呼吸困难。早期多有上呼吸道感染表现，以咳嗽为主，随着肺部和气道炎症加重，咳嗽加剧，并出现气促或呼吸困难。年幼儿可以出现发绀、呻吟、鼻翼扇动、三凹征。肺部体征早期多不明显，后期逐渐出现固定的细湿啰音；婴幼儿气道狭窄，炎症导致气道阻塞，可闻及哮鸣音。如果病灶融合或出现节段，以及大叶实变，可有相应部位肺实变体征，如语颤增强、叩诊浊音、呼吸音减弱或支气管呼吸音。合并胸腔积液，可有叩诊实音和（或）呼吸音消失。

3. 其他系统症状

（1）循环系统 缺氧可以引起心率加快，重症肺炎可引起心肌损害或充血性心力衰竭。尽管目前学者对肺炎是否会并发心力衰竭有一定的争论，但对于婴幼儿肺炎，特别一些严重喘憋或伴有基础疾病患儿（如先天性肺发育不全、先天性心脏病、营养不良等），如果心率增至160～200次/分钟，肝脏短期内增大，并伴有面色苍白、口唇发绀、四肢水肿、少尿，仍考虑充血性心力衰竭。

（2）神经系统 轻度缺氧早期可出现烦躁，病情加重可表现为中毒性脑病，如嗜睡、意识障碍，甚至出现惊厥和呼吸节律改变。

（3）消化系统 有食欲减退、呕吐或腹泻，严重时可出现腹胀、频繁呕吐、肠鸣音消失等中毒性肠麻痹，甚至消化道出血表现。

【并发症】

肺炎常见的并发症有脓胸、脓气胸和肺大泡，还有肺脓肿与肺坏死，以及化脓性心包炎、败血症等。在肺炎治疗过程中，突然出现病情反复，呼吸困难加重、体温持续或复升、中毒症状加重，需要评估是否存在并发症。

1. 脓胸（empyema） 为胸膜附近化脓性炎症波及所致，如金黄色葡萄球菌或革兰阴性杆菌感染。多表现为高热不退，呼吸困难加重，患侧胸腔运动受限，叩诊浊音，呼吸音减弱或消失，气管和纵隔向健侧移位。

NOTE

2. 脓气胸（pyopneumothorax） 　为胸膜附近脓肿破裂并与肺泡或小支气管相通所致，胸部叩诊积液上方为鼓音，下方为浊音。若出现张力性气胸，可见严重的呼吸困难、发绀等危重症状。

3. 肺大泡（pneumatocele） 　金黄色葡萄球菌感染易导致细支气管黏膜炎性不完全性狭窄，形成活瓣样通气，局部呼气受阻，肺泡扩张破裂而形成肺大泡，肺大泡过大可以压迫周围肺组织，导致呼吸困难加重。

其他还可以并发肺脓肿、支气管扩张等。

【**辅助检查**】

1. 血常规与急性期炎症指标 　血常规、血沉（ESR）、C-反应蛋白（CRP）与降钙素原（PCT）是临床常用的判断局部或全身炎性状态的指标，用以判断炎症程度；也可粗略区分病原的类别，但特异性较低。白细胞数量和中性粒细胞比例升高常提示细菌感染，白细胞数量降低可能是病毒感染，也有可能是重症细菌感染。一些病毒感染可以出现异型淋巴细胞。ESR、CRP在细菌感染时均有不同程度增高；当严重细菌感染或脓毒症时，血浆PCT会明显增高，病毒感染和局部感染不增高。

2. 病情评估检测

（1）经皮氧饱和度检测 　指端小动脉搏动时的氧合血红蛋白占血红蛋白的百分数，可进行持续的无创检测。此外，经皮氧分压与二氧化碳分压检测，更能直观反映肺的功能状态。

（2）血气分析 　通过测定血液中H^+浓度和溶解在血液中的O_2和CO_2，了解机体的呼吸功能和酸碱平衡状态，能够综合评估肺功能，以及其他脏器功能异常对机体内环境的影响。

3. 病原学检查

（1）分泌物染色涂片检查 　鼻咽分泌物、支气管灌洗液、胸腔积液或活检组织的革兰染色（细菌）、抗酸染色（结核菌）、墨汁涂片（隐球菌）或真菌荧光染色等，进行病原鉴别。

（2）细菌培养与药敏检测 　采集鼻咽分泌物、痰液、支气管灌洗液或血液，可以进行普通培养、厌氧菌培养、结核菌、支原体与真菌培养；阳性标本进行药物敏感试验。

（3）病原抗原或核酸的检测 　通过凝集试验、免疫荧光测定鼻咽分泌物、支气管灌洗液或胸腔积液的各种病原特异性抗原测定。也可用实时聚合酶链式反应（RT-PCR）或病原宏基因组二代测序技术（Metagenomic Next-generation Sequencing，mNGS）检测病原的特异性核酸片段。还有尿肺炎链球菌可溶性抗原检测、血真菌G和GM实验等。

（4）血清病原抗体检测 　急性和恢复期各类病毒、支原体或衣原体特异性抗体的变化，如果抗体从阴性转为阳性，或抗体滴度上升4倍以上，提示相应的病原体感染。

4. 影像学检查 　主要为肺泡渗出或间质影，显示为斑片状或融合后的节段性、大叶性毛玻璃或实变影，多分布在肺的下野、中内带、心膈区域，可伴有肺纹理增粗、肺不张或肺气肿；并发少量脓胸时，可见肋膈角变钝；大量积液时，患侧致密影扩大，肋间隙增大，纵隔和心脏向健侧移位。并发脓气胸，患侧胸膜腔可见液平面。

【**诊断与鉴别诊断**】

临床上，肺炎诊断应该包括三个方面：肺炎诊断与鉴别诊断、病情严重度判断和病原类型判断。

1. 肺炎诊断与鉴别诊断 　依据发热、咳嗽、气促或呼吸困难，肺部固定的细湿啰音，结合胸部 X 线检查，可以明确诊断。并需要与吸入性肺炎、弥漫性肺出血、支气管异物、肺结核等相鉴别。

2. 病情严重度判断 重症肺炎首先是肺部炎症严重，临床上表现为呼吸功能异常，出现气促或呼吸困难等，影像学上表现为多节段广泛炎症或出现脓胸、脓气胸等并发症的特征。此外，还需要根据致肺外脏器功能异常程度进行综合评估（见表 9–6）。

表 9–6 儿童 CAP 重症肺炎评估标准

一般情况	差，有脱水症或拒食
意识障碍	有（嗜睡或烦躁不安）
低氧血症	呼吸增快：RR ≥ 70 次 / 分钟（婴儿） RR ≥ 50 次 / 分钟（1 岁以上儿童） 辅助呼吸：三凹征、鼻翼扇动、呻吟 呼吸节律异常：间歇性呼吸暂停 发绀 氧饱和度 < 92%
发热	持续高热超过 5 天
胸部 X 线或胸部 CT	单侧肺 2/3 以上或多叶肺炎性浸润，伴脓胸（脓）气胸、肺坏死、肺脓肿
肺外并发症	有

病情判断时，还需要注意患儿是否存在重症肺炎的高危因素：①基础疾病，如Ⅱ度以上营养不良或中度以上贫血、原发或继发免疫缺陷病、脑发育不良或神经肌肉疾病、新生儿支气管肺发育不良或闭塞性细支气管炎、先天性心脏病。②小于 3 个月婴儿。③经积极治疗，病情无好转，持续高热达 1 周以上。对于存在重症高危因素的患儿，需要严密观察，积极治疗。

3. 病原类型判断 需要根据当地的病原流行病学资料，结合年龄、临床表现、影像学特点进行临床判断（见表 9–7）。对于重症肺炎或难治性肺炎，必须进行病原学检查，以明确病原，增加治疗的针对性。

表 9–7 不同年龄儿童肺炎常见病原类型

年龄组	常见肺炎病原
1～3 月	呼吸道合胞病毒、副流感病毒、肺炎链球菌、金黄色葡萄球菌、百日咳博德特菌、沙眼衣原体
4 月～4 岁	呼吸道合胞病毒、副流感病毒、流感病毒、腺病毒、肺炎链球菌、流感嗜血杆菌、肺炎支原体
5～15 岁	肺炎支原体、肺炎衣原体、肺炎链球菌

【治疗】

1. 一般处理

（1）给氧与呼吸支持 早期婴幼儿缺氧表现为烦躁，经皮氧饱和度低于 92% 时，需要给氧。常规给氧不能维持氧饱和度在 92% 以上，可以考虑无创呼吸支持，包括持续气道正压通气（Continuous Positive Airway Pressure，CPAP）和双水平气道正压通气（Bilevel positive airway pressure，BiPAP）。

（2）维持水电解质酸碱平衡 由于呼吸困难等原因，导致液体摄入不足，可鼻饲喂养；但

NOTE

对于危重患者，由于鼻饲管对呼吸的影响，建议静脉补充液体。重症肺炎患儿容易出现低钠血症，在静脉补液时注意定期检测血清电解质和尿素、肌酐。

2. 抗感染治疗

（1）初始治疗　儿童肺炎的初始治疗病原多不明确，需要根据一些流行病学资料和临床特点进行经验性治疗。①阿莫西林对大多数常见细菌病原引起的社区获得性肺炎有效，可口服使用。备选阿莫西林克拉维酸钾、头孢克洛、红霉素、阿奇霉素和克拉霉素。②静脉滴注时可选用阿莫西林、阿莫西林克拉维酸钾、头孢呋辛、头孢噻肟或头孢曲松。③在重症肺炎或怀疑支原体或衣原体感染，需要加用大环内酯类抗生素。

（2）治疗评估　初始治疗 48～72 小时后体温持续不降、呼吸困难加重或精神状态异常（嗜睡或烦躁），需要进行重新评估。评估内容包括：是否需要进一步检查；是否选用合适的药物与剂量；是否出现并发症，如脓胸或肺脓肿；是否存在基础疾病，如免疫缺陷等。重症肺炎患儿在补液期间需要定期复查血电解质和肾功能。

（3）针对性治疗　如果病原明确，但初始治疗效果不佳，需要再次评估后对初始治疗进行必要的调整。①针对肺炎链球菌，青霉素敏感首选青霉素或阿莫西林；青霉素中介可以选用青霉素，但需要加大用量或选用阿莫西林；青霉素高耐药或大叶肺实变或伴并发症（肺坏死、肺脓肿和脓胸），可以选用头孢曲松或头孢噻肟，备选万古霉素或利奈唑胺。②针对金黄色葡萄球菌，耐甲氧西林金黄色葡萄球菌（MSSA）选用苯唑西林或氯唑西林，备选 1、2 代头孢菌素；社区获得性耐甲氧西林金黄色葡萄球菌（CA-MRSA）选用万古霉素或替考拉宁、利奈唑胺。③针对流感嗜血杆菌，选用阿莫西林/克拉维酸、氨苄西林/舒巴坦、阿莫西林/舒巴坦，对氨苄西林耐药的可以选用头孢呋辛或头孢曲松，或新一代大环内酯类（如阿奇霉素或克拉霉素）。④针对肺炎克雷伯杆菌和大肠埃希菌，首选第 3 代或第 4 代头孢菌素或哌拉西林；对于产 ESBL 菌株，可以用哌拉西林/他唑巴坦、头孢哌酮/舒巴坦；对于产 AmpC 菌株，首选头孢吡肟；重症感染或疗效不佳，可以选用亚胺培南、美罗培南。⑤针对肺炎支原体肺炎，首选大环内酯类药物，如红霉素和阿奇霉素；对于难治性或耐药性支原体肺炎，可以选用四环素类（多西环素或米诺环素）或喹诺酮类（环丙沙星、左氧氟沙星）药物；由于四环素类药物可以造成牙釉质发育不良，仅用于 8 岁以上患儿；而喹诺酮类药物对骨骼发育有影响，18 岁以内儿童应慎用。

3. 其他治疗

（1）糖皮质激素　主要用于重症肺炎伴持续高温、严重喘憋、大量胸腔积液或伴有中毒性脑病、感染性休克等。

（2）丙种球蛋白　主要用于重症腺病毒肺炎、伴有脓毒血症或低（无）丙种球蛋白血症的肺炎。

（3）支气管镜检查与介入治疗　主要用于重症肺炎的病原学检查、大片状实变肺炎的炎性分泌物或塑性分泌物的清理。

4. 治疗疗程　目前没有肺炎相关治疗疗程的有效研究，需要根据病原种类、病情程度、是否有并发症，以及治疗效果综合判断。普通肺炎 5～7 天；重症或有并发症或初始治疗效果不佳的肺炎，疗程需要延长。如果临床症状好转、体温正常 48～72 小时，以及各项血液炎症指标恢复正常，可以考虑改用口服药物治疗。

【预防】

本病预防包括环境卫生和预防接种，改善居住环境，控制室内吸烟，以及其他污染物和降低居住拥挤度。接种疫苗可以明显降低儿童肺炎，减少肺炎死亡率，疫苗包括 B 型流感嗜血杆菌（HiB）、百日咳、流感和肺炎链球菌疫苗。

第九节　几种不同病原体所致肺炎的特点

1. 腺病毒肺炎　为腺病毒感染，多为 2 型、3 型、7 型所致，主要引起气道和肺实质的坏死性炎症。腺病毒肺炎多见于 6 个月～ 2 岁，潜伏期为 3 ～ 8 天，突发高热，39℃以上，多数为稽留热，达 1 ～ 3 周，伴有剧烈咳嗽或喘息，严重者有气促，以及呼吸困难。高热 1 周左右胸部影像可出现明显异常，主要表现大叶性或节段实变融合影，或弥漫性斑片状渗出影，部分可以逐渐融合。肺部病灶吸收缓慢，部分演变成闭塞性细支气管炎、支气管扩张等慢性肺部疾病。现缺乏有效针对性治疗方法，以对症支持为主，可以考虑使用人血丙种球蛋白。

2. 肺炎支原体肺炎　由肺炎支原体感染所致，肺炎支原体为非细胞内生长的最小微生物，由于无细胞壁，对 β 内酰胺药物先天耐药。支原体肺炎主要见于学龄前和学龄儿童，近年来逐渐出现低龄化趋势。初期临床表现没有特异性，持续高热，咳嗽逐渐加剧，胸部影像表现为节段性或大叶性实变，纤维支气管镜下可见支气管炎症肿胀，部分堵塞气道引起远端炎症分泌物储积而实变。部分患儿全身炎症反应比较强烈，表现外周血白细胞、ESR、CRP、PCT、IL-6 等明显增高，后期血小板、D- 二聚体升高，可以引起中枢血管或深静脉炎症或血栓形成，而出现肺外脏器功能异常。治疗以大环内酯类抗生素为主，常用红霉素和阿奇霉素，8 岁以上儿童可以用四环素类药物，如米诺环素或多西环素；重症患儿可以加用糖皮质激素，对于大叶性肺实变患儿，体温下降后实变影未能好转，可以考虑支气管镜下灌洗。

3. 金黄色葡萄球菌肺炎　由金黄色葡萄球菌感染所致，主要引起肺实质化脓性炎症和坏死，炎症区域容易形成脓肿，胸膜下炎症容易波及胸膜引起脓胸或脓气胸。可见于各种年龄，起病急，病情重，发展快，持续高热、中毒症状明显，精神萎靡或烦躁，面色苍白，并伴有咳嗽、气促或呼吸困难等呼吸道症状；体征出现早，可闻及较多的细湿啰音。出现脓胸或脓气胸时，中毒症状和呼吸困难加重，胸部局部叩诊浊音、语颤或呼吸音减弱。

4. 肺炎链球菌肺炎　好发于各个年龄段，婴幼儿期多表现为支气管肺炎，年长儿则多表现为大叶性肺炎；近几年由于疫苗的使用，发病率有下降趋势。病理以肺泡炎为主，很少涉及肺泡壁或支气管壁间质，多局限于一个肺叶。起病急，突发高热，伴有明显寒战、乏力、肌肉酸痛；少数患儿有明显的头痛和烦躁不安，甚至出现惊厥、谵妄，以及昏迷等中毒性脑病表现。病初咳嗽不明显，有呼吸急促表现，部分出现胸痛，后期咳嗽有痰。肺部体征主要为肺实变表现，如叩诊浊音、语颤增强及管状呼吸音，后期可以出现湿啰音。早期影像学表现局限于肺炎的纹理增生或节段性毛玻璃影，进而发展成大叶实变影，部分伴有胸腔积液。自然病程 5 ～ 10 天，体温下降，病情逐渐好转。

不同病原肺炎的特点见表 9-8。

NOTE

表 9-8 不同病原肺炎的特点

	肺炎链球菌肺炎（大叶性）	肺炎链球菌肺炎（小叶性）	金黄色葡萄球菌肺炎	腺病毒肺炎	毛细支气管炎	支原体肺炎
多发年龄	大龄年龄	婴幼儿	各个年龄段	6 个月~2 岁	3 个月~1 岁	大龄儿童
发热情况	稽留热，持续两周左右	热度不定，持续 1~2 周	弛张热，持续 1~3 周	稽留或弛张热，持续 1~3 周	低热或无热	高热，持续 1~2 周
精神面色	较差	好	差	差	好	较差
肺部表现	实变体征，早期无啰音	局部固定细湿啰音	实变或脓胸体征，可闻湿啰音	实变体征，早期无啰音；后期可闻湿啰音或哮鸣音	哮鸣音或（和）弥漫性湿啰音	实变体征，早期无啰音
X 线特点	单侧大叶或节段实变影	斑片状渗出影	多为跨叶肺实变，易出现肺脓肿、肺大泡和脓胸	多为单侧大叶或节段实变，部分双肺弥漫性斑片状渗出影	主要为肺气肿表现，可有少许斑片状影	多为单侧大叶或节段实变，部分双肺弥漫性斑片状渗出影
血常规	白细胞数和中性粒细胞比例以及 CRP 增高	部分白细胞数和中性粒细胞比例以及 CRP 增高	白细胞数和中性粒细胞比例明显增高或降低，CRP 增高	多正常	多正常	部分白细胞数和中性粒细胞比例以及 CRP 增高

第十章　心血管系统疾病

第一节　正常心血管解剖生理

一、心脏的胚胎发育

人体胚胎第 2 周末，在腹面咽喉下部两侧的心脏原基形成了左、右两个纵向管状结构，至胚胎 22 天，两个内皮管逐渐移向正中融合为原始心管。胚胎 22 ～ 24 天，原始心管由头侧至尾侧，逐渐发育形成动脉干、心球、心室、心房与静脉窦等结构。同时，心管逐渐扭曲旋转，扩张较快的心室向腹面突出，动脉干跟随其后位于心脏前端，而心房和静脉窦则移至心室的背上方。四组瓣膜环连在一起，组成纤维支架。心脏的流入及流出孔道并列在同一水平。

至胚胎 29 天左右，心脏外形基本形成，但此时心脏仍为单一的管道，由静脉窦流入的血液经动脉干流出。房和室的最早划分为房室交界的背面和腹面长出心内膜垫，背侧内膜垫与腹侧内膜垫相互融合成为中间的分隔结构，将房室分隔开。心房的左右之分起始于胚胎第 3 周末，在心房腔的顶部长出一镰状隔，为第一房间隔，其下缘向心内膜垫生长，暂时未长合时所留孔道为原发孔（即第一房间孔）。该孔未闭合前，第一房间隔的上部形成另一孔，为继发孔（即第二房间孔），这样使左右心房仍保持相通。至胚胎第 5 ～ 6 周，在第一房间隔右侧长出另一镰状隔，名第二房间隔，此隔在向心内膜垫延伸过程中，其游离缘留下一孔道，名卵圆孔，此孔与第一房间隔的继发孔上下相对。随着心脏继续成长，第一房间隔与第二房间隔渐渐接近而黏合，继发孔被第二房间隔完全掩盖，而第一房间隔作为幕帘紧贴卵圆孔，血流可由右侧推开幕帘流向左侧，反向时幕帘遮盖卵圆孔而阻止血液自左房流向右房（图 10-1）。

心房内分隔形成时，心室底部突出室间隔基胚并向上生长，使心室分成左右两半，至胚胎第 7 周时，室间隔上缘的结缔组织、漏斗部及心内膜垫融合成膜部室间隔，使室间孔完全闭合。心室间隔的形成有三个来源。①肌隔：由原始心室底壁向上生长，部分地将左右二室分开。②心内膜垫向下生长与肌隔相合，完成室间隔。③小部分为动脉总干及心球分化成主动脉与肺动脉时的中隔向下延伸的部分。后两部分形成室间隔的膜部。室间隔发育过程中，任何部分出现异常即可出现室间隔缺损，其中以室间隔膜周部缺损最常见。二尖瓣、三尖瓣分别由房室交界的左右侧及腹背侧心内膜垫发育形成（图 10-2）。

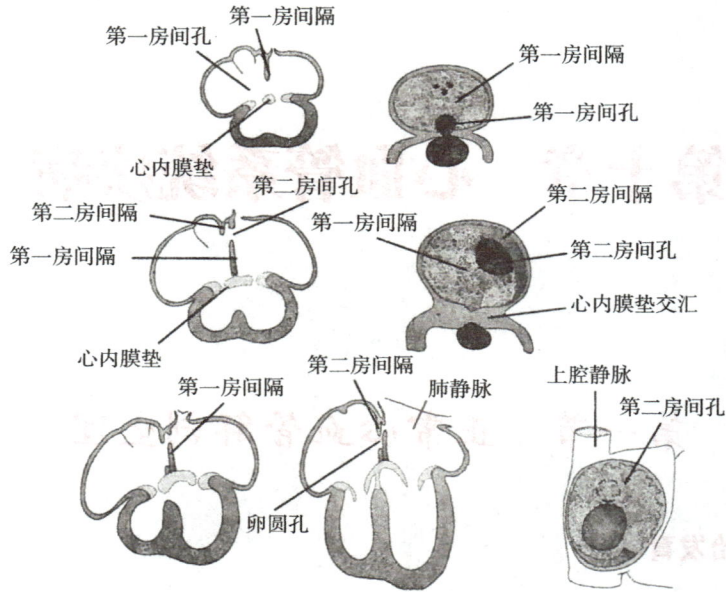

图 10-1 心房、房间隔的发育示意图

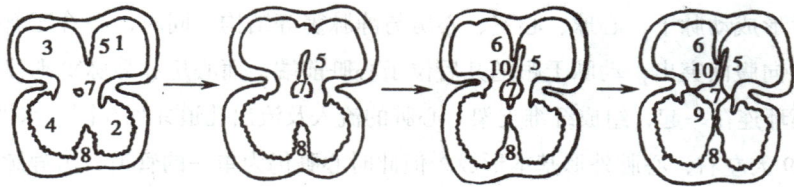

图 10-2 人类室间隔的发育示意图

1. 左心房；2. 左心室；3. 右心房；4. 右心室；5. 第一房间隔；6. 第二房间隔；7. 心内膜垫；
8. 室间隔肌部；9. 室隔膜部；10. 卵圆孔

原始的心脏出口包括由心球发育形成的近端的圆锥部和远端的动脉总干，该部分也称为圆锥动脉干，复杂型心血管畸形好发于此部位。心球内部分隔为左右两部分，分别发育成为左、右室流出道。同时，动脉总干的内层对侧各长出一纵嵴，两者在中央轴相连，将总干分为主动脉与肺动脉。由于该纵隔自总干分支处呈螺旋形向心室生长，使肺动脉向前、向右旋转与右心室连接，主动脉向左、向后旋转与左心室相连。如该纵隔发育遇障碍，分隔发生偏差或扭转不全，则可造成主动脉骑跨或大动脉错位等畸形。

原始心脏于胚胎第两周开始形成后，约于第4周起有循环作用，至第8周房室间隔已完全长成，成为四腔心脏。先天性心血管畸形的发生主要在这一时期。

二、胎儿新生儿的循环转换

（一）胎儿血液循环

胎儿时期的营养代谢和气体交换是通过脐血管连接胎盘与母体之间以弥散方式完成的。由胎盘来的动脉血经脐静脉进入胎儿体内，在肝下缘分为两部分：约50%血流入肝与门静脉血流汇合，另一部分经静脉导管入下腔静脉，与来自下半身的静脉血混合，流入右心房。由于下腔静脉瓣的阻隔，使来自下腔静脉的混合血（以动脉血为主）入右心房后，约 1/3 经卵圆孔入左心房，再经左心室流入升主动脉，主要供应心脏、脑及上肢；其余的流入右心室。从上腔静脉回流的来自上半身的静脉血，流入右心房后绝大部分流入右心室，与来自下腔静脉的血一起进入肺动脉。由于胎儿肺泡处于闭合状态，故肺动脉的血只有少量流入肺脏，并经肺静脉回到左心房，而约 80% 的血液经动脉导管与来自升主动脉的血汇合后，进入降主动脉（以静脉血为主），供应腹腔器官及下肢，同时经过脐动脉回至胎盘，换取营养及氧气。故胎儿期供应脑、心、肝及上肢的血氧量远远较下半身为高（图 10-3）。右心室在胎儿期不仅要克服体循环的阻力，同时承担着远较左心室多的容量负荷。

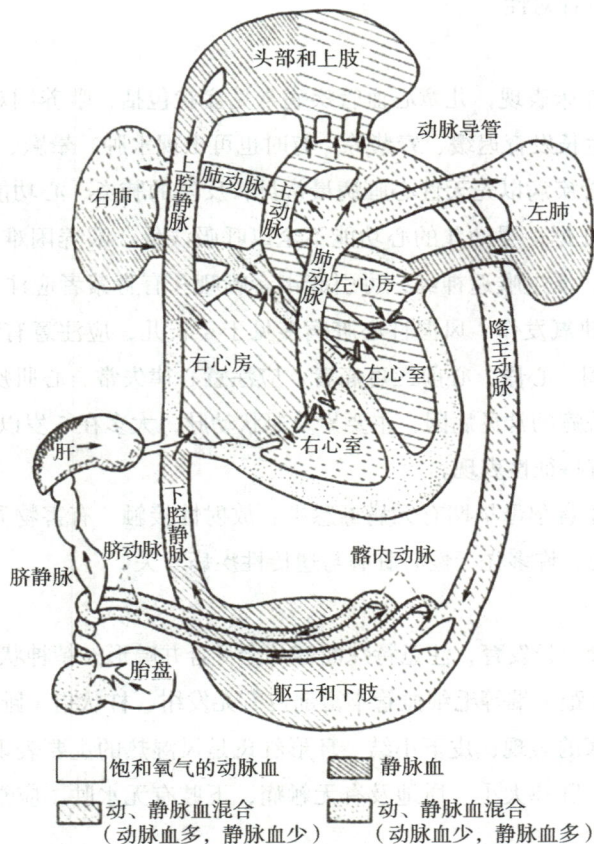

图 10-3 正常胎儿血循环模式图

（二）出生后血液循环的改变

出生后脐血管被阻断，呼吸建立，肺泡扩张，肺小动脉管壁肌层逐渐退化，管壁变薄并扩张，肺循环压力下降从右心经肺动脉流入肺脏的血液增多，使肺静脉回流至左心房的血量也增多，左心房压力因而增高。当左心房压力超过右心房时，卵圆孔先在功能上关闭，至出生后 5 ～ 7 个月，解剖上大多闭合。自主呼吸使血氧浓度增高，动脉导管平滑肌受到刺激后收缩，同时，低阻力的胎盘循环由于脐带结扎而终止，体循环阻力增高，动脉导管处逆转为左向右分流，动脉氧分压增高加上生后前列腺素的减少，使导管逐渐收缩、闭塞，最后血流停止，成为动脉韧带。足月儿约 80% 在生后 10 ～ 15 小时形成功能性关闭。约 80% 的婴儿于生后 3 个月、95% 的婴儿于生后 1 年内形成解剖性关闭。若动脉导管持续开放，即为动脉导管未闭。脐动、静脉则在血流停止后 6～8 周完全闭锁，分别形成脐侧韧带、肝圆韧带。

第二节　儿童心血管病检查方法

一、病史和体格检查

仔细的病史询问和体格检查，可以对许多心血管病做出大致判断，缩小鉴别诊断的范围，使后续影像学检查更具针对性。

（一）病史询问

病史询问重点是临床表现，儿童心血管疾病常见症状包括：喂养困难、活动耐力减低、呼吸急促、呼吸困难、生长发育迟缓、青紫等，有时也可出现水肿、晕厥、心悸、胸痛等症状。3 岁以内婴幼儿的心血管疾病以先天性心脏病最常见，反复的肺炎、心功能不全、生长发育迟缓是大量左向右分流的证据；婴幼儿的心功能不全以呼吸浅促、喂养困难、易出汗为主要症状。左心房或肺动脉扩张，压迫喉返神经，可引起声音嘶哑。有青紫者应注意排除呼吸系统疾病，还要询问有无蹲踞、缺氧发作。风湿性心脏病多见于年长儿，应注意有咽痛、游走性关节痛、舞蹈病等病史。对胸闷、心悸、心前区疼痛者，应注意心律失常、心肌疾病。此外，川崎病目前已经成为后天性心脏病的常见病因，主要累及冠状动脉，大多在 5 岁以内发病，临床上皮肤、黏膜、淋巴结等部位有特征性表现。

病史询问中还要注意孕母早期有无病毒感染、放射性接触、有害物质、药物应用史，以及有无家族遗传性疾病史。许多先天性心脏病与遗传性疾病有关。

（二）体格检查

1. 全身检查　评价生长发育，注意特殊面容及全身合并畸形、精神状态、体位和呼吸频率。检查口唇、鼻尖、指（趾）端等毛细血管丰富部位有无发绀、杵状指（趾）。皮肤黏膜瘀点是感染性心内膜炎血管栓塞的表现；皮下小结、环形红斑是风湿热的主要表现之一。注意颈动脉搏动，肝颈静脉回流征，肝脾大小、质地及有无触痛，下肢有无水肿。应常规测量血压，必要时测下肢血压。

2. 心脏检查

（1）视诊　心前区有无隆起，心尖冲动的位置、强弱及范围。心前区隆起者多示有心脏扩大。正常 <2 岁的小儿，心尖冲动见于左第 4 肋间，其左侧最远点可达锁骨中线外 1cm；5～6 岁时在左第 5 肋间，锁骨中线上。正常的心尖冲动范围不超过 2～3cm^2，若心尖冲动强烈、范围扩大，提示心室肥大。左心室肥大时，心尖冲动最强点向左下偏移；右心室肥大时，心尖冲动弥散，有时扩散至剑突下。心尖冲动减弱见于心包积液和心肌收缩力减弱。

（2）触诊　进一步确定心尖冲动的位置、强弱及范围，心前区有无抬举感及震颤。左第 5～6 肋间锁骨中线外的抬举感提示左室肥大，胸骨左缘第 3～4 肋间和剑突下的抬举感提示右心室肥大。震颤的位置有助于判断杂音的来源。

（3）叩诊　可粗略估计心脏的位置及大小。

（4）听诊　注意心率的快慢、节律是否整齐，第一、二心音的强弱，有无分裂，特别是肺动脉瓣区第二心音（P_2）意义更大。P_2亢进提示肺动脉高压，而减弱提示肺动脉狭窄；正常儿童在吸气时可有生理性 P_2 分裂，P_2 固定性分裂是房间隔缺损的重要体征。杂音对鉴别先天性心脏病的类型有重要意义，需注意其位置、性质、响度、时相及传导方向。

3. 周围血管征　比较四肢脉搏及血压，如股动脉搏动减弱或消失，下肢血压低于上肢，提示主动脉缩窄。脉压增宽，伴有毛细血管搏动和股动脉枪击音，提示动脉导管未闭或主动脉瓣关闭不全等。

二、特殊检查

（一）经皮脉搏血氧饱和度测定

复杂性先天性心脏病常存在低氧血症，特别是危重先天性心脏病在新生儿期即可出现低氧血症，严重的低氧血症（如动脉血氧饱和度＜80%）可表现出明显的发绀；但当动脉血氧饱和度维持于80%～95%时，往往肉眼看不出发绀，所以临床上一般采用血氧饱和度测定来判别是否存在低氧血症。经皮血氧饱和度测定（pulse oximetry，POX），由于无创、准确、操作简便，而在临床上备受青睐。经皮血氧饱和度＜95%或上下肢差异＞3%为异常。

（二）普通 X 线检查

普通 X 线检查包括胸部透视和摄片。透视可动态地观察心脏和大血管的搏动、位置、形态，以及肺血管的粗细、分布，但不能观察细微病变。摄片可弥补这一缺点，并留下永久记录，常规拍摄正、侧位片，必要时辅以心脏斜位片。X 线检查可以观察心脏的形态、位置及各房室有无增大，血管有无异位，肺动脉段是突出还是凹陷，主动脉结是增大还是缩小；可以测量心胸比值，年长儿应小于50%，婴幼儿小于55%，呼气相及卧位时心胸比值增大。

（三）心电图检查

心电图对心脏病的诊断有一定帮助，对各种心律失常具有特异性，对房室肥大、传导阻滞、电解质紊乱及药物中毒等有提示意义，对心脏位置及心肌病变也有重要参考价值，24 小时动态心电图及各种负荷心电图可提供更多的信息。有些先天性心脏病有特征性的心电图，如房间隔缺损的 V_1 导联常呈不完全性右束支阻滞。在分析小儿心电图时，应注意年龄的影响：①年龄越小，心率越快，各间期及各波时限较短，有些指标的正常值与成人有差别。② QRS 综合波以右心室占优势，新生儿及婴幼儿更明显，随着年龄增长逐渐转为左心室占优势。③右胸前导联的 T 波在不同年龄有一定改变，如生后第 1 天，V_1 导联 T 波直立，4～5 天后 T 波转为倒置或双相。

（四）超声心动图

超声心动图不仅可以提供详细的心脏解剖结构信息，还能提供心脏功能及部分血流动力学信息，能对绝大多数先天性心脏病做出准确的诊断，在很大程度上取代了创伤性的心导管检查及造影术。通常采用经胸部检查的方法，近 30 年来经食管超声心动图也得到了广泛应用，大多用于心脏手术和介入性导管术中，进行监护及评估手术效果。目前常用的超声心动图有 M 型超声心动图、二维超声心动图、多普勒超声、三维超声心动图。

（五）心导管检查

心导管检查是先天性心脏病进一步明确诊断和决定手术前的一项重要检查方法，分为右心、左心导管检查两种。右心导管检查时，导管经股静脉、下腔静脉、右心房、右心室至肺动脉。左心导管检查时，导管经股动脉、降主动脉逆行至左心室。检查时可探查异常通道，测定心腔、

NOTE

大血管不同部位的血氧饱和度和压力，计算心排出量、分流量及血管阻力。通过测定肺小动脉楔入压可以评价肺动脉高压患者的肺血管状态，对左心房出入口及出口病变、左心室功能等有一定意义。连续压力测定可评价瓣膜或血管等狭窄的部位、类型、程度。此外，经心导管还可进行心内膜活体组织检查、电生理测定等。

（六）心血管造影

心导管检查时，根据诊断需要将导管顶端送到选择的心腔、血管部位，并根据观察不同部位病损的要求采用轴向（成角）造影，同时进行快速摄片或电影摄影，以明确心血管的解剖畸形，对复杂性先天性心脏病及血管畸形仍是重要的检查手段。数字减影造影技术（DSA）的发展及新一代造影剂的出现，使诊断更精确，也降低了心血管造影对人体的伤害。

（七）磁共振成像

磁共振成像（MRI）具有无电离辐射损伤、多剖面成像能力等特点，有自旋回波技术（SE）、电影 MRI、磁共振血管造影（MRA）及磁共振三维成像等多种技术选择。常用于主动脉弓等心外大血管畸形的诊断，是复杂畸形诊断的重要补充手段。

（八）计算机断层扫描（CT）

电子束 CT 和螺旋 CT 对心外大血管及其分支的病变，心脏瓣膜、心包和血管壁钙化，心腔肿块、心包缩窄、心肌病等心血管疾病有较高的诊断价值。此外，还可以很好地显示血管环压迫所造成的气道狭窄。

（九）放射性核素心血管造影

放射性核素心血管造影主要用于心功能的测定、左向右分流定量分析和了解心肌缺血状况。常用的放射性核素为 ^{99m}Tc，静脉注射后通过 γ 闪烁照相机将放射性核素释放的 γ 射线最终转换为点脉冲，所有数据均由计算机记录、存储，并进行图像重组及分析。

第三节　先天性心脏病

先天性心脏病（congenital heart disease，CHD）是胎儿期心脏和大血管发育异常而致的先天性畸形，发病率在活产婴儿中约为 0.8%，为小儿最常见的心脏病。如未经治疗，约 1/3 的患儿在生后 1 年内可因严重缺氧、心力衰竭、肺炎等严重并发症而死亡。近年来，介入技术如房间隔缺损和室间隔缺损封堵术、血管及瓣膜狭窄球囊扩张术、支架植入术等，已广泛应用于先天心脏病的治疗。体外循环、深低温麻醉下心脏直视手术的发展，以及带瓣导管的使用，使心脏外科手术成功率不断提高，先天性心脏病的预后已显著改观。

【病因】

本病主要与遗传、母体和环境因素有关。遗传因素既有单基因的遗传缺陷，如 DiGeorge 综合征与 *TBX1* 基因突变相关，Williams 综合征与 *Elastin* 基因缺陷相关，马方综合征与 *Fibrillin* 基因缺陷有关。遗传因素也可表现为染色体畸变，如 21-、13-、18- 三体综合征等。但多数先天性心脏病是多基因的遗传缺陷，如 Noonan 综合征。

母体因素主要为母体的感染、接触有害物质和疾病，特别是妊娠早期患病毒感染，如风疹、流行性感冒、流行性腮腺炎和柯萨奇病毒感染等，或母体罹患代谢性疾病，如糖尿病、高钙血症、苯丙酮酸尿症等；其他如母体接触放射线及有机化学物质、服用药物（抗癌药、抗癫痫药等）、缺乏叶酸、宫内缺氧等，均可能与发病有关。

大多数先天性心脏病的病因尚不清楚，目前认为85%以上可能是遗传因素与环境因素相互作用的结果。因此，加强孕期的保健，特别是在妊娠早期积极预防病毒感染，以及避免接触有害物质，保持健康的生活方式等，都对预防先天性心脏病具有积极的意义。

【分类】

根据左、右心及大血管之间有无分流，可分为三大类。

1. 左向右分流型（潜伏青紫型）　正常情况下因体循环压力高于肺循环，血液从左向右分流而不出现青紫。当剧哭、屏气或病理情况下致使肺动脉或右心室压力增高并超过左心压力时，则可使血液自右向左分流而出现暂时性青紫。如室间隔缺损、动脉导管未闭和房间隔缺损等。

2. 右向左分流型（青紫型）　如右心室流出道狭窄致使右心压力增高并超过左心，或大动脉起源异常，右心大量静脉血流入体循环，出现持续性青紫。如法洛四联症、大动脉转位和三尖瓣闭锁等。

3. 无分流型（无青紫型）　即左、右心或动、静脉之间无异常通路或分流。如肺动脉狭窄、主动脉缩窄和主动脉瓣狭窄等。

一、房间隔缺损

房间隔缺损（atrial septal defect，ASD）是由于原始心脏房间隔发育异常所致，占先天性心脏病发病总数的5%～10%。不少患儿到成人才被发现，是成人最常见的先天性心脏病之一，男女性别比例为1:4～1:2。

【病理解剖】

房间隔缺损有以下4个类型：

1. 原发孔型　即Ⅰ孔型房间隔缺损，约占15%，缺损位于房间隔与心内膜垫交界处。常合并二尖瓣或三尖瓣裂缺，此时又称为部分型房室间隔缺损。

2. 继发孔型　最为常见，约占75%。缺损位于房间隔中心卵圆窝部位，亦称为中央型（图10-4）。

3. 静脉窦型　约占5%，分上腔型和下腔型，缺损分别位于上腔静脉、下腔静脉入口处。

4. 冠状静脉窦型　约占2%，缺损位于冠状静脉窦上端与左心房间。

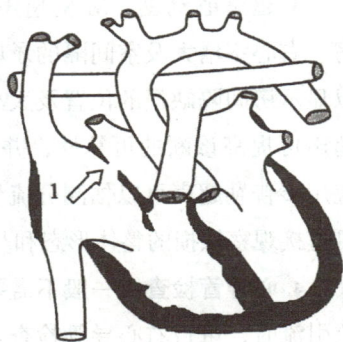

图10-4　继发孔型房间隔缺损模式图
1为继发孔型房间隔缺损

【病理生理】

生后初期左、右心室壁厚度相似，顺应性也相近，故分流量不多。随着年龄增长，右心室压力及肺血管阻力下降，右心室壁较左心室壁薄，右心室充盈阻力也较左心室低，所以心室舒张时，左心房血流通过缺损向右分流。由于右心血流量增加，舒张期负荷加重，故右心房、右心室增大。肺循环血量增加，早期引起动脉血压力增高，晚期可导致肺小动脉肌层及内膜增厚，管腔狭窄，引起肺动脉高压，使左向右分流减少，甚至出现右向左逆流，临床出现发绀。

NOTE

【临床表现】

症状轻重、出现早晚与缺损大小有关。缺损小的可无症状，仅在体检时发现胸骨左缘 2～3 肋间收缩期杂音。缺损大时分流量也大，导致肺充血，进而导致体循环血流量不足，表现为体形瘦长、面色苍白、乏力、多汗、活动后气促和生长发育迟缓。肺循环血流增多，易反复呼吸道感染，严重者早期出现心力衰竭。

多数患儿在婴幼儿期无明显体征，以后心脏增大，前胸饱满，触诊心前区有抬举感，一般无震颤，少数大缺损分流量大者可出现震颤。听诊有以下 4 个特点：①第一心音亢进，肺动脉第二心音增强。②出现第二心音固定分裂。③在胸骨左缘第二肋间隙可闻及 2～3 级喷射性收缩期杂音。④当肺循环血流量超过体循环达 1 倍以上时，则在三尖瓣听诊区可闻及三尖瓣相对狭窄的短促与低频的舒张早中期杂音，吸气时增强，呼气时减弱。随着肺动脉高压的进展，左向右分流逐渐减少，第二心音增强，固定性分裂消失，收缩期杂音缩短，舒张期杂音消失，但可出现肺动脉瓣及三尖瓣关闭不全的杂音。

【辅助检查】

1. X 线表现　对分流较大的房间隔缺损具有诊断价值。心脏外形轻至中度增大，以右心房及右心室为主，心胸比大于 0.5。肺动脉段突出，肺叶充血明显，主动脉影缩小。透视下可见肺动脉总干及分支随心脏搏动而一明一暗的"肺门舞蹈"征，心影略呈梨形（图 10-5）。

2. 心电图　一般为窦性心律。大多数有右心室增大伴不完全性右束支传导阻滞。电轴右偏，右心房和右心室肥大。

3. 超声心动图　M 型超声心动图能显示右心房、右心室增大及室间隔的矛盾运动。二维超声可以显示房间隔缺损的位置及大小，结合彩色多普勒超声可提高诊断的可靠性，并能判断分流的方向，

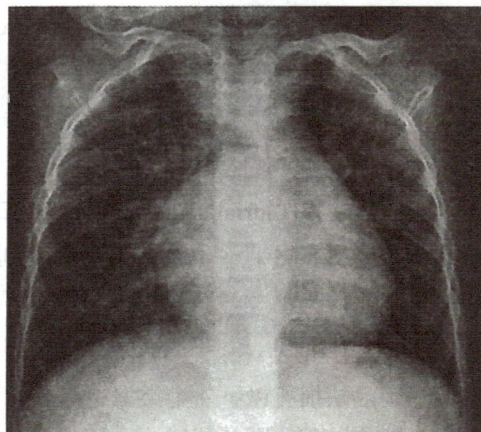

图 10-5　继发孔型房间隔缺损的 X 线

后前位显示心脏扩大，肺动脉主干饱满，肺门及肺野充血

应用多普勒超声可以估测分流量的大小，估测右心室收缩压及肺动脉压。动态三维超声心动图可直接观察缺损的整体形态和与毗邻结构的立体关系，以及在心动周期中的动态变化。

4. 心导管检查　一般不需要做心导管检查，当合并肺动脉高压、肺动脉瓣狭窄或肺静脉异位引流时，可行右心导管检查。右心导管经缺损由右心房进入左心房，右心房血氧含量高于腔静脉血氧含量，右心室和肺动脉压力正常或轻度增高，并按所得数据可计算出肺动脉阻力和分流量大小。合并肺静脉异位引流者，应探查异位引流的肺静脉。

【治疗】

小于 3mm 的房间隔缺损多在 3 个月内自然闭合，大于 8mm 的房间隔缺损一般不会自然闭合。分流量较大时，一般可在 3～5 岁时手术治疗。反复呼吸道感染、发生心力衰竭或合并肺动脉高压者，应尽早手术治疗。在排除其他合并畸形、严格掌握指征的情况下，房间隔缺损也可通过导管介入封堵。适应证：①年龄 ≥ 3 岁。②继发孔型缺损直径 ≥ 5mm 且 ≤ 36mm。③缺损边缘至上腔静脉、下腔静脉、冠状静脉窦、右上肺静脉之间距离 ≥ 5mm，至房室瓣距离

≥ 7mm。

二、室间隔缺损

室间隔缺损（ventricular septal defect，VSD）由胚胎期室间隔（流入道、小梁部和流出道）发育不全所致，是最常见的先天性心脏病，约占我国先天性心脏病的 50%。大多单独存在，约 40% 合并其他先天性心血管畸形。

【病理解剖】

通常根据缺损的位置及其与房室瓣、主动脉瓣的关系分类（图 10-6）。

1. 膜周型　最常见，占 60% ～ 70%，位于室上嵴下室间隔膜部，向与之接触的流入道、流出道或小梁肌部延伸。

2. 肌部型　占 10% ～ 20%，缺损边缘均为肌部，而膜部完整，可位于肌小梁部、流入道肌部或流出道肌部。

3. 双动脉下型　较少见，缺损位于流出道部，上缘为主动脉瓣环和肺动脉瓣环连接处。

图 10-6　室间隔缺损模式图
1 为室间隔缺损

【病理生理】

正常左心室收缩压大于右心室，体循环阻力大于肺循环。室间隔缺损时，左心房血液进入左心室后，一部分从经主动脉至体循环，为有效循环，另一部分则经缺损处分流入右心室到肺循环，为无效循环。可分为 3 种情况：

1. 小型室间隔缺损（Roger 病）　缺损直径 < 5mm 或缺损面积 < 0.5cm^2/m^2 体表面积。此型左向右分流量少，血流动力学变化不大，可无症状。

2. 中型室间隔缺损　缺损直径 5 ～ 10mm 或缺损面积 0.5 ～ 1.0cm^2/m^2 体表面积。分流量较多，肺循环血流量可达体循环的 1.5 ～ 3.0 倍以上，但因肺脏有丰富的血容量储备，肺动脉收缩压和肺血管阻力可较长时期不增高。

3. 大型室间隔缺损　缺损直径 > 10mm 或面积 > 1.0cm^2/m^2 体表面积。此型缺损巨大，血液在两心室自由交通，即非限制性室间隔缺损。大量左向右分流使肺循环血流量增加，当超过肺血管的容量限度时，出现容量性肺动脉高压，肺小动脉痉挛，其肌层和内膜层渐增厚，管腔变小、梗阻。随着肺血管病变进展为不可逆的阻力性肺动脉高压。当右心室收缩压超过左心室收缩压时，左向右分流逆转为双向分流或右向左分流，出现发绀，即艾森曼格综合征（Eisenmenger syndrome）。

【临床表现】

小型缺损常无症状，一般活动不受限制，生长发育多正常。仅体格检查时闻及胸骨左缘第 3、4 肋间响亮的全收缩期杂音，常伴震颤，肺动脉第二心音正常或稍增强。缺损较大时左向右分流量多，患儿多生长迟缓，体重不增，有消瘦、喂养困难、活动后乏力、气短、多汗，易患反复呼吸道感染，易导致充血性心力衰竭等。有时可有声音嘶哑，由扩张的肺动脉压迫喉返神经所致。心脏搏动活跃，胸骨左缘 3、4 肋间可闻及 Ⅲ～Ⅳ 粗糙的全收缩期杂音，向四周传导，可触及收缩期震颤。分流量大时，在心尖区可闻及二尖瓣相对狭窄的较柔和的舒张中期杂音。大型缺损伴有明显肺动脉高压时（多见于儿童或青少年期），右心室压力显著升高，逆转为右向

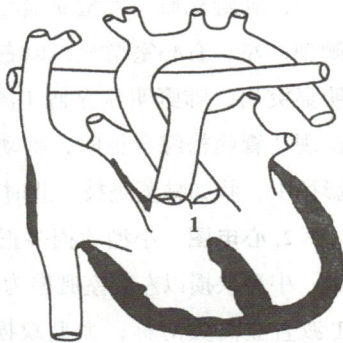

NOTE

左分流，出现青紫，并逐渐加重，此时心脏杂音较轻而肺动脉第二心音亢进。继发漏斗部肥厚时，则肺动脉第二心音降低。

【辅助检查】

1. X 线检查 小型室间隔缺损心脏形态及大小正常或稍增大。中型缺损心影轻度到中度增大，左、右心室增大，以左心室增大为主，主动脉弓影较小，肺动脉段扩张，肺野充血。大型缺损心影中度以上增大，呈二尖瓣型，左、右心室增大，以右心室增大为主，肺动脉段明显突出，肺野明显充血（图 10-7）。当肺动脉压增高出现艾森曼格综合征时，肺动脉主支增粗，肺外周血管影稀少，状如枯萎秃枝，此时心影可正常或轻度增大。

2. 心电图 小型缺损多正常或表现为轻度左心室肥大；中型缺损以左心室肥厚为主，$R_{v5, v6}$ 升高伴深 Q 波，T 波直立高尖对称；大型缺损为双心室或右心室肥厚，顿挫和高尖 P 波。

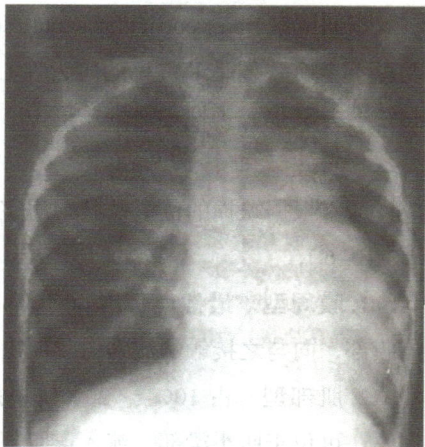

图 10-7 大型室间隔缺损的 X 线

后前位显示心脏扩大，以左心室为主，肺动脉段明显圆隆凸出，肺门阴影深浓，肺野明显充血

3. 超声心动图 < 2mm 的缺损不易被发现。二维超声可显示缺损的部位、时相、数目与大小等。彩色多普勒超声可显示分流束的起源、部位、数目、大小及方向。频谱多普勒超声可测量分流速度，计算跨隔压差和右室收缩压，估测肺动脉压。通过测定肺动脉瓣口和二尖瓣口血流量计算肺循环血流量（Qp）；测定主动脉瓣口和三尖瓣口血流量计算体循环血流量（Qs）。正常 Qp/Qs ≈ 1，若 Qp/Qs ≥ 1.5 提示为中等量左向右分流，≥ 2.0 为大量左向右分流。

4. 心导管及造影检查 借此进一步明确诊断及血流动力学检查，评估肺动脉高压程度、计算肺血管阻力及分流量等。造影可示心腔形态、大小及心室水平分流束的起源、部位、时相、数目与大小，除外其他并发畸形等。

【治疗】

20% ～ 50% 的膜周部和肌小梁部缺损在 5 岁以内，尤其在 1 岁内有自然闭合的可能。双动脉下型或流出道肌部的漏斗隔缺损很少能闭合，且易发生主动脉脱垂致主动脉瓣关闭不全时，应及时处理。大中型缺损和有难以控制的充血性心力衰竭者，肺动脉压力持续升高超过体循环压的 1/2 或 Qp/Qs > 2：1 时，或年长儿合并主动脉瓣脱垂或反流等，应及时手术处理。

三、动脉导管未闭

动脉导管未闭（patent ductus arteriosus，PDA）为小儿先天性心脏病一种常见类型，约占先天性心脏病发病总数的 10%。胎儿期动脉导管开放是血液循环的重要通道，出生后，大约 15 小时即发生功能性关闭，80% 在生后 3 个月解剖性关闭。到生后 1 年，在解剖学上完全关闭。若持续开放，并产生生理、病理改变，即称动脉导管未闭（图 10-8）。动脉导管未闭多单独存在，10% 的病例可合并其他心血管畸形，如主动脉缩窄、室间隔缺损、肺动脉狭窄。未成熟儿动脉导管平滑肌发育不良，且平滑肌对氧分压的反应低，故早产儿动脉导管未闭发生率高，占早产儿的 20%，且常伴呼吸窘迫综合征。

【病理解剖】

据动脉导管的长度和形态，一般分为三型。

1. 管型　导管连接主动脉和肺动脉两端，长度多在1cm左右，粗细一致，直径不等。

2. 漏斗型　长度与管型相似，但其近主动脉端粗大，向肺动脉端逐渐变窄，临床多见。

3. 窗型　导管很短，往往肺动脉与主动脉紧贴，两者之间为一孔道，直径往往较大。

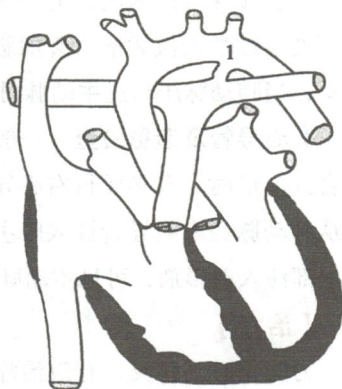

图 10-8　动脉导管未闭模式图

1 为动脉导管未闭

【病理生理】

分流量的大小与导管的直径及主、肺动脉的压差有关。因主动脉在收缩期、舒张期的压力均超过肺动脉，因而左向右分流的血液连续不断，使肺循环及左心房、左心室、升主动脉的血流量明显增加，左心负荷加重，其排血量达正常时的 2～4 倍。部分患者左心室搏出量的 70% 可通过大型动脉导管进入肺动脉，导致左心房、左心室肥厚扩大，甚至发生充血性心力衰竭。长期大量血流向肺循环的冲击循环，使肺小动脉反应性痉挛，形成动力性肺动脉高压；继之管壁增厚、硬化，导致梗阻性肺动脉高压，此时右心室后负荷过重，右心室肥厚甚至衰竭。当肺动脉压超过主动脉时，左向右分流明显减少或停止，产生肺动脉血流逆向分流入主动脉，患儿呈现差异性发绀（differential cyanosis），下半身青紫，左上肢轻度青紫，右上肢正常。

【临床表现】

动脉导管细小者可无症状或症状轻微。导管粗大者可有咳嗽、气促、喂养困难、体重不增及生长发育迟缓等，分流量大者则见心前区膨隆、鸡胸等。当肺动脉压高于主动脉，出现差异性发绀。胸骨左缘上方响亮的连续性"机器"样杂音为本病听诊特点，贯穿整个心动周期，于收缩末期最响，常伴震颤，杂音向左锁骨下、颈背部传导。分流量大者因相对性二尖瓣狭窄而在心尖部可闻及较短的舒张期杂音。肺动脉瓣区第二心音增强。由于体循环血流量减少，舒张压降低，脉压增宽，可出现周围血管征，如水冲脉、枪击音、指甲床毛细血管搏动等。感染性动脉炎、充血性心力衰竭、心内膜炎等是动脉导管未闭常见的并发症。

【辅助检查】

1. X 线检查　动脉导管细者心血管影可正常。大分流量者心胸比增大，左心室增大，左心房亦轻度增大。肺动脉段突出，肺门血管影增粗（图 10-9）。肺动脉高压时，肺门处肺动脉总干及其分支扩大，而远端肺小动脉狭小，左心室扩大肥厚。主动脉结正常或凸出。

2. 心电图　大多正常，分流量大者可见左心室肥大，电轴左偏；肺动脉压力增高者双心室肥厚，严重者仅见右心室肥厚。

3. 超声心动图　对诊断极有帮助，二维超声心

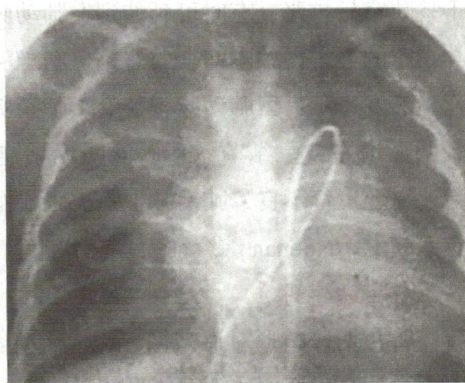

图 10-9　动脉导管未闭的 X 线表现

左心室扩大，肺动脉主干饱满；右心导管自肺动脉经动脉导管入降主动脉

动图可直接探查到未闭合的动脉导管。脉冲多普勒在动脉导管开口处可探测到典型的收缩期与舒张期连续性湍流频谱。叠加彩色多普勒可见红色流注自降主动脉经未闭导管沿肺动脉外侧壁流动；当肺动脉压超过主动脉时，可见蓝色流注自肺动脉经未闭导管进入降主动脉。

4. 心导管及造影检查   一般不需行心导管检查，当杂音不典型、肺血管阻力增加或疑有其他合并畸形时，有必要行右心导管检查，可发现肺动脉血氧含量较右心室为高。有时心导管可以从肺动脉经未闭导管插入降主动脉。逆行主动脉造影对复杂病例的诊断有重要价值，在主动脉根部注入造影剂，可见主动脉、肺动脉、未闭动脉导管同时显影。

【治疗】

为防止心内膜炎，有效治疗和控制心功能不全和肺动脉高压，不同年龄、不同大小的动脉导管均应手术或经介入方法予以关闭。外科手术疗效确切，但目前大多首选介入治疗，可选择螺旋弹簧圈或蘑菇伞等封堵器关闭动脉导管。在有些病例中，如完全性大血管转位、肺动脉闭锁、三尖瓣闭锁、严重的肺动脉狭窄中，动脉导管为依赖性者，则对维持患婴生命至关重要，此时应该利用前列腺素 E_2 或放置支架，以维持动脉导管开放。

早产儿动脉导管未闭的处理视分流大小、呼吸窘迫综合征情况而定。症状明显者，需抗心力衰竭治疗，生后 1 周内使用吲哚美辛治疗，但仍有 10% 的患者需手术治疗。

四、肺动脉瓣狭窄

肺动脉瓣狭窄（pulmonary stenosis，PS）是一种常见的先天性心脏病，单纯性肺动脉瓣狭窄约占先天性心脏病的 10%，另外约有 20% 的先天性心脏病合并肺动脉瓣狭窄。

【病理解剖】

广义的肺动脉瓣狭窄，包括漏斗部、瓣膜、肺动脉干及肺动脉分支狭窄。根据病变部位不同，肺动脉瓣狭窄可分为两种类型。

1. 典型肺动脉瓣狭窄   肺动脉瓣三个瓣叶交界处互相融合，使瓣膜开放受限，瓣口狭窄；或两个瓣叶的交界处融合为肺动脉瓣二瓣化畸形；或瓣叶无分隔仅中心部留一小孔，为单瓣化畸形。瓣叶结构完整，瓣环正常，肺动脉干呈狭窄后扩张，有时可延伸到左肺动脉，但扩张的程度与狭窄的严重性并不完全成比例（图 10-10）。

2. 发育不良型肺动脉瓣狭窄   肺动脉瓣叶形态不规则且明显增厚或呈结节状，瓣叶间无粘连，瓣叶启闭不灵活，瓣环发育不良，肺动脉干不扩张或发育不良。此病常有家族史，Noonan 综合征大多合并此病变。

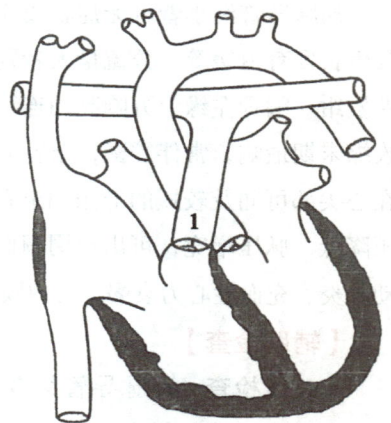

图 10-10   肺动脉瓣狭窄的模式图
1 为肺动脉瓣狭窄

【病理生理】

胎儿期该畸形对血液循环无大影响。出生后肺扩张而肺动脉口狭窄，右心室排血受阻，室内压力增高，其压力升高的程度与狭窄的严重度成正比，但肺动脉压力低。长时期的右心收缩负荷增加，引起右心室肥厚，心排出量一般尚能维持。如狭窄严重，右心室壁极度增厚，使心肌供血不足，可导致右心衰竭。如卵圆孔未闭或有房间隔缺损，右心衰竭时，右心房压力升高，血液自右心房流入左心房而出现发绀。

【临床表现】

轻度狭窄可无症状；中度狭窄在 2～3 岁无症状，年长后运动时易感疲乏及气促；严重狭窄者中度体力劳动亦可呼吸困难和乏力，甚至昏厥、猝死。若患者活动时感胸痛或上腹痛，可能由于心排出量不能相应提高，致使心肌缺血或心律失常所致，常预后不良。

生长发育多正常，半数患儿面容硕圆，大多无青紫，面颊和指端可暗红；狭窄严重者可有青紫，多因卵圆孔的右向左分流所致，如伴有大型房间隔缺损可有严重青紫，并有杵状指（趾）及红细胞增多。若狭窄严重可见颈静脉有明显搏动。

心前区较饱满，严重狭窄伴有心力衰竭时心脏扩大，左侧胸骨旁可触及右心室的抬举搏动，心前区搏动弥散。胸骨左缘 2～3 肋间可触及震颤并可向胸骨上窝及胸骨左缘下部传导。新生儿患者可无震颤。胸骨左缘上部闻及洪亮的Ⅳ或Ⅵ级以上喷射性收缩期杂音，向左上胸、心前区、颈部、腋下及背部传导。第一心音正常，轻、中度狭窄者可听到收缩早期喀喇音，狭窄越重，喀喇音出现越早，甚至与第一心音相重，使第一心音呈金属样。喀喇音系由于增厚，但仍具弹性的瓣膜在开始收缩时突然绷紧所致。第二心音分裂，分裂程度与狭窄严重程度成正比。

【辅助检查】

1. X 线检查　轻、中度狭窄时心脏大小正常，重度狭窄时如心功能尚可，心脏仅轻度增大；如有心力衰竭，心脏明显增大，主要为右心房、右心室的扩大。狭窄后的肺动脉扩张为本病特征性的改变（图 10-11），有时扩张延伸到左肺动脉，但在婴儿期扩张多不明显。

2. 心电图　见电轴右偏、右心室肥大、右心房扩大、P 波高耸。右胸前导联可见 R 波高耸，狭窄严重时 T 波倒置、ST 段压低。

3. 超声心动图　二维超声心动图可显示肺动脉瓣的数目、厚度、收缩时的开启情况及狭窄后的扩张。多普勒超声可检测肺动脉口血流速度，较可靠地估测肺动脉瓣狭窄的严重程度，彩色血流显像还可观察心房水平有无分流。

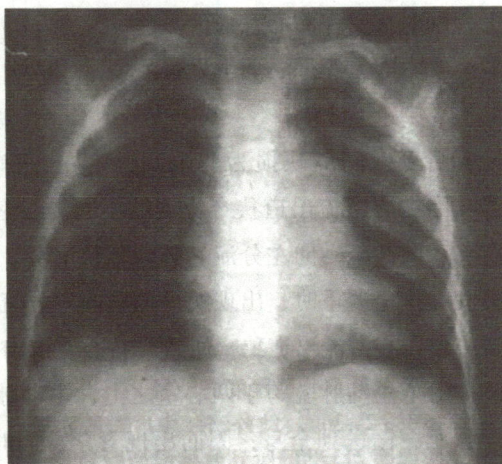

图 10-11　肺动脉狭窄的 X 线
肺动脉干膨隆，右心室增大，肺纹理减少

4. 心导管及造影检查　右心室压力明显增高，可与体循环压力相等，而肺动脉压力明显降低，心导管从肺动脉向右心室退出时的连续曲线显示明显的无过渡区的压力阶差。右心室造影可见明显的"射流征"，同时可显示肺动脉瓣叶增厚和（或）发育不良及肺动脉总干的狭窄后扩张。

【治疗】

目前认为如右心室收缩压＞50mmHg，则引起心肌损害，需行狭窄解除手术，球囊瓣膜成形术是首选治疗方法。严重肺动脉瓣狭窄致右室收缩压超过体循环压力，治疗也首选球囊瓣膜成形术，若无该术适应证，则应行外科瓣膜切开术。严重肺动脉瓣狭窄合并漏斗部狭窄，大多数患儿肺动脉瓣狭窄解除后，漏斗部肥厚也自行消退。

五、法洛四联症

法洛四联症（tetralogy of Fallot，TOF）是婴儿期最常见的青紫型先天性心脏病，约占所有先天性心脏病的12%。为纪念法国医生 Etienne Fallot 于1888年详细描述了该病的特点而命名。本病可合并其他心血管畸形，约25%合并右位型主动脉弓，其他如房间隔缺损、动脉导管未闭、肺动脉瓣缺如、左上腔静脉残留、冠状动脉异常等。

【病理解剖】

法洛四联症包括4种畸形（图10-12）。

1. 右心室流出道狭窄 狭窄范围可自右心室漏斗部入口至左、右肺动脉分支，分为漏斗部狭窄、动脉瓣狭窄或两者同时存在。右心室流出道狭窄是决定患儿的病理生理、病情严重程度及预后的主要因素。狭窄可随时间推移而逐渐加重。

2. 室间隔缺损 为膜周型缺损，向流出道延伸。

3. 主动脉骑跨 主动脉起自左心室，但骑跨室间隔缺损上，同时接受左右心室血液。

4. 右心室肥厚 属继发性病变。

【病理生理】

由于室间隔缺损为非限制性，左、右心室压力基本相等。因右心室流出道狭窄程度的不同，心室水平可出现左向

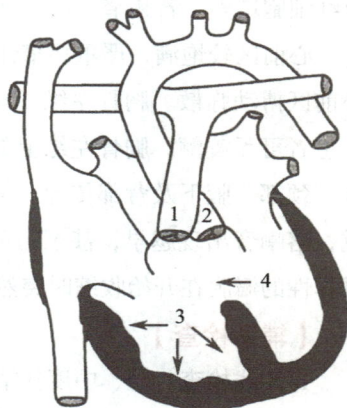

图10-12 法洛四联症模式图

1.右心室流出道狭窄；2.主动脉骑跨；
3.右心室肥厚；4.室间隔缺损

右、双向甚至右向左分流。肺动脉狭窄轻、中度者，可由左向右分流，此时患者无明显的青紫；肺动脉狭窄严重时，出现明显的右向左分流，临床青紫明显（青紫型法洛四联症）。临床上的杂音来自右心室流出道狭窄所致。右心室流出道的狭窄使右心室收缩负荷加重，引起右心室肥厚。

由于主动脉骑跨于两心室之上，主动脉除接受左心室动脉血外，还直接接受来自右心室的静脉血，输送到全身，因而出现青紫；同时因肺动脉狭窄，肺循环血流减少，血气交换不足，更加重了青紫的程度。

若动脉导管未闭，肺循环血流量减少不甚，青紫可不明显；当动脉导管关闭和漏斗部狭窄的逐渐加重，青紫日益明显，并出现杵状指（趾）。由于缺氧，刺激骨髓代偿性产生过多的红细胞，血液黏稠度高，血流缓慢，可引起脑血栓，若为细菌性血栓，则易形成脑脓肿。

【临床表现】

1. 青紫 为其主要表现，多见于毛细血管丰富的浅表部位，如唇、指（趾）甲床、球结膜等。活动耐力差，稍一活动，即可出现气急、青紫加重。

2. 蹲踞症状 较多见，患儿行走、游戏时，常主动下蹲片刻。蹲踞时下肢屈曲，使静脉回心血量减少，减轻心脏前负荷，同时下肢动脉受压，体循环阻力增加，使右向左分流量减少，从而使缺氧症状暂时得以减轻。不会行走的小婴儿，常喜欢大人抱起或跪卧床上，双下肢屈曲状。

3. 杵状指（趾） 发绀持续6个月以上，可出现指（趾）端膨大如鼓槌状，是由于长期缺氧，使指端毛细血管扩张增生、软组织和骨骼增生所致。

4. 阵发性缺氧发作　多见于婴儿，吃奶、哭闹、情绪激动、贫血、感染等，可诱发肺动脉漏斗部狭窄处突然发生肌性痉挛，引起一时性肺动脉梗阻，使脑缺氧加重，出现阵发性呼吸困难，严重者可引起突然昏厥、抽搐，甚至死亡。年长儿常诉头痛、头昏。

5. 体格检查　患儿生长发育一般较迟缓，智力发育亦可能稍落后于正常儿。心前区略隆起，胸骨左缘第 2～4 肋间可闻及 Ⅱ～Ⅲ 级粗糙喷射性收缩期杂音，一般无收缩期震颤。肺动脉第二心音减弱。部分患儿可听到亢进的第二心音，来自右跨主动脉。狭窄极严重者或在阵发性呼吸困难发作时，可听不到杂音。有时可听到侧支循环的连续性杂音。

本病常并发脑血栓、脑脓肿及感染性心内膜炎。

【辅助检查】

1. 血液检查　周围血红细胞数和血红蛋白浓度明显增高，红细胞（5.0～8.0）×10^{12}/L，血红蛋白 170～200g/L，红细胞比容 53%～80%。血小板降低，凝血酶原时间延长。

2. X 线检查　心脏一般正常或稍增大，典型者呈"靴状"心影，肺门血管影缩小，两侧肺纹理减少，透亮度增加，年长儿可因侧支循环形成，肺野呈网状纹理，25% 的患儿可见到右位主动脉弓阴影（图 10-13）。

3. 心电图　典型病例示电轴右偏，右心室肥大，狭窄严重者可见右心房肥大。

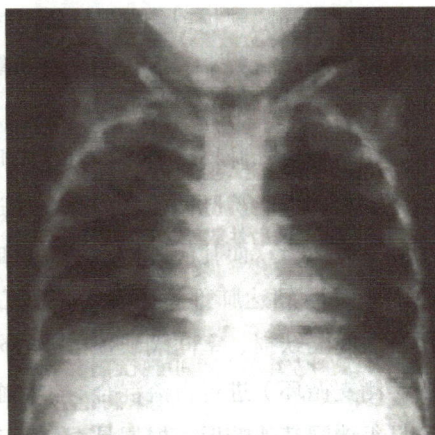

图 10-13　法洛四联症的 X 线表现
心腰部凹陷，心脏外形呈靴形，右心房、右心室增大，肺纹理细少

4. 超声心动图　二维超声可见到主动脉内径增宽，骑跨于室间隔，室间隔中断，并可判断主动脉骑跨、右心室流出道及肺动脉狭窄的程度。右心房、右心室内径增大，左心室内径缩小。彩色多普勒显示右心室直接将静脉血液注入骑跨的主动脉内。

5. 心导管及造影检查　对外周肺动脉分支发育不良及体肺侧支存在的患者应做心导管检查和造影，选择性左心室及主动脉造影可进一步了解左心室发育情况及冠状动脉走向。

【治疗】

1. 内科治疗

（1）一般护理　平时应多饮水，及时补液，防治脱水和并发症，预防感染。婴幼儿则需谨慎护理，以防阵发性缺氧发作。

（2）缺氧发作的治疗　发作轻者使其取胸膝位即可缓解，重者应立即吸氧，静脉注射去氧肾上腺素每次 0.05mg/kg，或普萘洛尔每次 0.1mg/kg，必要时皮下注射吗啡每次 0.1～0.2mg/kg。纠正酸中毒，给予 5% 碳酸氢钠 1.5～5.0mL/kg 静脉注射。既往有缺氧发作者，可口服普萘洛尔 1～3mg/（kg·d）。去除诱因，尽量保持患儿安静。经上述处理后发作仍不能有效控制者，应考虑急诊外科手术修补。

2. 外科治疗　近年来本病外科根治术的死亡率不断下降。轻症患者可于学龄前行一期根治术，若病情严重应在生后 6 个月内行根治术。对重症患儿也可先行姑息手术，待一般情况改善，肺血管发育转好后，再做根治术。目前常用的姑息手术为锁骨下动脉 - 肺动脉吻合术（改良 Blalock-Taussig 手术）。

NOTE

六、完全性大动脉换位

完全性大动脉换位（transposition of the great arteries，TGA）是新生儿期最常见的青紫型先天性心脏病，发病率为 0.2‰～ 0.3‰，占先天性心脏病总数的 5%～ 7%，居青紫型先心病的第二位，男女患病比为 4 : 1～ 2 : 1。

【病理解剖】

正常情况下，肺动脉连接右心室，主动脉连接左心室。大动脉换位时，主动脉位于右前上方与右心室连接；肺动脉位于左后下方与左心室连接（图 10-14）。常伴以下畸形：房间隔缺损或卵圆孔未闭、室间隔缺损、动脉导管未闭、肺动脉狭窄、冠状动脉畸形等。

【病理生理】

完全性大动脉换位若不伴其他畸形，则形成两个并行循环。上、下腔静脉回流的静脉血通过右心射至转位的主动脉供应全身，而肺静脉回流的氧合血则通过左心射入转位的肺动脉到达肺部。患者需依靠心内交通（卵圆孔未闭、房间隔缺损、室间隔缺损）或心外交通（动脉导管未闭、侧支循环）进行血流混合。本病血流动力学改变取决于是否伴同其他畸形，根据是否合并室间隔缺损及肺动脉狭窄，分为三大类。

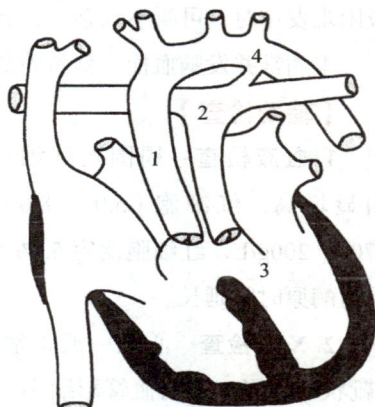

图 10-14　完全性大动脉转位的模式图
1. 主动脉；2. 肺动脉；3. 室间隔缺损；
4. 动脉导管未闭

1. 完全性大动脉换位伴室间隔完整　右心室收缩负荷增加而扩张肥厚，因正常的肺血管阻力较低，左心室压力降低，室间隔常偏向左心室。二者仅靠未闭的卵圆孔及动脉导管沟通混合，故青紫、缺氧严重。

2. 完全性大动脉换位伴室间隔缺损　完全性大动脉换位伴室间隔缺损可使左右心血液沟通混合较多，使青紫减轻，但肺血流量增加可导致心力衰竭。

3. 完全性大动脉换位伴室间隔缺损及肺动脉狭窄　血流动力学改变类似法洛四联症。

【临床表现】

1. 青紫　出现早，半数出生时即存在，绝大多数始于 1 个月内。因年龄增长、活动增多，青紫逐渐加重。青紫为全身性，若合并动脉导管未闭，则出现差异性发绀。

2. 充血性心力衰竭　生后 3～ 4 周即出现喂养困难、多汗、气促、肝大和肺部细湿啰音等进行性充血性心力衰竭症状。

3. 体格检查　患儿常有发育不良。生后心脏可无明显杂音，但有单一、响亮的第二心音，为靠近胸壁的主动脉瓣关闭音。如合并室间隔缺损，可在胸骨左缘第 3、4 肋间听到全收缩期杂音。合并肺动脉狭窄，可在胸骨左缘上方听到收缩期喷射性杂音。合并动脉导管未闭，可在胸骨左缘第 2 肋间听到连续性杂音。杂音较响时，则伴有震颤。合并大型室间隔缺损者，早期出现心力衰竭及肺动脉高压；合并肺动脉狭窄者则发绀明显，心力衰竭少见。

【辅助检查】

1. X 线检查　①可见大动脉阴影狭小，肺动脉略凹陷，心蒂小而心影呈"蛋形"。②心影进行性增大。③多数肺纹理增多，合并肺动脉狭窄者则减少（图10-15）。

2. 心电图　电轴右偏，右心室肥大，有时可有右心房肥大。若室间隔缺损较大和肺动脉高压时，则左、右心室肥大。

3. 超声心动图　二维超声显示房室连接正常，主动脉在右前连接右心室；肺动脉在左后连接左心室。彩色及频谱多普勒超声检查有助于判定心内分流方向、大小及有无合并畸形。

4. 心导管及造影检查　导管从右心室插入主动脉，右心室压力与主动脉相等。合并畸形时，也有可能经缺损进入左心腔再入肺动脉，但肺动脉血氧饱和度高于主动脉。选择性右心室造影时可见主动脉发自右心室，左心室造影可见肺动脉发自左心室。选择性升主动脉造影可显示大动脉的位置关系，判断是否合并冠状动脉畸形。

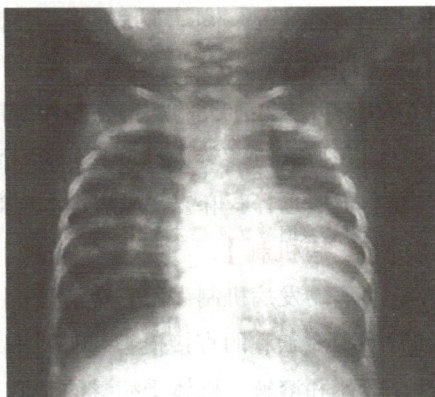

图 10-15　完全性大动脉换位的 X 线

心底部血管影狭窄，心脏扩大，肺动脉干凹陷，肺门充血

【治疗】

本病若不治疗，约90%的患者在1岁内死亡。诊断明确后首先纠正低氧血症和代谢性酸中毒等，如无适当大小的房间隔缺损，可保持动脉导管开放直到手术。

1. 姑息性手术

（1）球囊房间隔造口术（Rashkind procedure）　缺氧严重而又不能进行根治手术时，可行球囊房间隔造口术或房间隔缺损扩大术，使血液在心房大量混合，提高动脉血氧饱和度，使患儿存活至适合根治手术。

（2）肺动脉环缩术　完全性大动脉换位伴大型室间隔缺损者，可在6个月内做肺动脉环缩术，预防充血性心力衰竭及肺动脉高压引起的肺血管病变。

2. 根治性手术

（1）生理纠治术（Senning 或 Mustard 手术）　用心包膜及心房壁在心房内建成板障，将体循环的静脉血导向二尖瓣口而入左心室，并将肺静脉的回流血导向三尖瓣口而入右心室，形成房室连接不一致及心室大血管连接不一致，以达到生理上的纠治。可在生后 1～12 个月进行治疗。

（2）解剖纠正手术（Jetene 手术）　即主动脉与肺动脉互换及冠状动脉再植，达到解剖关系上的纠正。室间隔完整者可在生后两周内进行，伴室间隔缺损者可在 6 个月内实施根治手术。

第四节　病毒性心肌炎

病毒性心肌炎（viral myocarditis，VM）是指由病毒感染引起的心肌间质炎性病变和心肌细胞变性、坏死，甚至累及心包、心内膜病变的儿童常见心血管疾病。本病在儿童的发病率尚不确切。但近几年的发病率呈现逐年升高的趋势，部分因治疗不及时转为慢性，少数重症患儿可

NOTE

危及生命。

【病因】

引起儿童心肌炎的病毒有多种，常见的有柯萨奇病毒（A 组和 B 组）、埃可病毒、脊髓灰质炎病毒、腺病毒、传染性肝炎病毒、流感和副流感病毒、麻疹病毒、单纯疱疹病毒，以及流行性腮腺炎病毒等。麻疹、风疹、水痘等病毒也可致病。

【发病机制】

本病的发病机制尚不完全清楚，主要有病毒直接作用和免疫反应两种。急性期柯萨奇病毒和腺病毒对细胞的直接损害与心肌细胞的受体有关，病毒通过受体引起病毒复制，导致细胞变性、坏死和溶解。机体受病毒的刺激，激活细胞和体液免疫反应，使机体产生抗心肌抗体、白介素等，诱导产生细胞黏附因子，促使免疫细胞有选择地黏附、浸润和攻击损害心肌组织。

【临床表现】

1. 症状 多数患者症状轻重不一，取决于年龄和感染的急性或慢性过程。轻者仅有心电图的异常，有心悸、气短、乏力、胸痛、活动受限等症状，少数重症患者可发生心力衰竭，并发严重心律失常或栓塞、心源性休克，死亡率高。新生儿常有神经、肝和肺的并发症。

2. 体征 心脏轻度扩大，伴心动过速、心音低钝及奔马律。反复心力衰竭者，心脏明显扩大，肺出现湿啰音及肝、脾肿大，呼吸急促和发绀，重症患者可突然发生心源性休克，脉搏细弱，血压下降。

【辅助检查】

1. 血生化指标 血清谷草转氨酶（AST）、肌酸磷酸激酶（CK）、肌酸磷酸同工酶（CK-MB）及乳酸脱氢酶（LDH）在急性期均可升高，其中 CK-MB 是心肌特异性胞浆同工酶，故其水平升高（＞6%）可作为心肌炎的早期诊断依据。心肌肌钙蛋白的变化对心肌炎诊断的特异性更强，但敏感度相对不高。

2. X 线检查 轻症心影正常，重者心脏不同程度扩大、搏动减弱，严重病例伴肺淤血或肺水肿，偶有心包、胸腔积液。

3. 心电图 缺乏特异性，应强调动态观察的重要性。心肌受累明显时 ST-T 段改变和 T 波降低、双向或倒置，低电压。严重心率失常可见各种期前收缩、阵发性心动过速、房颤，甚至室颤。

4. 超声心动图 可显示心房、心室的扩大，观察有无心包积液和瓣膜功能。严重者有心功能不全，左室的舒张末期和收缩末期内径增大，射血分数减低，左室游离壁运动不协调。

5. 病毒学检查 疾病早期可从咽拭子、咽冲洗液、粪便、血液中分离出病毒，但结合血清抗体测定才更有意义。恢复期血清抗体滴度比急性期有 4 倍以上增高，病程早期血中特异性 IgM 抗体滴度在 1:128 以上。利用聚合酶链反应或病毒核酸探针原位杂交，自血液或心肌组织中查到病毒核酸，可作为某一型病毒存在的依据。

【诊断】

1. 临床诊断依据

（1）心功能不全、心源性休克或心脑综合征。

（2）心脏扩大（X 线、超声心动图检查具有表现之一）。

（3）心电图改变：以 R 波为主的 2 个或 2 个以上主要导联（Ⅰ、Ⅱ、aVF、V₅）的 ST-T 改变持续 4 天以上伴动态变化，窦房传导阻滞、房室传导阻滞、完全性右或左束支传导阻滞，成联律、多形、多源、成对或并行性早搏，非房室结及房室折返引起的异位性心动过速，低电压（新生儿除外）及异常 Q 波。

（4）CK-MB 升高或心肌肌钙蛋白（cTnI 或 cTnT）阳性。

2. 病原学诊断依据

（1）**确诊指标** 患儿心内膜、心肌、心包（活体组织检查、病理）或心包穿刺液检查，发现以下之一者可确诊：①分离到病毒。②用病毒核酸探针查到病毒核酸。③特异性病毒抗体阳性。

（2）**参考依据** 有以下之一者，结合临床表现，可考虑心肌炎系病毒引起：①患儿粪便、咽拭子或血液中分离到病毒，且恢复期血清同型抗体滴度较第一份血清升高或降低 4 倍以上。②病程早期患儿血中特异性 IgM 抗体阳性。③用病毒核酸探针自患儿血中查到病毒核酸。

3. 确诊依据 具备临床诊断依据 2 项，可临床诊断为心肌炎。发病同时或发病前 1～3 周有病毒感染的证据支持诊断者。在符合心肌炎诊断的基础上：①具备病原学确诊指标之一者，可确诊为病毒性心肌炎。②具备病原学参考指标之一者，可临床诊断为病毒性心肌炎。

【鉴别诊断】

本病要与风湿性心脏病、中毒性心肌炎相鉴别。

1. 风湿性心脏病 是指由于风湿热活动，累及心脏瓣膜而造成的心脏瓣膜病变，表现为二尖瓣、三尖瓣、主动脉瓣中有一个或几个瓣膜狭窄和（或）关闭不全。临床上狭窄或关闭不全常同时存在，但常以一种为主。患病初期常常无明显症状，后期则表现为心慌气短、乏力、咳嗽、下肢水肿、咳粉红色泡沫痰等心功能失代偿的表现。

2. 中毒性心肌炎 是指毒素或毒物所致的心肌炎症，除白喉、伤寒、菌痢等感染性疾病外毒素、内毒素对心肌损害外，某些生物毒素如蛇毒、毒蕈、河豚、乌头等，以及某些药物或化学物质，如依米丁、锑剂、有机磷、有机汞、砷、一氧化碳、铅、阿霉素等，均可引起心肌损害产生中毒性心肌炎。中毒性心肌炎往往是全身中毒的一部分重要表现，病情危重或并发严重心功能不全和心律失常者死亡率高，及时、有效的抢救往往能够挽救患者生命。

【治疗】

1. 一般治疗 急性期需卧床休息，减轻心脏负荷。

2. 药物治疗

（1）**抗病毒治疗** 早期应用抗病毒治疗，但疗效不确定。

（2）**改善心肌营养** 1,6-二磷酸果糖可改善心肌能量代谢，促进受损细胞的修复，常用剂量为 100～250mg/kg，静脉滴注，疗程 10～14 天。同时可选用大剂量维生素 C 每日 100～200mg/kg，辅酶 Q10 每日 10～30mg，分两次口服，连用 3 个月以上，以及维生素 E 和维生素 B 等。

（3）**抗心力衰竭治疗** 可依据病情应用利尿剂、洋地黄、血管活性药物，但应避免洋地黄中毒。

（4）**其他** ①糖皮质激素：一般不适用。对重型患者合并心源性休克、致死性心律失常（Ⅲ度房室传导阻滞、室性心动过速）、心肌活检证实慢性自身免疫性心肌炎症反应者，应足量、早期应用。②大剂量丙种球蛋白：用于重症患者，通过免疫调节作用减轻心肌细胞损害，剂量

NOTE

2g/kg 静脉滴注。心力衰竭者慎用，并注意心力衰竭症状是否恶化，以及有无过敏反应。③镇静和镇痛：患者烦躁不安，心前区痛、腹痛及肌痛，可用镇静剂。

【预后与预防】

病毒性心肌炎的预后主要取决于是否治疗及时，多数可以痊愈。

第五节　心内膜弹力纤维增生症

心内膜弹力纤维增生症（endocardial fibroelastosis，EFE）又名心内膜硬化症、心内膜纤维化、胎儿心内膜炎，是婴幼儿时期心内膜中胶原纤维和弹力纤维增生而导致心内膜、心室壁增厚的疾病。临床表现为心脏扩大、心室收缩和舒张功能下降，本病多数于 1 岁以内发病。

【病因与发病机制】

本病原因尚未完全明确，部分可能由病毒性心肌炎发展而来；心内膜供血不足及宫内缺氧很可能为发病原因。本病的发病机制主要是病毒感染侵袭心肌细胞，导致心内膜供血不足；或炎症反应可介导间充质细胞的增殖和迁移，在细胞外基质中沉积。先天性畸形导致血流速度加快，未成熟心脏在承受心腔内血流动力学改变时的自身代偿保护机制改变，使心肌纤维化。缺氧使骨膜蛋白表达增加，影响瘢痕成纤维细胞的增殖、胶原合成、迁移和侵袭，都可能参与了本病的发生。

【临床表现】

本病主要表现为充血性心力衰竭，按症状的轻重缓急，可分为三型。

1. 暴发型　起病急骤，突然出现呼吸困难、口唇发绀、面色苍白、烦躁不安、心动过速、心音减低，可闻及奔马律，肺部常闻及干、湿啰音，肝脏增大，少数出现心源性休克，甚至于数小时内猝死。此型多见于 6 个月内的婴儿。

2. 急性型　起病亦较快，但心力衰竭发展不如暴发型急剧。常并发支气管肺炎，肺部出现细湿啰音。部分患儿因心腔内附壁血栓的脱落而发生脑栓塞，此型发病年龄同暴发型。如不及时治疗，多数死于心力衰竭。

3. 慢性型　症状同急性型，但进展缓慢。患儿生长发育多较落后。经适当治疗可获得缓解，存活至成年期，但仍可因反复发生心力衰竭而死亡。

【辅助检查】

1. X 线检查　心脏增大（左室增大或呈球形增大），左心缘搏动减弱，肺纹理增多。

2. 心电图检查　多呈左心室肥大，少数表现右心室肥大或左、右心室合并肥大，可同时出现 ST-T 改变，以及房室传导阻滞。新生儿可表现为电轴右偏、右室大，病史长者可有肺动脉高压和双室肥厚。

3. 超声心动图检查　左心房、左心室增大，室间隔和左室后壁增厚，左心室心内膜增厚、反光增强是特征性表现。

4. 心导管检查　左心室舒张压增高，其波形具有诊断意义。选择性造影则可见左心室增大、室壁增厚及排空延迟。

【诊断】

①婴儿期发生心衰，多因呼吸道感染诱发，心衰较顽固，容易反复加重，洋地黄类药物治疗尚敏感。②心脏无明显杂音，少数伴有二尖瓣反流引起较轻的收缩期杂音。③X线示心影扩大，多数以左心为主。X线胸部透视下左心室搏动减弱，肺淤血。④心电图提示左心室肥厚伴心肌劳损，常有呈缺血性倒置T波和ST-T改变，左心前区导联电压增高，可伴期前收缩、心房颤动或房室传导阻滞。⑤超声心动图显示左心室增大或伴心房腔增大，室壁运动减弱，左心重量指数增高，可见心内膜增厚。⑥组织学确诊需行心内膜心肌活组织检查。⑦排除其他心血管疾病。具有上述第1～5项，可临床诊断EFE；同时具有第6项，可做病理学确诊。

【鉴别诊断】

本病需与病毒性心肌炎鉴别，流行病学调查显示病毒性心肌炎在6个月内婴儿中少见，多有病毒感染史，心电图以ST-T改变、低电压和心律失常为主，仅1/10患儿有左室增大图形，超声心动图无心内膜增厚表现，而且心力衰竭控制后，心脏扩大恢复。

【治疗】

本病的治疗目标是控制心力衰竭，恢复心脏正常功能，防止病情进一步发展，提高生活质量。

1. 一般治疗　休息较重要，限制体力活动，必要时可给予镇静，休息可减轻心脏负荷。限制液体入量，其中包括静脉、口服液体量。控制呼吸道感染，及时应用抗生素。

2. 药物治疗

（1）控制心力衰竭　吸氧，急性心力衰竭需静脉推注毛花苷丙，快速洋地黄化。长期服用地高辛维持量，可达2～3年或数年以上，至心脏回缩至正常，过早停药可导致病情恶化。在使用洋地黄制剂的基础上，加卡托普利长期口服，每日1mg/kg，对改善心功能及扩大心脏的恢复有一定效果。对危重病例，静脉滴注多巴胺或多巴酚丁胺，每分钟5～8ug/kg；静脉滴注糖皮质激素，如氢化可的松或地塞米松。静脉推注呋塞米，每次1mg/kg。

（2）控制肺部感染　对有肺部感染者，宜选用抗生素控制肺部感染。

（3）糖皮质激素　本病发病机制可能与免疫功能失调有关，近年来有用糖皮质激素治疗的报道，剂量为泼尼松每日1.5mg/kg，服用8周后逐渐减量，每隔两周减2.5～12.5mg，至每日0.25～5mg作为维持量，服至心电图正常，X线心脏接近正常，逐渐停药，疗程1～1.5年。

3. 其他治疗　合并二尖瓣关闭不全者应做瓣膜置换术，术后心功能可改善。如果患者心脏重度扩大，射血分数严重降低及药物治疗反应差，应考虑进行心脏移植术。

【预后与预防】

早期诊断、早期治疗，坚持长期规律治疗，是决定预后的主要因素之一。对洋地黄治疗反应良好而又能长期坚持服药者，预后较好，且有临床痊愈可能。

第六节　感染性心内膜炎

感染性心内膜炎（infective endocarditis，IE）是指各种病原体感染引起的心内膜炎症病变，80%以上由链球菌和葡萄球菌所致，常累及心脏瓣膜，也可累及室间隔缺损处、心内膜或未闭

NOTE

动脉导管、动静脉瘘等处。近年来随着新型抗生素的不断出现，外科手术的进步，死亡率已显著下降，但由于致病微生物的变迁、心脏手术和心导管检查的广泛开展、长期静脉插管输液等因素，本病的发病率并无显著下降。

【病因与发病机制】

1. 病因

（1）心脏的原发病变　90%的感染性心内膜炎患者均有原发心脏病变，其中以先天性心病最为多见，约占80%，室间隔缺损、动脉导管未闭、主动脉狭窄等较常见；后天性心脏病，如风湿性瓣膜病、二尖瓣脱垂综合征等也可并发。心内补片、人造心脏瓣膜是近年感染性心内膜炎常见的易患因素。

（2）病原体　几乎所有的细菌均可导致感染性心内膜炎，链球菌、葡萄球菌多见，肠球菌、产气杆菌等革兰阴性杆菌引起的感染性心内膜炎正在增多。

（3）诱发因素　常见的诱发因素是纠治牙病和扁桃体摘除术后。近年心导管检查和介入性治疗、人工瓣膜置换、心内直视手术的广泛开展，也是感染性心内膜炎的重要诱发因素之一，其他诱发因素有长期使用抗生素、糖皮质激素和免疫抑制剂等。

2. 发病机制　在机体防御功能低下时，口腔感染、拔牙、扁桃体手术时细菌可侵入血流，当心内膜，特别是心瓣膜存在病理改变或先天性缺损时，细菌易在内膜表面黏着、繁殖，从而形成心内膜炎。当双侧心室或大血管间存在较大压力差，能够产生高速的血流，冲击心内膜面，使之损伤并暴露心内膜下胶原组织，与血小板和纤维蛋白聚积，形成无菌性赘生物。压力差越大、湍流越明显，越易形成赘生物。受累部位多在压力低的一侧，如室间隔缺损感染性赘生物常见于缺损的右缘、三尖瓣的隔叶及肺动脉瓣，主动脉瓣关闭不全在左心室等。

【病理】

本病基本病理改变是心瓣膜、心内膜及大血管内膜附着疣状感染性赘生物。赘生物由血小板、白细胞、红细胞、纤维蛋白、胶原纤维和致病微生物等组成。心脏瓣膜的赘生物可致瓣膜溃疡、穿孔；若累及腱索和乳头肌，可使腱索缩短及断裂。累及瓣环和心肌，可致心肌脓肿、室间隔穿孔和动脉瘤，大的或多量的赘生物可堵塞瓣膜口或肺动脉，致急性循环障碍。

赘生物受高速血流冲击可有血栓脱落，随血流散布到全身血管，导致器官栓塞。右心的栓子引起肺栓塞；左心的栓子引起肾、脑、脾、四肢、肠系膜等动脉栓塞。微小栓子栓塞毛细血管，产生皮肤瘀点，即欧氏小结（Osler's node）。肺栓塞可有胸痛、呼吸短促；肾栓塞时可致梗死、局灶性肾炎或弥漫性肾小球肾炎。脑栓塞时可发生脑膜、脑实质、脊髓、脑神经等弥漫性炎症，产生出血、水肿、脑软化、脑脓肿、颅内动脉瘤破裂等病变。后者破裂可引起颅内各部位的出血，如脑出血、蜘蛛膜下腔出血。

【临床表现】

本病起病缓慢，症状多种多样。大多数患者有器质性心脏病，部分患者发病前有龋齿、扁桃体炎、静脉插管、介入治疗或心内手术史。

1. 感染　发热是最常见的症状，热型不规则，热程较长，少数无发热。此外，有疲乏、盗汗、食欲减退、体重减轻、关节痛、皮肤苍白等表现，病情进展较慢。

2. 心脏方面的症状　原有心脏杂音者可因心脏瓣膜的赘生物而发生改变，出现粗糙、响亮呈海鸥鸣样或音乐样杂音。原无心脏杂音者可出现音乐样杂音。约一半患儿由于心瓣膜病变、中毒性心肌炎等导致充血性心力衰竭，出现心音低钝、奔马律等。

3.栓塞症状　栓塞部位的不同而出现不同的临床表现，一般发生于病程后期，但约 1/3 的患者为首发症状。皮肤栓塞可见散在的小瘀点，指（趾）屈面可有隆起的紫红色小结节，略有触痛，此即欧氏小结；内脏栓塞可致脾大、腹痛、血尿、便血，有时脾大很显著；肺栓塞可有胸痛、咳嗽、咯血和肺部啰音；脑动脉栓塞则有头痛、呕吐、偏瘫、失语、抽搐，甚至昏迷等。

同时具有以上三方面症状的典型患者不多，尤其 2 岁以下婴儿，往往以全身感染症状为主，可见杵状指（趾），但无发绀。仅少数患儿有栓塞症状和（或）心脏杂音。

【辅助检查】

1.血培养　血细菌培养阳性是确诊感染性心内膜炎的重要依据，凡原因未明的发热、体温持续在 1 周以上，且原有心脏病者，均应反复多次进行血培养，以提高阳性率。

2.超声心动图　心内膜受损的超声心动图征象主要有赘生物、腱索断裂、瓣膜穿孔、心内修补材料部分裂开、心内脓肿及人工瓣膜瓣周脓肿等。

3.CT　怀疑有颅内病变者应及时做 CT，了解病变部位和范围。

4.其他　血常规可见进行性贫血，多为正细胞性贫血，白细胞数增高和中性粒细胞比例升高，血沉快，C-反应蛋白阳性，血清球蛋白常增多，免疫球蛋白升高，循环免疫复合物及类风湿因子阳性，尿常规有红细胞，发热期可出现蛋白尿。

【诊断】

1.病理学指标

（1）赘生物（包括已形成栓塞的）或心脏感染组织经培养或镜检发现微生物。

（2）赘生物或心脏感染组织经病理检查证实伴活动性心内膜炎。

2.临床指标

（1）主要指标

1）血培养阳性　分别 2 次血培养有相同的感染性心内膜炎的常见微生物（草绿色链球菌、金黄色葡萄球菌、凝固酶阴性葡萄球菌、肠球菌等）。

2）心内膜受累证据（超声心动图征象）　①附着于瓣膜、瓣膜装置、心脏或大血管内膜、人工材料上的赘生物。②腱索断裂、瓣膜穿孔、人工瓣膜或缺损补片有新的部分裂开。③心腔内脓肿。

（2）次要指标

1）易感染条件：基础心脏疾病、心脏手术、心导管术、经导管介入治疗、中心静脉内置管等。

2）较长时间的发热≥38℃，伴贫血。

3）原有的心脏杂音加重，出现新的心脏杂音，或心功能不全。

4）血管征象：重要动脉栓塞、感染性动脉瘤、瘀斑、脾肿大、颅内出血、结膜出血、Janeway 斑。

5）免疫学征象：肾小球肾炎，Osler 结节、Roth 斑（眼底椭圆形出血斑，中央苍白），或类风湿因子阳性。

6）微生物学证据：血培养阳性，但不符合主要标准中的要求。

确诊依据：具备以下①～⑤项任何之一者，可诊断为感染性心内膜炎：①临床主要指标 2

项。②临床主要指标 1 项和次要指标 3 项。③心内膜受累证据和临床次要指标 2 项。④临床次要指标 5 项。⑤病理学指标 1 项。

【治疗】

本病总的原则是积极抗感染，加强支持疗法，但在应用抗生素之前，必须先做几次血培养和药物敏感试验，以期对选用抗生素及剂量提供指导。

1. 一般治疗　包括细心护理，保证患者充足的热量供应，可少量多次输新鲜血或血浆，也可输注丙种球蛋白。

2. 抗生素　应用原则是早期、联合、足量、足疗程、选择敏感的抗生素。抗生素应连用 4 ～ 8 周，用至体温正常，栓塞现象消失，周围血象、血沉恢复正常，血培养阴性。停药 8 周后需复查血培养。

3. 手术治疗　近年早期外科治疗感染性心内膜炎取得了良好效果。手术指征：①瓣膜功能不全引起的中重度心力衰竭。②抗生素使用 1 周以上仍高热，赘生物增大。③反复发生栓塞。④真菌感染。⑤瓣膜穿孔破损。

【预后与预防】

合理应用抗生素治疗以来，近年病死率已有明显下降。残留严重瓣膜损伤者，需进行瓣膜修复或置换术。有先天性或风湿性心脏病的患儿平时应注意口腔卫生，防止齿龈炎、龋齿；预防感染；若施行口腔手术、扁桃体摘除术、心导管检查和心脏手术时，可于术前 1 ～ 2 小时及术后 48 小时使用抗生素治疗。

第七节　心律失常

儿科心律失常可分为先天性与获得性。获得性的心律失常见于心肌炎、风湿热、毒物、药物或者心脏手术后。主要危险是由此产生的严重心动过缓或心动过速，可导致心搏出量降低，引起晕厥或猝死。但大多数心律失常并无生命危险，如单纯房性、室性期前收缩可存在于正常儿童中，准确判断心律失常是否对生命构成威胁非常重要。近年来，由于心电图检查的广泛应用，诊断技术的改进，心脏监护的推广，以及心内手术的发展，小儿心律失常诊断率明显增高。

一、期前收缩

期前收缩（premature contraction）是小儿时期最常见的心律失常，亦称过早搏动，简称早搏，是由心脏异位兴奋灶发放的冲动所致，分为房性、交界性及室性早搏，其中以室性早搏多见。

【病因】

本病常见于无器质性心脏病的小儿。可由自主神经功能不稳定、疲劳、精神紧张等引起，但也可发生于先天性心脏病、风湿性心脏病或心肌炎。药物中毒（如洋地黄、奎尼丁）及缺氧、电解质紊乱（低血钾）、酸碱平衡失常、心脏手术、心导管检查等均可引起期前收缩。健康学龄儿童中 1% ～ 2% 有期前收缩。

【临床表现】

小儿症状较成人为轻，常缺乏主诉。个别年长儿可诉心悸、胸闷、不适。早搏次数因人而异，同一患儿在不同时间也可出现较大出入。某些患儿于活动后心率增快时早搏减少，但也有反而增多者。后者提示可能存在器质性心脏病，需进行心电图检查以明确诊断。根据心电图有无 P' 波的存在、P' 波的形态、PR 间期的长短，以及 QRS 波的形态来判断早搏属于何种类型。

【诊断】

1. 房性期前收缩的心电图特征　①P' 波提前，可与前一心动的 T 波重叠。②P'R 间期在正常范围。③期前收缩后代偿间歇不完全。④如伴有变形的 QRS 波，则为心室内差异传导所致（图 10-16）。

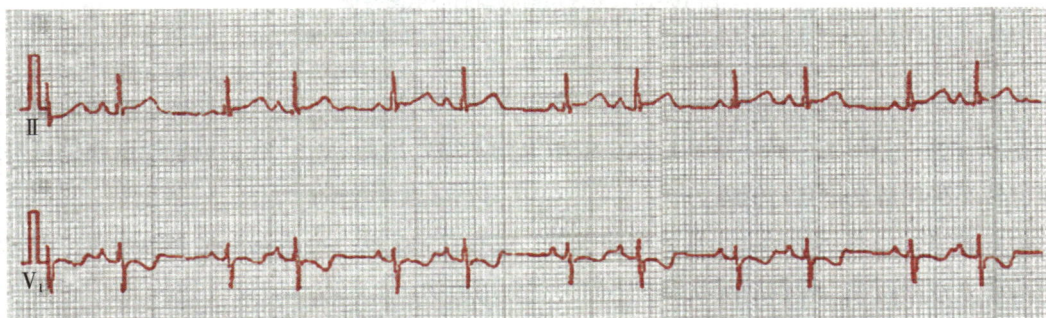

图 10-16　房性期前收缩的心电图特征

2. 交界性期前收缩的心电图特征　①QRS 波提前，形态、时限与正常窦性基本相同。②期前收缩所产生的 QRS 波前或后有逆行 P' 波，P'R < 0.10 秒。有时 P' 波可与 QRS 波重叠而辨认不清。③代偿间歇往往不完全（图 10-17）。

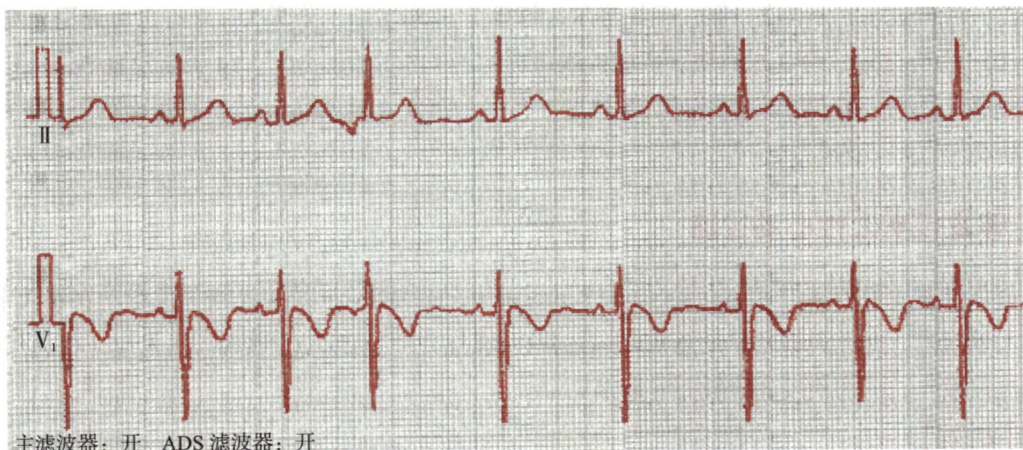

主滤波器：开　ADS 滤波器：开

图 10-17　交界性期前收缩的心电图特征

3. 室性期前收缩的心电图特征　①QRS 波提前，期前无异位 P 波。②QRS 波宽大、畸形，T 波与主波方向相反。③期前收缩后多伴有完全代偿间歇（图 10-18）。

NOTE

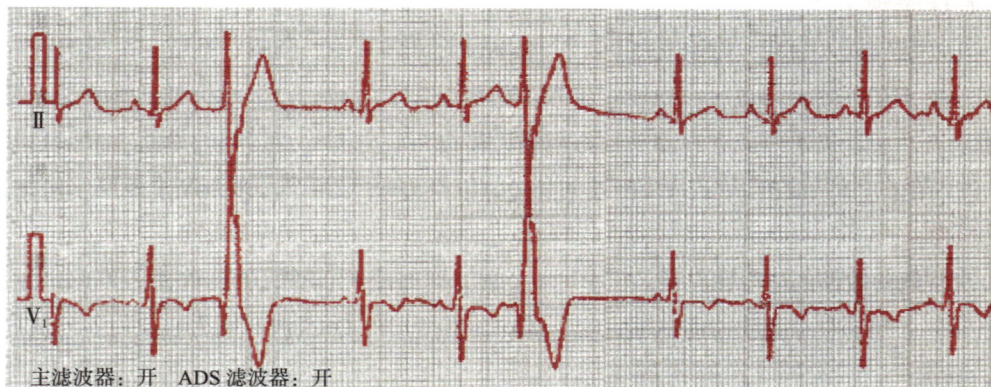

主滤波器：开　ADS 滤波器：开

图 10-18　室性期前收缩的心电图特征

【治疗】

有基础疾病者要针对病因治疗原发病。若期前收缩次数不多，无自觉症状，或期前收缩虽频发呈联律性，但形态一致，活动后减少或消失则不需要用药治疗。有些患者期前收缩可持续多年，但不少患者最终自行消退。

对在器质性心脏病基础上出现的期前收缩，或有自觉症状、心电图上呈多源性者，则应予以抗心律失常的药物。根据期前收缩的不同类型选用药物。

1. 房性期前收缩　治疗应以治疗原发病为主，不主张长期使用抗心律失常药物。如使用药物则可选用 β_1 受体阻滞剂，适用于活动、情绪激动或窦性心律增加时易发生早搏。美托洛尔，每日 1 ~ 5mg/kg，分两次口服。普罗帕酮，用于心功能正常者，每次 5 ~ 7mg/kg，每日 3 次口服。

2. 室性期前收缩　常用药物普罗帕酮，体重 < 15kg，每日 10 ~ 20mg/kg，体重 > 15kg，每日 7 ~ 15mg/kg，分 3 次口服；美托洛尔，每日 1 ~ 5mg/kg，分两次口服；也可选用美西律，每日 10 ~ 15mg/kg，分 3 次口服；或胺碘酮每日 10 ~ 15mg/kg，10 ~ 14 天后每日 5mg/kg。如为洋地黄中毒者，除停用洋地黄外，首选苯妥英钠，每次 3 ~ 5mg/kg，每日 3 次口服，并口服氯化钾每日 75 ~ 100mg/kg。

二、阵发性室上性心动过速

阵发性室上性心动过速（paroxysmal supraventricular tachycardia）是指异位激动在希氏束以上的心动过速，是儿科较常见的急症之一，若不及时治疗，易致心力衰竭。可发生于任何年龄，容易反复发作，但初次发病以婴儿时期多见。

【病因】

本病可发生于先天性心脏病、预激综合征、心肌炎、心内膜弹力纤维增生症等疾病的基础上，但多数患儿无器质性心脏疾患。感染为常见诱因，也可因疲劳、精神紧张、过度换气、心脏手术时和手术后、心导管检查等诱发。

【临床表现】

小儿常突然烦躁不安、面色青灰、皮肤湿冷、呼吸增快、脉搏细弱，常伴有干咳，有时呕吐。年长儿还可自诉心悸、心前区不适、头痛等。发作时心率突然增快，在 160 ~ 300 次 / 分钟，多数在 200 次 / 分钟，一次发作可持续数秒钟至数日。发作停止时心率突然减慢，恢复正常。此外，听诊时第一心音强度完全一致，发作时心率较固定而规则等为本病的特征。发作时持续超过 24 小时者，易引发心力衰竭。

【诊断】

1. X 检查　取决于原来有无心脏器质性病变和心力衰竭。透视下见心脏搏动减弱。

2. 心电图检查　P 波形态异常，往往较正常时小，常与前一心动的 T 波重叠，以致无法辨认。QRS 波形态同窦性（图 10-19）。发作持续时间较久者，可有暂时性 ST 段及 T 波改变。部分患儿在发作间歇期可有预激综合征表现。有时需与窦性心动过速及室性心动过速相鉴别。

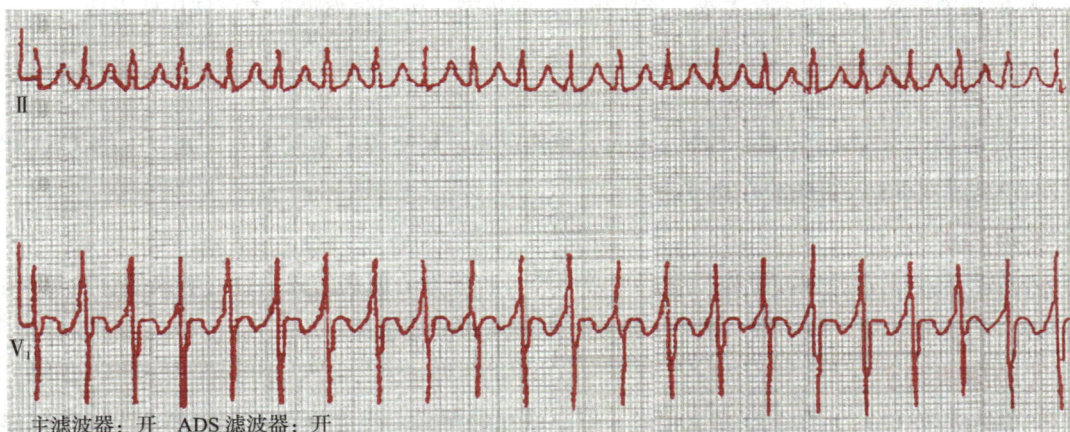

主滤波器：开　ADS 滤波器：开
图 10-19　阵发性室上性心动过速

【治疗】

1. 兴奋迷走神经终止发作

（1）对无器质性心脏病，无明显心衰者可先用此方法，以压舌板或手指刺激患儿咽部使之产生恶心、呕吐，使患儿深吸气后屏气。如无效时可试用压迫颈动脉窦法、潜水反射法。

（2）压迫颈动脉窦法：在甲状软骨水平触到右侧颈动脉搏动，用大拇指向颈椎横突方向压迫，先压迫右侧，每次 5 ～ 10 秒，一旦转律，立即停止，如无效，再试压左侧。禁忌两侧同时压迫。

（3）潜水反射法：新生儿、小婴儿可用 4 ～ 5℃ 的湿毛巾敷患儿面部，每次 10 ～ 15 秒，隔 3 ～ 5 分钟可重复再用，一般不超过 3 次。对年长儿可令其吸气后屏气，将面部侵入 5℃ 冷水中，未终止者停数分钟后可重复 1 次。

2. 药物治疗　以上方法无效或当即有效但很快复发时，可考虑应用下列药物治疗。

（1）洋地黄类药物　适用于病情较重，发作持续 24 小时以上，有心力衰竭表现者。室性心动过速或洋地黄中毒引起的室上性心动过速禁用。低血钾、心肌炎、阵发性室上性心动过速伴房室传导阻滞或肾功能减退者慎用。一般采用快速饱和法。

（2）β 受体阻滞剂　常用美托洛尔，小儿静脉注射量为每次 0.05 ～ 0.1mg/kg，以 5% 葡萄糖注射液稀释后缓慢静脉推注，时间为 5 ～ 10 分钟，5 分钟后可重复一次。总量 1.5mg/kg，重度房室传导阻滞，伴有哮喘及心力衰竭者禁用。

（3）选择性钙拮抗剂　抑制钙离子进入细胞内，疗效显著。维拉帕米剂量为每次 0.1 ～ 0.2mg/kg，静脉滴注或缓慢静脉推注，每分钟不超过 1mg，每次最大量 < 3mg。可间隔

NOTE

15 ~ 20 分钟重复 1 次，不超过 3 次，总剂量 < 15mg。心力衰竭、低血压、逆转型房室折返性心动过速及新生儿和 3 个月以下的婴儿禁用。

（4）钠通道阻滞剂　可有效终止室上性心动过速，具有良好的效果，而且副作用较少见。普罗帕酮平均复律时间 8 分钟，剂量为每次 1 ~ 1.5mg/kg，溶于 10mL 葡萄糖注射液中，静脉缓慢推注 10 ~ 15 分钟。无效者可于 10 ~ 20 分钟后重复 1 ~ 2 次，有效时改为口服。有心力衰竭、房室传导阻滞者禁用。

3. 电学治疗　对个别药物疗效不佳者，除洋地黄中毒外，可考虑用直流电同步电击复律。有条件者，可使用经食管心房调搏或经静脉右心房内调搏，终止室上性心动过速。

4. 射频消融术　药物治疗无效，发作频繁，逆传型、房室折返型可考虑使用此方法。

三、室性心动过速

室性心动过速（ventricular tachycardia）简称室速，是起源于希氏束分叉处以下的 3 ~ 5 个以上宽大畸形 QRS 波组成的心动过速。

【病因】

本病多发生于器质性心脏病，如严重心肌炎、扩张型心肌病、先天性心脏病等，也见于心脏手术、心导管检查、酸中毒、感染、缺氧、电解质紊乱等患儿。

【临床表现】

本病与阵发性室上性心动过速相似，但症状比较严重。小儿烦躁不安、苍白、呼吸急促。年长儿可诉心悸、心前区疼痛，严重病例可有晕厥、休克、充血性心力衰竭等。发作短暂者血流动力学改变较轻；发作持续 24 小时以上者，则可发生显著的血流动力学改变。体检发现心率增快，可在 150 次 / 分钟以上，节律整齐，心音强弱不等。

【诊断】

心电图表现：①心室率常在 150 ~ 250 次 / 分钟，QRS 波畸形宽大，时间 > 0.10 秒。② T 波方向与 QRS 波主波方向相反，P 波与 QRS 波之间无固定关系。③ QT 间期多正常，可伴有 QT 间期延长，多见于多形性室速（图 10-20）。④心房率较心室率缓慢，可出现心室夺获或室性融合波。

心电图是诊断室性心动过速的重要手段，但有时与室上性心动过速伴心室内差异传导的鉴别比较困难，必须综合临床病史、体格检查、心电图特点、对治疗措施的反应等，仔细加以区别。

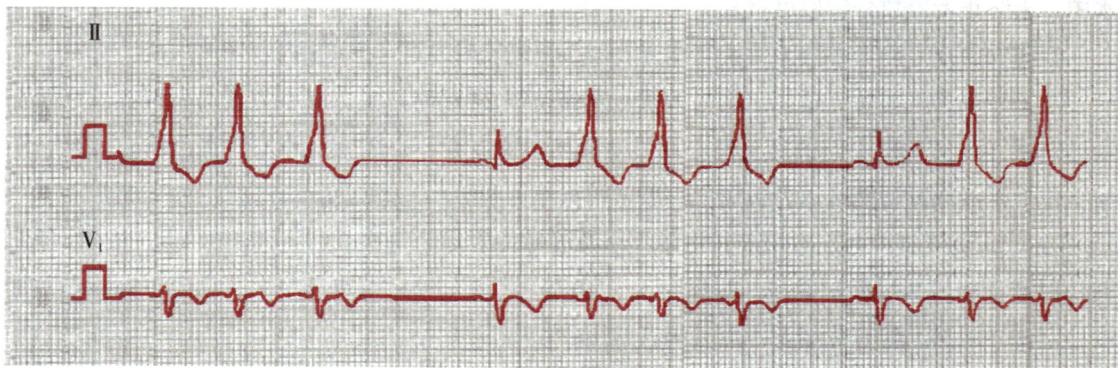

图 10-20　室性心动过速

【治疗】

室性心动过速是一种严重的快速心律失常，可发展为心室颤动，致心脏性猝死。同时有心脏病存在者，病死率可达 50% 以上，所以必须及时诊断，予以适当处理。

1. 一般治疗　立即卧床休息，吸氧。针对病因治疗原发病。

2. 药物治疗　选用以下药物之一进行治疗。

（1）利多卡因　为首选药物，用于无血流动力学障碍者。剂量为 0.5 ～ 1mg/kg 静脉滴注或缓慢静脉推注。必要时可每隔 10 ～ 30 分钟重复，总量不超过 5mg/kg。该药作用时间很短，剂量过大能引起惊厥、传导阻滞等毒性反应，少数患者对此药有过敏现象。伴有血压下降或心力衰竭者，首选同步直流电击复律（1 ～ 2J/kg），转复后再利用利多卡因维持。

（2）普罗帕酮　1 ～ 1.5mg/kg 溶于 5% 葡萄糖注射液 20mL 静脉推注，数分钟起作用，必要时 20 分钟可再用，有效后改口服。有心功能不全者联合应用地高辛。

（3）苯妥英钠　3 ～ 5mg/kg 溶于生理盐水 20mL 缓慢静脉推注，一次量不宜超过 150mg。无效者，隔 15 分钟重复一次，直至有效或总量达 15mg/kg 为止。有效后改为口服，该药为强碱性，不可溢出静脉外。此药为解救洋地黄中毒引起的室性心动过速的首选药。

其他还可应用美托洛尔、维拉帕米、异丙肾上腺素、胺碘酮等。

四、房室传导阻滞

房室传导阻滞（atrioventricular conduction block）是由于房室传导系统某部位的不应期异常延长，致使激动传导延缓或部分甚至全部不能下传所发生的缓慢性心律失常。按其阻滞程度不同，在心电图上分 3 度：①Ⅰ度。全部激动能下传到心室，但速度减慢。②Ⅱ度。部分激动不能下传到心室。③Ⅲ度。全部激动不能达到心室，又称完全性房室传导阻滞。

【病因】

Ⅰ度房室传导阻滞大部分由急性风湿性心脏炎引起，也可见于病毒性心肌炎、心肌病、发热、肾炎及个别正常小儿。Ⅱ度房室传导阻滞多见于风湿性心脏病、各种原因引起的心肌炎、严重缺氧、心脏手术后及先天性心脏病（尤其是大动脉错位）等。Ⅲ度房室传导阻滞小儿少见，有先天性与获得性两种。前者多见于先天性心脏病或心内膜弹力纤维增生症等，但约 50% 的患儿心脏并无形态学改变；后者以心脏手术引起者最为常见，其次为病毒性心肌炎，新生儿低血钙与酸中毒可引起暂时性Ⅲ度房室传导阻滞。

【临床表现】

Ⅰ度房室传导阻滞本身对血流动力学并无不良影响，多无自觉症状，临床听诊除第一心音较低钝外，并无其他特殊体征。诊断主要通过心电图检查。

Ⅱ度房室传导阻滞的临床表现取决于基本心脏病变，以及由传导阻滞引起的血流动力学改变。当心室率过慢时可引起胸闷、心悸，甚至产生眩晕和晕厥。听诊时除原有心脏疾患所产生的听诊改变外，尚可发现心律不齐、脱漏搏动。剧烈运动时可由Ⅱ度转为Ⅲ度房室传导阻滞而引起心源性脑缺血综合征。

Ⅲ度房室传导阻滞部分小儿并无主诉，重者因心排血量减少而自觉有头晕、乏力、心悸、气急。最严重的表现为阿 - 斯综合征发作，知觉丧失，甚至死亡。某些小儿则表现为心力衰竭，以及对应激状态的耐受能力降低。体格检查时脉率缓慢而规则，第一心音强弱不一，有时可闻

NOTE

及第三心音或第四心音。大部分患儿在心底部可听到 1/6 ～ 2/6 级喷射性杂音。X 线检查 60% 有心脏增大。

【诊断】

1. Ⅰ度房室传导阻滞　房室传导时间延长，心电图表现为 PR 间期延长超过正常最高值，小儿＞ 0.18 秒，成人＞ 0.20 秒，每个 P 波后面均有 QRS 波（图 10-21）。

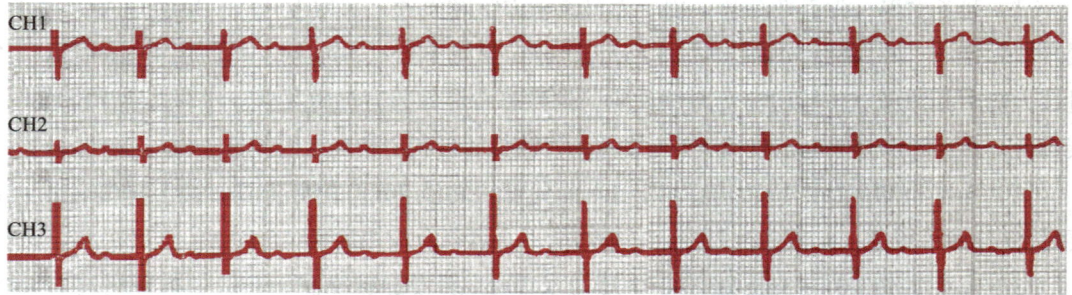

图 10-21　Ⅰ度房室传导阻滞心电图特征

2. Ⅱ度房室传导阻滞　窦房结的冲动不能全部传达心室，因而造成不同程度的漏搏，通常分为两型。

（1）Ⅱ度Ⅰ型（莫氏Ⅰ型）　PR 间期逐渐延长，最终 P 波后不出现 QRS 波，RR 间期往往逐渐缩短，直至发生 1 次心室漏搏。脱漏前后两个 R 波距离小于最短 RR 间期的 2 倍（图 10-22）。

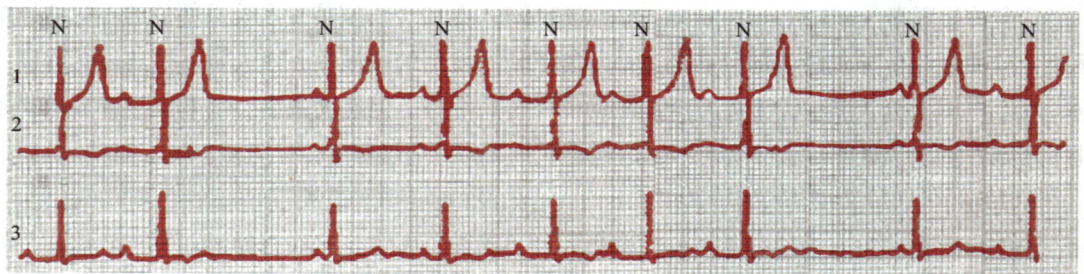

图 10-22　Ⅱ度房室传导阻滞（莫氏Ⅰ型）心电图特征

（2）Ⅱ度Ⅱ型（莫氏Ⅱ型）　PR 间期正常或延长面固定，P 波规律出现，部分 P 波后无 QRS 波，房室阻滞的比例为 2∶1 或 3∶1。脱漏前后两个 R 波距离为 RR 间期的简单倍数（图 10-23）。

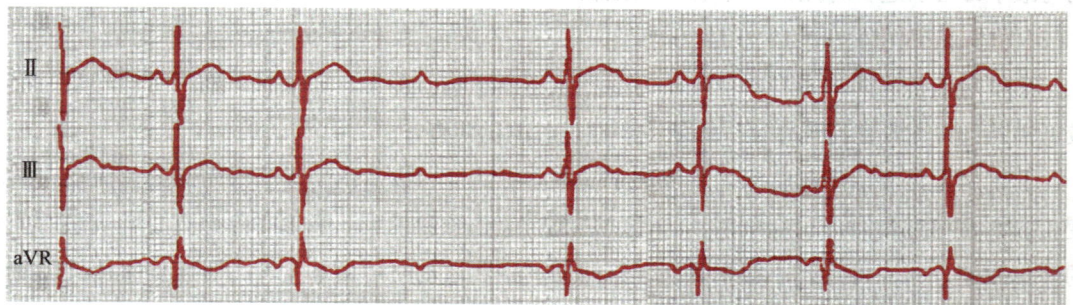

图 10-23　Ⅱ度房室传导阻滞（莫氏Ⅱ型）心电图特征

3. Ⅲ度房室传导阻滞　P 波与 QRS 波之间无固定关系，PP 间期与 RR 间期各有其固定的规律，心房率比心室率快（图 10-24）。

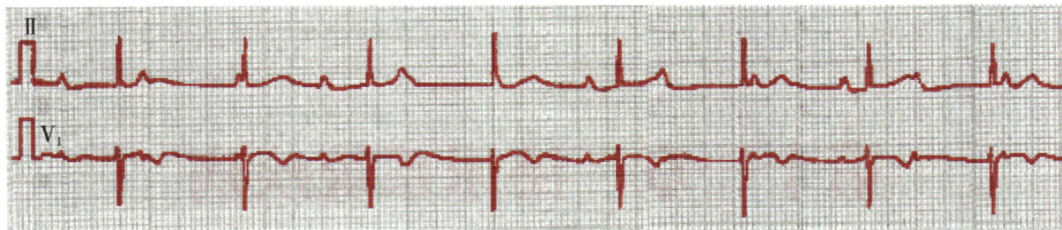

图 10-24　Ⅲ度房室传导阻滞心电图特征

【治疗】

1. 一般治疗　对病因明确者应积极治疗病因，根据原发病和临床症状给予对症治疗。

2. 药物治疗

（1）Ⅰ度和Ⅱ度　Ⅰ型房室传导阻滞无须特殊治疗。Ⅱ度心率过慢时可用阿托品、异丙肾上腺素。

（2）Ⅲ度房室传导阻滞　先天性无症状者，一般不需使用药物治疗，但应跟踪随访，每年复查动态心电图。发生阿-斯综合征或心力衰竭，可静脉滴注异丙肾上腺素、吸氧、纠正酸中毒。后天性如重症心肌炎患儿应使用糖皮质激素、异丙肾上腺素、阿托品等药物。如效果仍不佳，应安装临时起搏器，直至炎症被控制、阻滞减轻或消失后停用。

3. 安置人工起搏器　指征：反复发生阿-斯综合征，药物治疗无效或伴心力衰竭者。

第十一章　泌尿系统疾病

第一节　儿童泌尿系统解剖生理特点

一、解剖特点

（一）肾脏

胚胎时期，人类肾脏发育依次经历前肾、中肾和后肾三个阶段。儿童年龄越小，肾脏相对越重，新生儿双肾重量约为体重的 1/125，而成人双肾重量约为体重的 1/220。婴儿肾脏位置较低，下极可低至髂嵴以下第 4 腰椎水平，2 岁以后始至髂嵴以上，右肾位置稍低于左肾。2 岁以内健康儿童腹部易扪及肾脏。婴儿肾脏表面可呈分叶状，至 2 ~ 4 岁时消失。

（二）输尿管

婴幼儿输尿管长且弯曲，管壁肌肉和弹力纤维发育不完善，容易受压及扭曲而致梗阻，输尿管与膀胱连接部的结构发育不成熟，易发生尿潴留而诱发感染。

（三）膀胱

婴儿膀胱位置相对年长儿高，尿液充盈时，膀胱顶部常在耻骨联合之上，可于腹部扪及，随年龄增长逐渐降入盆腔内。

（四）尿道

新生女婴尿道长仅 1cm（性成熟期 3 ~ 5cm），且外口暴露而又接近肛门，易发生上行性细菌感染。男婴尿道虽较长，但常有包茎和包皮过长，尿垢积聚时也易引起上行感染。

二、生理特点

肾脏的生理功能主要为排泄体内代谢产物，如尿素、有机酸等；调节机体水、电解质、酸碱平衡，维持内环境相对稳定；内分泌功能，如分泌促红细胞生成素、肾素、前列腺素等。肾脏主要通过肾小球的滤过和肾小管的重吸收、分泌与排泄功能完成其生理功能。

人胚胎第 11 ~ 12 周，后肾开始产生尿液，胎儿尿液为羊水的主要来源。由于胚胎的代谢产物主要由胎盘排泄，故胎儿期肾脏的排泄功能极微。在胎龄 36 周时，肾单位数量（每肾 85 万 ~ 100 万）已达到成人水平，出生后可满足生理需求，但贮备不足，调节机制不成熟，一般至 1 ~ 2 岁时才接近成人水平。

（一）肾小球滤过率

新生儿肾小球滤过率（glomerular filtration rate，GFR）较低，仅为成人的 1/4，早产儿更低，故不能有效地排出过多的水分和溶质；3～6月龄时 GFR 为成人的 1/2；2 岁时达到成人水平。肌酐是人体内肌酸的代谢产物。血肌酐是反映肾小球滤过功能的常用指标，由于受到身高和肌肉容积等影响，不同年龄有不同的正常参考值（表 11-1、表 11-2）。

表 11-1 足月和极低出生体重新生儿最初几周血清肌酐平均值

体重（g）	血清肌酐值（μmol/L）			
	生后 1～2 天	生后 8～9 天	生后 15～16 天	生后 22～23 天
1001～1500	95	64	49	35
1501～2000	90	58	50	30
2001～2500	83	47	38	30
足月	66	40	30	27

表 11-2 儿童血清肌酐参考值

年龄（岁）	血清肌酐	
	μmol/L	mg/dL
＜2	35～40	0.4～0.5
2～8	40～60	0.5～0.7
9～18	50～80	0.6～0.9

（二）肾小管重吸收及排泄功能

新生儿葡萄糖肾阈低于成人，过多摄取葡萄糖时易出现糖尿；氨基酸和磷的肾阈也较成人低。在新生儿期，远端肾小管重吸收钠强于近端小管，且血浆中醛固酮浓度较高；生后数周近端肾小管功能发育成熟，钠重吸收与成人相似。新生儿钠排泄能力较差，如输入过多钠，容易发生钠潴留和水肿。低体重儿排钠较多，易致低钠血症。生后 10 天内的新生儿，钾排泄能力较差，故血钾偏高。

（三）浓缩和稀释功能

新生儿及婴幼儿尿液浓缩功能不足，尿渗透压不超过 700mmol/L（成人可达 1400mmol/L），在应激状态下保留水分的能力低于年长儿和成人。婴幼儿排出溶质时所需水量相对较多，排出 1mmol 溶质时，需水分 1.4～2.4mL，成人仅需 0.7mL，故入量不足时易脱水而致氮潴留。浓缩功能差与下列因素相关：①GFR 低。②髓袢短。③尿素形成量少（婴儿蛋白合成代谢旺盛）、髓质血流量高，故间质浓度梯度不易建立。④肾小管细胞未成熟。⑤肾小管对抗利尿激素反应差。新生儿及婴幼儿尿稀释功能接近于成人，可将尿液稀释至 40mmol/L，但因 GFR 较低，大量水负荷或输液过快时易出现水肿。

（四）酸碱平衡

新生儿及婴幼儿因碳酸氢盐的肾阈低（19～22mmol/L），泌氢及产氨能力差，尿中排出可滴定酸的能力有限，故血浆碳酸氢钠水平低，缓冲酸能力有限，易发生酸中毒。

（五）肾脏的内分泌功能

新生儿肾脏分泌肾素较多，故血浆血管紧张素和醛固酮也高于成人。新生儿肾血流量低，因而前列腺素合成速率较低。宫内低氧环境使得胚肾合成促红细胞生成素较多，生后随着血氧分压的增高合成逐渐减少。婴儿血清 1，25-（OH）$_2$D$_3$ 水平高于儿童期。

（六）儿童排尿及尿液特点

1. 尿量和排尿次数　新生儿 93% 在生后 24 小时内排尿，99% 在 48 小时内排尿；尿量正常为 1～3mL/（kg·h），<1.0mL/（kg·h）为少尿，<0.5mL/（kg·h）为无尿。生后最初数日，因摄入量少每日排尿次数仅 4～5 次。1 周后由于新陈代谢旺盛、进水量增加、膀胱容量小，而每日排尿可达 20～25 次，1 岁时每日排尿 15～16 次，3 岁后可减至每日 6～7 次。婴儿尿量每天 400～500mL，幼儿 500～600mL，学龄前期 600～700mL，学龄期 800～1400mL。若学龄儿童每日排尿量少于 400mL，学龄前儿童少于 300mL，婴幼儿少于 200mL 时为少尿；每日尿量少于 50mL 为无尿。

2. 排尿控制　婴儿期正常排尿机制由脊髓反射完成，以后由脑干-大脑皮质控制，3 岁时已能自我控制排尿。儿童在 1.5～3 岁，主要通过控制尿道外括约肌和会阴肌控制排尿。3 岁后仍维持这种排尿机制，不能控制膀胱逼尿肌收缩，表现为白天尿频、尿急，偶有尿失禁和夜间遗尿，称为不稳定膀胱。

3. 尿的性质

（1）尿色　正常儿童尿色淡黄。生后数日尿中含尿酸盐较多，放置后可析出有红褐色尿酸盐结晶。寒冷季节尿液放置后可出现白色混浊，是为盐类结晶。尿酸盐加热后、磷酸盐加酸后可溶解，尿液变清，可与脓尿或乳糜尿相鉴别。

（2）酸碱度　生后最初几日因尿内含尿酸盐多而呈强酸性，以后接近中性或弱酸性，pH 多在 5～7。

（3）尿比重和尿渗透压　新生儿尿比重为 1.006～1.008，尿渗透压平均为 240mmol/L；婴儿尿渗透压为 50～600mmol/L，1 岁后接近成人水平；儿童尿渗透为 500～800mmol/L，尿比重通常为 1.011～1.025。

（4）尿蛋白　正常儿童尿蛋白定性阴性，定量 ≤100mg/（m²·24h），随机尿的尿蛋白（mg/dL）/尿肌酐（mg/dL）≤0.2。若尿蛋白定性为阳性，定量 >150mg/d 或 >4mg/（m²·h）或 >100mg/L 均为异常。

（5）尿细胞和管型　正常新鲜尿液离心后沉渣显微镜下检查，红细胞 <3 个/HP，白细胞 <5 个/HP，偶见透明管型。

第二节　儿童泌尿系统疾病的临床分类

（一）肾小球疾病

中华医学会儿科学会肾脏病学组于 2000 年 11 月对 1981 年修订的《关于儿童肾小球疾病临床分类和治疗建议》进行了再次修订，如下：

1. 原发性肾小球疾病

（1）肾小球肾炎 ①急性肾小球肾炎：包括急性链球菌感染后肾小球肾炎和非链球菌感染后肾小球肾炎。②急进性肾小球肾炎：起病急，进行性肾功能减退。若缺乏积极有效的治疗措施，预后严重。③慢性肾小球肾炎：病程超过 3 个月不能恢复者。

（2）肾病综合征 ①原发性肾病综合征可依临床表现分为单纯型肾病和肾炎型肾病。②按糖皮质激素反应分为激素敏感型肾病、激素耐药型肾病、激素依赖型肾病。

（3）孤立性血尿或蛋白尿 指仅有血尿或蛋白尿，而无其他临床症状、实验室检查异常。①孤立性血尿：指肾小球源性血尿，分为持续性和再发性。②孤立性蛋白尿：分为体位性和非体位性。

（4）其他类型 如 IgA 肾病，需要免疫病理诊断。

2. 继发性肾小球疾病 紫癜性肾炎、狼疮性肾炎、乙肝病毒相关性肾炎、毒物、药物中毒或其他全身性疾患所致的肾炎及相关性肾炎。

3. 遗传性肾小球疾病

（1）先天性肾病综合征：指生后 3 个月内发病，临床表现符合肾病综合征，除外继发因素所致者（如 TORCH 感染或先天性梅毒等），分为：①遗传性：芬兰型，法国型（弥漫性系膜硬化）。②原发性：指生后早期发生的原发性肾病综合征。

（2）遗传性进行性肾炎（Alport 综合征）。

（3）家族性良性血尿（薄基膜肾病）。

（4）其他：如甲 - 膑综合征等。

（二）肾小管疾病

1. 儿童囊性肾脏疾病 包含常染色体显性遗传性多囊肾、常染色体隐性遗传性多囊肾、肾单位肾痨、髓质囊性病、髓质海绵肾等。

2. 肾小管性酸中毒 近端肾小管酸中毒、远端肾小管酸中毒、混合型肾小管酸中毒、高钾型肾小管酸中毒等。

3. 范可尼综合征 是近端肾小管复合性功能缺陷性疾病。

4. Batter 综合征、Gitelman 综合征和 Liddle 综合征

5. Dent 病 是 X 连锁的遗传性疾病，临床表现为低分子量蛋白尿、高钙尿症及进行性肾衰竭。

6. 其他 肾性氨基酸尿、肾性糖尿、原发性高草酸尿症、小管间质性肾炎等。

（三）肾血管疾病

1. 肾动脉狭窄 常由纤维肌性发育不良、大动脉炎和动脉粥样硬化引起。

2. 肾动脉栓塞

3. 肾静脉血栓

（四）泌尿系统其他疾病

1. 泌尿道感染

2. 膀胱输尿管反流和反流性肾病 膀胱输尿管反流是指排尿时尿液从膀胱反流至输尿管和肾盂，是婴幼儿反复泌尿道感染的常见原因。反流性肾病是由于膀胱输尿管反流和肾内反流，伴反复尿路感染，导致肾脏形成瘢痕、萎缩和肾功能异常的综合征，如不及时治疗和纠正，可

NOTE

发展至终末期肾病。

3. 肾结石和肾钙质沉着症 其病因包括遗传因素、饮食与环境因素、尿路感染、泌尿道结构异常、药物或毒物使用等。40%～80%的儿童肾结石、肾钙质沉着症与遗传、代谢性疾病相关。

4. 夜遗尿 是指5岁或5岁以上儿童，每周至少2次睡眠中发生不自主排尿，并且持续3个月以上者。

（五）急性肾衰竭

急性肾衰竭（acute renal failure，ARF）是一组以肾小球滤过率（GFR）急剧下降为特点的临床综合征，其临床表现为体内代谢产物潴留，水、电解质和酸碱平衡紊乱等。近年来，为了早期诊断、早期治疗和降低病死率，已渐采用急性肾损伤（acute kidney injury，AKI）的概念取代急性肾衰竭。

（六）慢性肾衰竭

慢性肾衰竭（chronic renal failure，CRF）是在各种慢性肾脏病的基础上，缓慢出现的肾功能减退而至衰竭。2002年全球改善肾脏病预后组织（KDIGO）将慢性肾脏病（chronic kidney disease，CKD）定义为肾脏的结构或功能异常达到或超过3个月，得到临床的广泛应用与认可，已取代了"慢性肾衰竭"的名称。

第三节　急性肾小球肾炎

急性肾小球肾炎（acute glomerulonephritis，AGN）简称急性肾炎，是以急性肾炎综合征为主要临床表现的一组疾病。其特点为急性起病，多有前驱感染，以血尿为主，伴不同程度蛋白尿，可有水肿、高血压，或一过性肾功能减低。本病多见于儿童和青少年，是儿科最常见的肾小球疾病，以5～14岁多见，小于2岁少见，男女比例为2∶1。

急性肾小球肾炎多见于链球菌感染后，其他细菌、病毒、寄生虫等也可引起。本节主要介绍急性链球菌感染后肾炎（acute post-streptococcal glomerulonephritis，APSGN）。

【病因】

1. 细菌 最常见为A组β溶血性链球菌的某些致肾炎菌株。其细菌型别随感染部位而有不同：咽部感染多为12型，也可为1、2、4等型；皮肤感染常为49型，也可为47、55、57等型。其他细菌，如草绿色链球菌、肺炎球菌、金黄色葡萄球菌、伤寒杆菌、流感嗜血杆菌等也可致病。

2. 病毒 流感病毒、腮腺炎病毒、柯萨奇病毒B_4型、ECHO病毒9型、麻疹病毒、乙型肝炎病毒、巨细胞病毒、EB病毒等均可并发急性肾炎。

3. 其他 肺炎支原体、真菌、疟原虫、丝虫、钩虫、血吸虫、弓形虫、梅毒螺旋体、钩端螺旋体等也可导致急性肾炎。

【发病机制】

本病主要是由感染诱发的抗原-抗体免疫反应所致。目前认为所有链球菌肾炎菌株均有共同的致肾炎抗原性，包括菌壁上的M蛋白内链球菌素（endostreptocin）和肾炎菌株协同蛋白

（nephritis strain associated protein，NSAP）等。机体针对这些抗原产生抗体，形成抗原抗体免疫复合物，引起肾小球毛细血管炎症病变，包括循环免疫复合物和原位免疫复合物形成学说。此外，某些链球菌株可通过神经氨酸苷酶的作用或其产物，如某些菌株产生的唾液酸酶，与机体的免疫球蛋白（IgG）结合，改变其免疫原性，产生自身抗体和免疫复合物而致病。也有学者认为，链球菌抗原与肾小球基膜糖蛋白间具有交叉抗原性，可使少数病例呈现抗肾抗体型肾炎。急性链球菌感染后肾炎的发病机制详见图 11-1。

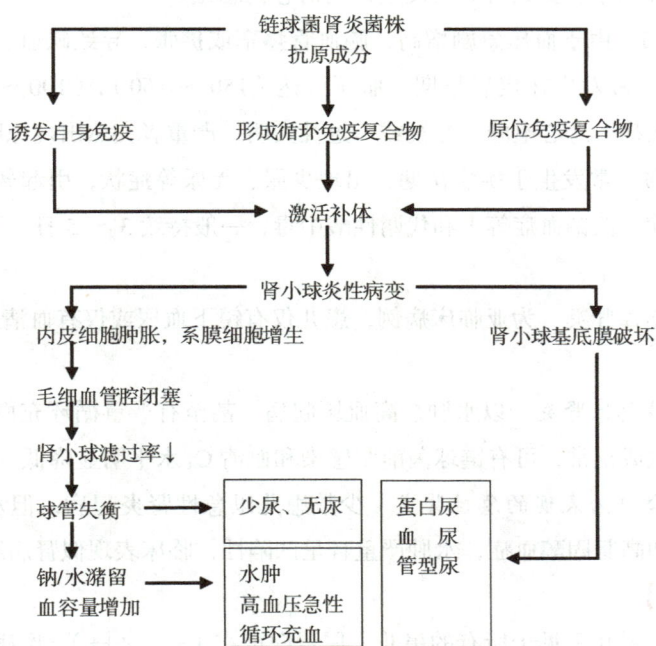

图 11-1　急性链球菌感染后肾炎发病机制示意图

【病理】

急性链球菌感染后肾炎的典型病理表现是毛细血管内增生性肾小球肾炎。光镜下：肾小球表现为不同程度的弥漫性病变，以内皮细胞和系膜细胞增生为主，急性期可伴有中性粒细胞和单核细胞浸润；肾小管病变较轻，呈上皮细胞变性、间质水肿及炎症细胞浸润。免疫荧光检查：IgG 和 C_3 呈粗颗粒状沿毛细血管壁及系膜区沉积。电镜下：上皮细胞下有驼峰样大块电子致密物沉积。

【临床表现】

急性肾炎临床表现轻重不一，轻者可呈亚临床型（仅见镜下血尿），重者可呈急进性过程，出现急性肾损伤。

1. 前驱感染　90% 的病例有链球菌的前驱感染，以呼吸道及皮肤感染为主。呼吸道感染至肾炎发病 1～2 周；皮肤感染稍长，2～4 周。

2. 典型表现　起病时可有全身不适、疲倦、乏力、食欲不振等一般表现。部分患者尚可见呼吸道和皮肤感染病灶。

（1）血尿、蛋白尿　几乎所有病例均有肾小球性血尿，30%～50% 患儿有肉眼血尿。可伴轻、中度蛋白尿，有 20% 可达肾病水平。

（2）水肿　病初仅累及眼睑及颜面部，重者 2～3 天遍及全身。水肿多呈非凹陷性。

NOTE

（3）高血压　30%～80%的病例有血压增高，常与水钠潴留有关。

（4）尿量减少　肉眼血尿严重者可伴有尿量减少。

3. 严重表现　少数患儿在起病1～2周出现以下严重并发症。

（1）严重循环充血　多发生于病程1周内，由于水钠潴留使血浆容量增多而出现循环充血。若肾炎患儿出现呼吸急促和肺部湿啰音时，应考虑循环充血的可能性。严重者可出现呼吸困难、端坐呼吸、颈静脉怒张、频咳、咳粉红色泡沫痰、两肺满布湿啰音、心脏扩大，甚至出现奔马律、肝大而硬、水肿加剧。少数可突然发生，病情急剧恶化。

（2）高血压脑病　由于血压急剧增高，脑血管痉挛或扩张，导致缺血、缺氧、血管渗透性增高而发生脑水肿。常发生在疾病早期，血压可达（150～160）/（100～110）mmHg以上。年长儿会主诉剧烈头痛、恶心呕吐、复视或一过性失明，严重者突然出现惊厥、昏迷。

（3）急性肾损伤　常发生于疾病初期，出现少尿、无尿等症状，引起暂时性氮质血症、电解质紊乱（高钾血症、低钠血症等）和代谢性酸中毒，一般持续3～5日，不超过10天。

4. 非典型表现

（1）无症状性急性肾炎　为亚临床病例，患儿仅有镜下血尿或仅有血清C_3降低而无其他临床表现。

（2）肾外症状性急性肾炎　以水肿、高血压起病，甚至有严重循环充血及高血压脑病，但尿常规检查病变轻微或正常，可有链球菌前驱感染和血清C_3水平明显降低。

（3）以肾病综合征为表现的急性肾炎　少数患儿以急性肾炎起病，但水肿和蛋白尿突出，伴有低白蛋白血症和高胆固醇血症，水肿严重且呈凹陷性，临床表现似肾病综合征。

【实验室检查】

1. 尿液检查　血尿几乎见于所有的患儿，尿蛋白可在（+～+++），疾病早期可见较多白细胞和上皮细胞，可有透明、颗粒或红细胞管型。

2. 血常规检查　常有轻、中度贫血，贫血的程度与血浆容量增多相平行；外周血白细胞一般轻度升高或正常，血沉加快。

3. 肾功能检查　少数患儿可有血尿素氮和肌酐升高，肾小管功能正常。若持续少尿、无尿者，血肌酐升高，内生肌酐清除率降低，尿浓缩功能也受损。

4. 血补体检查　在起病两周内，80%～90%的患者血清C_3下降，8周内渐恢复正常。

5. 抗链球菌抗体检查　抗链球菌溶血素O抗体（ASO）可增加，10～14天开始升高，3～5周达高峰，3～6个月后恢复正常。咽炎后APSGN者抗双磷酸吡啶核苷酸酶（ADPNase）滴度升高。皮肤感染后APSGN者ASO一般不升高，而抗脱氧核糖核酸酶B（DNAase-B）和抗透明质酸酶（HAase）滴度升高。

【诊断与鉴别诊断】

根据前期链球菌感染史，急性起病，具备血尿、蛋白尿、水肿及高血压等特点，血清有ASO滴度升高，C_3浓度下降，则可诊断APSGN。肾穿刺活体组织检查仅在考虑有急进性肾炎或临床、实验室检查不典型，或病情迁延者才进行以明确诊断。急性肾炎需与以下疾病进行鉴别。

1. 其他病原体感染后的肾小球肾炎　多种病原体可引起急性肾炎，可从原发感染灶及各自临床特点进行区别。

2.其他原发性肾炎 IgA 肾病潜伏期短，可在感染后数小时或数日内出现肉眼血尿，血尿可反复发作，确诊靠肾活体组织免疫病理检查。如急性肾炎缺乏链球菌感染的证据，且血补体 C_3 下降超过 8 周或者持续下降，需考虑膜增生性肾炎可能，确诊需肾活检结果。疾病早期出现少尿、无尿、肾功能急剧恶化者，需与急进性肾炎相鉴别。

3.继发性肾炎 紫癜性肾炎、狼疮性肾炎、乙型肝炎病毒相关性肾炎等也可呈急性肾炎综合征，需注意排查。

4.慢性肾炎急性发作 儿童慢性肾炎较成人少见。患儿多数有贫血、生长发育滞后、肾功能异常、低比重尿或固定低比重尿，尿改变以蛋白增多为主。

5.原发性肾病综合征 具有肾病综合征表现的急性肾炎需与原发性肾病综合征鉴别。若患儿呈急性起病，有明确的链球菌感染的证据，血清 C_3 降低，但 4～8 周恢复正常，肾活体组织检查病理为毛细血管内增生性肾炎，应诊断为急性肾炎。

【治疗】

本病为自限性疾病，无特异治疗方法，以休息和对症治疗为主。

1.休息 急性期需卧床 2～3 周，直到肉眼血尿消失，血压正常，水肿减退，方可下床活动。血沉正常可上学，但应避免剧烈运动。尿检完全正常后方可恢复正常活动。

2.饮食 低盐饮食 [＜1g/d，或＜60mg/（kg·d）]，严重水肿或高血压者需无盐饮食。氮质血症期间应限蛋白，可给予优质动物蛋白 0.5g/（kg·d）。

3.抗感染 有感染灶时用青霉素 10～14 天。若青霉素过敏者，改红霉素。

4.对症治疗

（1）利尿 经控制水、盐入量后仍水肿、少尿者，可用利尿剂，一般口服氢氯噻嗪 1～2mg/（kg·d），分 2～3 次；无效时需用呋塞米，口服剂量为 2～5mg/（kg·d），注射剂量为每次 1～2mg/kg，每日 1～2 次，静脉注射剂量过大时可有一过性耳聋。

（2）降血压 经休息，控制水、盐摄入及利尿治疗后，血压仍高者应给予降压药。常选硝苯地平：开始剂量为 0.25mg/（kg·d），最大剂量为 1mg/（kg·d），分 3 次口服。卡托普利：初始剂量为 0.3～0.5mg/（kg·d），最大剂量为 5～6mg/（kg·d），分 3 次口服，与硝苯地平交替使用，能良好地控制血压。

5.严重循环充血的治疗 应严格限制水、钠摄入量，使用呋塞米促进液体排出；如有肺水肿者，可加用硝普钠扩张血管降压，5～20mg 加入 5% 葡萄糖注射液 100mL 中，以 1μg/（kg·min）速度静脉滴注，用药时严密监测血压，随时调节药液滴速，每分钟不宜超过 8μg/kg，以防发生低血压。滴注时针筒、输液管等须用黑纸覆盖，以免药物遇光分解。对难治病例可采用连续血液净化治疗或透析治疗。

6.高血压脑病的治疗 原则为选用降血压效力强而迅速的药物。首选硝普钠，用法同上。有惊厥者应及时止痉。

7.急性肾衰竭的治疗 必须及时处理水潴留、高钾血症、低钠血症等危及生命的水电解质紊乱，必要时采用透析治疗。

8.中医治疗 急性肾小球肾炎属于中医学"水肿""阳水"范畴，急性期以邪实为患，恢复期以正虚邪恋为主，急性期以祛邪为旨，宜宣肺利水，清热凉血，解毒利湿，常用麻黄连翘赤小豆汤、五苓散、小蓟饮子等；恢复期以扶正兼祛邪为要，并应根据正虚与余邪孰多孰少，

NOTE

确定补虚及祛邪的轻重。如在恢复期之早期，以湿热未尽为主，治宜祛除湿热余邪，佐以扶正（养阴或益气），常用知柏地黄丸、二至丸等；后期湿热渐尽，则应以扶正为主，佐以清热或化湿。若纯属正气未复，则宜补益为法，常用六味地黄丸、四君子汤等。但应注意，本病不宜过早温补，以免留邪而迁延不愈。应掌握补虚不助邪、祛邪不伤正的原则。对于变证，应根据证候分别采用平肝息风、清心利水、泻肺逐水、温阳扶正、通腑泄浊、解毒利尿等治法。

【预后和预防】

儿童急性肾炎预后良好，95% 的急性链球菌感染后肾小球肾炎可完全恢复，不足 5% 的病例可有持续尿检异常，死亡病例在 1% 以下。

预防急性肾炎的根本措施是防治感染，包括减少呼吸道及皮肤感染。对急性扁桃体炎、猩红热及脓疱疮患儿，尽早使用青霉素或其他敏感抗生素治疗。A 组溶血性链球菌感染后 1～3 周应定期检查尿常规，早期发现本病。

第四节　肾病综合征

肾病综合征（nephrotic syndrome，NS）是一组由多种原因引起的肾小球滤过膜通透性增高，导致血液中大量蛋白质由尿中丢失的综合征，临床以大量蛋白尿、低蛋白血症、高胆固醇血症（高脂血症）和不同程度水肿为特征。

肾病综合征按病因可分为原发性、继发性和先天性 3 种类型：90% 以上的儿童属原发性；继发性者多见于过敏性紫癜、乙型肝炎病毒相关性肾炎，以及系统性红斑狼疮等疾病；先天性者在我国较少见。本节主要论述原发性肾病综合征。

肾病综合征是小儿时期泌尿系统的常见病，多发生于 2～8 岁小儿，其中以 3～5 岁为发病最高峰，男女比例之比为 3.7∶1，部分患儿因多次复发，病程迁延，严重影响小儿健康。部分难治性肾病综合征肾病最终发展成慢性肾衰，甚至死亡。

肾病综合征属中医学"水肿"范畴，多属阴水。

【病因和发病机制】

原发性肾病综合征的病因及发病机制目前尚不很明确，近年来的研究可能有如下因素：①肾小球毛细血管壁结构或电化学的改变，可导致蛋白尿。研究发现微小病变时肾小球滤过膜阴离子电荷的丢失，使其电荷屏障出现破坏，即电化学结构的改变，导致大量带有阴电荷的中分子量的血浆白蛋白从滤过膜漏出，形成选择性蛋白尿；而滤过膜的结构性破坏可出现大分子量的球蛋白从滤过膜漏出，形成非选择性蛋白尿。②病理类型为非微小病变型常见免疫球蛋白和（或）补体成分在肾小球沉积，局部免疫病理过程可损伤滤过膜的正常屏障作用而发生蛋白尿。③病理类型为微小病变型的肾小球内未见以上沉积，但其滤过膜静电屏障及结构蛋白表达有异常，这可能与细胞免疫失调有关。④T 淋巴细胞功能异常与本病的发生有关。⑤激素耐药型或局灶节段硬化型肾病综合征可能与基因缺陷或突变有关。

【病理生理】

肾小球滤过膜对血浆蛋白通透性增高是本病最基本的病理改变，大量蛋白尿形成之后，低蛋白血症、高脂血症及水肿随之出现。

1. 大量蛋白尿 为最突出的临床表现，也是导致肾病综合征其他三大特点的根本原因。由于肾小球滤过膜的损伤，电荷屏障和（或）滤过膜的屏障作用减弱，血浆蛋白大量漏入尿中从而形成蛋白尿。通过尿蛋白分子量的分析可大致判断肾小球滤过膜损伤的类型。在微小病变型肾病综合征，主要是电荷屏障减弱或消失，使带阴电荷的白蛋白大量漏入肾小囊，形成选择性蛋白尿；而非微小病变型肾病综合征，滤过膜也常同时受损，故不同分子量的血浆蛋白均可漏出，导致非选择性蛋白尿。

2. 低白蛋白血症 大量血浆白蛋白自尿中丢失是低白蛋白血症形成的主要原因。另外，从肾小球滤出的白蛋白在肾小管被重吸收并分解成氨基酸；其他一些因素，如肝脏合成蛋白的速度和蛋白分解代谢率的改变，均会导致血浆蛋白水平的降低。还有一些非主要的原因，如患儿胃肠道也可丢失少量的蛋白。低蛋白血症对机体内环境（尤其是渗透压和血容量）的稳定及多种物质代谢可产生多方面的影响。

3. 高胆固醇血症 患儿血清总胆固醇、甘油三酯和低密度、极低密度脂蛋白增高，其主要机制是低蛋白血症促进肝脏合成脂蛋白增加，其中的大分子脂蛋白难以从肾脏排出而蓄积于体内，导致出现高脂血症。低密度脂蛋白持续升高，而高密度脂蛋白却正常或降低，促进了动脉硬化的形成；持续高脂血症，脂质从肾小球滤出，可导致肾小球硬化和肾间质纤维化。

4. 水肿 水肿的发生因素较多，最主要的原因是血浆白蛋白降低。一方面，传统理论认为低蛋白血症可使血浆胶体渗透压降低，血管内水分向组织间隙转移而出现水肿，当血浆白蛋白 < 20g/L 时，机体即会出现水肿，当 < 15g/L 时可出现胸腔积液及腹腔积液。另一方面，由于血浆胶体渗透压降低使血容量减少，刺激渗透压和容量感受器，促使抗利尿激素（ADH）和肾素 – 血管紧张素 – 醛固酮分泌增加，心钠素减少，最终使远端肾小管钠、水重吸收增加，导致钠、水潴留。其他还可能与低血容量使交感神经兴奋性增高，近端肾小管 Na^+ 重吸收增加等因素有关。肾病水肿可能是上述因素综合作用的结果。不同的患者，水肿在不同阶段的发生机制不同；不同的疾病阶段水肿的发生机制也不同。

5. 其他 由于蛋白质的丢失对多种物质代谢可产生多方面的影响。血清免疫球蛋白及补体成分的丢失，使患儿免疫功能下降。抗凝血酶Ⅲ的丢失及凝血因子、纤维蛋白原的升高，使患儿处于高凝状态。钙结合蛋白及 25–（OH）$_2D_3$ 结合蛋白丢失使血清钙降低。

【病理】

原发性肾病综合征的主要病理改变在肾小球，大致可分为 5 种病理类型：微小病变、局灶节段性肾小球硬化、系膜增生性肾炎、膜性肾病和膜增生性肾炎。儿童以微小病变为主，其次为局灶节段性肾小球硬化和系膜增生性肾炎。原发性膜性肾病在儿童较少见，大多数膜性肾病为乙型肝炎病毒相关性肾炎，而膜增生性肾炎是较为严重的病理类型。

【临床表现】

部分患儿起病前有上呼吸道感染病史，也可无明显诱因起病。水肿是最常见的首发临床表现，开始见于眼睑、颜面，逐渐遍及全身。水肿性质为指凹性，严重者可出现胸腔积液、腹腔积液，甚至心包积液，引发呼吸困难。小年龄男孩可有阴囊水肿。水肿时伴有尿量减少，颜色变深，多无肉眼血尿，肾炎性肾病患儿可有血尿。大多数血压正常，少数患儿可出现轻度高血压，严重的高血压通常提示肾脏病理为非微小病变。

NOTE

【并发症】

1. 感染　由于本病出现免疫功能紊乱、蛋白质营养不良、水肿造成局部血液循环不良，应用激素、免疫抑制剂等诸多因素，使患儿容易发生各种感染。常见为呼吸道感染、消化道感染、泌尿道感染和皮肤感染等，尤其以上呼吸道感染最多见。由于本病患儿存在免疫功能低下，易出现医院内感染，呼吸道感染和泌尿道感染常出现条件致病菌。感染的存在又常引起患儿病情的反复。

2. 电解质紊乱和低血容量　常见原因为：①呕吐、腹泻、过度使用利尿剂而致水液、电解质丢失。②不恰当的长期禁盐饮食。③低蛋白血症。④长期应用激素。常见的电解质紊乱为低钾、低钠、低钙血症。临床表现可有出现厌食、乏力、懒言、嗜睡、低血压等，甚至出现抽搐。严重的血容量不足时，可出现低血容量性休克。

3. 血栓形成　肾病综合征由于以下原因，可导致高凝状态的存在：①高脂血症、低血容量使血黏稠度增加。②凝血因子活力增加、血浆纤溶酶原活性下降。③抗凝血酶由尿中丢失。④感染或血管壁损伤激活内源性凝血系统。⑤肾上腺皮质激素的应用促进高凝等。高凝状态的存在可导致各种动、静脉血栓形成，以肾静脉血栓最为多见，典型表现为突发腰痛，出现血尿或血尿加重，少尿甚至发生肾功能衰竭。还可出现下肢深静脉血栓形成，表现为两侧肢体水肿程度不对称，不随体位改变而变化；顽固性腹腔积液，与其他部位水肿程度不同步；下肢动脉血栓形成，表现为下肢疼痛伴足背动脉搏动消失等；如出现不明原因的咳嗽、咯血或呼吸困难而无肺部阳性体征时，要警惕肺栓塞。血栓形成缓慢或程度轻者，其临床症状多不明显。

4. 肾小管功能障碍　由于大量蛋白尿经过肾小管漏出，加重了肾小管对蛋白质重吸收的负担，可导致肾小管（主要是近曲小管）功能损害，出现肾性糖尿或氨基酸尿，严重者呈 Fanconi 综合征。

5. 急性肾衰竭　少数肾病可并发急性肾衰竭。

6. 肾上腺危象　由于长期及大量激素使肾上腺皮质受抑制，发生感染等应激状态时，机体内皮质醇分泌不足可突发肾上腺危象。临床表现为明显呕吐、腹痛、血压降低、低钠血症，甚至休克、死亡。

7. 生长迟缓　由于蛋白质营养不良、维生素 D 及钙代谢紊乱、长期使用大剂量肾上腺皮质激素等原因，部分患儿可出现生长障碍和青春期发育延迟。

【辅助检查】

1. 尿液分析　尿蛋白明显增多，定性检查 ≥ +++，24 小时尿蛋白定量 > 50mg/kg。约 15% 有短暂镜下血尿。大多可见透明管型、颗粒管型和卵圆脂肪小体。尿蛋白 / 尿肌酐（mg/mg），正常儿童上限为 0.2，肾病时常 ≥ 3.0。

2. 血浆蛋白　血浆总蛋白低于正常，白蛋白下降更明显（< 25g/L）。

3. 血脂　血清胆固醇明显增高（> 5.7mmol/L），其他脂类如甘油三酯等也可增高。

4. 肾功能检查　一般正常，单纯性肾病综合征尿量极少时可有暂时性氮质血症，少数肾炎性肾病综合征可伴氮质血症。晚期可有肾小管功能损害。

5. 血清免疫球蛋白和补体测定　IgG 和 IgA 水平可降低，IgE 和 IgM 有时升高。单纯性肾病综合征血清补体正常，肾炎性肾病综合征补体可下降。

6. 肾穿刺活组织检查　多数儿童肾病综合征不需要进行诊断性肾活体组织检查，对于难治性肾病（激素耐药、频繁复发、激素依赖）和先天性肾病综合征应争取肾活检，以明确病理类型，指导治疗，判断预后。

【诊断与鉴别诊断】

1. 诊断　①大量蛋白尿：尿蛋白定性（+++ ～ ++++），24 小时尿蛋白定量 ≥ 50mg/kg，或晨尿尿蛋白/尿肌酐（mg/mg）> 2.0。②低蛋白血症：血浆白蛋白低于 25g/L。③高脂血症：血浆胆固醇高于 5.7mmol/L。④不同程度的水肿。

以上四项中，以大量蛋白尿和低白蛋白血症为必要条件。

2. 临床分型

（1）依临床表现　分为单纯性肾病及肾炎性肾病。符合上述标准者为单纯性肾病（simple type NS）。在单纯性肾病基础上凡具备以下四项之一或多项者属于肾炎性肾病（nephritic type NS）：①分布在两周内的 3 次尿常规检查红细胞 ≥ 10 个/HP，并证实为肾小球源性血尿者。②持续高血压（学龄儿童 ≥ 130/90mmHg，学龄前儿童 ≥ 120/80mmHg），并除外使用糖皮质激素等原因所致者。③肾功能不全，并排除由于血容量不足等所致者。④持续低补体血症。

（2）按糖皮质激素治疗反应　分为：①激素敏感型肾病综合征（steroid-responsive NS）：泼尼松足量治疗 4 周内尿蛋白转阴。②激素耐药型肾病综合征（steroid-resistant NS）：泼尼松足量治疗 4 周尿蛋白仍阳性。③激素依赖型肾病综合征（steroid-dependent NS）：对激素敏感，但连续两次减量或停药 2 周内复发者。

（3）复发与频繁复发肾病综合征（relapse and frequently relapse NS）　复发（包括反复）是指尿蛋白由阴转阳连续 3 天以上。频复发是指肾病综合征病程中半年内复发 ≥ 2 次或 1 年内复发 ≥ 3 次。

激素耐药、激素依赖、频繁复发，合称难治性肾病。

3. 鉴别诊断

（1）急性肾小球肾炎　多见于溶血性链球菌感染之后，病初表现为晨起双眼睑水肿，以后发展至下肢及全身，水肿为非凹陷性。可见肉眼血尿或镜下血尿、高血压、肾功能衰竭。病程 6 ～ 8 周常出现补体低下。

（2）紫癜性肾炎　在过敏性紫癜后半年内尿检异常，可出现血尿、蛋白尿、水肿等表现。

（3）乙型肝炎病毒相关性肾炎　多数患儿可有血尿和（或）蛋白尿，血清乙肝病毒抗原阳性，肾组织学改变为膜性肾病、有乙肝标志物。

（4）狼疮性肾炎　多见于较大女性患儿，主要表现为浮肿、蛋白尿、血尿及氮质血症，常伴有发热、皮疹、关节痛及贫血等。血清抗核抗体、抗双链 DNA 抗体及抗 SM 抗体阳性。

【治疗】

1. 一般治疗

（1）休息　除高度水肿、并发感染者外，一般不需绝对卧床。病情缓解后活动量逐渐增加，但应避免过劳。

（2）饮食　显著水肿和严重高血压时应短期限制水钠摄入，病情缓解后不必继续限盐。活动期病例供盐每日 1 ～ 2g。蛋白质摄入 1.5 ～ 2g/（kg·d），以供给优质蛋白如乳、蛋、鱼、瘦肉等。此外，应补充足够的钙剂和维生素 D。

NOTE

2. 对症治疗

（1）利尿　水肿严重、合并高血压者可给予利尿剂。开始可用氢氯噻嗪 1mg/kg，每日 2～3 次，螺内酯 1mg/kg，每日 3 次。必要时静脉给予呋塞米每次 1～2mg/kg。对利尿剂无效且血浆蛋白过低者，可适当给予人血白蛋白扩容，其后静脉注射呋塞米 1～2mg/kg。大剂量利尿需注意水、电解质紊乱，如低钾及低血容量休克等并发症。

（2）防治感染　注意隔离，室内通风，皮肤清洁，避免交叉感染，一旦发生感染应及时治疗。

3. 肾上腺皮质激素治疗　目前为肾病综合征治疗首选药物。要注意长期大量使用糖皮质激素的副作用。

（1）初治病例　诊断确定后应尽早选用泼尼松治疗，多采用中、长程疗法，即每日 1.5～2mg/kg，全日量不超过 60mg，分 3 次口服，足量应用 4 周、尿蛋白转阴两周后开始减量，隔日 2mg/kg 晨顿服，继用 4 周，以后每 2～4 周减量 2.5～5mg 直至停药，疗程 6 个月（中程疗法）以上。若 4 周内未转阴者，可继用至转阴后两周，一般不超过 8 周，然后改隔日晨起顿服，继用 4 周，减量方法同上。

（2）复发和糖皮质激素依赖性肾病的激素治疗　调整糖皮质激素的剂量和疗程，原则上再次恢复到初始疗效剂量。或将激素减量速度放慢，使用拖尾疗法：足量激素使病情缓解后泼尼松每 4 周减量 0.25mg/kg，直至维持缓解的最小有效激素量隔日口服（0.25～0.5mg/kg），连用 9～18 个月。若隔日激素治疗出现反复，可用能维持缓解的最小有效激素量（0.25～0.5mg/kg），每日口服。根据病理类型亦可用甲基泼尼松龙冲击治疗。

4. 免疫抑制剂治疗

（1）环磷酰胺（CTX）　有助于延长缓解期及减少复发，改善激素耐药者对激素的效应。口服剂量为每日 2.0～2.5mg/kg，分 3 次口服，疗程 8～12 周，总剂量 ≤ 150mg/kg。静脉冲击剂量为每日 10～12mg/kg，加入 5% 葡萄糖 100～250mL 内 1～2 小时静滴，连续 2 天，隔 4 周重复一次，总累积量 < 150mg/kg。根据病情，后期要延长间隔时间。用药期间嘱多饮水，注意水化治疗预防出血性膀胱炎。副作用有白细胞减少、脱发、肝功能损害、胃肠道刺激、骨髓抑制、出血性膀胱炎和远期性腺损伤等。

（2）环孢素A　剂量一般为每日 4～6mg/kg，每 12 小时口服 1 次，维持血药浓度 80～120ng/mL。口服疗程 2 个月左右逐渐减量，疗程 12～24 个月。适用于不能耐受激素治疗者，以及部分激素耐药者。因本药可致肾间质小管的不可逆损伤，故应选择适应证，监测血药浓度。

（3）他克莫司　剂量为每日 0.01～0.15mg/kg，间隔 12 小时 1 次，维持血药浓度 5～10ug/mL。

（4）霉酚酸酯　剂量为每日 20～30mg/kg，每 12 小时口服 1 次，每次最大剂量不超过 1 g，疗程 12～24 个月。

5. 其他治疗

（1）抗凝治疗　肝素每日 1mg/kg 加入 5%～10% 葡萄糖稀释后静滴，每日 1 次，2～4 周为 1 个疗程，或使用尿激酶、双嘧达莫等。

（2）血管紧张素转换酶抑制剂　对改善肾小球局部血流动力学，减少蛋白尿，延缓肾小球硬化有良好作用。常用的有福辛普利、依那普利等。

6. 中医治疗　肾病综合征属中医学"水肿"范畴，多属阴水。肺、脾、肾三脏亏虚，对水液的运化功能失常，导致水液停聚是其主要发病机制。临床证候多虚实夹杂，既有气虚、阴虚、阳虚等虚证，又有外感、水湿、湿热、血瘀、湿浊等实证，临床辨证还要考虑激素及免疫抑制剂副作用所导致的证候。治疗以健脾补肾利水、调理阴阳为原则。临证分为肺肾气虚证、脾肾阳虚证、肝肾阴虚证及气阴两虚证。肺肾脾气虚证治多用防己黄芪汤、四君子汤，合五苓散加减；脾肾阳虚证治多用真武汤、济生肾气丸，合黄芪桂枝五物汤加减；肝肾阴虚证治多用知柏地黄丸加减；气阴两虚证治多用六味地黄丸加黄芪等补气药。

【预后】

肾病综合征的预后转归与其病理变化和对激素治疗的反应关系密切。微小病变型预后最好，局灶节段性肾小球硬化预后最差。治疗过程中要注意糖皮质激素及免疫抑制剂使用所致的副作用，及时治疗感染。配合中药辨证治疗可改善预后，减轻激素及免疫抑制剂的副作用。

第五节　泌尿道感染

泌尿道感染（urinary tract infection，UTI）是指病原体侵犯泌尿系统而引起的炎症，是儿童期常见的感染性疾病。泌尿道感染在临床上可分为症状性和无症状性（无症状性菌尿）两类，按感染部位可分为上尿路感染（肾盂肾炎）和下尿路感染（膀胱炎和尿道炎）。由于儿童期感染局限于尿路某处者较少，且临床上又难以准确定位，故常不加区别，统称为泌尿道感染。

小儿泌尿道感染发病率因性别、年龄不同而异。无论成人或儿童，女性泌尿道感染的发病率普遍高于男性，但在新生儿或婴幼儿早期，男性发病率却高于女性。无症状性菌尿是儿童泌尿道感染的重要组成部分，以学龄女孩更为常见。

【病因】

本病致病菌多数为细菌、真菌和支原体，病毒少见。除血源感染外，细菌多为革兰阴性杆菌，以大肠埃希菌最为常见，占 60% ~ 80%。在长期和反复使用抗生素后细菌可转变为 L 型，需用高渗培养基才能获得阳性培养结果。初次泌尿道感染的新生儿、1 岁以下的男孩和所有年龄的女孩，主要的致病菌是大肠埃希菌；1 岁以上男孩主要致病菌多为变形杆菌。对于 10 ~ 16 岁的女孩，白色葡萄球菌常见。克雷伯杆菌和肠球菌多见于新生儿泌尿道感染。

【发病机制】

1. 感染途径　①上行性感染：是泌尿道感染最主要的感染途径。致病菌从尿道口上行并进入膀胱引起膀胱炎，膀胱内的致病菌再经输尿管移行至肾脏引起肾盂肾炎。②血源性感染：经血源途径侵袭尿路的致病菌主要是金黄色葡萄球菌。③淋巴感染和直接蔓延：结肠内和盆腔的细菌可通过淋巴管感染肾脏，泌尿系邻近组织和器官的感染也可直接蔓延。

2. 易致病因素　儿童自身免疫系统发育不完善，输尿管管壁纤维发育不完善，尿液排泄不畅，细菌定植，均可使细菌易于入侵。此外，儿童泌尿系先天畸形、泌尿道梗阻或膀胱输尿管反流（vesicoureteral reflux，VUR），也明显增加了泌尿道感染的风险。

NOTE

【临床表现】

1.急性泌尿道感染　不同年龄可有不同临床表现。

（1）新生儿　临床症状极不典型，多以全身症状为主，如发热或体温不升、苍白或发绀、吃奶差、呕吐、腹泻、体重不增等，伴有黄疸者较多见。少数病情严重者可有嗜睡、烦躁甚至惊厥等神经系统症状。新生儿泌尿道感染常伴有败血症，30%的患儿血和尿培养出的致病菌一致。

（2）婴幼儿　临床症状多样化，以发热最为突出，也可表现拒食、呕吐、腹泻等全身症状。局部排尿刺激症状不明显，往往有排尿时哭闹不安、排尿中断、尿布有臭味和顽固性尿布疹等。

（3）年长儿　发热、寒战、腹痛等全身症状突出；同时尿路刺激症状明显，可有尿频、尿急、尿痛、尿液混浊，偶见肉眼血尿。患儿常伴有腰痛和肾区叩击痛、肋脊角压痛等。

2.慢性泌尿道感染　是指病程迁延或反复发作，伴有贫血、消瘦、生长迟缓、高血压或肾功能不全者。

3.无症状性菌尿　患儿无症状，仅在普查时被发现。可见于各年龄组，在儿童中以学龄女孩常见。无症状性菌尿患儿常同时伴有尿路畸形和既往有症状的尿路感染史。病原体多数是大肠埃希菌。

【实验室检查】

1.尿常规检查　尿沉渣白细胞≥5个/HPF，即可怀疑为尿路感染。血尿也很常见。急性肾盂肾炎患者可有中等程度蛋白尿、白细胞管型尿、晨尿尿比重及渗透压减低等。

2.尿细菌培养　尿细菌培养及菌落计数是诊断泌尿道感染的主要依据。通常认为中段尿培养菌落数$>10^5$/mL可确诊，$10^4\sim10^5$/mL为可疑，$<10^4$/mL为污染。但应结合患儿的性别、有无症状、细菌种类及繁殖力综合评价临床意义。临床高度怀疑本病而普通尿培养为阴性时，应进行L型细菌和厌氧菌培养。

3.尿涂片找细菌　油镜下每个视野均找到一个细菌，表明尿内细菌数$>10^5$/mL。

4.亚硝酸盐试纸条试验　采用晨尿，可提高其阳性率。大肠埃希菌、副大肠埃希菌和克雷伯杆菌呈阳性；产气杆菌、变形杆菌、铜绿假单胞菌和葡萄球菌呈弱阳性；粪链球菌、结核分枝杆菌呈阴性。

5.其他　尿沉渣（甲紫沙黄染色）找到闪光细胞2万～4万个/小时可确诊。新生儿上尿路感染血培养可为阳性。

【影像学检查】

影像学检查的目的在于：①检查泌尿系有无发育畸形。②辅助上尿路感染的诊断。③了解慢性肾损害或肾瘢痕发生和进展情况。常用的影像学检查有B型超声检查、排泄性膀胱尿路造影、核素肾动态像等。

【诊断与鉴别诊断】

典型的泌尿道感染，结合临床表现、尿沉渣和尿细菌学检查诊断并不困难。但对于婴幼儿，特别是新生儿，常以全身表现较为突出，而排尿刺激症状不明显或缺如，常易漏诊。因此，对病因不明的发热患儿应反复行尿液检查，争取在用抗生素治疗前进行尿培养。凡具有真性菌尿者，即清洁中段尿定量培养菌落数$\geq10^5$/mL或球菌$\geq10^3$/mL，或耻骨上膀胱穿刺尿定性培养有细菌生长，可明确诊断。

泌尿道感染的完整诊断，除确定泌尿系被细菌感染外，还应包括以下内容：①本次感染系初染、复发或再感染。②确定感染部位，即上尿路感染或下尿路感染。③确定病原体，并行药物敏感试验。④确定潜在致病因素，有无尿路畸形、梗阻等，如有膀胱输尿管反流，还要进一步了解"反流"的严重程度和有无肾脏瘢痕形成。

泌尿道感染需与急性尿道综合征、肾小球肾炎、出血性膀胱炎及肾结核鉴别。急性尿道综合征的临床表现为尿频、尿急、尿痛、排尿困难等尿路刺激症状，但清洁中段尿培养无细菌生长或为无意义性菌尿。

【治疗】

治疗目的：控制症状，根除病原体，去除诱发因素，预防再发。

1. 一般处理　鼓励多饮水，注意外阴清洁；供给足够的热能、丰富的蛋白质和维生素，以增强机体的抵抗力。

2. 抗菌药物治疗　选药原则：①根据感染途径。对上行性感染，首选磺胺类药物；如发热等全身症状明显或属血源性感染，多选用青霉素类、氨基糖苷类或头孢菌素类单独或联合治疗。②根据感染部位。对肾盂肾炎应选择血浓度高的药物，对膀胱炎应选择尿浓度高的药物。③根据尿培养及药物敏感试验结果，同时结合临床疗效选用抗生素。④选用的药物最好能抗菌力强且不易产生耐药菌株。⑤对肾功能损害小的药物。

（1）轻型和下尿路感染　在进行尿细菌培养后，经验用药初治首选阿莫西林/克拉维酸钾20～40mg/（kg·d），分3次。

（2）上尿路感染或有尿路畸形者　在进行尿细菌培养后，经验用药一般选用广谱或两种抗菌药物，如头孢曲松75mg/（kg·d），每日1次；头孢噻肟150mg/（kg·d），分次静脉滴注。疗程10～14天。在抗生素使用48小时后应评估治疗效果，包括临床症状和尿检结果等。若未能达到预期治疗效果，需重新进行尿细菌培养以指导和调整用药。对婴幼儿要注意及时行影像学检查，排除尿路畸形后方可停药。

（3）无症状性菌尿　单纯无症状性菌尿一般无须治疗。但若合并尿路畸形或既往感染使肾脏留有陈旧性瘢痕者，则应积极选用上述抗菌药物治疗，疗程7～14天，继之小剂量抗菌药物预防，直至尿路畸形被矫治。

（4）再发治疗　再发有两种类型，即复发和再感染。复发是指原来感染的细菌未完全杀灭，在适宜的环境下再度滋生繁殖，多在治疗后1个月内发生。再感染是指上次感染已治愈，本次是由不同细菌或菌株再次引发泌尿道感染，多见于女孩，在停药后6个月内发生。再发泌尿道感染的治疗，在进行尿细菌培养后选用2种抗菌药物，疗程10～14天，然后予以小剂量药物维持，以防再发。

3. 局部治疗　经全身给药治疗无效的顽固性慢性膀胱炎患者，可行膀胱内药液灌注治疗。

4. 外科治疗　积极矫治尿路畸形。

【预后与预防】

1. 预后　急性泌尿道感染经合理抗菌治疗，多数可治愈，部分再发。再发病例多伴有尿路畸形，其中以膀胱输尿管反流最常见。膀胱输尿管反流与肾瘢痕关系密切，肾瘢痕的形成是影响儿童泌尿道感染预后的最重要因素。

2. 预防　注意个人卫生，不穿紧身内裤，勤洗外阴以防止细菌入侵；保持大便通畅；及时

NOTE

发现和处理男孩包茎、女孩处女膜伞、蛲虫感染等；及时发现并矫治尿路畸形。

第六节　肾小管酸中毒

肾小管酸中毒（renal tubular acidosis，RTA）是由于近端肾小管对 HCO_3^- 重吸收障碍和（或）远端肾小管排泌 H^+ 障碍所致的一组临床综合征。其主要表现为：①正常阴离子间隙的高氯性代谢性酸中毒。②电解质紊乱。③肾性骨病。④尿路症状等。

按照病因，肾小管酸中毒可分为原发性和继发性两大类：原发性多与遗传相关；继发性者可见于多种肾脏和全身疾病。

按照肾小管受累部位和临床表现，肾小管酸中毒可分为 4 种类型：①远端肾小管酸中毒（RTA-Ⅰ）。②近端肾小管酸中毒（RTA-Ⅱ）。③混合型或Ⅲ型肾小管酸中毒（RTA-Ⅲ）。④高钾型肾小管酸中毒（RTA-Ⅳ）。

一、远端肾小管酸中毒（Ⅰ型）

远端肾小管酸中毒（distal renal tubular acidosis，dRTA）是由于远端肾小管排泌 H^+ 障碍，尿 NH_4^+ 及可滴定酸排出减少所致。

【病因】

1. 原发性　常与遗传相关，多呈常染色体显性遗传，也有常染色体隐性遗传和特发病例。

2. 继发性　以肾盂肾炎最常见。此外，尚可见于：①自身免疫性疾病，系统性红斑狼疮、干燥综合征、慢性活动性肝炎等。②系统性或遗传性疾病，甲状腺功能亢进、Fabry 病、Wilson 病等。③肾小管间质疾病，梗阻性肾病、移植排斥、高钙尿症等。④药物性或中毒性肾病等。

【发病机制】

Ⅰ型肾小管酸中毒的主要缺陷是远端肾小管泌 H^+ 障碍，在管腔液和管周间无法形成高 H^+ 梯度，使得尿液酸化功能异常，尿 pH > 6.0，净酸排泄减少。正常情况下远曲小管 HCO_3^- 重吸收很少，排泌的 H^+ 主要与管腔液中 Na_2HPO_3 交换 Na^+，形成 NaH_2PO_4，或与 NH_3 结合形成 NH_4^+。$H_2PO_4^-$ 与 NH_4^+ 不能弥散至细胞内。因此，使远端的小管液与其管周间产生一个大的 H^+ 梯度。Ⅰ型肾小管酸中毒患者不能形成或维持这个梯度，故使 H^+ 蓄积，而体内 HCO_3^- 储备下降，血液中 Cl^- 代偿性增高，发生高氯性酸中毒。

由于泌 H^+ 障碍，Na^+-H^+ 交换减少，导致 Na^+-K^+ 交换增加，大量 K^+、Na^+ 被排出体外，造成低钾、低钠血症。患者由于长期处于酸中毒状态，致使骨质脱钙、骨骼软化变形，由骨质游离出的钙可导致肾钙化或尿路结石。

【临床表现】

1. 慢性高氯性代谢性酸中毒　尿 pH > 5.5。患儿表现为厌食、恶心、呕吐、腹泻、便秘、生长发育迟缓。

2. 电解质紊乱　低钾血症可致肌无力和周期性瘫痪。

3. 骨病表现　软骨病或佝偻病，出牙延迟或牙齿早脱，患者常有骨痛、骨折，儿童可有骨畸形和侏儒等。

4. 尿路症状　早期即有肾脏浓缩功能障碍，患者常有多饮、多尿、烦渴等症状。由于肾结石和肾钙化，患儿可有血尿、尿痛等表现，易导致继发感染与梗阻性肾病。

【实验室检查】

1. 血液生化检查　①血浆 pH、$[HCO_3^-]$ 或 CO_2 结合力降低。②血氯升高，血钾、血钠降低，血钙和血磷偏低，阴离子间隙正常。③血 ALP 升高。

2. 尿液检查　①尿比重下降。②尿 pH > 5.5。③尿钠、钾、钙、磷增加。④尿氨显著减少。

3. HCO_3^- 排泄分数（FE HCO_3^-）　方法：每日口服碳酸氢钠，从 2～10mmol/kg 起，逐日增加剂量至酸中毒纠正。然后测定血和尿中 $[HCO_3^-]$ 和肌酐（Cr），按下列公式计算（正常值 < 5%）：

$$FE\ HCO_3^- = （尿\ [HCO_3^-]/血\ [HCO_3^-]）÷（尿\ Cr/血\ Cr）×100$$

4. 氯化铵负荷试验　口服 NH_4Cl 0.1g/kg，1 小时内服完，3～8 小时内收集血和尿液，测量血 $[HCO_3^-]$ 和尿 pH 值。当血 $[HCO_3^-]$ 降至 20mmol/L 以下时，尿 pH > 5.5，具有诊断价值。尿 pH < 5.5，则可排除本病。NH_4Cl 负荷试验对明显酸中毒者不宜应用。

5. 肾功能检查　早期为肾小管功能降低。待肾结石、肾钙化导致梗阻性肾病时，可出现肾小球滤过率下降，血肌酐和 BUN 升高。

6.X 线检查　骨骼显示骨密度普遍降低和佝偻病表现，可见陈旧性骨折。腹部 X 线可见泌尿系结石影和肾钙化。

【诊断与鉴别诊断】

结合上述临床表现，出现典型的高氯性正常阴离子间隙的代谢性酸中毒、低钾血症、尿可滴定酸和 NH_4^+ 减少、尿 pH > 5.5，远端肾小管酸中毒诊断即成立。如出现低血钙、低血磷、骨病、肾结石或肾钙化，更支持该诊断。对于不完全性远端 RTA 患者，氯化铵负荷试验阳性可协助诊断。必要时行基因检测。

应与各种继发性远端肾小管酸中毒相鉴别。

【治疗】

本病以治疗原发病、纠正酸中毒、补充钾盐为主。

1. 纠正酸中毒　应补充碱剂。常用口服碳酸氢钠或用复方枸橼酸溶液（Shohl 液，即枸橼酸 140g，枸橼酸钠 98g，加水 1000mL），每 1mL Shohl 液相当于 1mmol 的碳酸氢钠盐。开始剂量为 2～4mmol /（kg·d），最大可用至 5～14mmol /（kg·d），直至酸中毒纠正。

2. 补充钾盐　低钾血症可服 10% 枸橼酸钾 0.5～1mmol /（kg·d），每日 3 次。不宜用氯化钾，以免加重高氯血症。

3. 肾性骨病的治疗　可用钙剂与维生素。维生素 D 剂量 5000～10000IU/d。但应注意从小剂量开始，缓慢增量，防止高钙血症与维生素 D 中毒的发生。

4. 利尿剂　噻嗪类利尿剂可减少尿钙排泄，促进钙重吸收，防止钙在肾内沉积。如氢氯噻嗪 1～3mg/（kg·d），分 3 次口服。

5. 其他　保证入量、补充营养、控制感染等也很重要。

【预后】

早期发现，长期治疗，防止骨病及肾钙化的发生，预后良好，甚至能够正常生长。有些患

NOTE

者可自行缓解，但也有部分患者可发展为慢性肾衰竭而死亡。

二、近端肾小管酸中毒（Ⅱ型）

近端肾小管酸中毒（proximal renal tubular acidosis，pRTA）是由于近端肾小管重吸收 HCO_3^- 功能障碍所致。

【病因】

近端肾小管酸中毒也可分为原发性和继发性两大类。前者常为先天遗传性疾病，后者常继发于重金属盐中毒、过期四环素中毒、胱氨酸尿症、半乳糖血症、干燥综合征、多发性骨髓瘤、维生素 D 缺乏 / 依赖、肾髓质囊性病变等。

近端肾小管酸中毒虽可单独存在，但更常为复合性近端肾小管功能障碍（如 Fanconi 综合征）的一个组成部分。

【发病机制】

近端肾小管酸中毒 HCO_3^- 重吸收障碍的机制尚未阐明。可能与下列因素有关：①近端肾小管管腔中碳酸酐酶活性低下，影响 HCO_3^- 分解成 CO_2 和 H_2O，从而使近端肾小管分泌的 H^+ 与腔液中的 HCO_3^- 结合减少。②氢离子分泌泵障碍。③近端肾小管 H^+ 排泌调节机制异常。④ H^+–K^+–ATP 酶缺陷。

【临床表现】

与远端肾小管酸中毒相比，本型表现相似但较轻，有如下特点：①虽均为高氯性代谢性酸中毒，但尿可滴定酸和 NH_4^+ 正常，HCO_3^- 增多，尿 pH 多 < 5.5。②明显的低钾表现。③低血钙、低血磷多较轻，大多数无严重的骨骼畸形，肾结石、肾钙化少见。

【实验室检查】

1. 血液生化检查　①血 pH、HCO_3^- 降低。②血氯显著升高，血钾显著降低，阴离子间隙可正常。

2. 尿液检查　①尿比重和渗透压降低。②一般尿 pH > 6，但当酸中毒加重，血 HCO_3^- < 16mmol/L 时，尿 pH < 5.5。

3. HCO_3^- 排泄分数　FE HCO_3^- > 15%。

4. 氯化铵负荷试验　尿 pH < 5.5。

【诊断与鉴别诊断】

在临床上有多饮、多尿、恶心、呕吐和生长迟缓，出现持续性低钾高氯性阴离子间隙正常的代谢性酸中毒，尿 HCO_3^- 增多，近端肾小管酸中毒诊断即成立。对疑似患者，HCO_3^- 排泄分数 > 15% 可协助诊断。

当患儿伴有其他近端肾小管功能障碍时，须注意与原发性 Fanconi 综合征及其他继发性肾小管酸中毒相鉴别。

【治疗】

继发性者需针对病因治疗。纠正酸中毒及补充钾盐与远端肾小管酸中毒相似，但碱剂用量较大；重症者可予低钠饮食并加用氢氯噻嗪，以减少尿 HCO_3^- 排出，促进 HCO_3^- 重吸收。

【预后】

本型预后较好，多数患儿能随年龄增长而自行缓解。

第七节　溶血尿毒综合征

溶血尿毒综合征（hemolytic uremic syndrome，HUS）是由多种病因引起的血栓性微血管病，临床以溶血性贫血、血小板减少和急性肾衰竭为特点。本病好发于婴幼儿和学龄儿童，是小儿急性肾衰竭的常见原因之一。本病可分为典型和非典型两型，典型病例常有前驱胃肠道症状，非典型病例部分有家族史，且易复发。本病死亡率高，近年来采用血浆置换和透析等综合疗法，病死率已明显下降。

中医学并无此病名，认为其可能与湿热蕴结于下焦有关，并无特殊治疗，主要以早期识别对症治疗为主。

【病因和分型】

各种病因如感染、遗传因素、药物和系统性疾病，均可导致 HUS 或其他血栓性微血管病。

1. 典型溶血尿毒综合征　又称腹泻后溶血尿毒综合征（post-diarrhea HUS，D+HUS）。临床大部分 HUS 继发于产志贺样毒素（Shiga-like toxin，Stx）的细菌感染，如致病性大肠埃希菌 O_{157}：H_7、O_{26}、O_{121}、O_{145}，该病菌寄生于家畜的肠道，常通过污染的食物或饮水播散。

2. 非典型溶血尿毒综合征（atypical HUS）　也称无腹泻溶血尿毒综合征（non-diarrhea HUS，D-HUS）约占 10%。常见于：①感染诱导。发生于产神经氨酸酶的肺炎链球菌感染、HIV 感染等。②补体调节的异常。因编码补体相关蛋白，如 C_3、H 因子、I 因子、膜辅助蛋白（MCP）等的基因突变；或体内产生补体相关蛋白的抗体，如抗 H 因子抗体、抗 C_3 抗体等，导致补体旁路途径过度激活。③维生素 B_{12} 代谢缺陷。④ DGKE（diacylglycerol kinase ε）基因缺陷。⑤药物诱导。如奎宁、丝裂霉素、钙调蛋白抑制剂、顺铂、吉西他滨、氯吡格雷、噻氯匹定等。⑥其他。系统性红斑狼疮、肿瘤、恶性高血压、器官移植等。

【发病机制】

各种原因，如细菌感染所产生的志贺样毒素，引起血管内皮损伤、活化血小板引起聚集，肺炎链球菌产生的神经氨酸酶可使红细胞膜、血小板膜和肾小球内皮细胞膜上的 T-F（Thomsen-Friedenreich）抗原暴露，导致机体产生抗体。以上均成为血栓性微血管病的始动因素。血小板在内皮聚集，受损的内皮细胞合成前列环素（prostacyclin，PGI_2）减少，血小板聚集释放血栓素，最终引起血管收缩、血管内微血栓形成。

补体相关因子基因的缺陷或体内产生补体相关蛋白的抗体，导致补体系统的异常活化。在感染等因素引起内皮损伤时，异常活化的补体加剧血小板的活化、聚集，导致血栓性微血管病的发生。

上述病理过程中，血小板大量消耗，临床上出现血小板减少；小血管腔内血栓形成，红细胞通过病变部位时受机械变形作用发生溶血性贫血；肾脏入球小动脉和肾小球毛细血管内皮细胞受累，导致内皮细胞肿胀、毛细血管腔狭窄、血小板聚集、纤维素沉积、血栓形成，最终导致肾小球滤过率下降，临床出现少尿、无尿、急性肾衰竭的一系列表现。

【病理】

本病以多脏器微血管病变、微血栓形成为特点，肾脏是主要的受累器官。急性期肾小球内

NOTE

皮细胞肿胀，内皮下纤维素沉积，毛细血管壁增厚；肿胀的内皮细胞与基膜分离，可呈双轨样改变。毛细血管腔狭窄，可见红细胞碎片、血小板及微血栓形成。系膜区纤维蛋白沉积，系膜区扩大，系膜细胞无明显增生。严重者可见小动脉血栓形成、肾皮质坏死、系膜溶解、肾小球缺血样改变，偶有新月体形成。肾小管腔内常见透明管型和红细胞管型，可出现小管上皮坏死、萎缩。免疫荧光检查可见纤维蛋白原沿肾小球毛细血管壁及系膜区沉积，也可见 IgM、补体 C_3、Clq 沉积。电镜下可见内皮细胞肿胀，内皮和基膜之间分离形成内皮下间隙，其间充以细微纤维、脂质红细胞碎片、血小板，沿内皮细胞侧可见新形成的薄层基膜，上皮细胞足突融合。

【临床表现】

本病主要发生于婴幼儿和儿童，散发多见，少数地区呈暴发流行。典型临床表现为：

1. 前驱症状　近 90% 的患者有前驱症状，大多为胃肠炎表现，如腹痛、腹泻、呕吐及食欲缺乏，伴中度发热。腹泻可为严重血便，极似溃疡性结肠炎，少数病例以呼吸道感染症状为前驱症状。前驱期约持续数天至两周，其后常有一无症状间歇期。

2. 溶血性贫血　在前驱期后 5～10 天（可迟至数周）突然发病，以溶血性贫血和出血为突出表现。患儿突然面色苍白、黄疸（15%～30%）、头晕、乏力、皮肤黏膜出血、呕血、便血或血尿，常有部分患者出现贫血性心力衰竭及水肿，可有肝脾大、皮肤瘀斑及皮下血肿等症状。

3. 急性肾衰竭　与贫血几乎同时发生，少尿或无尿、水肿、血压增高，出现尿毒症症状，水、电解质紊乱和酸中毒。

4. 其他　大部分患者可出现头痛、嗜睡、烦躁等非特异性中枢神经系统症状，少部分患者可因中枢神经系统微血栓、缺血而出现抽搐、昏迷等症状。

【实验室检查】

1. 血液学改变　血红蛋白下降明显，可低至 30～50g/L，末梢血网织红细胞明显增高，血涂片可见红细胞形态异常，呈三角形、芒刺形、盔甲形及碎片状等。白细胞数大多增高，可达（20～30）×10⁹/L，血小板减少见于 90% 的患者，可低至 10×10⁹/L，持续 1～2 周后逐渐升高。骨髓检查见巨核细胞数目增多，形态正常，未能测出血小板抗体；Coomb 试验阴性，但肺炎链球菌感染引起者 Coomb 试验常呈阳性。

2. 尿常规检查　可见不同程度的血尿、红细胞碎片，严重溶血者可有血红蛋白尿，还可有不同程度的蛋白尿、白细胞及管型。

3. 大便培养或病原学检查　尽管大部分患者有致病性大肠埃希菌引起腹泻的前驱病史，但可能因病原在体内很快被清除，大便培养常阴性。对没有腹泻前驱病史或肺炎链球菌感染的患儿，应尽早进行非典型 HUS 的基因检测，这些患者有复发的风险、预后较差且治疗措施也有所不同。

4. 肾组织活检　有助于明确诊断并可估计预后，因为急性期有血小板减少和出血倾向，宜在急性期过后病情缓解时进行。肾活检病理表现为肾脏微血管病变、微血管栓塞。

【诊断与鉴别诊断】

典型 HUS 病例诊断不难，凡有前驱症状后突然出现溶血性贫血、血小板减少及急性肾衰竭三大特征者应考虑本病的诊断。症状不典型者可做肾活检，如发现显著的小血管病变和血栓形成有助于诊断。本病应与血栓性血小板减少性紫癜（TTP）相鉴别。TTP 是因 *ADAMTS13* 基因缺陷或体内产生抗 ADAMTS13 的抗体，引起 von Willebrand 因子剪切异常，血小板异常活化引起的血栓性微血管病。另外，还需与免疫性溶血性贫血、特发性血小板减少症、败血症、阵发性睡眠性血红蛋白尿（PNH）、急性肾小球肾炎、各种原因所致的急性肾衰竭等相鉴别。

【治疗】

本病主要是早期诊断，及时纠正水、电解质平衡紊乱，控制高血压，对重症病例和非典型病例可行血浆治疗、早期透析治疗。

1. 一般治疗　包括抗感染，补充营养，维持水、电解质平衡等。

2. 急性肾衰竭的治疗　治疗原则与方法与一般急性肾衰竭治疗相似，除强调严格控制入水量，积极治疗高血压及补充营养，维持水、电解质平衡外，提倡尽早进行透析治疗。

3. 纠正贫血　一般主张尽可能少输血，以免加重微血管内凝血。当血红蛋白低于 60g/L 时，应输新鲜洗涤红细胞，于 2 ～ 4 小时内缓慢输入。必要时可隔 6 ～ 12 小时重复输入。

4. 抗凝、抗血小板聚集和抗纤溶治疗　因有增加严重出血的危险，应慎用。

5. 血浆治疗　包括输注新鲜冰冻血浆和血浆置换治疗。对补体调节异常所致的非典型 HUS 患者，建议早期应用，以改善预后。可输注新鲜冰冻血浆，直到血小板数升至正常或 > 150×10^9/L，溶血停止。严重病例，特别是有神经系统症状的患者可采用血浆置换。

6. 肺炎链球菌所致的 HUS 患者禁用血浆治疗　肺炎链球菌产生的神经氨酸酶可使红细胞膜、血小板膜和肾小球内皮细胞膜上的 T-F 抗原暴露，正常成人血浆中含有抗 T-F 的抗体，会与暴露的 T-F 抗原发生反应。维生素 B_{12} 缺陷所致的 HUS 血浆治疗无效。

7. 抗菌药物　腹泻后溶血尿毒综合征，抗菌药物虽可清除产生志贺样毒素的细菌，但会增加毒素的释放，因此，不建议使用。但肺炎链球菌感染存在时，应积极抗感染治疗。

8. 肾移植　部分患者对上述治疗反应不佳而逐渐出现慢性肾衰竭，此时可考虑行肾移植手术，但肾移植后可再发本病。

9. 中医治疗　中医学无溶血尿毒综合征病名，其部分证型可归于"黄疸"，病机为湿热蕴结下焦，以清热、解毒、利湿为治则，以龙胆泻肝汤加减。脾肾两虚证以健脾温肾为治则，多用参苓白术散合金匮肾气丸加减。

【预后】

腹泻后溶血尿毒综合征，经积极对症、支持治疗，其病死率降至 5% 以下，但 20% ～ 30% 可伴有不同程度的肾功能不全。非典型溶血尿毒综合征的预后较差，有报道显示，由肺炎链球菌感染所致 HUS 的病死率可达 20%；因补体调节相关蛋白，如 H 因子、I 因子、膜辅助蛋白（MCP）等基因缺陷引起的非典型 HUS，其死亡或发生终末期肾病的比例在 20% ～ 80%，早期诊断、正确治疗、及早进行血浆置换和透析，是降低急性期溶血尿毒综合征病死率、改善预后的关键。抗 C5 单抗（Eculizumb）可抑制补体活动，对部分非典型病例可改善预后。

第八节　血尿

血尿（hematuria）是儿科泌尿系统疾病常见的症状。正常人尿中红细胞仅为 0 ～ 2 个 /HP，血尿是指尿液中红细胞数超过正常，分为镜下血尿和肉眼血尿，前者仅在显微镜下发现红细胞增多。取新鲜清洁中段尿（以清晨为好）10mL，以 1500 转 / 分离心沉淀 5 分钟，弃上

NOTE

清液，将管底沉渣 0.2mL 混匀后涂片镜检，高倍镜下红细胞＞ 3 个 / 高倍视野，或尿沉渣红细胞计数＞ 8×10^6/L（8000/mL）即为镜下血尿。肉眼即可见尿呈"洗肉水"色或血样，称为"肉眼血尿"。一般当尿红细胞＞ 2.5×10^9/L（1000mL 尿中含 0.5mL 血液），即可出现肉眼血尿，肉眼血尿的颜色与尿液的酸碱度有关，中性或弱碱性尿颜色鲜红或呈洗肉水样，酸性尿呈浓茶样或烟灰水样。

目前常用尿液分析仪（试纸法）检测血尿，其原理是利用血红蛋白的氧化性与试纸的呈色反应来进行半定量分析，但当尿中存在还原物质（如维生素 C＞ 50mg/L），可呈假阴性。尿中存在游离血红蛋白、肌红蛋白和过氧化物酶等物质时可呈假阳性。健康儿童尿液分析可有潜血阳性，且尿潜血与镜检往往不平行，尿潜血仅为筛查试验，确诊血尿应以尿沉渣显微镜检查为准。

中医学认为血尿的病位在肾与膀胱，主要病机是湿热蕴结肾与膀胱，伤及血络所致。血尿证型复杂，需根据病因辨证论治。

【病因与临床分类】

引起血尿的原因很多，各种致病因素引起的肾小球基膜完整性受损或通透性增加、肾小球毛细血管腔内压增高、尿道黏膜的损伤、全身凝血机制障碍等均可导致血尿。

1. 肾脏疾病

（1）各种原发性肾小球疾病　急慢性肾小球肾炎、Alport 综合征、薄基膜肾病、IgA 肾病、肺出血 - 肾炎综合征等。

（2）感染　肾结核、肾盂肾炎。

（3）畸形　肾血管畸形、先天性多囊肾、游走肾、肾下垂、肾盂积水等。

（4）肿瘤　肾胚胎瘤、肾盏血管肿瘤等。

（5）肾血管病变　肾静脉血栓形成、左肾静脉受压综合征（胡桃夹现象）。

（6）损伤　肾挫伤及其他损伤。

（7）药物　肾毒性药物，如氨基糖苷类抗生素、杆菌肽、水杨酸制剂、磺胺类、苯妥英钠、环磷酰胺等，均可引起肾损害，产生血尿。

2. 尿路疾病

（1）感染：膀胱炎、尿道炎、结核。

（2）结石：输尿管结石、膀胱结石。

（3）肿瘤、息肉、憩室、异物等。

3. 全身性疾病

（1）出血性疾病　弥散性血管内凝血、免疫性血小板减少、血友病、新生儿自然出血症、再生障碍性贫血、白血病等。

（2）心血管疾病　充血性心力衰竭、感染性心内膜炎。

（3）感染性疾病　猩红热、伤寒、流行性出血热、传染性单核细胞增多症、暴发型流行性脑膜炎，以及肺炎支原体、结核分枝杆菌、肝炎病毒、钩端螺旋体等所致感染后肾炎。

（4）系统性疾病　系统性红斑狼疮、过敏性紫癜、结节性多动脉炎、风湿性肾炎。

（5）营养性疾病　维生素 C 缺乏症、维生素 K 缺乏症。

（6）过敏性疾病　饮食过敏，如牛奶或菠萝过敏。

（7）其他疾病　如遗传性毛细血管扩张症、剧烈运动引起的一过性血尿、特发性高钙尿症等。

4. 中医病因　分为外感和内伤两方面，外感因素多为感受风热、湿热之邪；内伤因素多为肾阴亏虚，脾失统摄，心火亢盛。病位主要在肾和膀胱，与脾肺心关系密切。病机关键为外邪结于下焦，或虚火灼伤脉络，损及膀胱血络；或脾肾统摄无权，致血不归经，溢于水道。

【诊断与鉴别诊断】

1. 真性血尿与假性血尿　血尿的诊断首先要排除以下能产生假性血尿的情况：①摄入大量人造色素（如苯胺）、食物（如蜂蜜、黑莓、甜菜）或药物（如大黄、利福平、苯妥英钠）等引起的红色尿。②血红蛋白尿或肌红蛋白尿。③卟啉尿。④新生儿尿内尿酸盐可使尿布呈红色。⑤血便或月经血污染。①～④虽有尿色异常，但尿沉渣检查无红细胞可资鉴别。

2. 肾小球性与非肾小球性血尿　血尿确定后，首先判定血尿的来源，然后确定原发病因。目前常用的方法有：①尿沉渣红细胞形态学检查。若以异形红细胞为主，则提示为肾小球性血尿（相差显微镜下＞30%）。以均一形为主者则提示非肾小球性血尿，血尿来源于肾盂、肾盏、输尿管、膀胱或尿道，多见于泌尿道感染、结石、结核、肿瘤、创伤等。影响尿红细胞形态的因素有年龄、尿比重、尿 pH、利尿剂的应用、泌尿系感染、肉眼血尿发作。②来源于肾小球的血尿常呈棕色、可乐样或茶色、葡萄酒色，尿试纸蛋白检测＞100mg/dL。来源于下尿路的血尿常呈鲜红色、粉红色，可有血丝或血块，尿试纸蛋白检测一般＜100mg/dL。③尿沉渣检查见到红细胞管型和肾小管上皮细胞，表明血尿为肾实质性，多提示肾小球疾病。

3. 肾小球性血尿的诊断步骤

（1）临床资料分析　肾小球性血尿的鉴别诊断应注意特别详细地询问血尿的伴随症状及体征：①伴水肿、高血压、尿液中发现管型和蛋白，应考虑原发性或继发性肾小球疾病。②近期有上呼吸道感染、皮肤感染、胃肠道感染史者，应考虑急性链球菌感染后肾小球肾炎、IgA 肾病、溶血尿毒综合征。③发作性肉眼血尿，常见于 IgA 肾病、Alport 综合征、薄基膜肾病。④应仔细询问血尿家族史，遗传性肾小球疾病包括 Alport 综合征、薄基膜肾病；其他遗传性肾疾病还有常染色体显性或隐性遗传的多囊肾、不典型溶血尿毒综合征、镰状红细胞病等。⑤伴感觉异常，应考虑 Fabry 病。⑥伴肺出血，应想到可能是肺出血 – 肾炎综合征。⑦伴有皮疹和关节症状者，应考虑紫癜性肾炎、狼疮性肾炎。

（2）血和尿生化分析　①血 ASO 升高伴有 C_3 下降应考虑急性链球菌感染后肾炎。②伴血 HBsAg（＋）和（或）HBeAg（＋），肾组织中有乙肝病毒抗原沉积，可诊断为乙肝病毒相关性肾炎。③血清补体持续性下降，考虑原发性膜增生性肾炎、狼疮性肾炎、乙肝病毒相关性肾炎、慢性肾小球肾炎。④ ANA、anti–dsDNA、ANCA 等阳性应考虑狼疮性肾炎。⑤血清 IgA 增高，提示有 IgA 肾病的可能；IgG、IgM、IgA 均增高，可见于狼疮性肾炎、慢性肾炎。⑥尿蛋白成分分析中以大分子蛋白尿为主，多见于急慢性肾小球肾炎及肾病综合征；以小分子蛋白尿为主，提示间质性肾炎。

（3）肾活检分析　对持续性镜下血尿、发作性肉眼血尿，特别是伴有蛋白尿、肾功能下降或高血压的患者应行肾活检病理检查，其对血尿的病因诊断具有非常重要的价值，如 IgA 肾病、局灶节段性肾小球硬化、狼疮性肾炎、肝炎病毒相关性肾炎、薄基膜肾病、Alport 综合征等。

NOTE

4. 非肾小球性血尿的诊断步骤

（1）尿三杯试验　第一杯红细胞增多为前尿道出血；第三杯红细胞增多则为膀胱基底部、前列腺、后尿道或精囊出血；三杯均有出血，则为膀胱颈以上部位出血。上尿道出血多呈暗棕色尿，无膀胱刺激征，有时可见血块。尿中出现血块通常为非肾小球性疾病。

（2）临床资料分析　①伴有尿频、尿急、尿痛，应考虑泌尿道感染，其次为肾结核。②伴有低热、盗汗、消瘦，应考虑肾结核。③伴有皮肤黏膜出血，应考虑出血性疾病。④伴有出血、溶血、循环障碍及血栓症状，应考虑 DIC 或溶血尿毒综合征。⑤伴有肾绞痛或活动后腰痛，应考虑肾结石。⑥伴有外伤史，应考虑泌尿系统外伤。⑦伴有肾区肿块，应考虑肾肿瘤或肾静脉栓塞。⑧近期使用肾毒性药物，应考虑急性间质性肾炎。⑨无明显伴随症状时，应考虑左肾静脉受压综合征、特发性高钙尿症、肾微小结石、肾盏乳头炎、肾小血管病及肾盂、尿路息肉、憩室。

（3）辅助检查分析　①两次尿培养阳性，尿菌落计数 $> 10^5/mL$，可诊断泌尿道感染。②尿培养检出结核分枝杆菌，对诊断肾结核有重要价值，并可通过 3 次以上晨尿沉渣找抗酸杆菌，其阳性率为 80% ～ 90%，24 小时尿沉渣找抗酸杆菌，阳性率为 70%。③泌尿系统影像学检查，如超声检查、CT 检查、静脉肾盂造影（IVP）、DMSA 等，有助于泌尿系统结石、肾囊肿、肾肿瘤、左肾静脉受压综合征、肾静脉血栓的诊断。④儿童特发性高钙尿症，是非肾小球性血尿的常见原因，2 岁以上当尿钙 / 尿肌酐（mg/mg）> 0.2 时，进一步行 24 小时尿钙测定 $> 4mg/kg$，即可诊断。

【中医治疗】

血尿的治疗应遵循"急则治其标，缓则治其本""扶正祛邪"的原则，针对病因，结合证候之虚实而辨证论治。实证当以祛邪为主，在疏风清热、清心泻火、清热利湿的基础上，佐以凉血止血；虚证则以扶正为主，在滋阴清热、益气摄血的基础上，应分别配合活血止血、摄血止血。下焦湿热证多用小蓟饮子加减以清热利湿；风热伤络证多用连翘败毒散加减以疏风清热；阴虚火旺证多用知柏地黄丸加减以滋阴清热；脾肾两虚证多用补中益气汤合无比山药丸加减以益气摄血；脾不统血多用归脾汤加减。

亦可针刺血海、三阴交、关元、中极、气海、肾俞等，以补肾气、疏通气机而止血。

第十二章　造血系统疾病

第一节　小儿造血和血象特点

一、造血特点

1. 胚胎期造血

胎儿期的造血是一个动态过程，首先在卵黄囊开始，继而在肝脏，最后在骨髓呈现稳定的造血。可将此期分为三个不同的阶段。

（1）中胚叶造血期　在胚胎第3周开始出现卵黄囊造血，之后在中胚叶组织中出现广泛的原始造血成分，其中主要是原始的有核红细胞。在胚胎第6周后，中胚叶造血开始减退。

（2）肝脾造血期　胚胎中期以肝脏造血为主，自胚胎第6～8周时开始，肝脏出现活动的造血组织，4～5个月时达高峰，6个月后逐渐减退。胎肝造血主要产生有核红细胞，也可产生少量的粒细胞和巨核细胞。于胚胎第6～7周已出现胸腺，并开始生成淋巴细胞。胸腺是中枢淋巴器官，胚胎期胸腺还有短暂的生成红细胞和粒细胞功能。第7～8周脾脏开始造血，以生成红细胞占优势，稍后粒系造血也开始活跃。第11～12周时出现淋巴细胞和单核细胞，胎儿期淋巴结亦有短暂的红系造血功能。胎儿5个月之后，脾脏造血功能逐渐减退，出生后成为终身造血代偿的淋巴器官。

（3）骨髓造血期　胚胎第6周骨髓出现，但至胎儿4个月时才开始造血活动，并迅速成为主要的造血器官，直至出生2～5周后成唯一的造血场所。胎儿骨髓是粒系和巨核系造血的主要部位。

2. 生后造血

（1）骨髓造血　出生后骨髓是生成红细胞、粒细胞和巨核细胞的唯一器官，同时也生成淋巴细胞和单核细胞。婴幼儿期所有骨髓均为红骨髓，全部参与造血，以满足生长发育的需要。5～7岁开始，脂肪组织（黄髓）逐渐代替长骨中的造血组织。因此，年长儿和成人红骨髓仅限于肋骨、胸骨、脊椎、骨盆、颅骨、锁骨和肩胛骨等扁平骨，以及肱骨、股骨的近端，但黄髓仍有潜在的造血功能，当造血需要增加时，它可转变为红髓而重新发挥造血功能。婴幼儿缺少黄髓，故造血代偿潜力小，当造血需要增加时，就会出现髓外造血。

（2）骨髓外造血　在正常情况下，出生2个月后髓外造血停止（淋巴细胞与吞噬细胞除外）。但发生感染性贫血或溶血性贫血等造血需要增加时，肝、脾和淋巴结可随时适应需要，恢复到胎儿时期的造血状态，出现肝、脾、淋巴结肿大。同时外周血中可出现有核红细胞或（和）

幼稚中性粒细胞，这是小儿造血器官的一种特殊反应，称为"骨髓外造血"。婴幼儿表现更明显。

二、血象特点

1. 红细胞数和血红蛋白量 由于胎儿期处于相对缺氧状态，红细胞生成素合成增加，故红细胞数和血红蛋白量较高，出生时红细胞数为（$5.0 \sim 7.0$）$\times 10^{12}$/L，血红蛋白量 $150 \sim 220$g/L。未成熟儿与足月儿相近，少数可稍低。生后 $6 \sim 12$ 小时因进食较少和不显性失水，其红细胞数和血红蛋白量往往比出生时高些。生后随着自主呼吸的建立，血氧含量增加，红细胞生成素减少，骨髓造血功能暂时性降低，网织红细胞减少；胎儿红细胞寿命较短，且破坏较多（生理性溶血）；婴儿生长发育迅速，循环血量迅速增加等因素，红细胞数和血红蛋白量逐渐降低，至 $2 \sim 3$ 个月时（早产儿较早）红细胞数降至 3.0×10^{12}/L 左右，血红蛋白量降至 100g/L 左右，出现轻度贫血，称为"生理性贫血"。"生理性贫血"呈自限性，3 个月以后，红细胞数和血红蛋白量又缓慢增加。

网织红细胞数在初生 3 天内为 $0.04 \sim 0.06$，于生后 $5 \sim 7$ 天迅速下降至 0.02 以下，并维持在较低水平，约 0.003，以后随生理性贫血恢复而短暂上升，婴儿期以后达到成人水平。

2. 白细胞数与分类 出生时白细胞数为（$15 \sim 20$）$\times 10^9$/L，生后 $6 \sim 12$ 小时达（$21 \sim 28$）$\times 10^9$/L，然后逐渐下降，1 周时平均为 12×10^9/L，婴儿期白细胞数维持在 10×10^9/L 左右，学龄期降至 8×10^9/L，8 岁以后接近成人水平 7×10^9/L。

白细胞分类中，中性粒细胞与淋巴细胞的变化比较突出。出生时中性粒细胞较高，占 $0.6 \sim 0.65$，淋巴细胞占 $0.30 \sim 0.35$。随着白细胞总数的下降，中性粒细胞比例逐渐下降，生后 $4 \sim 6$ 天时两者比例相等，曲线第一次交叉；以后在整个婴儿期均以淋巴细胞占优势，约占 0.60，中性粒细胞约占 0.35，之后中性粒细胞比例逐渐上升，至 $4 \sim 6$ 岁时两者比例又相等，形成第二次交叉；以后白细胞分类与成人相似。此外，初生儿外周血中也可出现少量幼稚中性粒细胞，但在数天内即消失。

3. 血小板计数 新生儿期血小板波动较大，出生后 48 小时之内数量较低，约 150×10^9/L，两周后可达 300×10^9/L，出生后 6 个月血小板计数即与成人相同，为（$150 \sim 350$）$\times 10^9$/L。

4. 血红蛋白种类 血红蛋白分子由两对多肽链组成，构成血红蛋白分子的多肽链共有 6 种，分别为 α、β、γ、δ、ϵ 和 ζ 链，不同的血红蛋白分子由不同的多肽链组成。正常情况下可有 6 种不同的血红蛋白分子：胚胎期的血红蛋白为 Gower1（$\zeta_2 \epsilon_2$）、Gower2（$\alpha_2 \epsilon_2$）和 Portland（$\zeta_2 \gamma_2$）；胎儿期的胎儿血红蛋白（HbF，$\alpha_2 \gamma_2$）；成人血红蛋白分为 HbA（$\alpha_2 \beta_2$）和 HbA2（$\alpha_2 \delta_2$）两种。

在胚胎 $4 \sim 8$ 周主要是血红蛋白 Gower1、Gower2 和 Portland，在胚胎 8 周以后主要是血红蛋白 F（HbF）。胎儿 6 个月时 HbF 占 0.90，而 HbA 仅占 $0.05 \sim 0.10$；之后 HbA 合成逐渐增加，至出生时 HbF 约占 0.70，HbA 约占 0.30，$HbA_2 < 0.01$。出生后 HbF 迅速为 HbA 所代替，1 岁时 HbF 不超过 0.05，2 岁时 HbF 不超过 0.02。成人的 HbA 约占 0.95，HbA_2 占 $0.02 \sim 0.03$，HbF 不超过 0.02。

5. 血容量 小儿血容量相对成人较多，新生儿血容量约占体重的 10%，平均 300mL；儿童占体重的 8% $\sim$ 10%；成人血容量占体重的 6% $\sim$ 8%。

第二节　儿童贫血概述

贫血是指单位体积血液中的红细胞数或血红蛋白量低于正常。婴儿和儿童的红细胞数和血红蛋白量随年龄不同而有差异。根据世界卫生组织的资料，血红蛋白（Hb）的低限值在 6～59 个月者为 110g/L，血细胞比容（HCT）为 0.33；5～11 岁 Hb 为 115g/L，HCT 为 0.34；12～14 岁 Hb 为 120g/L，HCT 为 0.36，海拔每升高 1000 米，血红蛋白上升 4%；低于此值为贫血。6 个月以下的婴儿由于生理性贫血等因素，血红蛋白值变化较大，目前尚无统一标准。我国小儿血液会议（1989 年）建议：血红蛋白在新生儿期< 145g/L，1～4 个月时< 90g/L，4～6 个月时< 100g/L 为贫血。

【贫血的分类】

1. 按程度分类　根据外周血血红蛋白含量或红细胞数可分为 4 度：①血红蛋白从正常下限至 90g/L 者为轻度。② 60～90g/L 者为中度。③ 30～60g/L 者为重度。④< 30g/L 者为极重度。新生儿 Hb 为 120～144g/L 者为轻度，90～120g/L 者为中度，60～90g/L 者为重度，< 60g/L 者为极重度。

2. 按病因分类　根据造成贫血的原因，将其分为红细胞或血红蛋白生成不足、溶血性和失血性 3 类。

（1）红细胞和血红蛋白生成不足

1）造血物质缺乏　如铁缺乏（缺铁性贫血）、维生素 B_{12} 和叶酸缺乏（巨幼红细胞性贫血）、维生素 A 缺乏、维生素 B_6 缺乏、铜缺乏、维生素 C 缺乏、蛋白质缺乏等。

2）骨髓造血功能障碍　如再生障碍性贫血、单纯红细胞再生障碍性贫血。

3）感染性及炎症性贫血　如流感嗜血杆菌、金黄色葡萄球菌、链球菌等感染。

4）其他　慢性肾病所致贫血、铅中毒所致贫血、癌症性贫血、先天性红细胞生成异常性贫血等。

（2）溶血性贫血　可由红细胞内在异常或红细胞外在因素引起。

1）红细胞内在异常　①红细胞膜结构缺陷：如遗传性球形红细胞增多症、遗传性椭圆形红细胞增多症、棘状红细胞增多、阵发性睡眠性血红蛋白尿等。②红细胞酶缺乏：如葡萄糖 –6– 磷酸脱氢酶 G–6–PD 缺乏、丙酮酸激酶缺乏症（pyruvate kinase deficiency，PK 缺乏症）等。③血红蛋白合成或结构异常：如地中海贫血、血红蛋白病等。

2）红细胞外在因素　①免疫因素：体内存在破坏红细胞的抗体，如新生儿溶血症、自身免疫性溶血、药物所致的免疫性溶血等。②非免疫因素：如感染、物理化学因素、毒素、脾功能亢进、弥散性血管内凝血等。

（3）失血性贫血　包括急性失血和慢性失血引起的贫血。

1）急性失血　①出血性疾病。②外伤。

2）慢性失血　①肠道畸形。②牛乳过敏。③钩虫病。④特发性肺含铁血黄素沉着症。

3. 按形态分类　根据红细胞数、血红蛋白量和血细胞比容计算平均红细胞容积（MCV）、平均红细胞血红蛋白量（MCH）、平均红细胞血红蛋白浓度（MCHC），将贫血分为 4 类（表

12–1)。

表 12–1　贫血的细胞形态分类

	MCV（fl）	MCH（pg）	MCHC（%）
正常值	80～94	28～32	32～38
大细胞性	＞94	＞32	32～38
正细胞性	80～94	28～32	32～38
单纯小细胞性	＜80	＜28	32～38
小细胞低色素性	＜80	＜28	＜32

【临床表现】

贫血的临床表现与其病因、程度和年龄、发生急慢等因素有关。急性贫血，如急性失血或溶血，虽贫血程度轻，亦可引起严重症状甚至休克；慢性贫血，若机体各器官的代偿功能较好，可无症状或症状较轻，当代偿不全时才逐渐出现症状。红细胞的主要功能是携带氧气，故贫血时组织与器官出现缺氧的相关症状。

1. 一般表现　皮肤、黏膜苍白为突出表现。贫血时皮肤（面、耳轮、手掌等）、黏膜（睑结膜、口腔黏膜）及甲床呈苍白色；重度贫血时皮肤往往呈蜡黄色，易误诊为轻度黄疸；相反，伴有黄疸、青紫或其他皮肤色素改变时可掩盖贫血的表现。此外，病程较长的患者可出现疲倦乏力、毛发干枯、营养低下、生长发育。

2. 造血器官反应　婴幼儿期的骨髓几乎全是红髓，贫血时，骨髓不能进一步代偿而出现骨髓外造血，表现为肝脾和淋巴结肿大，外周血中可出现有核红细胞、幼稚粒细胞。

3. 各系统症状

（1）循环和呼吸系统　贫血时可出现呼吸加速、心率加快、脉搏加强、动脉压增高，有时可见毛细血管搏动。重度贫血失代偿时，则出现心脏扩大、心前区收缩期杂音，甚至发生充血性心力衰竭。

（2）消化系统　胃肠蠕动及消化酶分泌均受影响，出现食欲减退、恶心、腹胀或便秘等。偶有舌炎、舌乳头萎缩等。

（3）神经系统　常表现为精神不振、嗜睡、烦躁不安、注意力不集中等。年长儿可有头痛、昏眩、眼前有黑点或耳鸣等。

【诊断】

1. 病史

（1）发病年龄　不同年龄发生贫血的病因不同。产前或产时失血会导致出生即有严重的贫血；新生儿溶血症往往于生后 48 小时内出现贫血并伴有黄疸；婴儿期发病者多考虑营养缺乏性贫血、遗传性溶血性贫血；儿童期发病者多考虑慢性出血性贫血、再生障碍性贫血、其他造血系统疾病、全身性疾病引起的贫血。

（2）病程经过和伴随症状　急性溶血或急性失血者起病快、病程短；营养性贫血、慢性失血、慢性溶血者起病缓慢。溶血患儿常伴有黄疸和血红蛋白尿；出血性疾病常伴有呕血、便血、血尿、瘀斑等；维生素 B_{12} 缺乏患儿常伴有神经和精神症状，如嗜睡、震颤等；伴有骨痛提示骨髓浸润性病变，肿瘤性疾病多伴有发热、肝脾及淋巴结肿大。

（3）喂养史　单纯乳类喂养未及时添加辅食的婴儿，易患营养性缺铁性贫血或巨细胞性贫血；幼儿及年长儿童饮食营养不均衡，可以导致缺铁性贫血。

（4）过去史　询问有无钩虫病等寄生虫病史；询问其他系统引起贫血的有关疾病，如消化系统疾病、慢性肾病、严重结核、慢性炎症性疾病（如类风湿病）等。此外，还要询问是否服用氯霉素、磺胺等对造血系统有不良影响的药物。

（5）家族史　与家族遗传有关的贫血，如遗传性球形红细胞增多症、G-6-PD 缺乏、地中海贫血等。

2. 体格检查

（1）生长发育　慢性贫血往往有生长发育障碍。某些遗传性溶血性贫血，重型 β 地中海贫血，除发育障碍外，还表现有特殊面貌（颧、额突出，眼距宽、鼻梁低、下颌骨较大）等。

（2）营养状况　慢性贫血常伴有营养不良。

（3）皮肤、黏膜　皮肤和黏膜苍白的程度一般与贫血程度成正比。长期慢性贫血者皮肤呈苍黄色，甚至呈古铜色；反复输血者皮肤常有色素沉着。出血性疾病和白血病常伴有皮肤、黏膜出血点或瘀斑。溶血性贫血常伴有黄疸。

（4）指甲和毛发　指甲菲薄、脆弱，严重者扁平甚至呈匙状甲，常提示缺铁性贫血。头发细黄、干稀、无光泽，有时呈绒毛状，常提示巨幼红细胞性贫血。

（5）肝脾和淋巴结肿大　是婴幼儿贫血的重要体征。遗传性溶血性贫血往往以脾大为主。造血系统恶性病变（如白血病、恶性淋巴瘤）往往伴有明显淋巴结肿大。

3. 实验室检查

（1）外周血象　贫血的诊断需要通过观察血涂片中红细胞的大小、形态及染色情况来确定病因。缺铁性贫血的红细胞较小、染色浅、中央淡染色区扩大；遗传性球形红细胞增多症的红细胞呈球形，染色深；地中海贫血的红细胞大小不等，染色浅并有异形、靶形和碎片等；急性溶血或骨髓造血功能障碍的红细胞形态多正常。也可通过观察血涂片中白细胞和血小板质和量的改变及白细胞和血小板计数，来判断贫血的原因。

网织红细胞计数可反映骨髓造红细胞的功能。慢性溶血或失血性贫血网织红细胞计数增多，骨髓造血功能活跃；再生障碍性贫血、营养性贫血等网织红细胞计数减少，造血功能低下。缺铁性贫血经合理治疗后网织红细胞在 1 周左右即开始增加，所以在治疗过程中定期检查网织红细胞计数，有助于判断疗效。

（2）骨髓检查　对某些贫血的诊断具有决定性意义，如白血病、再生障碍性贫血、营养性巨幼红细胞性贫血。

（3）血红蛋白分析检查　地中海贫血和异常血红蛋白病需要通过血红蛋白碱变性试验、血红蛋白电泳、包涵体生成试验等来明确诊断。

（4）红细胞脆性试验　遗传性球形红细胞增多症脆性增高；地中海贫血脆性减低。

（5）特殊检查　先天性红细胞酶缺陷所致的溶血性贫血可通过红细胞酶活力测定来明确诊断；自身免疫性溶血通过抗人球蛋白试验可明确诊断；缺铁性贫血通过血清铁、铁蛋白、红细胞游离原卟啉等检查可以协助诊断；核素 ^{51}Cr 可以测定红细胞寿命；遗传性溶血性贫血可通过基因检测来明确诊断及产前诊断。

【治疗】

1. 去除病因　这是治疗贫血的关键，有些贫血在病因去除后即可治愈。

2. 一般治疗　加强饮食及营养调护，预防感染。

3. 药物治疗　针对病因，选择有效的治疗方案，如缺铁性贫血应用铁剂治疗；巨幼红细胞性贫血应用维生素 B_{12} 和叶酸治疗；自身免疫性溶血和先天性纯红细胞再生障碍性贫血应用肾上腺皮质激素治疗等。

4. 输红细胞　当贫血引起心功能不全时，输红细胞是抢救措施。一般选用红细胞悬液，每次 5～10mL/kg，对于贫血合并肺炎的患儿，速度不宜过快，以免引起心力衰竭和肺水肿。

5. 造血干细胞移植（hematopoietic stem cell transplantation，HSCT）　是目前严重遗传性溶血性贫血、再生障碍性贫血和"高危"白血病的有效根治方法。

6. 并发症治疗　应积极治疗急慢性感染、营养不良、消化功能紊乱等，同时还应考虑贫血与并发症相互影响的特点。贫血患者在消化功能紊乱时，对于体液失衡的调节能力较无贫血的儿童差，在输液治疗时应予注意。

第三节　营养性贫血

营养性贫血是一组由于各种原因导致造血原料供应不足，表现为红细胞及血红蛋白低于正常的血液系统疾病，其临床表现并不局限于血液系统。尽管国人生活水平有了明显提高，营养性贫血的发病率仍然较高，科学营养是降低本组疾病发生的重要措施。

一、缺铁性贫血

缺铁性贫血（iron deficiency anemia，IDA）是体内铁缺乏导致血红蛋白合成减少，临床上以小细胞低色素性贫血、血清铁蛋白减少和铁剂治疗有效为特点的贫血。本病以婴幼儿发病率最高，是我国重点防治的儿童常见病之一。

【病因与发病机制】

1. 铁的代谢

（1）铁的来源　铁的来源主要有二：①外源性铁，主要来自食物，占人体铁摄入量的1/3；分为血红素铁和非血红素铁，前者吸收率高于后者。动物性食物含铁量高且为血红素铁；母乳与牛乳含铁量均低，但母乳的铁吸收率比牛乳高 2～3 倍。植物性食物中的铁是非血红素铁。②内源性铁，人体铁摄入量的 2/3 为体内衰老或破坏的红细胞所释放的血红蛋白铁，几乎全部被再利用。

（2）铁的吸收和转运　食物中的铁主要以 Fe^{2+} 的形式在十二指肠和空肠上段被吸收。进入肠黏膜细胞的 Fe^{2+} 被氧化成 Fe^{3+}，一部分与细胞内的去铁蛋白（apoferritin）结合形成铁蛋白（ferritin），暂时保存在肠黏膜细胞中；另一部分与细胞质中载体蛋白结合后移出胞外进入血液，与血浆中的转铁蛋白（transferrin，Tf）结合，随血液循环将铁运送到需铁和贮铁组织，供给机体利用，红细胞破坏后释放出的铁也同样通过与 Tf 结合运送到骨髓等组织，被利用或贮存。

肠黏膜细胞调节铁的吸收，这种调节作用又通过体内贮存铁和转铁蛋白受体（TfR）来调控。当体内贮存铁充足或造血功能减退时，转铁蛋白受体（TfR）与铁复合物合成减少，铁蛋白合成增加，肠黏膜细胞内的铁大部分以铁蛋白形式贮存，随肠黏膜细胞的自然脱落而被排出体外，因而吸收减少；当体内缺铁或造血功能增强时，TfR 合成增加，铁蛋白合成减少，肠黏膜细胞内的 TfR- 铁复合物进入血流，铁的吸收增加。

铁的吸收也受肠腔内一些因素影响。维生素 C、稀盐酸、果糖、氨基酸等还原物质使 Fe^{3+} 变成 Fe^{2+}，有利于铁的吸收；磷酸、草酸等可与铁形成不溶性铁酸盐，难于吸收；植物纤维、茶、咖啡、蛋、牛奶、抗酸药物等可抑制铁的吸收。

正常情况下，血浆中仅 1/3 的转铁蛋白与铁结合，由此结合的铁称为血清铁（serum iron，SI）；其余 2/3 的转铁蛋白仍具有与铁结合的能力，在体外实验时加入一定量的铁可使其达到饱和状态，所加的铁量即为未饱和铁结合力。血清铁与未饱和铁结合力之和称为血清总铁结合力（total iron binding capacity，TIBC）。血清铁在总铁结合力中所占的百分比称为转铁蛋白饱和度（transferrin saturation，TS）。

（3）铁的利用与储存　铁到达骨髓造血组织后即进入幼红细胞，在线粒体中与原卟啉结合形成血红素，血红素与珠蛋白结合形成血红蛋白。此外，铁参与肌红蛋白和某些酶（如细胞色素 C、单胺氧化酶、核糖核酸还原酶、琥珀酸脱氢酶等）的合成。在体内未被利用的铁以铁蛋白及含铁血黄素的形式贮存。在机体需要铁时，这两种铁均可被利用，通过还原酶的作用，使铁蛋白中的 Fe^{2+} 释放，然后被氧化酶氧化成 Fe^{3+}，与转铁蛋白结合后被转运到需铁的组织。

（4）铁的排泄　正常情况下每日仅有极少量的铁排出体外。小儿每日排出量约为 15μg/kg，约 2/3 随脱落的肠黏膜细胞、红细胞、胆汁由肠道排出，其他经肾脏和汗腺排出，表皮细胞脱落也失去极微量的铁。

（5）铁的需要量　儿童由于生长发育的需要，每日需摄入的铁量较多。足月儿自生后 4 个月至 3 岁每天约需铁 1mg/kg；早产儿约达 2mg/（kg•d）；各年龄儿童每天摄入总量不宜超过 15mg。

2. 病因

（1）先天铁储备不足　妊娠最后 3 个月胎儿从母体获得的铁最多，胎儿储铁减少多由于早产、双胎或多胎、胎儿失血和孕母严重缺铁等。

（2）铁摄入不足　由于人乳、牛乳、谷物中含铁量均低，如不及时添加含铁较多的辅食，容易发生缺铁性贫血。

（3）生长发育因素　婴儿期生长发育较快，随着体重增加，血容量也增加较快，如不及时添加含铁丰富的食物，则易致缺铁。

（4）铁的吸收障碍　慢性腹泻不仅铁的吸收不良，而且铁的排泄也增加。食物搭配不合理也可影响铁的吸收。

（5）铁的丢失过多　正常婴儿每天排泄铁量相比成人多。每 1mL 血约含铁 0.5mg，长期慢性失血（如肠息肉、梅克尔憩室、膈疝、钩虫病等）可致缺铁，用不经加热处理的鲜牛奶喂养的婴儿，可因对牛奶过敏而致肠出血（每天失血约 0.7mL）。

3. 发病机制

（1）缺铁对血液系统的影响　铁是血红蛋白合成的主要原料，缺铁导致血红素生成不足，血红蛋白合成减少，新生的红细胞内血红蛋白含量不足，细胞质减少，细胞变小；因缺铁对细胞的分裂、增殖影响较小，故血红蛋白减少比红细胞数量减少程度明显，从而形成小细胞低色素性贫血。缺铁一般经过以下3个阶段才发生贫血：①铁减少期（iron depletion，ID）。此阶段体内贮存铁已减少，但合成血红蛋白的铁尚未减少。②红细胞生成缺铁期（iron deficient erythropoiesis，IDE）。此期贮存铁进一步消耗，红细胞生成所需的铁不足，但循环中血红蛋白的量未减少。③缺铁性贫血期（iron deficiency anemia，IDA）。此期出现小细胞低色素性贫血，还有一些非造血系统的症状。

（2）缺铁对其他系统的影响　缺铁可影响肌红蛋白的合成，并可减低多种含铁酶的活性，例如细胞色素 C、单胺氧化酶、核糖核苷酸还原酶、琥珀酸脱氢酶等。由于这些含铁酶与生物氧化、组织呼吸、神经介质分解与合成有关，故铁缺乏时造成细胞功能紊乱，尤其是单胺氧化酶的活性降低，造成重要的神经介质，如5-羟色胺、去甲肾上腺素、肾上腺素及多巴胺发生明显变化，不能正常发挥功能，因而产生一些非造血系统的表现，如体力减弱、易疲劳、表情淡漠、注意力不集中和智力减低等。缺铁还可引起组织器官的异常，如口腔黏膜异常角化、舌炎、胃酸分泌减少、脂肪吸收不良和反甲等。此外，缺铁还可引起细胞免疫功能降低，易患感染性疾病。

【临床表现】

任何年龄均可发病，以6个月至2岁最多见。发病缓慢，其临床表现随病情轻重而有所不同。

1. 一般表现　精神不振、不爱活动，皮肤黏膜逐渐苍白，以唇、口腔黏膜及甲床较明显。年长儿可诉头晕、眼前发黑、耳鸣、易疲乏等。

2. 髓外造血表现　由于髓外造血，肝、脾可轻度肿大；年龄越小，病程越久，贫血越重，肝脾大越明显。

3. 非造血系统症状

（1）消化系统症状　食欲减退，少数有异食癖（如嗜食泥土、墙皮、煤渣等）；可有呕吐、腹泻；可出现口腔炎、舌炎或舌乳头萎缩；重者可出现萎缩性胃炎或吸收不良综合征。

（2）神经系统症状　表现为烦躁不安或萎靡不振，注意力不集中，记忆力减退，智力减低。

（3）心血管系统症状　明显贫血时心率增快，严重者心脏扩大，甚至发生心力衰竭。

（4）其他　因细胞免疫功能降低，常合并感染。可因上皮组织异常而出现反甲。

【实验室检查】

1. 外周血象　血红蛋白降低比红细胞数减少明显，呈小细胞低色素性贫血。平均红细胞容积（MCV）＜80fl，平均红细胞血红蛋白量（MCH）＜26pg，平均红细胞血红蛋白浓度（MCHC）＜310g/L。网织红细胞数正常或轻度减少。

2. 骨髓象　呈增生活跃，以中、晚幼红细胞增生为主。各期红细胞均较小，胞质少，染色偏蓝，显示胞质成熟程度落后于胞核。

3. 有关铁代谢的检查

（1）血清铁蛋白（serum ferritin，SF）　可较敏感地反映体内贮存铁的情况，因而是诊断缺铁性贫血铁减少期（ID期）的敏感指标。其放射免疫法测定的正常值：＜3个月婴儿为194～238μg/L，3个月后为18～91μg/L；＜12μg/L，提示缺铁。由于感染、肿瘤、肝脏和心脏疾病时 SF 明显升高，故当缺铁合并这些疾病时其 SF 值可不降低，此时测定红细胞内碱性铁蛋白有助诊断。

（2）红细胞游离原卟啉（free erythrocyte protoporphyrin，FEP） 红细胞内缺铁时 FEP 不能完全与铁结合成血红素，血红素减少又反馈性地使 FEP 合成增多，未被利用的 FEP 在红细胞内堆积，导致 FEP 值增高，当 FEP > 0.9μmol/L（500μg/dL）即提示细胞内缺铁。如 SF 值降低、FEP 升高而未出现贫血，这是红细胞生成缺铁期（IDE 期）的典型表现。FEP 增高还见于铅中毒、慢性炎症和先天性原卟啉增多症。

（3）血清铁（SI）、总铁结合力（TIBC）和转铁蛋白饱和度（TS） 这 3 项检查反映血浆中的铁含量，通常在缺铁性贫血期（IDA 期）才出现异常：即 SI 和 TS 降低，TIBC 升高。SI 正常值为 12.8 ～ 31.3μmol/L（75 ～ 175μg/dL），< 9.0 ～ 10.7μmol/L（50 ～ 60μg/dL）有意义，但其生理变异大，并且在感染、恶性肿瘤、类风湿关节炎等疾病时也可降低。TIBC > 62.7μmol/L（350μg/dL）有意义；其生理变异较小，在病毒性肝炎时可增高。TS < 15% 有诊断意义。

4. 骨髓可染铁 骨髓涂片用普鲁士蓝染色镜检，细胞外铁减少。观察红细胞内铁粒细胞数，如< 15%，提示贮存铁减少（细胞内铁减少），这是一项反映体内贮存铁的敏感而可靠的指标。

【 **诊断与鉴别诊断** 】

1. 诊断 根据病史，特别是喂养史、临床表现和血象特点，一般可做出初步诊断。进一步进行有关铁代谢的生化检查有确诊意义，必要时可进行骨髓检查。用铁剂治疗有效，可证实诊断。

2. 鉴别诊断

（1）地中海贫血 有家族史，地区性比较明显。特殊面容，肝脾明显肿大。血涂片中可见靶形细胞及有核红细胞，血红蛋白电泳 A2 及 F 增高，或出现血红蛋白 H 或 Barts 等。血清铁增高，FEP 正常，骨髓中铁粒幼细胞增多。

（2）肺含铁血黄素沉着症 表现为发作性苍白、无力、咳嗽，痰中可见血，痰和胃液中可找到含铁血黄素细胞。网织红细胞增高。X 线肺野中可见网点状阴影。

（3）铁粒幼红细胞性贫血 骨髓涂片中细胞外铁明显增加，中、晚幼红细胞的核周围可见铁颗粒呈环状排列，血清铁增高，总铁结合力降低。用铁治疗无效。有些患者用维生素 B_6 治疗可取得较好疗效。

【 **治疗** 】

本病主要原则为去除病因和补充铁剂。

1. 去除病因 纠正不合理的饮食习惯。如有慢性失血性疾病，如钩虫病、肠道畸形等，应予及时治疗。

2. 铁剂治疗

（1）口服铁剂 铁剂是治疗缺铁性贫血的特效药，若无特殊原因，应采用口服给药；二价铁盐容易吸收，故临床均选用二价铁盐制剂。常用的口服铁剂有硫酸亚铁（含元素铁 20%）、富马酸亚铁（含元素铁 33%）、葡萄糖酸亚铁（含元素铁 12%）、琥珀酸亚铁（含元素铁 35%）等，口服铁剂的剂量为元素铁每日 4 ～ 6mg/kg，分 3 次口服，以两餐之间口服为宜；为减少胃肠副作用，可从小剂量开始，如无不良反应，可在 1 ～ 2 日加至足量。牛奶、茶、咖啡及抗酸药等与铁剂同服均可影响铁的吸收。

（2）注射铁剂 注射铁剂较容易发生不良反应，甚至可发生过敏反应致死，故应慎用。

NOTE

铁剂治疗 1～2 周后血红蛋白逐渐上升，通常于治疗 3～4 周达到正常。如 3 周内血红蛋白上升不足 20g/L，应注意寻找原因。如治疗反应满意，血红蛋白恢复正常后再继续服用铁剂 6～8 周，以增加铁贮存。

【预防】

提倡母乳喂养；做好喂养指导，无论是母乳或人工喂养的婴儿，均应及时添加含铁丰富且铁吸收率高的辅助食品；婴幼儿食品（谷类制品、牛奶制品等）应加入适量铁剂加以强化；对早产儿，宜自 2 个月左右给予铁剂预防。

二、营养性巨幼细胞性贫血

营养性巨幼细胞性贫血（nutritional megaloblastic anemia）是由于维生素 B_{12} 和（或）叶酸缺乏所致的一种大细胞性贫血。主要临床特点是贫血、神经精神症状、红细胞的胞体变大、骨髓中出现巨幼红细胞、用维生素 B_{12} 和（或）叶酸治疗有效。

【病因与发病机制】

1. 病因

（1）摄入量不足　单纯母乳喂养而未及时添加辅食、人工喂养不当及严重偏食的婴幼儿，其饮食中缺乏肉类、动物肝、肾及蔬菜，可致维生素 B_{12} 和叶酸缺乏。羊乳含叶酸量很低，单纯以羊奶喂养者可致叶酸缺乏。

（2）需要量增加　婴儿生长发育较快，对叶酸、维生素 B_{12} 的需要量也增加，严重感染者维生素 B_{12} 的消耗量增加，需要量相应增加。

（3）吸收或代谢障碍　食物中维生素 B_{12} 必须与胃底部壁细胞分泌的糖蛋白结合成复合物，才能在末端回肠黏膜吸收，进入血液循环后再与转钴胺素蛋白（transcobalamin，TC）结合，运送到肝脏。各种因素影响到上述环节均可致维生素 B_{12} 吸收障碍。慢性腹泻、先天性叶酸代谢障碍（如小肠吸收叶酸缺陷及叶酸转运功能障碍）也可致叶酸缺乏。

2. 发病机制　叶酸在叶酸还原酶的还原作用和维生素 B_{12} 的催化作用下变成四氢叶酸，后者是 DNA 合成过程中必需的辅酶。当维生素 B_{12} 或叶酸缺乏，使四氢叶酸减少，导致 DNA 合成减少。幼稚红细胞内的 DNA 合成减少，使其分裂和增殖时间延长，出现细胞核的发育落后于胞质而血红蛋白的合成不受影响，红细胞的胞体变大，形成巨幼红细胞。由于红细胞生成速度变慢；巨幼红细胞在骨髓内易被破坏；进入血液循环的红细胞寿命也较短，从而出现贫血。

DNA 合成不足也导致粒细胞核成熟障碍，使其胞体增大，出现巨大幼稚粒细胞和中性粒细胞分叶过多现象，亦可使巨核细胞的核发育障碍而致巨大血小板。

维生素 B_{12} 能促使脂肪代谢产生的甲基丙二酸转变成琥珀酸而参与三羧酸循环，此作用与神经髓鞘中脂蛋白形成有关，因而能保持中枢和外周髓鞘神经纤维的功能完整性；当其缺乏时，可导致中枢外周神经髓鞘受损，出现神经精神症状。叶酸缺乏主要引起情感改变，偶见深感觉障碍，其机制尚未明了。

维生素 B_{12} 缺乏还可使中性粒细胞和巨噬细胞吞噬细菌后的杀灭细菌作用减弱，使组织、血浆及尿液中甲基丙二酸堆积，后者是结核分枝杆菌细胞壁成分的原料，有利于结核分枝杆菌生长，故维生素 B_{12} 缺乏者易伴结核病。

【临床表现】

1. 一般表现　以 6 个月至 2 岁多见，起病缓慢。疲乏无力，多呈虚胖或颜面轻度水肿，毛发纤细、稀疏、黄色，严重者皮肤有出血点或瘀斑。常伴肝脾大。

2. 皮肤黏膜表现　皮肤常呈蜡黄色，睑结膜、口唇、指甲等处苍白，偶有轻度黄疸。

3. 神经精神症状　可出现烦躁不安、易怒等症状。维生素 B_{12} 缺乏者表现为表情呆滞、目光发直、对周围反应迟钝、嗜睡、不认亲人、少哭不笑，智力、动作发育落后甚至退步。重症病例可出现不规则性震颤、手足无意识运动，甚至抽搐、感觉异常、共济失调、踝阵挛和 Babinski 征阳性等。叶酸缺乏不发生神经系统症状，但可导致神经精神异常。

4. 消化系统症状　常出现较早，如厌食、恶心、呕吐、腹泻和舌炎等。

【辅助检查】

1. 外周血象　呈大细胞性贫血，MCV > 94fl，MCH > 32pg。血涂片可见红细胞大小不等，以大细胞为多，易见嗜多色性和嗜碱点彩红细胞，可见有核红细胞的巨幼变，中性粒细胞呈分叶过多现象。网织红细胞、白细胞、血小板计数常减少。

2. 骨髓象　增生明显活跃，以红系增生为主，粒系、红系均出现巨幼变，表现为胞体变大、核染色质粗而松、副染色质明显。中性粒细胞胞质空泡形成，核分叶过多。巨核细胞核有过度分叶现象，可见巨大血小板。

3. 血清维生素 B_{12} 和叶酸测定　血清维生素 B_{12} 正常值为 200 ～ 800ng/L，< 100ng/L 为缺乏。血清叶酸水平正常值为 5 ～ 6μg/L，< 3μg/L 为缺乏。

【诊断与鉴别诊断】

1. 诊断　根据临床表现、血象诊断不难。在此基础上，如神经精神症状明显，则考虑维生素 B_{12} 缺乏所致。有条件时测定血清维生素 B_{12} 或叶酸水平可进一步协助确诊。

2. 鉴别诊断　要与恶性贫血鉴别，后者由内因子缺乏致维生素 B_{12} 吸收障碍所致。根据患者年龄、遗传因素、血浆内因子抗体是否存在，以及有无合并内分泌疾病，可以鉴别。

【治疗】

1. 去除病因　对引起维生素 B_{12} 和叶酸缺乏的原因应予去除。

2. 维生素 B_{12} 和叶酸治疗　有神经精神症状者，应以维生素 B_{12} 治疗为主，如单用叶酸反而有加重症状的可能。维生素 B_{12} 500 ～ 1000μg 一次肌内注射；或每次肌内注射 100μg，每周 2 ～ 3 次，连用数周，直至临床症状好转，血象恢复正常为止；当有神经系统受累表现时，可予每日 1mg，连续肌内注射两周以上；由于维生素 B_{12} 吸收缺陷所致的患者，每月肌内注射 1mg，长期应用。用维生素 B_{12} 治疗后 6 ～ 7 小时骨髓内巨幼红细胞可转为正常；一般精神症状 2 ～ 4 天后好转；网织红细胞 2 ～ 4 天开始增加，6 ～ 7 天达高峰，两周后降至正常；神经精神症状恢复较慢。

叶酸口服剂量为 5mg，每日 3 次，连续数周至临床症状好转、血象恢复正常为止。同时口服维生素 C 有助于叶酸的吸收。治疗初期，由于大量新生红细胞，使细胞外钾转移至细胞内，可引起低血钾，甚至发生低血钾性婴儿猝死，应预防性补钾。

【预防】

改善哺乳母亲的营养，婴儿应及时添加辅食，注意饮食均衡，及时治疗肠道疾病，注意合理应用抗叶酸代谢药物。

NOTE

第四节　溶血性贫血

溶血性贫血（hemolytic anemia）是多种病因引起红细胞破坏加速所致细胞寿命缩短，且超过了骨髓代偿能力的一组疾病。正常红细胞寿命为120天左右（新生儿为80～100天），每天约1%的红细胞衰老破坏被清除，同时骨髓释放相同数量的新生红细胞进入血液，以保持红细胞数量的动态平衡。当红细胞破坏的速度过快即发生本病。

一、遗传性球形红细胞增多症

遗传性球形红细胞增多症（hereditary spherocytosis，HS）是红细胞膜先天性缺陷的溶血性贫血，以不同程度的贫血、反复出现黄疸、脾大、球形红细胞增多及红细胞渗透脆性增加为特征。

【病因和发病机制】

本病大多数为常染色体显性遗传，少数为常染色体隐性遗传。正常红细胞膜由双层脂质和膜蛋白组成。本病由于调控红细胞膜蛋白的基因突变，造成膜骨架蛋白（膜收缩蛋白、锚蛋白）单独或联合缺陷，导致：①红细胞膜双层脂质不稳定，以出芽形式形成囊状而丢失，使红细胞表面积减少，表面积与体积比值下降，红细胞变成球形。②红细胞膜阳离子通透性增加，钠和水进入胞内而钾透出胞外，为了维持红细胞内外钠离子平衡，钠泵作用加强致ATP缺乏，钙-ATP酶受抑，致细胞内钙离子浓度升高并沉积在红细胞膜上。③红细胞膜蛋白磷酸化功能下降，过氧化物酶增加，与膜结合的血红蛋白增加，导致红细胞变形性下降。球形红细胞的细胞膜变形性和柔韧性减弱，少量水分进入胞内极易胀破而溶血；红细胞通过脾脏时也易被破坏而溶解，发生血管外溶血。

【临床表现】

贫血、黄疸、脾大是本病的三大特征，而且在慢性溶血性贫血的过程中易出现急性溶血发作。发病年龄越小，症状越重。新生儿期起病者可出现急性溶血性贫血和高胆红素血症；婴儿和儿童患者贫血的程度差异较大，大多为轻至中度贫血。黄疸可见于大部分患者，多为轻度，呈间歇性。几乎所有患者均有脾大，且随年龄增长而逐渐显著，溶血危象时肿大更明显。肝脏多轻度肿大。未行脾切除的年长儿可并发色素性胆石症，10岁以下发生率为5%，发现胆结石最小年龄为4～5岁。长期贫血可因骨髓代偿造血而致骨骼改变，但程度一般较地中海贫血轻。偶见踝部溃疡。

感染、劳累或情绪紧张等可诱发"溶血危象"：贫血和黄疸突然加重，伴发热、寒战、呕吐，脾大显著并有疼痛。也可出现"再生障碍危象"：表现为以红系造血受抑为主的骨髓造血功能暂时性抑制，出现严重贫血，可有不同程度的白细胞和血小板减少。后者与微小病毒（parvovirus）B19感染有关，呈自限性，持续数天或1～2周缓解。

【辅助检查】

1. 外周血象　贫血多为轻至中度，发生危象时可呈重度；网织红细胞升高；MCV和MCH多正常，MCHC可增加；白细胞及血小板多正常。外周血涂片可见胞体小、染色深、中心浅染区消失的球形红细胞增多，是本病的特征，占红细胞数的 0.2 ～ 0.4。仅少数患者球形红细胞数量少或红细胞形态改变不明显。

2. 红细胞渗透脆性试验　大多数病例红细胞渗透脆性增加，0.5% ～ 0.75% 盐水开始溶血，0.40% 完全溶血。24 小时孵育脆性试验则 100% 病例阳性。

3. 溶血的证据　如血清非结合胆红素和游离血红蛋白增高，结合珠蛋白降低，尿中尿胆原增加。红细胞自身溶血试验阳性，加入葡萄糖或 ATP 可以纠正。酸化甘油试验（acidified glycerin hemolysis test，AGLT）阳性。

4. 骨髓象　红细胞系统明显增生，但有核红细胞形态无异常。

5. 其他　采用十二磺酸钠聚丙烯酰胺凝胶电泳或放射免疫法测定膜蛋白含量，有助于判断膜蛋白的缺陷。基因检测可确定突变位点。

【诊断与鉴别诊断】

1. 诊断　根据贫血、黄疸、脾大等临床表现，球形红细胞增多，红细胞渗透脆性增加或孵育后红细胞渗透脆性试验增加，即可做出初步诊断，并应行家族调查，阳性家族史即可确诊。

2. 鉴别诊断

（1）自身免疫性溶血　患者有溶血的表现，球形红细胞明显增多和渗透脆性增高，但无家族史，抗人球蛋白试验（Coombs）阳性是诊断此病的重要依据。

（2）新生儿溶血症　周围血中可因暂时出现球形红细胞而易与遗传性球形细胞增多症相混淆，但前者母子 ABO 和 Rh 血型不同，抗人球蛋白试验呈阳性，有助于鉴别。

【治疗】

1. 一般治疗　注意防治感染，避免劳累和情绪紧张。适当补充叶酸。防治高胆红素血症。重度贫血或发生溶血危象时应输红细胞。

2. 脾切除　有显著疗效，术后黄疸消失，贫血纠正，不再发生溶血危象和再生障碍危象，红细胞寿命延长。手术应于 5 岁以后进行，因过早切脾可降低机体的免疫功能，易发生严重感染。若反复再生障碍危象或重度溶血性贫血致生长发育迟缓，手术年龄可提早。为防止术后感染，应在术前 1 ～ 2 周注射多价肺炎球菌疫苗，术后应用长效青霉素预防治疗 1 年。

二、红细胞葡萄糖 –6– 磷酸脱氢酶缺乏症

红细胞葡萄糖 –6– 磷酸脱氢酶（G–6–PD）缺乏症（erythrocyte glucose –6– phosphate dehydrogenase deficiency）是一种 X 连锁不完全显性红细胞酶缺陷病。本病分布遍及世界各地，估计全世界有 2 亿以上的人患有 G–6–PD 缺乏症。高发地区为地中海沿岸国家、东南亚、印度、菲律宾、巴西和古巴等。在我国分布规律呈“南高北低”的态势，主要见于长江流域及其以南各地，以云南、海南、广东、广西、福建、四川、江西、贵州等地的发病率较高，北方地区较为少见。

【病因与发病机制】

1. 病因　本病是由于 G–6–PD 的基因突变所致。*G–6–PD* 基因定位于 X 染色体长臂 2 区 8 带（Xq28），全长约 18.5kb，含 13 个外显子，编码 515 个氨基酸。男性半合子和女性纯合子均表现为 G–6–PD 显著缺乏；女性杂合子发病与否取决于其 G–6–PD 缺乏的细胞数量在细胞群中所占的比例，在临床上有不同的表现度，故称为不完全显性。

NOTE

迄今，*G-6-PD* 基因的突变已达 122 种以上；中国人（含海外华裔）的 *G-6-PD* 基因突变型即有 17 种，其中最常见的是 nt1376G → T（占 57.6%）、nt1388G → A（占 14.9%），其他突变有 nt95A → G、nt493A → G、nt1024G → T 等。同一地区的不同民族其基因突变型相似，而分布在不同地区的同一民族其基因突变型则差异很大。

2. 发病机制　本病发生溶血的机制尚未完全明了，目前认为服用氧化性药物（如伯氨喹）诱发溶血的机制为：G-6-PD 在磷酸戊糖旁路中是 6- 磷酸葡萄糖（G-6-P）转变为 6- 磷酸葡萄糖酸（G-6-PD）反应中必需的酶。G-6-PD 缺乏时，使还原型三磷酸吡啶核苷（NADPH）减少，不能维持生理浓度的还原型谷胱甘肽（GSH），从而使红细胞膜蛋白和酶蛋白中的巯基氧化，破坏了红细胞膜的完整性。NADPH 减少后，使高铁血红蛋白（MHb）不能转变为氧合血红蛋白，MHb 增加致红细胞内不可溶性变性珠蛋白小体（Heinz body）明显增加，红细胞膜变硬，通过脾脏时被破坏，导致溶血。新生的红细胞 G-6-PD 活性较高，对氧化性药物有较强的"抵抗性"，当衰老红细胞酶活性过低而被破坏后，新生红细胞即代偿性增加，故不再发生溶血，呈"自限性"。蚕豆诱发溶血的机制未明。

【临床表现】

根据诱发溶血的不同原因，可分为以下 5 种临床类型。

1. 伯氨喹型药物性溶血性贫血　是由于服用某些具有氧化特性的药物而引起的急性溶血。此类药物包括：抗疟药、解热镇痛药、硝基呋喃类、磺胺类、大剂量维生素 K、丙磺舒、川莲、腊梅花等。常于服药后 1 ～ 3 天出现急性血管内溶血。有头晕、厌食、恶心、呕吐、疲乏等症状，继而出现黄疸、血红蛋白尿，溶血严重者可出现少尿、无尿、酸中毒和急性肾衰竭。溶血过程呈自限性是本病的重要特点，轻症的溶血持续 1 ～ 2 天或 1 周左右自愈。

2. 蚕豆病　常见于 < 10 岁的儿童，男孩多见，进食蚕豆或蚕豆制品（如粉丝）均可致病，母亲食蚕豆后哺乳可使婴儿发病。通常于进食蚕豆后 24 ～ 48 小时内发病，表现为急性血管内溶血。

3. 新生儿黄疸　在 G-6-PD 缺乏症高发地区，由 G-6-PD 缺乏引起的新生儿黄疸并不少。感染、病理产、缺氧、哺乳的母亲服用了氧化剂药物，或新生儿穿戴有樟脑丸气味的衣服等均可诱发溶血，但也有不少病例无诱因可查。黄疸大多于出生 2 ～ 4 天后达高峰，半数患者可有肝脾大，贫血大多数为轻、中度，重者可致胆红素脑病。

4. 感染诱发的溶血　细菌、病毒感染可诱发 G-6-PD 缺乏者发生溶血，一般于感染后几天之内突然发生溶血，程度大多较轻，黄疸多不显著。

5. 先天性非球形细胞性溶血性贫血（congenital non spherocytic hemolytic anemia，CNSHA）

在无诱因的情况下出现慢性溶血，常于婴儿期发病，表现为贫血、黄疸、脾大；可因感染或服药而诱发急性溶血。约有半数病例在新生儿期以高胆红素血症起病。

【辅助检查】

1. 红细胞 G-6-PD 缺乏的筛选试验　常用 3 种方法：

（1）高铁血红蛋白还原试验　正常还原率 > 0.75；中间型为 0.74 ～ 0.31；显著缺乏者 < 0.30。

（2）荧光斑点试验　正常 10 分钟内出现荧光；中间型者 10 ～ 30 分钟出现荧光；严重缺乏者 30 分仍不出现荧光。本试验敏感性和特异性均较高。

（3）硝基四氮唑蓝（NBT）纸片法　正常滤纸片呈紫蓝色，中间型呈淡蓝色，显著缺乏者呈红色。

2. 红细胞 G-6-PD 活性测定　这是特异性的直接诊断方法，正常值随测定方法而不同：世界卫生组织推荐的 Zinkham 法为（12.1±2.09）IU/gHb。国际血液学标准化委员会（SICSH）推荐的 Clock 与 Mclean 法为（8.34±1.59）IU/gHb。NBT 定量法为 13. ～ 30.0BNT 单位。近年开展 G-6-PD/6-PGD 比值测定，可进一步提高杂合子的检出率，成人 1.0 ～ 1.67，脐带血 1.1 ～ 2.3，低于此值为 G-6-PD 缺乏。

3. 变性珠蛋白小体生成试验　在溶血时阳性细胞＞ 0.05；溶血停止时呈阴性。不稳定血红蛋白病患者此试验亦可阳性。

4. G-6-PD 基因检测　可检测 G-6-PD 基因突变位点。

【诊断】

阳性家族史或过去病史均有助于临床诊断。病史中有急性溶血特征，并有进食蚕豆或口服氧化特性药物史，或新生儿黄疸，或自幼即出现原因未明的慢性溶血者，均应考虑本病。

【治疗】

对急性溶血者，应去除诱因。在溶血期应供给足够水分，注意纠正电解质失衡，口服碳酸氢钠，使尿液保持碱性，以防止血红蛋白在肾小管内沉积。贫血较轻者不需要输血，去除诱因后溶血大多于 1 周内自行停止。严重贫血时，可输 G-6-PD 正常的红细胞。应密切注意肾功能，如出现肾衰竭，应及时采取有效措施。新生儿黄疸可用蓝光治疗，个别严重者应考虑换血疗法，以防止胆红素脑病的发生。

三、地中海贫血

地中海贫血又称海洋性贫血（thalassemia）、珠蛋白生成障碍性贫血，是一组遗传性溶血性贫血疾病。其共同特点是珠蛋白基因的缺陷使一种或几种珠蛋白肽链合成减少或不能合成，导致血红蛋白的组成成分改变。本组疾病的临床症状轻重不一。

本病以地中海沿岸国家和东南亚各国多见，我国长江以南各省均有报道，以广东、广西、海南、四川、云南、贵州、重庆等地发病率较高，在北方较为少见。

【病因和发病机制】

正常人血红蛋白（Hb）中的珠蛋白含 α、β、γ 和 δ 4 种肽链。由于珠蛋白肽链组合不同，形成 3 种不同血红蛋白，即 HhA（α2β2）、HbA2（α2δ2）和 HbF（α2γ2）。当遗传缺陷时，珠蛋白基因功能障碍，珠蛋白肽链合成障碍，从而出现慢性溶血性贫血。根据肽链合成障碍的不同，称为 α、β、δβ 和 δ 等地中海贫血，其中以 α 和 β 地中海贫血较常见。

1. β 地中海贫血　主要是人类 β 珠蛋白基因（位于第 11 号染色体短臂 1 区 2 节，11pl.2）的点突变，少数为基因缺失。β0 地中海贫血是由于基因缺失和有些点突变致 β 链的生成完全受抑制；β+ 地中海贫血由于有些点突变或基因缺失，使 β 链的生成部分受抑制。纯合子为染色体上的两个等位基因突变点相同；杂合子为同源染色体上只有一个突变点；复合杂合子为等位基因的突变点不同。

重型 β 地中海贫血是纯合子或复合杂合子状态。因 β 链生成完全或明显受到抑制，以致含有 β 链的 HbA 合成减少或消失，而多余的 α 链与 γ 链结合而成为 HbF（α2γ2），使 HbF

NOTE

明显增加。由于 HbF 的氧亲和力高，致患者组织缺氧。过剩的 α 链沉积于幼红细胞和红细胞中，形成 α 链包涵体附着于红细胞膜上，使其变僵硬，在骨髓内大多被破坏而导致"无效造血"。部分含有包涵体的红细胞虽能成熟并被释放至外周血，但当它们通过微循环时就容易被破坏；这种包涵体还影响红细胞膜的通透性，从而导致红细胞寿命缩短。所以，患儿在临床上呈慢性溶血性贫血。贫血和缺氧刺激红细胞生成素的分泌量增加，促使骨髓增加造血，从而引起骨骼的改变。贫血使肠道对铁的吸收增加，加上在治疗过程中的反复输血，使铁在组织中大量贮存，导致含铁血黄素沉着症。

轻型 β 地中海贫血是杂合子状态，β 链的合成仅轻度减少，其病理生理改变极轻微。中间型 β 地中海贫血是复合杂合子和某些变异型的纯合子或复合杂合子状态，其病理生理改变介于重型和轻型之间。

2. α 地中海贫血　人类 α 珠蛋白基因簇位于第 16 号染色体短臂末端（16p13.3）。每条染色体各有 2 个 α 珠蛋白基因，一对染色体共有 4 个 α 珠蛋白基因。α 地中海贫血可由于 α 珠蛋白基因缺失或点突变所致。α+ 地中海贫血是由于一条染色体上一个 α 基因缺失或缺陷，使 α 链的合成减少；α0 地中海贫血是由于染色体上两个 α 基因缺失或缺陷，导致无 α 链合成。

重型 α 地中海贫血是 α0 地中海贫血的纯合子状态，其 4 个 α 珠蛋白基因均缺失或缺陷，以致完全无 α 链生成，含有 α 链的 HbA、HbA2 和 HbF 的合成均减少。在胎儿期即发生大量 γ 链合成 γ4（Hb Bart），Hb Bart 对氧的亲和力极高，造成组织缺氧而引起胎儿水肿综合征。中间型 α 地中海贫血是 α0 和 α+ 地中海贫血的双重杂合子状态，是由三个 α 珠蛋白基因缺失或缺陷所致，患者仅能合成少量 α 链，其多余的 β 链即合成 HbH（β4）。HbH 是一种不稳定的血红蛋白，对氧亲和力较高，容易在红细胞内变性沉淀而形成包涵体，造成红细胞膜僵硬而使红细胞寿命缩短。

轻型 α 地中海贫血是 α+ 地中海贫血纯合子或 α0 地中海贫血杂合子状态，病理生理改变轻微，它有 2 个 α 珠蛋白基因缺失或缺陷，故有相当数量的 α 链合成。静止型 α 地中海贫血仅有一个 α 基因缺失或缺陷，病理生理可没有改变，是 α+ 地中海贫血杂合子状态，α 链的合成略为减少。

【临床表现】

1. β 地中海贫血　根据病情轻重分为以下三型。

（1）轻型　多发于儿童或青少年期，临床表现为无症状或轻度贫血，轻度或无肝脾肿大。病程经过良好。

（2）中间型　多于幼童期出现症状，中度贫血，轻度或中度脾肿大，或有黄疸，有较轻骨骼改变。

（3）重型　又称 Cooley 贫血。患儿 3～12 个月开始发病，呈慢性进行性贫血，发育不良，面色苍白，肝脾大，常有轻度黄疸，症状随年龄增长而日益明显。由于骨髓代偿性增生，使头颅变大、额部隆起、鼻梁塌陷，两眼距增宽，形成地中海贫血特殊面容。易并发含铁血黄素沉着症：过多的铁沉着于心肌和其他脏器，如肝、胰腺、脑垂体等而引起该脏器损害，其中最严重的是心力衰竭，是导致患儿死亡的重要原因之一。

2. α 地中海贫血

（1）静止型　患者无症状，血红蛋白量也可正常；红细胞形态正常，较少有红细胞体积的改变，出生时脐带血中 Hb Bart 含量为 0.01 ～ 0.02，3 个月后即消失。

（2）轻型 患者无症状。红细胞形态有轻度改变，患儿脐血中 Hb Bart 含量为 0.034 ～ 0.140，生后 6 个月时完全消失。

（3）中间型 又称血红蛋白 H 病。婴儿期以后逐渐出现贫血、乏力、肝脾肿大、轻度黄疸。

（4）重型 又称 Hb Bart 胎儿水肿综合征。胎儿呈重度贫血、黄疸、水肿、肝脾肿大、腹腔积液、胸腔积液。胎盘巨大且质脆，常于 30 ～ 40 周时流产、死胎或娩出后半小时内死亡。

【实验室检查】

1. β 地中海贫血 ①轻型：成熟红细胞有轻度形态改变，红细胞渗透脆性正常或减低，血红蛋白电泳显示 HbA2 含量增高（0.035 ～ 0.060），HbF 含量正常。②中间型：外周血象和骨髓象的改变如重型，红细胞渗透脆性减低，HbF 含量为 0.40 ～ 0.80，HbA2 含量正常或增高。③重型：外周血象呈小细胞低色素性贫血，红细胞大小不等，中央浅染区扩大，出现异形、靶形、碎片红细胞和有核红细胞、点彩红细胞、嗜多染性红细胞、豪 - 周小体等；网织红细胞正常或增高。骨髓象红系增生明显活跃，以中、晚幼红细胞占多数，成熟红细胞改变与外周血相同。红细胞渗透脆性明显减低。HbF 含量明显增高，大多 > 0.40，这是诊断重型 β 地中海贫血的重要依据。颅骨 X 线可见颅骨内外板变薄，板障增宽，在骨皮质间出现垂直短发样骨刺。

2. α 地中海贫血 外周血象和骨髓象的改变类似重型 β 地中海贫血；红细胞渗透脆性减低；变性珠蛋白小体阳性；HbA2 及 HbF 含量正常。出生时血液中含有约 0.25 Hb Bart 及少量 HbH；随年龄增长，HbH 逐渐取代 Hb Bart，其含量为 0.024 ～ 0.44，包涵体生成试验阳性。重型外周血有核红细胞和网织红细胞明显增高，血红蛋白中几乎全是 Hb Bart 或同时有少量 HbH，无 HbA、HbA2 和 HbF。

【诊断与鉴别诊断】

根据临床特点和实验室检查，结合阳性家族史，一般可做出诊断。有条件时，可进行基因诊断。本病须与缺铁性贫血、遗传性球形红细胞增多症、传染性肝炎或肝硬化相鉴别。因 HbH 病贫血较轻，还伴有肝脾大、黄疸，少数病例还可有肝功能损害，故易被误诊为黄疸型肝炎或肝硬化。但通过病史询问、家族调查，以及红细胞形态观察、血红蛋白电泳检查即可鉴别。

【治疗】

静止型 / 轻型地中海贫血不需要特殊治疗。中间型和重型地中海贫血应采取下列一种或数种方法治疗。

1. 一般治疗 注意休息和营养，积极预防感染。适当补充叶酸和维生素 E。

2. 输血和祛铁治疗

（1）红细胞输注 少量输注法仅适用于中间型 α 和 β 地中海贫血，对于重型 β 地中海贫血应从早期开始给予适量的红细胞输注，以使患儿生长发育接近正常和防止骨骼病变。其方法是先 2 ～ 4 周分次输注浓缩红细胞，使患儿血红蛋白含量达 120g/L 左右；然后每隔 4 ～ 5 周输注浓缩红细胞 10 ～ 15mL/kg，使血红蛋白含量维持在 90 ～ 140g/L。但本法容易导致含铁血黄素沉着症，故应同时给予铁螯合剂治疗。

（2）铁螯合剂 除铁治疗是改善重型地中海贫血患者生存质量和延长寿命的主要措施。目前临床上使用的药物有去铁胺（deferoxamine）、去铁酮（deferiprone）和地拉罗司

NOTE

（deferasirox）。建议在规律输注红细胞 1 年或 10 单位后进行铁负荷评估，如有铁过载（SF ＞ 1000μg/L），则开始应用铁螯合剂。

3. 脾切除　对血红蛋白 H 病和中间型 β 地中海贫血的疗效较好，对重型 β 地中海贫血效果差。脾切除应在 5 ～ 6 岁以后施行。

4. 造血干细胞移植　异基因造血干细胞移植是目前能根治重型 β 地中海贫血的方法。如有 HLA 相配的造血干细胞供者，应作为治疗重型 β 地中海贫血的首选方法。

5. 基因活化治疗　应用化学药物可增加 γ 基因的表达或减少 α 基因的表达，以改善 β 地中海贫血的症状，已用于临床研究的药物有羟基脲、沙利度胺和 5- 氮杂胞苷（5-AZC）等。

【预防】

开展人群普查和遗传咨询，做好婚前指导，以避免地中海贫血基因携带者之间联姻，对预防本病有重要意义。采用基因分析法进行产前诊断，可在妊娠早期对重型 β 和 α 地中海贫血胎儿做出诊断并及时终止妊娠，以避免胎儿水肿综合征的发生和重型 β 地中海贫血患者的出生，这是目前预防本病行之有效的方法。

四、自身免疫性溶血性贫血

自身免疫性溶血性贫血（autoimmune hemolytic anemia，AIHA）是指由各种原因刺激机体产生抗自身红细胞膜的抗体和（或）补体，吸附于红细胞表面，导致红细胞破坏的溶血性贫血。AIHA 的年发病率为（0.8 ～ 3.0）/10 万，病死率 10% 左右。约占儿科溶血性贫血的 1/4，大多发生于 10 岁以下，男童发病率略高于女童。

【病因与发病机制】

1. 病因　自身免疫性溶血性贫血（AIHA）中原因不明者为特发性 AIHA，继发于某些疾病者为继发性 AIHA。后者可继发于造血系统肿瘤（如淋巴系统增殖性疾病、白血病、多发性骨髓瘤等）、结缔组织病（如系统性红斑狼疮、类风湿关节炎、硬皮病等）、感染性疾病（如各类病毒感染）及免疫缺陷性疾病。

2. 发病机制　本病发生机制复杂，尚未完全明确。主要发病机制为 T 细胞调控失衡导致 B 细胞数量、功能异常增强，产生抗红细胞抗体（对成熟和未成熟红细胞），引起免疫相关性红细胞破坏，发生溶血。

（1）**抗体产生**　抗红细胞自身抗体的产生机制尚未完全阐明，可能有以下几方面因素参与：①抗原变异。某些病毒感染、药物及化学毒物、射线等作用于机体后，引起红细胞膜抗原成分的变异，进而刺激机体的免疫系统产生识别此类变异抗原的自身抗体。②抗体产生异常。淋巴系统感染或肿瘤疾病、免疫缺陷等因素使机体失去免疫监视功能，无法识别自身细胞，从而使机体产生抗自身血细胞抗原的抗体。③交叉免疫。某些病原微生物具有与人体血细胞相似的抗原成分，当其侵入人体后会刺激机体产生交叉抗体，这些抗体在抗病原微生物的同时，也会抗人体血细胞。④T 细胞平衡学说。临床发现 AIHA 患者有抑制性 T 细胞减少和功能障碍、T 细胞中特定亚群活化，使相应 B 细胞反应过剩而发生 AIHA。⑤基因异常。有报道多个基因对 AIHA 的易感性、疾病过程起作用。

（2）**溶血机制**　AIHA 时红细胞的破坏形式归纳为血管内和血管外溶血两种：①血管内溶血。某些自身红细胞抗体在血管内与红细胞结合，引起红细胞凝聚并同时结合、激活补体；补体直接破坏红细胞，进而引起血管内溶血。②血管外溶血。红细胞因红细胞膜上吸附 IgG 或 C_3 而被致敏，从而导致红细胞在脾脏内被单核 – 巨噬细胞吞噬、溶解和破坏。

【分型】

参照《自身免疫性溶血性贫血诊断与治疗中国专家共识（2017 年版）》。

1. 依据病因分类　分为原发性和继发性。

2. 依据抗体性质分类　依据自身抗体与红细胞结合所需的最适温度分为温抗体型、冷抗体型和混合型（兼有温、冷抗体）。冷抗体型包括冷凝集素综合征（cold agglutinin syndrome，CAS）及阵发性冷性血红蛋白尿症（paroxysmal cold hemoglobinuria，PCH）。临床以温抗体最为常见，占 2/3 以上，本节重点介绍温抗体型。

3. 依据红细胞自身抗体检测结果分类　分为自身抗体阳性型和自身抗体阴性型。自身抗体阴性型 AIHA 临床应符合溶血性贫血，并除外其他溶血性贫血而免疫抑制治疗有效。

【临床表现】

1. 温抗体型

（1）急性型　多见于 < 4 岁的婴幼儿，男性居多。常继发于各种病毒感染。起病较急，出现贫血表现，如面色苍白、心悸气短、头晕、乏力等；黄疸进行性加重；可伴有发热、头痛、腰背疼痛。严重者出现神志不清、抽搐、肾功能不全。尿色深、重者呈酱油色。肝脾肿大。

（2）慢性型　常见于年长儿，病程较长，往往呈进行性或间歇发作，表现为轻 – 中度黄疸、苍白、脾大或肝大。反复感染可加重病情，甚至呈溶血危象；部分患者可能合并 SLE 及淋巴瘤。

（3）Coombs 试验阴性型　表现与上述两型基本相同，切脾或肾上腺皮质激素治疗有效。其性质仍未完全清楚。

2. 冷凝集素综合征　急性发病者以 < 5 岁小儿多见，发病前常有支原体肺炎、传染性单核细胞增多症、巨细胞病毒感染、钩端螺旋体病和水痘。临床表现为在寒冷的环境中指端、足尖、鼻尖、耳郭等皮肤暴露处发绀、冰冷，自觉局部麻木、微痛，加温后症状消失，出现贫血、黄疸。而慢性则多见于 > 50 岁老人，有轻度或中度的慢性溶血性贫血。

3. 阵发性冷性血红蛋白尿　罕见，多继发于梅毒、麻疹、腮腺炎、水痘等，少数为原发性。临床表现为受寒后回到温暖的环境中几分钟或几小时内突然出现腰腿酸痛、腹痛，寒战高热，头痛，恶心呕吐，继而排出酱油色尿，但多持续时间短，可伴有黄疸和脾大。

【辅助检查】

1. 温抗体型

（1）血象　急性型贫血重，Hb 可 < 20g/L，慢性多为 100 ～ 110g/L，网织红细胞 > 0.10，慢性型者网织红细胞可减少。外周血涂片可见红细胞大小不等、异型，常见小球形和碎片，数量不等的幼红细胞，少量铁粒幼细胞。白细胞数量多增加，血小板数正常。

（2）Coombs 试验　直接 Coombs 试验阳性，间接 Coombs 试验可阳性或阴性，C_3 阳性提示血管内溶血。

（3）其他　红细胞渗透脆性可增加，胆红素（尤以间接胆红素）增加，尿中血红蛋白亦可升高。

NOTE

2. 冷凝集素综合征

（1）血象　慢性轻至中度贫血，周围血中无红细胞畸形及大小不一，可有轻度高胆红素血症，反复发作有含铁血黄素尿。

（2）冷凝集素试验　呈阳性，4℃效价可高至1∶1000，甚至1∶16000。在30℃时，白蛋白或生理盐水内，如凝集素效价仍然较高，有诊断意义。

（3）Coombs试验　Coombs试验阳性，几乎均为C_3型。

3. 阵发性冷性血红蛋白尿

（1）血象　贫血严重，进展迅速，周围血液有红细胞大小不一及畸形，并有球形细胞、红细胞碎片及嗜碱性点彩细胞及幼红细胞出现。

（2）尿液　反复发作有含铁血黄素尿。

（3）冷热溶血试验　又称Donath-Landsteiner（D-L）试验。D-L型自身抗体属于IgG型免疫球蛋白，在补体参与下，可通过4℃与37℃两期溶血试验加以检测。阵发性寒冷性血红蛋白尿患者该试验阳性。

（4）Coombs试验　Coombs试验阳性，为C_3型。

【诊断与鉴别诊断】

1. 诊断　根据临床表现和实验室检查可明确诊断，如直接Coombs试验阳性，可确诊；若阴性者不能除外，若类固醇皮质激素或切脾有效，并能除外其他溶血性贫血特别是HS，可诊断为抗球蛋白试验阴性的AIHA。

根据冷凝集素阳性效价较高，结合临床表现和其他实验室检查，可诊断为冷凝集素综合征。冷热溶血试验阳性是诊断阵发性冷性血红蛋白尿的重要依据，可结合临床表现进行诊断。

2. 鉴别诊断

（1）遗传性球形细胞增多症　AIHA外周血常有球形红细胞增多，但直接Coombs试验或冷凝集素试验阳性可资鉴别。

（2）红细胞葡萄糖-6-磷酸脱氢酶缺乏症（glucose-6-phosphatede-hydrogenas，G-6-PD）　本病是一种伴性不完全显性红细胞酶缺陷病，由于调控G-6-PD的基因突变所致。红细胞G-6-PD活性测定，红细胞G-6-PD缺乏的筛选试验，如高铁血红蛋白还原实验、荧光斑点试验、硝基四氮唑蓝（NBT）纸片法可协诊。

（3）丙酮酸激酶缺乏症（pyruvate kinase deficiency，PK缺乏症）　由于PK基因异常所致。临床表现可有贫血、黄疸伴有脾大。PK活性测定是诊断本病的主要手段。

【治疗】

AIHA治疗旨在控制溶血，提升受累的血细胞系，减少复发，继发性者基础病及病因治疗非常重要。

1. 一般治疗　积极治疗原发病，控制感染，避免出现溶血危象，危重病例需注意水电解质平衡及心肾功能，溶血危象宜碱化尿液，应用低分子右旋糖酐以防弥散性血管内凝血等。

2. 药物治疗

（1）肾上腺皮质激素　为首选用药。其作用机理：①减少红细胞被巨噬系统破坏。②抑制红细胞膜与抗体的结合。③抑制自身抗体生成。泼尼松1～2mg（kg·d），分3～4次口服，经10～14天病情好转，待血红蛋白稳定于正常水平1个月后逐渐减量，以最小剂量2.5～5mg/d

维持，当溶血指标为阴性，Coombs 试验阴性可停药观察。一般急性者疗程为 6～8 周，慢性者疗程为 3～6 个月。

重症（溶血危象或再障危象）或一般剂量无效者可采用大剂量冲击疗法：使用甲泼尼龙 40mg/（kg·d），应用 1 天；然后改为 20mg/（kg·d），应用 4 天；再改为 15mg/（kg·d），应用 3 天，最后改为 12mg/（kg·d），应用 3 天；病情稳定者改为泼尼松 1～2mg/（kg·d）口服直至停药。

（2）免疫抑制剂及生物制剂　皮质激素治疗无效或维持量 >10～15mg/d 者，可使用免疫抑制剂或生物制剂，或联合用药。包括硫唑嘌呤、环磷酰胺、吗替麦考酚酯、环孢素（CsA）、ATG 或 CD20 抗体等。硫唑嘌呤 2.5mg/（kg·d），经过 1～2 周才见效，8～12 周达缓解后维持 >6 个月或改用皮质激素口服维持。环磷酰胺（CTX）大剂量应用 50mg/（kg·d），连用 4 天。吗替麦考酚酯（MMF）起始剂量为 30mg/（kg·d）。CsA5～8mg/（kg·d）分次口服。利妥昔单抗（美罗华，抗 CD20 抗体）剂量 375mg/m²，连用 2～4 周。

（3）脾切除或脾栓塞　适用于需要大剂量皮质激素才能控制溶血者；或免疫抑制剂无效者；或病情凶险，内科无法控制者。脾脏切除或脾栓塞后仍有一部分患儿出现溶血现象，通常以小剂量糖皮质激素可维持血红蛋白水平。

（4）人免疫球蛋白　用量为 400mg/（kg·d）静脉滴注，5 天为 1 个疗程，隔 3～5 天可再用。血红蛋白达到正常水平后隔 1 个月，可再用 1～2 个疗程至 Coombs 试验阴性。有效率为 40%。

（5）自体造血干细胞移植疗法　包括自体及基因造血干细胞移植，只限于难治性 AIHA，有待于进一步研究。

（6）血浆置换（PE）　通过分离血浆去除自身抗体、调节细胞因子，可以减少自身免疫破坏及对脏器的损害，有一定疗效。

（7）输血　一般应避免输血，由于其免疫学特点，极易发生更严重的输血后溶血反应。对于慢性溶血患儿已经临床耐受，通常不需要输血。即使 Hb < 40g/L，原则上不予输血。若需输血，必须输注经洗涤的红细胞。严格遵守输血指征，包括溶血危象、溶血发展迅速、严重贫血（HCT < 12%，Hb < 40g/L），或发生心功能代偿失调、脑缺氧或全身衰竭等危急症状，或应用皮质激素、免疫抑制剂无效。

【预防和预后】

1. 预防　对于继发于感染的患者，预防相关病原体（病毒、支原体和梅毒螺旋体）感染非常重要。对于冷凝集素综合征和阵发性寒冷性血红蛋白尿患者，注意保温，避免受寒，使机体所在环境温度超过冷抗体反应的最高温度是主要的预防措施。

2. 预后　温抗体型 AIHA 原发初治多数预后好，月余至数月血象可恢复正常，仍需维持治疗。反复发作者疗效差。继发者预后随原发病而异，继发于感染者感染控制后即愈；继发于系统性结缔组织病或肿瘤者预后相对较差。冷凝集素综合征预后较温抗体型为好。大多数患者能长期存活，可耐受轻度贫血，对劳动及体力活动影响较小。阵发性寒冷性血红蛋白尿急性发作时症状严重，在几天或几周后可自发缓解。但 D-L 抗体可持续多年。

第五节　再生障碍性贫血

再生障碍性贫血（aplastic anemia，AA，简称再障）又名全血细胞减少症，是由多种原因引起的骨髓造血功能衰竭综合征，小儿时期多见。临床主要表现为全血细胞减少、贫血、出血及反复感染，无肝、脾、淋巴结肿大等。再障可分为先天性和获得性两大类。获得性再障又分为特发性与继发性两类。本病属中医学"髓劳"范畴。

【病因与发病机制】

再生障碍性贫血为一组异质性疾病，其发病机制可能与以下几方面相关：①多能造血干/祖细胞的缺乏和内在缺陷。CD34$^+$细胞数量减少，造血干细胞增殖能力下降。造血干细胞对造血生长因子（HGFs）反应性降低。②造血微环境异常。骨髓主要维持着造血功能，基质细胞分泌的多种生长因子，可刺激造血细胞增殖、分化。某些致病因素会损害造血干/祖细胞或其诱发的异常免疫影响了基质细胞的功能。③异常免疫反应。免疫紊乱状态损伤造血干/祖细胞，紊乱状态同时引起造血细胞增殖调节的紊乱。研究发现T淋巴细胞（CTL）的异常活化，TH1细胞产生的造血负调节因子增多可引起骨髓造血功能障碍。④遗传倾向。研究发现本病具有一定的遗传倾向，表现为对特异性异常免疫反应的易感性增强及骨髓造血的异常。

【临床表现】

本病主要以进行性贫血、皮肤黏膜和（或）内脏出血和反复感染为特点。症状的轻重视贫血的程度和病情发展的速度而异。急性发作者常起病急，进展迅速，以出血和感染发热为首发及主要症状。贫血症状初期常不明显，呈进行性加重。几乎均有出血倾向，60%以上有内脏出血，主要表现为消化道出血、血尿、眼底出血（常伴有视力障碍）和颅内出血。皮肤、黏膜出血广泛、严重，且不易控制。常因感染引起发热，严重者可发展为败血症。治疗不当易短期内死亡。慢性起病者，以贫血为首发和主要症状。出血多限于皮肤黏膜，且不严重。可并发感染，以呼吸道为主，容易控制。若治疗得当，症状可缓解以至痊愈，但也有部分迁延不愈，长达数十年，少数到后期可出现急性发作的临床表现。

【辅助检查】

1. 血象　全血细胞减少，通常贫血呈正细胞正色素性。少数可见大红细胞。网织红细胞减低＜1%，白细胞总数多减低，中性粒细胞减低明显，淋巴细胞绝对值无变化，但因粒细胞减少导致淋巴细胞比值升高，血小板计数减低。

2. 骨髓象　骨髓穿刺检查可见增生减低或活跃，脂肪较多，骨髓小粒较少，可见骨髓内非造血细胞成分如网状细胞、组织嗜碱性粒细胞、淋巴细胞、浆细胞、肥大细胞明显增多。巨核细胞少见，粒系和红系均明显减少。必要时进行骨髓活检。

3. 血清促红细胞生成素　明显升高。

4. 淋巴细胞亚群　CD8$^+$T淋巴细胞升高，Treg细胞大多降低。CD4$^+$/CD8$^+$下降。

5. 体外造血干/祖细胞培养　细胞集落明显减少或缺如。

【诊断与鉴别诊断】

1. 诊断　根据病史、临床表现、实验室检查全血细胞减少（若两系减少，应包括血小板减少）及骨髓象可进行诊断。确诊再障后要进行临床分型。

（1）重型再障（severe aplastic anemia，SAA） ①骨髓有核细胞增生程度低于正常值的 25%～50%，残余造血细胞少于30%，或有核细胞增生程度低于25%。②外周血象至少符合以下三项中的两项：中性粒细胞绝对值 < 0.5×10^9/L，血小板计数 < 20×10^9/L，网织红细胞绝对值 < 20×10^9/L。

（2）极重型再障（very severe aplastic anemia，VSAA） 除满足SAA条件外，中性粒细胞绝对值 < 0.2×10^9/L。

（3）非重型再障（non-severe aplastic anemia，NSAA） 未达到SAA和VSAA诊断标准者。

2. 鉴别诊断 注意除外其他可致全血细胞减少的疾病。

（1）阵发性睡眠性血红蛋白尿症（paroxysmal nocturnal hemo-globinuria，PNH） 一种获得性红细胞膜异常导致的慢性溶血性疾病。出现"酱油色尿"，实验室检查酸溶血试验阳性。红细胞CD59膜蛋白阴性率增高（> 10%）。但临床上与AA可相互转变，有以AA起病可出现PNH的表现，或反之者，称AA-PNH综合征。

（2）低增生型骨髓增生异常综合征 一种获得性造血干细胞克隆性疾病，临床上均有感染、出血、贫血、外周血象呈现全血细胞减少伴骨髓增生低下等表现，极易混淆。本病骨髓活检可发现残余造血灶网硬蛋白增加。

（3）急性造血功能停滞 亦称之为急性再障危象，是在原有慢性贫血等其他疾病的基础上，于某些诱因的影响下出现的骨髓突发性造血功能紊乱或失调现象。如原有慢性溶血性贫血，又因感染、营养缺乏、免疫失调、药物影响等诱因而发病。临床上血象以重度贫血多见，白细胞和血小板一般正常。骨髓增生活跃或减低，以幼红细胞减少甚至消失，出现巨大原始红细胞为其明显特征，该病为暂时性血细胞减少或缺如，一旦诱发因素去除，病情多很快恢复。

【治疗】

再障的发病原因与发病机制复杂，目前对各种类型再障的病因尚未完全阐明。因此，再障的治疗主要采用国际和国内的诊疗指南或建议，结合临床经验进行。

1. 支持治疗

（1）保护措施 避免接触一切可疑的致病因素。避免剧烈活动，防止外伤及出血，尽量避免接触对骨髓造血有损伤作用的药物。治疗期间和停药后半年内停止预防接种。

（2）防治感染 预防感染，尤为重要。可进行隔离保护，有条件者进入层流室。如若发生感染，应尽快明确感染部位和致病菌，积极使用相应抗生素，致病菌不明确时，选择广谱抗生素；继发真菌感染者，可选抗真菌药物。

（3）成分血输注 严格掌握适应证，因再障病程较长，多次输血可使患儿对红细胞亚型、白细胞及血小板产生免疫反应，易发生输血反应，降低输血效果，故应对血制品进行过滤和照射。长期大量输血还可使体内铁负荷增加。

（4）应用造血生长因子 如重组人粒巨噬细胞集落刺激因子（rhGM-CSF）及粒细胞集落刺激因子（G-CSF）等。

2. 针对性治疗

（1）免疫抑制剂 ①抗胸腺细胞球蛋白（anti-thymus globulin，ATG）或抗淋巴细胞球蛋白（anti-lymphocyte globulin，ALG）。适应证：无HLA相合同胞供者的SAA和VSAA；血象指标

NOTE

中有一项达 SAA 标准的 NSAA 和输血依赖的 NSAA，且无 HLA 相合同胞供者；第一次 ATG/ALG 治疗后 3～6 个月无效，且无合适供者行造血干细胞移植的患儿。ATG/ALG 治疗应在无感染或感染控制后、血红蛋白 80g/L 以上和血小板 20×10⁹/L 以上时进行。按不同动物来源的推荐剂量使用，用前先做皮肤过敏试验，加地塞米松 2～4mg 静脉滴注，每天一次，疗程 5 天，间歇 2～3 周重复。治疗初期可出现一过性过敏反应，治疗中可致血小板减少和粒细胞减少，治疗后 2～3 周可出现血清病。联合皮质激素应用，输注血小板可减少上述副作用的发生和程度。同时积极消毒，加强隔离，预防因免疫抑制出现感染。②环孢素 A（cyclosporin A，CsA）。适应证：ATG/ALG 治疗的 SAA 和 VSAA 患儿；NSAA 患儿。CsA 联合雄激素、ATG 及泼尼松，有效率可达 55%～75%。用法：CsA 5～10mg/（kg·d），口服。监测血药浓度尤为重要，服药两周后监测 CsA 血药浓度，建议全血谷浓度维持在 100～150μg/L，在保持谷浓度的前提下，尽量将峰浓度维持在 300～400μg/L。疗效达平台期后 12 个月方可减量。每 3 个月按原剂量的 10%～20% 递减 1 次。减量期间密切观察血象，如有波动需慎重减量。一般 CsA 总疗程应在 2～3 年，减量过快可能增加复发风险。

（2）造血干细胞移植　是治疗再生障碍性贫血的有效方法，具有起效快、疗效彻底、远期复发和克隆性疾病转化风险小的特点。移植时机与疾病严重程度、供体来源及人类白细胞抗原（human leukocyte antigen，HLA）相合度密切相关。适应证：SAA、VSAA 及治疗无效的输血依赖性 NSAA。

①移植时机及供体来源：SAA、NSAA 患儿如有同胞相合供体，应尽快进行造血干细胞移植治疗；预计在短期（1～2 个月）内能找到 9～10/10 位点相合的非血缘相关供体并完成供者体检的 SAA、VSAA 患儿，可在接受不包括 ATG 的 IST 治疗后直接进行造血干细胞移植；其余患儿则在接受了包括 ATG 在内的 IST 治疗 3～6 个月无效后再接受造血干细胞移植治疗，移植供体为尽可能相合度高的非血缘或亲缘相关供体。②造血干细胞来源：骨髓是最理想的造血干细胞来源，外周血细胞次之，脐血移植治疗再生障碍性贫血的失败率较高，应慎重选择。③注意事项：SAA 和 VSAA 患儿一经确诊应尽早进行 HLA 配型；输血依赖性 NSAA 的移植策略同 SAA。SAA 的移植策略：持续的粒细胞减少时，进行移植需要在具有相当移植经验的医院，对患儿的疾病状态进行严格评估，并取得家长积极配合的前提下进行；移植前需避免输注亲缘血液以免增加排斥概率。

3. 其他治疗

（1）刺激骨髓造血　雄性激素，常用药为司坦唑醇 0.1mg/（kg·d），分 3 次口服，用药 6 个月以上。部分患者产生依赖，故病情缓解后不宜突然停药。雄激素的副作用主要有男性化、肝功能异常、骨成熟加速、骨骺融合提前及水钠潴留。若轻度或中度肝功能异常，仍可继续用药，但剂量须减半并密切观察；或选用十一酸睾酮（不通过肝代谢）40mg/d。若服用半年以上仍无反应，则可认为无效，应停药。对于轻症患儿疗效最好，但是这类患者有自愈的可能。TPO 受体激动剂（也称为 TPO 类似物）可刺激骨髓中的巨核细胞及多能造血干细胞和祖细胞，适用于难治性重型 AA 的治疗，近几年艾曲波帕联合免疫抑制剂在初治的 SAA 患者中也取得了良好疗效，但在中国仅批准用于 12 岁以上的患者。

（3）中医治疗　再障多归属于中医学"虚劳""血虚""髓枯"等范畴。其病机基本为感受外邪，侵及骨髓，内陷营血，或先天不足，素体亏虚，日久气血津液亏损，肾精耗损，气血化生异常所致。临床多见虚实夹杂，以虚为主。中医药治疗再障有较好疗效，尤其是慢性非重型再障，多从肝脾肾论治。临床辨证主要为气血不足、肝肾亏虚、脾肾两虚证，常用运脾补肾、益气养血、滋补肝肾等治法，常用补中益气汤、归脾汤、八珍汤、六味地黄丸类方等加减。

【预防和预后】

1. 预防　应严格掌握指征，防止滥用对造血系统有影响的药物。避免放射线和化学物质的接触，减少对人体的伤害。提倡饮食卫生，积极防治感染。

2. 预后　再障的预后和临床类型、全血细胞减少（主要是粒细胞和血小板减少）的程度和骨髓增生低下的程度有关。急性再障一般疗效差，予以骨髓移植可获成功，并能取得长期缓解，未做移植的患者预后较差，多数病例在1年内死亡，有的甚至数月死亡。致死的主要原因是严重感染和颅内出血。慢性再障加强感染的预防和支持治疗，病情稳定者，可存活多年，甚至20年以上。儿童患者药物治疗的疗效比成人好，治疗得当，极少数患者可完全恢复，尚有部分患者经过治疗，血象和骨髓象有明显进步，但不能完全恢复正常。

第六节　出血性疾病

一、免疫性血小板减少症

免疫性血小板减少症（immune thrombocytopenic，ITP）是小儿最常见的出血性疾病。以皮肤、黏膜自发性出血、血小板减少、束臂试验阳性、出血时间延长和血块收缩不良为主要临床特征。本病见于各年龄时期，以1～5岁小儿多见，男女发病数无差异，一年四季均可以发病，冬春季为发病的高峰期。儿童ITP不同于成人，多数起病较急，病毒感染引发占80%以上。部分患儿不予特殊血小板提升治疗，也可自发缓解，颅内出血罕见。ITP属中医学"血证"范畴。

【病因与发病机制】

1. 病因　ITP发病原因复杂，按病因分类分为原发性和继发性两类。

（1）原发性　暂未找到特殊病因。

（2）继发性　①病毒感染。多数患儿于发病前2～3周有病毒（EB病毒、巨细胞病毒、水痘-带状疱疹病毒、人类细小病毒B19、乙型肝炎病毒、腺病毒、风疹病毒及人类免疫缺陷病毒等）感染史。②预防接种。据报道，约1%病例因注射活疫苗后发病。可引起ITP的有麻风腮疫苗、脊髓灰质炎疫苗、乙肝病毒疫苗及百白破疫苗等。

2. 发病机制　ITP是一种以免疫介导的血小板减少为特征的自身免疫性疾病。病毒感染可能是其诱发因素，病毒感染后使机体产生相应抗体，附着在血小板膜上使血小板被单核-巨噬系统所清除，导致血小板减少，这种抗血小板抗体也可作用于骨髓巨核细胞使其成熟障碍。发病机制还可能与T、B淋巴细胞活化异常，以及细胞因子紊乱有关。

【临床表现】

新诊断的ITP患儿于发病前1～3周常有急性病毒感染史，亦偶见于免疫接种后。皮肤黏膜出现自发性出血，可见瘀点瘀斑。瘀点多为针尖大小，一般不高出于皮肤，多不对称，可遍及全身，以四肢、头面、皮肤受压部位多见，少见皮下血肿。可伴鼻出血、齿龈出血，少见吐

NOTE

血，便血，尿血。颅内出血罕见，预后不良，为主要死因。出血严重可出现贫血，不伴肝脾、淋巴结肿大。部分患儿病程中没有任何出血表现。80%～90% 的患儿于发病后 1～6 个月痊愈，10%～20% 的患儿呈慢性病程。病死率为 0.5%～1%。

【辅助检查】

1. 外周血象　血小板计数 $< 100 \times 10^9/L$，减少程度与出血轻重有关。血小板 $< 50 \times 10^9/L$ 时可见自发性出血，$< 20 \times 10^9/L$ 时出血明显，$< 10 \times 10^9/L$ 时出血严重。慢性型可见血小板大小不等，染色较浅。急性出血时期或反复多次出血之后，红细胞及血红蛋白轻度减少，网织红细胞可增多。

2. 骨髓细胞学检查　不典型病例或需排除骨髓性疾病的必要检查，提示骨髓增生活跃，巨核细胞成熟障碍。

3. 血小板抗体测定　PAIgG 增高，但特异性差，亦可见于其他免疫性疾病。同时检测 PAIgG、PAIgM、PAIgA 可提高阳性检测率。

4. 其他　束臂试验阳性。出血时间延长，严重时血块收缩不良。

【诊断与鉴别诊断】

1. 诊断　根据病史、临床表现和实验室检查，即可做出诊断。参照美国血液学会（the American Society of Hematology，ASH，2011）意见，根据发病时间临床可分为：①新诊断的 ITP，病程小于 3 个月。②持续性 ITP，病程在 3～12 个月。③慢性 ITP，病程大于 12 个月。以上分型不适用于继发性 ITP。ASH 还界定：①严重型 ITP。出血相对较严重，病初时有需要紧急处理的出血症状，或治疗期间出现新的出血症状，需要增加新的治疗措施。②难治性 ITP。满足以下所有三个条件的患者：脾切除后无效或者复发；需要治疗（包括小剂量肾上腺皮质激素及其他治疗）以降低出血危险；除外其他引起血小板减少的原因，确诊为原发性 ITP。

2. 鉴别诊断

（1）急性白血病　表现为发热、贫血、出血、骨痛，伴有肝、脾、淋巴结肿大等白血病细胞浸润的表现。外周血象可见异常白细胞，通过血涂片和骨髓涂片检查即可确诊。

（2）再生障碍性贫血　表现为发热、贫血和出血，肝、脾、淋巴结不肿大，血常规检查可见三系细胞（红系、粒系和血小板系）进行性减少，骨髓活检支持造血障碍。

（3）继发性血小板减少症　继发于严重细菌感染、病毒血症、化学药物、脾功能亢进、部分自身免疫性疾病（如系统性红斑狼疮等）、先天性免疫缺陷病（如 Wiscott-Aldrich 综合征等）、恶性肿瘤侵犯骨髓和某些溶血性贫血等，应注意鉴别。

【治疗】

1. 一般治疗　在急性出血期间，尽量减少活动，避免创伤，严重者应卧床休息。积极预防及控制感染，给予足量液体和易消化软食，避免黏膜损伤。为减少出血倾向，常给大量维生素 C。局部出血者压迫止血，若出血严重或疑有颅内出血者，应积极采取各种止血措施，避免服用影响血小板功能的药物（如阿司匹林等）。对于新诊断的 ITP，以及血小板计数 $\geq 30 \times 10^9/L$ 的持续性和慢性病例中无出血或轻微出血的患儿，应严密观察，同时充分考虑激素和免疫抑制剂等治疗给患儿带来的风险。对于鼻出血大于 15 分钟者，应根据出现情况选择治疗方法。

2. 一线治疗方法　对于血小板 $< 30 \times 10^9/L$ 和（或）伴活动性出血，建议使用以下治疗，一般不需要血小板输注。

（1）糖皮质激素　泼尼松剂量 $1.5 \sim 2mg/（kg \cdot d）$，最大量 $60mg/（m^2 \cdot d）$，初始可选择静脉滴注；待出血倾向改善，血小板有上升可给予口服（等剂量换算）；血小板正常后缓慢减量至停药观察。如糖皮质激素治疗 $2 \sim 3$ 周仍无反应者，应尽快减量和停用，并寻找原因。

（2）静脉免疫球蛋白　对重度出血者，可应用大剂量静脉免疫球蛋白，剂量为 $0.4 \sim 0.5g/（kg \cdot d）$，连续 5 天静脉滴注；或每次 $1g/（kg \cdot d）$ 静脉滴注，必要时次日可再用 1 次。

3. 二线治疗方法　对于一线治疗无效病例需对诊断再评估，根据病情酌情使用以下治疗方法。

（1）大剂量肾上腺皮质激素　出血严重者可用冲击疗法：地塞米松 $0.5 \sim 2mg/（kg \cdot d）$，或甲泼尼龙 $20 \sim 30mg/（kg \cdot d）$ 静脉滴注，连用 3 天，症状缓解后改口服泼尼松。用药至血小板数回升至接近正常水平即可逐渐减量，疗程一般不超过 4 周。停药后如有复发，可再用泼尼松治疗。

（2）利妥昔单抗（rituximab）　剂量为 $375mg/m^2$，静脉滴注，每周 1 次，共 4 次。一般在首次注射 $4 \sim 8$ 周起效。

（3）TPO 及其受体激动剂　重组 TPO，每日 $1\mu g/kg$，连用 14 天，不良反应轻微。血小板生成素拟肽（romiplostim），首次应用从 $1ug/（kg \cdot d）$，每周 1 次皮下注射开始，根据血小板计数每周增加 $1\mu g/（kg \cdot d）$，最大剂量 $10\mu g/（kg \cdot d）$。若持续两周 $PLT \geqslant 200 \times 10^9/L$，开始每周减量 $1\mu g/（kg \cdot d）$。$PLT \geqslant 400 \times 10^9/L$ 时停药。若最大剂量应用 4 周，血小板计数未见上升，视为无效，停药。艾曲波帕为 TPO 受体激动剂，据报道长期应用（> 6 个月）对于大部分 ITP 患者可有效维持血小板计数（$\geqslant 50x10^9/L$），并维持血小板计数在安全范围，减少出血情况。

（4）脾切除　应严格手术指征，尽可能推迟切脾时间。术前必须做骨髓检查，巨核细胞数增多者做脾切除。脾切除有效率约为 70%，适用于病程超过 1 年，年龄大于 5 岁，血小板持续 $< 50 \times 10^9/L$（尤其是 $< 20 \times 10^9/L$），有较严重的出血症状，内科治疗效果不好者。术前 PAIgG 极度增高者，脾切除的疗效亦较差。

4. 三线治疗方法　由于缺乏充分的安全性分析，免疫抑制剂仅对一线及二线治疗无效的患儿谨慎使用。如长春新碱、环磷酰胺硫嘌呤等。

5. 紧急治疗　若发生危及生命的出血，应积极输注浓缩血小板制剂，以达迅速止血的目的。同时选用肾上腺皮质激素冲击治疗和（或）静脉输注丙种球蛋白 $1g/（kg \cdot d）$，连用 2 天，以保证输注的小板不被过早破坏。

6. 中医治疗　免疫性血小板减少症属中医学"血证"范畴，中医古籍中所记载的"肌衄""紫癜"等与本病有相似之处。本病发病内因责之于素体亏虚，外因责之于感受外邪，病位在心、肝、脾、肾。若因外感风热邪毒，蕴阻血分，迫血妄行，外溢肌肤，则以实证为主。若因素体心脾气血不足，肾阴亏虚，虚火上炎，血不归经所致者，则以虚证为主。中医药治疗有一定疗效，特别是对于迁延不愈及反复发作的患儿尤为突出。临床辨证急性型多为血热妄行证，属实证，治以清热凉血为主，方选犀角地黄汤加减；慢性型多为气不摄血证或阴虚火旺证，属虚证，治以益气摄血、滋阴降火为主，方药分别选用归脾汤加减或大补阴丸加减。临证治疗注意清热解毒药物的应用。

【预防和预后】

1. 预防　积极预防感染，在急性出血期间，避免创伤，严重者应卧床休息。避免使用影响

NOTE

血小板功能的药物。

2. 预后　儿童 ITP 预后良好，大部分病例在 1 年内血小板计数恢复正常，少数发展为慢性 ITP，部分慢性 IP 患儿仍可在确诊后数月或数年自行恢复。极低比例儿童慢性 ITP 为自身免疫性疾病的前驱症状，经数月或数年发展为系统性红斑狼疮、类风湿病或 Evans 综合征等。

二、血友病

血友病（hemophilia）是一种严重凝血障碍的遗传性出血疾病，由于缺乏血浆凝血因子导致，多以轻微损伤后有长时间出血倾向为临床特征。

临床上分为血友病 A 和 B 两种。前者（又称遗传性抗血友病球蛋白缺乏症）为凝血因子Ⅷ缺乏，后者（又称遗传性 FⅨ缺乏症）为凝血因子Ⅸ缺乏，均是 X 性联隐性遗传。80～85% 的患儿属于血友病 A 型，血友病 B 次之。

血友病在先天性血液病中最为常见。本病发生时间较早，大多在 2 岁时发病，甚至新生儿期即出现症状。具有明显的性别差异，绝大多数患儿是男性，女性罕见，15～20/10 万男孩中有发病。此发病率在所调查的不同种族和地域之间没有差异。本病目前还没有根治的办法，会伴随终生，具有遗传性，严重影响儿童的身心健康。

【病因和发病机制】

血友病 A 和 B 为 X– 连锁隐性遗传。其发病的主要原因为位于 X 染色体长臂末端（分别为 Xq28 和 Xq27）的因子Ⅷ和因子Ⅸ基因异常，导致了因子Ⅷ、Ⅸ缺乏，凝血活酶合成减少，血液凝固障碍。因子Ⅷ（活性成分为Ⅷ：C）与 von Willebrand 因子（vWF）以非共价形式结合成一种复合物存在于血液中，其中的功能部分为水溶性的Ⅷ：C，仅占复合物的 1%，活性不稳定，在 37℃条件下储存 24 小时后可丧失 50%。其合成大部分（80%）在肝脏完成，少部分（20%）由脾、肾和单核 – 巨噬细胞等合成。vWF 是由内皮细胞和巨核细胞合成的多聚体糖蛋白，它可以介导血小板黏附和聚集并稳定血循环中的因子Ⅷ（FⅧ）。故 vWF 缺乏时，可引起出血和因子Ⅷ缺乏。因子Ⅸ在肝脏合成，其合成过程中需要维生素 K 参与。

血友病为 X 性联隐性遗传，常由女性传播、男性发病。

【临床表现】

本病主要的临床表现为出血，可发生在患者任何部位。凝血因子的活性决定了症状的轻重及发病的时间。

1. 皮肤、黏膜出血　以外周皮肤，牙龈、口腔黏膜等位置比较常见。幼儿额头部位遭受轻微碰撞，也会出现出血不止和血肿情况。

2. 关节积血　多发生于过久运动之后，为最常见的临床表现之一。常见于膝关节积血，可累及踝、髋、肘、肩关节等，逐渐形成血友病性关节炎（hemophilic arthritis），分为早期与后期两个阶段。早期为关节内出血所致滑膜反应，关节腔内及周围组织出血，引起局部炎性反应和暂时功能丧失。由于肌肉痉挛，关节多处于屈曲位置，患者常常不能正常站立行走，需积血吸收后，才能恢复功能。后期因反复出血、血液不能完全被吸收，导致关节软骨变性与关节僵硬、畸形、损毁，肌肉萎缩，临床查体可见膝屈曲、外翻、腓骨半脱位，形成特征性的血友病步态。

3. 肌肉出血和血肿　往往见于重型患者，一般发生在受到创伤或肌肉长时间活动后。发病部位多在用力的肌群。深部肌肉受累形成血肿是局部肿痛和活动受限的主要原因，在前臂可引起手挛缩，小腿可引起跟腱缩短，腰肌痉挛可引起下腹部疼痛。

4. 外伤或手术后出血　常于不同程度的外伤或手术后引起出血不止。

5. 其他部位的出血　出血可发生于任何部位，鼻出血、呕血、咯血、便血、尿血，甚至颅内出血。

血友病 B 的出血症状与血友病 A 相似，但程度较轻。

【辅助检查】

由于血友病无特异性临床表现，实验室检查尤为重要。

1. 筛选试验　血小板计数正常、凝血酶原时间（PT）凝血酶时间（TT）及出血时间等正常；纤维蛋白原定量正常。部分凝血活酶时间（APTT）延长，此变化若能被正常新鲜血浆及吸附血浆纠正，不能被血清纠正，即为血友病 A；若能被正常新鲜血浆及血清纠正，不能被硫酸钡吸附血浆，则为血友病 B。

2. 确诊试验　有赖于 F Ⅷ：C 或 F Ⅸ：C，以及 vWF：Ag 测定，对于判定临床分型，严重程度及指导用药意义重大。血友病 A 患者 F Ⅷ：C 减低或缺乏，vWF：Ag 正常，F Ⅷ：C/vWF 明显降低。血友病 B 患者 F Ⅸ：C 减低或缺乏。

3. 基因诊断　主要用于携带者检测和产前检查，主要的方法有 DNA 印迹法、寡核苷酸探针杂交法、聚合酶链反应及核苷酸序列分析法等。产前检查于妊娠第 9～12 周行绒毛膜活检、第 12～16 周行羊水穿刺采集胎儿的 DNA 检测致病基因。

4. 抑制物检测　由于血友病 A 患儿缺乏对 F Ⅷ 的免疫耐受而产生中和性 F Ⅷ 抗体（抑制物）。25%～30% 的血友病 A 儿童（多见于重度）在替代治疗过程中会产生抑制物，导致后续治疗效果下降甚或无效。血友病 B 患儿很少产生抑制物。根据抑制物滴度水平，分为低滴度（≤5BU）和高滴度（＞5BU）。

【诊断与鉴别诊断】

1. 诊断与分型　本病有明显性别差异，以男性为主，女性罕见。依据病史、家族史（无家族史也不能除外）、临床表现和辅助检查，可以明确诊断；如父亲是血友病患者或兄弟中有血友病患者，则注意女性携带者的诊断。在血友病的诊断中辅助检查至关重要。

血友病的最早发病时间、出血频率、出血严重程度与凝血因子水平有关，根据患儿血浆中 F Ⅷ 或 F Ⅸ 的水平，将血友病临床严重程度分为 3 型。见表 12-2。

表 12-2　血友病 A/B 临床分型

因子活性水平	临床分型	出血症状
5%～40%	轻型	手术或外伤可致非正常出血
1%～5%	中型	小手术或外伤后可有严重出血，偶有自发出血
＜1%	重型	肌肉或关节自发性出血，血肿

2. 鉴别诊断

（1）凝血因子ⅩⅠ缺乏症　本病系常染色体隐性遗传，男女均可发病，临床症状极轻，自发性出血少见。实验室检查 APTT 延长较明显，F ⅩⅠ：C 降低，以往称为血友病 C。

（2）血管性血友病（vWD）　为常染色体遗传性出血性疾病，男女均可患病。常见皮肤、黏膜出血、年长儿月经量大、外伤后出血明显、APTT 延长等。根据不同类型，出血程度的严重程度差异很大。主要通过 vWF：Ag、瑞斯托霉素辅助因子活性、F Ⅷ：C、vWF 多聚体分析等检查确诊。

（3）获得性血友病（acquired hemophilia）　非血友病者体内产生抗 F Ⅷ 或抗 F Ⅸ 抗体导致的出血性疾病。发病无明显性别差异，以成年发病为主，多继发于自身免疫性疾病和恶性肿瘤等之后，关节畸形发生率低，往往不伴出血史和家族史，出现自发性出血、APTT 延长，F Ⅷ：C/F Ⅸ：C 减低。抑制物筛选试验阳性，可行抑制物滴度测定。

【治疗】

1. 减少出血　避免剧烈运动。避免应用阿司匹林，以及影响血小板聚集功能的其他药物。尽量避免从颈部抽取静脉血及肌内注射。避免有效替代治疗前进行有创性操作和各种手术。

2. 凝血因子替代疗法　替代治疗是最有效的止血和预防出血的措施。治疗原则：早期、足量、足疗程。有出血表现时，输入相应的凝血因子制品。血友病 A 首选 F Ⅷ 浓缩制剂或基因重组人 F Ⅷ，其次可以选择冷沉淀；血友病 B 首选 F Ⅸ 浓缩制剂或基因重组人 F Ⅸ 或凝血酶原复合物；如上述制剂均无法获得，可选择新鲜冰冻血浆。伴随抑制物患者，可选用凝血酶原复合物（PCC）或重组人活化的凝血因子Ⅶ（rhF Ⅶ a）制剂。

治疗剂量及疗程：

（1）按需治疗　即在出血后输注 F Ⅷ /F Ⅸ 制剂止血，一般以出血 2 小时内使用疗效最佳。F Ⅷ的半衰期为 8 ～ 12 小时，需 12 小时输注 1 次，F Ⅸ的半衰期为 18 ～ 24 小时，需要每天输注 1 次。具体剂量及疗程见表 12-3。

表 12-3　按需替代治疗 F Ⅷ /F Ⅸ剂量与疗程

出血部位	预期水平	F Ⅷ剂量（IU/kg 体重）	F Ⅸ剂量（IU/kg 体重）	疗程（天）
关节	30 ～ 50%	15 ～ 25	30 ～ 50	1 ～ 2
肌肉	30 ～ 50%	15 ～ 25	30 ～ 50	1 ～ 2
胃肠道	40 ～ 60%	20 ～ 30	40 ～ 60	7 ～ 10
口腔黏膜	30 ～ 50%	15 ～ 25	30 ～ 50	直到出血停止
鼻出血	30 ～ 50%	15 ～ 25	30 ～ 50	直到出血停止
血尿	30 ～ 50%	15 ～ 50	30 ～ 50	直到出血停止
CNS	60 ～ 100%	30 ～ 50	60 ～ 100	7 ～ 10
腹膜后	50 ～ 100%	25 ～ 50	50 ～ 100	7 ～ 10
损伤或手术	50 ～ 100%	25 ～ 50	50 ～ 100	出血停止或拆线

（2）预防治疗　在患儿发生出血前定期给予凝血因子替代治疗，以达到预防出血的目的。预防治疗有三种方案：①标准预防方案。血友病 A 每次 25 ～ 40U/kg，每周 3 次；血友病 B 每次 25 ～ 40U/kg，每周 2 次。②中剂量方案。血友病 A 每次 15 ～ 25IU/kg，每周 2 ～ 3 次；血友病 B 每次 30 ～ 50U/kg，每周 1 ～ 2 次。③小剂量方案。血友病 A 每次 10 ～ 15IU/kg，每周 2 ～ 3 次；血友病 B 每次 20U/kg，每周 2 次。应根据患儿年龄、出血情况而定。

3. 其他辅助治疗

（1）RICE 原则　休息（rest）、冷敷（ice）、压迫（compression）和抬高患肢（elevation），急性出血时可部分缓解出血症状。

（2）1- 脱氧 -8- 精氨酸加压素（DDAVP）　世界血友病联盟推荐对轻型血友病 A 一般性出血的治疗。其有提高血浆内因子Ⅷ活性和抗利尿作用，可减轻出血症状。此药可激活纤溶系统，需与 6- 氨基己酸或氨甲环酸联合使用。每次使用剂量为 $0.2 \sim 0.3ug/$（kg·d），用 20mL 生理盐水稀释后缓慢静脉注射，$15 \sim 30$ 分钟以上。

（3）抗纤溶药物　常用药物有 6- 氨基己酸、氨甲环酸、氨甲苯酸等，适用于黏膜出血，但禁用于泌尿道出血，并避免与 PCC 同时使用。使用剂量：静脉用氨甲环酸每次 10mg/kg，6- 氨基己酸每次 $50 \sim 100mg/kg$，$8 \sim 12$ 小时一次。使用时间不超过两周。

（4）止痛药物　对症治疗可根据病情选择对乙酰氨基酚和阿片类药物，但禁用影响血小板聚集的阿司匹林和其他非甾体抗炎药。

（5）补铁治疗　适用于出现失血性缺铁性贫血时，需补充铁剂，及时纠正贫血状态。

（6）外科治疗　在补充足量 FⅧ或 FⅨ的前提下，对于出现关节强直及畸形时，可行关节成形术或人工关节置换术。

（7）物理治疗和康复训练　有利于肌肉和关节积血的吸收，消肿，维持和改善关节活动范围。在非出血期，积极、适当运动对维持肌肉强壮并保持身体的平衡以预防出血至关重要。物理治疗和康复训练均应在有经验的理疗师指导下进行。

4. 基因治疗　根治血友病的唯一手段。将正常的凝血因子编码基因通过合适的载体导入血友病患者体内，以此修复缺陷基因。随着目前研究的不断深入，有望广泛应用于临床。

【预防】

在患病的家族进行基因筛查（包括产前基因筛查），进行相应的疾病遗传咨询和健康宣教，使其掌握本病相关应急处理措施。

第七节　急性白血病

急性白血病（acute leukemia，AL）是一组造血系统的恶性增生性疾病，是由于造血细胞的异常增生，导致相应血细胞不可控制地克隆性增生，过度增生的血细胞浸润到各组织和器官而引起一系列临床表现。急性白血病是所有儿童恶性肿瘤中发病率最高的，调查显示我国 15 岁以下儿童白血病的发生率为 $3/10 \sim 4/10$ 万，约占该年龄所有恶性肿瘤的 35%。儿童白血病在任何年龄均可发病，但以学龄前期和学龄期多见；男性发病率高于女性。

儿童急性白血病主要分为急性淋巴细胞性白血病和急性髓细胞性白血病。

一、急性淋巴细胞白血病

急性淋巴细胞白血病（acute lymphoblastic leukemia，ALL）是儿童急性白血病最主要的类型，占急性白血病的 75% 左右。儿童 ALL 发病高峰年龄为 $3 \sim 9$ 岁，男女比例为 $1.1 \sim 1.6 ： 1$。经过近几十年的不断研究和实践，ALL 的总体生存率已达 75% 以上，成为可以

NOTE

治愈的肿瘤性疾病。

【病因和发病机制】

儿童急性白血病发生的具体病因和发病机制尚未完全明了，可能与病毒感染、电离辐射和化学接触等有关，遗传因素只占 5%。目前研究认为白血病的发生可能是遗传学和环境因素共同作用的结果。原癌基因突变、抑癌基因失活及细胞凋亡受抑是儿童白血病发生的重要机制。

【分型】

急性白血病的分类或分型对于诊断、治疗和提示预后都有重要意义。目前常采用形态学（M）、免疫学（I）、细胞遗传学（C）和分子生物学（M）方法对儿童白血病进行分型诊治（即 MICM 综合分型），更有利于指导治疗和提示预后。

1. 形态学分型（FAB 分型） 形态学分型是根据骨髓中原始幼稚淋巴细胞形态学的不同分为 L1、L2 和 L3 三种类型。L1 型：小细胞为主，核染色质均匀，核形态规则，核仁很小，一个或无，胞浆少，胞浆空泡不明显。L2 型：大细胞为主，大小不一，核染色质不均匀，核形不规则，核仁较大，胞浆量中等，胞浆空泡不定。L3 型：大细胞为主，细胞大小不一，核染色质呈细点状，均匀，核形规则，核仁一个或多个，胞浆空泡明显。临床以 L1 型多见，占 80% 以上；L3 型最少，占 4% 以下，但其具有比较重要的形态学特征，常常提示是成熟 B-ALL。

2. 免疫学分型 应用单克隆抗体，通过流式细胞仪检测淋巴细胞表面抗原标记可将 ALL 分为 T、B 两大系列，儿童 ALL 以 B 系为主，占 85% 左右。根据 B 淋巴细胞的分化阶段不同，又分成早前 B、前 B、普通 B 及成熟 B 细胞 ALL，儿童 ALL 免疫学标记及分型详见表 12-4。

表 12-4 儿童 ALL 免疫分型

免疫学分型	单克隆抗体标记					
	HLA-DR	CD7	CD5	CD2	Cy CD3	TDT
T 系 ALL	−	+	+	+	+	+
B 系 ALL	HLA-DR	CD19	CD10	Cy	SmIg	
早前 B-ALL	+	+	−	−	−	
普通 B-ALL	+	+	+	−	−	
前 B-ALL				+	−	
成熟 B-ALL	+	+	−	−	+	

3. 细胞遗传学改变 目前发现 90% 以上的儿童 ALL 具有克隆性染色体异常，包括数量异常和结构异常。①染色体数目异常：如 ≤ 45 条的低二倍体，或 ≥ 47 条的高二倍体，低二倍体者往往预后不良。②染色体结构异常：染色体结构异常中 50% 为易位，比较常见和重要的有：t（1；19）（q23；p13）形成 *E2A/PBX1* 融合基因、t（12；21）（p13；q22）形成 *TEL/AML1* 融合基因、t（4；11）形成 *MLL-AF4* 融合基因、t（9；22）（q34；q11）形成 *BCR/ABL* 融合基因。*BCR/ABL* 融合基因见于 3% ～ 5% 的儿童 ALL，年长儿童较多见，常规治疗预后差；*MLL-AF4* 融合基因幼年儿童更多见，预后不良；*TEL/AML1* 融合基因见于近 25% 的儿童 ALL，常提示预后较好。相当部分的结构异常常规染色体检查不能识别，需要借助分子生物学手段来识别。

4. 分子生物学分型 ①免疫球蛋白重链（IgH）基因重排。②T 淋巴细胞受体（TCR）基因片段重排，尤以 γ、δ 基因重排特异性高。③融合基因的形成，如 EFV6-CBFA2、BCR-ABL、MLL-AF4、TEL-AML、E2A-PBXl 等。这些基因的改变使造血干细胞定向分化失控或干扰其自我更新和增殖。这些分子生物学标记不仅可以用来识别白细胞亚型、判断 ALL 的危险程度和预后，还可以通过治疗过程中的反复检测发现白细胞的微小残留痕迹，以指导临床治疗方案的调整。

5. 临床分型　目前通常根据儿童 ALL 的危险因素将其分为标危（SR）、中危（IR）及高危（HR）三个亚型，临床根据不同亚型进行分型治疗，不同协作组诊治方案对危险度的分型稍有不同，但一般差别不大。近年来，患儿对治疗反应情况已经成为评估危险度的主要指标，除了泼尼松诱导治疗第 8 天反应、诱导化疗第 33 天骨髓形态学反应外，根据个体免疫分型标记所进行的微小残留白血病监测、融合基因定量监测也成为评估疗效的重要依据。常见的危险度分型标准如下。

（1）SR-ALL　一般需具备：①年龄 ≥ 1 岁，且 < 10 岁。②诊断时外周血白细胞计数 < 50×10^9/L。③非 T-ALL。④无 t（9；22）或 BCR/ABL 基因，无 t（4；11）或 MLL/AF4 基因。⑤泼尼松反应良好（泼尼松诱导治疗 7 天反应佳，第 8 天外周血白血病细胞 < 1×10^9/L），且诱导化疗后骨髓形态学完全缓解、诱导化疗第 46 天微小残留白血病 < 1%。

（2）IR-ALL　至少符合以下条件之一：①诊断时外周血白细胞计数 > 50×10^9/L。②年龄 ≥ 10 岁。③ T-ALL。④有 t（1；19）或 *E2A-PBX1* 基因。⑤年龄 < 1 岁且无 *MLL* 基因重排或任何其他不符合 SR 及 HR 的 ALL。

（3）HR-ALL　t（4；11）或 MLL/AF4 阳性 ALL；诱导化疗第 33 天骨髓形态学未缓解，或诱导化疗第 46 天微小残留白血病 ≥ 1%。

靶向药物的使用已经使得 t（9；22）或 BCR/ABL 阳性 ALL 不再成为 HR-ALL 的必备条件，大多协作组已将其列入 IR 亚型；t（4；11）或 MLL/AF4 阳性 ALL 一般见于婴儿，其中小于 6 个月起病且细胞数量 > 300×10^9/L 者预后更差，有些中心仅将此类 MLL/AF4 阳性 ALL 纳入 HR。

【临床表现】

各型 ALL 的临床表现基本相同。

1. 起病　大多较急，少数缓慢。早期症状有：面色苍白、精神不振、乏力、食欲低下，鼻衄或齿龈出血等；少数患儿以发热和类似风湿热的骨关节痛为首发症状。

2. 发热　多数患儿起病时有发热，热型不定，可低热、不规则发热、持续高热或弛张热。发热原因包括白血病本身引起的肿瘤热及继发感染。

3. 贫血　出现较早，并随病情发展而加重，表现为苍白、虚弱无力、活动后气促等。贫血原因主要是骨髓造血干细胞受到抑制所致。

4. 出血　以皮肤和黏膜出血多见，表现为瘀点、瘀斑、鼻衄、齿龈出血、消化道出血和血尿。偶有重要脏器出血如颅内出血，为引起死亡的重要原因之一。

5. 白血病细胞浸润引起的症状和体征

（1）肝、脾、淋巴结肿大　由白血病细胞浸润引起，肝、脾肿大常为轻中度，肿大的肝、脾质软，表面光滑；淋巴结肿大常为轻度，多局限于颈部、颌下、腋下和腹股沟等处；有时因纵隔淋巴结肿大引起压迫症状而发生呛咳、呼吸困难和静脉回流受阻，该表现以 T-ALL 更

NOTE

常见。

（2）骨和关节浸润　儿童骨髓多为红髓，易被白血病细胞侵犯，故患儿骨、关节疼痛较为常见。约25%患儿以四肢长骨、肩、膝、腕、踝等关节疼痛为首发症状，其中部分患儿呈游走性关节痛，局部红肿现象多不明显，并常伴有胸骨压痛。骨骼X线检查可见骨质疏松、溶解，骨骺端出现密度减低横带和骨膜下新骨形成等征象。

（3）中枢神经系统浸润　白血病细胞侵犯脑实质和（或）脑膜时即引起中枢神经系统白血病（central nervous system leukemia，CNSL）。由于多数化疗药物不能透过血脑屏障，造成CNSL的发生率增高。CNSL可发生于病程中任何时候，是导致急性白血病复发的主要原因。常见症状为：颅内压增高引起的头痛、呕吐、嗜睡、视盘水肿等；浸润脑膜时可出现脑膜刺激征；浸润脑神经核或神经根时可引起脑神经麻痹；脊髓浸润时可引起横贯性损害而致截瘫。此外，也可有惊厥、昏迷等表现。脑脊液检查可确诊。脑脊液色清或微浊，压力增高；细胞数＞$10×10^6/L$，蛋白＞0.45g/L；脑脊液离心涂片可发现白血病细胞。

（4）睾丸浸润　白血病细胞侵犯睾丸时即引起睾丸白血病（testis leukemia，TL），表现为局部肿大、触痛，阴囊皮肤可呈红黑色。由于化疗药物不易进入睾丸，因而常成为导致白血病复发的另一重要原因。

（5）其他器官浸润　患儿还可有腮腺、肾脏等浸润的表现。

【实验室检查】

1. 外周血象　血细胞的改变是本病特点。白细胞数增高者占50%以上，白细胞分类以淋巴细胞为主，部分患者外周血出现比例不等的原始和幼稚淋巴细胞；红细胞及血红蛋白多减少，且大多数为正细胞正血色素性贫血；网织红细胞数大多较低，少数正常，偶在外周血中见到有核红细胞；血小板多减少，少数患者初诊时血小板正常。

2. 骨髓检查

（1）骨髓细胞形态学检查　是确立诊断和评价疗效的重要依据。典型ALL的骨髓象为增生活跃或极度活跃，少数增生低下；分类以原始幼稚淋巴细胞为主，≥30%即可确诊ALL，多数≥50%，甚至≥90%；幼红细胞和巨核细胞减少。

（2）组织化学染色　常用以协助鉴别细胞类型。ALL组化的特征为：过氧化酶染色和苏丹黑染色阴性；糖原染色阳性（±～+++）；其他酸性磷酸酶和非特异酯酶多阴性。

3. 免疫学分型　用流式细胞仪和单克隆抗体对骨髓白血病细胞进行检测鉴定，可将淋巴细胞白血病分为T系和B系，后者又分为早期和成熟B系ALL。

4. 染色体检查　通过对骨髓白血病细胞染色体分析可以发现常见的低二倍体、高二倍体和部分染色体的缺失等染色体数量异常，也可以发现t（9；22）等染色体易位导致的染色体结构异常。

5. 白血病相关基因检测　通过RT-PCR的方法，可以发现ALL相关融合基因或分子异常，有助于白血病的遗传学分型，对于指导分型诊治和判断预后有重要意义。

6. 微小残留白血病检测　微小残留白血病（Minimal resedule disease，MRD）是白血病治疗过程中的重要指标。流式细胞检测白血病细胞数量、定量PCR检测白血病特异的分子标记是常用的监测MRD的方法。因为儿童ALL是高治愈率的疾病，治疗原则是为了获得长期生存，MRD的监测对于评估早期治疗反应、早期预测预后、指导治疗方案选择都具有非常重要的意义。

7.X 线检查 白血病儿童长骨 X 线可以显示特有的白血病改变，如骨质疏松、干骺端近侧可见密度减低的横线或横带，即"白血病线"，有时可见骨质缺损、骨膜增生等改变。胸部 X 线或 CT 检查可以见到部分患儿纵隔肿物 - 纵隔淋巴结肿大，常见于 T 系 ALL。

8.其他检查 出凝血检查、肝肾功能检查等可以帮助评估病情。

【诊断与鉴别诊断】

1.诊断 典型病例根据临床表现、血象和骨髓象的改变即可做出诊断；尤其是骨髓细胞学检查中发现原始和幼稚细胞比例 ≥ 30% 即可确定诊断。一旦确诊白血病，需进一步进行分型，并对骨髓外白血病的状态进行评估。

（1）中枢神经系统白血病（CNSL）诊断标准 头痛、呕吐、嗜睡等神志异常可为临床表现，很多患儿并非一定有明显的临床表现，脑脊液检查见到白血病细胞是确诊依据，少部分患儿也可以脑实质占位为主要表现，但需要排除出血与感染等。

（2）睾丸白血病（TL）诊断标准 单侧或双侧睾丸肿大，质地变硬或呈结节状，缺乏弹性感，透光试验阴性，睾丸超声波检查可发现非均质性浸润灶，睾丸活组织检查可见白血病细胞浸润是确诊的依据。

2.鉴别诊断 发病早期症状不典型，特别是白细胞数正常或减少者，其血涂片不易找到幼稚白细胞时，可使诊断发生困难。需与以下疾病等鉴别。

（1）再生障碍性贫血 血象呈全血细胞减少；肝、脾、淋巴结不肿大；骨髓有核细胞增生低下，无幼稚白细胞增生。

（2）传染性单核细胞增多症 肝、脾、淋巴结常肿大；外周血白细胞数增高并出现异型淋巴细胞，易与急性白血病混淆。但本病常有 EB 病毒感染的证据；骨髓无白血病改变。

（3）类白血病反应 为造血系统对感染、中毒或溶血等刺激因素的一种异常反应，以外周血出现幼稚白细胞或白细胞数增高为特征。根据血小板数多正常、白细胞中有中毒性改变、中性粒细胞碱性磷酸酶积分显著增高等表现，可与白血病区别。

（4）类风湿性关节炎 有发热、关节疼痛症状者易与急性白血病相混淆，炎症指标多升高，骨髓无白血病表现可资鉴别。

【治疗】

儿童 ALL 的治疗是以化疗为主的综合治疗，其原则是：早期诊断，早期治疗，分型明确后根据不同危险度分层治疗、联合序贯化疗。针对 Ph 染色体阳性 ALL 患儿采用靶向治疗药物伊马替尼（imatinib）与化疗联合治疗；同时要注意防治中枢神经系统白血病和睾丸白血病；化疗同时注意支持治疗，通常化疗总时间为 2 ～ 3 年。

1.支持疗法

（1）防治感染 在化疗阶段，保护性环境隔离对防止外源性感染具有较好效果。并发细菌性感染时，应根据不同致病菌和药敏试验结果，及时选用有效的抗生素治疗；并发真菌感染，需选用抗真菌药物；并发病毒感染者可选用抗病毒药物；化疗期间常用复方新诺明以预防卡氏囊虫肺炎。

（2）成分输血 严重贫血者可输红细胞；因血小板减少而致出血者，可输浓缩血小板或机器单采血小板。

（3）集落刺激因子　化疗期间如发生严重骨髓抑制，可予以 G-CSF、GM-CSF 等集落刺激因子，促进骨髓造血尽早恢复，减少感染机会或有助于感染的控制。

（4）高尿酸血症的防治　儿童 ALL 对于化疗非常敏感，治疗早期，由于大量白血病细胞破坏分解而引起高尿酸血症，严重者可导致尿酸结石梗阻泌尿道，出现少尿或急性肾功能衰竭。大量补充液体、口服别嘌呤醇（allopurinol）$200 \sim 300mg/（m^2 \cdot d）$ 是有效的预防措施。其他还可因肿瘤细胞大量破坏，引起高钾、高磷、低钙等电解质紊乱，称为肿瘤溶解综合征（tumor lysis syndrome）。对于高白血病负荷的患儿，拉布里海显示了良好的预防肿瘤溶解综合征的作用。

（5）其他　在治疗过程中，要注意增加营养。要注意口腔卫生，防止黏膜糜烂和感染。并发弥散性血管内凝血时要及时治疗。

2. 化学药物治疗　目的是杀灭白血病细胞，解除白血病细胞浸润引起的表现，使病情缓解、治愈。常用药物剂量和用法随方案不同而异。以下简单介绍儿童 ALL 化疗方案的组成，具体可以参照为儿童 ALL 大病医保所制订的化疗临床路径。

（1）泼尼松（Pred）敏感试验　减少白血病负荷并评估疗效。ALL 诊断明确后尽快开始泼尼松敏感试验，可以从小剂量开始，避免肿瘤溶解综合征，足剂量为 $60mg/（m^2 \cdot d）$，分 3 次口服，共 7 天，第 8 天观测外周血白细胞，白血病细胞绝对计数 $\geq 1000/\mu L$ 为不敏感。

（2）诱导治疗　目的是达到高质量的完全缓解，不同协作组的方案略有不同，但多采用泼尼松（Pred）、门冬酰胺酶（L-APS）、长春新碱（VCR）、柔红霉素（DNR）联合化疗，同期进行鞘内注射化疗。基本方案如下：长春新碱 $1.5mg/m^2$，静脉注射，每周 1 次，共 4 次，于化疗的第 8 天起用；柔红霉素 $30mg/m^2$，静脉滴注，于化疗的 $8 \sim 10$ 天或第 8 天起每周 1 次，共 $2 \sim 3$ 次；门冬酰胺酶 $6000 \sim 10000U/m^2$，静脉滴注或肌内注射，于第 11 天起隔天或隔 2 天 1 次，共 8 次，脂质体门冬酰胺酶具有长效的优势，每次 $2000U/m^2$，只需 1 个疗程用 $1 \sim 2$ 次，目前已有逐渐取代传统短效的门冬酰胺酶的趋势；泼尼松第 $1 \sim 28$ 天 $45 \sim 60mg/（m^2 \cdot d）$，分次口服，第 29 天起减量，至第 36 天停用。

（3）巩固治疗　小儿 ALL 达到完全形态学缓解（CR）时，体内仍残存约 10^8 个白血病细胞，这种状态称为微小残留病变（minimal residual disease，MRD），后续主要是全身强化治疗以进一步杀灭微小残留白血病细胞。主要采用环磷酰胺（CTX）、大剂量阿糖胞苷（Ara-C）和 6-巯基嘌呤（6-MP）联合巩固化疗；同期进行鞘内注射化疗。

（4）早期强化治疗　是在缓解状态下最大限度地杀灭白血病细胞，防止早期复发。通常使用诱导治疗的主要药物。

（5）庇护所治疗　主要是预防髓外白血病。中枢神经系统及睾丸等部位因多数化疗药物不能到达而成为白血病的庇护所，CNSL 和 TL 均会导致骨髓复发。因此，有效地预防髓外白血病是 ALL 患儿获得长期生存的关键之一。通常采用大剂量甲氨蝶呤 + 四氢叶酸钙（HDMTX+CF）方案，配合甲氨蝶呤（MTX）、Ara-c 和地塞米松（Dex）三联药物鞘内注射，作为髓外白血病的预防治疗。

（6）维持治疗方案　是巩固疗效、达到长期缓解及治愈的重要手段。主要采用 6-MP 和 MTX 口服，VCR 和地塞米松每 4 周 1 次，联合鞘内注射化疗每 8 周 1 次。高危组患儿需要在维持期间加用 CTX 和 Ara-C 巩固。

3. 放射治疗 中枢神经系统及睾丸等骨髓以外部位在化疗过程中出现复发时,除了加强化疗外,一般需要接受局部放疗,使髓外病灶尽可能达到缓解并减少骨髓复发的风险。因为放射治疗对远期生存质量影响较大,第二肿瘤的发生率会明显增加,所以目前基本不作为预防性治疗。

4. 造血干细胞移植(HSCT) HSCT治疗白血病原理是通过预处理进一步消灭微小残留白血病,通过植入异基因造血干细胞,使白血病患者重建供者免疫,通过植入正常供者的免疫细胞发挥抗患者白血病的作用,从而清除残留的白血病细胞。由于儿童ALL化疗效果好,造血干细胞移植主要用于高危ALL和一些难治复发的ALL患儿。

5. 靶向治疗及免疫细胞治疗 近年来,针对ALL靶标的靶向治疗及针对B-ALL特异的嵌合抗原受体T细胞免疫治疗(Chimeric antigen receptor-engineered T cell therapy,CART)获得了突破性进展,使得难治复发患者的疗效获得了明显提高。

6. 疗程和疗效评估 一般总疗程,标危组男女均2年;中高危组男2.5年,女2年。

早期治疗反应良好是保证化疗后获得缓解的基础。早期治疗反应包括:①泼尼松反应,足剂量泼尼松45～60mg/(m^2·d)口服第8天观测外周血白细胞,白血病细胞绝对计数<1000/uL为敏感。②诱导化疗第19天骨髓形态评估:白血病细胞<5%为M1;≥5%且<25%为M2;≥25%为M3。骨髓M1状态表示早期治疗反应好,M3提示早期治疗反应差。③诱导化疗第33天或46天评估骨髓微小残留病变<0.01%表示早期治疗反应好,若≥1%提示早期治疗反应差。

ALL化疗后完全缓解包括临床缓解、血象缓解和骨髓缓解。①临床缓解指临床无贫血、出血及白血病浸润的表现。②血象缓解指外周血血红蛋白>90g/L,白细胞正常或减低,分类无幼稚细胞,血小板>100×10^9/L。③骨髓缓解指骨髓增生良好的情况下,幼稚细胞比例小于5%。

【预后】

白血病是儿童时期死亡的重要病因,既往对儿童白血病的治疗已经取得了显著成就,儿童ALL已经成为基本可治愈的疾病。由于分型的不断完善、化疗经验的不断积累和治疗方案的不断优化,儿童ALL缓解率已达95%以上,低危儿5年无病生存率已达80%以上,高危儿5年无病生存率也可达50%左右。改善儿童白血病的精准分型、分组,提高儿童难治复发白血病的疗效,降低与治疗相关的死亡率,是今后努力的方向。

二、急性髓细胞性白血病

急性髓细胞性白血病(acutemyeloid leukemia,AML)占儿童急性白血病的20%。AML可以发生在任何年龄,青少年发病率略高,男女发病率无明显差异。儿童AML的发生可以与某些遗传性疾病有关(如21三体综合征、范可尼贫血等),也可以继发于其他肿瘤放化疗之后。儿童AML的分子生物学改变及治疗反应与成人相似;其治疗后长期无病生存率为50%～60%,不如儿童ALL。

【临床表现】

AML的临床表现与ALL相似,具有发热、贫血、出血或血小板减少及白血病细胞浸润的临床特征。但是AML患者骨痛和关节痛不如ALL常见;肝脾和淋巴结肿大不如ALL明显;M3型AML常合并严重的出血和DIC;M4和M5型AML常见于婴儿AML,具有高白细胞、皮肤浸润及易发生 CNSL 的特点；绿色瘤多见于 M1 和 M2 型 AML；M6 型 AML 常有 HbF 和 HbH 的增高；M7 型 AML 常发生在 3 岁以下，特别是伴有 21 三体综合征的患者。

【实验室检查】

1. 外周血象   初诊时 AML 外周血可表现为三系或二系减少，白细胞数正常，也可降低或增高。多数患儿有不同程度的贫血，为正细胞正色素性贫血；多数患儿血小板减少，$20 \sim 60 \times 10^9$/L；约 50% 患儿白细胞数 $< 5 \times 10^9$/L，5% 患儿白细胞数 $> 100 \times 10^9$/L，为高白细胞性急性白血病。外周血可有不同程度的原始幼稚细胞增多。

2. 骨髓象   骨髓形态学是确诊 AML 的重要依据。大多数 AML 患儿骨髓增生活跃、明显活跃或极度活跃，相应细胞系原始幼稚细胞增生明显，占比 $\geq 30\%$，甚至更高；红系和巨核细胞系增生明显抑制。不到 10%AML 患儿的骨髓呈增生低下，称为低增生性白血病。

3. 免疫分型   AMLm0 $\sim$ M5 型可有 CD33、CD13、CD14、CD14、MPO（抗髓过氧化物酶）等髓系标志中的 1 项或多项阳性，也可有 CD34 阳性。其中 CD14 多见于单核细胞系；M6 可见血型糖蛋白 A 阳性，M7 可见血小板膜抗原 Ⅱ b/ Ⅲ a（GP Ⅱ b/ Ⅲ a）阳性，或 CD4l、CD68 阳性。

4. 细胞与分子遗传学改变   AML 的染色体改变较 ALL 多见，常有独立的预后价值。常见 AML 染色体异常与相应融合基因和形态及预后的关系见表 12-5。除此以外，近年发现 AML 相关的基因突变在预后中有重要作用，如 FLT3-ITD 阳性患儿预后较差。

表 12-5　儿童 AML 常见染色体/基因变异的发生率及与预后关系（WHO）

遗传学/基因变异分型	FAB 分型	发生率/特点	预后/5 年生存率
t（8，21）（q22，q22）/RUNX1- RUNX1T1	M1，M2	12% ～ 14%	良好
inv（16）（p13.1q22）/CBFB-MYH11	M4Eo	8%	良好
t（15，17）（q22，q21）/PML-RARM	M3，M3v	6% ～ 10%	良好
t（11，17）（q23，q12）/PLZF-RARα	M3	< 0.5%	良好
11q23.3/KMT2A（MLL）易位		25%，50% 婴儿	不良
t（9，11）（p22，q23）/MLLT3-MLL	M4，M5a	7%	一般或良好（63% ～ 77%）
t（10，11）（p12，q23）/MLLT10-MLL	M5	3%，婴儿多见	不良
t（6，11）（q27，q23.3）/KMT2A-MLLT4	M1，M2，M4，M5	2%	不良
t（1，11）（q21，q23.3）/KMT2A-MLLT11	M1，M2，M4，M5	1%	良好
t（6，9）（p23，q34）/DEK-NUP214	M2，M4，MDS	< 2%	不良
inv（3）（q21q26.2）或 t（3，3）（q21，q26.2）/RPN1-EVI1	M2，M4，MDS	< 1%	不良
t（1，22）（p13，q13）/RBM15-MKL1	M7	婴儿多见	一般
t（7，12）（q36.3，p13.2）/mNX1-ETV6	M0，M1，M5	0.8%，婴儿多见	不良

续表

遗传学 / 基因变异分型	FAB 分型	发生率 / 特点	预后 /5 年生存率
t（8，16）（p11.2，p13.3）/KAT6A-CREBBP	M1，M4，M5	0.5%	婴儿期可自动缓解，童年晚期预后一般
AML 伴 NPM1 突变	M1，M2，M4，M5	5% ~ 10%（CN* 14% ~ 22%）	良好
AML 伴 CEBPA 突变	M1，M2	5%（CN 14%）	良好
FLT3-ITD 突变	M5，M3	10%（CN 18%）	依情况而定
t（5，11）（q35.3，p15.5）/NUP98-NSD1	M4，M5	7%，年长儿和年轻成年人	不良
inv（16）（p13.3q24.3）/CBFA2T3-GLIS2	20%M7	3%，10% 婴儿	不良
t（11，12）（p15.5，p13.5）/NUP98-KDM5A	10%M7	3%，＜ 5 岁儿童	一般

良好：5 年生存率＞ 70%，一般：5 年生存率 50% ~ 70%，不良：5 年生存率＜ 23%。
*CN：细胞遗传学正常。

5. 血液生化检查　所有 AML 患儿均需行血液生化及凝血功能检查，化疗及输血前的其他常规检查还包括肝炎病毒 A、B、C，HIV，EBV 等。

6. 脑脊液检查　腰椎穿刺抽取脑脊液后行离心甩片法检测，如果腰穿无损伤，WBC ＞ $5×10^6$/L 并见有幼稚细胞，便可诊断为中枢神经系统白血病。

7. 影像学检查　所有患儿都应行胸部 X 线检查，以了解心肺及纵隔情况。ECG、超声心动图及腹部 B 超也是必须进行的基本检查。选择性进行头颅及腹部 CT 检查有助于绿色瘤的发现。

【诊断】

所有疑诊髓细胞性白血病的病例需经 MICM 诊断与分型，并需符合以下标准中的一项：①骨髓中原始、幼稚粒细胞≥ 20%。②如果骨髓中原始、幼稚粒细胞＜ 20%，但具有原发 AML 特异的遗传学异常 [如 t（8，21），inv（16）]。③髓系肉瘤（粒细胞肉瘤或绿色瘤），肉瘤是髓系分化的依据，可具有或不具有骨髓白血病细胞浸润的证据，对不具有骨髓白血病诊断标准的髓系肉瘤，需要有肉瘤组织的病理诊断依据。

【鉴别诊断】

根据临床表现及实验室检查，AML 的诊断并不困难，但需与骨髓增生异常综合征（myelodysplastic syndrome，MDS）和 ALL 类白血病反应进行鉴别。后两者见前述。当患儿骨髓幼稚细胞比例偏低时，很难鉴别 AML 和 MDS，一般用骨髓幼稚细胞超过 20% 作为 AML 的诊断标准。但幼稚细胞＜ 20% 时，如果存在 AML 特异的遗传学变异，也要考虑诊断 AML。

【分型】

1. 形态学（FAB）分型　根据骨髓涂片的细胞形态和组织化学染色检查，可以把 AML 分为 M0 ~ M7 八种类型；组织化学染色对各型的鉴别见表 12-6。

NOTE

表 12-6　AML 的 FAB 分型和组织化学染色

组化染色	形态学分型							
	M0	M1	M2	M3	M4	M5	M6	M7
	髓系白血病未分化型	原粒细胞白血病未分化型	原粒细胞白血病部分分化型	颗粒增多的早幼粒细胞白血病	粒-单核细胞白血病	单核细胞白血病	红白血病	急性巨核细胞白血病
糖原		−	−	−	−	−	+	+/−
苏丹黑	<3%	+	+	+	+/−	−	−	−
过氧化物酶	<3%	+	+	+	+/−	−	−	−
氯醋酸酯酶		+	+	+	+/−	−	−	+/−
非特异性酯酶		+	+	+	+	+	+	+/−
氟化钠抑制		−	−	−	+/−	+	−	+/−

2. 危险度分型　诊断 AML 后，经过 MICM 分型检测，国际上不同的诊治方案通常把 AML 分为 2～3 个危险因素组以指导分层治疗，如低、中、高危组。分组的危险因素主要依赖于 AML 细胞遗传学和分子生物学特征和临床对治疗的反应。临床危险度分层目前尚无统一标准，各中心采用的分型标准不一，表 12-7 为第 41 届国际儿童肿瘤 SIOP 危险因素分组。随着 AML 分子生物学研究的不断进展，AML 临床分型越来越精细、复杂，预后相关危险因素将会随之而不断变化和更新。

表 12-7　AML 危险因素分组

低危	中危	高危
1）t（15，17）、Inv16、t（8，21） 2）婴儿 AML 3）M7 伴 t（1，22） 4）Down's 综合征伴 AML 5）NPM1 不伴有 FLT3-ITD（+）	其他不符合低危组和高危组者	1）MDS 相关 AML 或治疗相关 AML 2）M0，M6，M7 除外 t（1，22）和 Down's 综合征 3）核型异常： 　复杂核型（3 种及以上异常）； 　−7/7q− 或 5q−； 　t（6，9），t（16，21），t（8，16） 4）FLT3-ITD（+）且除外 1 个疗程后 MRD 0.1% 5）疗效不佳（Ⅰ/Ⅱ疗程 MRD 持续阳性）

注释：摘自 Raul C.Ribeiro 第 41 届国际儿童肿瘤（SIOP）会议专家论坛。

【治疗】

AML 的治疗原则和 ALL 一样，是以化疗为主的综合治疗。采用的主要药物有柔红霉素、阿糖胞苷、依托泊苷等。大剂量强化疗能够提高 AML 的缓解率和生存率，维持治疗并无益于 AML 的生存率提高和维持缓解，故渐渐被摒弃。由于 AML 治疗多主张短疗程强化疗方案，化疗方案主要包括诱导缓解、巩固和大剂量强化等联合序贯化疗，化疗时间一般仅半年左右。总体而言 AML 化疗强度明显强于 ALL。因此，化疗经验的积累和支持治疗的加强，对于减少化疗相关死亡率、提高效果起着重要作用。异基因造血干细胞移植治疗有助于提高 AML 的生存率，为高危和复发难治患儿提供了治疗和生存的机会。

1. 化学药物治疗

（1）诱导治疗　一般采用 DAE 方案治疗。具体方案见表 12-8。

表 12-8　AML 儿童诱导化疗方案

药物	剂量	时间
阿糖胞苷	每次 100mg/m²	d1～d7，每 12 小时一次皮下注射，共 14 剂
柔红霉素	40mg/（m²·d）	d1、d3、d5，共 3 次，每次输注 2 小时
足叶乙苷	100mg（m²·d）	d1～d5，每次静点 4 小时，共 5 次

诱导缓解疗效评估标准：①完全缓解，骨髓增生正常，幼稚粒细胞 ≤ 5%。②部分缓解，骨髓增生正常，幼稚粒细胞 6%～19%。③未缓解，骨髓幼稚粒细胞 ≥ 20%。

通过流式细胞术、融合基因定量分析、荧光原位杂交技术等对 AML 分子标记物的监测，能够更精准地检测 AML 的微小残留，诱导治疗后如果 AML 微小残留白血病也未检测到，预示患儿具有比较大的长期无病治疗成功率。

（2）巩固治疗　如果诱导治疗达到完全缓解，一般以原诱导治疗方案作为巩固治疗。如果未能达到缓解，常用米托蒽醌、去甲氧柔红霉素、氟达拉宾等替代柔红霉素。

（3）大剂量强化治疗　通常以大剂量阿糖胞苷为主的强化疗治疗 2～3 个疗程，以尽可能清除体内的白细胞，达到防止复发、彻底治愈的效果。

（4）m3 型急性髓细胞性白血病的治疗　本型也称急性早幼粒细胞白血病（Acute promyelocytic leukemia，APL），APL 是 AML 的一个特殊亚型，占儿童 AML 的 4%～8%，骨髓细胞形态学以异常增多的早幼粒细胞（> 30%）增生为特征，伴有特征性的 t（15，17）染色体易位，临床除了一般白血病的表现外，出血特别明显，且以瘀斑为特征，偶有咯血、消化道出血和颅内出血。过去是白血病中最凶险、最易致死的亚型。

由于其细胞和遗传学特征，APL 的治疗与其他白血病不同，不是以细胞毒化疗为主，而是采取了以全反式维甲酸（ATRA）为主的诱导分化治疗，缓解率达 95% 以上，长期无病生存率达到 90% 以上。近年研究发现非高危患儿可以采用单纯全反式维甲酸联合砷剂的方法，不依靠化疗即可获得治愈。只要早期发现、尽早治疗，并及时有效处理出血、凝血功能障碍等并发症，基本可以治愈。在 APL 的研究中，我国科学家作出了最为关键的贡献。

2. 支持治疗　AML 化疗强度远高于 ALL，化疗后将导致严重的骨髓抑制，面临感染的风险。AML 化疗后需要积极予以感染的预防，应用粒细胞集落刺激因子促使骨髓抑制尽早恢复，积极输注血小板预防出血。一旦感染发生，需要尽早应用广谱抗感染治疗，并同时积极寻找病原菌，为采取针对抗感染治疗提供依据。

3. 分子靶向药物治疗　随着 AML 相关基因的不断发现，以及酪氨酸激酶、索拉菲尼等针对性靶向药物的出现，AML 的疗效明显得到了提高。

4. 造血干细胞移植　已成为挽救高危 AML 及复发难治 AML 的有效方法，可以应用于中高危 AML 患儿的治疗。移植一般在化疗完全缓解后和（或）巩固治疗后进行，移植后患儿 5 年无病生存率 50%～60%。

NOTE

【预后】

随着危险因素指导下分层化疗方案的优化、靶向治疗的使用及 HSCT 治疗的普遍应用，对 AML 的精细分型和精准治疗，辅以积极的支持治疗和及时、有效的各种并发症的处理，儿童 AML 的缓解率达 90% 以上，5 年以上的生存率可以达到 60% 左右，较前已有显著提高。APL 的治愈率已达 90% 以上。

第八节　朗格汉斯细胞组织细胞增生症

组织细胞增生症（histiocytosis）是一组以单核 – 巨噬细胞及树突状细胞增生为共同特点的疾病。完全分化成熟的组织细胞分布于全身脏器组织中发挥其生理功能，位于不同部位的组织细胞有各自不同的名称，如在外周血中称单核细胞，肝脏中称库普弗细胞，骨髓中称巨噬细胞，皮肤中称郎格罕斯细胞。单核 – 巨噬细胞的主要功能为吞噬及杀灭入侵的病原微生物，处理衰老变性的组织细胞，而树突状细胞则作为抗原递呈细胞参与体内特异的免疫反应。儿童组织细胞增生症是一组儿童期发病率比较低、临床表现差异性很大的疾病，常常给诊断带来一定困难。诊断必须依靠病灶部位的活组织检查才能做出确切的诊断。

国际组织细胞协会以病理细胞形态为基础，对儿童组织细胞病进行了重新分类，共分成 I～Ⅲ型，见表 12-9。I 型为郎格罕斯组织细胞增生症（Langerhans cell histiocytosis，LCH），病变组织中的组织细胞主要是郎格罕斯细胞，Ⅱ 型为噬血细胞性淋巴组织细胞增生症（hemophagocytic lymphohistiocytosis，HLH），病变组织中组织细胞主要是巨噬细胞，Ⅲ 型为恶性组织细胞病（malignant histiocytosis），包括急性单核细胞白血病、恶性组织细胞增生症、组织细胞肉瘤等。

表 12-9　儿童组织细胞增生症的分类

	I 类	Ⅱ 类	Ⅲ 类
病名	细胞组织细胞增生症	噬血淋巴组织细胞增生症	恶性组织细胞病和急性单核细胞白血病
细胞型	树突状细胞	单核 – 巨噬细胞	单核 – 吞噬细胞的恶性细胞
细胞功能	抗原表达	具有抗原和吞噬细胞	
诊断特异的细胞	找到郎格罕细胞，表达 CD1a，S-100 蛋白	病理检查发现有吞噬血细胞的组织细胞	形态呈恶性组化染色非特异性酯酶阳性

LCH 过去称组织细胞增生症 X，多认为是一种反应性增生性疾病，属于组织细胞增生症 I 类疾病。该病以郎格罕细胞（Langerhans cell，LC）异常增生为特点，是一组临床表现多样、多发于小儿的疾病，男多于女，具体的发病率尚无确切统计，估计 1 岁以内的发病率为 1/10 万，15 岁以下为 0.2/10 万。LCH 的组织学特征是郎格罕细胞增生、浸润，并伴有嗜酸细胞、单核 – 巨噬细胞和淋巴细胞等不同程度的增生。

【病因和发病机制】

以往多认为 LCH 是一组与免疫功能异常有关的反应性增殖性疾病。LC 是单核 – 巨噬细胞系统中的表皮树突状细胞，其吞噬功能较弱，但在免疫递呈系统中起重要作用，具有 T 细胞抗原表达和诱发延迟性超敏反应的作用，可分泌具有生物活性的细胞因子，促使破骨细胞功能亢进而发生溶骨现象。近年来研究发现：造血前体细胞的 BRAF-V600E 基因体细胞突变在 LCH 中比例高达 50%，另 MAP 激酶、PI3K-ATK 信号途径也参与了疾病的形成，从而证实并归类此病为髓系肿瘤性疾病。

【病理】

病变可只限于单个器官或为孤立病灶，也可同时侵犯多个器官；其中以肺、肝、淋巴结、骨骼、皮肤、垂体等处病变最为显著。尸体解剖曾发现同一患者的不同器官，或同一器官的不同部位，其组织学改变不同。原有组织结构因出血、坏死而遭到破坏，同一病变器官同时出现增生、纤维化或坏死等不同阶段的病变。显微镜下除组织细胞外，还可见到嗜酸细胞、巨噬细胞、淋巴细胞、多核巨细胞和充脂性组织细胞（即泡沫细胞）等，但不见分化极差的恶性组织细胞。病变久者可见大量泡沫细胞和嗜酸细胞，形成肉芽肿。

各种病理改变中，LC 增生最具特征性。LC 细胞直径约 13μm，胞浆呈均匀粉色，胞核不规则，有核裂或分叶，核仁明显；胞浆表达 CDla，与花生凝集素和 OKT6（CD1a）单克隆抗体发生反应，S-100 蛋白染色呈阳性。

【临床表现】

LCH 的临床表现差异非常大，发病以婴幼儿时期多见，男性多于女性，男女之比为 1.5～2：1。临床症状因受累及器官的多少和部位不同而异。目前，除肾脏、膀胱、肾上腺和性腺尚无受累的报道外，其他器官皆可受累。发病年龄越小，受累器官越多而病情越重；年龄越大病变越局限，症状越轻。起病可急可慢。

1. 骨骼损害 80% 的患者有骨骼受累，可以是 LCH 唯一的表现，尤其是在 5 岁以上儿童；骨骼损害可以是单发或是多发。最常见的骨骼损害部位是头颅骨，其他部位包括骨盆、股骨、椎骨、上下颌骨。虽然骨骼受到损害，但是可以不表现出任何症状，也可出现骨痛或局部肿胀。颅骨病变开始为头皮表面隆起、硬而有轻度压痛，当病变蚀穿颅骨外板后，肿物变软，触之有波动感，多可触及颅骨边缘。眶骨破坏多为单侧，可致眼球突出或眼睑下垂。脊柱损害可导致椎体塌陷，引起继发性脊髓压迫症状。扁骨和长骨边缘可发生溶骨性病变，具有明确的边界，没有新骨生成的活动性表现。承重长骨受累可导致病理性骨折。慢性耳溢液常伴有乳突破坏。上下颌骨的骨组织破坏可导致牙齿松动、脱落。如果对治疗反应好，这些骨损害可以完全恢复。

2. 皮疹 30%～50% 患者在疾病早期或在病程中表现出皮肤损害。皮疹主要分布在躯干、头皮和耳后，也可见于会阴部，甚至发展到背部、手掌和足底。起病时为淡红色斑丘疹，直径 2～3mm，继而呈现出血性（不伴有血小板的减少）或湿疹样、皮脂溢出样皮疹。以后皮疹表面结痂、脱屑，触摸时有刺样感，脱痂后有白斑或色素沉着。各期皮疹同时存在，成批出现，此起彼伏。

外耳道溢脓多呈慢性反复发作，对抗生素不敏感，可能是由于外耳道皮肤组织细胞浸润所致。

3. 脏器浸润 约占 20%。组织细胞浸润网状内皮系统，致局部或全身淋巴结肿大（约占 33%），肝脾肿大，肝功能不同程度损害，包括黄疸、腹腔积液。骨髓受累可引起贫血、血小板减少。肺部浸润多见于婴幼儿，常伴有咳嗽，感染时症状加剧，可发生肺气肿，甚至出现气胸

NOTE

或皮下气肿，导致呼吸衰竭。肠黏膜受侵害常出现腹泻和吸收障碍。

脑垂体受侵犯约占 15%，垂体后叶或下丘脑受损可导致生长发育迟滞，也可发生尿崩症，但不一定有蝶鞍破坏。以不明原因的尿崩症起病的 LCH 在临床中并不罕见，并且几乎所有存在尿崩症的 LCH 患者均为多系统受累。LCH 中枢神经系统的破坏少见。甲状腺受累可导致原发性甲状腺功能低下。

【辅助检查】

1. 血液学检查 血红蛋白可正常，也可有不同程度的贫血；白细胞数正常、减少或增多；血小板计数正常或减少。

2. 骨髓象 骨髓细胞学检查见到 LC 细胞、免疫组化 CD1a 阳性细胞有助于诊断。10%～15% 患者骨髓可见组织细胞增多，偶见巨核细胞减少。

3. X 线检查 对诊断很有帮助，不少病例是由 X 线检查最先发现的。

（1）骨骼 病变部位呈虫蚀样改变，甚至巨大缺损，为溶骨性凿穿样损害，形状不规则，呈圆形或椭圆形。脊椎多表现为椎体破坏，偶见椎旁脓肿。下颌骨浸润时牙槽硬板及支持骨破坏，出现漂浮齿征象。

（2）胸部 肺部是最易受累的器官之一。典型改变为肺野透亮度减低呈毛玻璃状，两肺可见弥散的网状或网点状阴影，或在网点状基础上有局限或弥散的颗粒阴影，须与粟粒性结核鉴别，严重者可见弥散性小囊肿、肺气肿、气胸、纵隔气肿或皮下气肿等。婴幼儿常见胸腺肿大。

4. 病理检查 皮疹压片和病灶活检发现 LC 是诊断的重要依据。皮疹压片法检查操作简便，阳性率高；可做皮疹、淋巴结、齿龈和肿物的活检，或病灶局部穿刺物，或刮除物的病理检查。表现为大量组织细胞增生，常伴有嗜酸性粒细胞、巨噬细胞、淋巴细胞，并偶伴有多核巨细胞浸润。病理切片做 S-100 蛋白染色和 CD1a 检测有助诊断。有条件时应做电镜检查，找到具有 Birbeck 颗粒的 LC，结合临床可以确诊。

【诊断】

根据临床出现原因不明的发热、皮疹、贫血、耳溢脓，反复肺部感染，肝、脾、淋巴结肿大，眼球凸出、尿崩、颅骨缺损及头部肿物等要考虑本病。诊断还需结合 X 线和病理检查结果。病理检查是本病诊断最可靠的依据，免疫组化 S-100、CD1a、langerin 阳性具有诊断意义。

1. 危险器官累及标准 危险器官的累及与否和多少与预后关系密切；多脏器系统累及、疾病的进展扩散程度、小年龄等因素提示预后不良。危险器官受累的判断是基于相应器官功能的影响而非一定是病理组织学证据，这些危险器官的累及标准见表 12-10。

表 12-10 LCH 累及危险器官的定义

危险器官	危险器官定义
造血系统	至少有以下 2 项： ①贫血，血红蛋白 < 100g/L，婴儿 < 90g/L（排除其他因素贫血如缺铁） ②细胞减少：白细胞数 < 4.0×10⁹/L ③血小板减少：血小板 < 100×10⁹/L
脾脏	脾脏肿大肋缘下 > 2cm
肝脏	①肝脏肿大肋缘下 > 3cm ②和（或）肝脏功能不全（总蛋白 < 55g/L，白蛋白 < 25g/L，胆红素升高或 ALT 升高） ③和（或）组织病理学诊断肝脏累积

2. 危险度分组　根据国际组织细胞协会推荐，把 LCH 分为高危、中危和低危，并给予不同的治疗方案（表 12-11）。

表 12-11　LCH 的危险度分类

危险度	分类标准
高危组	≥ 2 系统器官受累，包含一个或多个高危系统器官
中危组	≥ 2 系统器官受累，不包含高危系统器官
低危组	单系统多灶性病变，或特殊部位的孤立病灶 *
观察组	单系统单病灶损害（指非特殊部位的单个骨、皮肤、淋巴结受损）

*注：特殊部位的孤立病灶包括：①中枢神经危险部位，即眼眶、颞骨 / 乳突、蝶骨、颧骨、上颌骨、鼻窦 / 前颅窝 / 中颅窝或椎骨。②单病灶性肺病变。③单病灶性甲状腺病变。

【治疗】

本病主要采用以化学药物为主的综合治疗。由于病变化多样、轻重悬殊，治疗方案应根据临床分类和程度而定。

1. 化疗治疗　化学治疗可使本病尤其是重症患者的预后得到显著改善。本病病情轻重和年龄不同，所需化疗的强度和疗程不一，可以参考临床分类采取不同的方案。对于多系统 LCH、多发性骨累及、中枢神经系统病变、特殊部位病变（颌面骨累及、眼、耳、口腔等），主张给予系统联合化疗，并进行较长期的维持治疗，总疗程 1 ～ 1.5 年。常用的化疗药物有泼尼松（P）、长春新碱（VCR）、长春花碱（VBL）、甲氨蝶呤（MTX）、6- 巯基嘌呤（6-MP）、足叶乙苷（VP-16）、环磷酰胺等。化疗过程中需要动态监测评估治疗后病变部位反应，判断疗效和预后，及时调整治疗方案。高危 LCH 经过一线治疗反应不好或复发者，可以考虑联合应用 2- 氯脱氧腺苷（2-CdA）、克拉曲宾及阿糖胞苷进行挽救性化疗，个别难治复发患儿可以考虑造血干细胞移植。

2. 放射治疗　一般不推荐，仅适用于孤立的骨骼病变，尤以手术刮除困难的部位，如眼眶周围、颌骨、乳突或负重后易发生骨折和神经损伤的脊椎等部位，以及早期的垂体病变。一般照射量为 5 ～ 8Gy（500 ～ 800cGy），照射后 3 ～ 4 个月骨骼缺损即可恢复。一般认为，尿崩症出现时间较久（如 6 个月以上），放射治疗大多无效。皮肤病变对放疗亦不敏感。

3. 手术治疗　单纯骨损害者，如果仅有单一局灶病变，一般采用外科手术刮除即可痊愈。

4. 其他治疗　注意控制感染，加强支持治疗，尿崩症可用鞣酸加压素或去氨加压素（DDAVP）治疗，新的 RAF、MEK、ALK 抑制剂也显示了一定的疗效。

【预后】

本病预后与疗效、临床表现、分类、危险器官累及、年龄密切相关。年长、单纯骨损害者多可自愈；肝、脾、骨髓等受侵犯且对初期治疗反应较差者预后差；皮肤、骨骼受侵犯时预后较好。

凡有脏器功能受累的可造成后遗症，如肺功能异常，肺纤维化；肝功能异常，肝硬化；少数可有尿崩、智力低下、发育迟缓、颌骨发育不良等后遗症。

儿童 LCH 患者的总体病死率约为 15%，永久性后遗症发生率为 30% ～ 40%，死亡的主要原因是严重肺浸润造成的呼吸功能衰竭或肝功能、骨髓功能衰竭。

NOTE

第九节　噬血细胞性淋巴组织细胞增生症

噬血细胞性淋巴组织细胞增生症（hemophagocytic lymphohistiocytosis，HLH），又称嗜血细胞综合征（hemophagocytic syndrome，HPS），是由于多种因素导致机体免疫调节紊乱，出现巨噬细胞和 T 细胞过度增殖、活化和高细胞因子血症，引起全身炎症反应和多脏器功能损害的一组综合征。婴儿和儿童多发。属于组织细胞增生症 II 类疾病，占巨噬细胞相关疾病的绝大多数。HLH 包括难以区分的两类亚型：①原发性 HLH（primary hemophagocytic lymphohistiocytosis，PHL），包括家族性噬血细胞性淋巴组织细胞增生症（familial hemophagocytic lymphohistiocytosis，FHL）和免疫缺陷相关噬血细胞性淋巴组织细胞增生症（immunodeficiency hemophagocytic lymphohistiocytosis，iHLH）。②继发性 HLH（secondary hemophagocytic lymphohistiocytosis，sHLH），又分为感染相关性噬血细胞综合征（infection associated hemophagocytic syndrome，IAHS）、风湿性疾病相关噬血综合征（macrophage activation syndrome，MAS）及肿瘤相关性噬血细胞综合征（malignancy-associated hemophagocytic syndrome，MAHS）。

【病因和发病机制】

本病病因和发病机制还不十分清楚。目前认为 HLH 是一种非肿瘤性增生紊乱性疾病，不同类型 HLH 具有不同的免疫发病机制，主要特征为自然杀伤细胞（NK 细胞）活性降低或缺乏，T 细胞及单核巨噬细胞广泛活化，造成吞噬性巨噬细胞和淋巴细胞广泛堆积，浸润组织器官，并释放大量炎症因子，如 IFN-γ、IL-1、IL-6、IL-10、IL-12、TNF-α 及趋化因子等，出现"细胞因子风暴"（cytokine storm），而高细胞因子血症导致多脏器功能的损害。HLH 的临床和实验室特征与炎症性细胞因子所诱发的生物学改变非常相似；骨髓的衰竭状态也很可能是由于细胞因子作用的结果。

部分病例发现有基因缺陷，如穿孔素基因（10q21）、hMunc13-4（17q25）、突触融合蛋白 11（syntaxin11，STX11）等。穿孔素（perforin，PRF）主要分布于 NK 细胞及细胞毒细胞（CTL 细胞）中，介导细胞杀伤及细胞毒性作用，穿孔素基因突变导致细胞毒淋巴细胞的功能缺陷，活性受抑制，最终导致炎症因子风暴。iHLH 常见于免疫缺陷综合征患者，主要包括 Chediak-Higashi 综合征（LYST 基因突变）、X- 连锁淋巴组织增生综合征（SH2D1A 或 BIRC 基因突变）、2 型 Griscelli 综合征（Rab27a 基因突变）等，均可引起 NK 细胞、CTL 细胞功能受损，导致炎症因子风暴，最终导致脏器功能损伤。

继发性 HLH 中感染相关的诱发因素以 EB 病毒最多见；其他还有人疱疹病毒 6 型、巨细胞病毒、腺病毒、微小病毒、水痘 - 带状疱疹病毒、单纯疱疹病毒、麻疹病毒，以及细菌、真菌、原虫等。肿瘤相关 HLH 中，以淋巴瘤为原发疾病者多见。目前认为继发性 HLH 中也可能存在不同程度的遗传学改变，与外界因素共同作用导致疾病的发生。

【病理】

HLH 的病理标志是淋巴细胞和组织细胞（尤其是吞噬性巨噬细胞）过度增生和弥漫性浸润，伴有吞噬血细胞（主要为红细胞、白细胞、血小板和它们的前体细胞）的现象。脾、淋巴结、骨髓、肝、皮肤和脑脊膜是最易受累的部位。

骨髓在 HLH 的早期呈中度增生，缺乏典型特点，噬血细胞并不常见，与临床表现的严重性不平行；中晚期可见典型的噬血细胞；有时造血细胞明显减少，需要与再生障碍性贫血或骨髓低增生性疾病进行区别。脾脏呈红髓扩张伴大量单核细胞浸润，可见较多的噬血细胞。淋巴结内可见组织细胞堆积、淋巴窦受累和扩张；在 T 细胞区域常见噬血细胞，滤泡减少和缩小，有时缺如；多数患者淋巴结内淋巴细胞减少。肝脏在肝门胆管区可发现大量淋巴细胞和少数组织细胞浸润，类似于慢性活动性肝炎。中枢神经系统可有水肿，进展型病例可见组织的软化和破坏。镜下可见脑膜有淋巴细胞和巨噬细胞浸润，以及多病灶坏死，软脑膜最常见噬血细胞。

【临床表现】

儿童 FHL 的年发病率约为 0.12/10 万，世界各地均有报道；FHL 多在 1 岁以内起病，中位发病年龄为 2.9 个月，但也有发病年龄较晚甚至成人发病的报道。继发性 HLH 的确切发病率不清楚，但较 FHL 多见，发病年龄多较 FHL 晚。

HLH 最典型的表现是持续发热伴肝脾肿大和血细胞减少，其他常见的表现包括神经系统症状、淋巴结肿大、浮肿、皮疹和黄疸等。

1. 发热　多数以发热起病。发热多为高热，常超过 38.5℃；热型不规则；热程较长，常超过两周；部分发热可自行消退。

2. 贫血和出血　病程中逐渐出现面色苍白、乏力，进行性加重；贫血程度轻重不一，与出血量不成比例；可以出现皮肤瘀斑瘀点、鼻衄、消化道出血的表现，严重者可能出现颅内出血、肺出血等重要脏器出血表现。

3. 肝、脾、淋巴结肿大　尤其是脾肿大突出，多超过肋下 3cm。

4. 黄疸　表现为巩膜、皮肤及黏膜黄染，小便呈黄色。

5. 皮疹　表现多样，可以是丘疹、麻疹样皮疹、荨麻疹、红皮病及全身紫癜等。

6. 中枢神经系统受累症状　包括易激惹、前囟膨隆、颈项强直、惊厥、共济失调、偏瘫、精神状态改变等。

7. 其他　可以出现咳嗽等呼吸道症状，肺部可以有炎症样改变，原因可能继发于淋巴细胞和巨噬细胞的聚集，也可合并感染，二者有时难以鉴别。可有全身不适、食欲减低、腹痛、腹泻、呕吐，甚至出现胸腹水和浮肿。

【辅助检查】

1. 外周血象　随着病程进展，出现一系、两系，甚至全血细胞减少；贫血和血红蛋白减少，多为正细胞正血色素性贫血，网织红细胞数多正常或稍高；白细胞数正常或减低，中性粒细胞减少；血小板数量不同程度降低。

2. 血生化和铁蛋白　①肝脏功能：血胆红素升高，以直接胆红素升高为主；转氨酶显著升高，乳酸脱氢酶升高明显。②血甘油三酯：显著升高，其中 VLDL 常升高、HDL 常降低。③凝血象：血浆纤维蛋白原显著降低，PT 和 APTT 升高。④血清铁蛋白：疾病活动期显著增高，常常 > 1500μg/L，甚至更高，疾病恢复或静止时，显著降低并恢复正常。

3. 脑脊液检查　脑脊液中可有单个核细胞增多和蛋白增高。

4. 组织病理学检查　骨髓细胞学检查显示组织细胞比例增高，发现有吞噬血细胞的组织细胞有助于诊断。但病程初期常呈阴性，所以并非诊断必需的条件。淋巴结、脾脏及肝脏活检，

NOTE

可以发现受累及组织有广泛淋巴细胞和吞噬细胞浸润。肝脏的组织学改变往往与慢性活动性肝炎相似。

5. 病因学检查

（1）病毒学检测 EB 病毒感染是继发性 HLH 最常见的诱因，可以通过特异性 EB 病毒抗体检测、血浆 EB 病毒 DNA 检测协助诊断。其他相关的病原微生物检测包括人疱疹病毒 6 型、巨细胞病毒、腺病毒、微小病毒、水痘－带状疱疹病毒、单纯疱疹病毒、麻疹病毒，以及细菌、真菌、原虫等。

（2）检测相关基因 怀疑原发 HLH 并有条件时，可以检测相关基因以确诊。目前已发现的相关基因有 PRF1、UNC13D、STX11、STXBP2、Rab27a、LYST、SH2D1A、BIRC4、ITK、AP3B1、MAGT1、CD27 等。NK 细胞和 CTL 细胞的功能学检查，特别是 CD107a 表达水平的检测是诊断 HLH 的重要手段之一；穿孔素、颗粒酶、SAP、XIAP 等与 HLH 缺陷基因相对应的蛋白表达量的检测，可以成为快速鉴别原发性 HLH 的可靠依据。

6. 其他 NK 细胞活性减低；血清和脑脊液中高细胞因子血症；部分患者 sCD25（sIL-2R）水平增高。

【诊断与鉴别诊断】

1. 诊断 需要根据临床表现、相应的实验室检查，并结合骨髓等组织病理学所发现的吞噬血细胞的组织细胞做出诊断。同时，需要鉴别和除外一些类似疾病。由于 HLH 是一种综合征，诊断后还需进一步明确 HLH 的诱因或原发病因。

目前国际组织细胞协会制订的 HLH-2004 诊断标准被广泛采纳，详细见表 12-12。

表 12-12　HLH-2004 诊断标准

符合以下两条中的一条即可诊断为 HLH：
1. 分子诊断符合原发 HLH 的基因病理性突变
2. 临床和实验室符合以下 8 条中的 5 条，诊断成立： ①发热 ②脾大 ③血细胞减少，累及 ≥ 2 个细胞系，血红蛋白 < 90g/L，婴儿（< 4 周）血红蛋白 < 100g/L，血小板 < 100×10⁹/L，中性粒细胞 < 1.0×10⁹/L ④高甘油三酯血症和（或）低纤维蛋白原血症：空腹甘油三酯 ≥ 3.0mmol/L（或 ≥ 265mg/dL），纤维蛋白原 ≤ 1.5g/L ⑤骨髓、脾或淋巴结活检有吞噬血细胞现象，无恶性肿瘤性疾病证据 ⑥ NK 细胞活性降低或缺失 ⑦铁蛋白 ≥ 500μg/L ⑧ sCD25（sIL-2R）≥ 2400U/mL

2. 鉴别诊断 首先是要区别 FHL 和继发性 HLH。由于家族史常常缺如，以及各种感染（尤其是 EBV 感染）都有可能诱发 FHL 和继发性 HLH，使得二者之间的鉴别无论从临床还是组织学上都非常困难。以下几个临床特征可能为诊断 FHL 提供线索：年龄小于 2 岁、中枢神经系统受累、NK 细胞活性缺陷。

其他还有许多疾病都可能与 HLH 有相似的临床症状、体征，也可能是继发性 HLH 的原发疾病，需要鉴别并做出不同的处理。如感染、白血病、淋巴瘤、结缔组织疾病，以及少见的 X-连锁淋巴细胞增生症（XLP）等。

【治疗】

在 HLH 的治疗中，原发病的治疗和支持治疗都非常重要，需要尽量做到早期诊断、早期治疗。

1. 对症支持治疗　注意防治感染，积极成分输血，贫血者可输红细胞，血小板严重减少者输浓缩血小板等。

2. 原发病治疗　针对原发病的有效治疗，将有利于继发性 HLH 的缓解，包括感染性疾病、肿瘤性疾病及一些结缔组织疾病的治疗等。

3. 免疫抑制剂治疗　免疫抑制可抑制细胞因子的产生、抑制巨噬细胞的吞噬作用和堆积。FHL 和大部分不能自然缓解的继发性 HLH，给予免疫抑制剂联合治疗取得了一定的疗效。治疗药物主要包括糖皮质激素、环孢素 A、足叶乙苷和选择性甲氨蝶呤鞘内注射等。治疗的总疗程根据病因及治疗反应而异，并不拘泥于按方案完成所有治疗。目前广泛应用的标准 HLH 治疗方案是 HLH-1994 或 HLH-2004 方案（图 12-1）。

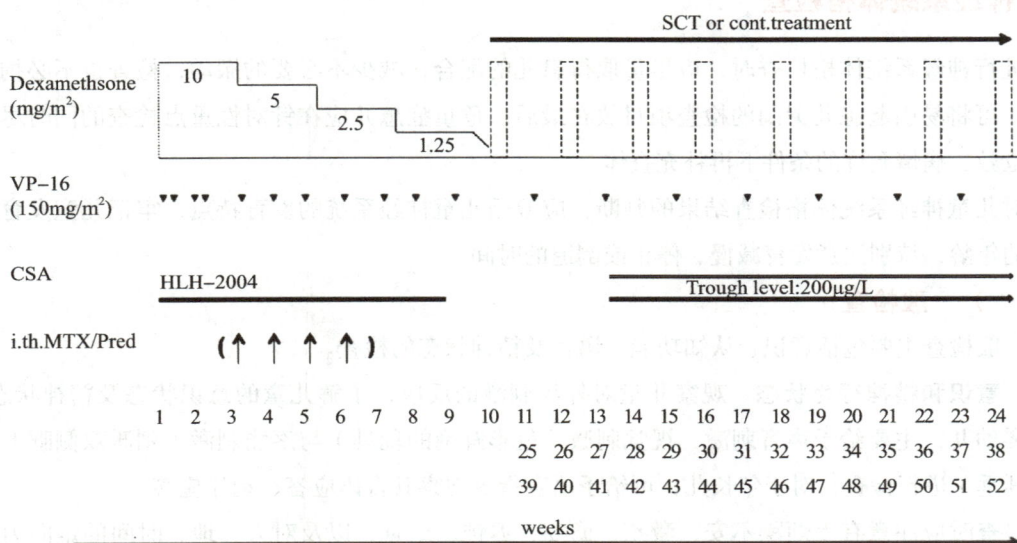

图 12-1　HLH-1994/2004 方案

注：HLH-1994/2004 治疗方案由国际组织细胞协会分别于 1994 年制订、2004 年修订。

HLH-1994 的 8 周诱导治疗包括地塞米松、依托泊苷（etoposide，VP-16）和鞘内注射甲氨蝶呤。HLH-2004 是基于 HLH-1994 的重新修订，将环孢素（cyclosporine A，CsA）提前至诱导期与 VP-16 同时使用，但并未显示出治疗优势，故仍普遍推荐 HLH-1994 方案。如果存在中枢神经系统累及的临床证据或者异常的脑脊液，可给予 4 周的甲氨蝶呤和甲泼尼龙鞘内注射治疗。原发性 HLH 只有通过异基因造血干细胞移植才有可能治愈。而由于原发性 HLH 和继发性 HLH 之间有时难以鉴别。因此，凡是通过积极治疗 8 周不能缓解或者治疗中反复的患者，都需要尽快寻找 HLA 相合的造血干细胞供者进行移植。

【预后】

HLH 患者诊断后未经治疗常迅速死亡，其中位存活时间不超过 2 个月，尤其是 FHL，是致死性疾病。早期、及时治疗能显著提高生存率。不同病因、不同类型的 HLH 预后差异很大，继发性 HLH 常因原发病影响生存。国际组织细胞协会近年的研究结果显示：在目前的治疗条件下，HLH 患者总体 5 年无病生存率可以达到 50% 左右。

NOTE

第十三章　神经肌肉系统疾病

第一节　神经系统疾病检查方法

一、神经系统体格检查

进行神经系统体格检查时，应尽量取得患儿的配合，减少不必要的搬动，检查也不必拘于顺序，可将易引起患儿哭闹的检查项目放在最后。危重症患儿应在针对性重点检查的同时尽快进行抢救，病情允许的条件下再补充查体。

对儿童神经系统体格检查结果的判断，应遵循儿童神经系统的发育特点，牢记儿童发育里程碑的年龄，特别注意发育减慢、停止或倒退的时间。

（一）一般检查

一般检查主要包括意识、认知功能、语言及精神状态的检查。

1.意识和精神行为状态　观察儿童对外界刺激的反应，了解儿童的意识状态及精神状态。对于婴幼儿，主要给予声音刺激、视觉刺激（色彩鲜艳的玩具）与疼痛刺激（刺激双侧眶上部位或耳垂）进行检查；对于年长儿，可给予语言指令观察其言语应答、动作应答。

检查时应注意有无烦躁不安、激惹、谵妄、迟钝、幻觉，以及对人、地、时间的定向力有无障碍，检查过程中是否表现多动、精神不能集中等。昏迷患儿应结合有无无意识自发动作、腱反射、瞳孔对光反射及生命体征进行判断。

意识障碍可分为意识水平障碍和意识内容障碍。意识水平障碍可分为以下几类：①嗜睡。患儿处于病理性睡眠状态，可被唤醒，醒后能正确回答问题并做出反应，反应稍迟钝，停止刺激后很快进入睡眠状态。②昏睡。患儿处于沉睡状态，正常外界刺激不能使其觉醒，给予强烈刺激（压迫眼眶、摇晃身体）可以唤醒，醒后不能回答问题，随即又进入熟睡状态。③昏迷。意识活动完全丧失，对外界各种刺激或自身内部的需要不能感知。可有无意识的活动，任何刺激均不能被唤醒。

2.特殊气味　某些先天代谢异常的患儿往往有某种特殊气味，例如苯丙酮尿症患儿常有鼠尿味，枫糖尿症有烧焦糖味，异戊酸血症有干酪味或汗脚味，蛋氨酸吸收不良症有干芹菜味等。

3.面容　面部注意五官位置、大小及形状，如内眦距离是否增宽，耳的外形及耳的位置是否过低。许多神经系统疾病常合并特殊面容，如21三体综合征患儿可见眼距宽、睑裂小、外眦上斜、鼻梁低平、张口伸舌、流涎、表情呆滞；小眼球可见于先天性风疹、弓形体感染及染色体疾病。

4.皮肤　神经皮肤综合征除神经系统受累，常合并有皮肤异常：如颜面血管瘤病可见分布于三叉神经区域的焰色瘤；结节性硬化症可见面部血管纤维瘤，四肢或躯干皮肤的色素脱失斑；神经纤维瘤可见牛奶咖啡斑；共济失调毛细血管扩张症可见球结膜及面部毛细血管扩张。

5.头颅　观察头颅外观，测量头围。头围过大要注意脑积水、硬膜下血肿、巨脑症等，头围过小需警惕小头畸形、脑发育不全或脑萎缩。检查前囟有无隆起、张力是否增高，以及颅缝是否增宽，有助于判断颅内高压或脑积水等。前囟过早闭合见于小头畸形。

6.脊柱　注意脊柱有无畸形、强直及异常弯曲，有无叩击痛，有无脊膜膨出。隐性脊柱裂、皮样窦道或椎管内皮样囊肿等常见背部中线部位皮肤凹陷的小窝，可伴有异常毛发增生。

（二）颅神经检查

颅神经检查是神经系统体格检查中非常重要的部分，有助于疾病的定位诊断。

1.嗅神经　检查时利用不同气味的物体，观察患儿的表情反应或让患儿说出所嗅气味的名称。嗅觉减退或缺失常见于先天性节细胞发育不良，或额叶、颅底病变。

2.视神经　包括视觉、视力、视野，以及眼底检查。视觉正常的1月龄婴儿仰卧位时眼球可转动90度，3月龄可达180度。儿童的视力在3岁前达到成人水平，年长儿可用视力表检查视力。5～6个月以上婴幼儿可通过手动法进行粗略的视野检查，年长儿可直接用视野计。眼底检查需使用检眼镜，正常眼底视神经乳头呈圆形或椭圆形，边缘清楚，色淡红，中央色泽较淡（为生理凹陷），视网膜呈棕红色或豹纹状，黄斑位于视盘颞侧，色较暗，无大血管，中心反光点为中央凹。动、静脉粗细比例约2∶3。婴儿的视乳头由于小血管发育不完善，颜色稍苍白，易被误诊为视神经萎缩。慢性颅内高压时可见视盘水肿和视网膜静脉淤血。

3.动眼神经、滑车神经、外展神经　检查时应观察眼裂是否对称，有无增大或变小，有无上睑下垂，有无眼球前突或内陷，有无眼球同向偏斜或斜视，有无眼震等。通过向左、右、上、下、左上、左下、右上、右下八个方向检查眼球运动。观察瞳孔大小及直接或间接对光反射。观察双眼的调节和辐辏反射。

4.三叉神经　包括感觉、运动和反射三个方面。通过圆头针、棉花及盛冷热水试管分别测试三叉神经分布区（眶额部、上颌部和下颌部位，以及面中央区口周、面周围耳周部位）的痛、触、温度觉，检查咀嚼肌群（颞肌、咬肌、翼内肌和翼外肌）、角膜反射及下颌反射，了解有无三叉神经受损。

5.面神经　包括运动、感觉、反射三个方面。嘱患儿做蹙额、皱眉、闭眼、微笑、露齿、张口、鼓腮和吹哨等动作，观察额纹是否对称，睑裂是否对称或增大，口角是否偏斜，鼻唇沟是否对称或变浅。一侧周围性面瘫时，该侧上半部及下半部面肌均瘫痪；一侧中枢性面瘫时，仅可见下半部面肌受累。舌前2/3的味觉丧失提示面神经损伤。检查角膜反射亦有助于了解有无面神经受损。

6.前庭蜗神经　前庭蜗神经由耳蜗神经和前庭神经组成，可通过音叉、耳语或手表声音等听力测试检查耳蜗神经；而通过检查平衡功能、有无眼球震颤及冰水试验、旋转试验等检查前庭神经功能。婴幼儿难以配合检查，可观察小儿对突然声响或语声的反应，初步判断有无听力损害。对可疑患者，应安排特殊听力及前庭功能测试。

7.舌咽神经、迷走神经　两者解剖和功能关系密切，常同时受累，损伤时常出现吞咽困难、饮水呛咳、声嘶、构音障碍；张口发"啊"音时双侧软腭上抬不一致，悬雍垂偏斜，或软腭及

NOTE

咽后壁黏膜触觉减退，舌后 1/3 的味觉丧失，咽反射减弱或消失等。

8. 副神经　支配胸锁乳突肌和斜方肌。一侧胸锁乳突肌收缩使头部转向对侧，双侧同时收缩使颈部前屈。一侧斜方肌收缩使同侧耸肩，双侧收缩时头部后仰。通过在转颈、耸肩等动作时施以阻力，观察有无副神经受损。

9. 舌下神经　通过观察有无舌肌萎缩、舌肌纤颤及伸舌偏斜，判断有无舌下神经受损。周围性舌瘫，伸舌偏向患侧，伴患侧舌肌萎缩和舌肌纤颤；中枢性舌瘫，伸舌偏向病变对侧。

（三）运动功能检查

1. 肌容积　观察肌肉有无萎缩或假性肥大；测量左右肢体对称点周径并进行比较，观察有无肌束颤动，必要时用叩诊锤叩击肌腹诱发束颤。肌肉萎缩或肥大常见于神经肌肉病。

2. 肌张力　在完全放松的状态下检查肌肉的紧张度，被动活动患儿肢体感受其阻力。下运动神经元病变常有肌张力降低，肌肉弛缓松软，被动活动时阻力减小，关节活动范围增大。上运动神经元病变时则出现肌张力增高，肌肉较硬，被动活动时阻力增高，关节活动范围变小。

3～4 月龄正常婴儿肌张力也可稍增高。足月新生儿通常屈肌张力占优势，表现为握拳和拇指内收到手掌中，随着年龄增大可不明显；如果生后 4 个月仍存在，则提示上运动神经元损害。新生儿持续性存在的青蛙腿样姿势和自发运动减少，则常常提示神经肌肉疾病。

3. 肌力　肌力是患儿主动运动时产生的收缩力。检查肌力时，对配合的患儿可进行主动运动测试，即在患儿做相应收缩运动施以阻力与其对抗，以判断其肌力强弱。小婴儿则主要观察活动是否对称，踢蹬及握物是否有力。采用 0～5 级的 6 级肌力记录。

4. 共济运动　观察患儿日常活动（如说话、穿衣、写字和步态）是否正确协调。对配合的患儿可进行指鼻试验、跟膝胫试验、快速轮替试验、闭目难立征等判断有无共济失调。婴幼儿可通过观察手拿玩具的动作是否准确来判断。当患儿存在肌无力、肌张力增高或不自主运动时，也会出现随意运动的不协调，检查前应注意，不要误判为共济失调。

5. 姿势和步态　观察患儿卧、坐、立、行及前、后、侧面的姿势、起步、步态情况，判断有无痉挛性偏瘫步态、截瘫步态、蹒跚步态、慌张步态、肌病步态、跨阈步态。如进行性肌营养不良的患儿，因下肢近端骨盆带和腰部肌群无力，行走时腰部前挺，缓慢，臀部左右摇摆，呈"鸭步"。而腓总神经病变时可见足下垂，为避免行走时足趾摩擦地面，下肢过度抬高前行，呈跨阈步态。

6. 不自主运动　即不随意运动，为不受主观意志支配的、无目的的异常运动，检查时观察患者有无舞蹈样动作、手足徐动、扭转痉挛、偏身投掷运动、抽动、震颤、肌束颤动、局限性肌张力障碍等。注意询问有无情绪或运动诱因，睡眠是否缓解。正常新生儿在啼哭或饥饿时可见四肢或颏部的快速、低幅连续震颤。

（四）感觉功能检查

1. 浅感觉　检查痛觉、触觉、温度觉。

2. 深感觉　检查运动觉、位置觉、振动觉。

3. 复合（皮质）感觉　检查实体觉、定位觉、两点辨别觉、图形觉等。

感觉检查受主观因素影响较大，检查时需仔细辨别；同时婴幼儿难以配合感觉功能检查。

（五）反射检查

正常小儿的反射有两种，一种是终生存在的反射，浅反射及腱反射；另一种为小儿时期暂时性反射，称原始反射。此外还有病理反射。

1. 浅反射　刺激皮肤黏膜所引起的肌肉快速收缩反应是浅反射，包括角膜反射、咽反射、腹壁反射、提睾反射、跖反射、肛门反射。腹壁反射在 1 岁以后比较容易引出。提睾反射生后 4～6 个月后才比较明显，正常时可有轻度不对称。跖反射 1 岁半以内小儿出现蹬趾的伸或屈的动作，2 岁以后表现为足趾跖屈，此为正常反应。

2. 深反射　叩击肌腱引起肌肉的收缩反应，包括肱二头肌腱反射、肱三头肌反射、桡骨膜反射、膝反射、踝反射。上运动神经元损伤时，深反射常亢进（脊髓休克期可减弱或消失）；下运动神经元损伤时，深反射减弱或消失。

3. 原始反射　正常足月儿出生时即具有觅食、吸吮、吞咽、拥抱、握持等原始反射。这些原始反射在生后一定的年龄出现，随年龄增长而消失，见表 13-1。若这些原始反射不能按时出现，或不随年龄增长而及时消退，或已经消退后又重新出现，或两侧明显不对称，都提示神经系统异常。

表 13-1　正常小儿暂时性反射的出现和消失年龄

反射	出现年龄	消失年龄
拥抱反射	初生	3～6 个月
吸吮反射和觅食反射	初生	4～7 个月
掌握持反射	初生	3～4 个月

4. 病理反射　正常情况下（婴儿除外）不出现病理反射，一般仅在中枢神经系统损害时才出现。Babinski 征（巴宾斯基征）：锥体束损伤时，用竹签轻划足底外侧，从足跟部向前至小趾根部足掌时，转向内侧（不超过中趾），出现蹬趾背屈和其他足趾扇形散开，称为巴宾斯基征阳性。2 岁内的正常婴儿也可出现，2 岁以后阳性是锥体束损害的重要体征之一，但也可出现于深昏迷或熟睡时。

5. 脑膜刺激征　脑膜刺激征包括颈强直、Kernig 征、Brudzinski 征，常常出现在脑膜炎、蛛网膜下腔出血等患儿中。婴儿早期脑膜刺激征可能不明显。

（1）颈强直　患者仰卧，检查者托其枕部，使屈颈，可发现不同程度的颈部强直（下颌不能触及胸骨柄），判断时需注意除外颈椎疾病等。

（2）Kernig 征　又称屈髋伸膝试验，患者仰卧位屈髋 90°，屈膝 90°，然后被动伸直膝关节，正常膝关节可伸至 135°以上。如伸直受限并出现疼痛，大小腿间夹角在 135°以内，为 Kernig 征阳性。

（3）Brudzinski 征　患者仰卧，检查者托其枕部，使头部前屈，出现双侧髋、膝部屈曲，为 Brudzinski 征阳性。

二、神经系统辅助检查

（一）脑脊液检查

通过腰椎穿刺采集脑脊液进行检验，有助于中枢神经系统感染、中枢神经系统脱髓鞘疾病、自身免疫性脑炎、吉兰-巴雷综合征等疾病的诊断与鉴别诊断，见表 13-2。

NOTE

表13-2　常见中枢神经系统感染的脑脊液检查

	压力（mmH₂O）	白细胞（*10⁶/L）	蛋白（g/L）	糖（mmol/L）	其他
正常	50～80	0～10	0.2～0.4	＞50%血糖或 2.4～4.4	
化脓性脑膜炎	升高	100～10000，多核细胞为主	明显增高	降低或＜40%血糖	革兰染色，培养
病毒性脑炎	正常或升高	正常～数百，淋巴细胞为主	正常或稍增高	正常	PCR或病毒抗体
结核性脑膜脑炎	升高	数百～数千，淋巴细胞为主	明显增高	降低	PCR或抗酸染色，结核培养
隐球菌脑膜炎	升高	数十～数百，单核细胞为主	增高	降低	墨汁染色 真菌培养

（二）脑电图

脑电图（electroencephalogram，EEG）检查记录大脑自发脑电活动，对于癫痫的诊断具有无可替代的地位，并且有助于判断治疗反应，以及作为减药停药的参考指标。脑电图亦有助于判断脑功能状态，在各种原因导致的意识障碍、脑病中的诊断具有辅助诊断价值，但大多不能帮助定性，亦有助于区别脑部器质性或功能性病变。

（三）肌电图及脑干诱发电位

1. 肌电图

（1）针极肌电图　以一同心圆针电极插入肌肉中，收集针电极一定范围内的肌纤维的运动电位。肌源性病变可见低波幅、短时程的插入电位；神经源性病变可见高波幅、宽时程的插入电位，部分可见纤颤电位。强直性肌营养不良、先天性肌强直等病患儿可见肌强直放电。

（2）神经传导功能　神经传导速度是检测周围神经功能的简便、可靠方法，包括运动神经传导速度（motor conduction velocity，MCV）、感觉神经传导速度（sensory conduction velocity，SCV）和F波。NCV测定出现CMAP、SNAP波幅下降时，提示为轴索病变；而神经传导速度减慢或末端潜伏期延长时，提示为脱髓鞘病变。在神经根、神经丛和周围神经近端有病变时，F波潜伏期延长或消失。

（3）重复神经电刺激　指超强重复电刺激某一周围神经干，在其所支配的肌肉上测定CMAP的波幅变化，是检测神经肌肉接头功能的重要手段。低频RNS（＜5Hz）刺激波幅递减阳性见于突触后膜病变，如重症肌无力。

2. 诱发电位

（1）脑干听觉诱发电位（brainstem auditory evoked potential，BAEP）　是由声音刺激耳蜗后在头顶上记录到的电位，反映耳蜗至脑干听觉传导通路的功能状况。临床上用于检测听觉传导通路的病变，亦可为脑死亡的判断提供依据。

（2）躯体感觉诱发电位（somatosensory evoked potential，SEP）　指刺激肢体末端粗大感觉纤维，在深感觉上行通路不同部位记录的电位，主要反映周围神经、脊髓后束和有关神经核、脑干、丘脑、丘脑放射及皮层感觉区的功能。

（3）视觉诱发电位（visual evoked potential，VEP）　是视觉刺激视神经通路在枕叶皮层引起的电位变化，可帮助判断视通路病变。

（4）运动诱发电位（motor evoked potential，MEP）　是利用电或磁刺激运动皮质在对侧靶肌肉记录的复合肌肉运动电位。通过测定 MEP 的潜伏期、波幅和中枢运动传导时间，检查从皮质到肌肉运动通路的病变。

（四）神经影像学检查

1.电子计算机断层扫描（computed tomography，CT）　CT 平扫是颅脑、脊柱最常用的检查技术，CT 平扫能快速显示脑组织病变（特别是钙化和急性出血），以及早期骨病变。CT 血管成像（CT angiography，CTA）是颅脑、脊柱血管性病变影像学检查的首选方法。对于颅底及后颅凹的病变，由于骨质伪影的影响，CT 分辨率较差，有可能漏诊；对于微小病变、病变性质确定困难的，建议磁共振成像检查。

2.磁共振成像（magnetic resonance imaging，MRI）　磁共振成像（MRI）具有无辐射、无骨伪影，以及优越的软组织分辨率等优点，尤其适合于检查颅脑和脊髓病变。磁共振血管成像（magnetic resonance angiography，MRA）主要用于血管疾病的筛查。功能磁共振成像（functionalmagnetic resonance imaging，fMRI）是研究活体脑神经细胞活动状态的一项技术，可用于脑皮层功能定位、癫痫致痫灶定位等。

第二节　癫痫

癫痫发作（epileptic seizure）是由大脑神经元异常超同步放电所引起的短暂性、发作性临床症状。癫痫（epilepsy）是一种以反复、发作性、刻板性的癫痫发作为特征的慢性脑部疾患，患者脑部持续存在导致癫痫发作的易感性，以及伴发的神经生物、认知、心理和社会功能障碍。全球有 5000 多万癫痫患者，我国患者近千万，超过一半的病例开始于儿童时期。

【病因】

目前癫痫的病因分为结构性、遗传性、代谢性、感染性、免疫性及病因不明六大类。

1.结构性病因（structural etiology）　指肉眼可见的神经影像异常结果，结合临床及脑电图评估，可合理推断影像学异常是患者癫痫发作的病因。常见的结构性病因包括皮质发育不良、巨脑回畸形、多小脑回畸形等先天性的结构异常，或中风、创伤和感染所导致的后天获得性结构异常。

2.遗传性病因（genetic etiology）　是由已知或推测的基因突变直接导致癫痫发作。遗传学病因中，部分患儿有明确的家族史，如良性家族性新生儿癫痫中，大多数家族都有钾通道基因 *KCNQ2* 或 *KCNQ3* 突变；部分患儿的基因突变为新生突变。单一基因突变可能导致不同的临床表型，如 *SCN1A* 基因突变可导致遗传性癫痫伴热性惊厥附加症与 Dravet 综合征。同一临床表型则可能由不同的基因突变所致，如 Dravet 综合征患儿中，约 80% 与 *SCN1A* 基因突变相关，此外亦可见于 *SCN2A*、*SCN8A*、*SCN9A*、*PCDH19*、*STXBP1* 等基因突变。

3.代谢性病因（metabolic etiology）　是指以癫痫发作为核心症状的代谢性疾病，常见的代谢性病因如卟啉症、尿毒症、氨基酸代谢障碍或吡哆醇依赖性癫痫发作。多数代谢性癫痫都有遗传基础，但亦有后天获得性的病因，如叶酸缺乏。识别引起癫痫的代谢性病因非常重要，可

NOTE

能意味着特殊的治疗和预防方法。

4. 感染性病因（infectious etiology） 中枢神经系统感染是癫痫的常见病因之一，如病毒性脑炎、结核性脑膜脑炎、化脓性脑膜炎等，均有继发癫痫的可能。脑炎或脑膜炎的急性期癫痫发作不在此范围内。

5. 免疫性病因（immune etiology） 源于免疫失调导致的疾病，其核心症状之一为癫痫发作。近年来，自身免疫性脑炎与癫痫的相关性逐渐被大家所认识，如抗 NMDA 受体脑炎、抗 LGI1 脑炎等，为靶向免疫治疗提供依据。

6. 病因不明（unknown etiology） 由于认知的局限与检测技术的局限性，还有一类癫痫患儿的病因尚不清楚。随着时间的推移和技术发展，其病因可能被认识和评估。

部分患者的癫痫病因可归为多种类型，例如结节性硬化症的病因为结构性和遗传性病因。不同的病因归类可指导临床治疗的决策。

疲劳、睡眠不足、感染、突然停用抗癫痫药物等因素，可能诱发癫痫的加剧，应注意避免。

【分类】

1. 癫痫发作的分类 癫痫发作的分类依据为发作时的临床表现和脑电图特征。2010 年国际抗癫痫联盟（International League Against Epilepsy，ILAE）对癫痫发作提出新的分类方法，引进网络学说，即癫痫放电起源于一侧脑部，并在一侧局部扩散者称为局灶性癫痫；癫痫放电起源于双侧脑部，在双侧脑部扩散者称为全面性癫痫。

2017 年 ILAE 再次提出癫痫发作的新分类。根据发作的初始表现分为：局灶起源、全面起源及未知起源。在局灶起源的发作中，根据知觉是否保留、运动起源或非运动起源进一步分类，包含局灶到双侧的强直阵挛发作；在全面起源的发作中，进一步分为运动性或非运动性发作；在未知起源的发作中，亦进一步分为运动性或非运动性发作，以及未能分类的发作。

2. 癫痫及癫痫综合征的分类

（1）癫痫的分类　包括全面性、局灶性、兼有全面性和局灶性及未知类型的癫痫。许多癫痫可包括多种癫痫发作类型。具体如下：①全面性癫痫，包括全身性强直、阵挛、强直 - 阵挛、失神、肌阵挛、失张力等发作，脑电图常显示全脑广泛性癫痫电活动。②局灶性癫痫，包括局灶性癫痫发作（伴或不伴意识障碍），局灶性运动发作，局灶性非运动发作，以及局灶继发双侧的强直 - 阵挛发作，发作间期脑电图表现为局灶性癫痫放电。③兼有全面性和局灶性癫痫，患者同时存在全面性癫痫和局灶性癫痫。④未知类型的癫痫，因现有的资料不足，临床医生无法确定癫痫类型是局灶性还是全身性。

（2）癫痫综合征的分类　癫痫综合征是具有特定发作类型、脑电图和影像特征的癫痫（脑电 - 临床综合征）。它通常具有年龄依赖性，临床上常根据发病年龄、发作特点、病因学、伴随症状、家族史、脑电图及影像学特征，做出某种癫痫综合征的诊断。癫痫综合征对治疗的选择及预后的判断具有重要意义，与病因非一一对应关系，且并非所有的癫痫都可以诊断为癫痫综合征。

【临床表现】

1. 癫痫发作的临床及脑电图特征

（1）全面起源的发作　最初的症状学和脑电图提示发作起源于双侧脑部，且在双侧脑部网络内扩散。全面性发作多在发作初期就有意识丧失。

1）全面性强直－阵挛发作（generalized tonic-clonic seizures，GTCS）　表现为意识丧失、全身骨骼肌持续性收缩导致双侧对称性强直，其后进入阵挛期。强直期或阵挛期常伴有自主神经症状。可由局灶性发作演变而来，亦可起病即为全身强直－阵挛发作。

2）强直发作（tonic seizures）　表现躯体中轴、双侧肢体近端或全身骨骼肌强烈而持续性的收缩，使患者固定于某一体位，通常持续 2～10 秒，偶尔可达数分钟。发作期脑电图为双侧性棘波节律。

3）阵挛发作（clonic seizures）　表现为意识丧失，双侧肢体骨骼肌节律性收缩（双侧肌阵挛），多持续数分钟，发作期脑电图为全面性（多）棘波或（多）棘－慢波活动。

4）肌阵挛发作（myoclonic seizures）　表现为突发的、短暂的、电击样肌肉收缩，每次历时 10～50 毫秒，很少超过 100 毫秒。可累及全身也可限于某局部肌肉或肌群，可非节律性反复出现。发作期脑电图表现为全面性短暂的（多）棘－慢波活动，伴同步肌电爆发。

5）失神发作（absence seizures）　表现为突发突止的意识丧失，典型失神发作表现为活动突然停止，发呆、呼之不应，每次发作持续数秒钟，发作后立即清醒，可继续先前的活动。发作期脑电图为全脑广泛性 3Hz 棘－慢复合波爆发，多数患者可被过度换气诱发。典型失神多见于儿童及青少年失神癫痫。失神发作时，部分患者可同时出现肌阵挛或眼睑肌阵挛表现，称为肌阵挛失神或失神伴眼睑肌阵挛。

不典型失神发作的起始和终止均较缓慢，意识障碍程度较轻，可伴自动症等运动症状及肌张力降低，发作期脑电图表现为慢棘－慢复合波（< 2.5Hz）。

6）失张力发作（atonic seizures）　表现为头、颈、躯干或肢体的肌张力突然丧失，轻者可仅有点头或肢体下垂，重者可出现站立时跌倒。发作持续 1～2 秒或更长。发作期脑电图表现为短暂广泛性 2～3Hz（多）棘－慢波综合发放或突然电压低减。

（2）局灶起源的发作　最初的症状学和脑电图提示局灶起源。局灶性发作的患者神志清楚或意识模糊。局灶起源的运动性发作表现为身体的某一局部发生不自主抽动，多见于一侧眼睑、口角、手或足趾，亦可累及一侧面部或肢体，其发作类型可表现为强直、阵挛、肌阵挛、失张力、癫痫痉挛、自动症（如反复咂嘴、噘嘴、咀嚼、舔舌、磨牙或吞咽等口咽自动症或反复搓手、穿衣、脱衣、解扣、摸索衣裳等手足自动症）、过度运动等。局灶起源的非运动性发作包括自主神经发作（如上腹不适、恶心、呕吐、面色苍白、出汗、竖毛、瞳孔散大等）、运动停止发作、认知发作、情感发作（恐惧、忧郁、欣快、愤怒）、感觉发作（麻木、刺痛、眩晕感、虚幻的肢体运动感及味、嗅、听、视幻觉等）。当神经元异常放电从一侧脑部扩展到双侧脑部时，则可出现局灶到双侧的强直阵挛发作。

2. 儿童常见的癫痫综合征

（1）儿童失神癫痫（childhood absence epilepsy，CAE）　儿童失神癫痫是儿童期特发性全面性癫痫综合征的主要类型，占儿童癫痫的 2～10%。儿童失神癫痫与遗传因素密切相关，已发现多种易感基因，多为复杂性多基因遗传，少数为常染色体显性遗传。

本病起病年龄多为 4～10 岁（高峰期 5～7 岁），2/3 患儿为女性。临床表现为频繁的典型失神发作（每日数次或更多次发作），可伴严重的意识障碍。发作期脑电图为全脑广泛性同步对称的 3Hz 棘－慢复合波，背景活动正常，失神发作易被过度换气所诱发。

患儿智能发育正常，部分患儿可能出现学习及社会表现力下降。本病大多预后良好，常

NOTE

在 12 岁前缓解。< 10% 的患儿在成年期出现 GTCS 或肌阵挛发作，少数患儿可出现失神持续状态。

（2）伴中央颞区棘波的儿童良性癫痫（benign childhood epilepsy with centrotemporal spikes，BECT） 伴中央颞区棘波的儿童良性癫痫是儿童期常见的癫痫综合征之一，占儿童癫痫的 15% ～ 20%。遗传倾向常见，约 30% 的患儿有类似家族史。

本病发病高峰为 5 ～ 10 岁。发作与睡眠密切相关，多在入睡后不久或睡醒前发作，半数以上患儿发作时意识清楚，以单侧面部感觉运动症状为主要特征，呈口－咽－喉表现，如唾液增多、喉头发声、口角和面部抽动，意识清楚但不能主动发声（语言剥夺），1/3 ～ 2/3 可发展为 GTCS，此期常被家长描述为全面性发作。发作时间通常短暂，1 ～ 2 分钟缓解，如发展至 GTCS，发作时间可能延长。患儿精神运动发育正常。发作间期脑电图背景正常，在中央、颞区可见棘波或棘－慢复合波，累及单侧或双侧，或交替出现，睡眠期癫痫放电波增多。

本病预后大多良好，10% ～ 20% 患儿仅有一次发作，10% ～ 20% 尽管有频繁发作，但发作也能随年龄增长而缓解，大多在 12 ～ 16 岁前停止发作。但少数呈变异型，表现复杂伴认知障碍，脑电图可呈睡眠期癫痫性电持续状态（electrical status epilepticus during sleep，ESES），预后可能不良。

（3）婴儿痉挛症（infantile spasms，IS） 婴儿痉挛症是婴幼儿期最常见的一种癫痫发育性脑病，发病率为 25 ～ 42/100000/ 年。本病病因多样，约 80% 以上患儿可明确病因。常见病因包括围生期脑损伤、脑发育畸形、神经皮肤综合征、遗传代谢病、感染等，少数病因不明。

本病多在 1 岁以内发病，高峰年龄为 4 ～ 6 个月。以频繁的痉挛发作（spasm）为主要发作类型，痉挛发作可见屈曲性、伸展性和混合性三种形式。屈曲性痉挛发作时呈点头哈腰屈（或伸）腿状，伸展性痉挛发作时呈角弓反张样，常成串出现，每串连续数次或数十次，可伴有婴儿哭叫。本病特征性的脑电图为高度失律脑电图，即不规则、不对称、不同步的高幅慢波背景中混有不规则、多灶性的棘 / 尖波；痉挛发作时脑电图常表现为广泛双 / 多相高幅慢波，其上重叠有节律性快活动，其后弥散性电压低减。本病严重影响患儿精神运动发育，发病后可见精神运动发育停滞或倒退。部分患儿即使痉挛发作停止，精神运动发育也不能改善，甚至进行性加重。

本病预后大多不良，多为药物难治性癫痫，约 1/3 的患儿在 3 岁前死亡，50% 以上患儿在 10 岁前死亡，存活患儿可转变为其他发作类型，如 Lennox-Gastaut 综合征等。

（4）Lennox-Gastaut 综合征 Lennox-Gastaut 综合征是一种年龄相关的发育性脑病，也是儿童期最常见的难治性癫痫综合征之一。本病的病因多样，如围生期脑损伤、早产、出生后脑炎、各种脑发育畸形、Down 综合征、遗传代谢性疾病等。

本病发病年龄以 1 ～ 5 岁最为多见，发作频繁，发作类型多样，以强直发作最常见，其次为失张力发作和不典型失神发作，还可有强直－阵挛发作和肌阵挛发作。发作间期脑电图表现为 1.5 ～ 2.5 Hz 慢棘慢复合波，伴背景弥散性慢化，亦可见睡眠期 10Hz 快节律。除癫痫发作外，患儿多有精神运动发育落后，且常用抗癫痫药物多不能完全控制发作。长期预后不良，癫痫发作可持续到青春期甚至成年。发病年龄越小，预后越差。

（5）遗传性癫痫伴热性惊厥附加症（genetic epilepsies with febrile seizures plus，GEFS+） 属常染色体显性遗传，其基因定位于染色体 19q13.1 或 2q21 ～ q33 上，与电压依赖性钠通道异常有关。临床诊断时需进行家系分析。热性惊厥附加症（febrile seizures plus，FS+）是指有热性惊厥史的儿童，如果在 6 岁后仍有热性惊厥，或出现不伴发热的全面性强直 – 阵挛发作。目前认为遗传性癫痫伴热性惊厥附加症与热性惊厥附加症是同一基因的不同表现，遗传性癫痫伴热性惊厥附加症则是指在一个家系中，既有热性惊厥患者，又有热性惊厥附加症患者，而且还出现多种癫痫发作形式，如失神发作、失张力发作、肌阵挛发作，每个受累成员可以有一种或几种发作形式。

3. 癫痫共患病　癫痫患儿易合并智力障碍、学习困难、孤独症谱系障碍、注意缺陷伴多动障碍、抑郁和焦虑障碍等神经精神共患病，其发病率是普通人群的数倍。癫痫共患病对患儿的癫痫发作，以及生活质量均有负面影响。以注意缺陷多动障碍（attention deficit hyperactivity disorder，ADHD）为例，癫痫共患 ADHD 的比例可高达 20% ～ 40%。在诊断癫痫的基础上，应充分评估其共患病，参照 DSM–V 的标准进行 ADHD 的诊断，以及是否共患第 3 种疾病，如共患精神障碍性疾病：焦虑、抑郁、对立违抗等；共患发育问题，如学习和语言障碍或其他神经发育障碍等；共患躯体疾病，如抽动障碍、睡眠障碍等。诊断时应予以重视，并给予积极干预和长程管理，以最大限度地提高癫痫患儿的治疗效果，改善其生活质量。

【诊断与鉴别诊断】

1. 诊断依据

（1）病史采集　完整采集病史，详细询问首次发作的年龄，发作前的诱因、先兆，发作最初时的症状 / 体征、发作时表现、演变过程、持续时间、发作频率和严重程度、发作后表现，有无其他发作形式，既往辅助检查的结果、抗癫痫药物使用情况、发作间期状态、发病后精神运动发育情况等现病史，注意有无异常围产史、有无精神运动发育迟缓及倒退，有无新生儿惊厥及热性惊厥史，有无中枢神经系统其他病史，有无癫痫家族史等。

（2）体格检查　重点在神经系统体征，注意意识状态、精神状态、有无局灶体征（偏瘫等）、各种反射及病理征等。同时应注意心率、心律及有无心脏杂音，注意有无肝脾肿大，观察头颅外形和大小，有无特殊面容，有无毛发异常，有无特殊体味，有无牛奶咖啡斑、颅面血管瘤等神经皮肤综合征的特征，有无畸形等，评估精神运动发育状态等。

（3）辅助检查　脑电图是癫痫患者的常规检查，是诊断癫痫发作、确定发作与癫痫类型的最重要手段，根据病情需要选用常规脑电图、视频脑电图和动态脑电图，检查时注意应用诱发方法（如过度换气、睡眠诱发、闪光诱发）。神经影像学检查（如头颅 CT 或 MRI）有助于发现脑部结构性异常。对疑诊遗传性病因、代谢性病因者，应进行血生化检查（如血常规、血糖、电解质、肝肾功能、血气分析、丙酮酸、乳酸等检查）、血串联质谱、尿有机酸等遗传代谢病筛查，根据临床判断选择染色体核型分析，或高通量二代测序技术进行全外显子或全基因组检测寻找致病基因，以及进行拷贝数变异（copy number variation，CNV）检查。对疑诊感染或免疫性病因者，可进行脑脊液检测，寻找中枢神经系统感染的病原，以及自身免疫性脑炎等疾病的相关抗体。

2. 癫痫诊断的步骤　癫痫诊断需遵循五步原则（如图 13–1 所示）。

（1）确定发作事件是否为癫痫发作：临床出现两次（间隔至少 24 小时）非诱发性癫痫发作时，就可考虑诊断癫痫。

（2）确定癫痫发作的类型：根据 2017 年 ILAE 癫痫发作的新分类来确定。

NOTE

（3）确定癫痫及癫痫综合征的类型：根据 ILAE 癫痫及癫痫综合征分类系统来确定。部分病例无法归类于某种特定癫痫综合征。

（4）确定癫痫的病因。

（5）确定共患病与残障程度。

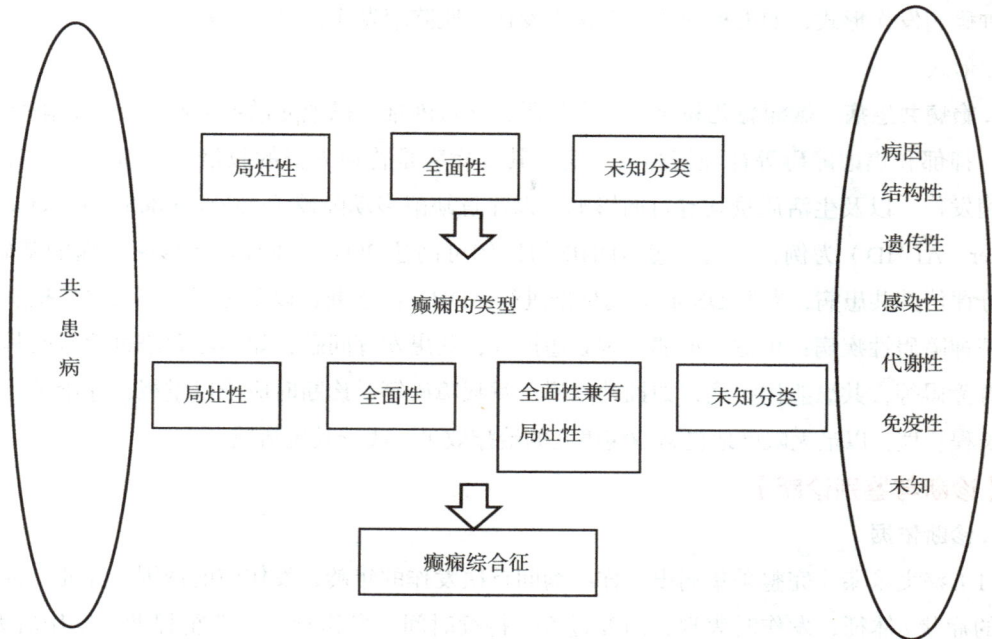

局灶性　全面性　未知分类

癫痫的类型

局灶性　全面性　全面性兼有局灶性　未知分类

癫痫综合征

共患病

病因
结构性
遗传性
感染性
代谢性
免疫性
未知

图 13-1　癫痫诊断的框架

3. 鉴别诊断　癫痫诊断时应注意与其他非癫痫性发作性疾病相鉴别。

（1）**屏气发作**　婴幼儿多见，常因儿童发脾气或要求未被满足，剧烈哭闹后出现呼吸暂停，表现为屏气、意识丧失、口唇发绀，重者可见肢体强直，持续数 10 秒～1 分钟缓解，呼吸恢复后，症状缓解。脑电图多正常。

（2）**晕厥（syncope）**　为脑部短暂性缺血、缺氧所致，表现为意识丧失、跌倒。晕厥常有饥饿、寒冷、站立、运动等诱因，发作时常伴有面色苍白、大汗，以肢体无力、肌张力低下较多见。晕厥患者的脑电图多数正常或仅有慢波。

（3）**偏头痛（migraine）**　为常见的原发性头痛，以发作性的单侧头痛为主要特征，头痛可持续数小时至数日，可伴有恶心、呕吐、畏光、畏声，少数可有视觉、感觉、言语、运动等先兆，多数患者有家族史。儿童偏头痛多不典型。

（4）**抽动障碍（tic disorder）**　为儿童期常见的运动障碍性疾病，多在 4～8 岁起病，以突发、快速、不自主的刻板动作（运动性抽动）和（或）异常发声（发声性抽动）为主要表现。运动性抽动常累及面部表情肌、眼睑、颈肩部肌群，出现眨眼、咧嘴、摆头、耸肩等动作，部分患儿可出现肢体和躯干的爆发性不自主动作；发声性抽动累及口鼻及咽喉部肌群，出现清嗓、吸鼻声，部分患儿可有秽语。抽动障碍在 10 岁后的初期达高峰，之后一段时间内症状会减退。

（5）**心因性非癫痫发作（psychogenic nonepileptic seizures，PNES）**　是由心理因素而非脑电紊乱引起的脑部功能异常。假性发作极易误诊为癫痫，与癫痫的鉴别点为：发作没有阵发性和刻板性，常有表演性、暗示性，发作时同步脑电图无相应的痫性放电，给予止惊药物或抗癫痫药物治疗无效。

（6）睡眠障碍（sleep disorders） 夜间的癫痫发作需与发作性睡眠障碍鉴别，包括睡行症、夜惊、梦魇、睡眠呼吸暂停综合征、快速眼动睡眠紊乱、睡眠中周期性腿动、发作性睡病等鉴别。

【治疗】

儿童癫痫的治疗目标是控制癫痫发作，尽可能减少不良反应，尽可能为患儿争取最佳学习能力和生活质量。

1. 药物治疗 抗癫痫药物（anti-epileptic drugs，AEDs）治疗是癫痫治疗的主要方式。使用 AEDs 应遵循以下原则：①尽早治疗。凡癫痫诊断明确、发作 2 次及以上者，即应开始规则地抗癫痫药物治疗。首次发作严重或呈癫痫持续状态亦应尽早治疗。②科学合理选药。尽可能根据癫痫综合征类型选择 AEDs。如果癫痫综合征诊断不明确，应根据癫痫发作类型选择 AEDs（见表 13-3、表 13-4、表 13-5）。③首选单药治疗。小剂量开始，逐渐加至目标剂量，取得满意疗效后长期维持服药。首次单药治疗无效，应改换另一单药治疗。④合理联合用药。当两个单药先后治疗均无效，原则上应考虑联合用药。一般以 2～3 种 AEDs 为宜，尽可能选择作用机制不同的药物联用。⑤随访药物疗效和不良反应。⑥足够疗程。原则上应待发作完全而持续控制至少 2～3 年方可考虑逐渐减量停药，但不同患儿用药疗程存在个体差异，少数甚至需要终身服药。

表 13-3　新诊断全面性发作癫痫患儿的初始单药治疗选择

全面性发作	首选药物（%）	一线药物	二线药物	不推荐药物
强直-阵挛发作	VPA（86.8）	VPA，LEV，LTG	TPM，OXC，PB，ZNS，CBZ，CZP，PHT，NZP	VGB，ESM
强直发作	VPA（79.2）	VPA，LEV，LTG	TPM，ZNS，PB，CZP，NZP	OXC，PHT，CBZ，VGB，ESM
阵挛发作	VPA（81.1）	VPA，LEV	TPM，LTG，ZNS，PB，CZP，OXC，NZP	PHT，CBZ，VGB，ESM
肌阵挛发作	VPA（81.1）	VPA，LEV，TPM	CZP，NZP，LTG，ZNS	PB，ESM，PHT，VGB，OXC，CBZ
失张力发作	VPA（73.6）	VPA	TPM，LEV，LTG，CZP，NZP，ZNS	PB，PHT，VGB，ESM，CBZ，OXC
失神发作	VPA（100.0），ESM（81.4）	VPA，ESM，LTG	CZP，LEV，TPM，NZP	ZNS，PB，PHT，VGB，CBZ，OXC

注：VPA 丙戊酸，LEV 左乙拉西坦，LTG 拉莫三嗪，TPM 托吡酯，OXC 奥卡西平，PB 苯巴比妥，ZNS 唑尼沙胺，CBZ 卡马西平，CZP 氯硝西泮，PHT 苯妥因，NZP 硝西泮，VGB 氨己烯酸，ESM 乙琥胺。

表 13-4   新诊断局灶性和特殊发作类型癫痫患儿的初始单药治疗选择

局灶性和特殊发作	首选药物（%）	一线药物	二线药物	不推荐药物
局灶性发作	OXC（98.1），CBZ（81.1）	OXC、CBZ、LEV、VPA、LTG	TPM、ZNS、PB、PHT	CZP、VGB、NZP、ESM
局灶性继发全面性发作	OXC（88.7），CBZ（62.3）	OXC、CBZ、VPA、LEV、LTG	TPM、ZNS、PB、PHT、CZP、NZP、VGB	ESM
癫痫性痉挛	VPA（54.7）	VPA、TPM、VGB	CZP、LEV、NZP、LTG、ZNS	PB、PHT、OXC、CBZ、ESM
多种类型发作	VPA（77.4）	VPA、TPM、LEV	LTG、CZP、ZNS、NZP、PB	OXC、CBZ、VGB、PHT、ESM
难发分型发作	VPA（73.6）	VPA、LEV、TPM	LTG、CZP、PB、ZNS、NZP、OXC	CBZ、VGB、PHT、ESM

注：VPA 丙戊酸，LEV 左乙拉西坦，LTG 拉莫三嗪，TPM 托吡酯，OXC 奥卡西平，PB 苯巴比妥，ZNS 唑尼沙胺，CBZ 卡马西平，CZP 氯硝西泮，PHT 苯妥英，NZP 硝西泮，VGB 氨己烯酸，ESM 乙琥胺。

表 13-5   新诊断常见儿童癫痫综合征的初始单药治疗选择

癫痫综合征	首选药物（%）	一线药物	二线药物	不推荐药物
儿童失神癫痫	VPA（96.2），ESM（66.0）	VPA、ESM、LTG	LEV、CZP、TPM	ZNS、NZP、PB、VGB、PHT、ACTH、泼尼松、OXC、CBZ
伴中央颞区棘波的良性癫痫	OXC（60.4）	OXC、LEV、VPA、CBZ	LTG、TPM、ZNS、PB、CZP	NZP、PHT、VGB、ACTH、泼尼松、ESM
Ohtahara 综合征		VPA、TPM	LEV、CZP、ACTH、NZP、泼尼松、ZNS、PB、LTG	VGB、OXC、CBZ、PHT、ESM
婴儿痉挛	ACTH（84.9）	ACTH、TPM、泼尼松、VGB、VPA	CZP、LEV、NZP、LTG、ZNS	PB、PHT、OXC、CBZ、ESM
结节性硬化症伴婴儿痉挛	VGB（75.5），ACTH（52.8）	VGB、ACTH、TPM、VPA	泼尼松、CZP、LEV、NZP、ZNS、LTG	PB、PHT、OXC、CBZ、ESM
Dravet 综合征		VPA、LEV、TPM	CZP、NZP、ZNS	PB、泼尼松、ACTH、VGB、OXC、ESM、CBZ、PHT、LTG
Lennox-Gastaut 综合征	VPA（77.4）	VPA、TPM、LEV	LTG、CZP、NZP、ZNS	PB、VGB、OXC、泼尼松、ACTH、PHT、CBZ、ESM
Doose 综合征	VPA（75.5）	VPA	TPM、LEV、LTG、CZP、NZP、ZNS、ACTH、泼尼松	PB、ESM、VGB、PHT、OXC
Landau-Kleffner 综合征	VPA（69.8）	VPA、LEV、泼尼松	ACTH、CZP、TPM、LTG、NZP	ZNS、OXC、PB、VGB、CBZ、ESM、PHT
伴慢波睡眠期持续棘慢波的癫痫性脑病	VPA（66.0）	VPA、LEV	TPM、CZP、泼尼松、LTG、ACTH、NZP、ZNS	PB、OXC、VGB、PHT、ESM、CBZ
青少年肌阵挛癫痫	VPA（84.9）	VPA、LEV	TPM、CZP、LTG、NZP、ZNS	PB、ESM、PHT、ACTH、泼尼松、VGR、OXC

注：VPA 丙戊酸，LEV 左乙拉西坦，LTG 拉莫三嗪，TPM 托吡酯，OXC 奥卡西平，PB 苯巴比妥，ZNS 唑尼沙胺，CBZ 卡马西平，CZP 氯硝西泮，PHT 苯妥英，NZP 硝西泮，VGB 氨己烯酸，ESM 乙琥胺。

2. 耐药性癫痫的治疗　尽管已有多种 AEDs 应用于临床，仍有约 30% 癫痫患者为耐药性癫痫，对这种癫痫的治疗，应更多地选用多种药物的联合应用或使用新的抗癫痫药，如仍无效，则要考虑外科手术治疗、生酮饮食治疗、迷走神经刺激术或深部脑刺激等其他治疗方式。

【预后】

60% ～ 70% 的癫痫使用 AEDs 治疗后可缓解，但仍有约 30% 癫痫患者为药物难治性癫痫。癫痫患者尚存在其他躯体疾病和精神行为障碍，影响患者的生活质量。部分癫痫患者经数年用药可停药，部分患者需终身服药。

第三节　惊厥

惊厥（convulsion）是儿童时期常见的急症，是由大脑神经元暂时性、超同步异常放电引起的一过性骨骼肌不自主收缩，可伴有不同程度的意识障碍。小儿惊厥大多见于急性疾病，亦可见于慢性疾病的急性发作，以强直 - 阵挛发作最常见，常伴有意识丧失。小儿惊厥发病率高于成人，易有频繁或严重发作，甚至惊厥持续状态（status convulsion，SC）。惊厥持续状态是指一次惊厥发作持续 30 分钟以上，或反复发作而间歇期意识无好转超过 30 分钟以上。惊厥持续状态明显增加惊厥性脑损伤的发生率，临床上应予以高度重视，并进行紧急处理。新生儿及小婴儿发作常常不典型，表现为面部、肢体局灶或多灶性抽搐，或表现为凝视、咂嘴、咀嚼、流涎、屏气、口唇发绀等不显性发作，亦称微小发作。小儿惊厥病因复杂多样，临床诊断时应注意识别。

【病因】

小儿惊厥病因复杂多样，根据病因来源的部位与性质，常将小儿惊厥的病因分为四大类，分别为颅内感染性病因、颅外感染性病因、颅内非感染性病因、颅外非感染性病因（表 13-6）。

表 13-6　小儿惊厥的病因分类

	感染性病因	非感染性病因
颅内	各种病原感染引起的脑膜炎、脑炎等	颅脑损伤 颅内出血 脑发育畸形 颅内肿瘤等
颅外	热性惊厥、感染中毒性脑病	缺氧缺血性脑病 代谢性疾病（包含水和电解质紊乱、肝、肾衰竭、遗传代谢性疾病等） 中毒

1. 颅内感染性病因　由各种病原（包括病毒、细菌、结核杆菌、真菌、支原体、寄生虫等）引起的中枢神经系统感染，包括脑炎、脑膜炎、脑脓肿、寄生虫脑病等。其临床共性为：①有一定的感染中毒症状（如发热、精神食欲减退、体重下降等）。②疾病初期或极期可有急性惊厥发作。③常伴有进行性意识障碍。④伴有不同程度颅内高压症状（如年长儿的头痛、呕吐、畏光，小婴儿的前囟饱满、头围增大等）。⑤常有脑膜刺激征、病理征、偏瘫、颅神经麻痹等神经

NOTE

系统定位体征。⑥脑脊液检查可发现相应改变，并寻找病原学证据。

2. 颅外感染性病因　多为热性惊厥，是小儿惊厥最常见的病因；亦可见于感染中毒性脑病，多并发于颅外严重细菌感染（如败血症、重症肺炎、细菌性痢疾、百日咳等），常在原发病极期出现反复、顽固惊厥发作，可伴有意识障碍、颅内压增高、神经系统异常体征，脑脊液检查除压力升高外，血常规、生化均正常，病原学检查阴性。

3. 颅内非感染性病因　包括颅脑损伤（如产伤、外伤等）、颅内出血（如外伤、脑血管畸形、血小板数量或功能障碍、晚发性维生素 K 依赖因子缺乏等），各种脑发育畸形和颅内肿瘤等，头颅 CT 或 MRI 可协助诊断。

4. 颅外非感染性病因　包括缺氧缺血性脑病、代谢性疾病（包含水和电解质紊乱、肝肾功能衰竭、遗传代谢性疾病等）、中毒等病因。

【诊断】

根据惊厥的临床特征，不难诊断典型的惊厥发作，新生儿及小婴儿的不典型发作易被误诊漏诊。惊厥诊断时应注意识别是否存在惊厥持续状态，同时应进行惊厥的病因诊断。临床医师可结合临床表现与小儿惊厥的常见病因分类进行初步判断，根据推测的病因进行相应的辅助检查以明确，如生化筛查、脑电图、头颅 CT 或 MRI、脑脊液检查等。

【治疗】

1. 尽快控制惊厥发作　首选苯二氮䓬类药物快速止惊，如地西泮（安定）0.3 ～ 0.5mg/kg/ 次（＜ 10mg/ 次）静脉缓慢推注（＜ 1mg/min），若不能建立静脉通道，可直肠给药；或使用咪达唑仑 0.1 ～ 0.3mg/kg/ 次（＜ 10mg/ 次）静脉或直肠给药，使用时注意观察有无呼吸抑制。

苯巴比妥钠起效慢，药效维持时间长，若患儿反复出现惊厥发作，可考虑使用，常用止惊负荷量为 15 ～ 20mg/（kg·d），肌注或静滴，分为每 8 小时 1 次，或每 12 小时 1 次使用，维持剂量为 3 ～ 5mg/（kg·d）。苯巴比妥钠与地西泮联合使用时，呼吸抑制的风险增高，应密切观察。

2. 对症治疗　给氧、保持呼吸道通畅，监测生命体征，维持水、电解质平衡，发热患者给予退热处理，颅内高压患者给予 20% 甘露醇或甘油果糖等处理；病因明确者应及时针对病因治疗。

【热性惊厥】

热性惊厥（febrile seizure，FS）是指颅外感染性疾病的发热初期所致急性惊厥发作（体温在 38℃以上），需排除颅内感染、代谢紊乱或其他已知的神经系统疾病，既往没有无热惊厥史。热性惊厥多与遗传相关，常见上呼吸道感染、出疹性疾病、中耳炎、腹泻病等发热诱因。

热性惊厥具有年龄依赖性，发生在 3 个月 ～ 6 岁的儿童，在颅外感染所导致的热性疾病初期，体温骤然升高或下降时出现惊厥发作。根据发作形式、发作持续时间和发作次数，常将热性惊厥分为单纯型和复杂型两类：①单纯型热性惊厥（simple febrile seizure，SFS），约占 70%，表现为全面性发作，发作时间＜ 15 分钟，一次热程中发作仅 1 次。②复杂型热性惊厥（complex febrile seizure，CFS），约占 30%，具有以下一项或多项特点：局灶性发作，惊厥发作时间＞ 15 分钟，一次热程（24 小时内）惊厥发作≥ 2 次。

对于高热患儿，应予采取退热措施，首选布洛芬或对乙酰氨基酚。发作期治疗同急性惊厥处理原则，需尽快使用地西泮或咪达唑仑等药物止惊。

多数热性惊厥预后良好，约 1/3 的患者有复发风险，仅 2% ～ 5% 的患者可继发癫痫。若短时间内频繁惊厥发作（6 个月内 ≥ 3 次或 1 年内 > 4 次），或发生惊厥持续状态，需止惊药物治疗才能终止发作的热性惊厥患儿，可考虑间歇性短程预防治疗，在发热开始即给予地西泮口服，0.3mg/kg/8h，≤ 3 次，大多可有效防止惊厥发生。对于有较高风险转化为癫痫的热性惊厥患者，可考虑选择苯巴比妥或丙戊酸钠长时程预防。

第四节　细菌性脑膜炎

细菌性脑膜炎（bacterial meningitis）是由化脓性细菌感染所致的脑脊髓膜炎，临床以发热、颅内压增高、急性脑功能障碍、脑膜刺激征，以及脑脊液脓性改变为主要特征。

细菌性脑膜炎是儿童时期常见的中枢神经系统感染，以 5 岁以下儿童多见，特别是 1 岁以下的婴幼儿。其常见的致病菌包括脑膜炎球菌、肺炎链球菌和 B 型流感嗜血杆菌。细菌性脑膜炎的病死率和病残率较高，严重影响儿童健康。

【病因和发病机制】

细菌性脑膜炎常见病原菌种类与患者的年龄有关。新生儿细菌性脑膜炎的主要病原菌为革兰阴性肠杆菌及葡萄球菌，近年来 B 族溶血链球菌脑膜炎的发病率也在逐渐增加。除新生儿外的儿童及年长儿以脑膜炎球菌、肺炎链球菌和流感嗜血杆菌所致细菌性脑膜炎最为常见，其次为李斯特菌、金黄色葡萄球菌、链球菌、大肠杆菌、变形杆菌、厌氧杆菌、沙门菌、铜绿假单胞菌等。

致病菌可通过多种途径侵入脑膜：①最主要的感染是血型播散，即细菌通过血液播散侵入中枢神经系统。致病菌大多由上呼吸道入侵血流，新生儿的皮肤、胃肠道黏膜或脐部也常是感染的侵入门户。②邻近组织器官感染，如中耳炎、乳突炎等扩散波及脑膜。③通过与颅腔存在的直接通道感染，如细菌通过颅骨骨折、鼻窦骨折、乳突骨折、皮肤窦道、脑脊髓膜膨出或神经外科手术后直接进入蛛网膜下腔。

【病理】

在细菌毒素和多种炎症因子作用下，形成以软脑膜、蛛网膜和表层脑组织为主的炎症反应，表现为软脑膜炎、脑膜血管充血和大量中性粒细胞浸润和纤维蛋白渗出，伴有弥漫性血管源性和细胞毒性脑水肿。脑膜炎的刺激和血管炎均可引起脑实质的水肿、坏死，促使细胞因子释放和毛细血管通透性增加，加之炎性病变使脑脊液循环发生障碍，这些因素均可引起脑水肿和颅内高压，重者甚至发生脑疝。室管膜和脉络膜有炎性细胞浸润，血管充血，严重者有静脉血栓形成。脑实质中偶有局灶性脓肿形成。

【临床表现】

细菌性脑膜炎临床表现与患儿的年龄相关。部分患儿病前有数日上呼吸道或胃肠道感染病史。

典型临床表现可概括为 3 个方面：①感染中毒症状及急性脑功能障碍表现。如发热、烦躁不安和进行性加重的意识障碍。随病情加重，患儿逐渐从精神萎靡、嗜睡、昏睡、到昏迷。约

NOTE

30% 患儿有反复的全身或局灶性惊厥发作。②颅内压增高表现。如头痛、呕吐、畏光，重者继发脑疝，则可见意识障碍突然加重、瞳孔大小不规则、瞳孔不等大及对光反射改变、呼吸节律不规则等体征。③脑膜刺激征。以颈项强直最常见，亦可见 Kernig 征和 Brudzinski 征阳性。

年龄小于 3 个月的幼婴和新生儿细菌性脑膜炎表现常不典型。①感染中毒症状及急性脑功能障碍表现的差异：体温可高可低或不发热，甚至体温不升；惊厥可不典型，如仅见面部、肢体局灶或多灶性抽动、局部或全身性肌阵挛，或呈眨眼、呼吸不规则、屏气等各种不显性发作。②颅内压增高表现可不明显，幼婴不会诉头痛，可能仅有吐奶、尖叫、前囟膨隆、张力增高、头围增大或颅缝开裂等。③脑膜刺激征不明显，与婴儿肌肉不发达，肌力弱和反应低下有关。

流行性脑脊髓膜炎由脑膜炎球菌引起，春季流行，四季散发，细菌释放的内毒素可导致炎症因子增加，产生微循环障碍和休克，最终造成多器官功能衰竭。患儿皮肤易有瘀点、瘀斑，重者可见大片瘀斑伴中央坏死，暴发型急骤进展，死亡率高。

【并发症及后遗症】

1. 硬膜下积液（subdural effusions） 30% ～ 60% 的化脓性脑膜炎并发硬膜下积液，加上无症状者，其发生率可高达 80%。硬膜下积液多发生在细菌性脑膜炎起病 7 ～ 10 天后，是婴幼儿细菌性脑膜炎最常见的并发症，以 1 岁以内流感嗜血杆菌或肺炎链球菌脑膜炎患儿较为多见。当临床出现经有效抗生素治疗 48 ～ 72 小时后，体温不退或体温退而复升，或症状好转后又出现意识障碍、惊厥、前囟隆起、颅缝分离、头围增大等颅压增高症状，或叩诊有破壶音等，应警惕硬膜下积液的可能性。头颅透光检查、头颅 B 超或头颅 CT 可协助诊断，硬膜下穿刺可确诊，并达到治疗目的。正常婴儿硬膜下积液量不超过 2mL，蛋白定量小于 0.4g/L。若硬膜下腔的液体超过 2mL，蛋白定量在 0.4g/L 以上，即可诊断，涂片偶可找到细菌。若硬膜下积液量大，可考虑外科穿刺引流。

2. 脑室管膜炎（ventriculitis） 主要发生于革兰阴性杆菌脑膜炎患儿，治疗延误或不恰当后发生率更高。其临床特征为经有效抗生素治疗体温不退，惊厥、意识障碍等症状不改善，进行性加重的颈项强直，甚至角弓反张，脑脊液始终异常，以及头颅 CT 见脑室扩大。侧脑室穿刺可确诊，侧脑室穿刺液呈炎性改变。脑室管膜炎治疗大多困难，病死率和致残率高。

3. 脑积水（hydrocephalus） 常见于治疗延误或不恰当的患儿，新生儿和小婴儿多见。若因炎症渗出物粘连堵塞脑脊液循环通道，可引起梗阻性脑积水；若因颅底及大脑表面蛛网膜颗粒受累或静脉窦栓塞而导致脑脊液吸收障碍，可引起交通性脑积水。严重脑积水患儿头围进行性增大，前囟扩大而饱满，颅缝分离，头皮静脉扩张，叩颅呈破壶音，可伴落日征，需行外科手术引流治疗。

4. 抗利尿激素异常分泌综合征（syndrome of inappropriate antidiuretic hormone，SIADH） 因炎症累及下丘脑或垂体后叶引起抗利尿激素过量分泌所致，临床特征为低钠血症和血浆渗透压降低，可加重脑水肿，导致惊厥和意识障碍加重，或直接因低钠血症引起惊厥发作。

5. 其他 如颅神经损害导致耳聋、失明等；脑实质损害继发癫痫、肢体瘫痪、智力低下等。

【辅助检查】

1. 脑脊液检查 脑脊液检查是确诊本病的重要依据。脑脊液压力增高，可见外观混浊或呈脓性；白细胞数升高明显，多为（1000 ～ 10000）×10⁶/L，以多核细胞为主；葡萄糖含量明显下降，通常低于 2.4mmol/L，蛋白含量明显升高，氯化物含量降低。年龄 ＞ 2 个月患儿，其脑脊液糖浓度与血糖浓度之比≤ 0.4，诊断化脓性脑膜炎的敏感性为80%，特异性为98%。革兰染色涂片检查或脑脊液培养对明确诊断和指导治疗具有重要意义，细菌培养阳性者应送药物敏感试验。

2.皮肤瘀点涂片检菌　刺破瘀点表皮，印片，革兰染色涂片查找细菌。

3.血培养　腰穿和治疗前抽取的血培养将有助于证实或排除细菌性脑膜炎的诊断。

4.血常规检查　白细胞计数明显增高，通常为（10～30）$\times 10^9$/L，以中性粒细胞为主。若感染严重或不规则治疗后，可能出现白细胞计数降低。

5.血清降钙素　细菌性脑膜炎在急性期血清降钙素明显增高，通常为＞ 0.5ng/mL，其增高幅度与疾病的严重程度呈正相关，是重要的血清学炎症标志之一。

6.神经影像学检查　头颅CT增强扫描可见脑膜强化增厚，细菌性脑膜炎后期可有脑梗死、脑脓肿等CT改变。头颅MRI诊断价值高于CT，随病情进展可见脑膜不规则强化，亦可见细菌性脑膜炎相关并发症、脑梗死、脑脓肿等相应改变。

【诊断与鉴别诊断】

1.诊断　根据急性起病，具有发热、意识障碍、惊厥、颅内压增高、脑膜刺激征阳性等特征，结合特征性的脑脊液改变，应考虑细菌性脑膜炎的诊断。血培养和脑脊液涂片、培养可进一步明确致病菌。

2.鉴别诊断

（1）病毒性脑膜炎　急性起病，感染中毒症状较轻，常伴有头痛、呕吐及意识障碍，临床症状较轻，病程相对自限，脑脊液检查压力正常或轻度升高，白细胞计数通常为数十至数百$\times 10^6$/L，以单核细胞为主，可有轻度蛋白升高，糖及氯化物一般正常，细菌涂片或细菌培养结果阴性，脑脊液病毒PCR检测有助于病原学诊断。

（2）结核性脑膜炎　呈亚急性或隐匿性起病，多有结核感染中毒症状，惊厥、意识障碍等脑病症状进行性加重，可早期出现颅神经损害或局灶性体征，结核菌素试验阳性，脑脊液检查白细胞计数升高程度不如细菌性脑膜炎明显，以单核细胞为主，伴糖和氯化物降低，蛋白增高，脑脊液抗酸染色涂片找抗酸杆菌及结核培养有助于确诊。同时应注意询问卡介苗接种史、结核接触史，积极寻找脑外结核灶。

（3）隐球菌性脑膜炎　呈亚急性或隐匿性起病，病程迁延，颅内高压明显，视神经受累常见，脑脊液白细胞计数通常为数百$\times 10^6$/L，以单核细胞为主，脑脊液墨汁染色涂片及培养可发现新型隐球菌。

【治疗】

1.抗生素治疗　治疗原则：选择易透过血脑屏障、具有杀菌作用的抗生素，及早、足量、足疗程、静脉给药。

（1）病原菌未明确之前，应立即开始抗菌治疗，＞ 1个月的患儿，常常首选万古霉素联合三代头孢中的头孢曲松或头孢噻肟钠治疗，对常见致病菌所致的细菌性脑膜炎疗效比较肯定。在细菌培养结果明确后，再根据药敏结果更换敏感抗生素。病原菌不明确，至少使用抗生素2～3周。

（2）病原菌明确者，应根据病原菌选择敏感抗生素。①肺炎链球菌脑膜炎：对青霉素敏感者可用大剂量青霉素；对青霉素耐药者，可考虑头孢曲松联合万古霉素治疗，疗程至少两周。

NOTE

②脑膜炎球菌：首选青霉素，耐药者可选用第三代头孢菌素（头孢噻肟或头孢曲松），疗程1周。③流感嗜血杆菌：首选第三代头孢菌素（头孢噻肟或头孢曲松），疗程7～10天。④其他革兰阴性杆菌：铜绿假单胞菌引起的脑膜炎可使用头孢他啶，其他革兰阴性杆菌引起的脑膜炎可使用头孢曲松、头孢噻肟或头孢他啶，疗程常为3周。

2. 肾上腺皮质激素的应用　肾上腺皮质激素有抗炎与稳定血脑屏障的作用，对流感嗜血杆菌脑膜炎疗效肯定，推荐使用，可减少听力减退的发生。大于6周龄的肺炎链球菌脑膜炎，可能有效，权衡利弊后可考虑使用；无菌性及部分治疗后脑膜炎，耐β内酰胺酶的肺炎链球菌菌株致细菌性脑膜炎，小于6周的细菌性脑膜炎患儿均不宜常规使用糖皮质激素治疗。目前提倡在首次使用抗生素前15～30分钟或同时短程使用地塞米松。

3. 一般治疗　严密观察各项生命体征、意识、瞳孔变化，对症处理高热、惊厥，及时处理颅内压增高，预防脑疝发生，维持水电解质平衡。

4. 并发症治疗

（1）硬膜下积液　积液少的患儿，多在1～2个月自行吸收；积液量大或硬膜下积脓时均应穿刺放液，必要时可手术。

（2）脑室管膜炎　侧脑室穿刺引流，并可经侧脑室注入抗生素。

（3）脑积水　手术治疗。

【预后和预防】

细菌性脑膜炎有一定的病死率及较高的致残率。其预后与病原菌毒力、机体的免疫状态，以及是否及早使用有效抗生素密切相关。随着有效抗生素的及时合理应用，细菌性脑膜炎的病死率已明显下降，其后遗症的发生率为30%～50%，部分患者可遗留听力减退或丧失、癫痫、智力障碍、脑积水等后遗症。

多价肺炎链球菌疫苗、流感嗜血杆菌疫苗、流行性脑脊髓膜炎疫苗的临床应用，有助于减少儿童细菌性脑膜炎的发生。

第五节　病毒性脑炎

病毒性脑炎（viral encephalitis）是由于病毒侵犯脑实质引起的炎症，可伴有脑膜和脊髓炎症，是脑炎中最常见的一种。一般病情较轻，呈自限性，预后良好。但是，重症脑炎病情重，死亡率高，常遗留有多种神经系统后遗症，如单纯疱疹病毒脑炎。

病毒性脑炎临床表现多样，中医学可归入"温病""急惊风"范畴，如以精神症状为主，可归为"癫狂"。

【病因】

已知多种病毒感染可导致脑炎，肠道病毒是引起脑炎最常见的病原体，还有单纯疱疹病毒、虫媒传播病毒、EB病毒、腺病毒、人类免疫缺陷病毒；人类疱疹病毒6型、巨细胞病毒、腮腺炎病毒、副流感病毒、呼吸道合胞病毒、甲乙肝炎病毒引起的脑炎较少见。大约还有1/3的患儿不能确定致病病毒。

【发病机制】

病毒入侵中枢神经系统有两条途径：其一经血循环进入脑，常引起弥漫性脑炎，如肠道病毒、腺病毒、虫媒传播病毒、新生儿期疱疹病毒感染；其二经神经通道进入脑，引起局灶性脑炎，如单纯疱疹病毒、水痘带状疱疹病毒感染。病毒进入中枢神经系统后，直接侵犯脑或脊髓的任何细胞，引起细胞功能紊乱或溶解破坏，局部或弥漫性神经元丧失，脱髓鞘改变。脑组织炎症较重时可继发局部血管炎；有些病毒直接引起动脉、小动脉、毛细血管内皮细胞损害，导致血管炎、出血、血栓，继发脑出血和脑梗死。

【病理】

感染的病毒和机体免疫状态决定了病理损害类型、部位和程度。通常病毒性脑炎可见到脑实质伴或不伴脑膜广泛性充血、水肿、炎症细胞的浸润。严重者血管周围呈套袖样改变，弥漫性小胶质细胞增生，急性期可见脑内灶性坏死、出血。感染的神经元和胶质细胞内有时可看到病毒包涵体。单纯疱疹病毒感染病变分布常不对称，主要累及颞叶、额叶、边缘系统，包括海马、杏仁核、嗅皮质、岛叶、扣带回。

【临床表现】

患儿可出现一系列脑损害的症状和体征，临床表现多种多样，轻重不一。本病大多数急性起病，也可缓慢起病，通常在 1～4 天达到高峰。极少数呈暴发型，数小时内出现意识障碍。

1. 前驱症状　发热、头痛、流涕、咽痛、食欲减退、呕吐、腹泻等呼吸道或消化道症状。

2. 神经精神症状

（1）脑膜受损表现　年长儿会诉头痛，婴幼儿常烦躁不安，易激惹。体格检查有脑膜刺激征阳性，但是没有局限性定位阳性体征。

（2）脑实质受损表现　患儿出现意识障碍和惊厥发作。可表现为头痛、昏睡，甚至昏迷、谵妄、去皮质状态，不同程度的瘫痪，感觉障碍，小脑共济失调，多种类型的癫痫发作，幻视，幻听，性格改变，行为异常，甚至癫痫持续状态，还可以出现眼球运动障碍、吞咽困难、面瘫、血压不稳定和尿潴留等颅神经和自主神经功能障碍的表现。颅内高压明显时脑膜刺激征可阳性，脑疝时呼吸节律不规则，瞳孔不等大，对光反射消失。

【辅助检查】

1. 脑电图　大多以高波幅慢波背景活动为特征，少数伴有棘波、棘–慢复合波。慢波背景活动只能提示脑功能障碍，不能作为不同病原的鉴别诊断。脑电图正常不能除外病毒性脑炎。单纯疱疹脑炎可出现特异性异常（周期性一侧性痫性放电）。

2. 脑脊液检查　脑脊液改变较少，常与临床表现或脑损伤程度不相符。患儿脑脊液通常外观清亮，压力正常或轻度增加。白细胞数正常或轻度增多，在 $200×10^6/L$ 以内，以单核细胞为主，在早期也可见中性粒细胞升高为主，蛋白浓度正常或轻度增高，糖浓度正常。涂片和培养无细菌。

3. 病毒学检查　是病因诊断的主要方法。常用方法有脑脊液病毒培养、PCR 检测、特异性抗体检测；血液早期病毒特异性 IgM、核酸 PCR 检测，或者恢复期特异性 IgG 抗体滴度高于急性期 4 倍或以上。

4. 神经影像学检查　MRI 是病毒性脑炎最敏感的影像学检查手段，可见弥漫性脑水肿或局灶性脑实质异常，病变显示效果优于 CT，但早期影像学检查通常是正常的。脱髓鞘改变在 T_2

NOTE

像显示最清楚，DWI 弥散加权时可显示高信号的水分子弥散受限等改变。

【诊断与鉴别诊断】

病毒性脑炎的诊断主要结合急性或亚急性起病病史、临床表现，以及脑脊液、脑电图、影像学检查，除外细菌等非病毒性脑炎、中毒性脑病、感染后脑炎、自身免疫性脑炎、颅内肿瘤、脑血管病、代谢异常等疾病后可确立诊断。如果患者存在明确的某种病毒感染的前驱病史，或脑脊液中检查出病毒特异性抗体或核酸，可支持诊断。

1. 其他病原体所致颅内感染　如化脓性、结核性、隐球菌性颅内感染与病毒性脑炎有相似的临床表现，主要根据脑脊液细胞数目增多程度，以及细胞分类特点、生化指标改变和病原学检测进行鉴别。此外，如果合并硬膜下积液则应考虑化脓性脑膜炎。如果找到颅外结核病灶或 PPD 试验阳性，则有助于结核性脑膜炎的诊断。

2. 瑞氏综合征　又称脑病合并内脏脂肪变性，绝大多数为潜在的遗传代谢病患者因感染服用水杨酸类制剂（阿司匹林）或大环内酯类抗生素，诱发急性肝性脑病和代谢紊乱，脑脊液压力增高，无炎症改变，需要通过血液氨基酸及酰基肉碱谱分析、尿有机酸分析及基因分析鉴别病因。

3. 中毒性脑病　在肺炎、痢疾、流感等的急性病程中，突然出现高热、头痛、呕吐、烦躁、谵妄、惊厥、昏迷等神经系统症状，脑脊液压力增高，但是血常规及生化检查均正常，病原学检查阴性。

【治疗】

急性期治疗目标是保证呼吸循环，保护重要脏器，降低死亡率和致残率。

1. 抗病毒治疗　阿昔洛韦、更昔洛韦对单纯疱疹病毒、巨细胞病毒感染有效，推荐剂量为更昔洛韦 5 ～ 10mg/（kg·d），每 12 小时一次。阿昔洛韦每次 10mg/kg，每天 3 次。但是，对于大多数病毒性脑炎，目前没有特异性治疗。

2. 控制脑水肿和颅内高压　可使用脱水剂或激素降颅压。甘露醇每次 0.5 ～ 1g/kg，间隔 4 ～ 6 小时使用；甘油果糖每次 5 ～ 10mL/kg，每日 1 ～ 2 次；地塞米松 0.2 ～ 0.5mg/（kg·d）。必要时交替使用甘露醇和甘油果糖。严重颅高压、脑疝时，可考虑进行脑室引流或去骨瓣减压。

3. 控制惊厥发作　可给予止惊剂或抗癫痫药物，如地西泮、苯巴比妥、左乙拉西坦、丙戊酸钠等。如果多种药物联合治疗仍不能控制癫痫持续状态，可以给予肌松药，并进行气管插管机械辅助通气治疗。

4. 支持治疗　加强监护，保证液体和热量的供给，必要时给予鼻饲喂养和肠外营养支持。

5. 中医治疗　中医学认为病毒性脑炎因外感温热之邪而致病，病邪先犯肺脾，内传心肝，火热炽盛，蕴生痰热，生惊动风，蒙蔽心窍，阻滞脑络。其中痰热壅盛为基本病机，高热不退表明热毒炽盛，精神异常表明痰浊内阻，神志改变病在心，抽搐病在肝。治疗以清热、涤痰为两大原则。痰热壅盛以清热泻火为主，可用清瘟败毒饮、银翘散、葛根芩连汤、清营汤合羚角钩藤汤；痰气郁结以涤痰开窍为主，可用涤痰汤、牛黄清心丸、醒脑静注射液；痰阻经络以涤痰通络为主，可用指迷茯苓丸合桃红四物汤。早期的针灸按摩治疗，对于促进瘫痪肢体功能康复有明显疗效。

【预后】

大多数病脑病情较轻，呈自限性过程，病程 2 ～ 3 周。但是预后也与病变严重程度、感染病毒种类，以及年龄因素相关。神经系统后遗症包括智力倒退、癫痫、瘫痪、失明、共济失调、强直状态等。年龄 < 2 岁的幼儿患病后会出现轻微的神经发育障碍，如语言问题等。

第六节 脑性瘫痪

脑性瘫痪（cerebral palsy，CP），简称脑瘫，是一组持续存在的中枢性运动和姿势发育障碍、活动受限的症候群，常伴有感知觉、认知、交流、行为障碍，可合并癫痫、肌肉 / 跟腱挛缩、髋脱位和脊柱畸形。本病患病率在发达国家为 1‰ ~ 4‰，在我国为 2.46‰。随着围生医学的进步，新生儿死亡率明显下降，患病率有增加趋势。

【病因及发病机制】

脑性瘫痪是由先天性发育缺陷或生后获得性因素造成非进行性脑损伤所导致。脑部病理改变主要是脑白质损伤、脑发育异常、颅内出血和脑缺氧引起的脑损伤。脑瘫病因复杂，危险因素众多，可能相关因素包括：①遗传因素。可以直接引起脑组织代谢障碍及脑发育异常，也可通过增加早产、宫内感染、缺氧、窒息等危险因素增加脑瘫的易感性。②早产。约 35% 的脑瘫为早产，胎龄越小风险越大。③其他。如宫内感染、宫内生长迟缓、先天性畸形、胎盘病理、多胎妊娠、新生儿脑病、胆红素脑病、辅助生殖技术、社会及环境因素等，也可能与脑瘫发生相关。

【临床表现】

脑性瘫痪患儿临床表现多种多样。

1. 中枢性运动障碍 表现为主动运动少，运动功能障碍是持久的、非进行的，但非一成不变，轻者可逐渐缓解，重者可逐渐加重，最后导致肌肉、关节继发性损伤。婴幼儿脑发育早期表现为抬头、翻身、坐、爬、站、独走等大运动和精细运动显著发育落后。

2. 姿势发育异常 包括静态和动态姿势异常。患儿俯卧位、仰卧位、坐位和立位时的姿势异常，应根据不同年龄段发育情况判断。

3. 肌张力及肌力异常 因脑瘫的临床分型而异。大多数患儿肌力降低，而痉挛型肌张力增高，不随意运动型肌张力是变化的，兴奋或运动时增高，安静时减低。可以通过检查肌肉硬度、围巾征、跟耳试验、手掌屈角、双下肢股角、腘窝角、足背屈角，以及肢体运动幅度、关节伸展度等确定。

4. 反射发育异常 包括原始反射消失延迟，而立直反射（如保护性伸展反射）及平衡反射出现延迟或不出现，可伴有腱反射活跃、亢进，踝阵挛、巴氏征阳性。

【临床分型】

1. 痉挛型四肢瘫 以锥体系受损为主，包括皮质运动区受损。牵张反射亢进是此型特征，肌张力增高，表现为上肢背伸、内收、内旋，拇指内收，躯干部前屈呈拱背坐，下肢内收、内旋、交叉、屈膝、剪刀步、尖足、足内外翻，腱反射亢进、踝阵挛、折刀征等。

2. 痉挛型双瘫 双下肢痉挛及功能障碍重于双上肢。

3. 痉挛型偏瘫 症状表现在一侧肢体。

4. 不随意运动型 以锥体外系受损为主，包括舞蹈性手足徐动、肌张力障碍。非对称性姿

NOTE

势是此型最明显特征，头部和四肢不随意运动，表现为某种动作时夹杂许多多余动作，患儿四肢、头部不停晃动，难以控制。该型肌张力可高可低，随年龄改变。

5. 共济失调型　以小脑受损为主，可累及锥体系、锥体外系。

6. 混合型　具有两型以上的特点。

【伴随疾病】

脑瘫患儿 70% 有其他伴随症状及共患病，约 52% 的脑性瘫痪患儿可能合并智力障碍，45% 的患儿伴有癫痫，38% 的患儿伴有语言功能障碍，28% 的患儿伴有视力障碍，12% 的患儿伴有听力障碍。其他如流涎、关节脱位则与脑性瘫痪自身的运动功能障碍相关。

【辅助检查】

1. 影像学检查　头颅 MRI、CT 和 B 超可以发现颅脑结构有无异常，是脑瘫诊断和预后判断的有力支持。

2. 肌电图　用于肌源性或神经源性瘫痪的鉴别，特别是对上、下运动神经元损伤具有鉴别意义。

3. 脑干听、视觉诱发电位　疑有听觉损害时可行脑干听觉诱发电位检查；疑有视觉损害时行脑干视觉诱发电位检查。

4. 智力及语言等相关检查　可进行智商 / 发育商及语言量表测试等相关检查。

5. 遗传代谢病的检查　存在脑畸形、不能确定的某一特定结构异常、面容异常，高度怀疑遗传代谢病时，考虑遗传代谢病筛查。

6. 脑电图（EEG）　合并有癫痫进行 EEG 检查，EEG 的背景波可帮助判断患儿脑发育情况，但不作为脑瘫常规检查项目。

【诊断与鉴别诊断】

1. 诊断　脑性瘫痪的诊断应符合在运动发育时期就出现的中枢性运动障碍，不包括脊髓、外周神经、肌肉病变所导致的运动障碍，并除外可能导致运动障碍的进行性疾病及正常儿童一过性发育落后。

2. 鉴别诊断　要注意排除以下疾病：

（1）**运动发育落后 / 运动障碍性疾病**　发育指标落后或全面性发育落后、发育协调障碍、孤独症谱系障碍等。

（2）**骨骼疾病**　先天性髋关节脱臼、先天性韧带松弛症等。

（3）**脊髓疾病**　脊髓灰质炎和脊髓炎遗留的下肢瘫痪、脊髓空洞症、脊髓压迫症和脊髓性肌萎缩等。

（4）**先天性甲状腺功能减退症**　除了运动发育落后，还存在反应低下、哭声微弱、低体温、心率慢、智力低下和肌张力低下等生理功能低下的表现

（5）**多发性硬化**　是一种以中枢神经系统炎性脱髓鞘病变为特点的自身免疫性疾病，常累及脑室周围白质、视神经、脊髓、脑干和小脑。

（6）**遗传代谢性疾病**　强直性肌营养不良、杜氏肌营养不良、21 三体综合征、家族性痉挛性截瘫、多巴敏感性肌张力不全、戊二酸尿症、精氨酸酶缺乏症等。

【治疗】

脑性瘫痪的康复治疗以解决患儿运动功能障碍为主，充分考虑发育性，不同年龄阶段治疗

目标及策略不同，不同类型脑瘫治疗策略也不同。

1. 运动训练　包括粗大运动和精细运动训练。躯体训练（PT）是利用器械和物理方法促进运动发育，重点增强下肢功能，同时抑制异常姿势。技能训练（OT）重点在于增强上肢和手功能，提高患儿自理能力。

2. 语言训练（ST）　包括发音训练、咀嚼吞咽训练，指导佩戴助听器等。

3. 纠正异常姿势　矫形器的使用，如足弓垫、踝足矫形器、矫形鞋等，可以稳定关节活动，控制肌肉、肌腱挛缩。

4. 物理疗法　包括水疗、电疗，电疗是对未产生主动运动（痉挛肌肉）的拮抗肌进行电刺激，可增强肌肉力量。

5. 手术治疗　通过肌腱手术、神经手术、骨关节手术，矫正畸形，改善肌张力，促进肌力恢复平衡。

6. 药物治疗　A 型肉毒毒素：可以减低肌肉痉挛。地西泮：降低肌张力，适于短期使用，可见共济失调、困倦等副作用。盐酸苯海索片：降低肌张力。抗癫痫药物：控制癫痫发作。

7. 家庭训练　康复治疗是一个长期的过程，许多训练项目可以在家庭完成，家长应该配合医生完成。

8. 中医治疗　如按摩、针灸、中药熏洗等，具有促进体液循环，松解软组织粘连，改善肌肉痉挛，扩大关节活动范围等作用。

【预防与预后】

重视对孕妇生活环境、遗传因素及相关疾病的研究，防止高危因素的发生，是脑瘫的主要预防措施。影响预后的相关因素包括脑性瘫痪的类型、运动发育迟缓的程度、是否存在病理反射，以及智力、感觉、情绪的异常。如偏瘫患儿不伴有其他异常情况，绝大多数能获得行走能力，完成日常活动，智力正常者有望独立生活；躯干肌张力低下并伴有病理反射阳性，或持久性强直姿势患儿，预后不良，并伴有智力障碍。

第七节　吉兰-巴雷综合征

吉兰-巴雷综合征（Guillain-Barre syndrome，GBS），又称急性感染性多发性神经根神经炎（acute infectious polyradiculoneuritis），是引起儿童急性弛缓性麻痹最常见的疾病。传统认为 GBS 是一种单独的疾病，但实际上 GBS 是一组具有相似临床表现和转归的临床综合征，包括 GBS、Miller-Fisher Syndrome（MFS）和 Bickerstaff 脑干脑炎（BBE）。

【病因和发病机制】

GBS 是 1916 年由 Guillain Barre 首先提出，是一种感染诱发的免疫介导的自限性疾病，靶器官主要累及外周神经及神经根。已明确的最常见感染源是空肠弯曲菌，其他病原包括巨细胞病毒、EB 病毒、支原体和流感嗜血杆菌等。由于相关病原表面携带了与人类外周神经相似的免疫表位（分子模拟），进而自身免疫系统产生交叉免疫反应，激活了 T 淋巴细胞和 B 淋巴细胞，产生针对外周神经的自身抗体，最终破坏外周神经的髓鞘或轴膜，影响神经传导。可能的相关病因还有儿童疫苗接种、肿瘤类疾病。

NOTE

自身抗体包括单神经节苷脂（GM_1）抗体，与继发于空肠弯曲菌感染后的急性运动轴索神经病（AMAN）相关；GD_{1a}、GalNac-GD_{1a} 和 GD_{1b} 抗体，与 AMAN 或急性运动感觉轴索神经病（AMSAN）相关。

人体感染空肠弯曲菌后不是都会产生自身抗体，提示 GBS 存在个体易感性。本病存在约 5% 的复发率，也在一定程度上支持这种假设。有 Meta 分析显示，GBS 可能与 *FCRL3* 基因和 *TNFA308G/A* 基因的多态性相关，而 *MBL2* 基因的多态性影响了 GBS 的严重性及临床转归。

【病理】

周围神经由一个或多个神经纤维束组成，其中一些纤维被厚度不同的髓鞘包绕，还有一些是无髓鞘纤维。周围神经束中包括感觉神经（传入纤维）、运动神经（传出纤维）和自主神经，各种功能的神经纤维混合在一起，到达靶区域后再重新分开，支配皮肤、肌肉、关节或内脏器官。

吉兰 - 巴雷综合征的主要病理改变包括周围神经单核细胞浸润和节段性脱髓鞘改变，严重病例也可见多核细胞浸润。病变可累及颅神经、脊神经前后根、后根神经节、周围神经、交感神经及其神经节。感觉神经和运动神经可同时累及。周围神经变性有轴索变性和节段性脱髓鞘两种，因为病变性质不同，导致了吉兰 - 巴雷综合征临床的异质性。

【临床表现】

以学龄前和学龄期儿童多见，多在前驱感染后 1～3 周发病，也可在淋雨、涉水、外伤后，急性或亚急性起病，体温正常，在两周内症状发展至高峰，在病程 2～4 周开始恢复。少数患者起病缓慢，经过 3～4 周病情发展至高峰。进展迅速者可在起病 24 小时或稍长时间内出现肢体瘫痪及呼吸肌麻痹。

1. 运动障碍　为最常见表现，对称性迟缓性瘫痪，首先多主诉双下肢无力，一般远端重于近端，双侧肌力相差不超过 1 级。病情进展，呈上行性麻痹，出现不能翻身、独坐、竖颈、抬臂等。少数患儿呈现下行性麻痹，首先出现颅神经麻痹，如面瘫、口水增多、言语不清、声音低哑，之后出现四肢无力。无力肌群可出现肌萎缩，尤其手足部分明显。严重者呼吸肌麻痹，呼吸衰竭。神经查体见腱反射减弱或消失。

2. 感觉障碍　部分患儿感觉障碍，多在病初出现，主要表现为感觉过敏，如痛、麻、痒、蚁行感等异常感觉，在四肢末梢出现，似手套、袜套状。严重者有根性疼痛，在牵拉神经根时疼痛加重，可有颈项强直。

3. 自主神经功能障碍　主要表现为多汗、肢体发凉、阵发性脸红、高血压、心率增快、便秘、腹泻、尿潴留、尿失禁。严重者血压不稳定，心律失常。

【实验室检查】

1. 脑脊液检查　典型患者脑脊液改变是细胞蛋白分离，蛋白增高而细胞数正常，压力、生化检查也正常，在病程的两周以后明显。脑脊液中可发现寡克隆区带。

2. 神经电生理　神经传导检查和肌电图对吉兰 - 巴雷综合征具有重要诊断价值。以髓鞘受损为主的显示神经传导速度减慢；以轴索损害为主的显示复合肌肉动作电位波幅（CAMP）降低。

3. 脊髓核磁共振　典型患者脊髓 MRI 可显示神经根强化，但是不作为常规检查项目。

4. 自身抗体检测　部分患儿血液中存在神经髓鞘成分的抗体，如 GM_1 神经节苷脂、髓鞘相关糖蛋白的抗体，也可见抗心磷脂抗体。

【临床分型】

经典的 GBS 分为急性炎症性脱髓鞘性多发性神经病（AIDP）、急性运动轴索神经病（AMAN）和急性运动感觉轴索神经病（AMSAN）等。2014 年 GBS 分类专家组更新了 GBS 分型，并针对不同亚型提出了新的诊断标准（表 13-7）。

表 13-7 GBS 分型

	核心临床特征	核心临床特征注解	支持特征
GBS 疾病谱所有疾病	大多数为肢体和（或）脑神经支配的肌肉对称性无力[①②③]单时相程，自发病到无力高峰期的间隔为 12 小时至 28 天，其后为临床平台期	排除其他疾病	病前感染症状[④]无力或之前有远端感觉异常脑脊液蛋白细胞分离[⑤]
典型 GBS	四肢无力[①]和腱反射丧失/减低	无力通常从下肢开始，并上行性发展，但可以从上肢起病无力可轻微、中度或完全瘫痪脑神经支配的肌肉或呼吸肌可受累患者中约 10% 腱反射正常或亢进	周围神经病的电生理证据
咽颈臂无力	口咽、颈部和上肢无力[①②]，以及上肢腱反射丧失/减低不伴下肢无力	缺乏一些体征，提示不完全性咽颈臂无力；不伴上肢和颈部无力者，为"急性口咽麻痹"；不伴咽喉麻痹者，为"急性颈臂无力"；一些患者可见下肢无力，但口咽、颈部和上肢无力更严重，出现其他体征，提示与 GBS 重叠；有共济失调和眼外肌麻痹，提示与 MFS 重叠；有共济失调，但不伴眼外肌麻痹，提示与急性共济失调性神经病重叠；有共济失调、眼外肌麻痹和意识障碍，提示与 BBE 重叠	周围神经病的电生理证据检测到抗 GT1a 或 GQ1b 的 IgG 类抗体
截瘫型 GBS	下肢无力[①]和下肢腱反射丧失/减低不伴上肢无力	通常膀胱功能正常且无明确的感觉平面	周围神经病的电生理证据
双侧面神经麻痹伴远端感觉异常	面神经麻痹[①]和肢体腱反射丧失/减低不伴眼外肌麻痹、共济失调和肢体无力	一些患者可无肢体感觉异常，腱反射可正常	周围神经病的电生理证据
MFS	眼外肌麻痹、共济失调[①②]和腱反射丧失/减低不伴肢体无力[⑥]和嗜睡	缺乏某些体征提示不完全的 MFS：不伴共济失调者，为"急性眼外肌麻痹"；不伴眼外肌麻痹的为"急性共济失调性神经病"；出现单一体征，提示不完全性 MFS；仅有眼睑下垂，提示"急性眼睑下垂"；仅有瞳孔散大，提示"急性瞳孔散大"	检测到抗 GQ1b 的 IgG 类抗体
BBE	嗜睡、眼外肌麻痹和共济失调[①②]不伴肢体无力[⑥]	不伴眼外肌麻痹者为 BBE 的不完全型，称作"急性共济失调嗜睡综合征"	检测到抗 GQ1b 的 IgG 类抗体

注：①无力可不对称或单侧。②每个成分的临床严重程度从部分性到完全性。③除外急性共济失调性神经病和急性共济失调嗜睡综合征。④神经症状发病前 3 天至 6 周，出现上呼吸道感染症状或腹泻。⑤脑脊液白细胞总数 $< 50 \times 10^6$/L，且蛋白水平高于正常上限。⑥出现肢体无力提示与 GBS 重叠。

NOTE

【诊断标准】

GBS 的诊断主要基于临床表现，两个核心症状是必要条件，即肢体和脑神经支配肌肉的对称性无力，以及单时相病程（4 周内达到高峰期），同时还需要排除其他周围神经病；如有支持条件，如脑脊液蛋白细胞分离，神经电生理的证据，或血清学抗体阳性的证据，则能证实该诊断。

【鉴别诊断】

本病需要与引起急性弛缓性瘫痪的疾病相鉴别。

1. 脊髓灰质炎　目前我国已基本消灭了脊髓灰质炎。脊髓灰质炎病毒主要侵犯脊髓前角细胞，表现为肢体和（或）躯干不对称性迟缓性瘫痪，多伴有发热，无感觉障碍，也可累及呼吸肌。脑脊液蛋白正常，细胞数增多，肌电图显示神经源性损害。粪便脊髓灰质炎病毒阳性。柯萨奇病毒、埃可病毒等肠道病毒也可引起相似的急性弛缓性瘫痪。

2. 急性脊髓炎　在脊髓休克期表现为急性迟缓性瘫痪，常伴有发热、肢体及脊背疼痛，起病缓慢，症状持续时间较长。脊髓休克期过后出现上运动神经元性瘫痪，肌张力增高，腱反射亢进，病理反射阳性。除了运动障碍以外，还有受累脊髓平面的感觉障碍，以及括约肌功能障碍。脑脊液细胞数增多，蛋白轻度增高。脊髓 MRI 检查也显示病变区异常信号。

3. 周期性瘫痪　大多数为低钾血症所致，全身软弱无力，近端肌群症状明显，严重者影响呼吸肌，发生呼吸困难。腱反射减弱，无感觉障碍，持续时间数小时或数天，自行消失。脑脊液检查正常，心电图可出现 U 波和 ST-T 改变。补钾治疗症状很快缓解。

4. 重症肌无力　肌无力表现具有"朝轻暮重"的典型特点，劳累后症状加重，休息后减轻，新斯的明试验阳性，肌电图示重复电刺激后周围神经动作电位波幅下降。

5. 癔症性瘫痪　肢体瘫痪前有明确的情绪问题，腱反射正常，无颅神经和呼吸肌受累表现，无肌萎缩，暗示疗法可使症状很快缓解。

【治疗】

本病多呈可逆性及自限性过程，急性期可出现呼吸肌麻痹，需要抢救治疗。应实时监护，精心护理，预防并发症。

1. 一般性治疗　患者瘫痪持续时间长，容易并发压疮、坠积性肺炎、血栓性静脉炎等。应注意护理：①保持呼吸道通畅，防止误吸。②保持室温和湿度，勤翻身、拍背，促进痰液引流。③吞咽困难者鼻饲喂养，防止误吸，保证热量。④康复训练，静止时保持瘫痪肢体的功能位置，防止肌肉萎缩及关节变形。⑤消毒隔离，防止交互感染。⑥心电监护，注意心率变化。

2. 静脉注射大剂量丙种球蛋白　临床广泛使用，尽早使用可缩短病程，抑制急性期病情进展，降低呼吸机使用率。剂量 2g/kg，分 2 日给予，或者分 5 日给予，相当于 400mg/（kg·d），连用 5 天。

3. 糖皮质激素　治疗剂量，氢化可的松每日 5～10mg/kg，或地塞米松 0.2～0.4mg/kg，连用 1～2 周，后改用口服泼尼松，2～3 周逐渐减停，或者给予甲基泼尼松龙冲击治疗 20mg/kg，连用 3 天，后改用口服泼尼松治疗。国内外多项试验结果显示，单独使用糖皮质激素治疗 GBS 无效，糖皮质激素联合 IVIG 治疗与单独使用 IVIG 疗效无显著差异。因此，指南不推荐糖皮质激素治疗 GBS。我国由于经济条件或医疗条件限制，有些地区医院尚在使用，尤其是早期或重症患者。

4. 血浆置换　与静脉注射大剂量丙种球蛋白疗效相当。越早进行越好，可清除血浆中的抗体、抗原抗体复合物、炎性因子等物质，有效减轻神经损害，促进髓鞘修复和再生，可以缩短病程。每次更换血浆量 40 ～ 55mL/kg，视病情 5 ～ 8 次不等。

5. 呼吸肌麻痹的抢救　急性期呼吸肌麻痹导致呼吸衰竭是本病死亡的主要原因，应注意识别，及早干预。急救措施包括气管切开或气管插管、呼吸机辅助通气。

6. 辅助治疗　口服 B 族维生素、ATP、胞磷胆碱，改善神经代谢，促进修复；合并呼吸道感染者，应用抗生素积极治疗；尿潴留时需留置尿管帮助排尿；神经性疼痛严重时适当应用药物缓解疼痛。

7. 康复治疗　运用按摩、针灸、辅助器具训练等多种方法促进神经康复，防止肌肉萎缩。病情稳定后，早期开始康复训练，避免出现关节畸形。

【预后】

本病呈自限性。肌肉瘫痪停止进展后数周内肌力逐渐恢复，85% 患儿在 3 ～ 6 个月可以完全恢复。部分患儿遗留不同程度的肌无力，少数患儿死于急性期呼吸衰竭。出现颅神经麻痹、气管插管、重度肢体瘫痪者预后不佳，往往留有后遗症。

第八节　重症肌无力

重症肌无力（myasthenia gravis，MG）是一种由乙酰胆碱受体（acetylcholine receptor，AChR）抗体介导、细胞免疫依赖、补体参与，累及神经肌肉接头突触后膜，引起神经肌肉接头传递障碍，出现骨骼肌收缩无力的获得性自身免疫性疾病。其主要临床表现为骨骼肌无力、易疲劳，活动后加重，休息和应用胆碱酯酶抑制剂后症状明显缓解、减轻，典型症状具有"晨轻暮重"的特点。

【病因和发病机制】

重症肌无力的发病机制尚不明确。内因可能存在遗传因素，与人类白细胞抗原型别有关；外因可能与胸腺的病毒感染有关。自身免疫应答反应产生了针对突触后膜上乙酰胆碱受体的抗体，使运动指令不能传递。

神经肌肉接头处由三部分构成，即突触前膜、突触间隙和突触后膜，通过电－化学信号转换促使肌肉完成随意的收缩运动。神经冲动传入使突触前膜产生动作电位，促使其向突触间隙排出含有化学递质乙酰胆碱的囊泡，囊泡释放出大量乙酰胆碱，与突触后膜上大量的乙酰胆碱受体结合，产生动作电位，引起肌肉收缩。重症肌无力患者由于乙酰胆碱受体被乙酰胆碱受体抗体结合，导致乙酰胆碱在重复冲动中与受体结合的能力减少，出现肌肉无力。

【临床表现及分型】

1. 临床表现

（1）新生儿重症肌无力　包括两种类型：

1）新生儿暂时性重症肌无力　见于患重症肌无力的母亲娩出的新生儿，哭声嘶哑，吸奶、吞咽困难，可能出现全身肌肉无力，严重者需要机械呼吸及鼻饲支持，很少出现眼外肌麻痹和眼睑下垂。患儿症状为暂时性，可于生后 5 周内消失，重症患儿需要药物治疗。患儿血中乙酰胆碱受体抗体增高，多数患儿无肌无力症状。

2）新生儿持续性重症肌无力　为常染色体隐性或显性遗传病，多有家族史。与新生儿暂时性重症肌无力不同，母亲无重症肌无力。患儿1～2岁出现症状，眼外肌麻痹，眼睑下垂，全身肌无力，呼吸肌较少受累。症状持续存在，不会自然缓解。血中乙酰胆碱受体抗体水平正常，血浆置换和胆碱酯酶抑制剂治疗均无效。

（2）儿童期重症肌无力　最常见，也称为少年型重症肌无力。患病高峰年龄2～3岁，女孩较多见。临床特点是易疲劳，分为眼肌型、脑干型和全身型3型。

1）眼肌型　最常见，单纯眼外肌受累，一侧或双侧眼睑下垂，晨轻暮重，反复用力睁闭眼可使症状明显。也可同时有其他眼外肌受累，眼球外展、内收、上下运动障碍，眼球固定、复视、斜视，瞳孔对光反射正常。起病2年后仍无其他肌群受累者，日后很少发展为其他型。多数患儿经数月或数年自然缓解，有的持续到成年。

2）脑干型　第Ⅸ、Ⅹ、Ⅻ对颅神经支配肌群受累，突出症状是吞咽或构音困难、声音嘶哑，可有眼睑下垂和全身肌无力。

3）全身型　一组以上的四肢肌群受累，举手、上楼时易疲劳，不能持久，严重者卧床难起，常伴眼外肌受累，可也出现构音困难、吞咽障碍、呼吸肌无力，无肌纤维颤动和感觉异常。

本病大多病程进展缓慢，可有缓解期，症状减轻，甚至完全缓解，感染会使病情加重，病情呈波动性。

2. 临床分型　目前国内儿科仍多采用 Osserman 分型。

（1）Ⅰ型　即眼肌型，病变仅局限于眼外肌，是儿童最常见的类型，2年之内其他肌群不受累。

（2）Ⅱ型　即全身型，有一组以上肌群受累。包括：①ⅡA型。轻度全身型，四肢肌群轻度受累，伴或不伴眼外肌受累，通常无咀嚼、吞咽和构音障碍，生活能自理。②ⅡB型。中度全身型，四肢肌群中度受累，伴或不伴眼外肌受累，通常有咀嚼、吞咽和构音障碍，生活自理困难。

（3）Ⅲ型　即重度激进型，起病急、进展快，发病数周或数月内累及咽喉肌；半年内累及呼吸肌，伴或不伴眼外肌受累，生活不能自理。

（4）Ⅳ型　即迟发重度型，隐袭起病，缓慢进展。2年内逐渐进展，由Ⅰ、ⅡA、ⅡB型进展而来，累及呼吸肌。

（5）Ⅴ型　肌萎缩型，起病半年内可出现骨骼肌萎缩、无力。

【实验室检查】

主要依据三项试验，即抗胆碱酯酶药物应用效果、神经重复电刺激、乙酰胆碱受体抗体测定。

1. 药物诊断性试验　正常人肌内注射药物后，肌力无改变，而重症肌无力患者注射药物后，症状常有明显改善，有助于确立诊断。常选药物有依酚氯铵、新斯的明，依酚氯铵作用时间短、排泄快，剂量为新生儿0.5～1mg/次，儿童体重＜34kg，2mg/次，肌内注射。新斯的明剂量每次0.025～0.05mg/kg，最大1mg，皮下或肌内注射。注射后15～30分钟肌无力症状明显改善，1.5小时后症状再现，即为阳性。为避免新斯的明引起面色苍白、腹痛、心率减慢等不良反应，试验前15分钟可先肌内注射阿托品0.01mg/kg。需注意新斯的明实验阴性也不除外重症肌无力。

2. 低频重复神经电刺激（RNS）　肌电图检查时可进行神经重复电刺激，表现为重复刺激中复合肌动作电位波幅降低 10% 以上，为阳性结果，对本病诊断较有特异性。周围神经传导速度正常。

3. 血清抗乙酰胆碱受体抗体检查　儿童阳性率在 60% ～ 80%，抗体滴度与疾病严重程度无关。

4. 胸部影像学检查　成人常合并胸腺肿瘤，胸部 CT 或 MRI 可提高胸腺肿瘤的检出率。

【诊断与鉴别诊断】

1. 诊断　在具有 MG 典型临床特征的基础上，具备药理学和（或）神经电生理学特征，临床上则可诊断为 MG。有条件的单位可检测患者血清 AChR 抗体等，有助于进一步明确诊断。

2. 鉴别诊断

（1）眼肌型　需与 Miller–Fisher 综合征相鉴别。Miller–Fisher 综合征属于吉兰 – 巴雷综合征变异型，表现为急性眼外肌麻痹，伴有共济失调和腱反射减弱或消失；肌电图示神经传导速度减慢；脑脊液有蛋白 – 细胞分离现象，在部分患者可检测到抗人神经节苷脂 GQ_{1b} 抗体。

此外，还要与线粒体脑肌病、眼咽型肌营养不良、眶内占位病变（眶内肿瘤、脓肿或炎性假瘤等）、Graves 眼病等相鉴别。

（2）全身型　需与吉兰 – 巴雷综合征相鉴别。吉兰 – 巴雷综合征为免疫介导的急性炎性周围神经病，表现为弛缓性肢体肌无力，腱反射减低或消失；肌电图示运动神经传导潜伏期延长，传导速度减慢、阻滞，异常波形离散等；脑脊液有蛋白 – 细胞分离现象。

此外，还需与慢性炎性脱髓鞘性多发性神经病、Lambert–Eaton 综合征、进行性脊肌萎缩、多发性肌炎、肉毒中毒、代谢性肌病相鉴别。

【治疗】

1. 胆碱酯酶抑制剂　此类药物是治疗所有类型 MG 的一线药物，是主要对症治疗方法。首选药物为溴吡斯的明，新生儿 5mg/ 次，婴幼儿 10 ～ 15mg/ 次，年长儿 20 ～ 30mg/ 次，最大60mg/ 次，每日 3 ～ 4 次口服。副作用包括消化道症状，如腹痛、腹泻、恶心、呕吐；瞳孔缩小等，严重者出现胆碱能危象。

2. 糖皮质激素　是各型重症肌无力的一线免疫治疗方法，首选口服泼尼松，剂量为 1 ～ 2mg/（kg·d），症状缓解后维持治疗 4 ～ 8 周。以后逐渐减量至每日或隔日 5 ～ 10mg，清晨顿服，总疗程 2 年。副作用包括低钾血症、低钙血症、高血压、消化道溃疡等。对于难治性病例，酌情选择其他免疫抑制剂，如环磷酰胺、硫唑嘌呤、环孢素 A 等。

3. 免疫抑制药物治疗　硫唑嘌呤是治疗 MG 的一线药物。眼肌型 MG 和全身型 MG 皆可使用，初始阶段通常与糖皮质激素联合使用，其疗效较单用糖皮质激素好，可以减少糖皮质激素的用量。单独使用作用不及糖皮质激素类药物。环孢菌素 A 用于治疗全身型和眼肌型 MG，通常使用后 3 ～ 6 个月起效，主要用于因糖皮质激素或硫唑嘌呤不良反应或疗效欠佳，不能坚持用药的 MG 患者。环磷酰胺用于其他免疫抑制药物治疗无效的难治性 MG 患者及胸腺瘤伴 MG 的患者；吗替麦考酚酯（MMF）为治疗 MG 的二线药物，也可早期与糖皮质激素联合使用；他克莫司、利妥昔单抗（抗人 CD20 单克隆抗体）也可应用。

4. 大剂量丙种球蛋白和血浆交换疗法　用于重症全身型患者或肌无力危象的抢救治疗。剂量为 400mg/（kg·d），连用 5 天。用药后 3～4 天临床症状减轻，重症患儿可以 1 个月后重复应用。

5. 胸腺切除术 手术指征包括：合并胸腺瘤或胸腺增生；乙酰胆碱受体抗体阴性；血清乙酰胆碱受体抗体滴度增高和病程不足 2 年者；成人患者。

6. 胸腺放射治疗 随着放射治疗设备改进，MG 胸腺放射治疗重新受到重视。此疗法适用于胸腺增生、全身无力、药物疗效不佳、浸润性胸腺瘤不能手术等患者。

治疗中应注意，避免使用加重神经肌肉接头处传递障碍的药物，如奎宁、氨基糖苷类、大环内酯类抗生素、麻醉药（普鲁卡因胺）、普萘洛尔、他汀类、碘化放射对比剂、青霉胺、肉毒杆菌毒素等。

【预后】

广泛使用免疫抑制药物治疗之前，MG 的病死率高达 30%，随着重症支持技术的进步，以及免疫抑制剂广泛应用，目前病死率已降至 5% 以下。眼肌型患者中 10%～20% 可自愈，20%～30% 病情始终局限于眼外肌，其余的 50%～70% 可能在起病 3 年内逐渐累及延髓和肢体肌肉，发展成全身型 MG。约 65% 的患者在发病 1 年内疾病严重程度达到高峰，20% 左右的患者在发病 1 年内出现 MG 危象。

第九节 进行性肌营养不良

进行性肌营养不良（progressive muscular dystrophy）是一组早期发病的遗传性肌肉变性疾病。临床表现为骨骼肌近端受累为主的进行性无力，最终可完全丧失运动功能，同时伴肌萎缩、假性肌肥大。根据遗传方式、起病年龄、受累肌群分布、病程及预后情况，可分为六种主要类型，包括假肥大型肌营养不良（pseudohypertrophic muscular dystrophy）、面肩肱型肌营养不良、Emery-Dreifuss 型肌营养不良、肢带型肌营养不良、眼肌型肌营养不良、先天性肌营养不良。

Duchenne 和 Becker 肌营养不良（Duchenne/Becker muscular dystrophy，DMD/BMD）代表假肥大型肌营养不良的两种不同类型，其中 DMD 最常见，是最严重的一型，发病率为 1/3500 活产男婴。

【病因】

假性肥大型肌营养不良是 X 连锁隐性遗传病，DMD 基因定位于染色体 Xp21.2 区上，编码抗肌萎缩蛋白。症状较轻的假肥大型营养不良称为 Becker 肌营养不良。约 2/3 的患者基因突变来自母亲，1/3 的患者是新发突变所致。

【发病机制】

抗肌萎缩蛋白位于肌细胞膜上，与细胞膜上的糖蛋白结合，形成抗肌萎缩蛋白 - 糖蛋白复合体，起到稳定细胞膜的作用。DMD 患者由于基因异常，导致肌细胞内抗肌萎缩蛋白缺乏、抗肌萎缩蛋白 - 糖蛋白复合体形成障碍，出现肌细胞膜结构缺陷、细胞稳定性破坏和慢性变性，肌肉收缩时出现纤维断裂，导致肌无力。BMD 患者肌细胞内抗肌萎缩蛋白部分缺乏，肌无力较轻。由于心肌和脑细胞，以及周围神经中也有抗肌萎缩蛋白，患者可合并心肌病变、智力落后、周围神经传导异常。

【病理】

本病可见广泛的肌细胞轻重不等变性坏死，间有深染的再生肌细胞，萎缩与肥大的肌纤维混杂存在，形态极不一致，肌细胞大小不等，细胞间结缔组织增多，变性坏死细胞和周围炎症细胞增多，晚期肌肉组织被脂肪组织替代。

【临床表现】

本病通常为男孩患病，但个别女孩因为一条 X 染色体功能失活，也可发病。

1. 进行性肌无力和运动功能倒退　杜氏型发病缓慢，在出生时或婴儿早期运动基本正常，或仅有轻度运动发育延迟，多在 3 岁后症状明显，步态不稳，易于跌倒，随着骨盆带肌无力的日益加重，左右摇摆呈鸭步态，不能独自上楼和蹲起，全身肌力进行性减退。随着病情进展，10 岁后患儿丧失独立行走能力，青春期前后出现咽喉肌肉和呼吸肌无力，多死于肺部感染、心力衰竭。BMD 症状较轻，可能存活至 40 岁以后。

2. Gower 征　由于骨盆带肌无力，患儿不能从仰卧位直接站起，需要先翻身成俯卧位，然后屈膝屈髋，双手支撑地面，成俯跪位，再以双手和双腿共同支撑躯干，继而一只手支撑到同侧小腿，并与另一手交替移位支撑于膝部和大腿上，以助躯干伸直，最后达到直立位置。

3. 假性肌肥大和广泛肌萎缩　萎缩肌群主要累及四肢近端，也可累及骨盆带和肩带肌。同时出现肌肥大，腓肠肌肥大最常见。因骨盆肌和大腿肌肉萎缩，站立时腰椎前凸呈过伸姿势。肩带肌和臂肌群萎缩无力，举臂时肩胛骨形状如鸟翼，称为"翼状肩胛"。因跟腱萎缩足尖下垂，随着脊柱肌肉萎缩出现脊柱弯曲畸形，晚期因多部位肌肉挛缩，引起关节变形。

4. 其他　大约 1/3 的患者智力轻度下降，一些患者合并心肌病，病情严重程度与骨骼肌受累程度不完全一致，由于心搏骤停，可能造成猝死。

【辅助检查】

1. 血清肌酸磷酸激酶（CK）　出生后或疾病早期即可显著升高，可高出正常值数十甚至数百倍，BMD 患者 CK 水平常在数千以上。随着疾病进展，至疾病晚期，CK 水平可以正常。

2. 肌电图　典型患者呈肌源性受损表现，周围神经传导速度正常。

3. 肌肉活体组织检查　免疫组织化学染色可发现抗肌萎缩蛋白缺失。

4. 基因检测　是确诊的依据。

5. 胸部 X 线、心电图、超声心动图　评估心脏受累情况。

【诊断与鉴别诊断】

1. 诊断　根据典型临床表现和辅助检查不难诊断。

2. 鉴别诊断

（1）脊髓性肌萎缩　由于脊髓前角细胞变性引起。婴儿型生后即发病，少年型在 2 ~ 7 岁发病。主要表现为四肢近端肌无力，多从下肢开始，血清 CK 水平正常，肌电图示神经源性损害。最终鉴别依靠基因检查。

（2）线粒体肌病　主要表现为肌无力和易疲劳，可有眼外肌麻痹，血乳酸增高，肌活检可见破碎的红纤维，电镜检查可见线粒体结构异常。

（3）多发性肌炎　临床表现为肌痛、肌无力、发热，病情进展快，可广泛累及肢体、躯干、颈部、咽部等肌群。无家族史。肌活检可见炎症细胞浸润。

（4）其他类型的肌营养不良　如面肩肱型肌营养不良、Emery-Dreifuss 肌营养不良、肢带

NOTE

型肌营养不良，需进行鉴别诊断。

【治疗】

1. 一般疗法　保持肌肉功能，预防肌肉萎缩、关节畸形，提高患儿生活质量，延长生命。鼓励并坚持主动和被动运动，使用支具帮助患儿锻炼行走，肢体按摩增进肌力，手术纠正脊柱和关节畸形。注意饮食结构合理，保证钙和蛋白质等营养摄入。监测呼吸和心脏功能，预防致命性呼吸道感染。

2. 糖皮质激素　目前是最有效的治疗药物，一般进入运动功能发育平台期（4～6岁）后应用。激素剂量 0.75mg/（kg·d），一般用药后 10 天肌力增加，3 个月药效达到最大。

3. 基因治疗　基因修复治疗尚在研究阶段。

4. 遗传咨询及产前诊断　避免家族中再发相同疾病。

【预后】

DMD 发病率高且预后不良，大多数患儿会在 3 岁后出现鸭步、爬坡困难、蹲位难立等肌无力症状，下肢明显，进行性加重，如未规律治疗，多在 10～12 岁失去行走能力，20 岁左右因呼吸肌、心肌受累而死亡。

第十四章　内分泌系统疾病

第一节　儿童内分泌系统概述

内分泌系统通过内分泌腺分泌激素，作用于靶器官，调节人体功能。内分泌系统与神经系统、免疫系统相互调节，构成神经－内分泌－免疫系统网络，维持人体生理功能的完整和稳定。人体主要的内分泌腺包括垂体、甲状腺、甲状旁腺、肾上腺、胰腺、性腺（卵巢、睾丸）等。下丘脑虽属于中枢神经系统，又是内分泌系统的中枢，与脑垂体及外周内分泌器官形成下丘脑－垂体－靶腺的神经内分泌轴。

下丘脑位于第三脑室下壁，向下延伸与垂体柄相连。下丘脑面积虽小，却是内分泌系统的中心，分泌的促激素释放激素或抑制激素有促甲状腺激素释放激素、促肾上腺激素释放激素、促性腺激素释放激素、生长激素释放激素、精氨酸加压素、催产素等十余种。

垂体位于颅中窝、蝶骨体上面的垂体窝内，借漏斗孔与下丘脑相连，与下丘脑形成下丘脑－垂体系统，在神经系统与内分泌腺的相互作用中发挥重要作用。根据结构特点分为腺垂体和神经垂体两部分。腺垂体包括垂体前叶和中间部，制造、贮存和分泌多种多肽激素，主要分泌生长激素、促甲状腺激素、促肾上腺皮质激素、泌乳素、促卵泡生成素、促黄体生成素等激素，调节生长发育、新陈代谢、性功能等，并影响其他分泌腺的活动。神经垂体包括垂体后叶和漏斗部，垂体后叶主要贮存下丘脑分泌的抗利尿激素及催产素，由神经垂体释放进入血液循环，有升血压、刺激子宫收缩和抗利尿作用。

下丘脑与垂体在结构及功能方面密切相关，垂体的功能受下丘脑的控制和调节，两者共同构成下丘脑－垂体神经内分泌系统。下丘脑分泌的激素作用于腺垂体，调节相应的激素分泌，垂体分泌的激素再作用于周围靶器官（如甲状腺、肾上腺、性腺）；同时，靶器官分泌的激素通过反馈机制影响腺垂体和下丘脑的分泌活动。因此，下丘脑、垂体、靶器官三者连成神经内分泌轴。人体重要的神经内分泌轴主要有下丘脑－垂体－生长轴、下丘脑－垂体－甲状腺轴、下丘脑－垂体－肾上腺轴、下丘脑－垂体－性腺轴。

1. 下丘脑－垂体－生长轴　主要包括下丘脑、垂体、肝脏和长骨。下丘脑分泌生长激素释放激素与生长抑素，调节垂体生长激素的分泌。生长激素由垂体前叶嗜酸细胞以脉冲式的方式分泌，分泌峰值出现在夜间，一般在入睡后 45 ～ 90 分钟出现，调节机体物质代谢，促进蛋白质合成、脂肪分解和氧化。生长激素由垂体分泌后作用于肝脏等组织，刺激胰岛素样生长因子 –1 的分泌，促进骨骼生长。生长轴中任何环节异常均可引起生长障碍，常见的疾病有生长激素缺乏症、身材矮小等。

2. 下丘脑－垂体－甲状腺轴 甲状腺位于颈部甲状软骨下、气管前下方，分左右两叶和峡部，腺体后有 4 枚甲状旁腺及喉返神经。甲状腺素能够调节机体基础代谢及生长发育，对神经系统发育也有重要作用。甲状旁腺由主细胞和透明细胞构成，主细胞分泌甲状旁腺激素，主要调节机体内钙、磷的代谢，与甲状腺滤泡旁细胞分泌的降钙素在调节机体钙磷平衡、骨骼代谢等方面起重要作用。

下丘脑－垂体－甲状腺轴在维持机体甲状腺功能中有着重要作用。下丘脑释放的促甲状腺激素释放激素调节腺垂体促甲状腺激素（thyroid stimulating hormone，TSH）的分泌。TSH 是一种糖蛋白，具有促进甲状腺的合成和释放甲状腺素的作用，TSH 缺乏时，甲状腺可萎缩，若分泌增多可出现甲状腺功能亢进。TSH 分泌同时又受血中甲状腺素浓度的负反馈影响。当下丘脑神经元感知到外周血液循环中甲状腺素水平下降时，促甲状腺激素释放激素分泌增多，刺激垂体合成并分泌 TSH，使甲状腺素合成与分泌增多；而增高的甲状腺素又可负反馈性抑制促甲状腺激素释放激素与 TSH 的分泌，使体内甲状腺素维持在稳定水平。下丘脑－垂体－甲状腺轴功能异常导致的疾病，常见有先天性甲状腺功能减退症、甲状腺功能亢进症等。

3. 下丘脑－垂体－肾上腺轴 肾上腺位于腹膜后脊柱两侧肾脏的上极，肾上腺长度随儿童年龄增长。肾上腺实质分为皮质和髓质两部分，是两种不同性质的内分泌腺。皮质来源于中胚层，髓质来源于外胚层。按生理作用肾上腺皮质激素主要分为三类：束状带合成的糖皮质激素、球状带合成的盐皮质激素和网状带合成的性激素。肾上腺髓质由嗜铬细胞及交感神经元细胞组成，嗜铬细胞利用细胞外液中的酪氨酸合成和储存儿茶酚胺类激素，肾上腺髓质的功能是分泌有生物活性的儿茶酚胺。

下丘脑－垂体－肾上腺轴调节下丘脑、垂体、肾上腺的活动，下丘脑促皮质释放激素调控垂体促肾上腺皮质激素（adreno-cortico-tropic-hormone，ACTH）的分泌，促进肾上腺皮质合成和分泌肾上腺皮质类固醇。血中游离皮质醇可负反馈性调节促肾上腺皮质激素释放因子和 ACTH 的分泌。应激状态也可通过刺激下丘脑促肾上腺皮质激素释放因子的释放，刺激肾上腺皮质激素的分泌。ACTH 与皮质醇的分泌具有昼夜节律，清晨高，夜间低，一般在清晨 4 点到 6 点增多，在上午 8 点左右达到峰值，后逐渐下降，午夜降至最低。下丘脑－垂体－肾上腺轴功能异常时，可出现先天性肾上腺皮质增生症等疾病。

4. 下丘脑－垂体－性腺轴 性腺主要指男性睾丸和女性卵巢。在胚胎早期性腺位于后腹壁的上部，胚胎第 7 周，在 Y 染色体的影响下性腺分化逐渐形成睾丸，两个完整的 X 染色体的存在，促使性腺分化发育为卵巢。中肾管和米勒管则分化形成附属性腺，睾丸分泌的雄激素促使中肾管分化发育成附睾、输精管，无睾丸存在的条件下，米勒管分化发育为输卵管、子宫和阴道的上半部分。睾丸的功能主要为合成雄激素和产生精子，卵巢的功能主要为产生卵子、分泌雌激素和孕激素。

在下丘脑－垂体－性腺轴中，下丘脑以脉冲形式分泌促性腺激素释放激素（gonadotropin releasing hormone，GnRH），刺激腺垂体分泌促性腺激素，即促黄体生成素（luteinizing hormone，LH）和促卵泡生成素（follicle stimulating hormone，FSH），促性腺激素刺激性腺分泌性激素。下丘脑弓状核以脉冲的形式分泌 GnRH，引起 LH 和 FSH 脉冲性分泌频率的改变及二者比值的变化。性激素负反馈作用于下丘脑和垂体，主要是作用于垂体。儿童期中枢神经系统对性激素的负反馈甚为敏感，GnRH 的分泌量甚少，血清 LH 及 FSH 均较低下，FSH 的水平稍高于 LH，女孩尤为明显。进入青春发育期后，在多种因素的影响下，下丘脑对性激素负反馈作用的敏感度下降，GnRH 的分泌脉冲数量及分泌峰值在睡眠时逐渐增加，LH 和 FSH 的分泌脉冲峰也相应地随之增加。在性激素的刺激下，性腺和性器官得以进一步发育，第二性征出现，青春期开始。下丘脑 - 垂体 - 性腺轴异常，导致性早熟等疾病。

5. 抗利尿激素　下丘脑视上核和视旁核的细胞还合成抗利尿激素（antidiuretic hormone，ADH），经下丘脑 - 垂体束到达神经垂体后叶后释放出来。ADH 的作用在远端肾小管及集合管，促进水的重吸收，使尿量减少，保留水分，使血浆渗透压维持在正常范围，是尿液浓缩和稀释的关键性调节激素。ADH 分泌异常，可导致中枢性尿崩症。

6. 胰腺　胰腺分为外分泌腺和内分泌腺两部分。外分泌腺由腺泡和腺管组成，腺泡分泌胰液，含有胰蛋白酶原、脂肪酶、淀粉酶等消化酶，通过胰腺管排入十二指肠，有消化蛋白质、脂肪和糖的作用。内分泌部主要为胰岛，胰岛为许多大小不等、形状不定、分布不均的细胞群，以胰尾最多，其周围有薄层网状纤维组成的被膜包裹，散在于胰腺实质内，主要由 α、β、δ 与 PP 四种类型的细胞构成。α 细胞合成分泌胰高血糖素可增高血糖；β 细胞为胰岛的主要细胞，合成分泌胰岛素可降低血糖；δ 细胞分泌生长抑素，以旁分泌的方式抑制 α、β 细胞的分泌；PP 细胞分泌胰多肽，抑制胃肠运动、胰液分泌和胆囊收缩。胰岛分泌入血的激素仅有胰岛素和胰高血糖素。胰岛素主要作用于肝脏、肌肉及脂肪组织，控制着蛋白质、糖、脂肪三大营养物质的代谢和贮存，胰岛素功能异常，可导致糖尿病的发生。

儿童内分泌系统不同于成人，从胚胎形成到青春期均处于不断生长、发育阶段，机体的发育成熟过程中内分泌系统在不断变化，所产生的激素出现异常，可导致内分泌疾病。儿童常见的内分泌疾病主要有生长迟缓、性早熟、甲状腺疾病、糖尿病、肾上腺疾病、尿崩症等。如内分泌疾病出现较早，引起患儿的机体生化代谢紊乱和激素功能障碍，可能严重影响体格和智能发育，如能早期诊断、及时治疗，可改善患儿的生长发育状态，如未能早期诊治，可能造成残疾甚至夭折，如先天性甲状腺功能减退症患儿智能落后、生长发育迟缓。此外，还有一些是遗传和环境因素共同作用下引起的内分泌疾病，如糖尿病等。由于环境因素所导致的内分泌疾病也常有遗传学背景，属于多基因病。

对于内分泌疾病儿童，治疗中既要补充相关的激素，还要根据病情和生长发育情况，及时调整剂量，以保证患儿的生长发育。目前常用于儿童内分泌疾病的激素有重组人生长激素（rhGH）、促性腺激素释放激素类似物（GnRHa）的缓释剂、生长激素抑制激素等，已广泛应用于临床。随着生物技术的不断改进，现已生产出多种高纯度激素、细胞因子、生长因子等制剂，如吸收特别迅速的赖脯胰岛素（lispro）和吸收特别缓慢的甘精胰岛素（glargine）。

内分泌疾病的诊断技术逐渐进步，激素测定方法众多，如放射免疫分析法、放射受体分析法、酶联免疫吸附法、荧光免疫法和免疫化学发光法等，根据各内分泌轴的功能特点，常需要进行兴奋或抑制试验，如生长激素刺激试验、黄体生成素释放激素刺激试验等，大大提高了内分泌疾病定位诊断的水平。B 超、CT、SPECT、PET 和 MRI 等影像学检查有利于发现下丘脑及内分泌腺的结构异常。分子生物学技术促进了新的疾病的发现，可帮助患者实现基因诊断，儿童内分泌学理论不断更新。

NOTE

第二节　生长激素缺乏症

生长激素缺乏症（growth hormone deficiency，GHD）是由于腺垂体合成和分泌生长激素（growth hormone，GH）部分或完全缺乏，或由于生长激素分子结构异常等所致的生长发育障碍，身高符合矮身材（short stature）的诊断标准。生长激素缺乏症是儿科临床常见的内分泌疾病之一，大多为散发性，少数为家族性遗传疾病，发生率为 20/10 万～ 25/10 万，男性多于女性，男女之比约为 3：1。

【生长激素的合成、分泌及功能】

生长激素由腺垂体嗜碱性粒细胞合成和分泌，编码生长激素的基因位于 17q22 ～ q24。下丘脑分泌的生长激素释放激素（growth hormone–releasing hormone，GHRH），促进垂体合成、分泌生长激素，生长激素释放抑制激素（somatostatin，SRIH）抑制生长激素的合成和分泌。两种激素共同调节垂体生长激素的释放。

在血液循环中，约 50% 的生长激素与生长激素结合蛋白结合，以脉冲式释放，每 2 ～ 3 小时出现一次脉冲峰，夜间入睡后分泌量增高，白天空腹时和运动后偶见分泌高峰。初生婴儿血清生长激素水平较高，生后 2 ～ 3 周开始下降，分泌节律在生后 2 个月开始出现，儿童期、青春期生长激素分泌量超过成人。生长激素可以直接作用于细胞发挥生物效应，但其大部分功能必须通过胰岛素样生长因子（insulinlike growth factor，IGF）介导，IGF 是一组具有促进生长作用的多肽，人体内有两种 IGF，即 IGF–1 和 IGF–2，IGF–2 的作用尚未完全阐明。肝、肾、肺、心、脑和肠等组织中合成的 IGF–1 大都以自分泌或邻分泌方式发挥其促生长作用。循环中的 IGF–1 主要由肝脏分泌，其合成主要受生长激素的调节，与年龄、性别、营养状态等因素有关。生长激素通过肝脏生长激素受体促进肝脏 IGF-1 基因的表达，从而促进 IGF–1 的合成和释放。血液循环中的生长激素及 IGF–1 可间接作用于下丘脑抑制 GHRH 的分泌，并可刺激 SRIH 分泌，反馈调节垂体生长激素的分泌。

生长激素的基本功能是促进生长，同时也是体内多种物质代谢的重要调节因子。其主要生物效应有：①促生长作用，促进骨骼、肌肉和各系统器官、组织细胞分裂增殖；促进骨骺软骨细胞增殖，并合成含有胶原和硫酸黏多糖的基质，促进骨骼的增长。②促代谢效应，促进氨基酸的转运和摄取，促进蛋白质的合成；抑制外周组织对葡萄糖的利用，促进脂肪组织的分解和氧化，增加脂肪酸的利用，使机体的能量来源由糖代谢向脂肪代谢转移。

【病因】

根据下丘脑 – 生长激素 –IGF 轴功能缺陷，生长激素缺乏症的主要病因分为原发性或继发性生长激素缺乏症。

1. 原发性生长激素缺乏症

（1）下丘脑 – 垂体疾病　由于中枢神经系统的先天发育异常，引起下丘脑 – 垂体的发育异常，如全前脑缺乏或无脑、脑裂、视中隔发育不良、视神经发育不良、空蝶鞍等；垂体发育不良和（或）伴有不同程度的其他垂体前叶激素缺乏的鞍区中线组织发育缺陷。

（2）特发性下丘脑垂体功能减低　机制不明，常是散发的，目前认为与出生时窒息或产钳助产等造成出生后缺血缺氧有关。

（3）遗传性下丘脑－垂体－生长轴功能障碍　有多种病因，如生长激素、生长激素释放激素及生长激素受体的基因缺陷等。

2. 继发性生长激素缺乏症　常继发于下丘脑、垂体或颅内肿瘤，如颅咽管瘤、神经纤维瘤、神经胶质瘤、生殖细胞瘤、错构瘤，其他还可见于颅内感染、创伤及放射性损伤等。

原发性甲状腺功能减退症、各系统慢性疾病、心理抑制等因素可造成生长激素暂时性缺乏，在原发病控制后可恢复正常。

【临床表现】

以生长迟缓、骨发育延迟和青春期发育延迟、代谢紊乱为特征，常同时伴有一种或多种其他垂体激素缺乏的表现。

1. 生长迟缓　在相似环境下，身高较正常的同种族、同年龄、同性别人群均值低2个标准差以上，或低于第3百分位以下。出生时身长、体重均正常，1岁后出现生长速度减慢，身高年增长速率＜5cm，上下部量比例正常、匀称。

2. 骨发育和青春期发育延迟　骨龄落后2年或2年以上，骨龄与其身高年龄相仿。部分患儿出现青春期发育延迟。

3. 代谢紊乱　不同程度的糖、脂肪、蛋白质代谢紊乱；运动能力下降，代谢率降低；脂肪堆积，尤其是躯干。低血糖往往是新生儿生长激素缺乏症和多种垂体激素缺乏症的首发症状，常在禁食后、早餐前或者生病期间发作，需注意鉴别糖原累积病、肉碱缺乏症等遗传代谢病。

4. 可伴有一种或多种其他垂体激素缺乏的表现　①伴有促肾上腺皮质激素缺乏者容易发生低血糖。②伴促甲状腺激素缺乏者可有食欲不振、活动减少等甲状腺功能不足的表现。③伴有促性腺激素缺乏者性腺发育不全。

5. 其他表现　面容幼稚，皮下脂肪相对较多，圆胖脸，前额突出，小下颌，牙齿萌出延迟。智力多正常。心血管疾病的发病率明显升高，肾小球滤过率降低，肾血流量减少；继发性生长激素缺乏症可发生于任何年龄，伴有原发病的相应症状。

【辅助检查】

1. 生长激素激发试验　是诊断生长激素缺乏症的主要依据，包括生理性激发试验（睡眠、运动）和药物激发试验。多主张选择作用方式不同的两种药物试验，一种抑制生长抑素释放的药物（胰岛素、精氨酸、溴吡斯的明）与一种兴奋生长激素释放激素释放的药物组合（可乐定、左旋多巴）（表14-1）。

表14-1　生长激素激发试验

筛查试验	方法	取血时间	备注
常规胰岛素（RI）	0.05～0.1 U/kg，静脉注射	0、15、30、60、90和120分钟	注射前后测血糖，血糖＜40mg/dL或较基值下降一半为有效刺激。注射后60分钟取血测定皮质醇。副作用是低血糖
精氨酸	0.5g/kg，最大量30g，用生理盐水稀释成10%溶液，30分钟静滴	0、30、60、90、120分钟	不良反应不明显

NOTE

续表

筛查试验	方法	取血时间	备注
可乐定	0.15mg/m² 或 4μg/kg，口服	同上	不良反应：嗜睡、恶心、呕吐及轻度血压下降
左旋多巴	0.15g/1.73m² 或 10mg/kg，最大量 500mg，口服	同上	不良反应：可引起恶心、呕吐，多在 1 小时内消失
溴吡斯的明	1mg/kg，口服	同上	可能会发生肠痉挛，腹痛和心动过缓等反应，可用 654-2 5～10mg 对抗

于用药前（即 0 分钟）和用药后 30、60、90、120 分钟分别采静脉血测定生长激素；胰岛素试验需加 15 分钟采血，同时测血糖、皮质醇，当血糖降至空腹血糖的 1/2 时，才能激发生长激素的释放，所测数据始为有效。

结果判断：只要有一项试验生长激素峰值 ≥ 10 μg/L，即排除生长激素缺乏症；两项试验生长激素峰值均 < 5μg/L 时，为生长激素完全缺乏；生长激素峰值介于 5～10μg/L 时，为生长激素部分缺乏。

2. IGF-1 血清 IGF-1 和生长激素水平在 24 小时内大致平行。血清 IGF-1 无明显脉冲式分泌和昼夜节律，相对稳定，能较好地反映内源性生长激素分泌状态。

3. 骨龄检测 生长激素缺乏症患儿骨龄常落后于实际年龄 2 岁或 2 岁以上。

4. 头颅 MRI 检查 了解下丘脑 – 垂体有无器质性病变，如肿瘤、外伤等。

5. 其他检查 血胆固醇、甘油三酯、低密度脂蛋白、载脂蛋白 B 等水平升高，高密度脂蛋白降低。测定血清甲状腺激素、促甲状腺素释放激素刺激试验、肾上腺激素检测、促性腺激素释放激素刺激试验等，以判断下丘脑 – 垂体 – 甲状腺轴、肾上腺轴和性腺轴功能。

6. 染色体核型分析 对矮身材伴有表观异常的患儿，尤其是女性矮身材伴青春期发育延迟者，应进行染色体分析或基因检测，有助于诊断 Turner 综合征、Noonan 综合征等疾病。

【诊断与鉴别诊断】

符合下列情况者，可诊断生长激素缺乏症：①面容幼稚，匀称性身材矮小，身高低于同种族、同年龄、同性别正常健康儿童平均身高 2 个标准差，或者低于正常儿童生长曲线第 3 百分位数。②年生长速率 < 7cm/ 年（3 岁以下）；< 5cm/ 年（3 岁～青春期前）；< 6cm/ 年（青春期）。③骨龄落后于实际年龄 2 年或 2 年以上。④两种药物激发试验结果均提示生长激素峰值 < 10ug/L。⑤智能正常。⑥排除其他影响生长的疾病。

需要鉴别的疾病：特发性矮身材、体质性生长及青春期延迟、特纳综合征、先天性甲状腺功能减退症、皮质醇增多症，以及各种骨、软骨发育不全等疾病。

【治疗】

1. 生长激素 无论是原发性或者继发性生长激素缺乏，重组人生长激素（rhGH）替代均有疗效。治疗开始的年龄越小，效果越好，以第 1 年效果最好，身高年增长可达 10～12cm 以上，以后生长速率有所下降。身高随着治疗时间的延长不断改善，治疗时间越长，身高改善越显著。为改善成年身高，应至少治疗 1 年以上，可持续至身高满意或骨骺融合。

（1）剂量及疗效评估 rhGH 应采用个体化治疗，宜从小剂量开始，目前推荐剂 0.1 U/kg，每晚睡前皮下注射一次，最大量不宜超过 0.2U/（kg·d）。治疗过程中应维持血清 IGF-1 水平在正常范围。

（2）rhGH 治疗的副作用　主要有：①注射局部红肿，与个体反应有关，停药后可消失。②少数患者注射后数月会产生生长激素抗体，但对疗效无显著影响。③因水、钠潴留引起暂时性视盘水肿、颅内高压等。④股骨头骺部滑出和坏死，但发生率甚低。⑤暂时性血糖和胰岛素升高，一般停药后可恢复正常。

2. 其他治疗　对伴有性腺轴功能障碍的患儿，骨龄达 12 岁时开始用性激素治疗。

【预后】

30% ～ 50% 的生长激素缺乏症患者成年后生长激素缺乏状态仍持续存在，发展为成人生长激素缺乏症。一旦成人生长激素缺乏症诊断确立，为改善脂代谢紊乱、骨代谢异常、心功能等，应继续 rhGH 治疗，但治疗剂量较小。

第三节　中枢性尿崩症

尿崩症（diabetes insipidus）是由于完全或部分丧失尿液浓缩功能导致的临床综合征，以多饮、多尿和排出稀释性尿为特点。因抗利尿激素（又名精氨酸加压素，arginine vasopressin，AVP）分泌或释放不足引起的尿崩症称为中枢性尿崩症。

【病因】

精氨酸加压素（AVP）是由下丘脑视上核和室旁核神经细胞合成的一种 9 肽，经下丘脑 - 垂体束到达神经垂体后叶后释放出来。编码 AVP 的基因位于 20 号染色体，由 3 个外显子和 2 个内含子组成。AVP 的分泌主要受血浆渗透压及血容量影响。人体血浆渗透压为 280 ～ 290mmol/L，波动范围为 ±1.8%，AVP 对血浆渗透压的改变非常敏感，当机体丢失水分血浆渗透压增高时，刺激中枢神经的渗透压受体，AVP 释放。当血容量减少 8% 以上时 AVP 的释放亦会增加。AVP 的释放控制饮水行为和尿液的浓缩。

先天性下丘脑或（和）垂体神经发育异常或自身免疫性破坏，AVP 基因结构或其转运中代谢缺陷等遗传原因，下丘脑 - 神经束 - 神经垂体区域受到炎症、肿瘤、外伤、手术、自身免疫损伤等，损坏下丘脑、垂体或垂体柄和神经垂体，均能产生中枢性尿崩症，可分为两大类。

1. 特发性尿崩症　是原发性尿崩症中最多的一种，因下丘脑视上核或室旁核神经元发育不全或退行性病变所致，部分患儿与自身免疫疾病有关，多伴有面部异常。

2. 家族性（遗传性）尿崩症　是由于编码 AVP 或编码运载蛋白Ⅱ的基因突变所造成，为常染色体显性或隐性遗传，程度较轻，大多数自幼起病，随着 AVP 分泌的逐渐减少出现症状。如同时伴有糖尿病、视神经萎缩和耳聋者为 Wolfram 综合征，是由于 4p16 的 *wfs 1* 基因多个核苷酸变异所致。

3. 继发性（器质性）尿崩症　主要继发于颅内肿瘤、畸形、外伤、感染、手术等。任何侵犯下丘脑、垂体柄或神经垂体的病变都可引起尿崩症。

（1）肿瘤　约 1/3 的患儿病因为颅内肿瘤，能引起尿崩症的肿瘤或是较大或是浸润于垂体柄下丘脑 - 垂体束的重要部位，常见颅咽管瘤、视神经胶质瘤、松果体瘤等。颅咽管瘤最常见。

视神经胶质瘤多数在手术治疗后发生持续性尿崩症。

（2）损伤　如颅脑外伤（特别是颅底骨折）、手术损伤（尤其下丘脑或垂体部位手术）、产伤等。下丘脑 - 垂体部位手术引起的 AVP 神经元损伤是最容易引起尿崩症的原因之一。手术可切断神经轴索，引起下丘脑神经元退行性变或直接损伤下丘脑神经元。

（3）浸润、自身免疫　朗格汉斯细胞组织细胞增生症和淋巴细胞垂体炎是最常见的引起尿崩症的浸润性疾病。急性髓性白血病可浸润垂体柄和蝶鞍，亦引起尿崩症。

（4）感染　少数患儿为颅内感染、弓形虫病和放线菌病等所致。脑底部炎症，如结核性脑膜脑炎、脑膜炎球菌、隐球菌、李斯特菌或脑部非特异性炎症，均可能引起尿崩症。

【临床表现】

本病可发生于任何年龄，以烦渴、多饮、多尿为主要症状，饮水多（可 > 3000mL/m^2），每日尿量可达 4 ～ 10L，甚至更多，尿比重和渗透压均很低且固定，尿比重常 < 1.010，尿渗透压 < 300mOsm/kg。血 Na 增高，血浆渗透压增高。夜尿增多，可出现遗尿。婴幼儿常有慢性脱水，烦渴时哭闹不安，不肯吃奶，饮水后安静，由于喂水不足引起便秘、低热、脱水甚至休克，严重脱水可致脑损伤。儿童可出现少汗、皮肤干燥苍白、精神不振、厌食、体重不增、生长缓慢等症状，由于烦渴、多饮、多尿可影响学习和睡眠，如充分饮水，一般情况正常，无明显体征。由于长时间多尿，可能引起肾积水，输尿管扩张，因而出现肾功能不全。大量低渗尿，引起高钠血症，造成中枢神经系统的脱水，可引起脑损伤。

【实验室检查】

1. 尿液检查　尿量增多，> 3000mL/m^2，甚至可达 4 ～ 10L，尿比重低于 1.005，尿渗透压可 < 200mmol/L，尿糖正常，尿蛋白阴性。

2. 血渗透压及血生化　血浆渗透压正常或偏高，血渗透压 =2×（血钾 + 血钠）+ 血糖 + 血尿素氮，计算单位 mmol/L。血钠、钾、氯、钙、镁、磷等一般正常，肌酐、尿素氮正常。

3. 禁水试验　检测患儿在细胞外液渗透压增高时浓缩尿液的能力。自试验前一天晚上 7 ～ 8 时开始禁食水，直至试验结束。试验当日晨 8 时先排空膀胱，测体重，采血测血钠及渗透压；然后每小时排尿一次，测尿量、尿渗透压（或尿比重）和体重，直至相邻两次尿渗透压之差连续两次 < 30mmol/L，或体重下降达 5%，或尿渗透压 ≥ 800mmol/L，即再次采血测渗透压、血钠。正常儿童禁饮后不出现脱水症状，每小时尿量逐渐减少，尿比重逐渐上升，尿渗透压可 > 800mmol/L，而血钠、血渗透压均正常。尿崩症患者持续排出低渗尿，血清钠和渗透压分别上升超过 145mmol/L 和 295mmol/L，体重下降 3% ～ 5%。试验过程中必须严密观察，如患儿烦渴加重并出现严重脱水症状，需终止试验并给予饮水。

4. 加压素试验　禁水试验结束后，皮下注射垂体后叶素 5U（或精氨酸加压素 0.1U/kg），然后 2 小时内多次留尿，测渗透压。如尿渗透压峰值上升超过给药前的 50%，则为完全性中枢性尿崩症；在 9% ～ 50% 者为部分性尿崩症；小于 9% 为肾性尿崩症。

5. 血浆 AVP 测定　血浆 AVP 水平对于中枢性尿崩症的诊断意义不大，血浆 AVP 结合禁水试验有助于部分性中枢性尿崩症和肾性尿崩症的鉴别诊断。中枢性尿崩症患儿血浆 AVP 浓度低于正常；肾性尿崩症患儿禁饮后血浆 AVP 明显升高而尿液不能浓缩。精神性多饮患儿 AVP 分泌能力正常，但病程久、病情严重者，由于长期低渗状态，AVP 的分泌可受到抑制。

6. 影像学检查　通过头颅 X 线、CT 或 MRI 检查，有助于诊断颅内肿瘤，明确病因，指导治疗。

【诊断】

本病有典型的多尿、多饮，夜间排尿时饮水，多次查尿比重均低下，尿糖阴性时要考虑本病。应详细记录患儿出入量，了解家族史、生长发育史、中枢神经系统的症状及体征，行禁水试验及加压素试验。通过头颅 MRI 查找原因。

【鉴别诊断】

中枢性尿崩症需与其他原因引起的多饮、多尿相鉴别。

1. 原发性肾性尿崩症　肾小管上皮细胞对 AVP 无反应所致，可见于 X 连锁或常染色体显性遗传病。常在断奶时出现症状，渴感明显，易哭闹，可出现发热、呕吐或脱水。如未能及时诊断并治疗，会出现体重不增、生长障碍、末梢循环衰竭，甚至脑损害。轻者发病较晚，禁饮时出现高热、末梢循环衰竭、体重迅速下降等症状。禁水、加压素试验均不能提高尿渗透压。

2. 精神性多饮　又称神经性烦渴或强迫性多饮，常有精神因素存在。由于某些原因引起多饮后，导致多尿而形成习惯。多为渐进性起病，多饮多尿症状逐渐加重，对限水的耐受性好，夜间可不需饮水。患儿血钠、血渗透压均处于正常低限。由于患儿分泌 AVP 能力正常，禁水试验较加压素试验更能使其尿渗透压增高。

3. 高渗性利尿　如糖尿病、肾小管酸中毒等，根据血糖、尿比重、尿渗透压及其他临床表现即可鉴别。

4. 高钙血症　见于维生素 D 中毒、甲状旁腺功能亢进症等。

5. 低钾血症　见于原发性醛固酮增多症、慢性腹泻、Bartter 综合征等。

6. 继发性肾性多尿　见于慢性肾炎、慢性肾盂肾炎等导致慢性肾功能减退时。

【治疗】

1. 适当饮水　新生儿和小婴儿一般不需要药物治疗和单独大量饮水。如果尿量太多，口渴严重时可用氢氯噻嗪类药物，增加近端肾小管对钠和水的重吸收可减少饮水量。渴感正常的患儿应充分饮水，但若有脱水、高钠血症时，应缓慢给水，以免造成脑水肿。

2. 病因治疗　针对原发病治疗，如手术切除颅内肿瘤。还应检查有无合并垂体其他激素缺乏情况，积极寻找原发病进行治疗。

3. 药物治疗

（1）1- 脱氨 -8-D- 精氨酸加压素（DDAVP）　为合成的 AVP 类似物，可与精氨酸加压素 V2 受体结合起加压素的作用，促进肾小管重吸收水，浓缩尿液，减少尿量和渴感。由于病情轻重不一，用药应从小剂量开始。口服醋酸去氨加压素 50～100μg/ 次，每日 1～2 次。喷鼻剂含量 100μg/mL，用量 0.05～0.15mL/d，每日 1～2 次鼻腔滴入，用前需清洁鼻腔，症状复现时再给下次用药。DDAVP 的副作用很小，偶有引起头痛或腹部不适者。服药同时应适当减少饮水量，以防止出现水中毒。

（2）鞣酸加压素　即长效的垂体后叶激素，有一定的抗利尿作用。该药为混悬液，用前需稍加温并摇匀，再进行深部肌内注射，开始注射剂量为 0.1～0.2mL，作用可维持 3～7 天，须待多饮多尿症状出现时再给用药，并根据疗效调整剂量。用药期间应注意控制患儿的饮水量，以免发生水中毒。

【预后】

　　中枢性尿崩症经加压素治疗，能与正常人一样生活，一般也能正常发育。如引起高钠血症严重者，可损害中枢神经系统，造成后遗症。

第四节　性早熟

　　性早熟是一组内分泌疾病，指女孩在 8 岁前、男孩在 9 岁前呈现第二性征发育。人体生殖系统的发育和功能受下丘脑 – 垂体 – 性腺轴控制。下丘脑以脉冲形式分泌促性腺激素释放激素（gonadotropin-releasing hormone，GnRH）刺激垂体分泌性腺激素（Gn），即黄体生成素（luteinizing hormone，LH）和卵泡刺激素（follicle-stimulating hormone，FSH），促进卵巢和睾丸发育，并分泌雌二醇和睾酮。在儿童期，血清 LH 和 FSH 均处在较低水平，女孩尤为明显。至进入青春期后，GnRH、LH 和 FSH 的分泌逐渐增加，特别是 LH 分泌量的上升高于 FSH，使性腺和性器官得以进一步发育，启动青春期。按发病机制，性早熟分为中枢性性早熟（GnRH 依赖性、真性、完全性性早熟）、外周性性早熟（非 GnRH 依赖性、假性性早熟）和不完全性性早熟（部分性性早熟）。中枢性性早熟（central precocious puberty，CPP）又分为特发性 CPP 和继发性 CPP（继发于中枢神经系统异常、继发于外周性性早熟）。由于性发育过早，引起女孩早初潮和男孩过早的性腺成熟，带来相应的心理问题或社会行为异常；由于青春期生长高峰提前，骨骼成熟较快，骨骺提前闭合，影响成年终身高。性早熟的发病率为 1/5000 ～ 1/10000，女孩发病率为男孩的 5 ～ 10 倍。近几十年来，世界范围内儿童青春期发育启动年龄有逐年提前趋势，对于性早熟的识别与诊治提出了更多的挑战。

【正常青春发育】

　　青春期是指从第二性征开始发育到完全成熟的这一阶段。青春期开始的年龄取决于下丘脑 – 垂体 – 性腺轴启动的时间，通常女孩在 10 ～ 12 岁时开始，男孩则在 12 ～ 14 岁时开始。女孩青春期发育顺序为：乳房发育，阴毛、生殖器的改变，月经来潮，腋毛。整个过程 1.5 ～ 6 年。男孩发育则首先表现为睾丸容积增大（睾丸容积超过 3mL 时即标志青春期开始，达到 6mL 以上时即可有遗精现象），继之阴茎增长增粗，出现阴毛、腋毛及声音低沉、胡须等成年男性体征，整个过程需 5 年以上。在第二性征出现时，身高增长加速（表 14-2）。

表 14-2　性发育过程的分期（Tanner）

分期	乳房（B）	睾丸、阴茎（G）	阴毛（P）	其他
1	幼儿型	幼儿型，睾丸直径 < 2.5cm（1 ～ 3mL）*	无	
2	出现硬结，乳头及乳晕稍增大	双睾丸和阴囊增大；睾丸直径 > 2.5cm（4 ～ 8mL）；阴囊皮肤变红、薄、起皱纹；阴茎稍增大	少许稀疏直毛，色浅；女孩限阴唇处；男孩限阴茎根部	生长增速
3	乳房和乳晕更增大，侧面呈半圆状	阴囊、双睾丸增大，睾丸长径约 3.5cm（10 ～ 15mL）阴茎开始增长	毛色变深、变粗，见于耻骨联合上	生长速率渐达高峰；女孩出现腋毛；男孩出现胡须、痤疮、变声

续表

分期	乳房（B）	睾丸、阴茎（G）	阴毛（P）	其他
4	乳晕、乳头增大，侧面观突起于乳房半圆上	阴囊皮肤色泽变深；阴茎增长、增粗，龟头发育；睾丸长径约4cm（15～20mL）	如同成人，但分布面积较小	生长速率开始下降；女孩见初潮
5	成年型	成人型，睾丸长径＞4cm（＞20mL）	成人型	

注：*，括号内数字系用 Prader 睾丸计测定的睾丸容积。

【病因和分类】

1. 中枢性性早熟

（1）特发性性早熟　　又称体质性性早熟，是由于下丘脑对性激素负反馈的敏感性下降、促性腺激素释放激素过早增加分泌所致。女性多见，约占女孩 CPP 的 80% 以上。

（2）继发性性早熟　　多见于中枢神经系统异常，包括：①肿瘤或占位性病变，如下丘脑错构瘤、囊肿、肉芽肿。②中枢神经系统感染。③获得性损伤，如外伤、术后、放疗或化疗。④先天发育异常，如脑积水、视中隔发育不全等。⑤其他疾病，即少数未经治疗的原发性甲状腺功能减退症患者出现中枢性性早熟。

2. 外周性性早熟

（1）性腺肿瘤　　卵巢颗粒 – 泡膜细胞瘤、黄体瘤、睾丸间质细胞瘤、畸胎瘤等。

（2）肾上腺疾病　　肾上腺肿瘤、先天性肾上腺皮质增生症等。

（3）外源性　　如含雌激素的药物、食物、化妆品等。

（4）其他疾病　　如 McCune–Albright 综合征。

3. 部分性性早熟　　单纯性乳房早发育、单纯性阴毛早现、单纯性早初潮等。

【临床表现】

中枢性性早熟表现为性征提前发育，与正常青春期发育程序相似，但可出现身高的快速增长和骨骼的成熟加速。早期患儿身高较同龄儿童高，但由于骨骼的过快增长，骨骺提前闭合，成年身高反而矮小。

外周性性早熟患儿的性发育过程与正常青春发育过程存在差异。如睾丸未见增大，但男性化进行性发展，其雄性激素可能来自肾上腺。

颅内肿瘤所导致的性早熟患儿在病程早期常仅有性早熟表现，后期出现神经系统症状，如颅压增高、视野缺损等。

【辅助检查】

1. GnRH 激发实验　　特发性性早熟患儿血浆 FSH、LH 基础值可能正常，需借助 GnRH 激发实验，亦称黄体生成素释放激素（LHRH）激发实验的鉴别诊断。一般采用静脉注射 GnRH，按 2.5μg/kg（最大剂量 100μg），于注射前（基础值）和注射后 30 分钟、60 分钟、90 分钟及 120 分钟分别采血测定血清 LH 和 FSH。当 LH 峰值大于 12 U/L（女），或 25 U/L（男）（放免方法）；LH 峰值大于 5 U/L（免疫化学发光法）或 LH/FSH 峰值大于 0.6～1.0，可以认为其性腺轴功能已启动。

NOTE

2. 骨龄测定 拍摄左手和腕骨 X 线正位片，评定骨龄，骨龄超过实际年龄 1 年以上可视为骨龄超前。

3. 超声检查 盆腔 B 超检查女孩子宫、卵巢、卵泡的发育情况；男孩注意睾丸、肾上腺皮质等部位。若 B 超显示子宫长度 3.4 ~ 4.0cm，卵巢容积 1 ~ 3mL（卵巢容积＝长 × 宽 × 厚 ×0.5233），卵巢内可见多个直径≥ 4mm 的卵泡，则提示青春期发育；若卵巢不大而子宫长度＞ 3.5cm，并见内膜增厚，则多为外源性雌激素作用。

4.CT 或 MRI 检查 对怀疑颅内肿瘤或肾上腺皮质病变者，应进行头颅 MRI 或腹部 CT 检查。

5. 其他检查 根据患儿的临床表现选择其他检查，性腺肿瘤患儿的血液睾酮和雌二醇浓度增高；先天性肾上腺皮质增生症患儿血 17- 羟孕酮、促肾上腺皮质激素（ACTH）和脱氢表雄酮（DHEA）、雄烯二酮（An）明显增高；血 T_3、T_4、TSH 测定有助于判断有无原发性甲状腺功能减退症。

【诊断与鉴别诊断】

性早熟的诊断包括 3 个步骤，第一步确定是否为性早熟；第二步判断性早熟的类型（中枢性、外周性或不完全性）；第三步寻找病因。

1. 中枢性性早熟的诊断标准

（1）第二性征提前出现：女孩 8 岁前、男孩 9 岁前出现第二性征发育。以女孩出现乳房结节、男孩睾丸容积增大为首发表现。

（2）线性生长加速：年生长速率高于正常儿童（大于 7cm/ 年）。

（3）骨龄超前：骨龄超过实际年龄 1 岁或 1 岁以上。

（4）性腺增大：盆腔 B 超显示女孩子宫、卵巢容积增大，且卵巢内可见多个直径＞ 4mm 的卵泡；男孩睾丸容积＞ 4mL。

（5）血清促性腺激素及性激素达青春期水平。

2. 女性特发性性早熟需要鉴别的疾病

（1）外周性性早熟 是由于内源性或外源性性激素的作用，导致第二性征提前出现，但患儿不具备生殖能力。女孩常有不规则阴道出血，与乳房发育不相称，乳头、乳晕着色加深。而中枢性性早熟是由于下丘脑 – 垂体 – 性腺轴提前发动，具备与年龄不相符的生殖能力。

（2）单纯性乳房早发育 单纯性乳房早发育是女孩部分性性早熟的表现，起病常小于 2 岁，女孩仅有乳房发育表现，不伴有生长加速和骨骼发育提前，不伴有阴道出血。血清雌二醇和 FSH 基础值常轻度增高。需定期随访，部分单纯乳房早发育患儿会转化为真性性早熟。

（3）McCune–Albright 综合征 多见于女性，患儿除性早熟征象外，常伴有皮肤咖啡色素斑和骨纤维发育不良。少数患儿可能同时伴有甲状腺功能亢进或库欣综合征。其性发育过程与特发性性早熟不同，常先有阴道流血，而后才有乳房发育等其他性征出现。

（4）原发性甲状腺功能减退伴性早熟 仅见于少数未经治疗的原发性甲状腺功能减退患儿。甲状腺功能减退时，下丘脑分泌 TRH 增加，由于分泌 TSH 的细胞与分泌催乳素、LH、FSH 的细胞具有同源性，TRH 不仅促进垂体分泌 TSH 增多，同时也促进催乳素和 LH、FSH 分泌。除甲状腺功能减退的症状外，可同时出现性早熟表现，如女孩乳房增大、泌乳和阴道流血等。由于 TRH 不影响肾上腺皮质功能，故患儿不出现或极少出现阴毛或腋毛发育。给予甲状腺素替代治疗，使甲状腺功能减退症状缓解或控制后，性早熟症状也随之消失。

【治疗】

1. 病因治疗 对于甲状腺功能减退者补充甲状腺素；先天性肾上腺皮质增生症者可采用肾上腺皮质激素治疗；肿瘤患者应予手术切除或行化疗、放疗等。

2. 促性腺激素释放激素类似物（GnRHa）治疗 对中枢性性早熟的治疗主要采用促性腺激素释放激素类似物（gonadotropin releasing hormone analogue，GnRHa），与 GnRH 受体结合，阻止 GnRH 信号进一步向下传导，以抑制下丘脑－垂体－性腺轴，使 LH、FSH 和性腺激素分泌减少，抑制或减慢性发育进程，延迟骨骼成熟，最终改善成人期身高。在药物治疗前应首先明确，并非所有的 CPP 患儿均需要治疗。

（1）治疗指征 ①CPP（快进展型）：性早熟患儿骨骼成熟和第二性征发育加速显著（超过线性生长加快程度）。②预测成人身高受损者：预测成人身高＜第三百分位数或小于遗传靶身高，骨龄身高＜身高的 2 个标准差。③快进展型青春期：在性早熟界定年龄后开始出现性发育，但性发育进程及骨骼成熟迅速，可影响最终成年身高者。④出现与性早熟直接相关的心理行为问题。

（2）GnRHa 推荐剂量 国内推荐剂量每次 80～100 ug/kg，每 4 周肌内注射 1 次。推荐用至患者骨龄达 11.5（女）～12.5 岁（男）。

（3）GnRHa 常见副作用 主要为注射部位局部反应，如红斑、硬化、水疱、无菌性水肿，以及首次应用可能出现阴道分泌物增多或阴道出血等。

（4）GnRHa 治疗有效指标 生长速率正常或下降；乳腺组织回缩或未继续增大；男孩睾丸容积减小或未继续增大；骨龄进展延缓；下丘脑－垂体－性腺轴处于受抑制状。

3. 健康宣教 中枢性性早熟患儿可出现性征提前出现，引起早恋、早孕等心理及社会问题，家长和学校应做好生理知识的健康宣教，对儿童进行正确引导。

4. 其他治疗 关于中枢性性早熟患儿联合运用生长激素的问题，2015 年我国《中枢性性早熟诊断与治疗共识》中并未推荐，但研究显示特发性中枢性性早熟联用生长激素可增加成年终身高，仍需要更多的循证医学证据。

【预后】

在去除外源或内源性激素影响后，外周性性早熟患儿症状可消失。对于中枢性性早熟患儿，则需要注意成年终身高、心理及相关社会问题。

第五节　先天性甲状腺功能减退症

先天性甲状腺功能减退症（congenital hypothyroidism），简称甲减，是由于甲状腺激素合成不足或其受体缺陷所致的一种疾病，是引起儿童智力损害及生长障碍的常见内分泌疾病之一。

按病变涉及的位置可分为：①原发性甲状腺功能减退症。由于甲状腺本身疾病所致。②继发性甲状腺功能减退症。病变位于垂体或下丘脑，又称为中枢性甲状腺功能减退症，多与其他下丘脑－垂体轴功能缺陷同时存在。③外周性甲低，因甲状腺激素受体功能缺陷所致，较罕见。根据病因可分为：①散发性。系先天性甲状腺发育不良、异位或甲状腺激素合成途径中酶缺陷所致。我国自 1981 年开始逐步普及新生儿先天性甲减筛查，目前全国筛查覆盖率达 98%，发病率约为 1/2000。②地方性。多见于甲状腺肿流行的山区，由于水、土和食物中缺乏碘所致。随着我国碘化盐的广泛应用，其发病率明显下降。

【甲状腺激素的病理生理】

1. 甲状腺激素的合成　甲状腺的主要功能是合成甲状腺素（thyroxine，T_4）和三碘甲状腺原氨酸（triiodothyronine，T_3）。血液循环中的无机碘被摄取到甲状腺滤泡上皮细胞内，经过甲状腺过氧化物酶的作用氧化为活性碘，再与酪氨酸结合成单碘酪氨酸（MIT）和双碘酪氨酸（DIT），两者再分别偶联生成 T_3 和 T_4。这些合成步骤均在甲状腺滤泡上皮细胞合成的甲状腺球蛋白（thyroglobulin）分子上进行。

2. 甲状腺素的释放　甲状腺滤泡上皮细胞通过摄粒作用，将甲状腺结合球蛋白形成的胶质小滴摄入胞内，由溶酶体吞噬后将甲状腺结合球蛋白水解，释放出 T_3 和 T_4。

3. 甲状腺素合成和释放的调节　甲状腺素的合成和释放受下丘脑分泌的促甲状腺激素释放激素（thyrotropin-releasing hormone，TRH）和垂体分泌的促甲状腺激素（thyroid stimulating hormone，TSH）的调节。下丘脑产生的 TRH，刺激腺垂体，产生 TSH，TSH 再刺激甲状腺分泌 T_3、T_4 释放入血循环后，约 70% 与甲状腺素结合蛋白（TBG）相结合，少量与前蛋白和白蛋白结合，仅 0.03% 的 T_4 和 0.3% 的 T_3 为游离状态。正常情况下，T_4 的分泌率较 T_3 高 8～10 倍，T_3 的代谢活性为 T_4 的 3～4 倍，机体所需的 T_3 约 80% 在周围组织由 T_4 转化而成，TSH 亦促进这一过程。

4. 甲状腺素的主要作用

（1）产热，加速体内细胞氧化反应的速度，释放热能。

（2）促进生长发育、组织分化和成熟，促进钙、磷在骨质中的合成代谢和骨、软骨的生长。

（3）参与多种物质代谢，促进蛋白质合成，增加酶的活力；促进糖的吸收、糖原分解和组织对糖的利用；促进脂肪分解和利用。

（4）对神经系统的发育及功能调节十分重要，特别在胎儿期和婴儿期，甲状腺素不足会严重影响脑的发育、分化和成熟。

（5）参与多种维生素代谢，使维生素 B_1、B_2、B_3、C 的需要量增加，促进胡萝卜素转变为维生素 A 并转化生成视黄醇。

（6）对消化系统的影响：甲状腺素分泌过多时，食欲亢进，肠蠕动增加，大便次数多，但性状正常。分泌不足时，常有食欲不振、腹胀、便秘等。

（7）对肌肉的影响：甲状腺素过多时，常出现肌肉神经应激性增高，出现震颤。

（8）对心血管系统的影响：甲状腺素能增强 β-肾上腺素能受体对儿茶酚胺的敏感性，甲状腺功能亢进症患儿会出现心跳加快、心排血量增加等。

【病因】

1. 散发性甲状腺功能减退症（sporadic hypothyroidism）

（1）甲状腺不发育、发育不全或异位　是造成先天性甲状腺功能减退症的主要原因，多见于女孩，男女之比为 1：2。其中 1/3 的病例为甲状腺完全缺如，其余为发育不全或甲状腺在下移过程中停留在其他部位形成异位甲状腺，部分或完全丧失功能。造成甲状腺发育异常的原因不明，可能与遗传、免疫介导机制有关。

（2）甲状腺激素合成障碍　是导致先天性甲状腺功能减退症的第二位常见原因，由于甲状腺激素合成和分泌过程中酶（过氧化物酶、偶联酶、脱碘酶及甲状腺球蛋白合成酶等）的缺陷，造成甲状腺素不足，多为常染色体隐性遗传病。

（3）TSH、TRH 缺乏　亦称下丘脑 – 垂体性甲状腺功能减退症或中枢性甲状腺功能减退症，常见于特发性垂体功能低下或下丘脑、垂体发育缺陷，其中因 TRH 不足所致者较多。TSH 单一缺乏者甚为少见，常与生长激素、催乳素、黄体生成素等其他垂体激素缺乏并存，是由于 3p11 的 *Pit-1* 基因突变所引起，临床上称为多种垂体激素缺乏症。

（4）甲状腺或靶器官反应低下　前者是由于甲状腺组织细胞膜上的 CSα 蛋白缺陷，cAMP 生成障碍，因而对 TSH 无反应；后者是由于末梢组织 β – 甲状腺受体缺陷，对 T_3、T_4 不反应，均为罕见病。

（5）母亲因素　母亲服用抗甲状腺药物或母亲患自身免疫性疾病，存在抗 TSH 受体抗体，均可通过胎盘而影响胎儿甲状腺功能，导致甲状腺功能减退症，亦称暂时性甲状腺功能减退症，通常在 3 个月后好转。

2. 地方性甲状腺功能减退症　多因孕妇饮食缺碘，致使胎儿碘缺乏、甲状腺功能减退。

【临床表现】

甲减儿童有三个主要特点：智力落后，生长迟缓，基础代谢率降低，症状出现的早晚及轻重与甲状腺组织的多少及甲状腺功能减退的程度有关。

1. 散发性甲状腺功能减退症

（1）新生儿期　多数患儿出生时无特异性症状或症状轻微，仔细询问病史及体格检查常可发现可疑线索，例如母亲怀孕时感到胎动少、过期产、巨大儿，黄疸较重或消退延迟，嗜睡、少哭、哭声低下、纳呆、吸吮力差、皮肤花纹（外周血液循环差）、低体温、面部臃肿、前后囟较大、便秘、腹胀、脐疝、心率缓慢、心音低钝等。如果中枢性甲减合并其他垂体激素缺乏，可合并低血糖、小阴茎、隐睾，以及面中线发育异常，如唇裂、腭裂、视神经发育不良等。

（2）典型症状　多数先天性甲状腺功能减退症患儿在数月龄后出现典型症状。①特殊面容和体态：头大，颈短，皮肤粗糙，面色苍黄，毛发稀疏、无光泽，面部黏液水肿，眼睑水肿，眼距宽，鼻梁低平，唇厚，舌大而宽厚、常伸出口外。患儿身材矮小，躯干长而四肢短小，上部量 / 下部量比例＞1.5，腹部膨隆，常有脐疝。②神经系统症状：智力运动发育落后，表情呆板、淡漠，肌腱反射迟钝。③生理功能低下的表现：精神差，安静少动，对周围事物反应淡漠，嗜睡，食欲不振，声音低哑，体温低而怕冷，脉搏、呼吸缓慢，心音低钝，肌张力低，肠蠕动慢，腹胀，便秘。一些患儿伴心包积液，心电图呈低电压、PR 间期延长、T 波平坦等改变。

（3）TSH 和 TRH 分泌不足　患儿常保留部分甲状腺激素分泌功能，临床症状较轻，但常有其他垂体激素缺乏的症状，如低血糖、小阴茎、尿崩症等。

2. 地方性甲状腺功能减退症　因在胎儿期缺乏碘而不能合成足量甲状腺激素，影响脑发育。临床表现为两种不同的类型，可相互交叉重叠。

（1）"神经性"综合征　主要表现为共济失调，痉挛性瘫痪，聋哑，智能低下，但身材正常，甲状腺功能正常或轻度减低。

（2）"黏液水肿性"综合征　有显著的生长发育迟缓和性发育落后，智能低下，黏液性水肿。血清 T_4 降低，TSH 增高。约 25% 的患儿有甲状腺肿大。

NOTE

【实验室检查】

1. 新生儿筛查   我国于 1995 年 6 月颁布的《母婴保健法》已将甲减列入新生儿筛查的疾病之一。多采用出生后 2 ～ 3 天的新生儿足跟血干血斑 TSH 浓度作为初筛，结果大于 15 ～ 20mU/L（须根据所筛查实验室阳性切割值决定）时，再检测血清 T_4、TSH 确诊。干血斑法采血简便，是早期确诊、早期治疗的关键，可避免脑损害、减轻家庭和社会负担。目前的筛查方法只能检出原发性甲状腺功能减退症和高 TSH 血症，无法检出中枢性甲状腺功能减退症，以及 TSH 延迟升高的患儿。因此，如果筛查阴性的儿童有可疑症状，仍应采血检测甲状腺功能。为防止新生儿筛查假阴性，对于低出生体重儿，应在生后 2 ～ 4 周或体重超过 2500g 时重新采血测定甲状腺功能。

2. 血清 T_3、T_4、TSH 测定   对于任何新生儿筛查结果可疑或临床可疑的儿童，都应检测血清 T_4、TSH 浓度，如 T_4 降低、TSH 明显升高即可确诊。血清 T_3 浓度可降低或正常。

3. TRH 刺激试验   若血清 T_4、TSH 均低，可能为 TRH、TSH 分泌不足，应进行 TRH 刺激试验，静脉注射 TRH 7μg/kg，正常者在 20 ～ 30 分钟出现 TSH 峰值，90 分钟后回至基础值。若未出现高峰，应考虑垂体病变；若 TSH 峰值甚高或出现时间延长，则提示下丘脑病变。随着超敏感的第三代增强化学发光法 TSH 检测技术的应用，一般不需再进行 TRH 刺激试验。

4. 甲状腺 B 超   可评估甲状腺发育情况，但对异位甲状腺判断不如放射性核素显像敏感，甲状腺肿大常提示甲状腺激素合成障碍或缺碘。

5. 甲状腺球蛋白（甲状腺结合球蛋白）测定   可反映甲状腺组织存在和活性，甲状腺发育不良患儿血液甲状腺结合球蛋白水平明显低于正常对照。甲状腺摄碘缺乏而甲状腺结合球蛋白升高者提示甲状腺存在，需考虑 TSH 受体突变、碘转运障碍或存在母源性 TRB–Ab，而非甲状腺发育不良。

6. X 线检查   多数患儿骨龄明显落后。

7. 甲状腺放射性核素显像检查   可判断甲状腺的位置、大小、发育情况及摄取功能。碘 123（I^{-123}）或锝 99m（^{99m}Tc）放射性低，常用于新生儿甲状腺核素显像。甲状腺核素摄取缺乏结合 B 超可以明确甲状腺缺如，也可见于 *TSHβ* 基因缺陷或受体缺陷、碘转运障碍或存在母源性 TRB–Ab。若核素扫描提示甲状腺增大，需除外甲状腺激素合成障碍，结合进一步的过氯酸盐排泄试验，明确甲状腺碘的氧化和有机化缺陷。

【诊断与鉴别诊断】

根据典型的临床症状和甲状腺功能测定，诊断不甚困难。但在新生儿期不易确诊，新生儿筛查是症状前诊断的关键措施。年长儿应与下列疾病鉴别。

1. 先天性巨结肠   新生儿顽固性便秘，腹胀，并常有脐疝，面容、精神反应及哭声多正常，钡灌肠可见结肠痉挛段与扩张段。

2. 唐氏综合征   又称 21 三体综合征。患儿智能及动作发育落后，但有特殊面容（眼距宽，外眼眦上斜，鼻梁低，舌伸出口外），皮肤及毛发正常，无黏液性水肿，且常伴有其他畸形。通过染色体核型分析可鉴别。

3. 佝偻病   患儿有运动发育迟缓、生长落后等表现，但智能正常，皮肤正常，有佝偻病的体征，通过血液维生素 D、钙、磷、碱性磷酸酶检测和骨骼 X 线可鉴别。

4. 骨骼发育障碍性疾病   如骨软骨发育不良、黏多糖病等，都有生长迟缓症状，通过骨骼

X线、尿中黏多糖代谢物、溶酶体酶活性及基因分析可以鉴别。

【治疗】

1. 西医治疗　一旦确诊，尽快治疗，应终身服用甲状腺制剂（表14-3），不能中断。常用 L-甲状腺素钠每片 100μg 或 50μg，含 T_4，半衰期为 1 周，每日服 1 次即可。

如果新生儿筛查初次结果显示干血斑 TSH 值超过 40mU/L，同时 B 超显示甲状腺缺如或发育不良，或伴有先天性甲减症状与体征，不必等静脉血检查结果，立即开始 L-甲状腺素钠治疗。对于不满足上述条件的筛查阳性新生儿，可等待静脉血检查结果，确定甲状腺功能减退后再开始治疗。

表 14-3　甲状腺素替代治疗参考剂量表

年龄	μg/d	μg/（kg·d）
0～6个月	25～50	8～10
6～12个月	50～100	5～8
1～5岁	75～100	5～6
6～12岁	100～150	4～5
12岁到成人	100～200	2～3

L-甲状腺素钠剂量应根据患者甲状腺功能及临床表现进行调整，使 TSH 浓度正常，血 T_4 正常或偏高值，以备部分 T_4 转变成 T_3。对于甲减新生儿，应在开始治疗 2～4 周使血清 T_4 水平上升至正常高限，6～9 周使血清 TSH 水平降至正常范围。治疗有效的患儿临床表现逐步改善，大便次数及性状正常，食欲好转，腹胀消失，心率维持在正常范围，智能及体格发育进步；药物过量时常见表现为烦躁、多汗、消瘦、腹痛、腹泻、发热等。因此，在治疗过程中应注意监测，治疗开始时每两周随访 1 次；血清 TSH 和 T_4 正常后，每 3 个月 1 次；服药 1～2 年后，每 6 个月 1 次。在随访过程中根据血清 T_4、TSH 水平及时调整剂量，并监测智能和体格发育情况。

对于血液 TSH 大于 10mU/L、T_4 正常的高 TSH 血症，复查后如果 TSH 仍然持续增高，应予治疗，L-甲状腺素钠起始剂量可酌情减量，4 周后根据 TSH 水平调整。

2. 中医治疗　中医学认为本病主要由于先天不足及后天调护失宜引起。心主神明血脉，言为心声，脑为髓海，若心气不足，肾精不充，髓海空虚，则见言语举止笨拙，或发为痴呆。肾主骨，肝主筋，脾主肌肉，若脾肾肝不足，则筋骨肌肉失养，可为五迟、五软及疳证。肾阳不足，温煦气化失权，水湿不化，可发生肿胀。本病病位主要在心、肾，可累及肝、脾，治疗多为补肾养心，填精养髓，佐以益气养肝，健脾利水。心肾不足多用河车八味丸合菖蒲丸；脾肾阳虚多用三才汤合河车八味丸。

【预后与预防】

早期发现、早期治疗对于甲减患儿的生长发育和生存质量至关重要。经新生儿筛查发现并立即开始正规治疗的患儿预后良好。如果在出生后 3 个月内开始治疗，预后尚可，绝大多数患儿智能可达到正常；如果未能早期诊断，在 6 个月后才开始治疗，虽然补充甲状腺素可以改善生长状况，但是智能仍会受到严重损害。

NOTE

第六节　先天性肾上腺皮质增生症

先天性肾上腺皮质增生症（congenital adrenal hyperplasia，CAH）是一组由于肾上腺皮质激素合成途径中酶缺陷引起的疾病，属常染色体隐性遗传病，导致肾上腺皮质功能减退，部分患儿伴有电解质紊乱及性发育异常，新生儿中的发病率为 1/20000 ～ 1/16000。

【病因和病理生理】

肾上腺皮质由球状带、束状带、网状带组成。①球状带位于最外层，占皮质的 5% ～ 10%，是盐皮质激素醛固酮的唯一来源。②束状带位于中间层，是最大的皮质带，约占 75%，是皮质醇和少量盐皮质激素（去氧皮质酮、去氧皮质醇、皮质酮）的合成场所。③网状带位于最内层，主要合成肾上腺雄激素和少量雌激素。正常肾上腺以胆固醇为原料合成糖皮质激素、盐皮质激素、性激素（雄激素、雌激素和孕激素）三类主要激素，其过程非常复杂（图 14-1），每一步骤都需经特殊的酶催化，有些酶是合成这三类激素或其中两类激素过程中所共同需要的。肾上腺合成皮质醇受垂体分泌的促肾上腺皮质激素（adrenocorticotropic hormone，ACTH）的调控。先天性肾上腺皮质增生症的患者由于上述激素合成过程中不同环节的酶缺陷，糖皮质激素、盐皮质激素合成不足，而在缺陷环节以前的中间产物堆积。由于血皮质醇水平降低，由于负反馈机制，脑垂体 ACTH 分泌增多，刺激肾上腺皮质增生，并使雄激素和一些中间代谢产物

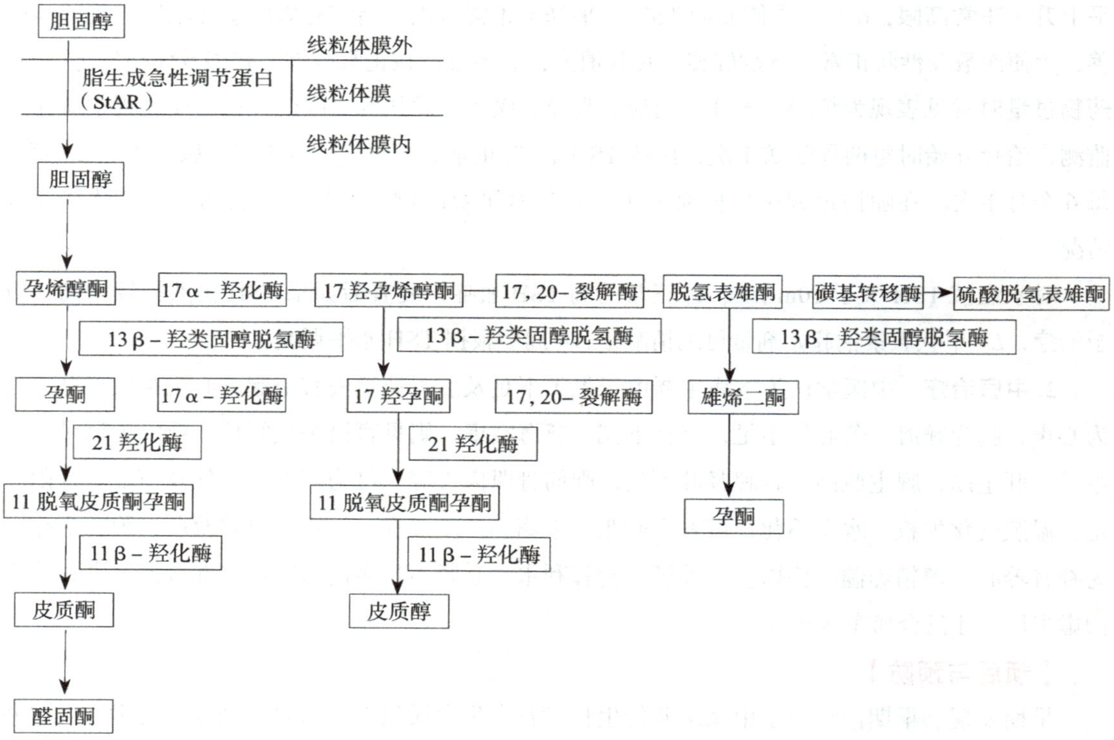

图 14-1　肾上腺皮质激素生成示意图

引自：罗飞宏.先天性肾上腺皮质增生症诊断治疗进展 [J].中华实用儿科临床杂志，2015，30（8）：564-569.

增多。大多常见类型的 CAH 患者醛固酮合成和分泌同时受到影响，故常导致血浆肾素活性增高，导致各种临床症状。已知导致 CAH 的常见酶缺陷为 21- 羟化酶（CYP21）缺乏症，11β- 羟化酶（CYP11B1）、17- 羟化酶（CYP17）、3β- 羟类固醇脱氢酶（3β–HSD）和 18- 羟化酶（CYP11B2）缺乏症较为少见。

【临床表现】

本病临床诊断的患儿女孩较男孩多见，其病情轻重取决于酶缺陷的类型及严重程度，常见以下几种类型。

1. 21- 羟化酶缺乏症（21–hydroxylase deficiency，21–OHD） 是先天性肾上腺皮质增生症中最常见的一种，占 CAH 的 90% ～ 95%。编码 21- 羟化酶的基因定位于第 6 号染色体短臂6p21.3，与 HLA 基因簇紧密连锁，由 A 基因（*CYP 21A*）和 B 基因（*CYP21B*）两个基因座构成，*CYP21B* 又称 *CYP21*，是 21- 羟化酶的编码基因；*CYP21A* 又称 *CYP21p*，是无功能的假基因。*CYP21* 基因突变致使 21- 羟化酶部分或完全缺乏。由于皮质醇合成分泌不足，垂体分泌大量 ACTH，刺激肾上腺皮质增生，同时，由于雄激素合成过多，出现轻重不等的症状，可表现为单纯男性化型、失盐型、非典型型 3 种类型。

（1）单纯男性化型（simple virilizing，SV） 患者 21- 羟化酶不完全缺乏，不能正常合成11- 脱氧皮质醇、皮质醇、11- 去氧皮质酮，其前体物质 17- 羟孕酮、孕酮、脱氢表雄酮增多。由于患儿有残存的 21- 羟化酶活力，可合成少量皮质醇和醛固酮，无失盐症状，主要表现为雄激素增高的症状和体征。

女孩表现为假两性畸形。由于患儿在胎儿期即存在类固醇激素合成缺陷，女孩在出生时即呈现程度不同的男性化体征，如阴蒂肥大、类似男性的尿道下裂、不同程度的阴唇融合、大阴唇似男孩的阴囊，内生殖器仍为女性型，无睾丸，有卵巢、输卵管、子宫。患儿在 2 ～ 3 岁后可出现阴毛、腋毛。在青春期，女性性征缺乏，无乳房发育和月经来潮。

男孩表现为假性性早熟。出生时可无症状，生后 6 个月以后出现性早熟征象，一般 1 ～ 2岁后外生殖器明显增大，阴囊增大，但睾丸大小与年龄相称。可早期出现阴毛、腋毛、胡须、痤疮、喉结，声音低沉和肌肉发达。

无论男性或女性患儿，均出现体格发育过快，骨龄超过实际年龄，因骨骺融合过早，最终身材矮小。由于 ACTH 增高，可有皮肤黏膜色素沉着。一般来说，21 羟化酶缺陷越严重，色素增加越明显，以皮肤皱褶处为明显，如腹股沟、乳晕周围、腋窝、手指关节伸面等，新生儿多有乳晕和外生殖器色素沉着。

（2）失盐型（salt wasting，SW） 是 21- 羟化酶完全缺乏所致。皮质醇的前体物质（如孕酮、17 羟孕酮等）分泌增多，而皮质醇、醛固酮合成减少，使远端肾小管排钠过多，排钾过少。因此，患儿除具有上述男性化的表现外，生后不久即有拒食、呕吐、腹泻、体重不增或下降、脱水、低血钠、高血钾、代谢性酸中毒等。若治疗不及时，导致循环衰竭、死亡。女性患儿出生时已有两性畸形，易于诊断。男性患儿诊断较为困难，常误诊为幽门狭窄而手术，或误诊为婴儿腹泻，耽误治疗。

（3）非典型型（nonclassic，NC） 亦称迟发型、隐匿型或轻型，是由于 21- 羟化酶轻微缺乏所致。患者发病年龄不一，在儿童期或青春期才出现男性化表现。男孩阴毛早现、性早熟、生长加速、骨龄提前；女性患儿初潮延迟、原发性闭经、多毛症及不育症等。

NOTE

2. 11β- 羟化酶缺乏症（11β-hydroxylase deficiency，11β-OHD） 占 CAH 的 5% ~ 8%，患者体内雄激素和 11- 脱氧皮质醇均增多，表现出与 21- 羟化酶缺乏症相似的男性化症状，但程度较轻，可有高血压和钠潴留。多数患儿血压中等程度增高，给予糖皮质激素后血压可下降，而停药后血压又回升。

3. 3β- 羟类固醇脱氢酶缺乏症（3β-hydroxysteroid dehydrogenase deficiency，3β-HSD） 本型较罕见，是由于 *3β-HSD* Ⅱ 基因突变所致，患者肾上腺皮质醛固酮、皮质醇、睾酮的合成均受阻，男孩出现假两性畸形，如阴茎发育差、尿道下裂。女孩阴蒂肥大，轻度男性化现象。由于醛固酮分泌低下，在新生儿期即发生失盐、脱水症状，病情较重。

4. 17α- 羟化酶症（17α-hydroxylase deficiency，17-OHD） 也罕见，由于皮质醇和性激素合成受阻，而 11- 去氧皮质酮和皮质酮分泌增加，出现低钾性碱中毒和高血压。由于缺乏性激素，女孩可有幼稚型性征、原发性闭经等；男孩则表现为男性假两性畸形，外生殖器女性化，可见睾丸，有乳房发育。

【实验室检查】

1. 生化检测

（1）血皮质醇、ACTH 测定　典型失盐型 CAH 患者的皮质醇水平低于正常，单纯男性化型可在正常范围或稍低。ACTH 不同程度升高，非典型者可正常。皮质醇有昼夜分泌节律，清晨分泌最高，下午和晚上较低，为提高诊断的可靠性，应在清晨未服药时采血。

（2）血液 17- 羟孕酮（17-OHP）　可增高至正常的几十倍至几百倍，是 21-OHD 较可靠的诊断依据。

（3）血脱氢表雄酮、雄烯二酮及睾酮　21-OHD 患儿常明显增高。

（4）肾素 - 血管紧张素原醛固酮　典型失盐型 21-OHD 患者的肾素活性升高，但并非是诊断 21-OHD 的特异性指标，而肾素低下时可除外 21-OHD 的诊断。

（5）血电解质测定　失盐型可有低血钠、高钾血症。

2. 尿液 17- 羟类固醇、17- 酮类固醇和孕三醇测定　17- 酮类固醇是反映肾上腺皮质分泌雄激素的重要指标，肾上腺皮质增生症患者 17- 酮类固醇明显升高。

3. 其他检查

（1）染色体检查　外生殖器严重畸形时，应进行染色体分析，以鉴定遗传性别。

（2）骨龄检查　拍摄左手腕掌指骨正位片，判断骨龄，患者骨龄常超过实际年龄。

（3）CT 或 MRI 检查　可发现双侧肾上腺增大。

（4）基因诊断　可发现相关基因突变。

【诊断与鉴别诊断】

典型单纯男性化型患者无失盐及明显的糖皮质激素缺乏的症状，仅可见雄激素增高的症状，如多毛、阴毛早现、声音变粗、男孩阴茎粗大和女孩外生殖器男性化等；典型失盐型患儿在新生儿期即出现呕吐、腹泻、脱水和难以纠正的低血钠、高血钾和代谢性酸中毒，严重者出现循环衰竭等危象；无论男女均有生长加速，骨龄超前。非典型者在儿童早期无明显临床症状，以后往往因多毛、痤疮、月经过少、闭经和生育能力障碍等就诊。

如能早期诊断、早期治疗，可维持 CAH 患儿的正常发育和生活，新生生筛查及高危筛查非常重要，并需与其他相关疾病进行鉴别。

1. 失盐型　易被误诊为先天性肥厚性幽门狭窄或肠炎，对于反复呕吐、腹泻的新生儿，应注意家族史、生殖器外形等，必要时进行相关检查。先天性肥厚性幽门狭窄症特征为喷射性呕吐，钡剂造影可发现狭窄的幽门，无皮肤色素沉着，外生殖器正常。

2. 单纯男性化型　应与真性性早熟、男性化肾上腺肿瘤相鉴别。单纯男性化型睾丸容积与实际年龄相称，尿 17- 酮类固醇明显升高；而真性性早熟患儿睾丸明显增大，17- 酮类固醇增高，但不超过成人期水平。男性化肾上腺肿瘤和单纯男性化型均有男性化表现，尿 17- 酮类固醇均升高，需进行地塞米松抑制试验，男性化肾上腺肿瘤不被抑制，而单纯男性化型则显示较小剂量地塞米松即可显著抑制。

【**治疗**】

治疗目的：①替代肾上腺分泌类固醇的不足，补充生理需要的糖皮质激素、盐皮质激素，维持机体正常的生理代谢，防治肾上腺危象。②抑制 ACTH 的分泌，减少肾上腺雄激素的过度分泌，抑制男性化，阻止骨骺成熟加速，维持正常的生长发育。

1. 失盐型　应及时纠正水、电解质紊乱，静脉点滴生理盐水，有代谢性酸中毒时则用 0.45% 氯化钠和碳酸氢钠溶液。忌用含钾溶液。重症失盐型需静脉滴注氢化可的松 25～100mg。若低钠和脱水不易纠正，可口服氟氢可的松。脱水纠正后，糖皮质激素改为口服，并长期维持，同时口服氯化钠 2～4g/d，根据病情调整剂量。

2. 长期治疗

（1）糖皮质激素　可补偿肾上腺分泌皮质醇不足，同时可抑制过多的 ACTH 释放，减少雄激素的过度产生，改善男性化、性早熟等症状，维持患儿的正常生长发育。一旦确诊应尽早治疗，一般给予醋酸氢化可的松，每日 10～20mg/m^2，分 2～3 次口服。

治疗过程中应根据血压、身高增长速率、雄烯二酮、脱氢表雄酮、睾酮及骨成熟度、尿 17- 酮类固醇等指标，综合分析调整糖皮质激素的剂量。如应用糖皮质激素的剂量过大，则影响生长；如剂量不足，则不能抑制肾上腺雄激素的过量产生，雄激素会促使骨骺过早成熟和融合，并产生雄激素过多的其他表现。

（2）盐皮质激素　协同糖皮质激素的作用，使 ACTH 的分泌进一步减少。可口服氟氢可的松 0.05～0.1mg/d，症状改善后逐渐减量、停药，因长期应用可引起高血压。0.1mg 氟氢可的松相当于 1.5mg 氢化可的松，应将其用量计算于皮质醇的用量中，以免皮质醇过量。

在皮质激素治疗的过程中，对失盐型患儿还应监测血钾、钠、氯等，调节激素用量。在应激情况下（如感染、过度劳累、预防接种、手术等）或青春期时，糖皮质激素的剂量应比平时增加 1.5～2 倍。

3. 手术治疗　女性假两性畸形患儿宜在 6 个月至 1 岁行阴蒂部分切除术或矫形术。

4. 治疗监测　确诊后开始补充治疗，6 个月内和 1 岁以下患儿每 3 个月复诊一次。情况稳定后酌情 4～6 个月复诊。

（1）体格生长指标　监测身高、体重和第二性征发育。生长速度过快或 6 岁前呈现第二性征，提示雄激素控制欠佳，应及时做性腺轴相关检查，明确是否并发中枢性性早熟。2 岁起监测骨龄，6 岁前一般一年一次，线性生长速度过快和激素控制不佳者，需 4～6 个月复查。

（2）内分泌激素检测　基础的 17-OHP 是主要治疗监测指标，需在清晨服用皮质醇前抽血，而雄烯二酮最能反映雄激素控制状态，建议治疗目标是使各指标稍高于"正常"范围。应用氟氢可的松者应定期监测肾素活性基础值（一般一年一次），控制肾素活性在正常范围的均值至上限范围内。ACTH 和皮质醇不是常规监测指标。

（3）睾丸和肾上腺的影像检查　男孩 4 岁后每年 B 超检查睾丸，观察是否有睾丸残余瘤发生。激素指标控制不良者，两性都需做肾上腺的 CT/MRI，以发现有无肾上腺结节样增生甚或腺瘤形成。

【预防与预后】

1. 预防

（1）新生儿筛查　应用干血斑法，采集生后 2 ～ 5 天的婴儿足跟血，检测 17-OHP 浓度，可进行早期诊断。正常婴儿刚出生时血 17-OHP 水平较高，12 ～ 24 小时后降至正常。低体重儿和患某些心肺疾病时 17-OHP 也会上升，需注意鉴别。

（2）产前诊断　大部分非典型 21-OHD 患儿生后 17-OHP 水平无明显升高，基因检测是 21-OHD 患儿的早期诊断手段。在先证者基因诊断明确的基础上，母亲再孕时于孕 9 ～ 13 周采取胎盘绒毛膜或孕 16 ～ 20 羊膜腔穿刺，可进行胎儿基因分析。

2. 预后　CAH 患者的疗效和预后取决于疾病轻重、就诊早晚、开始治疗的时间、患者的依从性、能否坚持服药和定期随诊等。肾上腺危象可严重危及生命，常发生于未经治疗的失盐型婴儿，一旦早期确诊并开始适当治疗，或在应激时得到医生的正确处理，则不会影响生命。若治疗得当，患儿可获得正常的青春发育和生育功能。单纯男性化者比失盐型者具有正常生育功能的比例较高，非典型者较典型患者具有正常生育功能者多。

第七节　糖尿病

糖尿病（diabetes mellitus，DM）是由于胰岛素分泌绝对或相对不足所致的代谢紊乱性疾病，主要特点为高血糖，可导致多系统损害。糖尿病主要分为原发性和继发性两类。原发性糖尿病又可分为：①1 型糖尿病（type 1 diabetes mellitus，T1DM），由于 β 细胞破坏，胰岛素分泌绝对不足，故又称为胰岛素依赖性糖尿病（insulin dependent diabetes mellitus，IDDM）。②2 型糖尿病（type 2 diabetes mellitus，T2DM），由于胰岛 β 细胞分泌胰岛素不足或靶细胞对胰岛素不敏感（胰岛素抵抗）所致，亦称为非胰岛素依赖性糖尿病（noninsulin-dependent diabetes mellitus，NIDDM）。③青年成熟期发病型糖尿病（maturity-onset diabetes of youth，MODY），是一种罕见的遗传性胰岛 β 细胞功能缺陷症，属常染色体显性遗传病。继发性糖尿病大多数为一些遗传综合征（如唐氏综合征、Turner 综合征、Prader-Willi 综合征和 Klinefelter 综合征等）和内分泌疾病（库欣综合征、甲状腺功能亢进等）所致。

儿童糖尿病以 1 型糖尿病为主，约占 98%；2 型糖尿病甚少，随着儿童肥胖症的增多，2 型糖尿病有增加的趋势。本节主要对儿童 1 型糖尿病进行讨论。

【病因和发病机制】

1 型糖尿病的发病机制尚未完全阐明。目前认为是在遗传易感基因的基础上，由于外界环境因素的作用引起的自身免疫反应。遗传、免疫、环境等多因素在 1 型糖尿病的发病过程中起着重要的作用。

1. 遗传易感性　为多基因遗传病，通过对人类白细胞抗原（HLA）的研究发现，HLA 的 D 区 Ⅱ 类抗原基因（位于 6p21.3）变异与本病的发生有关，已证明与 HLA–DR3 和 DR4 的关联性特别显著。但不同种族间遗传易感基因变异有一定的差别，提示与遗传多态性有关。

2. 环境因素　1 型糖尿病的发病与病毒感染（如风疹病毒、腮腺炎病毒、柯萨奇病毒等）、化学毒物（如链尿菌素、四氧嘧啶等）、食物中的某些成分（如牛乳中的 α、β – 酪蛋白和乳球蛋白等）有关，以上因素可能会激发携带易感基因变异者免疫功能的改变，产生胰岛 β 细胞毒性作用，导致 1 型糖尿病。

3. 自身免疫因素　约 90% 的 1 型糖尿病患者在初次诊断时血中出现胰岛细胞自身抗体、胰岛素 β 细胞膜抗体、胰岛素自身抗体，以及谷氨酸脱羧酶自身抗体、胰岛素受体自身抗体等多种抗体，已证实这些抗体在补体和 T 淋巴细胞的协同作用下对胰岛素细胞的毒性作用。

【病理生理】

人体有 6 种主要涉及能量代谢的激素：胰岛素、胰高血糖素、肾上腺素、去甲肾上腺素、皮质醇和生长激素。其中唯有胰岛素是促进能量储存的激素，其余 5 种激素在饥饿状态下均可促进能量释放，称为反调节激素。正常情况下，胰岛素可促进细胞内葡萄糖的转运，促进糖的利用和蛋白质的合成，促进脂肪合成，抑制肝糖原和脂肪的分解。糖尿病患儿的胰岛 β 细胞被破坏，胰岛素分泌不足或缺如，葡萄糖的利用减少，而反调节激素增高，促进肝糖原分解和葡萄糖异生，使脂肪和蛋白质分解加速，造成血糖和细胞外液渗透压增高，细胞内液向细胞外转移。胰岛素不足和反调节激素增高促进了脂肪分解，使血中脂肪酸增高，导致乙酰辅酶 A 增加，超过了三羧酸循环的氧化代谢能力，致使乙酰乙酸、β – 羟丁酸和丙酮酸等酮体长期在体液中累积，形成酮症酸中毒。酮症酸中毒时氧利用减低，大脑功能受损。为了排出较多的 CO_2，呼吸中枢兴奋而出现不规则的呼吸深快，呼气中的丙酮酸产生特异的气味（腐烂水果味）。

【临床表现】

1 型糖尿病患者起病急骤，多有饮食不当、感染或情绪亢奋等诱因。其典型症状为多饮、多尿、多食和体重下降（即 "三多一少"）。当血糖浓度超过肾阈值（10mmol/L 或 180mg/dL）时即产生糖尿，导致渗透性利尿，多尿，同时造成严重的电解质失衡和慢性脱水。由于机体的代偿，患儿渴感增强、饮水增多；因组织不能利用葡萄糖，能量不足而产生饥饿感，引起多食。

婴幼儿多饮、多尿不易被发觉，容易因此导致脱水和酮症酸中毒。年幼患儿发生遗尿，年长儿可出现消瘦、精神不振、倦怠乏力等体质显著下降的症状。约 40% 的糖尿病患儿在就诊时即处于酮症酸中毒状态，常因急性感染、过食、诊断延迟、突然中断胰岛素治疗等因素诱发。多表现为起病急、进食减少、恶心、呕吐、腹痛、关节或肌肉疼痛、皮肤黏膜干燥、呼吸深长、呼气中带有酮味、脉搏细速、血压下降、体重不升，甚至嗜睡、淡漠、昏迷。由于症状缺乏特异性，糖尿病酮症酸中毒常被误诊为肺炎、败血症、急腹症或脑膜炎等。少数患儿起病缓慢，以精神呆滞、软弱、体重下降等为主。

儿童糖尿病有着特殊的自然病程：

1. 急性代谢紊乱期　从出现症状到临床确诊，时间多在 1 个月以内。约 20% 的患儿发生糖尿病酮症酸中毒；20% ～ 40% 为糖尿病酮症，无酸中毒；其余仅为高血糖、糖尿和酮尿。

2. 暂时缓解期　约 75% 的患儿经胰岛素治疗后症状消失，血糖下降，尿糖减少，少数患儿甚至可以完全不用胰岛素。这种暂时缓解期一般持续数周，最长可达半年以上。此期应定期监

NOTE

测血糖、尿糖水平。

3. 强化期　经过缓解期后，患儿出现血糖增高和尿糖不易控制的现象，胰岛素用量逐渐或突然增多，称为强化期。在青春发育期，由于性激素增多等变化，增强了对胰岛素的拮抗，病情不稳定，胰岛素用量较大。

4. 永久糖尿病期　青春期后，病情逐渐稳定，胰岛素用量比较恒定，称为永久糖尿病。

【辅助检查】

1. 尿液检查

（1）尿糖　可间接反映糖尿病患者血糖控制状况，尿糖定性一般阳性。在用胰岛素治疗过程中，可监测尿糖变化，以判断饮食及胰岛素用量是否恰当。在空腹状态下先排空膀胱，半小时后排尿为"次尿"，相当于空腹时血糖的参考，从餐后至下次餐前1小时的尿为"段尿"，作为餐后血糖水平的参考。通过所得结果，可粗略估计当时的血糖水平，有利于胰岛素剂量的调整。

（2）尿酮体　糖尿病伴有酮症酸中毒时呈阳性。

（3）尿蛋白　监测微量白蛋白，可及时了解肾脏的病变情况。

2. 血液检查

（1）血糖　多采用快速血糖仪和静脉采血两种方式检测血糖水平。

（2）血脂　血清胆固醇、甘油三酯和游离脂肪酸明显增加，经过适当的治疗，可改善血脂水平，应定期检测，有利于判断病情控制情况。

（3）血气分析　酮症酸中毒在1型糖尿病患儿中发生率极高，当血气分析显示患儿血 pH < 7.30，$HCO_3^-< 15mmol/L$ 时，即有代谢性酸中毒存在。

（4）糖化血红蛋白　血红蛋白在红细胞内与血中葡萄糖或磷酸化葡萄糖呈非酶化结合，形成糖化血红蛋白（HbAlc），其量与血糖浓度呈正相关。正常人 HbAlc $< 7\%$，治疗良好的糖尿病患儿应 $< 7.5\%$，HbAlc 在 $7.5\% \sim 9\%$ 提示病情控制一般，如 $> 9\%$ 时则表示血糖控制不理想。因此，HbAlc 可作为患儿在以往 $2 \sim 3$ 个月血糖是否得到满意控制的指标。

（5）血电解质　糖尿病酮症酸中毒时易合并电解质紊乱。

3. 葡萄糖耐量试验　本实验用于空腹血糖正常或正常高限、餐后血糖高于正常而尿糖偶尔阳性的患儿。试验方法：试验当日自0时起禁食，清晨口服葡萄糖（1.75g/kg），最大量不超过75g，每克加水2.5mL，于 $3 \sim 5$ 分钟服完；口服前（0分钟）及口服后60分钟、120分钟和180分钟分别测血糖。正常人0分钟的血糖 $< 6.7mmol/L$，口服葡萄糖60分钟、120分钟低于10.0mmol/L 和 7.8mmol/L；糖尿病患儿120分钟血糖 $> 11.1mmol/L$。试验前应避免剧烈运动，精神紧张，停服氢氯噻嗪、水杨酸等影响糖代谢的药物。

【诊断与鉴别诊断】

我国目前采用国际儿童青少年糖尿病联盟（International Society and Adolescents Diabetes，ISPAD）的分类标准进行诊断（表14-4）。

表 14-4　糖尿病的诊断标准

1.	有典型糖尿病症状，随机血糖水平 ≥ 11.1mmol/L（静脉全血为 10.0mmol/L，毛细血管全血为 11.1mmol/L）
2.	空腹血糖 ≥ 7.0mmol/L
3.	2 小时口服葡萄糖耐量试验（OGTT）血糖水平 ≥ 11.1mmol/L
4.	HbAlc > 6.5%，空腹血糖受损（空腹血糖为 5.6 ~ 6.9mmol/L）；糖耐量受损（OGTT 试验后 2 小时血糖在 7.8 ~ 11.0mmol/L）

　　儿童 1 型糖尿病主要根据临床特征结合对胰岛素治疗的依赖程度进行诊断（图 14-2），应与 2 型糖尿病、单基因突变糖尿病相鉴别（表 14-5）。

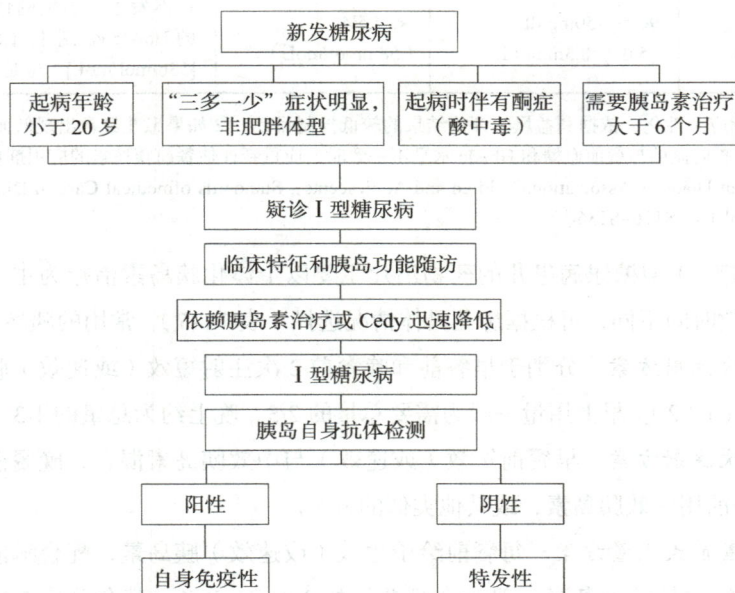

图 14-2　1 型糖尿病诊断流程

引自"中国 1 型糖尿病诊治指南制订委员会 . 中国 1 型糖尿病诊治指南（2013）"

表 14-5　1 型糖尿病、2 型糖尿病及单基因突变糖尿病的鉴别要点

	1 型糖尿病	2 型糖尿病	单基因突变糖尿病
起病年龄	6 月龄至成年人	常见于青春期后	新生儿或青春期后
临床特点	急性起病	慢性或急性起病	慢性或急性起病
自身免疫异常	存在	否	否
酮症	常见	少见	仅新生儿常见
血糖	高	不定	不定
肥胖	与普通人群相似	常见	与普通人群相似
黑棘皮	无	有	无
在青少年中的比例	80% ~ 90%	小于 10%	1% ~ 2%
父母患糖尿病的比例	2% ~ 4%	80%	90%

NOTE

【治疗及管理】

1 型糖尿病治疗应强调个性化及综合治疗，主要包括 5 个方面：合用运用胰岛素、饮食管理、运动锻炼、自我监测、糖尿病知识教育和心理支持。

1. 治疗目的　把血糖控制在适宜的范围（不可过高或过低，过低时也会对儿童神经认知发育造成影响）。血糖控制目标应综合考虑患儿年龄、患儿本人或其家庭管理和认识糖尿病的能力、血糖监测频率及就诊的方便性和积极性。美国糖尿病协会推荐的儿童糖尿病的控制目标见表 14-6。

表 14-6　2018 美国糖尿病协会儿童及青少年血糖及 HbAlc 控制目标

餐前血糖	睡前 / 夜间血糖	HbAlc	解释
90 ～ 130mg/dL（5.0 ～ 7.2mmol/L）	90 ～ 150mg/dL（5.0 ～ 8.3mmol/L）	< 7.5%（58mmol/moL）	在不发生低血糖的情况下，一个较低的 HbAlc 控 制 目 标（HbAlc ＜ 7.0%[53mmol/moL]）也是合理的

注：①控制目标应个性化，依据利益风险评价结果的较低控制目标。②如果患儿经常出现低血糖，应该相应调整血糖控制目标。③当餐后血糖与餐前血糖和 HbAlc 水平不一致时，应重新评估餐前胰岛素的应用剂量。
〔引 自 American Diabetes Association.Children and Adolescents：Standards ofmedical Care in Diabetes-2018.Diabetes Care.2018，41（Suppl 1）：S126-S136〕

2. 胰岛素治疗　1 型糖尿病患儿的药物治疗主要以个体化胰岛素治疗为主，不同剂型胰岛素持续时间和起效时间不同，可根据患儿具体情况选择（表 14-7）。常用的胰岛素方案有：

（1）每天 2 次注射方案　分别于早餐前和晚餐前 2 次注射短效（或速效）胰岛素与中效胰岛素的混合制剂（1∶2）。早上用量一般为需要总量的 2/3，晚上约为总量的 1/3。

（2）每天 3 次注射方案　早餐前短效（或速效）与中效胰岛素混合，晚餐前单用短效（或速效胰岛素），睡前用中效胰岛素，或其他类似的方案。

（3）基础 - 餐前大剂量方案　每餐前给予短效（或速效）胰岛素，配合睡前中效或长效胰岛素注射。夜间的中长效胰岛素一般为全日总量的 30% ～ 50%，其余分成 3 或 4 次于每餐前注射。

（4）胰岛素泵　提供持续的皮下胰岛素注射。

表 14-7　胰岛素种类及作用时间

胰岛素种类	开始作用时间（小时）	作用最强时间（小时）	作用最长时间（小时）
速效胰岛素类似物	10 ～ 15 分钟	1 ～ 2	4 ～ 6
短效	0.5	3 ～ 4	6 ～ 8
中效	1.5 ～ 2	4 ～ 12	18 ～ 24
长效	3 ～ 4	14 ～ 20	24 ～ 36
长效胰岛素类似物（甘精胰岛素）	2 ～ 4	无峰	24
长效胰岛素类似物（地特胰岛素）	1 ～ 2	6 ～ 12	20 ～ 24
预混胰岛素（短效 / 中效）	0.5	双峰 1 ～ 12	16 ～ 24

新诊断的患儿，轻症患者胰岛素用量为每日 0.5 ～ 1 U/kg；青春期前用量为每日 0.75 ～ 1.0 U/kg；青春期儿童每日用量通常 > 1.0 U/kg。同时，还应注意通过血糖和尿糖水平调整胰岛素剂量，向患者说明胰岛素针、胰岛素泵的使用注意事项。在胰岛素使用过程中，还应重视 Somogyi 现象（低血糖后高血糖）、清晨现象及胰岛素耐药等问题。

3. 饮食管理　饮食管理是糖尿病治疗中的重要部分，目的是维持正常血糖和保持理想体重。

（1）每日总热量需要量　要适合患儿的年龄、生长发育和日常活动的需要，每日所需热量（kcal）为 1000 +[年龄 ×（70–100）]，对年幼儿宜稍偏高，而年龄大的患儿宜偏低。此外，还要考虑体重、食欲及运动量。全日热量分配为早餐 1/5，中餐和晚餐分别为 2/5，每餐中留出少量（5%）作为餐间点心。

（2）食物的成分和比例　饮食中能源的分配为蛋白质 15% ～ 20%、糖类 50% ～ 55%、脂肪 30%。3 岁以下儿童蛋白质成分应稍多，其中一半以上应为动物蛋白，以保证必需氨基酸。禽类、鱼类、各种瘦肉类为较理想的动物蛋白来源。糖类则推荐含纤维素高的食物，如糙米或玉米等粗粮，因为粗粮形成的血糖波动远较精制的白米、面粉或土豆等制品为小，应避免蔗糖等精制糖。脂肪应以含多价不饱和脂肪酸的植物油为主。蔬菜选用含糖较少者。每日应定时进食，饮食量在一段时间内应固定不变。

4. 运动　运动时胰岛素的敏感性增高，有利于血糖的控制。运动的种类、剧烈程度和运动时间应个体化。运动时应注意监测血糖，避免发生运动后低血糖。

5. 宣教和管理　1 型糖尿病患者可能需要终生的胰岛素治疗及饮食控制。医生应向患者及家长进行糖尿病相关知识的宣教，家长应做好患儿血糖、饮食、运动等相关记录。

6. 定期监测　日常监测包括血糖、胰岛素剂量、低血糖事件等，有利于评估治疗效果及防治不良事件的发生。定期监测包括 3 ～ 6 个月到医院进行血清糖化血红蛋白及其他相关化验检查。

7. 糖尿病并发症的处理　糖尿病酮症酸中毒（diabetic ketoacidosis，DKA）是儿童糖尿病急性死亡的主要原因，必须针对高血糖、脱水、酸中毒、电解质紊乱和可能并存的感染等情况，制订综合治疗方案，同时密切观察病情变化，随时采取相应措施。

（1）临床表现　常先有口渴、多尿，伴恶心、呕吐，有时以腹痛为突出症状，易被误诊为急腹症。严重者出现精神状态，烦躁、嗜睡、不同程度的意识障碍，甚至昏迷。患者常呈现慢而深的呼吸模式，呼出的气体有酮味（烂苹果味）。常伴中重度脱水，口唇干裂，皮肤干燥，短期内体重下降，严重时血压下降。伴严重感染时可表现为感染性休克，易忽略糖尿病的诊断。

对存在如下情况患者，应高度警惕糖尿病酮症酸中毒：不明原因的昏迷；顽固性脱水酸中毒难以纠正；呕吐、腹泻伴有明显呼吸深长，呼出气有烂苹果味；已能控制排尿的小儿反复出现遗尿；食欲下降，原因不明乏力；反复皮肤、尿路感染而不能用其他原因解释。应及时查血糖、尿糖及酮体。当糖尿、酮体增高时伴血糖升高，无论既往有无糖尿病病史，均应考虑糖尿病酮症酸中毒的诊断。

（2）糖尿病酮症酸中毒诊断标准　任意血糖 > 11.1mmol/L；血 pH < 7.3 和（或）HCO_3^- < 15mmol/L；阴离子间隙 AG=[K^++Na^+]–[Cl^-+HCO_3^-] 增高（正常值 8 ～ 16）；血酮体和尿酮体及尿糖阳性。根据酸中毒的严重程度将分为：轻度，pH 为 7.2 ～ 7.3，HCO_3^- < 15mmol/L；中度，pH 为 7.1 ～ 7.2，HCO_3^- < 10mmol/L；重度，pH < 7.1，HCO_3^- < 5mmol/L。

NOTE

（3）**液体治疗**　主要针对脱水、酸中毒和电解质紊乱。酮症酸中毒时脱水量约为100mL/kg，一般均属等渗性脱水，应遵循下列原则输液。

输液开始的第1个小时，按20mL/kg（最大量1000mL）快速静脉滴注0.85%氯化钠溶液，以纠正血容量。第2～3小时，按10mL/kg静脉滴注0.45%氯化钠溶液。当血糖<17mmol/L后，改用含有0.2%氯化钠的5%葡萄糖注射液静脉滴注。要求在开始的12小时内至少补足累积损失量的一半。在此后的24小时内，可视情况按60～80mL/kg静脉滴注，以补充生理需要量和继续损失量。

对外周循环稳定的患儿，推荐48小时均衡补入累积损失量及维持液，总液体张力1/2～2/3张。

在输液开始前，由于酸中毒、分解代谢和脱水的共同作用，患儿血钾增高，但总的体钾储备可能被耗竭。随着液体的输入，特别是应用胰岛素后，血钾迅速降低。因此，在患儿开始排尿后应立即在输入液体中加入氯化钾溶液，一般按每日2～3mmol/kg补给，输入浓度不得>40mmol/L，并应监测心电图和血钾浓度。

酮症酸中毒时的酸中毒主要是由于酮体和乳酸的堆积，补充水分和胰岛素可以矫正酸中毒。为了避免发生脑细胞酸中毒和高钠血症，对酮症酸中毒不宜常规使用碳酸氢钠溶液，仅在血pH ≦ 7.1，HCO_3^- < 12mmol/L时，始可按2mmol/kg给予1.4%碳酸氢钠溶液静脉滴注，先用半量，当血pH ≥ 7.2时即停用，避免酸中毒纠正过快加重脑水肿。

在治疗过程中，应仔细监测生命体征、电解质、血糖和酸碱平衡状态，以避免在酮症酸中毒治疗过程中发生并发症，如脑水肿、脑疝等。

（4）**胰岛素治疗**　糖尿病酮症酸中毒时，多采用小剂量胰岛素静脉滴注治疗。

对休克患儿，在补液治疗开始、休克逐渐回复后才可应用胰岛素，以避免钾迅速从血浆进入细胞内，导致心律失常。

将胰岛素25U加入等渗盐水250mL中，按每小时0.1U/kg，自另一静脉通道缓慢匀速输入。每小时复查血糖，并根据血糖情况调整胰岛素输入量。血糖下降速度一般为每小时2～5mmol/L，胰岛素输注浓度一般不低于0.05 U/（kg·h）。小剂量胰岛素静脉输注应持续至酮症酸中毒纠正（pH > 7.3，血糖 < 12mmol/L），必要时可输入含糖的1/3～1/2张液体，以维持血糖水平为8～12mmol/L。当血糖<17mmol/L时，应将输入液体换成含0.2%氯化钠的5%葡萄糖注射液。只有当临床状况稳定后方可逐渐减少静脉输液，改为口服液体治疗，能进食后或在血糖下降至11mmol/L，酮体消失时停用静脉注射胰岛素，改为胰岛素皮下注射，每次0.25～0.5U/kg，每4～6小时1次，直至血糖稳定为止。在停止滴注胰岛素前半小时即应皮下注射短效胰岛素0.25/kg。

（5）**控制感染**　酮症酸中毒常并发感染，应在急救的同时采用有效的抗生素治疗。

如果处理不当，酮症酸中毒可引起脑水肿、低血糖、低血钾、碱中毒、心功能衰竭或肾衰竭等并发症。必须严密观察，随时调整治疗计划，避免处理不妥而加重病情。

【预后与预防】

1型糖尿病存在明确的病理基础，需要终生进行胰岛素治疗。区别于成人1型糖尿病，儿童1型糖尿病症状多不典型，起病急骤，需要临床医生细心鉴别，早发现，早治疗。1型糖尿病患儿的预后与糖尿病教育、血糖监测、运动、饮食等综合干预有着密切关联。若病程久，糖尿病控制不良时，可发生生长落后、智能发育迟缓、肝大，称为 Mauriac 综合征。晚期可能出现蛋白尿、高血压等糖尿病肾病表现，导致肾衰竭。还可出现白内障、视力障碍、视网膜病变，甚至双目失明。因此，希望家长、学校和医院一起搭建起儿童 1 型糖尿病的管理治疗网络，不断提高 1 型糖尿病患儿的生活质量，减少并发症的发生。

第十五章　遗传性疾病

第一节　遗传学概述

很多疾病是由于遗传与环境因素相互作用所导致。在儿童时期，遗传及先天因素是引起急慢性疾病的主要原因。2013 年 9 月，卫生部公布我国出生缺陷总发生率约为 5.6%，每年有 1600 万婴儿出生，约有 90 万带有出生缺陷，临床约可诊断出生缺陷 25 万例，围生期出生缺陷总发生率呈上升趋势。

一、遗传性疾病的临床分类

遗传病主要分为：①染色体病（chromosomal diseases），由于整条或部分片段缺失、重复或其他改变所致，如 21 三体综合征、特纳综合征和猫叫综合征。②单基因病（monogenic diseases），由于一个基因突变所致，经常被定义为孟德尔遗传病，如苯丙酮尿症、结节硬化症、进行性肌营养不良。③多基因病（polygenic diseases），多个基因与环境共同作用下致病，如唇腭裂、高血压、糖尿病、肿瘤等。④线粒体 DNA 缺陷，由于线粒体 DNA 突变所致的线粒体功能障碍。

各类遗传病在不同群体中的发病情况不同。在孕早期自发性流产的胚胎中，50% 为染色体异常所致，以染色体数目异常为主。单基因病 5600 余种，每种发病率不高，但由于种类较多，总体发病率不低（表 15-1）。多基因病也称复杂疾病，包括一些先天异常和常见病。

表 15-1　人类孟德尔遗传数据库统计资料*

类型	常染色体	X 连锁	Y 连锁	线粒体	总计
已知序列的基因数	15377	735	51	37	16200
已知序列和表型的基因数	37	0	0	0	37
已知分子基础并有表型描述的基因数	5275	342	5	33	5655
分子基础不明，符合孟德尔表型 / 位点基因数	1433	119	4	0	1556
其他，类似孟德尔表型的基因数	1641	105	3	0	1749
总计	23763	1301	63	70	25197

*注：2019 年 10 月 21 日最后更改。

（一）染色体病

染色体病是遗传病的主要组成部分，主要指染色体数目和结构畸变引起的疾病。随着遗传学技术的发展，发现了一些微小畸变所致的染色体病或称基因组病，并发现了染色体的脆性部位及三核苷酸重复扩增病、染色体单亲二倍体及基因印迹、染色体断裂疾病，扩大了染色体病的种类和范畴。

染色体畸变常导致胚胎致死。活产新生儿中染色体病的发生率占 0.5 ～ 1%，流产及死胎中高达 50% ～ 60%。

1. 常染色体数目畸变疾病　人类染色体为二倍体，如果染色体的数目变化以单倍体的整倍数增加则形成多倍体，如三倍体或四倍体。多倍体胚胎很难成活，且都有严重的器官结构畸形及功能障碍，均在婴儿早期死亡。三倍体形成的原因主要有双雌受精和双雄受精，核型有 69，XXX/69，XXY/69，XYY；四倍体形成的原因主要有核内复制和核内有丝分裂。

临床见到的染色体数目畸变多为非整倍体，其中以某对染色体增加一条的三体型最常见，增加两条以上者为多体型，减少一条为单体型，累及两对以上的染色体为复合非整倍体。非整倍体多源于父母生殖细胞减数分裂时发生不分离。非整倍体虽然只有个别染色体的丢失或增加，但大部分胚胎不能正常生长发育。能够成活者多为三体型，而且发生在常染色体上的三体型也多为所载基因相对较少的染色体，如 21、18 及 13 号染色体。多体型仅见于性染色体，大部分胚胎死亡。单体型仅见于性染色体 X，常染色体单体不能存活。

2. 常染色体结构畸变和疾病　染色体结构畸变多起自父母生殖细胞减数分裂过程中同源染色体间交叉和不等互换，或非同源染色体间的断裂和重接。常见的结构畸变类型：

（1）缺失　一条染色体上缺失了部分片段，如猫叫综合征（5p-）。大的缺失常常是致死性的，一些患者存活，多表现为智力运动障碍、多发畸形。

（2）重复　如猫眼综合征（22p11.2 dup）。一条染色体上增加了某个相同的区段。一般来讲，重复的危害性小于缺失。

（3）易位　两条或两条以上非同源染色体各发生一处断裂，断裂后不含着丝粒的断片重接到另一条染色体的断端，衍生出易位型染色体，以相互易位最常见。

（4）倒位　一条染色体上两处断裂，中间断片倒转 180°再重接，形成倒位染色体。倒位多为平衡性的，造成子代的不平衡畸变，也可因断裂损伤基因及基因位置改变出现表型异常。

（5）环形染色体　一条染色体的两个末端断裂，丢失两端的染色体片段，形成黏性末端，然后两断端相互连接形成环形染色体，由于丢失了两末端染色体物质，可出现表型异常。

（6）等臂染色体　一条染色体由两个短臂或两个长臂组成，造成短臂或长臂的一得一失。大部分等臂染色体是致死性的，临床上最常见的是等臂 X 染色体。

（7）插入　一条染色体两处断裂，中间插入另一条染色体的一个片段，因增加额外片段，导致表型异常。

（8）标记染色体（marker chromosome）　在二倍体外多余的、形态上可辨认的细小染色体，来源和特征通常不能被传统细胞遗传学的显带技术所识别，如核型 47，XX/XY，+mar。也可以发生于染色体数目异常的基础上。近 1/3 的携带者有表型异常，与染色体来源有关。

3. 性染色体畸变　即性染色体数目及形态的异常，通常引起表观畸形及性发育异常。Klinefelter 综合征又称先天性睾丸发育不全，是引起男性性功能障碍较常见的疾病，常见核型为

47，XXY；少数为嵌合体，核型为 47，XXY/46，XY；还可见 48，XXXY；48，XXYY 等核型。特纳综合征（Turner 综合征）又称先天性卵巢发育不全，典型核型是 45，X，少数为一条 X 染色体的结构改变或其他嵌合体。

4. 染色体微缺失综合征　是一组由于染色体不平衡改变引起的疾病，缺失片段小于 5Mb，是光学显微镜不能识别的染色体重排，病因不明，呈散发性。随着细胞分子遗传技术的应用，逐步揭示了一些微缺失综合征的遗传病理改变，如威廉姆斯综合征、迪格奥尔格综合征（DiGeorge 综合征，22q11.2⁻）等。

5. 染色体亚端粒重排　亚端粒又称端粒相关重复区，位于端粒的近着丝粒端，亚端粒区基因特别丰富，极微小缺失或重复均可能引起遗传病。染色体亚端粒区的重排是原发性智力低下和畸形的一组主要病因。

（二）单基因病

由一对等位基因突变导致的疾病，称为单基因病。遗传变异源自基因组 DNA 突变，突变是 DNA 序列中的碱基改变，基因突变可自发性或诱发性发生。已知某些辐射线（如 X 线、α 线、γ 线和紫外线）、化学物质（如氮芥、环氧化合物、吖啶黄、亚硝酸、甲醛、尼古丁等毒物等）、病毒感染，以及温度改变等可诱发突变。人类 DNA 的突变率约为百万分之一，大多数突变可以自发修复，这是保持遗传信息稳定性的重要基础。一些突变未发现与疾病相关，构成人类基因的多态性。

1. 基因突变的类型

（1）点突变　DNA 序列中的一个碱基被另一个碱基替换，为最常见的突变形式。

（2）移码突变　在 DNA 的编码序列中插入或丢失一个或几个碱基，使插入点或缺失点下游的编码框发生改变，突变点以后的氨基酸序列都发生改变。

（3）DNA 大片段突变　包括缺失、插入、重复和 DNA 重排。

（4）动态突变　基因组中短串联重复序列，特别是位于基因的编码序列或侧翼区的三核苷酸重复扩增，如 CGG、CAG 或 GCG 等重复扩增。

2. 单基因病及其遗传方式　单基因病在上下代之间的传递遵循孟德尔遗传定律。根据主基因所在的染色体的定位和等位基因的显性与隐性特征，分为常染色体遗传（显性或隐性遗传）、性染色体遗传（X 连锁遗传和 Y 连锁遗传）。

（1）常染色体显性遗传　致病基因位于 1 ～ 22 号常染色体，呈显性性状。如多指（趾）、并指（趾）、短指（趾）、多发性外生骨疣、先天性成骨不全、α 型地中海贫血、神经纤维瘤病、结节硬化症、成人型多囊肾等疾病呈显性方式传递。

特点如下：①致病基因位于常染色体，与性别无关，男女患病率均等。②患者双亲有一个患者，致病基因由亲代传递给子代，子代出现与亲代相同的表型，即呈现垂直传递。由于绝大多数为杂合子，患者的同胞有 50% 的患病风险。③系谱中通常连续几代可以看到患者，即存在连续传递。④双亲无病时，子代一般不会患病，如患病可能为新生突变。

（2）常染色体隐性遗传　致病基因位于 1 ～ 22 号常染色体上，呈隐性性状。一对等位基因均存在突变，即纯合子或复合杂合子才出现表型，复合杂合子指一对等位基因突变位点不同。带有一个致病基因突变的杂合子个体无异常表型，但能将突变传给子代，称为携带者。只有双亲都是携带者时，才有患病的可能性。

常染色体隐性遗传病的特点如下：①致病基因位于常染色体，与性别无关，男女患病率均等。②患者在系谱中呈现水平分布，即患者在同胞中出现；患者父母（亲代）或子代不发病，在系谱中散发或隔代出现。③父母均系基因突变的携带者，同胞患病风险 25%，携带者 50%。④近亲结婚的夫妻后代风险明显增大。大多数遗传代谢病为常染色体隐性遗传病，如苯丙酮尿症、白化病、甲基丙二酸血症、肝豆状核变性、囊性纤维化、Fanconi 综合征、半乳糖血症等。

（3）X 连锁遗传　①男性只有一条 X 染色体，为半合子，等位基因数目相当于正常女性的一半，位于 X 染色体上的致病基因变异均表达而致病。②交叉遗传，男性 X 连锁的基因只能来自母亲并传递给女儿，无男性传男性。③女性杂合子表达有差异，一方面与基因的表达特性有关，另一方面与 X 染色体的随机失活有关。如 Duchenne 型性肌营养不良男性患者，常常于 4～5 岁发病，20 岁左右失去独立生活的能力或死亡，女性发病的可能性较小。

X 连锁遗传病的特点如下：①患病群体中男性比女性患者多，女性病情相对较轻。②患者的双亲之一携带致病变异或患病。③男性患者的女儿均为患者，儿子正常。④女性杂合子的子女患病风险为 50%。⑤系谱中有连续传递的现象。如抗维生素 D 性佝偻病，又称 X- 连锁低磷酸盐血症性佝偻病。

（4）Y 连锁遗传　致病基因位于 Y 染色体，随男性传递，女性不患病。Y 连锁遗传的遗传性状和疾病少，主要有睾丸决定因子 *SRY* 基因、H-Y 抗原、外耳道多毛等。

（三）多基因遗传病

多基因遗传病是遗传信息通过两对以上致病基因的累积效应所致的遗传病，其遗传效应多受环境因素的影响，在遗传因素与环境因素共同作用下起病。致病的多个基因彼此之间没有显隐性，是共显性的，遗传方式称为多基因遗传或多因子遗传，疾病的发生受环境因素的影响，也称复杂疾病。每对基因的作用微小，故称微效基因，累积后可以形成明显的表型效应，这些基因称为累加基因。遗传因素对发病所产生的影响程度称作遗传度，遗传度愈大，遗传因素对疾病发生的贡献越大，环境因素的作用愈小。例如唇腭裂、先天性幽门狭窄、先天性髋关节脱位、支气管哮喘和精神分裂症等疾病，遗传度为 70%～80%；各型先天性心脏病、成年型糖尿病、消化性溃疡等的遗传度则不足 40%。

在多基因遗传病中，遗传因素的作用只决定一个个体是否易于患某种遗传病的可能性，称为易患性，一般群体中呈正态分布。易患性特指遗传因素决定的患病风险，易患性决定多基因病发病的最低限度，称为发病阈值。在一般群体和患者的一级亲属中，当易患性达到一定阈值即可发病。有些疾病的再发风险有性别差异，如先天性幽门狭窄、先天性巨结肠，男性多于女性。同一家系中多基因遗传病患病率高者，再发风险率也较高。

（四）线粒体基因缺陷

线粒体 DNA（mitochondrial DNA，mtDNA）是独立于细胞核染色体 DNA 外的又一个基因组，位于胞质线粒体中。人类 mtDNA 全长 16,569bp，是一个双链闭环分子，包含 37 个编码基因，分别编码 13 个多肽链、22 个 tRNA 和 2 个 rRNA。

mtDNA 遗传以母系遗传为主，且存在不均等的有丝分裂，如果母亲携带有突变的 mtDNA，经过细胞分裂过程，最终可能使子代的不同细胞及不同组织在发育的不同时期 mtDNA 突变比例不同。mtDNA 存在同质性、异质性和阈值效应，异质性的细胞中突变 mtDNA 达到一定比例，出现线粒体功能障碍，称为阈值效应，阈值效应依赖受累细胞或组织对能量的需求。因此，高能量需求的脑、骨骼肌、心脏和肝脏等易受损害，如 Leber 遗传性视神经病、肌阵挛性癫痫伴破碎红纤维综合征、线粒体脑病 – 乳酸酸中毒 – 卒中样发作综合征等。

二、遗传性疾病的诊断

遗传病需要精准诊断，涉及多学科，依靠生化、影像及遗传学技术支持。绝大多数遗传病无特异性临床表现，一些遗传病以综合征形式表现，随着年龄增长呈现不同的症状与体征。与一般疾病的诊断相同，需询问病史、了解症状与体征、评估脏器损伤，逐步鉴别诊断，最终需要采用遗传学技术确诊，如代谢产物、染色体、基因检测等，明确病因。详细询问家族史，绘制家系图，可以了解疾病在家族的发生情况，帮助确定遗传方式，有助于疾病诊断及遗传咨询。

（一）临床表现

一些临床表现可作为遗传病诊断线索。多数遗传病，特别是儿童时期发病的患儿多有发育障碍，如生长迟缓、智力运动发育落后、精神行为异常等；一些患儿有特殊面容、四肢或脏器畸形、皮肤或毛发异常、体臭等；一些遗传代谢病患儿出现黄疸迁延、腹泻、呕吐、便秘、肝脾增大、呼吸困难、低血糖、酸中毒、高氨血症、电解质紊乱、惊厥发作、昏迷等表现。遗传病常见的临床症状及体征如下。

1. 头面部　①头颅和面部异常：小头、大头、舟状头、方颅、枕骨扁平、窄前额、面中部发育不良等。②发际：过高和过低。③眼：眼距宽、眼球内陷或突出、内眦赘皮、小眼球、眼角上斜或下斜、眼睑下垂、虹膜缺如、角膜环、蓝巩膜、角膜浑浊、白内障、各种屈光不正、斜视、眼球震颤。④耳：低位耳、小耳或大耳、耳郭畸形、附耳、耳道闭塞和耳聋。⑤鼻：鼻梁低平、鼻根宽大、鼻孔前倾、后鼻孔闭塞。⑥口：唇腭裂、高腭弓、鲤鱼嘴、小口、齿龈畸形等。

2. 颈部　颈短、颈蹼等。

3. 躯干　鸡胸、漏斗胸、盾状胸、脊柱裂、脊柱侧弯和前后凸、乳间距宽、乳房发育异常、内脏畸形和异位、疝等。

4. 四肢和关节　短肢、肘内外翻、多指（趾）、并指（趾）、短指、蜘蛛指（趾）、摇椅样足底、指趾弯曲、关节运动受限、脱臼、过度伸展等。

5. 皮肤　色素过多、过少和色素斑、角化过度、鱼鳞癣、皮肤菲薄、光敏感、弹性异常、多毛、早秃、念珠发、易碎发、浅色发、无汗和皮肤纹理改变等。

6. 生殖器官　两性畸形外观、外生殖器发育不全、无肛畸形、色素异常、男性隐睾和小阴茎、尿道下裂、女性阴蒂肥大等。

（二）实验室及其他辅助诊断

1. 细胞遗传学方法　常用于染色体畸变和染色体微缺失或重复突变检测。

（1）染色体核型分析　是诊断染色体畸变的重要手段。最常用的方法是取外周血培养淋巴细胞，制备染色体，必要时用骨髓细胞或皮肤成纤维细胞进行培养分析。

（2）特异标记的荧光探针检测亚显微镜下缺失　用于诊断微缺失、微重复综合征，只能检测已知疾病；用间期细胞可以快速诊断染色体数目异常综合征。

（3）亚显微镜下端粒分析　亚端粒区基因丰富，很小的重排往往就可引起显著的异常，亚端粒的 FISH 可以鉴定显微镜下不能看到的微小重排。另外，MLPA 也是一种快速和方便诊断亚端粒重排的方法。

（4）基因组芯片 可采用 array CGH 和 SNP array 两种芯片，用于多发异常、非综合征发育迟缓、智力障碍和孤独症谱疾病的病因诊断，需注意不是所有的芯片结果都能给出明确的解释，需要结合临床表现及其他检查综合分析。

2. 分子诊断方法

（1）聚合酶链反应（polymerase chain reaction，PCR）方法。

（2）DNA 测序：以桑格尔测序及高通量测序技术结合检测为主。高通量测序也称为新一代测序技术，采用了大规模矩阵结构的微阵列分析技术，使一个 DNA 样本可以被同时并行分析。根据临床需求，选取不同的基因包、全外显子甚至全基因组进行检测，更快速、全面地分析疾病相关基因，找到致病变异。

（3）其他方法：对于特殊遗传病患者，需采用限制性片段长度多态性、甲基化敏感检测等技术进行遗传学诊断。

3. 生化检查和酶活性测定 通过一般生化检查可发现一些代谢异常，如低血糖、代谢性酸中毒、高血氨、高脂血症；一些代谢病需采用特殊的生化检查技术，如液相串联质谱法血液氨基酸及酰基肉碱谱分析、气相色谱质谱法尿有机酸分析，对氨基酸、有机酸、线粒体脂肪酸氧化缺陷有重要诊断价值。酶活性测定是诊断溶酶体贮积症的关键方法。

三、遗传咨询

遗传咨询的核心是分析和评估家庭内遗传病的发生或再发风险，帮助家庭成员认识遗传病，指导再生育。

（一）遗传咨询的目的

遗传咨询的目的是使咨询者（患者和家属）了解有关的遗传病病因、预后、随诊及处理方法；了解所患遗传病的遗传方式和再发风险；了解防止所患遗传病发生或再发的各种可以选择的方法，如产前诊断、辅助生殖、避孕等；采取咨询者或家属认为最可行的措施。

（二）遗传咨询的内容

目的是帮助人们理解和适应遗传因素对疾病的作用，指导遗传病防控。主要包括以下内容：①分析家族史，解释和评估疾病发生和再发风险率。②告知遗传方式、诊断、治疗及预防方法，提供与疾病有关的帮助。③促进知情选择、对所患疾病再发风险的逐步认知和接受，以采取最适当的决策。

（三）遗传咨询的伦理和法律问题

遗传病有终身性、难治性和可遗传性的特点，可能引起一系列的心理和伦理问题。遗传伦理学遵从医学伦理学的一般原则，包括有利、无害、公正、尊重四大原则。尊重咨询者（患者及家属）的自主权、知情同意权、隐私权和保密权。

在做任何遗传检查之前，必须得到患者及家属签署的知情同意书，这是处理法律争端时非常重要的法律依据。儿科主要面对患儿家长或法定监护人，在咨询过程中要给予咨询者更多的理解和人文关怀，强调儿童抚养和接受教育的权益。

（四）遗传咨询步骤

1. 明确诊断 通过完整的病史调查、全面体检、实验室及辅助检查，得出遗传或先天性疾病诊断。准确的诊断是遗传咨询的基础。

2. 绘制家系图　询问家族史，绘制家系图。

3. 再发风险评估　明确遗传病的类型、遗传方式，推算出亲属及未来子女的再发风险率。

4. 提出对策与方法　对患者的预防和治疗方案、婚姻和生育问题，做出认真细致的解说。对须放弃生育、不宜婚配、产前诊断等较为重大的问题，更应慎重，详细解释，使患者及家属信服。

四、遗传病的治疗及预防

近年来，遗传病的治疗研究进展较快。治疗的方式包括"环境工程"和"基因工程"两大类，前者系通过饮食、药物、手术、脏器移植等治疗改善机体内、外环境因素，改善症状；后者系改造和修补有缺陷的基因，以期达到治疗目的。

（一）饮食及药物疗法

饮食及药物疗法的原则是补充体内缺乏的物质，避免和除去有害物质。

1. 补充缺乏物质（补其所缺）　补充代谢所需要的物质，如维生素、电解质、氨基酸、葡萄糖等，根据病因给患儿针对性地补充所需成分（详见各章节相关疾病的治疗）。

2. 避免摄入有害物质（禁其所忌）　避免摄入在体内代谢产生过多无用或有害产物的物质，如半乳糖血症患者应从新生儿期禁食含半乳糖、乳糖的食物，代以免乳糖配方等食品；苯丙酮尿症患者应低苯丙氨酸饮食，肝豆状核变性应限制铜的摄入。

3. 排除过多有害物质（去其所余）　清除过多的代谢毒物或抑制其生成，用促排泄剂、螯合剂、代谢抑制剂、血浆置换等方法减少体内毒物，以缓解症状。如 D- 青霉胺可与铜离子结合，消除过多的铜，治疗肝豆状核变性；应用别嘌呤醇抑制黄嘌呤氧化酶，减少尿酸生成，缓解 Lesch–Nyhan 综合征患者症状。

（二）酶疗法

1. 酶诱导　利用药物或其他方法增强体内酶的活性或增加其合成，如用苯巴比妥可使肝中葡萄糖醛酰转移酶活性增强，缓解 Crigler–Najjar 综合征、Gilbert 综合征等患者的黄疸。

2. 酶替代　补充患者所缺乏的酶，黏多糖贮积症 I 型、黏多糖贮积症 II 型、Fabry 病，酶替代治疗疗效显著。

（三）外科疗法

1. 脏器移植　对某些疾病，同种脏器移植是有效的根治方法，肝、肾、脾、肺、心等器官移植均取得了成熟的应用经验，尤其是亲属捐献的部分肝移植及肾移植，挽救了很多遗传病患者。

2. 干细胞移植　干细胞是非特异化的细胞，具有自我再生和分化成特异细胞系的潜能，有两大类，即体干细胞和胚胎干细胞。造血干细胞移植应用较为广泛，是治疗免疫缺陷、溶酶体贮积症的有效方法。

3. 矫形手术　通过手术矫正各种畸形，帮助恢复功能。

（四）基因工程与基因治疗

遗传工程包括细胞工程、染色体工程、细胞器工程和基因工程，采用类似工程技术的方法，人工合成或分离出全部、部分或单个基因，在体外进行重新组合，然后转移到人体或生物体内，定向改造生物的遗传特性，也就是人工造成遗传信息的改变，使病变的单个或多个基因得以修复或被代替或关闭抑制，获得正常功能，克隆出新的生命，属于基因转移技术。采用基因转移技术治疗疾病称为基因治疗。

基因治疗的基本策略有：①基因修复。②基因替代。③基因抑制或失活。④基因增强。⑤重新开放已关闭的基因。但是，基因治疗的临床应用还存在很多问题，主要包括稳定性、安全性、转移基因的高效表达、免疫性和伦理等问题。目前只有少数疾病被列为基因治疗的主要对象，如 α - 抗胰蛋白酶缺乏症、囊性纤维化、进行性肌营养不良，部分进入临床试验阶段。

（五）预防

1. 全面遗传学普查　对部分严重遗传病及其携带者进行普查，了解患病率和突变携带率，以设计有效的防治措施。如广东、广西和海南等地存在着较多的地中海贫血和血红蛋白病，需要实行产前筛查和诊断。

2. 禁止近亲结婚　应禁止直系亲属和三代以内的旁系亲属结婚。

3. 其他

（1）婚前检查　婚前体检是自愿行为，是把握人口素质的第一关。在一些地区提供免费服务，内容包括体格检查、健康询问及调查家族史等。医务人员对遗传病进行宣教，对有遗传病或有遗传病家族史者建议进行遗传咨询。

（2）适龄生育　一些染色体病，如21三体综合征，患病率与母亲年龄密切相关，随着年龄增大卵子老化，引起染色体不分离，染色体病发生率增高。

（3）遗传咨询　对遗传病致病基因突变携带者、可能生育遗传缺陷儿的父母、有遗传病家族史的育龄夫妇进行遗传检测和咨询，提出优生建议。

（4）携带者筛查　隐性遗传病中有些杂合子携带者存在异常，如血友病 A、B 携带者血中 Ⅷ及Ⅸ因子减少。常染色体隐性遗传病患者父母同是杂合子，其下一代将有 25% 的患病风险；X 连锁遗传病患者母亲若是杂合子，其子将有 50% 的患病风险。因此，如能在孕前检出杂合子对保护家族成员非常重要。

（5）产前检查　孕妇孕期可以进行产前检查，针对不同孕妇群体提供不同层次的服务。常规孕检包括 B 超检查和唐氏筛查，监测胎儿生长发育情况。

（6）产前诊断　孕妇有以下情况时，根据需要可进行产前诊断：①以前曾生育过染色体异常 / 单基因遗传病患儿。②双亲中任何一方是平衡易位或倒位携带者或非平衡染色体畸变的患者。③各种染色体畸变的嵌合型患者。④染色体病 / 单基因病的患者或携带者。⑤高龄孕妇，35 岁及以上。⑥畸形儿分娩史，如已生过一个脊柱裂或无脑儿的妇女。⑦唐氏筛查高风险。此外，有多次流产的妇女、羊水过多或羊水过少的胎儿、父母有接触致畸因子史者、近亲结婚者，可根据需要行产前诊断。

第二节　临床细胞遗传学－染色体疾病

一、唐氏综合征

唐氏综合征（Down syndrome，DS）又称为 21 三体综合征，是由于细胞分裂异常导致 21 号染色体发生完整或部分多余复制，导致特殊面容、终身智力残疾和发育迟缓，又称为 21 三体综合征。它是最常见的染色体病，其发生率在活产婴儿中为 1∶1000～1∶600，随母亲孕产年龄增长而增多。

【遗传学特征】

细胞遗传学特征包括以下三种。

1. 21 号染色体三体　约 95% 唐氏综合征患者是由于 21 号染色体三体导致的，其发生于精子细胞或卵细胞发育过程中各种原因导致的异常细胞分裂。

2. 嵌合型　较罕见，患者仅有部分细胞内存在一条额外的 21 号染色体，这种正常和异常细胞的嵌合是由于受精后的异常细胞分裂引起的。

3. 染色体易位　21 号染色体的一部分在受孕前或受孕时附着（易位）到另一条染色体上，此型患者尽管 21 号染色体呈二体，通常有两条 21 号染色体拷贝，但还有 21 号染色体的遗传物质附着在另一条染色体上。

【临床表现】

唐氏综合征患者的主要临床表现为特殊面容、智力障碍和发育迟缓，一些患者合并内脏畸形，不同患者轻重不同。

1. 特殊面容　头小、颈短、眼裂小、眼外眦上斜、目光呆滞、眼距宽、鼻梁低平、张口伸舌、流涎、小耳郭，其他还有宽而短的双手、通贯掌等。

2. 智力障碍　轻度至中度的认知障碍、语言发育迟缓，短期和长期记忆都会受到影响。

3. 生长发育迟缓　患儿出生时身长及体重常低于正常；生后体格发育迟缓，出牙顺序异常，骨龄落后，身材矮小；运动发育迟缓，肌张力低下。

4. 并发症　唐氏综合征患者可能会出现多种并发症，其中一些随着年龄的增长而变得更加突出。

（1）先天性心脏病，约半数患儿伴有先天性心脏畸形，严重者可能危及生命，可能需要在婴儿早期进行手术。

（2）胃肠道畸形，包括肠、食管、气管和肛门异常，可能会出现胃肠道阻塞、胃食管反流或乳糜泻等消化系统问题。

（3）免疫紊乱，抵抗力低下，易合并自身免疫性疾病，患癌症和传染病的风险较高。

（4）睡眠呼吸暂停，由于软组织和骨骼异常导致其气道阻塞，患阻塞性睡眠呼吸暂停的风险较高。

（5）肥胖，与普通人群相比，唐氏综合征患者更容易发生肥胖、代谢综合征。

（6）脊柱关节疾病，患者易出现寰枢椎不稳，颈部过度伸展，易发生脊髓损伤。

（7）血液系统疾病、白血病，唐氏综合征幼儿患白血病的风险较高。

（8）痴呆，唐氏综合征患者患痴呆症的风险较高，可能在 50 岁左右开始出现智力倒退，患阿尔茨海默病的风险增加。

（9）生殖功能障碍，一些男性患儿隐睾，成年后无生殖能力；女性无月经来潮，仅少数患者有生殖能力。

5. 其他问题　一些患者合并内分泌疾病、牙齿病、癫痫发作、耳部感染、听力损害和视力障碍。

【辅助检查】

1. 染色体核型分析　典型的 21 染色体三体核型为 47，XY（或 XX），+21；易位型多发生罗伯逊移位，以 13 号与 14 号染色体最为常见，如 46，XY，der（14；21）（q10；q10），+21；嵌合型核型为 46，XY（或 XX）/47，XY（或 XX），+21。

2. 免疫原位杂交　将 21 号染色体的相应部位序列作为探针，与外周血中的淋巴细胞或羊水细胞进行杂交，可快速、准确地进行诊断。

【诊断与鉴别诊断】

典型患者根据特殊面容、智力障碍和发育迟缓可进行临床诊断，染色体核型分析是确诊的关键方法。对于不典型的患者需要进行染色体 CNV 分析进行确诊。

唐氏综合征需要与先天性甲状腺功能减退症相鉴别，先天性甲状腺功能减退症患儿常有嗜睡、哭声嘶哑、喂养困难、腹胀、便秘等症状，一些患者黏液性水肿、舌大而厚，通过血清 TSH、T_4 和染色体核型分析可进行鉴别。

【治疗】

目前尚无有效治疗方法，需采取综合治疗，康复治疗包括医院康复及家庭康复、社会服务，帮助患者提高认知及生活能力，改善言语、社交技巧，学习工作技能。日常生活中需注意避免感染，对于伴有严重内脏发育畸形（如先天性心脏病、胃肠道畸形等）的患儿需及早手术矫形。

【遗传咨询】

唐氏综合征是随机发生的，无肯定的发病原因，发生率及再发率均较高。既往研究认为唐氏综合征的发生与母亲年龄相关，年龄越大，风险越高；但近年来临床实践发现唐氏综合征患儿出生时母亲的年龄存在下降趋势。标准型唐氏综合征的再发风险率是 1% ～ 2%，易位型再发风险率在 4% ～ 10%。但父母一方为 21 号染色体与 21 号染色体罗伯逊易位携带者，将无法生育染色体正常的孩子。对于已生育有唐氏综合征的父母及其他高危孕妇，应在孕期进行胎儿染色体检测，争取胎儿诊断。

【预后与预防】

唐氏综合征个体差异显著，严重程度及预后不同，反复呼吸道感染、伴有严重先天性心脏病的患者儿童期死亡率较高，少数患者可存活到 60 岁以上。预防唐氏综合征患儿的出生，目前普遍应用于临床的筛查方法是母孕期外周血清学检查，测定孕妇血清中的甲胎蛋白、β - 绒毛膜促性腺激素、游离雌三醇浓度，根据结果并结合孕妇年龄，计算出危险度，分为高危和低危两类，高危孕妇可进行羊膜穿刺，分析明确胎儿染色体核型，或者通过无创性产前筛查，对胎儿游离 DNA 进行检测。

NOTE

二、先天性卵巢发育不全综合征

先天性卵巢发育不全综合征又称特纳综合征（Turner Syndrome，TS），是由于全部或部分体细胞中一条 X 染色体完全或部分缺失，或 X 染色体存在结构异常所致的一种较常见的性染色体病，活产女婴中发病率为 1/2000 ～ 1/4000，是人类唯一能生存的染色体单体综合征。

【遗传学特征】

正常女性有两条 X 染色体，X 染色体的短臂和长臂上均有调控身高增长和性腺发育的相关基因。典型特纳综合征患者染色体核型只有一条完整的 X 染色体，另一条 X 染色体完全或部分缺失，或 X 染色体存在其他结构异常。约 50% 的特纳综合征患者核型为 45，X；25% 为嵌合体，其余为 X 染色体结构异常。此外，尚有一部分患者含有 Y 染色体物质。常见的 X 染色体结构异常包括：X 染色体的短臂或长臂缺失 46，X，del（Xp）或 46，X，del（Xq）等；X 染色体长臂或短臂等臂 46，X，i（Xq）或 46，X，i（Xp）；环状 X 染色体 46，X，r（x）；标记染色体 46，X，mar。

【临床表现】

特纳综合征以身材矮小、性腺发育不良、特殊表型（后发际低、颈蹼、盾状胸、肘外翻）为临床特征。其表型谱较宽，可累及多系统、多器官，且患者在不同年龄段面临不同的问题。

1. 新生儿期　多数患儿出生时身长、体重落后于正常同胎龄儿，手足背部水肿，后颈部皮肤松弛，过多的皮肤以后变成颈蹼。淋巴水肿常在 1 年内消失。

2. 身材矮小　是最常见的临床特征，有报道未经治疗的患者最终成年平均身高为 143cm。宫内发育迟缓、婴幼儿期生长速率减慢、青春期缺乏生长突增，是导致患者矮身材的重要因素。

3. 性腺发育不良　青春期无第二性征出现，乳房不发育，外阴部呈幼女型，阴毛和腋毛稀少或缺如。卵巢完全不分化，呈条索状，子宫幼稚型或发育不良，原发性闭经，不孕不育。

4. 特殊表型　颈短，颈蹼，后发际低，内眦赘皮，低位耳，上颌及腭弓窄，下颌小。盾状胸，乳头间距宽，肘外翻，第四或第五指的掌骨短，下肢胫骨上端内侧骨突起。偶见上睑下垂、白内障、斜视、蓝色巩膜、脊柱后突侧弯、色素痣等。

5. 先天畸形　先天性心脏病和泌尿系统畸形最常见。应常规进行超声心动图及肾脏超声检查，必要时进行静脉尿路造影。

6. 其他异常　一些患者合并肥胖、特发性高血压、糖耐量异常、糖尿病、甲状腺病、类风湿关节炎、骨质疏松、中耳炎、传导性耳聋、结肠炎、脂肪泻等多系统异常。

【辅助检查】

1. 外周血细胞染色体核型分析　是确诊特纳综合征的主要方法。

2. 内分泌功能检查　多数患者生长激素缺乏，胰岛素样生长因子水平低下，青春期患者血清促黄体生成素（LH）、促卵泡激素（FSH）水平多明显升高，雌激素水平低。

3. 超声检查　50% 的特纳综合征患者存在先天性心血管异常，如主动脉夹层主动脉瘤、主动脉瓣异常、主动脉缩窄、主动脉扩张。患者子宫、卵巢发育不良，严重者为始基子宫，性腺呈纤维条索状。

4. 其他　骨骼 X 线检查、心电图、血压监测、心脏核磁等，心血管系统、泌尿系统、眼、耳等多系统功能评估。

【诊断及鉴别诊断】

1. 诊断　女性患者出现以下特征，可考虑诊断特纳综合征。①难以解释的生长落后。②性腺发育不良。③具有以下一项或多项临床特征：新生儿期手足水肿、颈部皮肤增厚，特殊躯体特征（颈蹼、后发际低、耳位低、小下颌、肘外翻、指甲发育不良、色素痣、高腭弓、第四掌骨短、脊柱侧凸），先天性心血管异常（如左心异常、主动脉瓣异常、主动脉扩张、主动脉缩窄、主动脉弓延长），肾发育异常，慢性中耳炎，传导性或感音性耳聋，学习障碍（特别是视觉空间或非语言技巧障碍）等。④染色体核型分析发现有一条 X 染色体，另一条 X 染色体完全或部分缺失，或存在其他结构异常，伴或不伴细胞系的嵌合。⑤血清促性腺激素水平升高，雌激素水平降低。⑥盆腔 B 超提示子宫卵巢发育不良。

2. 鉴别诊断　特纳综合征需与宫内发育迟缓、体质性生长和发育延迟、特发性矮小、努南综合征等疾病相鉴别。

【治疗】

特纳综合征的治疗目的是提高患者最终身高，诱导性发育，维持第二性征，使子宫正常发育，防治各种并发症。

1. 生长激素治疗　重组人生长激素（recombinant human growth hormone，rhGH）可有效改善特纳综合征的成人身高，推荐使用剂量为 0.15 ～ 0.2 U/（kg·d），建议每晚睡前皮下注射。一般在 4 ～ 6 岁启动生长激素治疗，最晚不迟于 12 ～ 13 岁。建议每 3 ～ 6 个月检测血清 IGF-1 一次，调整用药剂量，使血清 IGF-1 水平达到同年龄、同性别人群的正常值上限。

2. 诱导性发育　一般分为两步，首先为诱导青春期第二性征发育，其后再进行人工周期治疗。12 ～ 13 岁（骨龄 > 11 岁）时可开始雌激素替代治疗。开始治疗时雌激素剂量为成人剂量的 1/6 ～ 1/4，持续 6 ～ 12 个月；然后每 3 ～ 6 个月逐渐增加剂量至成人量，持续治疗 1 ～ 2 年。第一次阴道出血发生后或雌激素治疗 12 ～ 24 个月后，考虑建立月经周期，开始加用孕激素，如醋酸甲羟孕酮。每月 1 日至 23 日服用雌激素，于雌激素用药的第 11 天开始加入醋酸甲羟孕酮，每天 5 ～ 10mg，至第 24 天时与雌激素同时停用，停药后常引起撤退性阴道出血，即人工月经周期。

3. 并发症治疗

（1）骨质疏松　推荐在青春期前常规口服钙剂，并检测血清维生素 D 及钙磷动态。

（2）自身免疫性疾病　若出现甲状腺功能低下，给予左甲状腺素钠补充治疗。特纳综合征患者肥胖发生率高于普通人群，应鼓励运动，低碳水化合物饮食，以控制体重。

（3）心血管异常　16 岁以下患者，特纳综合征特异性 Z 分数 ≥ 4.0，建议外科择期手术治疗。有主动脉扩张和（或）二叶主动脉瓣的患者，若出现急性主动脉夹层的症状，如胸、颈、肩、背、肋骨不适，特别是突然出现或症状较严重，应寻求积极诊治。

（4）心理疏导　特纳综合征患儿常有自卑、社会交往胆怯等心理问题。因此，应注意加强对患者及家长进行相关疾病及心理知识教育。

【遗传咨询】

产前诊断是唯一有效的预防途径。B 超在产前诊断中起着重要作用。母亲血液甲胎蛋白、绒毛膜促性腺激素、抑制素 A、游离雌三醇明显升高时，需警惕胎儿患特纳综合征的可能性。但 B 超或血清检测缺乏特异性，确诊仍需依靠染色体核型分析。

NOTE

【预后及预防】

未经治疗的特纳综合征患者成年最终身高较低。儿童青少年期特纳综合征发生系统性高血压的比例为 20% ～ 40%，是导致主动脉扩张和主动脉夹层的主要危险因素。30% 左右的患者出现自发性性发育，其中大多自发停滞，约 6% 有规律的月经周期，2% ～ 5% 可出现自发性妊娠（流产率高达 30% ～ 45%），但最终 90% 以上的患者发生卵巢衰竭。产前诊断是唯一有效的预防途径。

三、先天性睾丸发育不全综合征

先天性睾丸发育不全综合征又称为克氏综合征（Klinefelter syndrome），是男性最常见的染色体病，患者最常见的染色体核型异常为 47，XXY，占全部患者的 80%。在活产男婴中的发病率约为 1/1000，发病率还有增高的趋势。主要表现为性发育不良，不育，身材瘦高，男性乳房女性化，一些患者伴其他缺陷，如认知功能障碍，学习困难，神经心理发育异常等。

克氏综合征患者青春期前临床表现轻，缺乏特异性，青春期临床症状明显，早期诊断较困难，染色体核型分析是首选的确诊方法。目前雄激素替代治疗是主要的治疗方法，采用辅助生殖技术可使部分患者达成生育后代的愿望。

【遗传学机制】

克氏综合征患者父母的染色体大多正常，患者性染色体核型异常是由于精子或卵子在第一次或第二次减数分裂时性染色体不分离所致，多余的 X 染色体可能来自母亲的卵细胞，也可来自父亲的精细胞。在受精卵的有丝分裂过程中，X 染色体不分离可导致嵌合型。迄今发现的克氏综合征患者染色体核型共有 30 余种，患者的 X 染色体越多，男性化障碍程度越明显，智力发育障碍也越严重，其他畸形发生率增高。

【病理生理】

由于 Y 染色体上有影响睾丸发育的睾丸决定因子，克氏综合征患者有正常的 Y 染色体，所以有睾丸发育，但睾丸发育和分化不正常。患者的睾丸组织发育极差，生精管少且管腔小，管壁增厚、纤维化增生，支持细胞胞质有大量内质网呈空泡状变性。目前认为以上病变主要是由于 X 染色体过多削弱了 Y 染色体的作用，导致血浆睾酮降低，雄激素分泌不足。

克氏综合征患者青春期前性激素水平正常，由于间质细胞功能异常，青春期时产生的睾酮降低，雌二醇水平增高，雌二醇 / 睾酮比值上升，使患者产生女性化表现。睾丸功能异常导致抑制素分泌减少，负反馈抑制作用缺乏，垂体促卵泡激素（follicle stimulating hormone，FSH）及促黄体生成素（luteinizing hormone，LH）分泌增加，青春期患者血液 FSH、LH 水平升高。成年克氏综合征患者睾酮水平低下，可导致脂肪增加，引起肥胖，继发胰岛素抵抗，增加代谢综合征及糖尿病的患病风险。睾酮水平降低导致骨量减少，骨质疏松，骨密度降低，患者发生骨折的风险增加。此外，长期的性激素分泌异常会增加心血管疾病、自身免疫性疾病、肿瘤等发病风险。

【临床表现】

克氏综合征的患者随年龄增长，会呈现出不同的临床表现。

1. 婴儿期　可见隐睾、阴囊裂、尿道下裂、腭裂、腹股沟疝等畸形，部分患儿见小阴茎。

2. 儿童期　常有认知障碍，语言发育落后，学习困难，阅读、拼写障碍。由于社交障碍可引起各种行为异常及心理问题。

3. 青春期　第二性征发育不良，睾丸小而坚实，小阴茎，身高较高，下肢过长，阴毛及胡须稀少，无喉结，皮肤白皙，男性乳房发育等。各种心理行为疾病的风险增加，较常见抑郁、焦虑、自闭、注意力缺陷、多动障碍、精神分裂等。

4. 成年期　青春期出现的临床症状和激素异常延续至成年，常因不育就诊，无精或少精，勃起功能障碍，性欲低下。由于长期性腺功能减退及雄激素缺乏，一些患者合并糖尿病、肥胖、代谢综合征、骨质疏松、各种心血管疾病（周围血管病变、肺栓塞等）、自身免疫性疾病（干燥综合征、强直性脊柱炎、系统性红斑狼疮等）、肿瘤（纵隔肿瘤、乳腺癌等）等多种并发症。

【辅助检查】

1. 常规实验室检测　典型改变为血清 LH、FSH 升高，睾酮降低或处于正常低值，抑制素 B 和抗米勒管激素水平降低，雌二醇可能升高，常合并甲状腺功能异常、血糖调节功能受损、血脂增高、高胰岛素血症等。

2. 染色体核型分析　是确诊的主要方法，患者经典核型为 47，XXY；其次为嵌合型（46，XY/47，XXY；46，XX/47，XXY）；此外，罕见 48，XXXY 和 49，XXXXY 等核型。

3. 精液常规检查　成年期患者常为无精子症，极少数为严重的少精子症或隐匿精子症。

4. 彩超检查　前列腺饱满，双侧睾丸小，双侧精索静脉曲张，部分患者合并隐睾、小肠疝。

5. 神经行为发育评估　可采用格塞尔发育量表、韦氏儿童智力量表等进行评估。

6. 其他检查　睾丸组织活检可见曲精细管萎缩，呈玻璃样变性，排列不规则，精子生成减少或无。骨密度检测评估患者骨质疏松的严重程度。

【诊断及鉴别诊断】

通过病史、查体、遗传学检查可确诊。患者在新生儿期及婴儿期多无异常表现，此期的诊断率较低。儿童期患儿常因语言发育延迟、学习障碍及心理行为异常就诊。青春期后患者出现典型临床表现，通常因性发育异常或不育就诊。染色体核型分析可明确先证者的诊断，在此基础上，母亲再次生育时可通过绒毛膜或羊水细胞染色体分析等进行胎儿诊断。

【治疗】

克氏综合征的治疗涉及多系统，需要儿科、内分泌、生殖、神经科及康复治疗师等参与，主要治疗包括以下几个方面。

1. 性激素替代　主要采用雄激素替代治疗，婴儿期局部应用或肌注小剂量睾酮，促进阴茎发育；青春期开始长期睾酮替代治疗，每两周肌注 1 次庚酸睾酮 50 ～ 100mg，促进第二性征发育，提高性生活能力，改善精神行为异常，预防并发症。

2. 获得生育能力　可采用显微镜下睾丸取精结合卵细胞浆内单精子注射，再进行胚胎移植，可帮助患者获得健康胎儿。

3. 手术治疗　如果男性发育的乳房经睾酮治疗后不能消退，应及早手术。

4. 其他治疗　儿童期康复治疗有助于改善语言、认知能力；成年期各种并发症，如肥胖、糖尿病、骨质疏松、心理障碍等对症治疗。

【预后及预防】

多数克氏综合征患者不能生育，性功能差，个人及家庭精神压力沉重，故早期诊断、早期干预对于改善预后有重要意义。对于高龄孕妇通过胎盘绒毛或羊水细胞染色体分析，可进行产

NOTE

前诊断，争取优生优育。

四、迪乔治综合征（Digeorge 综合征）

迪乔治综合征（Digeorge Syndrome，Digeorge 综合征）又称先天性胸腺发育不全，是由于染色体 22q11.2 区域微缺失或关键基因突变而引起的一类临床症候群，以先天性心脏病、甲状旁腺功能减退、胸腺发育不良为特征。1965 年由 Angelo DiGeorge 医生首次报道，新生儿发病率约为 1/4000，患者临床表型复杂，容易漏诊、误诊。

【遗传学特征】

迪乔治综合征多为染色体 22q11.2 区域重排导致，可能是 22 号染色体低拷贝重复区非等位同源重组的结果，90%～95% 的缺失属于新生突变。90% 的患者缺失片段大小约为 3Mb，包含大约 90 个基因，基因单倍剂量不足，影响胚胎早期咽弓、心脏、骨骼肌和脑的发育，基因型与表型的关系目前还不十分明确，其中 TBX1 基因为目前确定的关键基因，与主要表型（特殊面容、心脏缺陷、胸腺发育不良、腭裂－腭咽闭合不全、甲状旁腺功能不全与低血钙）相关。

【临床表现】

本病具有明显的临床异质性，最常见的临床表现为低钙血症、心血管畸形、免疫缺陷、特殊面容等。其他不典型的特征包括听力缺陷、脊柱侧凸、皮肤异常、肾发育异常、智力障碍、生长发育迟缓及精神分裂等。

1. 甲状旁腺功能低下　表现为顽固性低钙血症和手足搐搦，为生后第 1 周内死亡的主要原因之一。

2. 心血管畸形　80% 的患者合并心血管异常，多为严重的复杂畸形，主要包括主动脉弓离断、法洛四联症、共同动脉干、房缺或室缺、先天性血管环等，是新生儿期夭折的主要原因。

3. 免疫缺陷　多为胸腺发育不全所致 T 细胞免疫功能缺陷所致，程度轻重不一，大多发生在婴儿期，以呼吸道、消化道、泌尿系统、皮肤感染多见，以细菌、真菌、病毒感染为主，常出现多种病原体混合感染。

4. 特殊面容　包括小口畸形、上唇较薄、小下颌、低耳位、小耳畸形、耳郭畸形、球形鼻、方形鼻尖、鼻翼发育不全、鼻孔狭窄、鼻孔前倾、腭咽功能不全、腭裂。

5. 认知和精神异常　智力运动发育落后，书写、计算和理解困难，注意力缺陷，精神分裂症，抑郁症等精神异常。

6. 其他并发症　如自身免疫性疾病、过敏性疾病、恶性肿瘤等。此外，一部分患儿婴幼儿期生长发育迟缓、喉气管食管异常、听力障碍、喂养困难、内分泌异常、肾脏及骨骼畸形。

【辅助检查】

1. 内分泌　甲状旁腺激素水平低下。

2. 免疫功能　外周血淋巴细胞减少，T 细胞（尤其是 $CD3^+$ T 细胞）数量减少或缺乏，细胞免疫功能低下，免疫球蛋白正常或增高。

3. 影像检查　X 线和胸部 CT 检查无胸腺影或胸腺明显偏小。

4. 细胞分子遗传学检测　大部分 22q11.2 缺失患者可以通过荧光原位杂交（FISH）、多重连接探针扩增（MLPA）、微阵列比较基因组杂交技术（aCGH）和拷贝数变异（CNV_s）方法获得诊断。

【诊断与鉴别诊断】

1. 诊断　临床诊断标准需符合下述 4 项中的 3 项：先天性心脏病、特征面容、甲状旁腺功能低下或新生儿低钙血症、胸腺缺如或发育不全或 T 淋巴细胞缺陷。

2. 鉴别诊断

（1）Smith–Lemli–Opitz 综合征　是一种常染色体隐性遗传病，由于 *DHCR7* 基因缺陷导致胆固醇代谢异常，血清 7- 脱氢胆固醇浓度升高或 7- 脱氢胆固醇 / 胆固醇比值升高，存在多指和腭裂的患者需要与本病鉴别。

（2）Alagille 综合征　是一种常染色体显性遗传病，发病机制主要为 *JAG1* 基因突变，患者主要临床表现为肝动脉发育不良或综合征性小叶间胆管缺乏，病理表现以组织学小叶间胆管减少或缺乏为特征。当患者存在蝴蝶椎、先天性心脏病时需要与本病鉴别。

（3）眼 – 耳 – 脊柱综合征　主要表现为眼、耳部畸形，椎体缺陷，先天性心脏病，肾脏异常等，所累及的部位不同，严重程度不同，发病机制尚不明确。

（4）CHARGE 综合征　为常染色体显性遗传病，65% ～ 70% 的患者为 *CHD7* 基因突变导致。主要临床表现为先天性心脏病、腭裂、闭锁性胆管、泌尿系统畸形、生长发育迟滞、免疫缺陷等。

【治疗】

目前尚无特殊治疗方法，需要多学科干预。新生儿期主要是维持心功能正常，纠正甲状旁腺功能低下及低钙血症，控制抽搐。有严重免疫缺陷者需隔离治疗，严重者尽早进行胸腺移植，改善免疫功能。

【预后及预防】

迪乔治综合征是常染色体显性遗传病，大部分为新生性突变。亲缘来源分析提示，缺失来源于母亲略多于父亲，但并不受母亲妊娠年龄的影响，父亲的年龄与发生缺失的频率也无关，产前诊断对避免患病胎儿出生具有重要意义。

本病预后主要取决于心脏畸形的严重程度、甲状旁腺功能减退程度及智能发育情况。迪乔治综合征是常染色体显性遗传病，超过 90% 的先证者属于新发突变，约 10% 的患者缺失遗传自父亲或母亲。先证者的后代有 50% 的机会遗传该异常染色体而发病。产前诊断非常重要，在母亲妊娠 18 ～ 22 周通过超声检测，如果胎儿有心脏病和（或）腭裂或唇腭裂、肾脏异常、羊水过多，特别是患有锥体动脉心脏异常的胎儿，可能患迪乔治综合征，需进行胎儿基因分析。

第三节　单基因遗传病

一、概述

单基因病指受一对等位基因调控的遗传病，遵循孟德尔遗传。目前，人类已知的单基因遗传病有 5740 种，大多数属常染色体隐性遗传病，少数为常染色体显性遗传、X 或 Y 连锁遗传和线粒体遗传病。遗传代谢病属于单基因遗传病，又称为先天性代谢异常，是由于基因致病性变异导致维持机体物质代谢的蛋白功能缺陷，引起一系列疾病。遗传代谢病种类繁多，目前已发

NOTE

现近千种，如蚕豆病、氨基酸代谢病、有机酸代谢病、糖代谢异常、脂肪酸代谢病、线粒体病、溶酶体病等。虽然遗传代谢病单病种发病率很低，多为罕见病，但总体发病率高，可自新生儿至成人发病，临床表现缺乏特异性，常表现为多脏器损害，临床诊断困难，危害严重，致残率、致死率较高。因此，进行早期诊断、正确治疗及预防至关重要。

【分类】

遗传代谢病根据受累的代谢物质分类，代表性疾病见表 15-2。

表 15-2　遗传代谢病的种类及代表性疾病

分类	疾病举例
氨基酸代谢病	苯丙酮尿症、四氢生物蝶呤缺乏症、高甲硫氨酸血症、枫糖尿病、同型半胱氨酸血症、酪氨酸血症、瓜氨酸血症等
碳水化合物代谢异常	半乳糖血症、糖原贮积病、先天性乳糖酶缺乏症、遗传性果糖不耐受症、磷酸烯醇丙酮酸羧化酶缺陷等
脂肪酸 β-氧化障碍	原发性肉碱转运障碍、肉碱棕榈酰转移酶Ⅰ缺乏症、肉碱棕榈酰转移酶Ⅱ缺乏症、中链酰基辅酶 A 脱氢酶缺乏症、极长链酰基辅酶 A 脱氢酶缺乏症、多种酰基辅酶 A 脱氢酶缺乏症等
尿素循环障碍	鸟氨酸氨甲酰转移酶缺乏症、瓜氨酸血症、精氨酸琥珀酸尿症、精氨酸血症、高鸟氨酸血症等
有机酸代谢异常	甲基丙二酸血症、丙酸血症、异戊酸血症、戊二酸血症Ⅰ型、丙二酸血症、生物素酶缺乏症、全羧化酶合成酶缺乏症、尿黑酸尿症等
核酸代谢异常	着色性干皮病、次黄嘌呤鸟嘌呤磷酸核糖转移酶缺陷症
金属元素代谢异常	肝豆状核变性（Wilson 病）、Menkes 病等
内分泌代谢异常	21-羟化酶缺乏症、11β-羟化酶缺乏症、17-羟化酶缺乏症、雄激素不敏感综合征等
骨代谢病	低磷性佝偻病、软骨发育不全、成骨发育不全、脊柱骨骺发育不全等
线粒体病	Leigh 综合征、Kearns-Sayre 综合征、MELAS 综合征等
溶酶体病	黏多糖贮积症、异染性脑白质营养不良、神经节脑苷脂病等
过氧化物酶体病	X 连锁肾上腺脑白质营养不良、Zellweger 综合征等
高尔基体病	糖基化异常等
其他	胆汁酸代谢异常、卟啉病、α-抗胰蛋白酶缺乏症、囊性纤维变性等

【发病机制】

遗传代谢病是由于核基因或线粒体 DNA 基因致病变异，导致相关的酶、受体、载体及膜泵等蛋白功能缺陷，引起物质合成、代谢、转运与储存等方面出现异常。遗传代谢病的主要病理生理机制为代谢底物堆积，代谢产物缺乏，旁路代谢产物产生等（图 15-1），引起脑、肝、肾、心血管、血液等多系统损害。如苯丙酮尿症为苯丙氨酸羟化酶或其辅酶缺陷导致高苯丙氨酸血症，旁路代谢产物苯乙酸、苯乳酸增高，造成神经系统损害而发病；21-羟化酶缺乏症导致代谢底物孕酮、17α-羟孕酮增高，旁路代谢产物雄激素增多，引起肾上腺皮质功能不全、男性性早熟及女性男性化。

遗传基因突变
↓
酶缺陷（蛋白活性降低或消失）
↓

底物↑ ——————————— ✕ ——————→ 正常产物↓

旁路代谢 ——————————————→ 异常产物↑

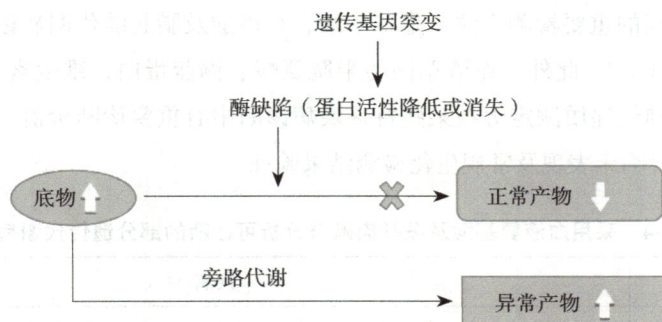

图 15-1　遗传代谢病的发生机制

【临床表现】

遗传代谢病可在新生儿期、婴幼儿期、儿童期、青少年期、成年期发病，其中，近25%在新生儿期发病。多数遗传代谢病临床表现缺乏特异性，可累及全身各个器官，尤其是神经系统及消化系统，常表现为智力运动落后、呕吐、黄疸、肝脾肿大、抽搐、白内障、皮疹、低血糖、酸中毒、电解质紊乱、高乳酸血症及高氨血症、心肌病、特殊气味等，严重时可出现昏迷及死亡（表15-3）。此外，不同病种可表现出相似的临床症状，而同一病种的患者可有显著的个体差异，患者发病及严重程度还受饮食、感染、药物、应激等环境因素影响。

表 15-3　遗传代谢病引发的器官损害及临床表现

受累器官或系统	表现
神经系统	智力障碍、运动发育迟缓或倒退、癫痫、脑白质病、基底节损害、脊髓损害、脑萎缩、急性脑病、共济失调等
消化系统	喂养困难、偏食、恶心、呕吐、黄疸、肝脾大、腹胀、腹泻、肝功能异常等
肌肉系统	无力、肌痛、肌肉萎缩、横纹肌溶解等
心血管系统	高血压、肺动脉高压、心肌病、心律失常、血栓、动脉粥样硬化等
肾脏	蛋白尿、血尿、结石、肾小管损害等
呼吸系统	间质性肺病、肺栓塞、囊性纤维化等
血液系统	贫血、血小板减少、溶血等
骨骼和面容	特殊面容、骨病、脊柱畸形等
眼睛、皮肤、毛发	白内障、晶状体脱位、角膜K-F环、色素沉着、色素减少、白化病、湿疹、黄色瘤、毛发异常等
代谢紊乱	电解质和水盐代谢紊乱、低血糖、高血糖、低血磷、高血氨、高乳酸血症、高脂血症、高尿酸血症等

【实验室检测】

遗传代谢病种类多，病因复杂，一般化验多缺乏特异性，需要依靠特异性检测进行诊断。

1. 一般化验　血常规、尿常规、肝肾功能、心肌酶谱、血脂、血糖、电解质、血气分析、酮体、血氨、乳酸、丙酮酸等，可提供诊断线索，评估患者病情，协助诊断及治疗。如血氨显著升高，则提示尿素循环障碍及有机酸尿症；乳酸、丙酮酸增高提示线粒体病；血清胆固醇显著增高，提示家族性高胆固醇血症。

2. 特殊生化检测　串联质谱法血液氨基酸及酰基肉碱谱分析、气相色谱质谱联用法尿液有

NOTE

机酸分析是遗传代谢病的重要检测方法，是氨基酸、有机酸及脂肪酸代谢病诊断与监测的主要技术（表15-4和表15-5）。此外，血液总同型半胱氨酸、铜蓝蛋白、维生素 B_{12}、叶酸、生物素、脑脊液氨基酸、神经递质测定等在某些特殊疾病诊断中有重要诊断价值。由于遗传代谢病表现复杂多样，需结合临床表现及常规生化检测结果验证。

表 15-4　采用血液氨基酸及酰基肉碱谱分析可诊断的部分遗传代谢病

种类	疾病
氨基酸代谢病	高苯丙氨酸血症、高甲硫氨酸血症、枫糖尿病、瓜氨酸血症、精氨酸血症、高鸟氨酸血症、同型半胱氨酸血症、酪氨酸血症等
有机酸代谢病	甲基丙二酸血症、丙酸血症、异戊酸血症、戊二酸血症Ⅰ型、3-甲基巴豆酰辅酶A羧化酶缺乏症、生物素酶缺乏症、全羧化酶合成酶缺乏症、β-酮硫解酶缺乏症、丙二酸血症等
脂肪酸氧化障碍疾病	原发性肉碱缺乏症、肉碱棕榈酰转移酶Ⅰ缺乏症、肉碱棕榈酰转移酶Ⅱ缺乏症、中链酰基辅酶A脱氢酶缺乏症、极长链酰基辅酶A脱氢酶缺乏症、多种酰基辅酶A脱氢酶缺乏症等

表 15-5　采用尿有机酸分析可诊断的部分遗传代谢病及其尿液异常有机酸

疾病	尿液异常有机酸
甲基丙二酸尿症	甲基丙二酸、甲基枸橼酸
丙酸尿症	甲基枸橼酸、3-羟基丙酸
丙二酸尿症	丙二酸
异戊酸尿症	异戊酰甘氨酸
戊二酸尿症Ⅰ型	戊二酸
多种辅酶A羧化酶缺乏症	3-羟基异戊酸、3-羟基丙酸、3-甲基巴豆酰甘氨酸
3-甲基巴豆酰辅酶A羧化酶缺乏症	3-甲基巴豆酰甘氨酸
3-甲基戊烯二酸尿症	3-甲基戊烯二酸
3-羟-3甲基戊二酸尿症	3-羟-3甲基戊二酸
β-酮硫解酶缺乏症	2-甲基-3-羟基丁酸、甲基巴豆酰甘氨酸

3. 酶活性分析　酶活性检测是某些遗传代谢病诊断分型的重要依据，多用于溶酶体贮积症、生物素酶缺乏症、四氢生物蝶呤还原酶缺乏症等疾病诊断，检测患者白细胞、皮肤成纤维细胞、组织等关键酶活性，进行特异性确诊。

4. 基因检测　采集患儿外周血白细胞或其他组织（羊水、绒毛、口腔黏膜、皮肤成纤维细胞），提取 DNA，进行 DNA 序列分析或拷贝数变异分析，以明确诊断。基因诊断较传统生化诊断方法特异、灵敏、准确，在临床诊断中非常重要，是遗传代谢病诊断的重要技术。采用高通量测序技术可进行全外显子组分析、线粒体基因分析、全基因组测序，显著提高了单基因遗传病的病因诊断率。

5. 其他检查方法　X线、CT、MRI 或 MRS 的特征性变化，有助于某些骨骼病变、脑白质病、线粒体病的临床诊断；组织活检可为部分遗传代谢病诊断提供重要信息。

【诊断】

遗传代谢病临床表现缺乏特异性，对于有表观异常、先天性畸形、生长发育迟缓、智力障碍、运动障碍、癫痫等表现的可疑患儿，应及早进行病因分析，通过生化代谢、基因、酶学检测确诊。

【治疗】

遗传代谢病患者确诊后应及时、正确治疗，针对原发病所造成代谢异常进行干预，限制相关前体物质摄入，减少毒性代谢物蓄积，补充患者代谢所需的氨基酸、维生素、矿物质等营养素，并保证热量、蛋白质、脂肪摄入。主要的治疗方法有饮食治疗、药物治疗、酶替代治疗、细胞或器官移植治疗，基因治疗尚在探索中。

对于急性代谢紊乱发作期的患者，需及时采取治疗措施，保证能量、液体的补充，改善代谢性酸中毒、高氨血症、低血糖、电解质紊乱等，对于严重患者必要时可进行血液透析。

【预后及预防】

尽早诊断、及时治疗是改善遗传代谢病患者预后的关键，急性期患儿病死率很高，存活者多遗留重度神经系统损害。通过新生儿筛查，一些遗传代谢病患者可在症状前期或早期得到诊断与治疗，显著降低病死率及残障率。在先证者基因诊断明确的前提下，可对下一胎同胞进行产前诊断，是出生缺陷防控的关键措施。

二、高苯丙氨酸血症

高苯丙氨酸血症（hyperphenylalaninemia，HPA）是一组常见的氨基酸代谢病，由于苯丙氨酸羟化酶（phenylalanine hydroxylase，PAH）缺乏或其辅酶四氢生物蝶呤（tetrahydrobiopterin，BH4）缺乏，导致血苯丙氨酸增高，是遗传代谢病中防治最成功、最经典的疾病。我国1985～2011年3500万新生儿筛查资料显示高苯丙氨酸血症患病率为1/10397。

根据病因高苯丙氨酸血症分为PAH缺乏症和BH4缺乏症两大类，均为常染色体隐性遗传病。临床根据治疗前最高的血苯丙氨酸浓度或天然蛋白摄入足够情况下血苯丙氨酸浓度分类，经典型苯丙酮尿症（phenylketonuria，PKU）患者血苯丙氨酸≥1200mol/L；中度PKU患者血苯丙氨酸360～1200mol/L；轻度HPA血苯丙氨酸120～360mol/L。

【病因和发病机制】

*PAH*基因定位于染色体12q22～24.1，含13个外显子，*PAH*基因双杂合突变导致不同程度的高苯丙氨酸血症。四氢生物蝶呤缺乏症是由于BH4代谢途径中六种酶中的一种酶缺乏，导致高苯丙氨酸血症及神经递质代谢障碍。其中6-丙酮酰四氢蝶呤合成酶（6-pyruvoyl tetrahydropterinsynthase，PTPS）缺乏最多见，其次为二氢蝶呤还原酶（dihydropteridine reductase，DHPR）缺乏，鸟苷三磷酸环化水解酶（guanosine triphosphate cylohydrolase，GTPCH）、墨蝶呤还原酶（sepiapterin reductase deficiency，SR）等缺乏相对少见。

正常状况下，天然食物中的蛋白质分解产生的苯丙氨酸在肝脏PAH的作用下转化为酪氨酸，PAH缺乏导致高苯丙氨酸血症，旁路代谢增强，产生大量苯丙酮酸、苯乙酸和苯乳酸，从尿中排出。四氢生物蝶呤是PAH、酪氨酸及色氨酸羟化酶的辅酶，四氢生物蝶呤合成或还原酶缺乏，可导致高苯丙氨酸血症及多巴胺、5-羟色胺的合成障碍。增高的血苯丙氨酸通过血脑屏障，脑内苯丙氨酸增高，引起髓鞘发育不良或脱髓鞘等脑白质异常，导致神经系统损害。

NOTE

【临床表现】

高苯丙氨酸血症患者新生儿期多无临床症状。出生 3～4 个月后逐渐表现典型 PKU 的临床特点。

1. 皮肤毛发　未经治疗的患儿 3～4 个月后头发由黑变黄，皮肤颜色逐渐变浅，尿液、汗液鼠臭味，常伴有湿疹。

2. 智力障碍　智能发育落后明显，常伴小头畸形、心理行为异常（多动、自残、攻击、自闭症、自卑、忧郁等问题）。

3. 癫痫　癫痫发作常在 18 个月以前出现，多表现为痉挛发作。

四氢生物蝶呤缺乏症患儿除表现以上类似 PKU 的症状外，主要表现为躯干肌张力低下，四肢肌张力增高或低下，松软，角弓反张，吞咽困难，口水多等。由于临床症状缺乏特异性，易被误诊为脑性瘫痪、智力障碍、癫痫、孤独症、多动症等疾病。

【辅助检查】

1. 新生儿筛查　采集出生 72 小时（哺乳 6～8 次以上）的新生儿足跟血，制成专用干血滤纸片，测定血苯丙氨酸浓度。筛查原标本血苯丙氨酸浓度＞120μmoL/L，或同时伴有苯丙氨酸／酪氨酸比值＞2.0 为阳性，需召回复查，以确认是否高苯丙氨酸血症。

早产儿因肝功能不成熟可出现暂时性高苯丙氨酸血症，发热、感染、肠道外营养或输血、肝损害等因素也可导致血苯丙氨酸增高，而蛋白摄入不足时可能出现筛查假阴性，判断时需谨慎，有必要进行复查。

2. 血苯丙氨酸浓度测定　对新生儿筛查或临床高危筛查血苯丙氨酸增高者，采用定量法测定其血苯丙氨酸、酪氨酸等氨基酸浓度，血苯丙氨酸浓度持续＞120μmoL/L 及苯丙氨酸／酪氨酸＞2.0，可确诊为高苯丙氨酸血症。

3. 尿蝶呤谱分析　是诊断四氢生物蝶呤合成酶缺乏症的重要方法。

4. 红细胞 DHPR 活性测定　DHPR 缺乏症患儿红细胞 DHPR 活性显著降低。

5. 基因诊断　是确诊 PKU、四氢生物蝶呤合成酶缺乏症的可靠方法。

6. 四氢生物蝶呤负荷试验　为四氢生物蝶呤缺乏症的辅助诊断及四氢生物蝶呤反应性高苯丙氨酸血症的判断方法。对于血苯丙氨酸基础浓度高于 360mol/L 的患者，可以直接进行四氢生物蝶呤负荷试验，四氢生物蝶呤缺乏症的患者常于负荷 4～8 小时血苯丙氨酸浓度降至正常，而 PAH 缺陷所导致的典型高苯丙氨酸血症患者血苯丙氨酸浓度多无明显下降。

【诊断与鉴别诊断】

对新生儿筛查或临床高危筛查血苯丙氨酸升高者，血苯丙氨酸持续≥120mol/L，或血苯丙氨酸持续≥120mol/L，且苯丙氨酸／酪氨酸比值≥2.0，可确诊为高苯丙氨酸血症。对于高苯丙氨酸血症患者，应注意鉴别四氢生物蝶呤缺乏症。

【治疗】

PAH 基因缺陷所致高苯丙氨酸血症及四氢生物蝶呤缺乏症均为可治疗的遗传代谢病，需要多学科综合管理。

1. *PAH* 基因缺陷所致高苯丙氨酸血症　一旦确诊，应立即开始治疗，越早治疗预后越好，提倡终身治疗；轻度高苯丙氨酸血症可暂不治疗，但需定期检测血苯丙氨酸浓度，如血苯丙氨酸浓度持续＞360μmoL/L，应给予治疗。

（1）饮食治疗 低苯丙氨酸饮食治疗仍是目前 *PAH* 基因缺陷所致高苯丙氨酸血症的主要治疗方法。由于患者肝脏苯丙氨酸羟化酶活性不同，需个体化治疗。

（2）四氢生物蝶呤 四氢生物蝶呤反应性高苯丙氨酸血症患者，口服四氢生物蝶呤 $10 \sim 20mg/$（$kg \cdot d$）后血苯丙氨酸浓度显著降低，部分患者只需口服四氢生物蝶呤即可获得良好控制。

2. 四氢生物蝶呤缺乏症 各型四氢生物蝶呤缺乏症治疗方法不同，PTPS 缺乏症、GTPCH 缺乏症及 SR 缺乏症患儿在正常饮食下，补充四氢生物蝶呤剂量为 $1 \sim 5mg/$（$kg \cdot d$），根据体重、血苯丙氨酸浓度调整剂量。

（1）神经递质前体补充治疗 左旋多巴、5- 羟色氨酸，从 $1mg/$（$kg \cdot d$）起逐步增加剂量至各年龄段治疗范围。

（2）低苯丙氨酸饮食治疗 DHPR 缺乏症患者需采用低苯丙氨酸饮食治疗，使血苯丙氨酸浓度控制到接近正常水平（$120 \sim 240\mu mo/L$），并补充亚叶酸，以防治继发性脑叶酸缺乏症。

【遗传咨询】

苯丙氨酸羟化酶缺乏症及四氢生物蝶呤缺乏症均为常染色体隐性遗传病，需要通过三级防控进行预防，避免近亲结婚，进行新生儿筛查，在先证者及其父母致病基因突变明确的前提下，通过胎盘绒毛（孕 $9 \sim 13$ 周）或羊水细胞（孕 $16 \sim 22$ 周）相关基因突变分析，可对下一个胎儿进行产前诊断。

【预后及预防】

高苯丙氨酸血症的预后与疾病轻重、胎儿期脑发育、治疗早晚、血苯丙氨酸浓度、营养状况、治疗依从性等多种因素有关。新生儿筛查是早期发现的重要措施，如果发病后开始治疗，可能遗留不可逆脑损害。

三、甲基丙二酸尿症

甲基丙二酸尿症（methylmalonic aciduria）又称为甲基丙二酸血症（methylmalonic acidemia），是我国最常见的有机酸血症。临床表现以神经系统损害为主，常伴多系统损害。根据国外近年来的新生儿筛查结果显示患病率为 $1/360\ 000 \sim 1/50\ 000$，我国大陆地区儿童的发病率约为 $1/26000$。本病早期诊断及治疗，可改善患儿长期预后。

【病因与发病机制】

甲基丙二酸尿症是由于甲基丙二酰辅酶 A 变位酶（methylmalonyl–CoAmutase，MCM）活性部分或完全缺乏（MUT^-/MUT^0）或辅酶腺苷钴胺素（Adenosylcobalamin，AdoCbl）转运或合成缺陷所致，甲基丙二酰辅酶 A 不能转化为琥珀酰辅酶 A，中间代谢产物甲基丙二酸、3- 羟基丙酸、甲基枸橼酸等在体内异常蓄积，导致有机酸代谢紊乱，引起神经、心血管、肾脏、肝脏、血液等多系统损伤。

甲基丙二酸尿症发病机制复杂，迄今已经发现与多种基因突变相关，绝大多数为常染色体隐性遗传病，仅 *HCFC1* 基因缺陷为 X 连锁遗传病。其中 *MUT*、*MMAA*、*MMAB*、*MMADHC* 基因突变分别导致 mut、cblA、cblB、cblD 变体 2 蛋白缺陷，引起单纯型甲基丙二酸尿症；*MMACHC*、*MMADHC*、*LMBRD1*、*ABCD4*、*HCFC1* 基因突变分别导致 cblC、cblD、cblF、cblJ、cblX 型，生化表型表现为甲基丙二酸尿症合并同型半胱氨酸血症。甲基丙二酸尿症合并

NOTE

同型半胱氨酸增高是我国甲基丙二酸尿症患者的主要生化表型，占 70% 以上，其中又以 cblC 型最为常见，占合并型甲基丙二酸尿症的 90% 以上。

【临床表现】

甲基丙二酸尿症临床表现多种多样，程度轻重不同，其主要表现为神经系统损害。早发型病情严重，起病时间最早，多数患儿于生后数小时至 1 周内出现脑病样症状，喂养困难，呕吐，惊厥，昏迷，早期死亡率极高。晚发型多于幼儿期起病，常因高蛋白饮食、感染、发热等应激因素诱发代谢性酸中毒，急性期昏睡、昏迷、惊厥，常伴贫血、黄疸、低血糖等异常；慢性期常见癫痫、智力运动发育迟缓、共济失调等，一些患者合并视神经萎缩、小头畸形、脑积水等。一些患者于学龄期到成年起病，认知功能下降，精神异常，行为及人格改变，少数患者合并代谢综合征、糖尿病。

不同类型甲基丙二酸尿症临床特征存在差异。MUT^0 型是最严重类型，起病时间最早，其中大多数患儿可于生后数小时至 1 周内出现急性脑病样症状，如喂养困难、反复呕吐、惊厥、昏迷等，常危及生命，早期死亡率极高；mut⁻、cblA、cblB 型患儿多在生后 1 月至儿童期发病，症状相对较轻；cblC、cblD、cblF、cblJ、cblX 型患儿表现为甲基丙二酸尿症合并同型半胱氨酸血症，临床表现较单纯型更为复杂，难以通过临床症状鉴别。cblC 型可在新生儿期至成年期发病，常合并多系统受损，表现与其他类型相似，cblD、cblF、cblJ 及 cblX 型罕见。

【辅助检查】

1. 常规生化检查　包括血常规、尿常规、血气分析、肝肾功能、电解质、心肌酶等常规生化检查，以及血糖、血氨、乳酸、总同型半胱氨酸等代谢检查，常见贫血、肝肾功能损伤、蛋白尿、代谢性酸中毒、高氨血症、高乳酸血症等异常。

2. 血氨基酸、游离肉碱及酰基肉碱谱分析　典型患者丙酰肉碱、丙酰肉碱 / 乙酰肉碱比值增高，合并型甲基丙二酸尿症患者血液总同型半胱氨酸增高，部分患者甲硫氨酸降低。

3. 尿有机酸分析　甲基丙二酸及甲基枸橼酸增高，急性期可伴 3- 羟基丙酸、丙酮酸及 3- 羟基丁酸增高。

4. 基因检测　甲基丙二酸尿症相关致病基因突变分析是确诊的关键。

5. 影像学检查　为评估患儿神经系统损伤重要手段，单纯型患者以基底节区病变、脑外间隙增宽或合并脑室增大多见，部分患者表现为脑白质脱髓鞘病变、蛛网膜出血、脑梗死等；合并型患者常见脑萎缩、脑室周围白质异常，少数患者合并脑积水。

6. 其他检查　部分患者合并癫痫、听力障碍、视力障碍及周围神经系统损伤，需通过脑电图、神经传导速度、肌电图、诱发电位检查进行评估。

【诊断及鉴别诊断】

甲基丙二酸尿症缺乏特异性临床表现，症状多样，误诊率和漏诊率较高，常被诊断为发育落后、脑性瘫痪、孤独症、脑炎等疾病。对于原因不明的发育落后、反复呕吐、喂养困难、嗜睡、抽搐、呼吸困难、意识障碍、运动障碍、精神异常等患者，均应考虑到本病的可能。通过一般检查、代谢分析及基因分析进行临床及病因诊断。

【治疗】

甲基丙二酸尿症的治疗原则为减少有毒代谢产物生成并加速其清除，主要通过特殊饮食、药物治疗等控制病情，最大限度减轻神经系统损伤。

1. 急性期治疗　以纠正酸中毒、补液为主，同时对症处理各种危急情况。①静脉补液：以保证足够的热能及液体供给，小剂量胰岛素 [0.01 ～ 0.02 U/（kg·h）] 可促进合成代谢，同时维持血糖正常。②纠正代谢性酸中毒。③急性期需静脉滴注左卡尼汀（每天 2 ～ 4 次，每次 50 ～ 300mg/kg），症状缓解后改用分次口服左卡尼汀 [50 ～ 200mg/（kg·d）]。④钴胺素（羟钴胺、腺苷钴胺、甲钴胺或氰钴胺，1 ～ 10mg/d，肌内注射或静脉注射），对于合并高同型半胱氨酸血症的患者，同时给予甜菜碱 [250 ～ 500mg/（kg·d）]。⑤对于维生素 B_{12} 无效或部分有效的单纯型甲基丙二酸尿症患者，应限制天然蛋白质，补充祛除蛋氨酸、缬氨酸、苏氨酸的特殊配方奶粉。⑥血液透析或血浆置换，对于严重高氨血症、代谢性酸中毒和电解质紊乱患者是有效的解毒措施。

2. 长期治疗　主要通过特殊饮食、药物治疗等改善代谢状况，保证生长发育，预防代谢紊乱的发生。

（1）特殊饮食　维生素 B_{12} 无效型或部分有效的单纯型患者以饮食治疗为主，天然蛋白质控制在 0.8 ～ 1.5g/（kg·d），补充无蛋氨酸、缬氨酸、苏氨酸的特殊配方奶粉，保证总蛋白摄入量维持在 1.0 ～ 2.5 g/（kg·d），并根据年龄、营养状况、生长发育等个体情况，给予其他维生素、营养素，保证热量。对于合并型患者不需要限制天然蛋白饮食，以免导致医源性低蛋氨酸血症。

（2）常规药物治疗　对于维生素 B_{12} 反应型的单纯型患者，给予维生素 B_{12}（1mg/ 次，每周 2 次到每两周 1 次，肌内注射）及左卡尼汀（50 ～ 100mg/（kg·d），口服）治疗。对于维生素 B_{12} 无反应型，给予左卡尼汀 30 ～ 200mg/（kg·d）口服，同时进行饮食治疗。合并型患者钴胺素每次 0.5 ～ 1.0mg，每日～每周肌内注射，长期维持，口服甜菜碱 [250 ～ 500mg/（kg·d）] 治疗。

（3）对症治疗　对于合并癫痫的患者，选择适当的抗癫痫药物，丙戊酸可增加高氨血症风险，需谨慎使用。对于合并锥体外系症状（运动障碍，肌阵挛，舞蹈病）和锥体束受累（痉挛状态）的患儿，可使用左旋多巴、苯海索、氯硝西泮、巴氯芬等药物，改善运动功能。小剂量生长激素有助于改善喂养困难、生长发育落后、营养不良患儿的全身营养状况。

3. 康复治疗　对于伴神经系统后遗症患儿，早期的康复治疗可显著提高甲基丙二酸尿症患者生存质量，改善运动能力、认知能力及行为障碍。

4. 其他治疗　针对维生素 B_{12} 无效型的单纯型甲基丙二酸尿症患者，可考虑肝移植或者肝肾联合移植治疗。脑室 – 腹腔分流术是重度脑积水患儿有效治疗方式。目前基因治疗仅处于动物实验阶段。

【预后及预防】

甲基丙二酸尿症患者的预后与起病年龄、疾病类型及治疗依从性有关。新生儿及婴儿期起病的患者致死、致残率高，多存在神经系统后遗症。晚发型患儿临床进展较缓慢，且程度相对较轻。早发型单纯型甲基丙二酸尿症预后较差。通过新生儿筛查早期发现，早期治疗，可显著减少甲基丙二酸尿症的致残率和死亡率。在先证者明确基因诊断的前提下，患儿父母再次生育时可进行胎儿产前诊断。

NOTE

四、肝豆状核变性

肝豆状核变性（hepatolenticular degeneration）是一种常染色体隐性遗传性铜代谢异常疾病，又称为 Wilson 病。由于 *ATP7B* 基因异常引起铜转运 P 型 ATP 酶缺陷，导致铜在肝脏、脑、角膜、肾和心脏等脏器沉积而发病，临床以肝硬化、眼角膜 K-F 环和锥体外系症状为其三大特征。

【病因和发病机制】

ATP7B 基因编码铜运输 P 型 ATP 酶或铜转位酶 ATP7B，ATP7B 有助于铜转运到反式高尔基网络和胆道从而排泄铜。铜与铜蓝蛋白结合，然后在循环中释放。在正常铜水平下，ATP7B 有助于铜蓝蛋白等铜蛋白的合成。当细胞内铜过量时，ATP7B 通过胞吐促进其排泄到胆汁中。ATP7B 的突变导致铜结合的铜蓝蛋白合成减少，铜的排泄受损，过量的铜沉积在脑、肝、肾等组织中，损害细胞和组织功能。

【临床表现】

虽然铜在出生后不久就开始积聚，但临床症状至少需要 3 年才会显现。症状取决于铜在体内沉积的部位，主要器官是肝脏和脑。

1. 肝脏表现　孤立性肝脏受累有年龄表型特征，儿童和青春期患者较成年患者更常见。肝型的常见表现包括肝硬化和门静脉高压，其他表现包括急性肝衰竭、慢加急性肝衰竭、急性肝炎、无症状转氨酶升高、脂肪肝、胆石症，以及少见的肝胆恶性肿瘤。急性肝衰竭常伴发溶血。

2. 神经精神表现　可能是唯一临床表现，常晚于肝脏症状，临床表现多样，包括轻度震颤、肌张力障碍、癫痫发作、帕金森病、共济失调、认知障碍和行为问题。

3. 眼部表现　Kayser-Fleischer 环（K-F 环）通常是双侧的，几乎存在于所有脑型和一半以上的肝型患者。裂隙灯检查是诊断 K-F 环的必要手段。

4. 肾脏表现　肾小管功能障碍合并肾钙质沉着，镜下血尿较常见。

5. 血液系统表现　轻度 Coombs 阴性溶血性贫血可发生于无症状肝豆状核变性患者。急性重度溶血可能是肝豆状核变性相关急性肝衰竭的最初表现。

6. 其他系统表现　骨骼肌关节损害，20 ～ 30 岁的患者早发退行性关节病（骨关节炎和软骨钙质沉着症）；无症状性心律失常是肝豆状核变性的常见症状之一。

【辅助检查】

1. 血清铜蓝蛋白　正常范围 0.2 ～ 0.4g/L，血清铜蓝蛋白＜ 0.1g/L 的患者应高度怀疑肝豆状核变性。但是，血清铜蓝蛋白在正常范围内或临界值的患者，也不能排除。

2. 24 小时尿铜检测　正常＜ 40μg，对于有症状的患者，基础 24 小时尿铜≥ 100μg（儿童 24 小时尿铜＞ 40μg）对诊断非常有价值。

3. K-F 环　角膜边缘可见呈棕灰、棕绿或棕黄色的色素环，色素环宽 1 ～ 3mm。K-F 环对诊断肝豆状核变性的特异性较高，但无 K-F 环并不能排除肝豆状核变性。

4. 肝铜含量　正常肝铜含量约 50μg 干质量，＞ 250μg 干质量需考虑诊断肝豆状核变性。

5. 肝脏活检　肝脏最早的组织异常包括轻度脂肪变性、肝细胞内糖原化和局灶性肝细胞坏死。伴随着病程进展，出现纤维化、肝硬化。

6. 基因检测 *ATP7B* 基因双等位基因致病变异。

7. 头颅核磁 约 85% 神经型患者头颅核磁显示异常，主要累及基底节，也可出现中脑和脑桥、丘脑、小脑及额叶皮质等部位的异常信号。在神经系统症状出现之前，部分患者也可出现头颅核磁异常改变。

【诊断与鉴别诊断】

患者具有锥体外系症状或肝病表现，同时 K-F 环阳性、血清铜蓝蛋白低于正常下限、24 小时尿铜 ≥ 100μg，可临床诊断为肝豆状核变性。对不符合以上诊断指标的患者，应进行 *ATP7B* 基因检测。

【治疗】

本病治疗目的是防止或减少铜在组织内蓄积，应终身治疗。开始治疗越早，预后越好。

1. 促进铜排泄 铜螯合剂青霉胺为一线治疗，起始剂量 150～300mg/d，每周逐步增加直至 20mg/（kg·d），分 2～3 次口服；青年患者 1000mg（最大 1500mg），分 2～4 次口服。维持剂量 10～20mg/（kg·d），最大剂量为 750～1000mg/d，分两次口服。饭前 1 小时或者饭后 2 小时服用。曲恩汀为二线治疗药物，起始剂量 20mg/（kg·d），青年患者 1000mg（最大 1500mg），分 2～3 次口服，维持剂量 900～1500mg/d，分 2～3 次口服，饭前 1 小时或者饭后 2 小时服用。

2. 减少铜吸收的药物 硫酸锌为常用的锌制剂，16 岁以上体质量 ≥ 50 kg 的患者 150mg/d，分 3 次口服；6～16 岁体质量 < 50 kg 的患者 75mg/d，分 3 次口服；6 岁以下 50mg/d，分两次口服；饭前 1 小时或者饭后 2 小时服用。

3. 其他治疗 对于爆发性肝衰竭、肝硬化失代偿期及药物治疗无效的严重肝病患者，可考虑肝移植治疗。

4. 低铜饮食 避免铜含量高的食物（肝、脑、巧克力、蘑菇、贝类和坚果）。

【预后与预防】

肝豆状核变性患者的预后取决于肝脏及脑受累程度及患者对治疗的依从性，若不正确治疗，预后不良，多死于进行性肝病或神经系统疾病。对于先证者基因诊断明确的家庭，母亲再次妊娠时可进行产前诊断，通过胎盘绒毛或羊水细胞 *ATP7B* 基因分析进行胎儿诊断。

五、糖原贮积病

糖原贮积病（glycogen storage disease，GSD）是一组遗传性糖原代谢障碍疾病。本病是由于基因突变引起糖原代谢中酶缺陷，机体能量代谢障碍和糖原在组织中过多沉积而发病。GSD 根据酶缺陷及转运体的不同已分为 10 余种类型，大多数为常染色体隐性遗传，临床表现也各有不同，多累及肝脏、骨骼肌、大脑等重要脏器，主要表现为低血糖、肝脾大、生长发育迟缓、运动不耐受和肌无力等，严重时可出现横纹肌溶解，伴肌红蛋白尿等（表 15-6）。本病欧洲人群中总发病率为 1/25000～1/20000，我国发病率尚且不详，国内文献报道多为 I 型和 II 型病例。

表 15-6　糖原贮积症常见分型和主要临床表现

分型	酶缺陷	基因型	临床表现
Ⅰ型（Ⅰa 型 /Ⅰb 型）	葡萄糖 -6- 磷酸酶 /6 磷酸葡萄糖转运体	G6PC/SLC37A4	身材矮小、肝大、低血糖、乳酸性酸中毒
Ⅱ型（Pompe 病）	α-1，4- 葡糖糖苷酶	GAA	肌张力低下、肥厚性心肌病、呼吸功能不全
Ⅲ型（Cori 病）	脱支酶	AGL	肌无力、低血糖、惊厥、肝大
Ⅳ型（Anderson 病）	分支酶	GBE1	肝大、进行性肝硬化
Ⅴ型（McArdle 病）	肌磷酸化酶	PYGM	疼痛性肌痉挛、血红蛋白尿
Ⅵ型（Hers 病）	肝磷酸化酶	PYGL	肝大、生长迟缓、轻度低血糖
Ⅶ型（Tarui 病）	磷酸果糖激酶	PFKM	肌痉挛、肌红蛋白尿
Ⅺ型（Fanconi-Bickel 病）	葡糖糖转运体 2	GLUT2	矮小、佝偻病、肝大、低血糖
0 型	糖原合成酶	GYS2	酮症、低血糖

　　糖原贮积病Ⅰ型（GSD Ⅰ型）又称为葡萄糖 -6- 磷酸酶（glucose-6-phosphatase，G6Pase）缺乏症，是由于肝、肾和小肠中糖异生途径的关键酶 G6Pase 缺陷，导致在糖原分解和糖异生方面均异常，是肝糖原贮积症中最常见的类型。GSD Ⅰ型的总发病率约为 1/100000，目前我国发病率不详。GSD Ⅰ型主要分为Ⅰa 型、Ⅰb 型两种亚型，GSD Ⅰa 型是由于 G6Pase 活性不足引起的，GSD Ⅰb 型是由于 6 磷酸葡萄糖转运体 SLC37A4 蛋白的缺陷引起的，两者临床症状基本相似。

【遗传学机制】

　　本病为常染色体隐性遗传病，GSD Ⅰa 型致病基因为 G6PC，占 GSD Ⅰ型患儿的 80%，GSD Ⅰb 型为 SLC37A4 基因突变引起的，约占 GSD Ⅰ型患儿的 20%。目前已知 G6PC、SLC37A4 基因分别有 100 多种致病突变，包括错义突变和无义突变、小缺失和插入等。

【发病机制】

　　G6Pase 是位于内质网膜中的多组分酶系统，催化糖原分解和糖异生的最后一步，将 G6P 水解为肝细胞和肾细胞中的葡萄糖和无机磷酸盐。G6Pase 系统中的关键酶缺陷导致催化活性不足，从而阻止了糖原分解，并导致受影响组织（肝脏、肾脏、肠黏膜）中游离葡萄糖的生成减少，导致低血糖、高尿酸血症、高甘油三酯血症和高胆固醇血症，进而引起肝脏脂肪变性。

【临床表现】

　　GSD Ⅰ型的临床表现为生长迟缓（导致身材矮小），以及肝脏和肾脏中糖原和脂肪的蓄积（分别导致肝大和肾性肿大）。部分新生儿出现严重的低血糖症，未经治疗的婴儿在 3～4 月龄时出现肝大、乳酸性酸中毒、低血糖性惊厥、意识障碍、睡眠呼吸暂停、高尿酸血症、高脂血症、高甘油三酯血症和（或）低血糖发作。短暂禁食（2～4 小时）后，可能会发生低血糖和乳酸性酸中毒。儿童期通常具有洋娃娃般的脸庞，脸颊肥大，四肢短小，身材矮小，并且由于肝大而导致腹部隆起，脾脏大小正常。可能存在黄疸和腹泻。血小板功能受损可导致出血倾向，使鼻出血成为常见问题。

此外，还可见到身材矮小、骨质疏松症、青春期延迟、痛风、蛋白尿、高血压、肾结石、肾钙化、肾功能衰竭、肺动脉高压、肝腺瘤、胰腺炎、轻度的认知障碍、贫血、维生素 D 缺乏症、多囊卵巢、血小板下降等。GSD Ⅰ b 型还与慢性中性粒细胞减少、中性粒细胞和单核细胞功能受损有关，导致细菌反复感染，以及口腔和肠黏膜溃疡。个别患儿出现甲状腺自身免疫疾病和甲状腺功能低下症的患病率增加。

【辅助检查】

1. 常规实验室检测　可见低血糖、乳酸性酸中毒、高尿酸血症、高脂血症，还可见肝肾功能受损，25（OH）- 维生素 D 水平减低。

2. 胰高血糖素或肾上腺素激发试验　给予胰高血糖素或肾上腺素几乎不引起血糖升高，但两者均显著增加血清乳酸浓度。

3. 彩超　可以评估肝大、肾结节、钙化、心脏及肺动脉等情况。

4. 组织病理学检测　病理可见肝细胞因糖原和脂肪集聚而膨胀，PAS 阳性和对淀粉酶敏感的糖原均匀分布在细胞质内。

5. 分子遗传学检测　外周血细胞 DNA 检测发现患儿存在 *G6PC* 或 *SLC37A4* 基因突变，可以明确诊断。

【诊断及鉴别诊断】

具有以上临床表现、实验室和组织病理学检查特征的患儿应怀疑 GSD Ⅰ 型，最终诊断需要分子遗传学检测。本病临床表现与 GSD Ⅲ 型、GSD Ⅳ 型、GSD Ⅸ 型、果糖 1，6- 双磷酸酶缺乏症等疾病相似，应予以鉴别。

【治疗】

GSD Ⅰ 型是一种多系统疾病，治疗需要儿科、内分泌、消化、营养、康复等多学科参与。本病的治疗目标为维持血糖正常，改善代谢紊乱，延缓并发症出现。

1. 饮食治疗　白天推荐少量频繁进餐和富含复合碳水化合物的食物，监测血糖浓度调整进食时间。夜间通过鼻饲注入葡萄糖。最佳输注应为婴儿提供 8 ~ 10mg/（kg·min）的葡萄糖，为较大的儿童提供 6 ~ 8mg/（kg·min）的葡萄糖。生玉米淀粉可以在婴儿期开始口服，进餐之间或睡前服用以免在进餐时影响食欲。建议剂量为婴幼儿每 4 个小时喂食 1.6g/kg，青春期前至青春期每 6 个小时进食 1.7 ~ 2.5g/kg，成人睡前给予 1.7 ~ 2.5g/kg。复杂碳水化合物（总能量摄入量的 60% ~ 70%）、高质量的蛋白质（10% ~ 15%）、低脂饮食（10% ~ 15%）、钙和维生素 D 补充剂、多种微量元素及矿物质可为患儿生长和发育提供最佳营养。婴幼儿应限制摄入蔗糖和果糖、乳糖和半乳糖的摄入。

2. 对症治疗　黄嘌呤氧化酶抑制剂别嘌呤醇可在饮食疗法无法完全使血液中的尿酸浓度正常（尤其是青春期后）时预防痛风；降脂药物，例如 HMG-CoA 还原酶抑制剂和贝特类药物保持血脂水平正常；补充枸橼酸钾片可能有助于预防或减轻肾钙化和尿结石的发展；血管紧张素转换酶抑制剂（例如卡托普利）用于治疗微量蛋白尿；人类粒细胞集落刺激因子可用于治疗复发性感染等。

3. 其他　肝腺瘤可以通过手术或其他干预措施进行治疗，包括经皮乙醇注射和射频消融。肾移植可以用于终末期肾脏病。此外，肝细胞移植及基因治疗尚在研究中。

NOTE

【预后及预防】

当前的饮食疗法可预防低血糖症，并大大提高 GSD Ⅰ 型患者的预期寿命，但仍会发生长期并发症，包括进行性肾功能衰竭和肝细胞癌，严重影响患儿预后。早期诊断、早期干预对于患者及家属都有重要意义。目前产前诊断可避免患儿母亲再次生育 GSD Ⅰ 型患儿，做到优生优育。

六、黏多糖贮积症

黏多糖贮积症（mucopolysaccharidosis，MPS）是由于溶酶体中降解黏多糖的水解酶活性缺乏或降低，导致黏多糖贮积，多系统受累，以骨骼畸形、智能障碍、肝脾肿大等表现为特征。黏多糖贮积症是一类疾病，常分为 Ⅰ 、Ⅱ 、Ⅲ 、Ⅳ 、Ⅵ 、Ⅶ 、Ⅸ 7 型，遗传方式多为常染色体隐性遗传，Ⅱ型为 X 连锁遗传。不同国家和地区的发病率及疾病谱有所不同，我国尚无发病率统计。

【病因和发病机制】

黏多糖是结缔组织细胞间的主要成分，广泛存在于各种细胞内，主要包括硫酸软骨素、硫酸皮肤素、硫酸乙酰肝素、硫酸角质素、透明质酸，这些多糖都是直链杂多糖，由不同的双糖单位连接而成，多糖链的降解在溶酶体中进行，不同的黏多糖需依靠不同的溶酶体酶进行降解，目前已经证实 10 种溶酶体酶参与黏多糖降解过程，其中任何一种酶的缺陷都会导致氨基葡聚糖链分解障碍，在溶酶体内积聚，尿中排泄增加。

【临床表现】

黏多糖贮积症患者的主要临床表现为体格发育障碍、智力运动发育落后、肝脾肿大，临床表现轻重不同，个体差异显著。

1. 体格发育障碍 巨颅（舟状头）、面容粗陋（鼻梁低平、口唇肥大外翻、牙齿异常、牙龈增生）、骨骼发育不良（关节肿大、关节僵硬、关节挛缩、爪形手、鸡胸、漏斗胸）、身材矮小等。

2. 神经系统症状 早期可见大运动及智力发育落后，随着年龄增长出现智能发育停滞或倒退，Ⅰ型和Ⅲ型认知障碍严重，也可伴见癫痫、周围神经系统病变等，其他可见多动、行为异常、睡眠障碍，以及交通性脑积水等。

3. 内脏表现 肝脾肿大导致腹部膨隆、腹胀、脐疝、腹股沟疝；一些患者心脏受累，发生瓣膜病变，常累及主动脉瓣、二尖瓣、三尖瓣，导致心力衰竭；也可见周围血管病变等。

4. 其他表现 眼部常见角膜浑浊。耳鼻喉损害可见扁桃体及腺样体肥大、舌大、复发性鼻炎及中耳炎，声音粗、睡眠打鼾、慢性阻塞性呼吸暂停等。一些患者胃肠道功能障碍，出现腹泻、便秘等。

【辅助检查】

1. 尿液黏多糖定性、定量分析 甲苯胺蓝试验多数患者呈阳性；采用醋酸纤维薄膜电泳可区分尿中黏多糖的种类。采用液相串联质谱法可定量检测尿液黏多糖代谢物。

2. 影像学 骨骼 X 线检查常见骨质疏松、骨皮质变薄，颅骨呈舟状，蝶鞍增大，脊柱后凸或侧凸、椎体变形呈鸟嘴突，肋骨脊柱端变细，胸骨端增宽，呈飘带状，掌骨短粗、基底变尖，腕骨骨化成熟延迟。

3. 酶学检测　不同类型的黏多糖贮积症患者白细胞或皮肤成纤维细胞中的溶酶体酶活性降低，可进行分型。

4. 基因分析　是可靠的诊断依据。

【诊断与鉴别诊断】

根据患儿的典型面容、智力障碍和肝脾肿大等体征，结合骨骼 X 线改变、尿液黏多糖阳性可进行临床诊断，通过溶酶体酶学分析及基因分析确诊及分型。

需与佝偻病、先天性甲状腺功能减退症、黏脂贮积病各型等其他溶酶体病进行鉴别。

【治疗】

目前可采取的治疗方法包括酶替代治疗、造血干细胞移植及对症支持治疗等。对部分黏多糖贮积症患者可采用酶替代治疗，周期性静脉注射相应的酶，Ⅰ型和Ⅵ型已取得较好的临床效果，可改善骨骼发育，减轻肝脾肿大，但由于组织的渗透有限，对于脑损害及已经发生的骨骼病变疗效欠佳。对于智能障碍严重的患儿（如 2.5 岁以下的Ⅰ型重症患儿，或 2.5 岁以上的ⅠH 非重型、Ⅱ、Ⅳ、Ⅵ、Ⅶ型患儿），早期造血干细胞移植是可供选择的治疗方法。基因治疗目前尚处于临床研究阶段。对于患者不同的并发症，可采取相应的对症治疗，如腺样体和（或）扁桃体切除术、气管切开术、心脏瓣膜术、骨科矫形手术、眼科治疗等。

【预后与预防】

不同类型的黏多糖贮积症患者预后不同，反复呼吸道感染、呼吸道梗阻或严重心脏瓣膜病变是致死的主要原因，部分轻型患者可存活至 50 岁以上。对于先证者基因诊断明确的家庭，母亲再次妊娠时可进行产前诊断，通过胎盘绒毛或羊水细胞基因分析，判断胎儿是否仍为黏多糖贮积症患者。

NOTE

附　录

附录一　2015 年中国九市儿童体格发育测量值

附表 1-1　2015 年九市 3 岁以下儿童体格发育测量值（$\bar{X} \pm s$）

	年龄 （月龄）	体重（kg）		身长（cm）		头围（cm）	
		男	女	男	女	男	女
城区	初生	3.4±0.4	3.3±0.4	50.4±1.6	49.8±1.6	34.0±1.4	33.7±1.3
	1～<2	5.0±0.6	4.6±0.6	56.3±2.1	55.2±2.0	37.7±1.2	37.0±1.2
	2～<3	6.2±0.7	5.7±0.6	60.2±2.2	58.9±2.1	39.5±1.1	38.6±1.1
	3～<4	7.1±0.8	6.5±0.7	63.4±2.1	61.9±2.2	40.9±1.3	39.9±1.2
	4～<5	7.8±0.9	7.1±0.8	65.8±2.2	64.1±2.1	41.9±1.3	40.9±1.2
	5～<6	8.3±0.9	7.6±0.9	67.7±2.3	66.1±2.3	42.9±1.3	41.8±1.3
	6～<8	8.7±0.9	8.0±0.9	69.5±2.3	67.9±2.3	43.8±1.3	42.6±1.2
	8～<10	9.4±1.0	8.7±1.0	72.5±2.4	70.9±2.6	45.0±1.3	43.9±1.3
	10～<12	9.9±1.1	9.2±1.1	75.1±2.6	73.7±2.7	45.7±1.4	44.7±1.3
	12～<15	10.3±1.1	9.7±1.1	77.6±2.7	76.2±2.7	46.3±1.3	45.3±1.3
	15～<18	11.1±1.2	10.5±1.2	81.4±3.0	80.1±3.0	47.0±1.3	46.1±1.3
	18～<21	11.5±1.3	10.9±1.2	84.0±3.0	82.8±3.0	47.6±1.3	46.6±1.3
	21～<24	12.4±1.4	11.7±1.3	87.3±3.1	86.1±3.1	48.1±1.3	47.1±1.3
	24～<30	13.0±1.5	12.4±1.4	90.6±3.6	89.3±3.6	48.5±1.4	47.5±1.4
	30～<36	14.3±1.7	13.6±1.7	95.6±3.8	94.2±3.8	49.1±1.4	48.2±1.4
郊区	初生	—	—	—	—	—	—
	1～<2	5.0±0.6 c	4.7±0.6 c	56.3±2.2	55.3±2.1	37.8±1.2 b	37.1±1.2 c
	2～<3	6.3±0.8 c	5.8±0.7 c	60.5±2.3 c	59.0±2.2 b	39.7±1.3 c	38.8±1.2 c
	3～<4	7.1±0.8	6.5±0.7	63.3±2.3	61.8±2.2	41.0±1.3	39.9±1.2
	4～<5	7.8±0.9	7.1±0.9	65.6±2.3 b	64.0±2.2 b	42.1±1.3 c	41.0±1.3

NOTE

续表

年龄 （月龄）	体重（kg）		身长（cm）		头围（cm）	
	男	女	男	女	男	女
5～< 6	8.2±1.0	7.6±0.9	67.5±2.3ᵇ	65.9±2.3ᵇ	43.0±1.3	41.9±1.3ᶜ
6～< 8	8.7±1.1	8.1±1.0	69.4±2.6	67.8±2.5	43.8±1.3	42.8±1.3ᶜ
8～< 10	9.2±1.1ᶜ	8.6±1.0ᵇ	72.2±2.6ᶜ	70.7±2.5ᶜ	44.9±1.3	43.8±1.3
10～< 12	9.8±1.1ᶜ	9.1±1.1	74.8±2.7ᶜ	73.3±2.6ᶜ	45.7±1.3	44.6±1.3ᵇ
12～< 15	10.3±1.2	9.7±1.1	77.5±2.8	76.1±2.7	46.3±1.3	45.2±1.3ᶜ
15～< 18	10.9±1.2ᶜ	10.3±1.2ᶜ	81.1±2.8ᶜ	79.7±3.0ᶜ	46.9±1.3	45.9±1.3ᶜ
18～< 21	11.5±1.3	10.8±1.3ᵇ	83.6±3.2ᶜ	82.3±3.1ᶜ	47.4±1.3ᶜ	46.4±1.3ᶜ
21～< 24	12.3±1.4ᵇ	11.7±1.3ᵇ	86.7±3.3ᶜ	85.5±3.2ᶜ	48.0±1.3ᵇ	47.0±1.3
24～< 30	13.0±1.5	12.3±1.5	90.6±3.6	89.1±3.5ᵇ	48.4±1.4ᵇ	47.4±1.4
30～< 36	14.1±1.7ᶜ	13.6±1.6	95.1±3.8ᶜ	94.1±3.7	49.0±1.4ᶜ	48.1±1.4ᵇ

注：男女比较，ᵃP＜0.01；与城区同年龄同性别比较，ᵇP＜0.05，ᶜP＜0.01；—为未测量；初生指出生 0～3d。

NOTE

附表 1-2　2015 年九市 3～<7 岁儿童体格发育测量值（$\bar{X}\pm s$）

年龄（岁）		体重（kg）		身高（cm）		坐高（cm）		胸围（cm）		腰围（cm）		BMI	
		男	女	男	女	男	女	男	女	男	女	男	女
城区	3.0～<3.5	15.5±2.0	14.9±1.8[a]	99±4	98±4	58.0±2.5	57.0±2.4	51.1±2.7	50.0±2.5	48.4±3.3	47.6±3.0	15.58±1.35	15.34±1.28
	3.5～<4.0	16.6±2.2	16.0±2.0[a]	103±4	102±4	59.6±2.5	58.7±2.4	52.4±2.7	51.0±2.6	49.7±3.4	48.6±3.2	15.57±1.33	15.29±1.30
	4.0～<4.5	17.8±2.5	16.9±2.2[a]	107±4	105±4	61.2±2.5	60.1±2.4	53.4±3.0	51.8±2.7	50.7±3.8	49.3±3.3	15.56±1.51	15.18±1.34
	4.5～<5.0	19.0±2.8	18.1±2.5[a]	110±5	109±4	62.6±2.6	61.8±2.6	54.6±3.2	52.8±3.1	51.7±4.1	50.0±3.7	15.63±1.57	15.26±1.50
	5.0～<5.5	20.4±3.1	19.5±2.9[a]	114±5	113±5	64.2±2.6	63.4±2.5[a]	55.6±3.5	54.0±3.3	52.3±4.3	51.0±4.1	15.57±1.66	15.25±1.62
	5.5～<6.0	21.7±3.5	20.7±3.2[a]	117±5	116±5[a]	65.5±2.7	64.8±2.5[a]	56.7±3.8	55.0±3.7	53.4±4.7	51.6±4.4	15.77±1.85	15.35±1.69
	6.0～<7.0	23.7±4.0	22.3±3.6[a]	122±5	120±5[a]	67.4±2.8	66.5±2.7	58.3±4.3	56.1±3.9	54.7±5.3	52.5±4.7	15.91±1.98	15.39±1.81
郊区	3.0～<3.5	15.4±1.9	14.8±1.9	99±4[c]	98±4[c]	57.8±2.5	56.9±2.5	51.2±2.6	49.9±2.5	48.5±3.3	47.7±3.3	15.68±1.30	15.41±1.30
	3.5～<4.0	16.5±2.1[b]	15.8±2.0	103±4[c]	102±4[c]	59.4±2.5[c]	58.5±2.4[b]	52.3±2.6	50.9±2.7	49.4±3.3[b]	48.4±3.3	15.58±1.30	15.32±1.30
	4.0～<4.5	17.6±2.4[c]	16.9±2.3	106±4[c]	105±4[b]	61.0±2.5[b]	60.0±2.5	53.2±2.9[b]	51.8±2.9	50.4±3.7[b]	49.2±3.6	15.51±1.38	15.27±1.40
	4.5～<5.0	18.7±2.8[c]	17.9±2.3[c]	109±5[c]	109±4[c]	62.4±2.6[c]	61.6±2.4	54.2±3.2[c]	52.6±2.8	51.0±4.1[c]	49.7±3.6[c]	15.55±1.52	15.18±1.37
	5.0～<5.5	20.0±3.1[c]	19.1±2.7[c]	113±5[c]	112±5[c]	63.8±2.7[c]	63.1±2.5[c]	55.2±3.5[c]	53.5±3.2[c]	51.9±4.6[c]	50.5±4.0[c]	15.58±1.70	15.17±1.52
	5.5～<6.0	21.3±3.3[c]	20.3±3.2[c]	116±5[c]	115±5[c]	65.3±2.6[c]	64.4±2.7[c]	56.3±3.6[c]	54.4±3.6[c]	52.8±4.8[c]	51.1±4.5[c]	15.68±1.75	15.25±1.72
	6.0～<7.0	23.3±4.0[c]	22.0±3.5[c]	121±5[c]	120±5[c]	67.2±2.8[b]	66.4±2.7	57.9±4.1[c]	55.8±3.7[c]	54.2±5.4[c]	52.0±4.7[c]	15.80±1.96	15.24±1.74

注：[a]P＜0.01；与城区同年龄组比较，[b]P＜0.05，[c]P＜0.01。

NOTE

附录二　脑脊液测定正常值

项目	年龄	正常值	
		法定单位	旧制单位
总量	新生儿	5mL	
	儿童	100～150mL	
压力	新生儿	0.29～0.78kPa	30～80mmH$_2$O
	儿童	0.69～196kPa	70～200mmH$_2$O
细胞数	新生儿	（0～34）×10^6/L	0～34/mm^3
	极低体重儿	（0～44）×10^6/L	0～44/mm^3
	婴儿	（0～20）×10^6/L	0～20/mm^3
	儿童	（0～10）×10^6/L	0～10/mm^3
蛋白质总量	新生儿	0.2～1.2g/L	20～120mg/dL
	极低体重儿	0.45～2.27g/L	45～227mg/dL
	儿童	0.2～0.4g/L	20～40mg/dL
糖	婴儿	3.9～5.0mmol/L	70～90mg/dL
	儿童	2.8～4.5mmol/L	50～80mg/dL
氯化物	婴儿	110～122mmol/L	650～720mg/dL
	儿童	117～127mmol/L	690～750mg/dL
比重		1.005～1.009	

附录三　血液一般检查正常值

项目	年龄	正常值	
		法定单位	旧制单位
红细胞	新生儿	$(5.2 \sim 6.4) \times 10^{12}/L$	$(5.2 \sim 6.4) \times 10^{9}/mm^3$
	婴儿	$(4.0 \sim 4.3) \times 10^{12}/L$	$(4.0 \sim 4.3) \times 10^{9}/mm^3$
	儿童	$(4.0 \sim 4.5) \times 10^{12}/L$	$(4.0 \sim 4.5) \times 10^{9}/mm^3$
血红蛋白	新生儿	$180 \sim 190$g/L	$18 \sim 19$g/dL
	婴儿	$110 \sim 120$g/L	$11 \sim 12$g/dL
	儿童	$120 \sim 140$g/L	$12 \sim 14$g/dL
细胞压积	1 天	$0.48 \sim 0.69$	48% ~ 69%
	2 天	$0.48 \sim 0.75$	48% ~ 75%
	3 天	$0.44 \sim 0.72$	44% ~ 72%
	～2 个月	$0.28 \sim 0.42$	28% ~ 42%
	6 ~ 12 岁	$0.35 \sim 0.45$	35% ~ 45%
白细胞	新生儿	$20 \times 10^{9}/L$	20000/mm^3
	婴儿	$(11 \sim 12) \times 10^{9}/L$	11000 ~ 12000/mm^3
	儿童	$(8 \sim 10) \times 10^{9}/L$	8000 ~ 10000/mm^3
白细胞分类			
中性粒细胞比例	新生儿~婴儿	$0.31 \sim 0.40$	31% ~ 40%
	儿童	$0.50 \sim 0.70$	50% ~ 70%
淋巴细胞比例	新生儿~婴儿	$0.40 \sim 0.60$	40% ~ 60%
	儿童	$0.20 \sim 0.40$	20% ~ 40%
单核细胞比例	2 ~ 7 天	0.12	12%
	其后	$0.01 \sim 0.08$	1% ~ 8%
嗜酸性粒细胞比例		$0.005 \sim 0.05$	0.5% ~ 5%
嗜碱性粒细胞比例		$0 \sim 0.0075$	0% ~ 0.75%
嗜酸性粒细胞数目		$(50 \sim 300) \times 10^{6}/L$	50 ~ 300/mm^3
网织红细胞比例	新生儿	$0.03 \sim 0.06$	3% ~ 6%
	儿童	$0.005 \sim 0.015$	0.5% ~ 1.5%
血小板		$(100 \sim 300) \times 10^{9}/L$	$(100 \sim 300) \times 10^{3}/mm^3$
HbA		>0.95	>95%

续表

项目	年龄	正常值	
		法定单位	旧制单位
HbA$_2$		< 0.02	< 2%
HbF	1 天	0.63 ～ 0.92	63% ～ 92%
	5 天	0.65 ～ 0.88	65% ～ 88%
	3 周	0.55 ～ 0.85	55% ～ 85%
	6 ～ 9 周	0.31 ～ 0.75	31% ～ 75%
	3 ～ 4 个月	< 0.02 ～ 0.59	< 2% ～ 59%
	6 个月	< 0.02 ～ 0.09	< 2% ～ 9%

续表

NOTE

附录四 心电图各波的正常值

	时限（秒）	振幅（mV）	方向	心电图	电轴	钟向转向
P波	0.05～0.09	< 0.25	Ⅰ、Ⅱ、aVF、V₅～V₆直立，aVR倒置			
	— 0.07					
PR间期	0.08～0.12（新生儿）					
	0.08～0.14（1岁）					
	0.01～0.16（5岁）					
	0.10～0.18（12岁）					
QRS波群	0.05～0.1	$R_{Ⅰ+Ⅱ+Ⅲ} > 1.5$	心电轴方向由QRS波群主波方向决定，新生儿：50% V₁呈Rs型，V₅呈rS型	中间位： aVL、aVF呈qR型	正常： Ⅰ、Ⅲ主波向上	顺钟向： V₁～V₅呈rS型
					右偏： Ⅰ主波向下，Ⅲ主波向上	aVR呈QR型 逆钟向：
					左偏： Ⅰ主波向上，Ⅲ主波向下	V₃～V₆呈qR型
		$R_Ⅰ+S_Ⅱ < 3.0$	50% V₁～V₅均呈Rs型	横位： aVL呈qR型 aVF呈rS型	新生儿： +30°～+180°	
		$R_Ⅱ+R_Ⅲ < 4.5$		垂直位： aVL呈rS型 aVF呈qR型		
		$R_{aVF} < 2.0$（横位）				
		$R_{aVF} < 2.5$（直立位）				
		$R_{v5}+S_{v1} < 4.5$				
		$R_{v1} < 1.0$				

续表

	时限（秒）	振幅（mV）	方向	心电图	电轴	钟向转向
		$0.2 < S_{v1} < 1.5$				
		$R_{v1} + S_{v5} < 1.5$（3～5岁后）				
		$R_{v1} < 2.5$				
		$R_{v5} < 1.5$（新生儿）				
ST段		胸导联抬高 < 0.25				
		其余导联抬高 < 0.15				
		下降 < 0.05				
T波			Ⅰ、Ⅱ、aVF、V_5～V_6直立，aVR倒置 新生儿： < 3～4天 V_1 可直立，V_5直立、倒置、低平 > 3～4天 V_1 倒置，V_5直立			
U波	0.1～0.3	0.05以下，V_3可达 0.2～0.3	与T波一致			
QT间期	0.21～0.38					

中英文名词对照索引

NOTE

NOTE

NOTE

NOTE

NOTE

主要参考文献

1. 江载芳，申昆玲，沈颖．诸福棠实用儿科学 [M].8 版．北京：人民卫生出版社，2015.

2. 桂永浩．儿科学 [M].3 版．北京：高等教育出版社，2017.

3. 王卫平，孙锟，常立文．儿科学 [M].9 版．北京：人民卫生出版社，2018.

4. 桂永浩，薛辛东．儿科学 [M].3 版．北京：人民卫生出版社，2018.

5. 徐虹，丁洁，易著文．儿童肾脏病学 [M].北京：人民卫生出版社，2018.

6. 邵肖梅，叶鸿瑁，丘小汕．实用新生儿科学 [M].5 版．北京：人民卫生出版社，2018.

7. 杨绍基，李兰娟．传染病学 [M].8 版．北京：人民卫生出版社，2013.

8. 中华医学会儿科学分会．新生儿疾病诊疗规范 [M].北京：人民卫生出版社，2016.

9. 郑珊．实用新生儿外科学 [M].北京，人民卫生出版社，2013.

10. 中华医学会，临床诊疗指南——癫痫病学分册 [M].人民卫生出版社，北京，2015.

11. 中华医学会儿科学分会．儿科血液系统疾病 [M].北京：人民卫生出版社，2014.

12. 汪受传，虞坚尔．中医儿科学 [M].中国中医药出版社，2012.

13. 王雪峰．中西医结合儿科学 [M].2 版．北京：中国中医药出版社，2012.

14. 马融．中医儿科学 [M].4 版．北京：中国中医药出版社，2016.

15. Kliegman RM.Nelson Textbook of pediatrics[M].20th edition.Philadelphia：Elsevierinc，2015.

16. 王艺，万朝敏．中国 0 至 5 岁儿童病因不明的急性发热诊断处理指南（标准版）[J].中国循证儿科杂志，2008（6）：449–457.

17. 中华医学会儿科学分会消化学组．儿童幽门螺旋杆菌感染诊治专家共识 [J].中华儿科杂志，2015，53（7）：496–498.

18. 中华医学会儿科学分会内分泌遗传代谢学组，《中华儿科杂志》编辑委员会．中枢性性早熟诊断与治疗共识（2015）[J].中华儿科杂志，2015，53（6）：412–418.

19. 中华医学会神经病学分会，中华医学会神经病学分会神经肌肉病学组，中华医学会神经病学分会肌电图与临床神经生理学组．中国肌病型糖原累积病诊治指南 [J].中华神经科杂志，2016，49（1）：8–16.

20. 焦伟伟，孙琳，肖婧，等．国家结核病规划指南——儿童结核病管理（2 版）[J].中国循证儿科杂志，2016，11（01）：65–74.

21. 中华医学会儿科分会消化学组，中华儿科杂志编委会．中国儿童急性感染性腹泻病临床实践指南 [J].中华儿科杂志，2016，54（7）：483.

22. 中华医学会儿科学分会呼吸学组，《中华儿科杂志》编辑委员会．儿童支气管哮喘诊断与防治指南（2016 年版）[J].中华儿科杂志，2016，54（3）：167–181.

23. 中华医学会儿科学分会肾脏学组 . 儿童激素敏感、复发 / 依赖肾病综合征诊治循证指南（2016）. 中华儿科杂志 [J]，2017，55（10）：729-734.

24. 刘小荣，沈颖，樊剑锋，等 . 中国儿童非典型溶血尿毒综合征诊治规范专家共识 [J]. 中国实用儿科杂志，2017，32（06）：401-404.

25. David G.Sweet，et al. 袁琳翻译 . 欧洲新生儿呼吸窘迫综合征防治共识指南：2016 版 [J]. 中华儿科杂志，2017，55（3）：169-176.

26. 《儿童青少年糖尿病营养治疗专家共识（2018 版）》编写委员会 . 儿童青少年糖尿病营养治疗专家共识（2018 版）[J]. 中华糖尿病杂志，2018，10（9）：569-577.

27. 中华医学会感染病学分会艾滋病丙型肝炎学组，中国疾病预防控制中心 . 中国艾滋病诊疗指南（2018 版）[J]. 传染病信息 .2018，31（6）：481-504.

28. 张秀春，赵正言 . 中国儿科学学科发展与展望 . 中华儿科杂志 [J]，2019，57（2）：84-86.

29. 首都儿科研究所，九市儿童体格发育调查协作组 .2016 年中国九城市七岁以下儿童单纯性肥胖流行病学调查 [J]. 中华儿科杂志，2019，56（10）：647-649.

30. 中国医师协会外科医师分会肥胖和糖尿病外科医师委员会 . 中国儿童和青少年肥胖症外科治疗指南（2019 版）[J/CD]. 中华肥胖与代谢病电子杂志，2019，5（1）：3-9.

31. 中华医学会儿科学分会新生儿学组，中国医师协会新生儿科医师分会感染专业委员会 . 新生儿败血症诊断及治疗专家共识（2019 年版）[J]. 中华儿科杂志，2019，57（4）：252-257.

32. 结核病营养治疗专家共识 [J]. 中华结核和呼吸杂志，2020（01）：17-26.

33. 肺结核基层诊疗指南（实践版·2018）[J]. 中华全科医师杂志，2019（08）：718-722.

34. 中华医学会儿科学分会消化学组，中华医学会儿科学分会临床营养学组 . 儿童 IBD 诊断和治疗专家共识 [J]. 中华儿科杂志，2019，57（7）：501-507.

35. 中华医学会血液学分会红细胞疾病（贫血）学组 . 自身免疫性溶血性贫血诊断与治疗中国专家共识（2017 年版）[J]. 中华血液学杂志，2017，38（4）：265-267.

36. 中国吉兰 - 巴雷综合征诊治指南 2019[J]. 中华神经科杂志，2019（11）：877-882.